实用急诊医学

（上）

王　阳等◎主编

吉林科学技术出版社

图书在版编目（CIP）数据

实用急诊医学/ 王阳等主编. -- 长春 : 吉林科学技术出版社, 2016.6
ISBN 978-7-5578-0747-4

Ⅰ. ①实… Ⅱ. ①王… Ⅲ. ①急诊—临床医学 Ⅳ. ① R459.7

中国版本图书馆CIP数据核字(2016) 第133442号

实用急诊医学

Shiyong jizhen yixue

主　　编　王　阳　何光平　范迎宾　邱光钰　袁　卫　任　重
副 主 编　闵　磊　姚颖龙　赵春虎　杨　力
　　　　　王军喜　龚春城　吉伟丽　龙　君
出 版 人　李　梁
责任编辑　张　凌　张　卓
封面设计　长春创意广告图文制作有限责任公司
制　　版　长春创意广告图文制作有限责任公司
开　　本　787mm×1092mm　1/16
字　　数　1137千字
印　　张　46.5
版　　次　2016年6月第1版
印　　次　2017年6月第1版第2次印刷

出　　版　吉林科学技术出版社
发　　行　吉林科学技术出版社
地　　址　长春市人民大街4646号
邮　　编　130021
发行部电话/传真　0431-85635177　85651759　85651628
　　　　　　　　　85652585　85635176
储运部电话　0431-86059116
编辑部电话　0431-86037565
网　　址　www.jlstp.net
印　　刷　虎彩印艺股份有限公司

书　　号　ISBN 978-7-5578-0747-4
定　　价　185.00元

主编简介

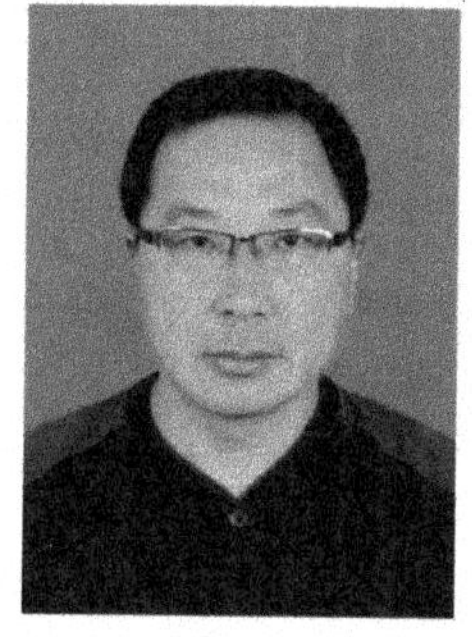

王　阳

1973年出生。急诊医学副主任医师，现任甘肃省定西市人民医院急救中心主任。甘肃省医院协会急救中心管理专业委员会常务委员，甘肃省急诊医学质量控制专家委员会委员，甘肃省医学会创伤专业委员会委员，定西市医学会急诊医学专业委员会主任委员。对于常见急诊范畴的疾病，包括由灾害和事故所致的创伤，各种突发急症和危重病的诊断、抢救和治疗，具备快速反应的能力；擅长心肺脑复苏、多发伤、各种中毒的抢救治疗；主要研究方向为交通伤。近年来发表论文6篇，主编专著1部，参编教材1部。

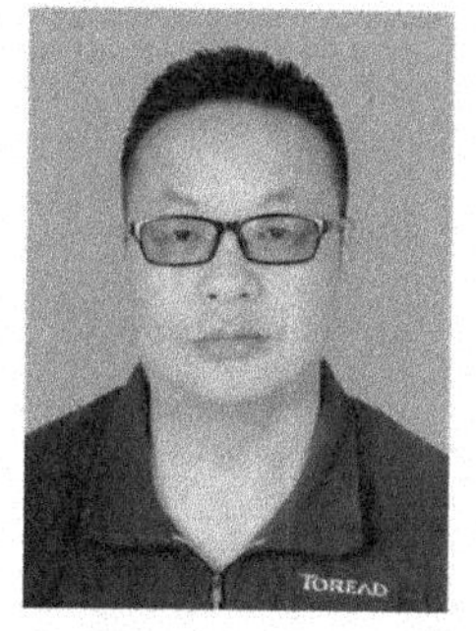

何光平

1971年出生。就职于甘肃省河西学院附属张掖市医院，高年资主治医师。于1993年毕业于甘肃中医药大学（原甘肃省中医学院），甘肃省急救协会会员。多次参加国内学术会议，1995年在甘肃省人民医院进修学习，1996年在甘肃省中医院进修学习，2006年在中国医科大二院急救专业进修。对急诊外科疾病有丰富的临床经验。

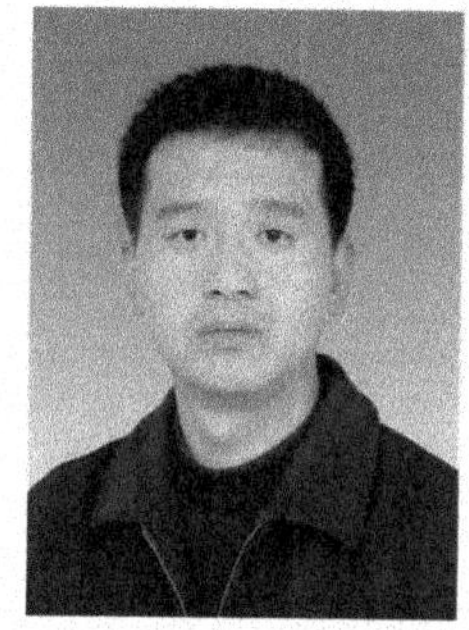

范迎宾

1973年出生。1995年毕业于石家庄医学专科学校，毕业后在甘肃省酒泉市医院工作至今。长期从事临床急诊工作，具有较丰富急诊内科理论及工作经验。

编 委 会

主 编 王 阳 何光平 范迎宾
邱光钰 袁 卫 任 重

副主编 闵 磊 姚颖龙 赵春虎 杨 力
王军喜 龚春城 吉伟丽 龙 君

编 委（按姓氏笔画排序）

王 冰 湖北省荆州市中心医院
王 阳 定西市人民医院
王军喜 郑州大学附属郑州中心医院
文清云 湖北省荆州市中心医院
龙 君 威海市立医院
吉伟丽 河北大学附属医院
伍志琴 湖北省荆州市中心医院
任 重 长春中医药大学附属医院
杨 力 青岛市第八人民医院
杨鹏平 武汉科技大学附属天佑医院
邱光钰 襄阳市中心医院
（湖北文理学院附属医院）
何光平 河西学院附属张掖市人民医院
闵 磊 湖北中医药大学附属医院
襄阳市中医医院
张 睿 长春中医药大学附属医院

陈　艳　长春中医药大学附属医院
范迎宾　甘肃省酒泉市人民医院
周　旭　河南省洛阳正骨医院
　　　　河南省骨科医院
赵春虎　湖北省荆州市中心医院
姚颖龙　中国人民解放军第一五〇中心医院
贺文静　长春中医药大学附属医院
袁　卫　南京明基医院
龚春城　湖北省荆州市中心医院

前　言

近年来！随着医学的飞速发展和科学技术的进步！现代急救医学和重症医学的发展也日益完善，急救医学是一门跨专业，跨学科的独立医学分科，很多内容存在纵横交错，但它在医疗服务模式、诊断的认识规律和治疗原则等方面又具有其自身的特殊性。

本书由具有丰富临床和教学经验的医师，参考国内外资料，并结合国内实际情况编写而成。全书共分为四篇，其第一篇重点阐述了院前急救程序、心肺脑复苏、休克以及相关麻醉基础。第二、三篇着重讲述内外科常见急诊重症的抢救与治疗。第四篇重点阐述 ICU 监测护理技术。本书内容详细而不冗杂，图表清晰，实用性较强，对于临床一线急诊科医师及护士处理相关问题具有一定的参考价值。

近几年，急诊学内容不断更新和完善，由于编者水平以及编写时间紧迫，书中难免存在不足之处！恳请广大读者及同仁在使用本书过程中予以指正，以使本书进一步修改和提高。

编　者

2016 年 6 月

目录

第一篇　急诊急救

第二篇　内科急症急救

第三篇 外科急症急救

第四篇　ICU 急诊监护

第一篇

急诊急救

第一章　急救与转运

第一节　院前急救

急救是一种评估和干预措施，这种评估和干预措施可被医务人员、目击者（或患者自己）用最少或不用医疗器械得以实施。急救者是指经过正规的急救、急诊医疗或医学培训，并可提供急救的人。医疗急救已由传统的急诊科（室）外延至院前或现场急救。院前急救简单地说是在医院以外的场所实施医疗急救，它是急诊医学的重要组成部分。“120”是我国院前急救医疗服务的全国唯一通用号码（欧美国家呼救号码一般是“911”）。院前急救主要包含急救医疗服务体系、现场医疗评估和处理、患者转运后送等多个环节。由于医疗条件和水平的提升，院前急救在提高抢救成功率方面起着至关重要的作用，对心跳呼吸骤停者更需分秒必争。现场急救装置也不断完善，一些地方的医疗急救车已装备成为移动式的ICU，可在现场开展基础生命支持、简易手术、高级生命支持等，为挽救生命提供良好的保障。然而由于急救现场的环境极为复杂，急救人员可能面对各种疾病或创伤，单个或是成批患者，涉及内容十分广泛，技术性强，这对现场急救医生是很高的技术挑战。本节主要介绍现场急救的一般要求和原则性处理措施。

一、院前急救的人员和装备

（一）运输工具

院前急救装备包括运输工具和随行设备。运输工具包括救护车、直升机以及任何第一反应者运送患者的工具，如消防车、警车和其他营救车辆。最常用的是地面救护车，救护车必须同时配备警灯和警报器。

（二）随行设备

依据医疗水平不同而有所差异。国内外各大城市救护车内一般配有氧气（氧气袋或氧气瓶）、抢救设备和必要的急救药品。抢救设备主要包括担架和（或）轮椅、除颤仪如自动体外除颤仪（AED）、心电（血压）监护仪、心电图机、血氧饱和度仪、血压计、开放气道和通气装置、便携式呼吸机、医务人员保护装置等。

（1）诊箱配备：插管箱、心脏复苏泵、呼吸气嘴、简易呼吸器、便携式吸引器、听诊器、叩诊锤、体温表、剪刀、镊子、血管钳、手电筒及必备药品。

（2）气道和通气装置：主要包括通气面罩（鼻罩或口鼻面罩）、人工通气囊（带储气袋）、各种气管插管导管、喉镜、咽气管气道、口或鼻咽导气管、Magil 弯式卵圆钳、CO_2 定性或定量监测仪、气管内导管管芯等。

（3）供氧系统：氧气瓶不小于 3L，配有氧气压力计、流量表和湿化瓶等。

（4）输液装置：输液导轨或吊瓶架，照明灯，以及各种型号的注射器、静脉导管、静脉输液管、输液袋、止血带等。

（5）抢救药品：基础生命支持的各种药品如肾上腺素、胺碘酮、利多卡因；硫酸镁，碳酸氢钠，葡萄糖酸钙（拮抗高血钾）；容量扩张剂如生理盐水、葡萄糖生理盐水（GNS）、乳酸林格氏液（Ringer’s 液）、低分子右旋糖酐、羟乙基淀粉，25%～50% 的葡萄糖（用于低血糖）；止血药；利尿、降压药；血管扩张剂（如硝酸甘油）；抗血小板药（阿司匹林）；吗啡类止痛剂（吗啡）；支气管解痉剂（如沙丁胺醇、特布他林）；呼吸兴奋剂（尼可刹米）；盐酸纳洛酮；腺苷和地尔硫䓬（控制心律失常），甚至镇静剂和（或）肌松剂等。根据抢救功能和医疗条件的差异，具体的药品配备可有所差异。如有条件，车内较大的玻璃瓶装药液应尽可能更换成胶袋式，即可节省车内空间，又能防玻璃瓶碰撞损坏。

（6）固定装置：车式可固定担架及约束带、止血带、绷带、无菌纱布或相关敷料、抗休克裤、三角巾、四头带、颈托和（或）颈圈、不同型号的夹板（普通小夹板或充气式夹板）、脊柱板、牵引夹板等。

（7）个人防护装备：滤过式面具（如高效空气过滤器、M95、N95 或化学特异性防毒面具），护目镜，手套，防护鞋（靴），防护服或隔离衣，以及反光夹克等。

（8）通信工具：救护车一般配有专用的无线对讲机，供随车医务人员与现场或附近医院沟通现场情况或病情信息。由于通信技术的发展，不少城市的救护车配有全球卫星定位系统（GPS）和移动电话（手机或小灵通），更加方便医务人员与急救指挥中心、医院和现场的联络及信息沟通。

（三）人员配备

国内每个抢救单元（或每辆救护车）的院前急救队伍（小组）通常包括医生 1 名，护士 1～2 名，救护车驾驶员 1 名，担架工 2 名。但由于多种原因，不同地方的院前急救队伍配备有较大差异。

二、院前急救的派遣

急救医疗指挥中心接到现场呼救后，应了解以下情况：①在哪里？即呼救的详细地点，包括呼救地所在街道，门牌号。如具体门牌号不清楚可提供周围的明显标志，如某某大楼、大酒店、学校或机关单位等。②发生何事？现场发生了什么医疗事件，或事件产生的原因，如创伤或烫伤？爆炸？中毒？动物咬伤？呼吸困难？胸痛？急产？以及意识是否清楚等。③多少人？需要接受医疗救治的人数是多少，单人或群体性。④性别？男性还是女性。⑤年龄？老人还是小孩，或者具体年龄等。⑥如何联系？电话或手机号码。如有时间可同时询问用药情况或是否得到处理等。了解这些情况有助于急救指挥中心及时调派足够的车辆和医务人员，以及携带必要、足够的抢救器械和药品等。

三、现场病情评估和处置

现场急救的基本原则是“先救命后治伤（病），先治重伤后治轻伤”。单个伤病员，直接进行现场病情评估和处置，多个伤病员应首先进行检伤分类，而后按病情的轻重缓急展开现场急救工作。

（一）检伤分类

检伤分类是指对成批伤病员实施的初始评估措施，主要基于损伤或疾病的严重程度、预后和可提供的抢救资源，对伤病员进行抢救优先程度的区分。它有助于提高医疗现场救治的工作效率，提高抢救成功率。检伤是专业性很强的工作，一般应由经验丰富的高年资住院医师、主治医师或有丰富抢救经验的护士长承担；优秀的检伤分类者应有丰富的临床经验，良好的识别、判断和领导能力，应急状态下可保持冷静处事，决策果断，有幽默感，能灵活运用现场资源等。检伤分类按照国际上统一的检伤规则进行，通常将伤病员按危、重、轻、死亡分为四大类，并分别用红、黄、绿、黑四种颜色的标志牌（伤病卡）分别标记伤。伤病员经分检后，将相应颜色的标志牌统一置于其左胸前或其他明显部位，或让其穿上相应颜色的背心等。标志牌可用 5cm×3cm 的不干胶材料制作。

（1）红色：第一优先。即病情危重者，主要是致命性休克或低氧血症、气道阻塞、呼吸受限（如连枷胸和张力性气胸）、大出血患者，但如经及时有效的抢救，患者可能存活并维持稳定。

（2）黄色：第二优先。即病情急迫，伤者可能有并发症，但无致命性休克或低氧血症，尽管病情会恶化，但如经及时处理，一般在 45～60min 内无立即致命风险。如腹部穿透伤或开放性损伤但无休克征象者、严重烧伤、闭合性颅脑损伤伴意识改变或加重者、大量出血但出血已得到控制者。

（3）绿色：第三优先。指非紧急状态，损伤仅为局部性且无全身性并发症，稍作处理，患者在几小时内不会恶化。如中度烧伤、皮肤裂伤需要缝合者、轻度闭合性颅脑损伤未严重进展者，其他如擦伤、挫伤、扭伤等。

（4）黑色：死亡或等待。无自主呼吸和心跳，患者无任何反应，即便积极抢救存活机会渺茫。只有在其他伤病员救治后方可考虑此类患者，但在大规模伤病员的情况下可不作抢救，作为临床或生物学死亡。灾难情况下，某些患者存活机会十分渺茫，尽管花大量时间全力抢救仍无存活机会，如 95% 或以上的特大面积Ⅲ°烧伤，心脏完全停止跳动，炭疽感染性脓毒症休克等，均分类为黑色组。

战争时期的战伤分检可按“立即处理伤（immediate）、延迟处理伤（delayed）、轻伤（minimal）、等待处理（expectant）”四大类进行伤情的简单分类。立即处理伤者是指需要立即外科手术解决致命伤者，包括呼吸道阻塞、胸腹部不稳定性损伤或紧急截肢术者；延迟处理伤是指严重损伤，需进行耗时性手术（手术时间长），但短时内不会致命者，可先行液体复苏、夹板固定、使用抗生素、胃肠减压、止痛等初步处理，包括大面积肌肉伤、严重骨折、腹内或胸内创伤以及烧伤面积在 50% 以下者；轻伤是创伤相对较轻者如轻微裂伤、擦伤、小骨折、小面积烧伤，可自我处理或非医务人员可协助处理者；等待者是指伴有头部穿透性创伤而无反应者、高位脊髓损伤、四肢截断性损伤影响多器官或部位者、Ⅱ°或Ⅲ°烧伤超过60%者、多发伤并严重休克者、濒死性呼吸者，此类患者须等待处理，但非完全放弃。

（二）ABCD 处理

任何现场抢救，第一位的处理是开放气道（airway）、维持呼吸（breathing）、循环（circulation）和除颤（deftbrillation）——ABCD 处理。

（1）气道开放：清除口中可见异物，注意是可见性的异物，切忌花大量时间去寻找口中异物。常用方法是仰额抬颌法和双手托颌法，前者适于无颈椎损伤者，后者适合颈椎损伤者。如无颈椎损伤，可将患者头部侧向一边，以利口中分泌物流出，或呕吐物排出，防止误吸。如这些方法无法维持正常气道畅通，应考虑给予口或鼻咽导气管，必要时行气管插管。维持气道通畅是任何急救的第一优先措施。

（2）维持呼吸和氧合：气道开放后，检查有无自主呼吸，或呼吸情况是否稳定。缓慢的叹气样呼吸或每分钟 6 次以下的呼吸视为无效呼吸，应给予人工呼吸。常用的人工呼吸包括口对口呼吸、口对面罩呼吸、气囊面罩呼吸、气管插管后气囊通气等。如有条件给予吸氧，至少维持血氧饱和度在90%或以上的水平。

（3）循环功能：判断有无心跳，可检查大动脉（颈或股动脉）有无搏动，或听诊有无心音，如无心跳，应立即进行胸外心脏按压，无法确定有无心跳者，按心脏骤停进行胸外心脏按压。胸外按压速率为 100 次/min，详见心肺复苏节。如发现严重血流动力学障碍如心电图提示为室颤或室扑、无脉电活动或呈一直线，均是心脏停跳的表现，须进行心肺复苏。

（4）除颤：一旦确定为室颤或室扑、无脉电活动者进行除颤（单相波 360 J/次，双相波 150 ~ 200 J/次），心电呈一直线者不宜除颤。

另外，ABCD 处置的同时，应尽快建立静脉通道，以利给药治疗或进行液体复苏。

（三）非创伤性疾病的检查和处理

非创伤性疾病者，如意识清醒，应简要询问或了解病史。意识不清者可向家属或其他目击者了解简要情况。通过病史询问，基本上可以确定某些典型疾病或某一系统疾病。现场急救的关键是识别和处理致命性疾病如急性冠脉综合征、主动脉夹层、张力性气胸、心包填塞、恶性心律失常（如室速）等，并给予必要急救的处理。

1. 呼吸困难　呼吸困难伴端坐呼吸、大汗，肺部哮鸣音而又无慢性肺部疾病史者，首先考虑急性左心功能不全或衰竭者，可给予含服硝酸甘油、注射吗啡及或呋塞米等扩血管和利尿处理，必要时给予西地兰等强心剂；呼吸困难伴一侧呼吸音减低或消失者考虑气胸，疑为张力性气胸者，应立即行胸腔穿刺排气减压；有慢性肺部疾病史者出现呼吸困难伴哮鸣音者，应考虑气道痉挛性疾病如哮喘或 COPD 等，可给予 β_2 受体激动剂吸入或口服；呼吸困难伴颈静脉曲张或怒张、心音低钝或遥远者，考虑心包填塞应立即给予心包穿刺抽液减压。

2. 胸痛　心前区疼痛如有高血压和（或）心脏病史者，首先应排除心绞痛或急性冠脉综合征，其次考虑消化性溃疡或胸膜炎等；心绞痛或急性冠脉综合征者可给予硝酸甘油舌下含服，有条件者行 ECG 检查有助诊断；骤发、持续性剧烈胸痛或撕裂样痛者，应考虑或疑及主动脉夹层，主要给予降低血压处理。

3. 腹痛　典型转移性右下腹痛者多为急性阑尾炎；上腹部剧痛伴 Murphy's 征阳性者提示为胆绞痛；侧腰部剧痛伴肾区叩痛者多为肾绞痛或输尿管结石；腹痛伴有肌紧张者多为外科疾病所致的腹痛，如腹腔脏器穿孔等。

4. 昏迷 骤然意识改变或昏迷者，注意有无一侧肢体肌力或肌张力变化，阳性者为脑血管意外；虽然意识尚清楚，突然单侧肢体功能障碍者，也是脑血管意外的表现；昏迷伴瞳孔不等大者提示有脑疝可能，应给予降低颅内压如脱水和（或）利尿；昏迷伴瞳孔针尖样者，多为吗啡类中毒，如伴有大蒜样气味者，可能是有机磷农药中毒，并注意其身边有无残余药瓶或注射器等吸毒装置；有糖尿病史者应测定末梢血糖以排除酮症酸中毒性昏迷或低血糖昏迷，等等。

5. 抽搐 无论何种原因所致的抽搐，关键是迅速控制抽搐，特别是全身性抽搐，同时预防患者在抽搐发作时自伤或伤人。典型的癫痫发作为意识丧失、全身性强直性抽搐伴阵挛、口吐白沫、两眼上翻；癔症性抽搐者多意识清醒，多有情绪变化等诱因；低钙性抽搐多为手及手腕的搐动；妊娠抽搐者提示为子癫发作，应即时使用地西泮、硫酸镁等止痉处理。

6. 躁动 烦躁不安者应先考虑心理抚慰。意识改变者，可考虑给予小剂量镇静剂，或给予东莨菪碱肌注或静脉注射，东莨菪碱有皮层抑制和兴奋呼吸中枢作用。有关症状的详细内容参见相关章节。

7. 中毒 现场急救最主要的仍是ABCD，由于现场无法洗胃，可酌情给予催吐，大量补液、利尿，促进排毒是主要原则。如为有机磷中毒，可注射阿托品（或长托宁），如有条件可给予氯磷定或解磷定等解毒剂，快速后送抢救，详见中毒节。

（四）致命性创伤的检查和处理

在完成上述检伤分类处理后，有针对地询问病史和体检，特别胸部、腹部和颈椎的检查，以便及时有效的处理。现场处理关键是快速识别并处理致命性创伤，主要包括以下几种。

1. 胸部创伤 常见表现是低氧血症，主要原因有出血、肺萎陷或压缩、呼吸或心脏功能衰竭、肺挫伤、胸内压变化和纵隔移位等。早期或现场处理的目的是恢复氧输送和氧合功能，主要包括开放气道、高浓度吸氧、胸腔引流促进肺复张等。致命性的胸部创伤包括气道阻塞、张力性气胸、开放性气胸、大量血胸、连枷胸、心包填塞。

2. 开放性气胸 小的胸壁穿透伤可能很快自动闭合，创口较大（超过气管直径的2/3）时，胸腔与外界相通，导致肺萎陷。应立即用厚无菌纱布或其他清洁不透气敷料封闭气胸创口，并用宽胶带固定，使之成为闭合性气胸，而后再进行相应处理，以维持呼吸系统稳定。如需闭式引流，引流管应远离胸壁创口。注意胸壁创口仍应进行后续的清创处理、注射破伤风抗毒素等。

3. 张力性气胸 呼吸窘迫，胸廓过度膨胀（伴或不伴可见的肋骨骨折），患侧呼吸音明显减低或消失，对侧叩诊过清音，气管向健侧移位，颈静脉怒张，严重低氧血症或紫绀等，提示张力性气胸，可用大号注射针头在病侧锁骨中线第2肋间进针进行胸腔穿刺，以排气减压，改善症状，而后考虑闭式引流，不必等待胸片检查或检查结果。如首次穿刺排气减压失败，但临床仍高度怀疑张力性气胸，可能是胸壁过厚，应在腋中线第4肋间再行穿刺。

4. 大量血胸 穿透伤可能引起肺门或心脏损伤，导致大量出血，一侧胸腔内积血多于1 500ml，或胸腔引流多于200ml/h或3ml/（kg·h）即为大量血胸，可很快引起失血性休克、肺萎陷和低氧血症，检查可发现休克伴病侧叩诊浊音，呼吸音明显减低或消失，同侧呼吸运动度下降等。急救处理：引流前应先立即建立大口径静脉通道（≥法氏28号），快速输液。持续失血多于3ml/（kg·h）者多需立即外科手术探查。

5. 连枷胸 如发现胸壁局部浮动，吸气时局部向内凹陷，呼气时局部向外凸出，此即多根多处肋骨骨折所产生的矛盾呼吸，严重影响潮气量和通气效果，产生低氧血症，一般可伴有肺挫伤和失血；胸壁检查可有捻发感；有时连枷胸的表现不明显，须仔细检查方可确定。主要处理：用宽胶布（胶带）固定胸壁，或用物理牵拉法固定。由于疼痛影响患者呼吸，导致潮气量下降和肺不张，应予适当止痛处理。

6. 心包填塞 穿透伤是心包填塞的主要原因，但胸部钝性损伤也会引起心脏或大血管破裂，产生心包填塞。典型者表现为 Beck's 三联征（贝克三联征）——低血压、中心静脉压升高、心音遥远，Kussmaul's 征（吸气时颈静脉怒张加重）等，ECG 显示低电压表现等。心包填塞者，可用套管针自剑突下向左后上方进针，行心包穿刺抽液（血）减压。有条件者最好在心电监护下进行操作，心包穿刺是救命的紧急措施，随后应尽快安排进行外科手术或探查。

7. 潜在致命伤 以下 8 种情况，均是潜在性致命伤，要充分警惕、识别和处理：心脏挫伤、创伤性主动脉破裂、膈肌破裂、大气道损伤、食管损伤、肺挫伤、单纯性气胸、血胸，这些损伤院前急救不易诊断，但应高度警惕，以免遗漏而危及生命。将其主要特征列出以利急救时参考。

（1）心脏挫伤：是最常漏诊的胸部致命伤，主要是心脏直接受压或快速减压致伤，常与胸骨骨折相关。诊断有赖于其损伤机制、心肌酶、ECG、超声心动图（有助于发现心室壁活动异常和心包积液）等。20% 患者有心律失常，如窦性心动过速、室上速、室性早搏（期外收缩），甚至出现完全性传导阻滞等，其治疗包括抗心律失常和起搏等。

（2）创伤性主动脉破裂：90% 的主动脉撕裂者立即死亡，主要因钝性或穿透性损伤所致，特别是道路交通事故伤或高处坠落伤多见。主动脉有三个部位是固定的（主动脉瓣处、动脉导管索处和膈肌裂孔处），突发的减速伤会引起可移动部分快速移动产生主动脉断裂或撕裂。其胸片征象包括纵隔增宽、主动脉尖端血肿、第 1 或第 2 肋骨折、右主支气管升高、左主支气管压低、主动脉结消失、气管右偏、左侧血胸、胃管偏向右侧、主动脉窗消失。早期诊断和及时的修补是存活的主要措施。

（3）膈肌破裂：穿透性损伤引起膈肌小裂孔不会立即致命，但钝性损伤产生大的膈肌撕裂则是致命性的，右膈受肝保护相对较少见，左侧膈肌撕裂更多见。膈肌破裂主要引起腹腔脏器入胸，胸片或 CT 有助于诊断；治疗方法是手术修补。

（4）大气道损伤：颈部、胸壁大量皮下积气或纵隔气肿应高度警惕大气道损伤。其主要表现是咯血、皮下气肿、张力性气胸或交通性气胸。紧急气管插管是方法之一，但插管可能导致原本撕裂的气管完全断裂。支气管镜或喉镜引导插管是有效方法，手术修补是根本。

（5）食管创伤：主要是穿透性损伤所致，钝性损伤较少引起食管破裂。诊断有赖于内镜或食道造影检查。外科手术是其主要处理方法，患者应同时大量使用广谱抗生素。

（6）肺挫伤：胸片和 CT 检查是诊断的主要方法。治疗方法是高浓度氧疗、适当止痛、谨慎液体复苏和机械通气等。

（7）单纯性气胸：锐器伤或钝挫伤均可致病。主要表现为胸廓活动度减低、呼吸音减弱或消失、叩诊鼓音，X 线可确诊。处理方法为腋前线第 5 肋间引流或第 2 肋间穿刺抽气。

（8）血胸：肺穿透伤是主因。表现为胸廓活动减弱、叩诊浊音、呼吸音减低，X 线或超声可确诊。急救处理主要是采用大口径导管引流。

（五）其他创伤检查和处理

1. 出血　体表活动性出血者立即止血是首要措施，可用无菌纱布直接压迫止血或加压包扎止血。如压迫止血无效或大动脉出血者，必要时可用橡胶止血带或充气止血带止血，附以衬垫，在出血处近端结扎止血，但应在止血带上标明结扎时间，注意定时（1h）松解止血带约5min，防止长时间缺血导致肢体坏死。止血药物如止血敏、止血芳酸等对大出血已证实几乎无效，但对渗出性出血可能起到一定的止血作用。立止血是临床上常用的有效止血药物，对小血管破裂出血有一定疗效，但对大血管破裂出血者同样效果不佳。基于现场急救条件的限制，创伤患者的止血应以物理止血（压迫或简单手术）为主。单纯性的鼻出血者，可压迫鼻翼止血，或用棉球或凡士林纱条填塞止血。

2. 颅内高压　典型的颅内压增高表现为头痛、喷射性呕吐，如发现明显瞳孔不等大等脑疝表现者，应立即给予20%甘露醇125～250ml静脉滴注，可加用呋塞米20～40mg，地塞米松10mg，静脉注射。注意活动性颅内出血者禁用甘露醇。

3. 脑脊液漏　脑脊液耳漏或鼻漏者，不宜用棉球堵塞，但流出的液体（或血）可以擦除。

4. 脊髓损伤　意识不清者脊髓损伤主要体征包括腹式呼吸、神经源性休克（低血压和心动过缓）、反射消失（脊休克）、上肢屈曲姿势（缺乏伸肌神经反射），仅在锁骨以上区有疼痛反射、男性可有阴茎异常勃起等。如疑有脊椎（脊柱）骨折者，应在保持患者中轴线不变的情况下多人同步抬起或翻转患者，以免造成或加重脊髓损伤。

5. 骨折与关节脱位　骨折主要表现为疼痛和骨折部位的压痛、功能障碍、骨擦音或骨擦感、局部肿胀、畸形、反常活动等。骨折者现场处理时应保持原有骨折位置进行固定，可用小夹板、充气夹板或现场可找到的类似木板或木棍固定。注意，固定时夹板应跨过上、下两个关节，否则无效。如一侧下肢骨折者也可将骨折侧的下肢与健侧下肢固定在一起。特别注意不要将已成角的骨折拉直后再作固定，以免加重损伤或伤及邻近大血管或神经。关节脱位主要表现为疼痛、畸形、活动障碍或固定于某一特定姿势，可伴有血管神经损伤。原则上不做现场复位，但有经验的院前急救医生，可对单纯性关节脱位者行现场复位，对无复位经验者应妥善固定后送回医院再行复位，以免出现并发症。

6. 开放伤　其他开放性创伤者，快速清除创面上较大或可见异物，经消毒和止血后，用无菌纱布包扎，等待后送到医院进一步进行清创处理。

7. 离断性损伤　遇有肢体、耳或鼻尖断离者，用无菌纱布或其他清洁敷料包扎残端以防大出血。原则上不用止血带止血。同时将断肢（指）、断鼻或断耳等器官用无菌敷料包裹，设法以干燥冷藏方法予以保存。方法是：先将断肢装入塑料袋内，袋口扎紧后放入不透水的容器内，再置于放有冰块的保温瓶中，随患者一并送回医院，以利再植。

8. 内脏脱出　遇有腹腔脏器或肠管脱出者，宜用无菌碗或类似的清洁容器将脱出脏器扣在腹壁上，而后连同无菌碗一并包扎后送。原则上不宜将已脱出脏器送回腹腔，但如脱出的肠管有绞窄可能或腹壁大块缺损，脱出脏器较大，在急救时应将内脏送回腹腔，以免因暴露后大量渗出失液而加重休克，患者取仰卧位后送，禁食禁饮水，用衣物垫于膝后，使髋膝关节呈半屈状，以减轻腹壁张力，减轻患者痛苦。

9. 挤压综合征　挤压伤（crush injury）是指伤者受各种重物压迫导致的损伤，主要表现为皮肤坏死、横纹肌溶解症和骨折等。挤压伤后会发生全身性的挤压综合征（crush syn-

drome)，出现以肢体肿胀、肌红蛋白尿和高钾血症为特点的急性肾功能衰竭。除采取必要的局部处理措施外，应充分补液利尿、碱化尿液；严重高血钾者应滴注 5% 碳酸氢钠 80 ~ 125ml，可同时静脉注射 10% 葡萄糖酸钙 10 ~ 20ml 以拮抗高血钾的毒性作用，必要时快速后送作血液净化（如血液透析）。

需要注意的是，车祸后因车体变形导致受害者夹在车中无法动弹，或灾害时木头、墙体、泥石流或其他重物压迫时，不应强行拉出，而应根据具体情况，采取切割车体或搬开其他重物后再整体抬出伤者。遭受泥土淹埋者应尽可能先暴露头面部，而后暴露颈胸部，依次向下暴露身体。受挤压期间要做好患者生命体征的稳定和心理抚慰工作。如果发生钢条等异物贯穿肢体或躯体，或尖刀刺入身体时，原则上在现场不应拔出钢条或尖刀等，而应将伤患连同有关异物一并送到医院手术处理，除非现场有充分抢救器械、专科医务人员和药物准备。

四、伤病员后送

（一）转运与监护

伤病员的转运由当地医疗事故救援领导小组或急救指挥中心统一指挥。转运过程中，随车医务人员应继续监测患者的生命体征变化，尤其是心电、血压、呼吸及血氧饱和度，注意保持输液管、气管内导管、引流管、胃管、导尿管等的通畅。应固定好患者及有关器械，避免在车辆晃动时患者滑动而加重伤情，或医疗器械固定不牢砸伤患者、随行家属或医务人员等。到达目标医院前应提前联系，报告有关伤情，使对方做好接应的各项准备（包括专业技术人员到位、必备的药品和仪器设备等）。

（二）转运体位

（1）仰卧位：所有伤病员均适合仰卧位，这也是院前转运最常用、最基本的体位。

（2）侧卧位：主要适合非颈部创伤且有意识障碍的伤病员，这样可防止呕吐物或口腔内分泌物的误吸。也可采用平卧头转向一侧，但需除外颈椎损伤。

（3）半卧位：仅适于有胸部损伤，疼痛、血气胸等导致严重呼吸困难无法平卧者。不适于胸椎、腰椎损伤及休克患者。

（4）坐位：主要适于胸腔大量积液、严重心衰无法平卧者，但不适于休克者。

（三）转运安全

（1）行车安全：驾驶员应按有关交通规则行车，匀速行驶，确保安全。由于天气等特殊原因导致救护车自身发生交通意外也非罕见，特别是水灾、地震等灾害环境下，道路严重损毁，更易导致各种意外发生。一旦发生交通意外，随车医务人员应做好自救和互救工作，在保护自身安全的同时，尽力抢救车内患者和家属，把事故导致的人身伤亡降到最低程度，同时迅速报警，并与急救指挥中心、目标医院或就近医院联系，以争取援助。

（2）红绿灯：根据“2004 年道路交通安全法”的规定，救护车非执行紧急任务者也应遵守红绿灯规则；遇有执行抢救任务等特殊情况，在确保安全的前提下，不受行驶路线、行驶方向、行驶速度和信号灯的限制，即可以“闯”红灯，但应开启警灯和警报器，以提醒其他车辆和行人避让，防止与垂直方向的车辆相碰撞。

（3）高速公路行车：应严格按规定行车速度开车，不要因考虑伤病员病情严重而超速行车，因为超速行车会将救护车内患者、家属、随车医务人员和驾驶员本人的安全置于十分危险的境地，它带来的安全隐患绝对超过车内某一伤病员的疾病风险。另外行车过程中，应开启警灯和警报器，以提示其他车辆避让，防止追尾等交通意外。一旦高速公路上救护车发生故障，应在来车方向150m以外的地方设立警告标志，并靠边或在应急车道内停车，保持警灯和警报器开启，迅速报警等待交通警察协助处理，同时应立即与目标医院急诊部或急救指挥中心联系，告知有关情况，以便派出其他车辆接应，尽快将患者送达目标医院进行有效抢救。须要注意的是，高速公路上救护车发生故障时，切忌打开车后门；如已停在应急车道内，车内人员不要下车；如停在正常行车道内，车内人员应在安全的情况下，迅速转移到应急车道内，或留在车内，待交警疏导车辆后，再转移至应急车道内，以利保护车内所有人员的安全。

（王军喜）

第二节　病情轻重程度的判断

医生判断病情轻重程度是靠对患者进行全面细致的检查，仔细询问发病的情况和过程，综合进行判断，判断的过程就是一个诊断疾病的过程。

作为“第一目击者”，对伤、病进行准确的判断，是为下一步采取有效措施的前提，判断病情的程度主要从两方面去把握：第一，观察生命体征的变化；第二，观察首先发生症状的情况。

一、观察生命体征的变化，判断病情轻重程度

人体重要的生命体征有意识、心跳、呼吸、血压、瞳孔、脉搏以及体温。当患者突然发病的时候，我们最先要观察的生命体征是意识、呼吸、脉搏，还有瞳孔。因为这时手边可能没有血压计，也没有体温计，更不会有听取心脏跳动的器材（听诊器）。因此在紧急情况下观察生命体征依次为意识、呼吸、脉搏、瞳孔，在有条件的情况下，最好是由第二个参与急救的人，进行血压测定和体温测量。

（一）意识

正常人或病情较轻的患者的意识是清醒的，能够准确地回答问题，回忆起发生过的事情，认识熟悉的人。意识又称为神志，意识不清又称作神志不清、不省人事，意识不清是病情重的指标，一般是应该尽快去看医生的。

意识不清可分为几种类型，即嗜睡（将患者从睡眠中叫醒，很快又睡过去）；神志恍惚、淡漠（不能正确回答问题，回忆不清楚周围的人和事）；昏迷（患者倒在地上或床上，睡眠中叫不醒，大声呼喊患者名字，并摇晃身体，也毫无反应）。在意识不清中，最严重的情况就是昏迷，昏迷的患者需要立即进行急救。而常见的可引起昏迷的急症有：脑中风、急性中毒、糖尿病等急症。

（二）瞳孔

两眼的黑眼球正中的圆孔，俗称瞳仁，医学上称为瞳孔。瞳孔表面覆盖一层很薄的透明的膜，叫做角膜。正常情况下两侧瞳孔大小相等，而且是圆形的，医学上称“两侧瞳孔等

大、等圆”。

瞳孔对光线反应非常敏感，可随光线的强弱变大变小。在室内或者是夜间时，瞳孔直径放大，可达到3~4毫米；遇到强光线或者在室外时，瞳孔直径缩小1~2毫米。我们常用瞳孔的大小变化来判断病情轻重程度。通常用手电筒照射的方法，观察瞳孔放大或缩小的变化检查瞳孔，当手电筒光线照射眼球时，瞳孔缩小，光线移开后，瞳孔迅速恢复原状，这就叫做“瞳孔对光反应”。瞳孔异常反应的类型主要有：

1. 两侧瞳孔一大一小　最容易在脑中风、严重颅脑外伤时观察到，表明发生了脑水肿、脑疝，病情危急，需要立即抢救。

2. 两侧瞳孔均为针尖大小　最容易在急性中毒（如有机磷农药中毒、吗啡中毒、海洛因中毒等），以及脑干出血时观察到，表明病情危重，必须立即抢救。

3. 两侧瞳孔扩大　可到黑眼球边缘，直径约4~5毫米，对光反应消失。如在脑中风、脑外伤以及其他原因引起的昏迷患者的眼中可以观察到，此时患者濒临死亡或已经死亡。

（三）呼吸

呼吸是生命存在的征象，呼吸一旦停止，心脏随之停止跳动，标志着生命的终结。正常成人呼吸每分钟16次~20次，节律均匀，深浅一致。

若呼吸频率每分钟超过24次，称呼吸过速；若呼吸频率低于每分钟12次，称呼吸过缓。呼吸过快、或缓、节律不齐都是不正常的表现。

如果呼吸每分钟30多次，或者变浅，忽快忽慢，或者呼吸每分钟在10次以下，表现为叹息样、点头状呼吸，均表明病情危重，应严密观察病情变化，同时通过呼叫“120”急救电话，请急救医生前来抢救患者。特别是呼吸频率每分钟4次~5次，点头状呼吸，呼吸动作随着变慢的节律而逐渐停止，此时应立即开始人工呼吸。

（四）脉搏或心跳

正常人的脉搏反映着心跳的情况，随着心脏节律性的收缩和舒张，动脉内的压力一升一降，而引起血管壁交替地出现一次扩张和回缩的搏动，称为脉搏。心跳与呼吸一样是生命存在的征象，心跳停止，生命即终止。心跳停止4min~6min，脑组织将出现不可逆性损伤；停止跳动10min以上，则出现脑死亡。

正常人心跳每分钟60次~80次，平均72次，节律均匀，强弱一致。以触摸桡动脉的搏动来观察心跳的情况。桡动脉在手的腕关节内侧腕横纹上2cm处，靠拇指一侧搏动最明显。脉搏异常也可以作为判断病情的一个参数。

1. 脉搏过快　每分钟超过100次，叫做心动过速。体温过高，可使脉搏加快，一般情况下体温升高1℃，脉搏增加10次。当体温达到39℃以上，脉搏每分钟可达100次左右。

2. 脉搏过缓　每分钟小于60次，叫做心动过缓。

3. 脉搏出现间歇　又叫做漏跳、早搏。

4. 脉搏节律不齐，且强弱不等　可能发生心房颤动，又叫做“房颤”。

5. 摸不到脉搏　表示心跳停止或者是无脉症（如大动脉炎等）。

在紧急情况下，为便于判断患者是否心跳停止，最方便的方法是触摸颈动脉的搏动。如果颈动脉没有搏动，说明心跳停止。

在喉结两侧的凹陷处，向下按压，可摸到明显的颈动脉搏动，双侧均有。

（五）血压

血压反映了心脏对全身血管的供血情况，尤其是高血压患者和休克患者，血压是直接显示病情轻重程度的重要指标。

目前家庭自备血压计越来越普遍，血压计又分为电子血压计和汞柱式、弹簧式血压计。

1. 正常成人血压值　测试血压时，一般以左上肢为准，连测 2 次，取平均值。正常成人血压收缩压 <140mmHg（18.6kPa）；舒张压 <90mmHg（12.0kPa），脉压差 30 ~40mmHg（4.0kPa ~5.3kPa）。

2. 影响血压测试的时间　早晨血压较低，晚上、劳动后、进食后较高；气候对血压的影响较为明显，高温环境下血压可下降，低温环境中血压上升。此外，情绪紧张、激动、饮酒、吸烟等均可对血压的变化产生影响。

3. 血压异常表现

（1）高血压：140/90mmHg 以上，高压和低压升高同样有意义，表明有高血压征象。

（2）低血压：90/60mmHg 以下，高压和低压降低同样有意义，表明有低血压征象。

（3）异常脉压：高压与低压之间的差值大于 40mmHg，小于 20mmHg。

（六）体温

体温反映人体的温度，当体温高于正常值时，称发烧，又称发热，体温高达 39℃以上是高烧。高烧患者可发生惊厥、抽风、神志不清、休克等情况，体温变化提示病情变化。在治疗过程中，体温逐渐下降，表示可能治疗有效，如果体温居高不降，表示治疗效果不好，病情严重。正常的体温依其测量方法不同而有所不同。

1. 舌下法　将体温计放在口腔内舌下测量，不适用于不合作的患者，如小儿和神志不清的患者。正常范围：36.3 ~37.2℃。

2. 直肠法　将体温计放入肛门处直肠内测量。正常范围：36.5 ~37.7℃，适用于小孩或神志不清的人。

3. 腋下法　将体温计放在腋下测量。正常范围：36 ~37℃，此法最常用、安全、方便。

正常人在 24 小时内体温波动不超过 1℃，早晨略低，下午略高，运动或进食后稍高。老年人体温略低。

体温异常的标准（以腋测法为准）：低热，37.4 ~38℃；中度热，38.1 ~39℃；高温，39.1 ~41℃；过高热，41℃以上。

二、死亡的鉴别

（一）死亡的概述

死亡：是指生命的消失。在历史发展的长河中，死亡概念在不同时期具有不同的时代特征，主要经历了以下六个不同的认知阶段。

1. 死亡舞蹈　15 世纪，死亡被当作一个纵情享受的机会，在坟墓上跳舞来证实生活的欢乐。

2. 文艺复兴时期的死亡认知　死亡标志着生命结束和永生开始。

3. 资产阶级的死亡　随着资产阶级的出现，他们出钱让医生阻止死亡的发生（即推迟死亡）。

4. 临床死亡　19 世纪正式提出，死亡是医生可以辨认的由特殊疾病引起的，即循环和呼吸不可逆转地停止。

5. 脑死亡　即包括脑干在内的全部脑功能不可逆转地停止。在20世纪60年代美国哈佛医学院提出诊断标准为：无反应性（对刺激，包括最强烈的疼痛刺激毫无反应性）；无自发性呼吸（观察至少1小时无自发性呼吸）；无反射（包括瞳孔散大、固定、对光反射消失，转动患者头部或向其耳内灌注冰水而无眼球运动反应）；无眨眼运动；无姿势性活动（去大脑现象）；无吞咽、咀嚼、发声；无角膜反射和咽反射（通常无腱反射）；平直脑电图（即等电位脑电图，脑电图检查的技术要求包括毫伏/分钟，对掐、挟疼痛刺激或喧哗等声音骚扰无反应，记录至少持续10min）。

6. 自然死亡　指在精心照顾下的死亡（不可抗拒）。心理学家对死亡过程进行了研究。美国精神心理学家 Kubler－Ross 认为死亡过程分为五个阶段：否认期（拒绝相信死亡会发生在自己身上）、愤怒期（认为疾病发生在自己身上是不公平的）、妥协期（祈求通过各种方法暂缓死亡的发生）、忧郁期（被残忍的信息控制，沉浸在痛苦中）、接受期（承认死亡是不可避免的，并为死亡做准备）。

（二）真假死亡的鉴别

患者死亡具有如下四个特征：

（1）呼吸停止。

（2）心跳停止。

（3）瞳孔扩大、对光反射消失。

（4）角膜反射消失。

若只出现上述1～2个征象，并非真死，称为假死。如四个征象同时出现，且用手捏眼球时，瞳孔变成椭圆形，即为真死。

（王军喜）

第三节　危重患者转运

近年来，医疗条件的改善和人们经济生活水平提高，各级医院的医疗技术力量得到大力提升，特别是在大中城市公立医院更为明显，但不同地区、不同级别、不同功能的医院，尤其是基层医院受多种条件限制，技术力量和设备方面仍有较大的差异，在危重患者救治能力方面也各有优劣，患者转运越显重要，加上交通条件改善，院间越来越多。危重患者转运是危重患者抢救的重要措施之一，精心准备、充分计划和良好的转运方能让患者安全到达目的地或顺利完成某些检查平安返回。

危重患者转运包括医院内转运和医院间转运。受医疗技术、设备条件的限制，不少危重患者要进行院内或院间转运。转运目的包括：危重患者院前转运、急诊危重患者转入ICU、某些特殊检查或治疗需要，如转运进行手术、CT、MRI检查、核素扫描等。但无论是院内还是院间，危重患者转运时要根据转运必要性、风险和利弊的评估而确定。

危重患者的转运，并发症和死亡风险增加，但如精心准备、转运人员训练有素、转运设备选择正确和运行良好，可将这种风险降至最低程度。转运过程中，每一个环节和监护均应尽可能做到环环相扣、毫无脱节。通常经济条件不是患者转运所需考虑的范围，但在特定情况下，转运前应考虑转运及转运后所需的经济承受能力，特别是医院间转运。

一、转运前准备

任何危重患者转运前，应征得患者和（或）家属同意和支持，向其充分说明转运的理由、必要性和可行性，院内检查或院间转运所需费用，途中可能发生的常见意外、风险和转运方为此所作的应对措施或方案，详细记录患者或家属的意见、建议和决定，并履行相关签字手续。院间转运前还需向所在医院有关部门负责人汇报拟行转运的安排，获得其同意和支持。

二、医院内转运

虽然科技进步，便携式检查设备不断增多，但一些大型设备条件限制，仍经常需要转运危重患者到院内特定地点行某些特定检查、操作或手术，或危重患者由急诊转入 ICU。转运前应有充分计划和安排，一般转运时需考虑四方面：信息沟通、陪同人员、所需设备和途中监护。

（一）信息沟通

即转运前协调和沟通，转运前应与目的地科室人员进行充分的病情沟通，以使对方有充分准备，如转运患者去做某项检查，事前应通知检查科室医生、护士，安排好检查时间，减少在现场等待时间，了解该检查的有关注意事项，同时做好检查所需的特定设备如氧源、电源插座、呼吸机等。到达检查科室后，转运人员应与检查医生充分交流，告知患者特点和检查过程中需要注意的事项等。

（二）陪同人员

转运人员至少 2 名医疗专业技术人员，其中一名为经验丰富的护士，另一人可以是呼吸治疗师、执业注册护士或必要时由危重病科医生陪同。建议让有丰富气道管理经验和高级生命支持能力以及经过危重病处理专门培训或具有相似经历的医生，陪同病情不稳定的危重患者检查。如果估计检查或操作所需时间较长，若目标科室医务人员有丰富的危重病处理经验，并能够处理检查或操作过程中可能出现的异常情况，转运人员可先返回，待检查即将结束时再去准备接回患者，否则，有关人员应全程陪同，直到患者安全返回出发地（ICU 或急诊监护室）。

（三）所需设备

血压监护仪（或标准血压计）、脉搏氧饱和度仪、便携式心电监护/除颤仪，如有条件可配备带有记忆功能的便携式监护设备，以便可以回放运送过程中、检查或操作过程中的有关变化过程。患者所需的特定气道管理设备如人工气囊、气管插管导管、喉镜、吸痰器、氧气等，应有充分准备。特别是氧气，除需携带完成常规检查所需时间的氧气，应同时储备可能延误至少 30min 所需的氧量。基础生命支持药物包括肾上腺素、抗心律失常药，以及时处理突发心脏停止或心脏骤停或心律失常。其他转运车所配有的药物也应足量。特殊情况时应准备辅助药物如镇静麻醉药，静脉输液所需药液。有关设备的电源应充足，确保正常运行。如无医生陪同，转运前应该对可能出现的情况向护士详细说明，制定周密计划或方案，并授权紧急情况下使用特定的药液（如条件许可，最好由医生亲自陪同）。不少综合性医院儿童和成人检查使用同一设备，因此，转运儿童或婴儿时，应准备儿童或婴儿所需的特定设备和药液，以备急需。

临床上，人工呼吸气囊是最常用的通气设备，便携式呼吸机可更安全有效的执行所需通气指标和氧浓度。通常转运过程中需使用高浓度氧或纯氧，但婴儿或有右向左分流的心脏病患者需注意纯氧可能造成的损害，恰当地调节吸入氧浓度，以防氧中毒或造成其他伤害。机械通气的患者，还需注意气管导管位置，防止脱出或滑入气管，转运前应测量导管深度，到达目的地后重新测量导管深度。如患者有机械通气，途中应保持有效的报警设置，以利及时发现管道脱开或气道压过高等。

（四）途中监护

所有危重患者转运途中，应尽量维持与在 ICU 或急诊监护室同样的生理指标，如心电、脉搏氧饱和度、血压、脉率、呼吸、意识状态、尿量等。某些患者还可能需要监护并维持 CO_2 图、有创血压、肺动脉压、颅内压等。目标是维持生命征象的平衡或减少波动，及时发现异常并给予相应处理。

三、院间转运

院间转运患者的预后很大程度上与转运人员技术和经验有关。院间转运只有在转运获益超过风险时才可实施。图 1－1 是院间转运评估和程度示意图。

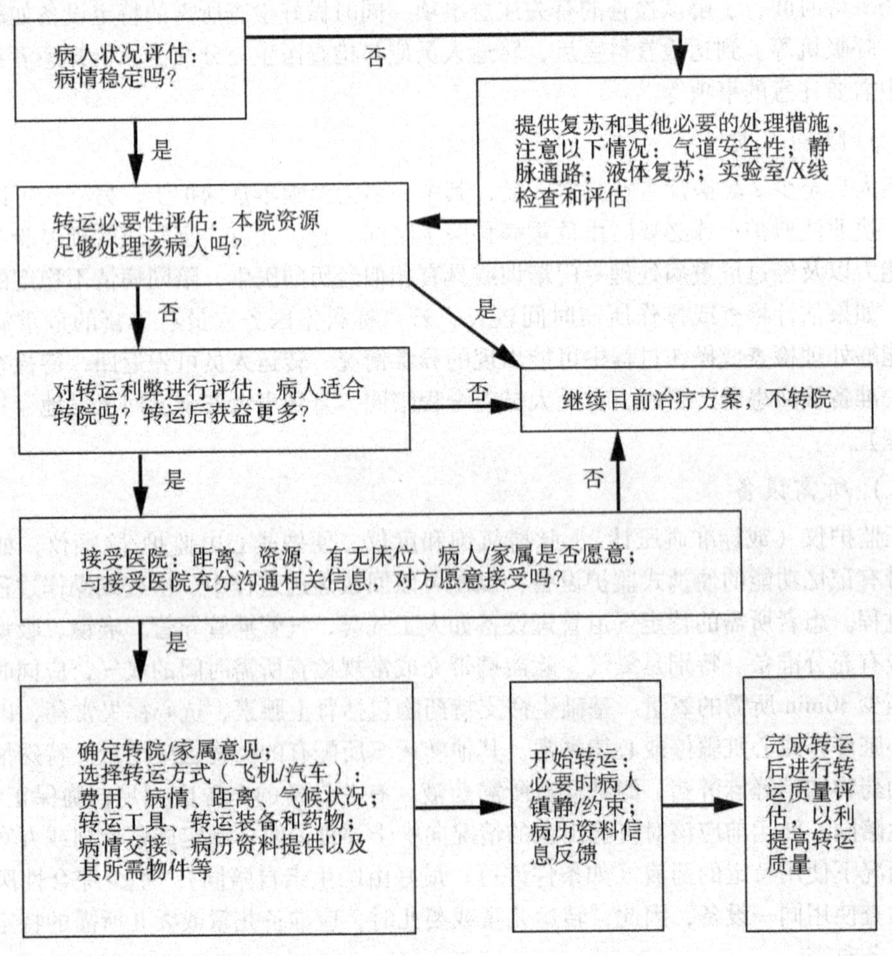

图 1－1　院间危重患者转运评估和程序图

（一）转运前准备

所有危重病患者，在转运前应开通静脉通路。外周静脉不易建立通道者，应开通中心静脉通道。如有必要，应给予充分液体复苏和缩血管药。另外，所带输液最好是软袋包装而非玻璃瓶装，以防玻璃瓶在转运过程中受损或破裂。所有患者转运前应做好气道稳定工作，进行充分的气道评估并建立人工气道（必要时）是完成转运的重要工作之一，因为途中建立人工气道更为困难。喉罩气道不是危重患者优选的院间转运气道管理方式，创伤患者应做好脊椎稳定。需要机械通气、肠梗阻的患者，应常规插入胃管以防误吸；需要液体复苏、利尿、观察尿量者，应在转运前插入并留置导尿管；必要时，对有高危气胸风险者，应预防性做好胸腔引流。激动或情绪不稳定者，应用软束带约束其手脚。不合作或躁动者，应先给予镇静或麻醉；未行镇静和止痛者，不宜使用肌松剂，但对有必要使用肌松剂者，使用肌松剂前必须有机械通气支持。转运应尽可能带齐各种病历资料，包括影响资料或记录。

（二）转运前协调与沟通

院间转运的转运之前应与目标医院或接受医院有充分沟通，获得对方确认后方可考虑转运。最好在转运前将病历资料简要向对方介绍，让对方了解是否有能力或条件接受，也可使对方有足够时间安排接受患者或为接受患者作相应准备工作。如接受医院派人和车转运患者，那么转运方式（空中或地面）由转运者确定。转出医院应提尽可能提供详细的病历资料，转出医院的护士与接受单位护士应充分做好交接工作。

（三）陪同人员

危重患者院间转运时，除外转运车驾驶员和抬架工，至少由2名专业人员。如患者不稳定，转运应由一名医生或经验丰富的护士负责，转运人员应能进行高级气道管理、静脉给药、心律失常识别和抗心律失常处理能力和经验，并具基础和高级生命支持能力，如无内科医生参加转运，应有通畅的通信交通工具（如手机）以便及时与内科医生联系获取指导。

（四）最少的装备要求

院间转运需要基本的设备和药液，以备紧急抢救和生命支持之需（表1-1为转运所需的器械准备，表1-2为转运药物准备）。主要保证气道和氧合、生命体征监测和紧急复苏和稳定用药。转运路程不同，所需药物剂量和设备要求不一，因此，所需携带的药物数量会有差异，应酌情调整。

表1-1　转运器械准备

气道管理和氧合——成人和儿童	酒精棉球	冲洗用注射器（60ml）
成人和儿童专家储氧气囊	手臂夹板	Kelley夹
成人和儿童面罩（不同型号布罩）	动脉导管	皮下注射针（不同型号）
气囊和气管导管连接管	骨髓穿刺针（骨内输液用）	灌洗用生理盐水
呼气末 CO_2 检测仪（儿童和成人）	血压计（儿童和成人型）	液体管理用的加压袋
婴儿专用带套管的中高浓度面罩	注射针、注射器（不同型号）	脉氧仪
喉镜（适于所需转运患者的型号）	通信工具（手机）	胃管（不同型号）
喉镜备用电池和灯泡	除颤仪和电极板/电极帖	上、下肢制动带或约束带

续 表

气道管理和氧合——成人和儿童	酒精棉球	冲洗用注射器（60ml）
气管内导管（不同型号）和导丝	血糖检查纸/快速血糖仪	听诊器
镊子和止血钳	ECG 监护/除颤仪、电极	吸引器
鼻咽导气管	手电筒	吸引导管（不同型号）
口咽气道导管	Heimlich 活瓣	外科敷料
环甲膜切开用的手术刀和针线	三通管	无菌剪刀
可溶性润滑油	静脉输液器（不同型号）	以下是必要时应带的装置：
鼻套管（成人和儿童）	静脉输液	经皮起搏器
吸氧导管	1 000ml、500ml 生理盐水	新生儿/儿童保温箱
胶带	1 000ml 乳酸林格氏液	脊柱固定装置
悬浮雾化装置（雾化器）	50% 葡萄糖 250ml	便携式呼吸机

表 1-2　转运药物准备

腺苷，6mg/2ml	异丙肾上腺素，1mg/5ml	碳酸氢钠，50mEq50ml
沙丁胺醇，2.5mg/2ml	拉贝洛尔，40mg/8ml	注射用水，30ml
阿托品，1mg/10ml	利多卡因，100mg/10ml	特布他林，1mg/ml
胺碘酮，150mg/3ml	利多卡因，2g/10ml	维拉帕米，5mg/2ml
氯化钙，1g/10ml	甘露醇，50g/50ml	
丁卡因/表麻药	硫酸镁，1g/2ml	以下特殊用药或控制性用药应在拟
葡萄糖，25%，10ml	甲基泼尼龙，125mg/2ml	转运前用：
葡萄糖，50%，50ml	美托洛尔，5mg/5ml	◇麻醉性镇痛药（如吗啡、芬太尼等）
地高辛，0.5mg/2ml	纳洛酮，2mg/2ml	◇镇静催眠药（如劳拉西泮、咪达唑
地西泮（安定），25mg/5ml	硝酸甘油注射液，50mg/10ml	仑、异丙酚、依托咪酯、氯氨酮）
苯海拉明，50mg/ml	硝酸甘油片，0.4mg/支	◇神经肌肉阻滞剂（如琥珀酰胆碱、
多巴胺，200mg/5ml	硝普钠，50mg/2ml	泮库溴铵、阿曲库铵、罗库溴铵）
肾上腺素，1mg/10ml	生理盐水，30ml，注射用	◇前列腺素 E_1
磷苯妥英，750mg/10ml	苯巴比妥，65mg/ml 或 130mg/ml	◇肺表面活性物质等
呋塞米（速尿），100mg/10ml	氯化钾，10%，20ml	
胰高血糖素，1mg/支	普鲁卡因胺，1 000mg/10ml	
肝素，1 000U/ml	碳酸氢钠，5mEq/10ml	

（五）转运监测

所有危重患者至少应做到脉搏氧饱和度、心电、血压和呼吸监测。对某些特定患者，根据临床情况不同，可能需要做有创血压、中心静脉压、肺动脉压、颅内压和（或）CO_2 监测。机械通气患者，应严密注意气管插管位置，以防脱出或滑入一侧气道影响通气功能，多次过床、上下车者，每次完成后应评估和测量气管导管位置，因为保护气道通畅是所有患者转运第一优先保障的环节。

（六）救护车

承担危重患者转运的救护车，出车前应功能完好，车内除具备以上药物和器械，必须有充分照明系统、吸引装置、供氧系统和电源插座等。

四、空中转运

近30年来，空中直升机作为危重患者救治方法已越来越多，快捷到达是选择空中转运的重要原因，特别是较长途转运尤为适用。根据飞机型号、气候状况、飞行高度和负荷量，国外经验表明，直升机转运可达120～180mile/h（1mile＝1.61km）。其优点是：直升机可以"点对点"转运，与地面转运相比，可缩短转运时间约1/3～1/4左右，它飞行高度较低，还可进行地面车辆无法到达的地方展开救治转运，尤其适合暴风雪、洪水、龙卷风和其他灾害事件后，也适于处于野外或农村地区的危重患者，主要适于半径在50～200 mile的危重患者营救或转运。其缺点是：需要一定范围的停机场所，患者可能需要多次转接，并受雾、大雨/雪、大风等恶劣气候条件限制。另外，直升机飞没有增压舱，虽然8 000 ft（1m＝3.28 ft）以上高空才会影响人的生理参数，纵使直升机可以低空飞行，但某些特定患者，如窦房结病变、耳病者或上呼吸道感染者，若达到1 000～2 000ft高度差变化时，可能因气压变化而影响病情，而且，即便转运人员和患者可戴耳机，但直升机的飞行震动、噪声和湍流等所造成的影响仍比其他转运工具更明显，这些均会影响直升机转运的使用。

五、转运意外事件和处置

无论院间还是院内危重患者转运，均可能出现意外情况。除在转运前充分准备有关药液、设备处理完好状态外，事先应预见最可能出现的意外事件，特别是院间转运，如机动车辆途中故障、转运交通意外等突发事件。院间转运出现交通意外或机动车故障时，随车医务人员应尽可能保证自身和患者生命安全，如在高速公路发生机车故障，驾驶员应立即靠边，并在来车方向150m外处设置明显标记，以防发生追尾事件，并设法向交通指挥中心和急救指挥中心求救。车上人员应尽可能在车内，忌下车造成新的交通意外。如发生交通事故，车上人员应做好自救和互救，医务人员还应尽力挽救患者生命，应向患者/家属充分解释，以防患者或家属发生情绪波动。有关事件及时向发出医院有关部门负责人通报，并将有关消息告知目标医院，使患者安全、快速地送达目标医院。

（王军喜）

第二章 心肺脑复苏

第一节 心肺复苏

心肺复苏（cardiopulmonary resuscitation，CPR）是心肺复苏技术的简称，是针对心跳和呼吸停止所采取的抢救措施，即采用胸外按压或其他方法建立暂时的人工循环并恢复心脏的自主搏动和血液循环，用人工呼吸代替自主呼吸并恢复自主呼吸，达到恢复苏醒和挽救生命的目的。现代心肺复苏包括基本生命支持（basic life support，BLS）、高级生命支持（advance cardiovascular life support，ACLS）和持续生命支持（persistent life support，PLS）三个部分。

一、生存链

1992 年《心肺复苏指南》提出“生存链”的基本概念。具体描述了早期识别与启动急救系统、早期心肺复苏、早期除颤以及早期高级生命支持。生存链包含的重要原则：①如果生存链中的任何一个环节薄弱或中断，都将会使生存率降低。②其中“早期识别与启动急救系统”这一环节最为重要。2010 年《心肺复苏指南》（以下简称 2010 年指南）继续强调，有效 BLS 是 ACLS 成功的基础，即开始尽可能少地中断高质量 CPR，数分钟内对室颤（VF）/无脉室速（VT）患者进行电除颤。新“生存链”的第五个环节即心脏骤停后续治疗，强调多学科综合优化救治的重要性。

二、基本生命支持

BLS 是一系列的操作程序，包括对心跳、呼吸停止的判断，基本循环和呼吸支持等干预的技术。CPR 中有 A、B、C、D 四步，即：A：开放气道；B：人工通气；C：循环支持；D：电除颤。现场急救人员首先要对患者有无反应、有无意识，呼吸和循环体征做出准确判断。只要发现无意识、无呼吸（包括无效呼吸）立即向急救医疗服务系统求救，如果有 2 名以上急救人员在场，一名应立即实施 CPR，另一名则快速求救。心肺复苏的基本程序：识别判断、呼叫急救系统和心肺复苏（CPR）。

1. 识别判断　BLS 的“识别判断”阶段极其关键，经过准确识别，无意识、反应、呼吸即实施 CPR（按 C－A－B 顺序）。正确判断患者心跳、呼吸停止需要急救人员有迅捷的反应能力，无论是判断过程，还是相继采取的急救措施，时间要求非常短暂和迅速，不应超过 10s。只要发病地点不存在危险并适合，应就地抢救。急救人员在患者身旁快速判断有无损伤和反应。可轻拍或摇动患者，并大声呼叫：“您怎么了！”如果患者有头颈部创伤或怀疑有颈部损伤，要注意可能造成脊髓损伤，对患者不适当的搬动会造成截瘫。

2. 启动急救系统　如发现患者无反应、无意识及无呼吸，只有一人在现场，要先拨打急救电话，启动急救系统，目的是求救于专业急救人员，并快速携带除颤器到现场。如果是淹溺或其他原因窒息所致，应立即进行五组 CPR（约 2min），再去打电话。2 人以上时，一人打电话，另一人马上实施 CPR。

3. 心肺复苏准备　如果患者无反应，急救人员应判断患者有无呼吸或是否为无效呼吸，先使患者取仰卧位，即先行 30 次心脏按压，再开放气道。患者无反应时，因肌张力下降，舌体和会厌可能把咽喉部阻塞（舌是造成呼吸道阻塞的最常见原因）。有自主呼吸时，吸气过程气道内呈负压，也可将舌或会厌（或两者同时）吸附到咽后壁，造成气道阻塞。常用的开放气道方法有两种，即仰头提颏法和推举下颌法。如无颈部创伤，两种方法都可以采用，对非专业人员因推举下颌法难于学习，故不推荐采用；专业急救人员对于怀疑有颈椎脊髓损伤的患者，应避免头颈部的延伸，可使用推举下颌法。

三、人工呼吸

检查呼吸开放气道后，不再推荐采用感觉有无气息（流），观察胸部有无起伏动作，听有无气流呼出声音的方法。一经观察确定无意识，及无呼吸或出现无效呼吸，即判断为心搏骤停。

绝大多数呼吸或心搏骤停患者均无呼吸，偶有患者出现异常或不规则呼吸，或有明显气道梗阻征的呼吸困难，这类患者开放气道后即可恢复有效呼吸。开放气道后发现仍无呼吸或呼吸无效时，应立即行人工通气，如果不能确定通气是否有效，也应立即进行人工通气。采用人工呼吸时，每次通气必须使患者的肺膨胀充分，可见胸廓上抬。常用的人工呼吸的方式包括口对口呼吸、口对鼻呼吸、口对气管套管呼吸、口对面罩呼吸以及球囊 - 面罩通气。

四、循环支持

1. 循环评估　2010 年指南规定对非专业急救人员，在行 CPR 前不再要求将检查颈动脉搏动作为一个必需的诊断步骤。因此，非专业急救人员无需根据脉搏检查结果来确定是否需要胸外按压或电除颤，如果发现无反应、无自主呼吸即按心搏骤停处理。对于专业急救人员可检查脉搏，但不能超过 10s，如不能确定有无脉搏，应立即进行 CPR。专业急救人员在检查循环体征时，要一方面检查颈动脉搏动，一方面观察呼吸、咳嗽和运动情况，专业人员能鉴别正常呼吸、濒死呼吸，以及心搏骤停时其他通气形式。评价时间不要超过 10s，如果不能肯定是否有循环，则应立即开始胸外按压。

2. 胸外按压　CPR 期间循环支持的主要措施是胸外按压，部位要求在胸部正中进行按压，要求按压可产生 60 ~ 80mmHg 的收缩压，通过增加胸内压或直接挤压心脏产生血液流动，通过胸外按压使血液流向肺，并辅以适当的呼吸，就可为脑和其他重要器官提供充足的氧气，以便行电除颤。2010 年专家达成共识：①CPR 时为保证组织器官的血流灌注，必须实施有效的胸外按压。②成人按压频率至少 100 次/分，按压深度不少于 5cm，每次按压后胸廓完全回复，按压与放松比大致相等。③尽量避免胸外按压的中断。④在建立人工气道前，成人单人 CPR 或双人 CPR，按压/通气比率都为 30 ：2，气管插管以后，按压与通气可能不同步，通气 8 ~ 10 次/分，按压频率大于 100 次/分。

3. 单纯胸外按压的 CPR　如果旁观者未经过心肺复苏培训，则应进行单纯胸外按压的心肺复苏，即仅为突然倒下的成人患者进行胸外按压，并强调在胸部正中用力快速按压，或者按照急救调度人员的指示操作。所有经过培训的非专业施救者应至少为心搏骤停患者进行胸外按压。另外，如果经过培训的非专业施救者有能力进行人工呼吸，应按照30次按压对应2次呼吸的比率进行按压和人工呼吸。单纯胸外按压（仅按压）心肺复苏对于未经培训的施救者更容易实施，而且更便于调度员通过电话进行指导。另外，对于心脏病因导致的心搏骤停，单纯胸外按压心肺复苏或同时进行按压和人工呼吸的心肺复苏的存活率相近。

4. 咳嗽CPR　目的是启动本身自主的CPR，这在理论上是可能的，但在临床应用时有一定限制。临床上要求严密监护患者，心搏骤停一定要在目击下发生，在患者意识丧失之前要用力咳嗽，而且这一情况只有在心脏骤停前的10～15s可行。咳嗽可使患者胸内压升高，使血流继续流动，以保持清醒的意识。

五、电击除颤

大多数成人突发非创伤性心搏骤停的原因是VF，电除颤是救治VF最为有效的方法。早期电除颤也是心脏性猝死患者复苏成功的关键。心律分析证实为VF/无脉性VT应立即进行1次电除颤，之后做5组CPR，再检查心律，必要时再次除颤。单相波除颤器首次电击能量选择360J，双相波除颤器首次电击能量选择150J或200J。心脏静止与无脉电活动电除颤均无益。如果任何施救者目睹发生院外心搏骤停且现场有AED，施救者应从胸外按压开始心肺复苏，并尽快使用AED。在医院和其他机构使用现场的AED或除颤器治疗心搏骤停的医务人员应立即进行心肺复苏，并且尽快使用准备好的AED/除颤器。

六、心肺复苏药物的应用

心脏停搏时，用药应考虑在其他方法之后，如急救人员应首先开展基本生命支持、电除颤、适当的气道管理，而非先应用药物。开始BLS后，尽快建立静脉通道，同时考虑应用药物抢救。心肺复苏期间常用的复苏药物包括：

1. 肾上腺素　肾上腺素作为血管收缩药有百年历史，作为CPR基本用药已有四十多年历史。主要药理作用有：增强心肌收缩力；增加冠状动脉及脑血流量；增加心肌自律性和减低除颤阈值等。目前肾上腺素仍被认为是复苏的一线选择用药，可用于电击无效的VF/无脉性VT、心脏静止或无脉性电活动（PEA）。用法是1mg静脉推注，每3～5min重复一次，每次从周围静脉给药时应该稀释成20ml，以保证药物能够到达心脏。因心内注射可增加发生冠状动脉损伤、心脏压塞和气胸的危险，同时也会延误胸外按压和肺通气开始的时间，因此，仅在开胸或其他给药方法失败或困难时才考虑应用。

2. 血管加压素　血管加压素实际上是一种抗利尿激素。当给药剂量远远大于其发挥抗利尿激素效应时，它将作为一种非肾上腺素能样的周围血管收缩药发挥作用。血管加压素是通过直接刺激平滑肌V1受体而发挥作用的。平滑肌的收缩可产生一系列的生理效应，包括皮肤苍白、恶心、小肠痉挛、排便感和支气管痉挛，对女性还可引起子宫收缩。如果动脉给药，血管加压素因其对血管的收缩作用，对食管静脉曲张破裂出血有良好的治疗效果。此外，在腹部血管造影时，血管加压素可以促进胃肠道平滑肌收缩，减少肠道内气体的影响。对意识清楚的冠心病患者并不建议使用该药，因为该药增加周围血管阻力作用可诱发心绞痛的发作。在正常循环的模型中，血管加压素的半衰期为10～20min，这较心肺复苏时肾上腺素的半衰期要长。

CPR时血管加压素与V1受体作用后，可引起周围皮肤、骨骼肌、小肠和血管的强烈收缩，而对冠状动脉血管和肾血管床的收缩作用相对较轻，对脑血管亦有扩张作用。因该药没有β肾上腺素能样活性，故CPR时不会引起骨骼肌血管舒张，也不会导致心肌耗氧量增加。血管加压素被认为是与肾上腺素相比对心搏骤停可能同样有效的一线药物，在长时间缺血情况下，两者联合使用的效果是单用肾上腺素或血管加压素的3倍。血管加压素一般可在第一或第二次电除颤后通过静脉或骨髓途径给药一次（40U），肾上腺素可每3～5min给药一次（1mg），血管加压素或许可替代第一或第二剂肾上腺素。40U的血管加压素加1mg肾上腺素，疗效优于1mg肾上腺素（Ⅱa级推荐）。

3. 胺碘酮 胺碘酮属于Ⅲ类抗心律失常药物。2005年《心肺复苏指南》更加突出了胺碘酮治疗各种心律失常的主流地位，更适合于严重心功能不全患者的治疗。如射血分数<40%或有充血性心衰征象时，胺碘酮为首选的抗心律失常药物。因为在相同条件下，胺碘酮作用更强，且比其他药物致心律失常的可能性更小。2005年《心肺复苏指南》推荐：当CPR、2次电击除颤以及给予血管加压素后，如VF/无脉性VT仍持续，应考虑给予抗心律失常药物，优先选用胺碘酮静注，若无胺碘酮，可使用利多卡因75mg静注。胺碘酮用法：心搏骤停患者如为VF/无脉性VT，初始剂量为300mg溶入20～30ml生理盐水或葡萄糖液内快速推注，3～5min后再推注150mg，维持剂量为1mg/min持续静滴6h。非心搏骤停患者，先静脉给予负荷量150mg（3～5mg/kg），10min内注入，后按1～1.5mg/min持续静滴6h。对反复或顽固性VF/VT，必要时应增加剂量再快速推注150mg。一般建议每日最大剂量不超过2g。

胺碘酮具有负性心肌收缩力和扩血管的作用，可引起低血压和心动过缓。这常与给药的量和速度有关，预防的方法就是减慢给药速度，尤其是对心功能明显障碍或心脏明显扩大者，更要注意注射速度，监测血压。

4. 利多卡因 仅作为无胺碘酮时的替代药物：初始剂量为1～1.5mg/kg静脉推注。如VF/VT持续，可给予额外剂量0.5～0.75mg/kg，5～10min一次，最大剂量为3mg/kg。

5. 异丙肾上腺素 异丙肾上腺素是纯β受体兴奋剂，具有正性肌力作用，加速时相效应，增加心肌耗氧，加重心肌缺血和心律失常。其适应证是心动过缓，需植入起搏器者，或者尖端扭转型室速（除外先天性长QT间期后，可临时使用），滴速宜慢，不能静脉推注。

6. β受体阻滞剂 对于一些难治性多形性VT、尖端扭转型VT、快速单形性VT或室扑（频率大于260次/分）及难治性VF，可试用静脉β受体阻滞剂。美托洛尔每隔5min，每次5mg静脉注射，直至总剂量15mg；艾司洛尔0.5mg/kg静脉注射（1min），继以50～300μg/min静滴维持。

7. 硫酸镁 仅用于尖端扭转型VT（Ⅱb类推荐）和伴有低镁血症的VF/VT及其他心律失常两种情况。用法：对于尖端扭转型VT，紧急情况下可用硫酸镁1～2g稀释后静脉注射，5～20min注射完毕；或1～2g加入50～100ml液体中静滴。必须注意，硫酸镁快速给药有可能导致严重低血压和心搏骤停。

8. 儿茶酚胺类药物 本类药物不仅能较好地稳定心脏电活动，而且具有良好的正性肌力和收缩外周血管作用。当不需要肾上腺素的变时效应时，可考虑使用多巴胺或多巴酚丁胺。多巴胺的推荐剂量：5～20μg/（kg·min），超过10μg/（kg·min）可以导致体循环和内脏血管的收缩。多巴酚丁胺具有很强的正性肌力作用，无明显血管收缩作用，常用于严重收缩性心功能不全的治疗，剂量范围5～20μg/（kg·min）。

9. 钙剂　钙离子在心肌收缩和冲动传导中有重要的作用。但回顾性和前瞻性研究均表明，心搏骤停患者应用钙剂治疗无效。另外，有理论根据表明，补钙过多导致的高血钙可能对机体有害。只有高血钾、低血钙或钙通道阻滞剂中毒时，钙剂治疗有效，其他情况均不用钙剂治疗。对于高血钾触发的难治性VF，可给予10%葡萄糖酸钙5～20ml静脉注射。

10. 碳酸氢钠　在心搏骤停和复苏后期，足量的肺泡通气是控制酸碱平衡的关键。高通气可以通过减少二氧化碳潴留，纠正呼吸性酸中毒。很少有研究表明，缓冲碱治疗可以改善预后。只有在一定的情况下，应用碳酸氢盐才有效，如患者原有代谢性酸中毒、高钾血症、三环类或苯巴比妥类药物过量。此外，对于心脏停搏时间较长的患者，应用碳酸氢盐治疗可能有益。但只有在除颤、胸外心脏按压、气管插管、机械通气和血管收缩药治疗无效时方可考虑应用该药。应根据患者的临床状态应用碳酸氢盐：使用时，以1mmol/kg作为起始量，在持续CPR过程中每15min重复1/2量，最好根据血气分析结果调整补碱量，防止产生碱中毒。

11. 阿托品　阿托品（atropine）可阻断或逆转胆碱能介导的心率下降和房室结传导的降低，是治疗急性症状性心动过缓的一线药物（Ⅱa类）。成人临床试验表明静脉用阿托品可提高心率，改善心动过缓相关的症状和体征，应考虑作为症状性窦性心动过缓、房室结水平传导阻滞或窦性停搏患者等待经皮或经静脉起搏器治疗时的临时治疗措施。对将要停搏的缓慢心律，阿托品1mg静注，每3～5min一次，总剂量不超过3mg，对心脏静止和PEA，使用阿托品治疗可能无获益。

（王军喜）

第二节　除颤与电复律

一、定义

心脏电复律（cardioversion）是指在严重快速心律失常时，将一定强度的电流直接或经胸壁作用于心脏使全部或大部分心肌在瞬间除极，将异常心脏节律转复为正常窦性节律，然后心脏自律性最高的起搏点（通常是窦房结）重新主导心脏节律的治疗过程。电除颤（defibrillation）是以一定量的电流冲击心脏从而使室颤终止的方法，用于治疗室颤。电复律主要用于治疗快速性心律失常。

二、电复律/电除颤的种类

1. 直流电复律/除颤　根据所使用电流的性质不同可以区分为直流电与交流电复律/电除颤。交流电放电时电流量大，放电时间长达20ms，不易避开心室易损期，易引起心肌损伤及更严重的心律失常，甚至可直接导致心功能恶化。因此，交流电复律/电除颤很快便废弃不用。近四十多年来世界各国均采用直流电复律。与交流电复律相比，直流电复律放电量容易控制，安全性较高，且便于同步电复律。

2. 同步与非同步电复律/电除颤　临床根据治疗过程中是否采用同步触发可以将电复律/电除颤区分为同步与非同步电复律/电除颤。同步电复律是指利用同步触发装置，用体表心电图R波来控制电流脉冲的发放，使电流仅在心动周期的绝对不应期中发放（脉冲电流落在R波的下降支上，而避免落在T波顶峰前20～30ms以内的易损期)，避免诱发室颤，临床上用于除室颤或心室扑动以外的其他快速性心律失常的转复。不用同步触发装置可在任何时间内放电，用于转复室颤或心室扑动，称为非同步电复律，临床上通常仅用于室颤或心室扑动的复律治疗；还有就是无法识别R波的快速室性心动过速，由于无法以同步直流电进行电复律，只能非同步电击（相当于除颤)。

3. 体内与体外电复律/电除颤　根据复律（除颤）电极板位置不同可以分为体内与体外电复律/电除颤。体内电复律/电除颤常用于心脏手术或急症开胸抢救的患者，一个电极板置于右室面，另一个电极板置于心尖部，电流能量通常为20～30J，一般不超过70J。非手术情况下，大多采用经胸壁复律（除颤)，亦即体外电复律/电除颤；通常将APEX（阴极电板）放在左前胸或心尖部，STERNUM（阳极电板）放在右胸或后背，从而保证电流可以正好通过心脏，达到理想的除颤效果。

4. 单向波和双向波电复律/电除颤　根据除颤波形的不同，现代除颤仪分为两种类型，即单向波和双向波。单向波是指半个正弦波，双向波是指完整的正弦波。双向波的优点是单向波结束心脏干扰杂波后再给出一个方向的引导性电波，该引导性电波接近心脏正常电信号，因此能更有效激发起心脏的正常工作。

5. 经食管内低能量电复律　所需能量较小（20～60J)，患者不需要麻醉即可耐受，同时可避免皮肤烧伤，但仍需对食管电极导管的设计和安置进行不断改进，将来有望成为一种有前途的处理快速性心律失常的新方法。

6. 经静脉电极导管心脏内电复律　通常采用四极电极导管，在X线透视下将导管电极通过肘前或颈静脉插入右心，该导管可兼作起搏、程序刺激和电复律之用。所需能量一般为2～6J，患者多能耐受，初始电击从低能量开始，然后逐渐增加电能。主要适用于心内电生理检查中发生的房颤。

7. 埋藏式心脏复律除颤器　近年来，经静脉置放心内膜除颤电极已取代了早期开胸放置心外膜除颤电极。埋藏式心脏复律除颤器的体积也明显减小，已可埋藏于胸大肌和胸小肌之间，甚至像起搏器一样可埋藏于皮下囊袋之中。可同时具备抗心动过缓起搏、抗心动过速起搏、低能电转复和高能电除颤等功能。

8. 自动体外除颤仪　自动体外除颤仪（automated external defibrillator，AED）AED是一种由计算机编程与控制的、用于体外电除颤的、自动化程度极高的除颤仪。AED具有自动分析心律的功能。当电极片粘贴好之后，仪器立即对心搏骤停者的心律进行分析，迅速识别与判断可除颤性心律（心室颤动或无脉性室速)，一旦患者出现这种可除颤性心律，AED便通过语音提示和屏幕显示的方式，建议操作者实施电除颤。AED体积小、重量轻，便于携带与使用，不仅专业人员，即使是非专业人员，在经过规定的学时培训之后，也完全可以安全、正确地掌握AED的操作方法。其操作步骤是相同的，即开机、分析心律、建议是否电击。现代的AED大多采用双向波技术。

目前一般情况下所说的电复律/电除颤均指在体外采用直流电进行的电击操作，因此，下文所述电复律/电除颤均指体外直流电复律（除颤)。

三、电复律/电除颤的适应证

心脏电复律对终止折返性心动过速特别有效。原则上，任何形式的心动过速，只要导致低血压、充血性心力衰竭或心绞痛，而内科治疗又不能迅速奏效时，均应电击终止。转复成功后，患者的血流动力学状态几乎均能改善。

1. 心室颤动和心室扑动　一旦出现心室颤动或心室扑动，通常即可引起显著的血流动力学障碍，应立即使用非同步电击复律，而且越早越好，因为除颤成功的可能性随着时间的流逝而降低且室颤可能在数分钟内转为心脏停搏。对于顽固性心室颤动患者，必要时可静脉推注利多卡因或胺碘酮等药物；若电击前室颤波很细小，可以静脉注射肾上腺素，使颤动波变大，以提高转复的成功率。

2. 室性心动过速　室性心动过速经药物治疗无效或伴有严重血流动力学障碍及频发阿斯综合征应紧急行同步直流电电击复律；但是对于无法识别 R 波的快速室性心动过速，有时只能进行非同步电复律治疗。

3. 心房颤动　心房颤动是选用同步直流电复律中最常见的一种心律失常。电复律即刻成功率在 70%～96%。由于心房颤动的病因各异，病程长短不一，对药物反应差异较大，故在电复律的选择上应多方权衡。心房颤动行电复律治疗应遵循下述原则：有血流动力学障碍或症状严重，但药物治疗未能有效时需尽快电复律；无明显血流动力学障碍不需紧急电复律，但电复律后可望维持窦律，改善心功能，缓解症状。

心房颤动有下列情况者可考虑电复律：①心室率快、药物治疗无效；②房颤后心力衰竭或心绞痛恶化或不易控制；③持续房颤病程在 1 年以内且房颤前窦房结功能正常；④心脏、左房扩大不明显（心胸比例 <60%，左房直径 <55mm）；⑤二尖瓣病变已经手术纠治 6 周以上者；⑥原发病（如甲状腺功能亢进、急性心肌梗死、肺炎、肺栓塞等）已得到控制，但心房颤动仍持续存在的患者；⑦预激综合征合并快速房颤，如药物无效且存在血流动力学障碍，应尽快电复律；如心室率过快（>200 次/分）时应考虑同步直流电复律，当心室率达 250 次/分，立即给予同步直流电复律。

但是近年来对以心房大小、瓣膜病变严重程度来决定是否进行电复律有不同意见，不少临床学家认为对房颤患者都应给予 1 次电复律的机会。

4. 心房扑动　心房扑动药物治疗通常较为困难，而电复律对心房扑动有较高的转复率，成功率几乎为 100%，且所需能量较小，50J 以下能量电击，95% 的患者可转复为窦性心律。故有人提出电复律是终止心房扑动的首选方法，特别是快速心室率引发低血压、心力衰竭或心绞痛的患者，可立即同步电复律。

5. 阵发性室上性心动过速　绝大多数室上速不需要首选电复律，应根据具体情况首选兴奋迷走神经的方法转复，或选用药物转复方法，也可选用食管调搏治疗。但少数顽固性阵发性室上速经治疗无效，发作持续时间长，并伴有血流动力学障碍，如血压下降、诱发或加重心绞痛或心力衰竭，此时无论是窄 QRS 波还是宽 QRS 波均应立即行直流电复律治疗。

6. 异位性心动过速性质不明　异位性心动过速而性质不明（如室上性心动过速伴差异性传导抑或室性心动过速不能明确鉴别时）而导致用药困难且伴有明显血流动力学障碍者也可进行电复律。

四、电复律/电除颤的禁忌证

下列情况禁用电复律：①洋地黄中毒引起的快速性心律失常。洋地黄中毒时心脏对电击的敏感性增加，容易导致恶性室性心律失常（如心室颤动）的发生，因此，若此时电刺激可引起不可逆的心搏停止。②室上性心律失常伴高度或完全性房室传导阻滞或持续心房颤动未用影响房室传导药物情况下心室率已很缓慢。③伴有病态窦房结综合征（即快－慢综合征）。④近期有动脉栓塞或经超声心动图检查发现心房内存在血栓而未接受抗凝治疗者。

房颤患者存在下列情况时不宜进行电复律：①拟近期接受心脏外科手术者。②电解质紊乱尤其是低血钾，电复律应该在纠正后进行。③甲状腺功能亢进伴房颤而未对前者进行正规治疗者。④左心功能严重损害者，因转复后有发生急性肺水肿可能。另外，心脏、心房明显增大（心胸比例 >65%，超声显示左房内径 >55mm）者，即使成功转复维持窦律的可能性也不大。⑤复律后在奎尼丁或胺碘酮的维持下又复发或不能耐受抗心律失常药物维持治疗者。⑥伴风湿活动或感染性心内膜炎而未控制的心脏病患者。⑦房颤为阵发性，既往发作次数少、持续时间短，预期可自动转复者，因为电复律并不能预防其复发。

此外，尖端扭转型室性心动过速或多形性室速伴有低钾血症者，QT 间期延长者应慎用电复律。异位起搏点自律性增加所致的快速性心律失常电复律疗效较差，即使复律成功后也容易复发。因此，自律性增高的房性心动过速、非阵发性交界性心动过速、加速性室性自主心律一般不主张用电复律治疗。

以上所列适应证及禁忌证都是相对的，应从每个患者的具体临床情况出发全面评估获益与风险，不能生搬硬套。

五、常见并发症

除了对患者选择和操作方法不当外，电复律的并发症可能与原有心脏疾患和所用电能大小有关。据报道，电击能量为 150J 时，并发症的发生率为 6%，大于 300J 时，并发症发生率可达 30%，因此，应尽量避免高能量电击。

1. 心律失常　①常见房性或室性早搏，窦性心动过缓和房室交界性逸搏，多为暂时性，一般不需处理；②窦性停搏、窦房阻滞或房室传导阻滞，多见于原有窦房结功能低下或房室传导系统有病变者，静脉滴注异丙肾上腺素或阿托品有助于提高心室率。

2. 心肌损伤　高能量电击后血清心肌酶（CK、LDH、AST）升高，大多可在 5～7 天恢复正常。少数患者心电图可见 ST－T 改变，偶见异常 Q 波和高钾性 T 波改变。

3. 低血压　多发生于高能量电击后，可持续数小时，多可自行恢复；如血压下降明显可用多巴胺、间羟胺（阿拉明）等血管活性药物。

4. 皮肤灼伤　几乎所有患者在电复律后电极接触部位均有皮肤灼伤，可见局部红斑水疱，多由于电极板按压不紧、导电糊过少或涂抹不均所致，一般无须特殊处理。

5. 血栓栓塞　心脏电复律后血栓栓塞的发生率约为 1.5%，多为心房栓子脱落导致外周动脉栓塞；过去曾有反复栓塞史者，尤其是房颤患者复律前应注意评估给予抗凝治疗的必要性。

6. 肺水肿及心力衰竭　由于电复律后左房机械性功能受到抑制，或受到肺栓塞的影响而出现肺水肿及心力衰竭，可使用扩血管药物及利尿剂治疗，必要时给予机械通气治疗。

六、电复律/电除颤的能量选择

电复律/电除颤的能量通常用焦耳来表示，即能量（J）＝功率（W）×时间（s）。能量大小的选择主要根据心律失常的类型和病情，在实际操作中需要考虑患者的体重等指标，如体重轻者可选用较小能量，而体重重者则常需使用较大能量。一般情况下，不同心律失常的单向波电复律/电除颤能量选择如下：心房扑动 50 ~ 100J，心房颤动 100 ~ 200J，室上性心动过速 100 ~ 150J，室性心动过速 100 ~ 200J，心室颤动 200 ~ 360J。而双向波电复律/电除颤能量则常为单向波能量的一半。一般一次电击未奏效时可增加电能再次电击。

七、电复律前的注意事项

（1）电复律/电除颤一般需要住院进行，需要进行全面的体格检查和有关实验室检查（包括心电图和血液化验等）。

（2）正在抗凝治疗者，应测定凝血酶原时间和活动度。如果患者正在服用洋地黄类药物，应在复律前停服 24 ~ 48h。

（3）电击前 8h 内应禁食禁水，避免复律过程中发生恶心和呕吐。

（4）12 导联心电图记录及心电连续监测，建立静脉通道，末梢氧分压达 90% 以上。

（5）房颤持续 48h 以上或不能确定房颤时间，转复前应常规抗凝治疗。转复前应用华法林 3 周，转复成功后持续应用 4 周，且应控制国际标准化比值（INR）在治疗范围内（1.8 ~ 3.0）。

（6）服药的目的是建立相应药物的血药浓度以利于复律后窦律的维持，同时明确对药物的耐受性。另外，亦有少数患者用药后可转复为窦律从而免于电击。常用的可选择药物包括Ⅰc 类和Ⅲ类抗心律失常药物。

（7）在电复律/电除颤时，应注意两个电极之间的胸壁不要涂凝胶、乳膏或盐水等导电物质，以避免电流可能沿胸壁表面流动，而未通过心脏。

若心电显示为细颤，应坚持心脏按压或用药，先用 1% 肾上腺素 1mL 静脉推注，3 ~ 5min 后可重复一次，使细颤波转为粗颤波后，方可施行电击除颤。触电早期（3 ~ 10min 内）所致的心搏骤停，宜先用利多卡因 100mg 静注。

八、操作过程中的注意事项

施行电复律的房间应较宽敞，除了除颤器外，还应具备各种复苏设施，例如氧气、急救箱、血压和心电监护设备等。患者仰卧于硬板床上，松解患者衣领、腰带，一般需要快速、安全和有效地麻醉，以保证电复律和电除颤时患者没有不适感和疼痛感，目前最常使用的是丙泊酚或咪达唑仑直接静脉注射。

患者一旦进入理想的麻醉状态后，暴露胸部，连接除颤器心电监测导联，记录心电图。并将两个涂有导电糊或裹有湿盐水纱布的电极分别置于相应位置。将一电极板置于胸骨右缘第 2、3 肋间，另一电极板置于心尖部。两个电极板之间距离不少于 10cm，电极板放置要紧贴皮肤，并有一定压力。准备放电时，操作人员不应再接触患者、病床以及同患者相连接的仪器，以免发生触电。电击复律成功后关闭除颤仪电源，充分清洁电极板并放回电极槽内。

九、电复律/电除颤后注意事项

电复律后应立即进行心电监测，并严密观察患者的心率、心律、血压、呼吸和神志，监测应持续 24h。观察电复律术后是否有并发症：如皮肤烧伤、心肌损伤、循环栓塞、肺水肿以及各种形式的心律失常等。

心室颤动的患者复律后在监护室留院观察，房颤、室上性心动过速复律后于普通病房留院观察1～7d。

患者清醒后，卧床休息1～2d，清醒2h内避免进食水，防止恶心、呕吐。活动量以不引起心慌、胸闷为度。

清醒2h后给予高热量、高维生素，易消化饮食，保持排便通畅，避免情绪激动、吸烟、过度劳累、进食刺激性食物等。

严格按医嘱服药，定期复查；有心慌胸闷、呼吸困难应立即就诊，条件允许的情况下，反复发作的室性心动过速、心房颤动，应尽早安装除颤起搏器或经皮导管射频消融治疗。

指导患者规律服药，告知服药的注意事项，避免诱发因素，保持心情舒畅，适当增加活动。心脏病有复发的可能性，告知患者做好心理准备。

对于心房颤动患者，即使复律前未使用抗凝药物治疗，但是复律后仍需要抗凝4周，因为心房功能的恢复可能延迟至窦性心律恢复后3周。

十、最新国际指南亮点

最新国际指南亮点主要包括以下几点（详见表2－1）。

表2－1　2010年版《心肺复苏指南》的更新

2000年版	2005年版	2010年版
1. 婴儿和儿童CPR时，按压/通气比为5∶1；成人CPR时，按压/通气比为15∶2 2. 未强调胸外按压的质量和速率、胸腔完全恢复状态，以及减少中断胸外按压的重要性	1. 强调胸外按压的质量和频率，要求“用力而快速按压，按压频率100次/分” 2. 所有单人CPR时，按压/通气比均为30∶2 3. 每次按压后使胸廓完全恢复到正常位置，压/放时间50%∶50% 4. 应尽量控制中断胸外按压的时间	1. 调整了心肺复苏的流程，由A－B－C更改为C－A－B，把心脏按压放在了最重要的位置 2. 在除颤之前进行胸外按压，在除颤1次结束之后马上再进行胸外按压 3. 按压频率至少100次/分，按压深度至少5cm 4. 连续按压，尽可能减少按压中断，持续按压，不过早放弃患者 5. 可以在治疗科室使用机械按压

（1）AHA《心肺复苏指南》中的按压通气要求比发生了显著变化，从5∶1到15∶2到目前的30∶2或连续按压，并要求避免过度通气。在2005年版本之后，美国亚利桑那大学心脏中心GordonA. Ewy等提出了纯胸外按压不通气的方式，并通过临床证实持续胸外按压即可提供充足的氧供。

（2）指南越来越强调在除颤之前，先进行胸外按压，使心脏得到足够的灌注。尤其是2010年《心肺复苏指南》，调整了心肺复苏的流程，由A－B－C更改为C－A－B，并要求更高的按压频率和按压深度。强调高质量的有效胸外按压。

（3）指南越来越重视不间断按压，和持续按压，减少中断次数并且不要过早放弃患者。

（4）2010年《心肺复苏指南》针对心肺复苏的高质量要求促使我们考虑使用一种高效、便携的移动心肺复苏设备来辅助或部分替代人工按压。

（王　阳）

第三节 食管调搏技术

早在1774年，内科医生 Squires 首次提出，体外电刺激可以作用于人体心脏。次年（1775年），丹麦的内科医生 Abildgaard 进行了电刺激作用于人体心脏的研究。1952年美国哈佛大学医学院 PauJM. Zoll 医生首次在人体胸壁的表面施行脉宽2ms、强度为75～150V的电脉冲刺激心脏，成功地为1例心脏停搏患者进行心脏复苏。此后拉开了心脏电刺激与心脏电生理研究的序幕。

1957年食管心房调搏技术被成功地应用于临床。1969年 Burack 将食管调搏技术成功地应用于起搏心室。1972年 Stopczyk 经食管测定了心房不应期。1973年 Monotoyo 应用食管心房调搏术进行心脏电生理检查，并将其用于各种快速性心律失常的治疗。自此，经食管起搏心脏成为心脏电生理的重要检查方法。

1978年蒋文平教授率先在国内应用食管调搏技术进行心脏电生理检查，其后的十余年间，各项心脏电生理检查（测定窦房结、房室结功能，终止与诱发心动过速等）基本依赖于食管调搏，该技术如雨后春笋般在我国蓬勃发展，成为我国最热门的心脏电生理检查技术。1990年后，随着心内电生理与射频消融技术在我国迅速开展，加之食管心房调搏技术存在多个难以逾越的瓶颈，使这项红极一时的电生理检查跌至冰点，极少有人问津，甚至形成“谈食管调搏而色变”的局面。但是改革与坚守始终是这项技术的坚持与进取者们的信念，经过十余年的不懈努力，终于使其华丽转身，打破了束缚多年的瓶颈，进入了一个崭新的发展阶段，成为真正意义的具有我国特色的安全、便捷、实用、易于掌握的无创心脏电生理检查技术，特别适用于射频消融术前的诊断、急诊终止快速性心律失常，并成为那些尚不具备心内电生理检查条件的医院进行心脏电生理检查时的主要选择，也成为衔接心电图与临床的不可或缺的桥梁。

一、刺激仪的发展历程

早在20世纪80年代初，由徐大栋工程师设计，蒋文平、郭继鸿等教授参与研发，由苏州东方电子仪器厂生产的第一代食管电生理刺激仪（XD－1型）问世，并开始应用于临床。其采用模拟电路产生刺激波，以变压器隔离人体和电源，随机发放的模式进行食管心房起搏。虽然当时的刺激仪电路简单，但开启了我国自主设计、研发与生产心脏电生理刺激仪的先例。为了迎合临床的需求，各种品牌、型号的刺激仪如雨后春笋般出现，使食管心房调搏检查技术进入了临床的鼎盛期。此后，一些品牌的刺激仪因存在各种设计上的欠缺，逐步退出历史舞台。然而，生产我国自己的心脏刺激系统一直是坚持者的信念。在自主研发理念的推动下，苏州东方电子仪器厂先后推出了 XD－2、DF－3、DF－4、DF－5 型心脏刺激仪。内部设计也从早期的数模混合程控电路，逐步发展为程控电路；从原来电路复杂，故障率高，进展到使用精密激光微调技术的集成电路，使数字处理与医学数据分析合为一体，系统技术指标完全符合12导联心电图的行业标准。

二、消除、降低插管与刺激引起的痛苦

插管引起的咽部不适感，甚至恶心、呕吐是伴随食管调搏检查的一个重要的临床不良反

应。虽然有多种解决方法，例如下管同时吞咽食物或水等，但均没有形成系统的、规模性的临床研究与解决方案。李中健等报告从1995年起，连续6年借鉴消化内科胃镜检查中使用润滑止痛胶（内含1%的盐酸丁卡及适量氯己定）的经验，在548例食管调搏患者中试用润滑止痛胶，通过多项指标观察，结果显示：该方法可减少或消除因插管引起的咽部不适感，也可解除部分因调搏刺激引起的灼痛等不适反应。该方法虽然未能从根本上解决食管调搏引起的刺激与烧灼感，但至少解决了插管中的不适感或呕吐症状，有利于更多的适应证患者接受检查和治疗。

三、刺激、记录系统的革新

1. 解决落后的存储方式　自2005年起，为了解决以往食管调搏检查中的种种不便与问题，历时3年由我国自行设计、生产的集刺激与记录技术于一身的新型心脏电生理刺激仪DF－5问世，其采用嵌入式系统和计算机联机系统，融合数－模混合电路、数字处理技术以及医学数据分析等先进技术，实现了心脏电生理刺激、记录、分析、报告、存档等一系列功能的一体。经浙江省人民医院和苏州大学第一附属医院反复的临床试验与厂家不断完善硬件的改革与软件设

集刺激、记录、分析、报告与存档等功能于一身的新型心脏电生理刺激仪，不仅可以随意调整记录速度、心电图波形振幅，还可直接测量各种间期。本图为将速度调整为100mmis后测量右房到左房（食管电图记录）的房间传导时间计，新一代刺激仪科学与人性化设计的存储方式使经食管调搏技术的存储从原来的纸质记录，手工剪贴的方式转变为计算机硬盘储存，这种存储方式可完整地保存患者检查过程中所有的心电图资料，彻底结束了依靠手工进行心电图记录、整理、剪贴、测量与分析的时代。

2. 食管导联心电图记录方法的改革　以往利用胸导联（单极）连接食管电极导管的方法记录出单极食管导联心电图，或利用双极肢体导联记录双极食管导联心电图，虽然P波也高大、清晰，但同步记录时必须舍弃某一胸导联（单极食管导联心电图），或出现同步的肢体导联都变为食管导联心电图（双极食管导联心电图）的弊病，无法做到真正同步记录食管导联与12导联心电图。新型无创心脏电生理仪设有独立的心电图记录系统与滤波双极食管导联心电图（EB）记录系统，不需要在体表心电图与食管电极导管之间反复连接。

3. 随意调整心电图电压、增减导联、改变速度　普通12导联心电图机只能依照设定的程序选择记录导联，极大限制了心电图的记录与分析。新型的心脏电生理刺激仪吸纳了多通道心内电生理记录仪的精华部分，增加了记录或分析时随意调整心电图电压、增减心电图导联和随意改变心电图显示与记录速度的功能，该三项功能对病例的分析与诊断提供了极大便利（图2－1）。

4. 增加刺激时同步记录食管导联心电图的功能　在刺激时不能同步记录食管导联心电图一直是食管心房调搏多年来不能解决的难题，新型心脏电生理刺激仪的记录系统破解了这道难题。该系统除了在自主心律时记录食管导联心电图外，还可在发放刺激的同时记录到清晰的食管导联的P波（图2－2），解决了长期以来，食管调搏对诱发出的短暂心律失常不能确诊或无法进行鉴别诊断的问题。如果进行横向比较的话，新型电生理刺激仪的记录系统有与心内多导记录仪异曲同工之妙。

图2-3为1例刺激后即刻出现短暂心律失常患者的心电图。图中给予S_1S_2刺激，S_2刺激后出现连续3个窄QRS波群，如单纯从体表心电图分析无法得出确切诊断。从同步记录的食管心电图可见：在3个窄QRS波群前面均有P波，且RP间期>70ms，结合体表心电图有心室预激的表现，提示这3个连续、快速出现的窄QRS波为S_2刺激诱发的短暂房室折返，比较V_1导联与食管导联P波的发生顺序，提示右侧旁路，与体表心电图结论一致。食管心房调搏诊断：预激综合征诱发短暂房室折返，右侧房室旁路。

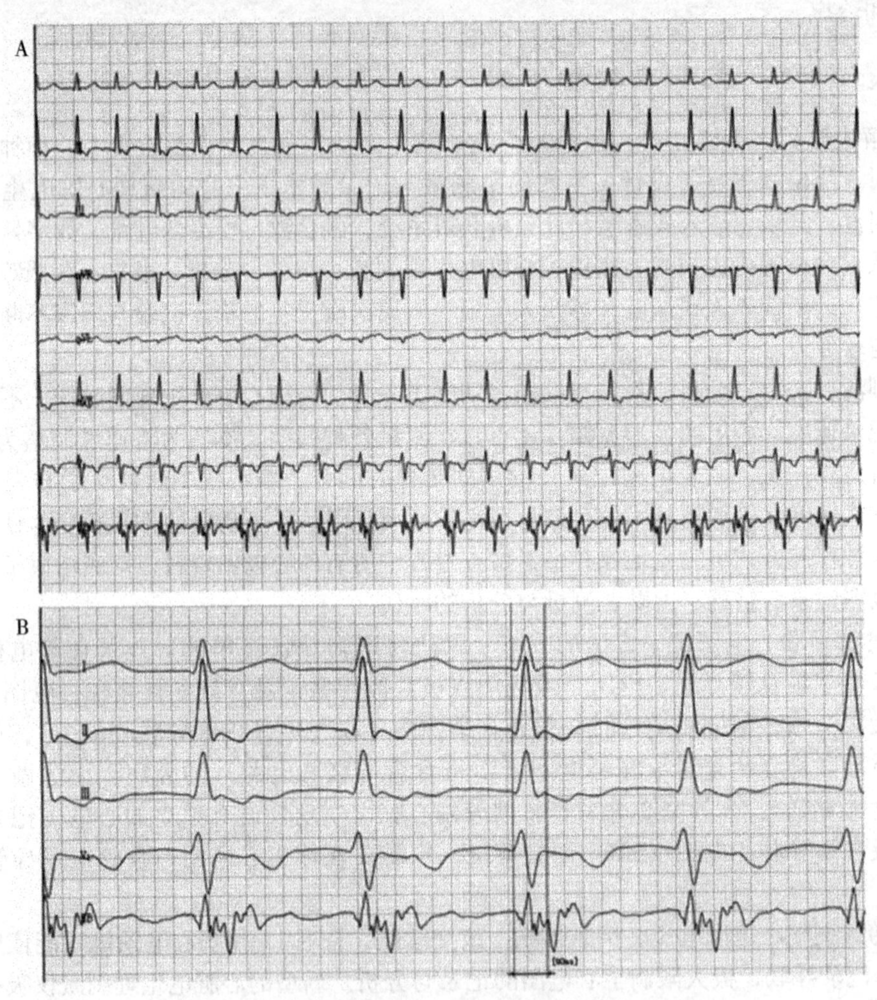

图2-1　随意增减振幅、导联与速度后的心电图

A. 心动过速时记录的常规6个肢体导联、V_1导联和食管导联心电图；B. 在A图的基础上减少了导联，增加了导联振幅、提高纸速，使测量更清晰，诊断更便捷

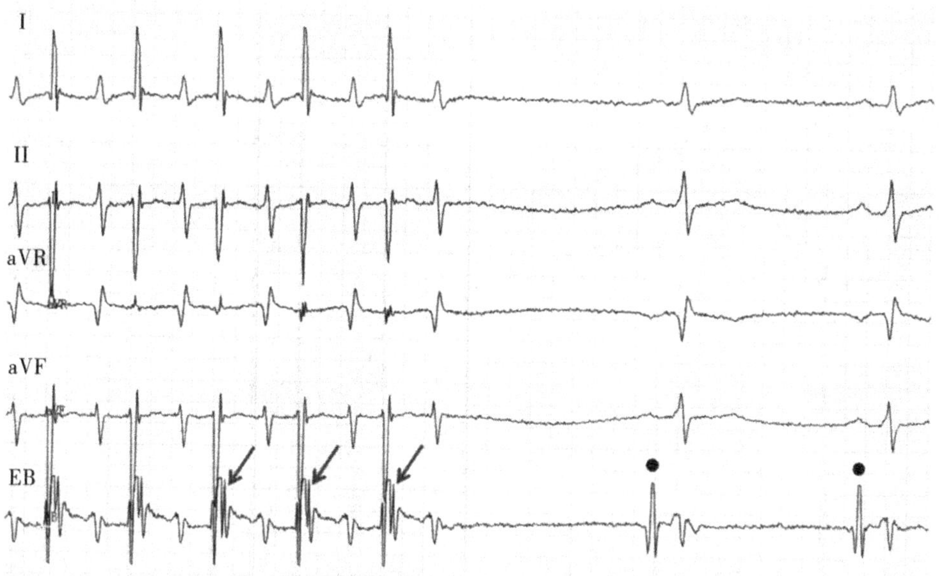

图 2－2 刺激时同步记录食管与体表心电图

图中刺激脉冲后的食管导联（EB）箭头指示处可见明显的起搏的 P 波，其与窦性心律时记录的食管导联心电图的 P 波（圆点指示）形态一致

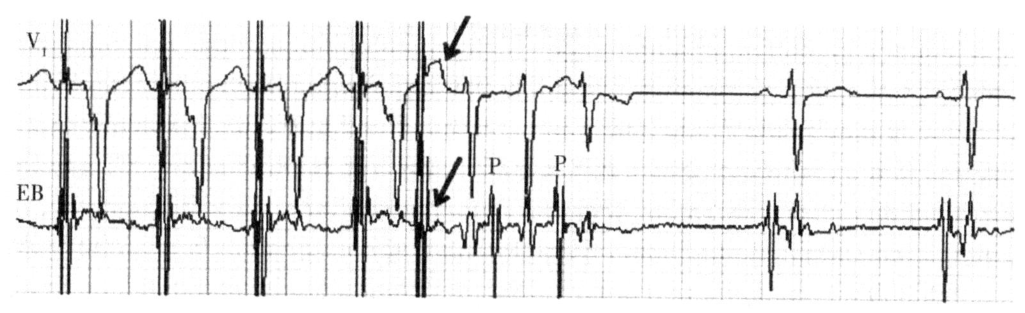

图 2－3 起搏停止后出现短暂心律变化心电图

5. 增加起搏同步记录双极胸导联心电图的功能 Fontaine 发现双极胸导联可增加 Epsilon 波的检出率，创建了 Fontaine 导联。利用 Fontaine 提出的原理，新型心脏电生理仪增加了同步记录双极胸导联心电图功能。对体表心电图 P 波不清晰的患者，应用同步记录双极胸导联心电图亦可提高对 P 波的识别能力。图 2－4 为开启双极胸导联功能后记录的常规 12 导联心电图、双极胸导联（BC）和食管导联心电图（EB）。与普通 12 导联相比，双极胸导联记录的 P 波振幅明显增高。特别是在发放刺激信号后食管导联 P 波与脉冲信号十分贴近时（B 图），双极胸导联记录的 P 波可明确标识出有效夺获，使对夺获的判断更加容易。如果双极部位靠近右胸部位，对诊断隐匿性旁路的部位、测量窦律或起搏时的房间传导时间等有更大的临床价值。

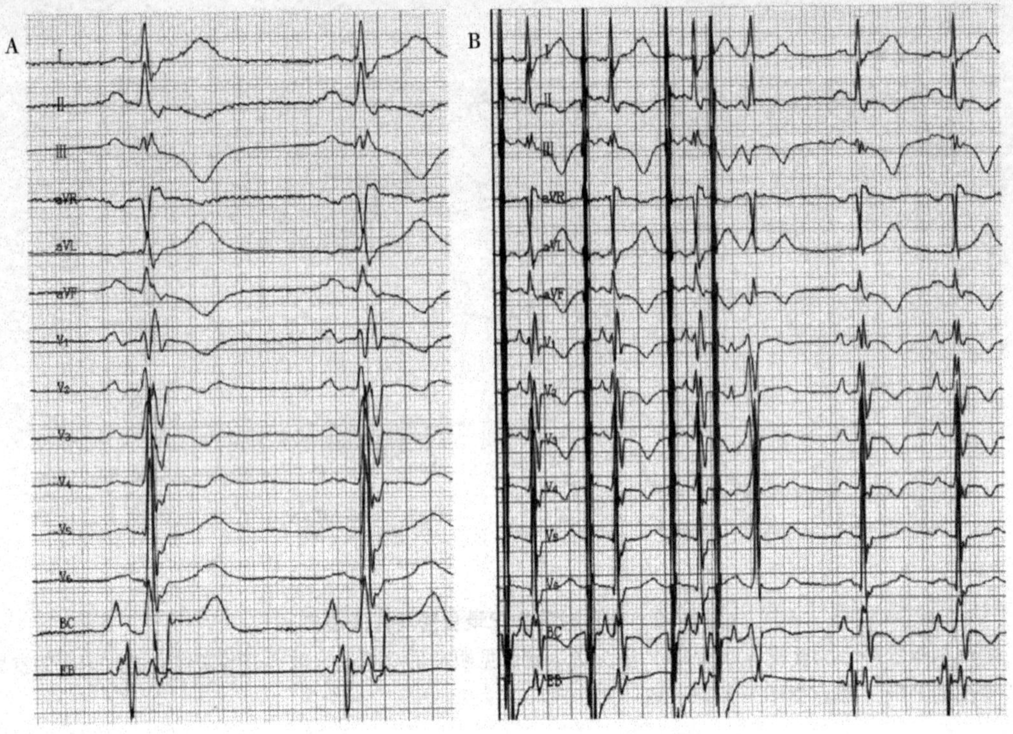

图 2-4 双极胸导联使 P 波电压增高

晚近有人对 51 例食管调搏诱发出顺向型房室折返性心动过速的患者发作前及发作时常规 12 导联、滤波双极食管导联和双极胸导联心电图进行分析，观察各导联 P 波形态及发生先后顺序。结果：心动过速发作时，双极胸导联 P 波清晰者 21 例（41.2%）明显高于体表心电图 V_1 导联（17 例，33.3%）；双极胸导联 P 波出现率（61.4%）明显高于 V_1，导联（52.9%）（$P<0.05$）；且右侧旁路伴有顺向型房室折返性心动过速发作时，双极胸导联 P 波领先于食管双极导联 P 波，左侧旁路伴有顺向型房室折返性心动过速发作时，食管双极导联 P 波领先于双极胸导联 P 波。该研究证实双极胸导联心电图可记录到清晰的 P 波，与 V_1 导联相结合，可进一步提高顺向型房室折返性心动过速定位诊断的准确率（图 2-5）。

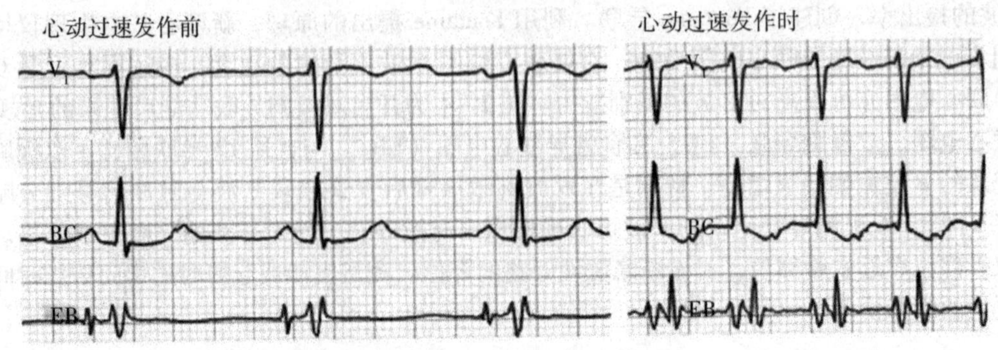

图 2-5 双极胸导联在顺向型房室折返性心动过速发作前与发作中的心电图

四、有效降低起搏电压的革命

对食管调搏起搏电压的技术革命经历了几个关键的阶段。食管调搏早期，刺激脉宽限定在2ms内，使有效夺获心房的起搏电压过高，因引起受检者严重的食管烧灼感而不被普遍接受。直至1978年新的研究发现，在食管与心房之间的组织与腔隙可起到电容器的功效，能有效降低起搏阈值，当脉宽从2ms逐渐增加到9.8ms后，起搏电压可明显下降到20~30V，受检者食管局部的烧灼感也随之明显减轻，该技术因而被大部分患者接受。尽管如此，仍有少部分患者难以耐受这种强度的刺激。起搏电压过高始终是制约食管调搏技术广泛、深入开展的最主要难题。

2012年，根据将刺激正极对称置于刺激负极两侧时可以有效增加阳极的面积，降低接触电阻，使刺激电极单位面积的电流密度下降的原理，刺激仪生产厂家研发并成功应用双阳极对称刺激方式（图2-6），有效降低了起搏阈值电压。近期一项仍在进行中的临床试验表明，采用该项技术的大部分患者进行食管调搏时，起搏电压均低于15V，平均10~12V，最低起搏电压仅为5V，接近心内电生理检查的起搏电压。临床研究证实，10~12V左右的刺激强度，患者食管的烧灼感全部消失。该项技术改革具有划时代的意义，破除了笼罩在食管调搏头顶三十余年的阴霾，完全推翻了食管调搏电压无法降低的理念，是一次革命性的技术突破，更是食管调搏受检者最大的福音，从而免除了那些不是必须进行心内电生理检查患者接受有创检查的风险。特别是在介入性诊断与治疗严格的准入制度下，食管调搏使不能开展心内电生理的医疗机构进行心脏电生理检查成为可能。

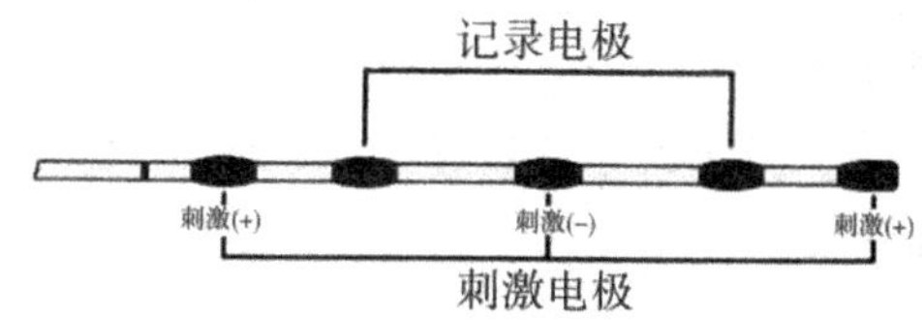

图2-6 新型5极食管电极导管设计原理示意图

五、食管调搏技术的临床应用

食管调搏技术的临床应用可简单地概括为8个字：复制、诊断、治疗、急救。

（一）复制

电生理与心电图最本质的区别在于后者对心律失常仅是简单的记录，而前者则对心律失常具有复制的能力。食管心脏电生理技术（食管调搏）可以复制各种折返性快速性心律失常及缓慢性心律失常。

1. 复制缓慢性心律失常　食管调搏对缓慢性心律失常的复制包括对窦房结自律性、传导性功能降低的检出以及对房室结的传导功能下降的复制。

（1）检出窦房结自律性降低：窦房结的自律性与传导功能的下降，在体表与动态心电图中的检出率均不高，近年国内文献报告在2 800例同步12导联动态心电图中，检出窦性停搏≥3.1s者130例，检出率为4.6%。另一项研究对46例有不同程度胸闷、气短、头晕、黑矇及发作性晕厥等症状的患者进行动态心电图与食管调搏检查，结果：动态心电图记录到窦性停搏、窦性心动过缓者11例（24%），而经食管调搏检出窦房结功能异常者高达41例

(88.1%)。提示对窦房结功能的筛查仍然主要依靠心脏电生理检查，其不仅可对窦房结功能定性，还可以定量。

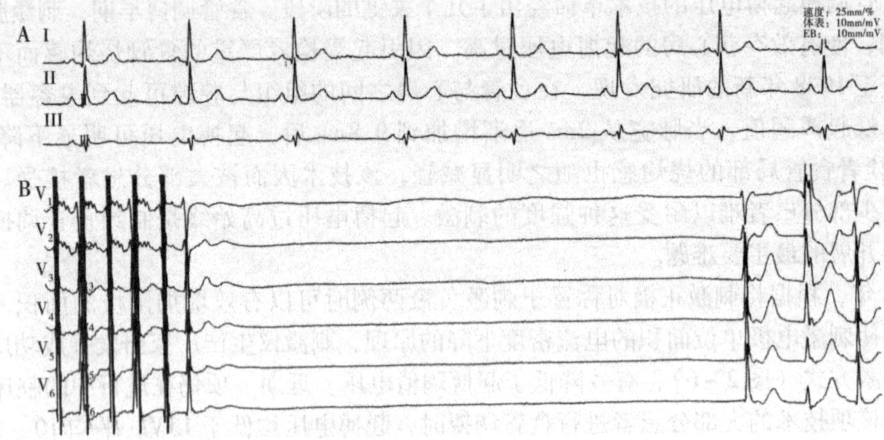

图 2-7　测定窦房结功能

图 2-7 为患者男，反复晕厥，心电图示窦性心动过缓。为了解窦房结功能行食管调搏检查。A 图为安静状态下的心电图示窦性心动过缓。B 图给予 200 次/分的 S_1S_1 刺激，连续刺激 30s，停止刺激后，出现窦房结长达 6 100ms 的停搏（正常值 <1 500ms）。提示窦房结自律性降低。

（2）复制房室结的传导功能下降：房室结传导能力可通过食管心房调搏逐步提高起搏心房的频率，观察房室结前向传导的能力。房室结功能正常时，给予 150 次/分的 S_1S_1 刺激，房室结出现文氏阻滞；给予 180 次/分的刺激，房室结出现 2 ∶ 1 阻滞。如果检查中低于该值提示房室结传导功能降低。

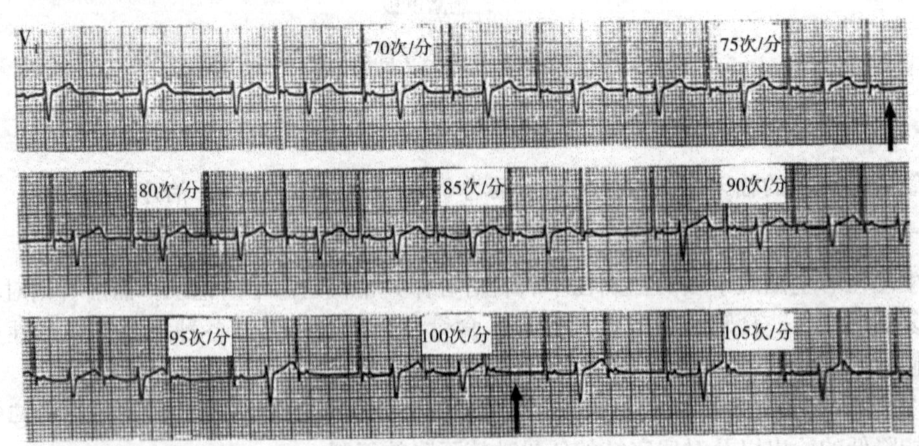

图 2-8　检测房室结功能

图 2-8 为食管调搏检出房室结传导功能低下的心电图，图中第 1 个箭头指示处，心房起搏频率 75 次/分，出现房室结文氏传导，此后逐渐提高起搏频率，房室结阻滞程度逐渐加重，当起搏频率增加到 100 次/分时（第 2 个箭头），房室呈 2 ∶ 1 传导。提示该患者房室结传导能力明显降低。

2. 复制快速性折返性心动过速

（1）复制室上性心动过速：食管调搏复制折返性室上性心动过速的成功率高，特别是对房室结与房室折返性心动过速，可高达95%以上，且安全、可靠。

图2－9为1例食管调搏应用S_1S_1刺激诱发房室折返性心动过速患者的心电图，图中可见仅发放2个S_1S_1刺激，第2个刺激后PR间期延长后出现室房逆传并诱发房室折返性心动过速，比较食管导联与V_1导联P波出现时间，不难诊断该旁路位于左侧壁。

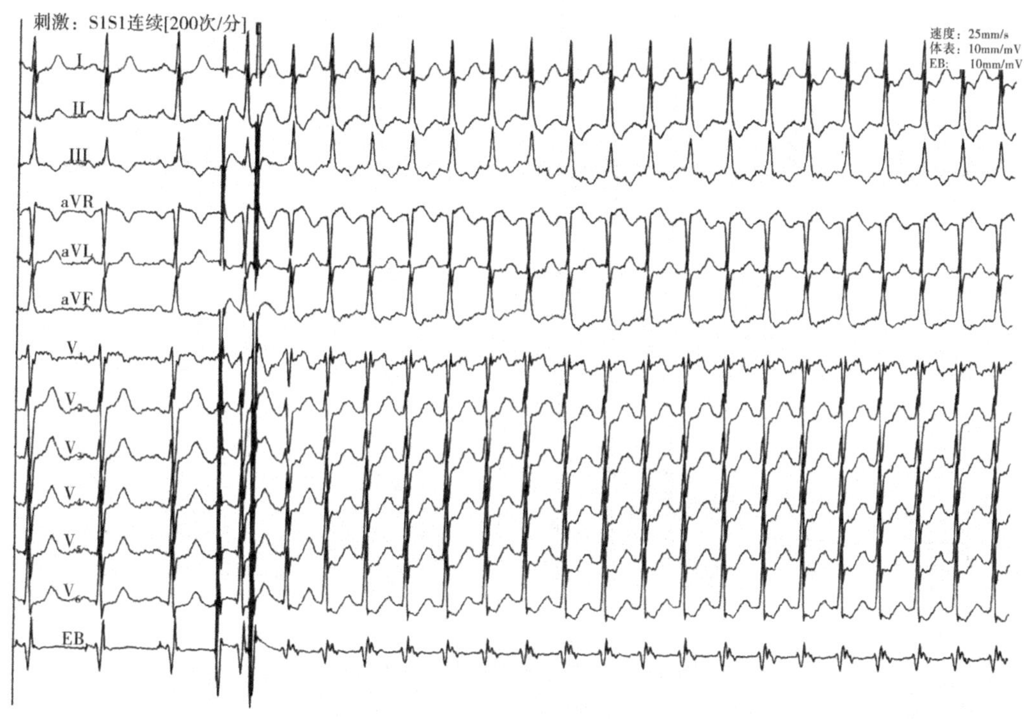

图2－9 S_1S_1刺激诱发房室折返性心动过速

（2）复制室性心动过速：食管调搏除复制室上性心动过速外，还可复制部分特发性室性心动过速。单纯经食管心房调搏刺激诱发室性心动过速的发生率较低，静脉滴注异丙肾上腺素后诱发室速的比例可从原来的20%提高到40%。

图2－10为1例应用食管调搏诱发宽QRS波心动过速的心电图。图中可见连续S_1S_1刺激停止后出现宽QRS波心动过速，根据食管导联心电图可明确看到第2个P波有效夺获心室，测量该QRS波与其前面QRS波时限无缩短，说明该QRS波为室性融合波，且心房频率慢于心室率；根据体表心电图V_1导联呈右束支传导阻滞，Ⅱ、Ⅲ、aVF导联呈rS型，电轴位于无人区，提示该宽QRS波心动过速为特发性左室室性心动过速。

3. 复制特殊心电现象

（1）复制裂隙现象：裂隙现象是指在激动或兴奋传导的方向上（正向或逆向），心脏特殊传导系统中存在不应期及传导性显著不同的区域，当远侧水平面有效不应期长，而近端水平面相对不应期较长时，激动传导就可能出现一种伪超常传导的现象，称为裂隙现象。食管调搏可复制多种裂隙现象，例如：食管电极周围组织与心房肌之间的裂隙现象、希浦系统与房室结之间的裂隙现象、束支与房室结之间的裂隙现象等。

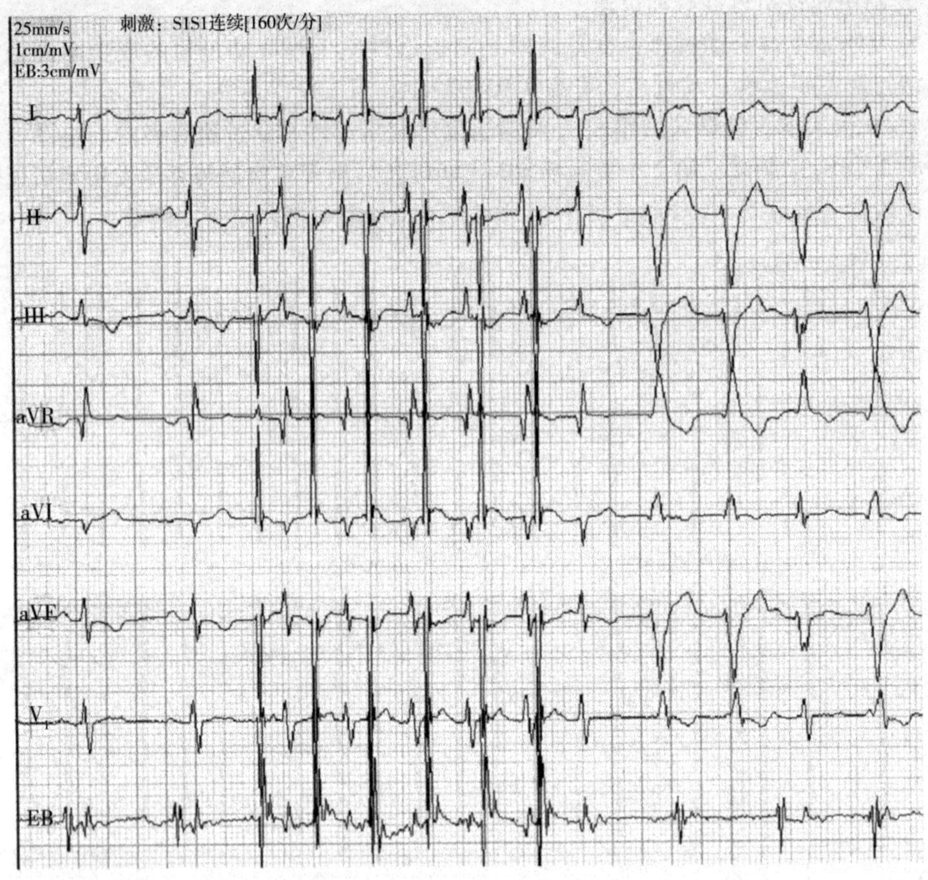

图 2－10　S_1S_1 刺激诱发特发性室速

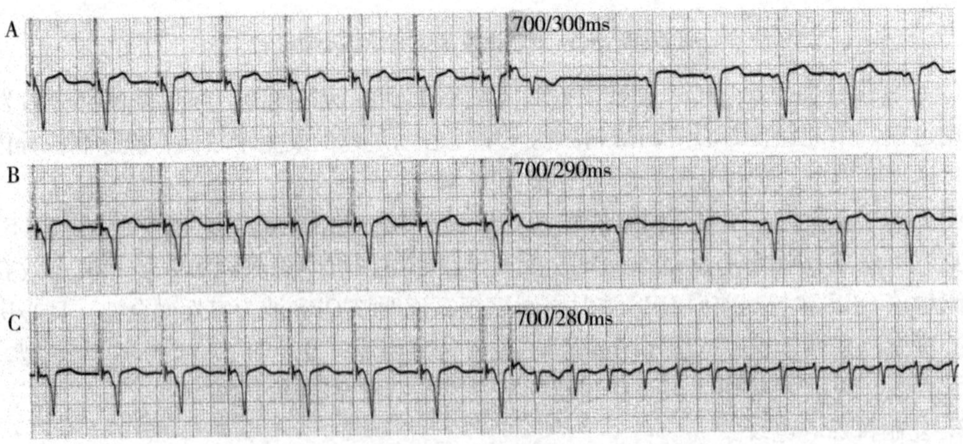

图 2－11　食管心房调搏复制裂隙现象心电图

图2－11 是食管心房调搏时记录的心电图，应用 S_1S_2 程序起搏，S_1S_1 间期 700ms，每条心电图的第 2 个数字表示 S_1S_2 的联律间期值，观察 S_2 刺激后的反应，A 条 S_1S_2 间期 300ms，S_2 刺激后心房冲动经房室结下传，QRS 波群正常。B 条中 S_1S_2 联律间期缩短到 290ms，S_2 刺激后房室结不能下传心室，C 条 S_1S_2 联律间期再次缩短到 280ms，S_2 刺激更加提前，下

传时更应当遇到房室结的有效不应期而不下传，但是该 S_2 刺激之后房室结反而下传心室，并诱发了房室折返性心动过速，提示电生理检查时，在房室结的近端与远端或房室结与希浦系统之间出现了裂隙现象。

（2）复制房室结1 ：2 下传心室现象：房室结1 ：2 下传心室是一种临床十分罕见的房室结双径路传导现象，表现为 1 次窦性激动经房室结快、慢径路 2 次下传激动心室，这种情况连续发生，导致 2 倍于心房率的心室率。心电图特点：①窦性心律；②心室率为心房率的 2 倍；③出现长短 2 种 PR 间期，且每种 PR 间期时限基本一致，即短 PR 间期和长 PR 间期时限各自相对恒定。文献中曾将此称为“阵发性非折返性室上性心动过速”，临床呈现心动过速无休止性发作，长期平均心室率增快，可进展为心动过速性心肌病。应用食管调搏可以复制该现象。

图 2－12 为应用 S_1S_2 刺激复制房室结 1 ：2 下传心室现象。图中 S_2 刺激的脉冲后可见起搏的 P 波（食管导联），其后跟随 2 个 QRS 波群，第 2 个 QRS 波群前无 P 波，提示 S_2 脉冲后起搏的 P 波同时分别经快慢径路下传心室，引起心室除极两次。

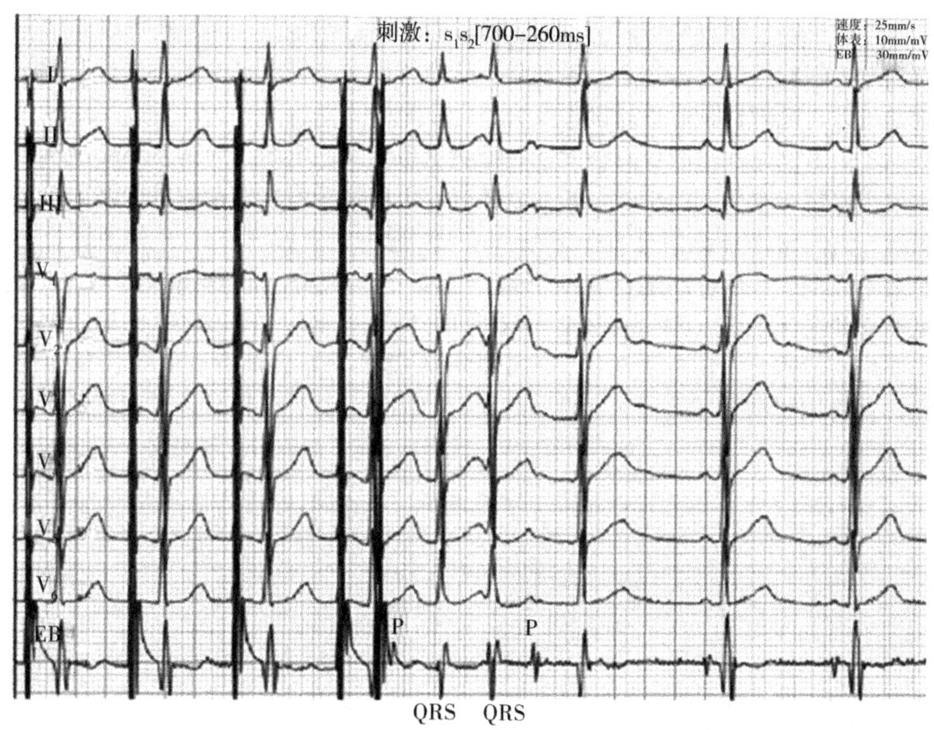

图 2－12　应用 S_1S_2 刺激复制房室结 1 ：2 下传心室现象

4. 复制心肌缺血　经食管心脏起搏负荷试验通过食管电极导管，应用心脏刺激仪发放起搏脉冲间接刺激心脏起搏心房，从而提高受试者的心率，增加其心肌耗氧量，使心肌出现暂时性供氧与需氧的失衡，从而揭示心肌缺血，达到心脏负荷试验的目的。食管心脏起搏负荷试验的阳性标准（出现以下任一项者为阳性）：①以 R 波为主的导联中 ST 段水平型或下斜型压低≥0. 1mV，ST 段与 R 波顶点垂线的交角 >90°，持续 0. 08s（J 点后 0. 08s 出现缺血性水平或下斜型 ST 段压低≥0. 05mV，并维持 2min；如原有 ST 段下移者应在原基础上再下移 >0. 05mV，并维持 2min）。食管心房起搏停止后，最前 3 个或 3 个以上 QRS－T 波形中出现缺血型 ST 段压低 >0.1mV。②典型的心绞痛发作。③严重心律失常（频繁发作，室性心动过速及心室颤动；多源性室性期前收缩还应结合有无 ST 段改变及当时的症状来判定）。④收缩压下降≥20mmHg。文献报道，食管心房起搏负荷试验检测冠心病的敏感性为 64% ~85%，特异性为 72% ~88%。晚近有人比较单纯应用食管调搏负荷试验与静脉使用多巴胺 10μg/（kg · min）+食管调搏负荷试验，结合冠状动脉造影，结果：单纯食管调搏负荷试验诊断冠心病的敏感性为 57.1%，特异性为 77.8%。多巴胺联合食管调搏负荷试验诊断冠心病的敏感性为 81.0%，特异性为 88.9%，联合负荷试验敏感性明显高于单纯食管调搏负荷试验（$P<0.05$）。

（二）诊断

1. 食管调搏的诊断作用　食管调搏通过复制各种心律失常、心电现象以及心律失常时同步记录食管导联心电图得以对复杂心律失常进行诊断。

（1）食管调搏对预激综合征的诊断：食管调搏不仅可以检测旁路不应期，诱发房室折返性心动过速，测定折返的诱发条件和终止窗口以及检出预激的高危患者，明确房室折返性心动过速的发生机制、特点和折返的类型，对显性旁路进行定位诊断，还可以利用旁路与房室结不同的电生理特性检出不完全显性预激，从而可以对不完全显性预激进行诊断与旁路定位，特别是可以对隐匿性预激进行确诊及旁路定位。

图 2－13 为 1 例显性预激伴有阵发性心悸病史患者的心电图，为诱发心动过速，确定心动过速的发生机制行食管调搏检查。检查前体表心电图示预激伴右前侧壁旁路。检查中给予 $S_1S_2S_3$ 刺激，当 S_2S_3 刺激缩短至 500/320ms 时，S_3 脉冲后 δ 波消失，PR 间期延长，提示旁路进入有效不应期，心房冲动经房室结下传，呈窄 QRS 波群。该 QRS 波群后 V_1 与食管导联均可见明显的逆传 P 波，测量上述 2 个导联 RP 间期：食管导联的 RP 间期明显短于 V_1，导联，说明房室逆传时左房率先除极，高度提示左侧的房室之间存在 1 条快速逆向传导通道－旁路。食管调搏结果证实：本例患者除了右前侧壁的显性旁路外，左侧壁还有 1 条隐匿性旁路。

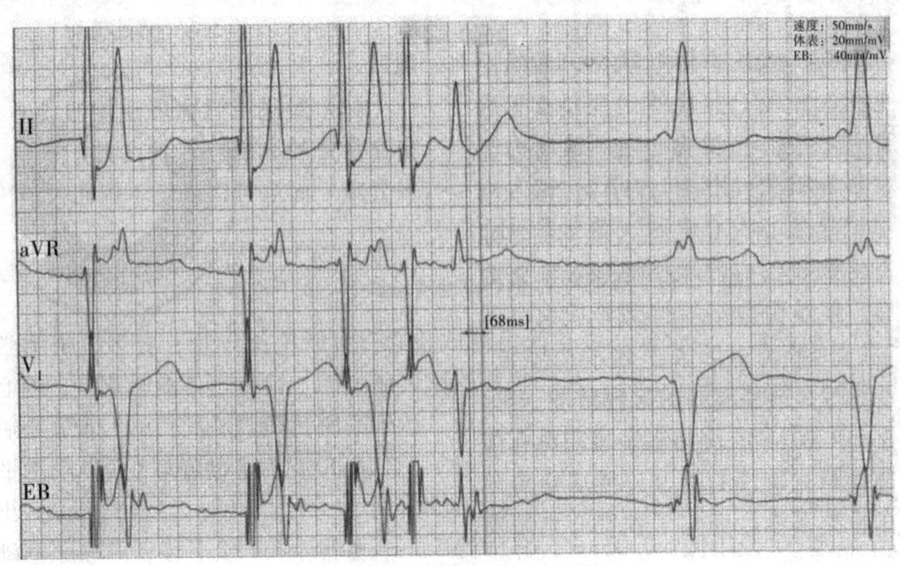

图 2－13　食管调搏检出房室双旁路

（2）食管调搏对房室结双径路的诊断：人体房室结存在传导速度和不应期截然不同的两条径路，称为房室结双径路、其中一条径路传导速度快但不应期长称快径路，其是房室结的优势传导径路；另一条径路传导速度慢而不应期短称为慢径路，心率正常时慢径路不显露或极少显露。食管调搏可以用早搏刺激检出房室结双径路，表现为 S_2 刺激后，S_2R 间期在传导过程中突然延长，且延长时间 >60ms 并可以持续一段时间，提示房室结存在双径路传导。食管调搏是检出房室结双径路最有效的无创性检查方法。

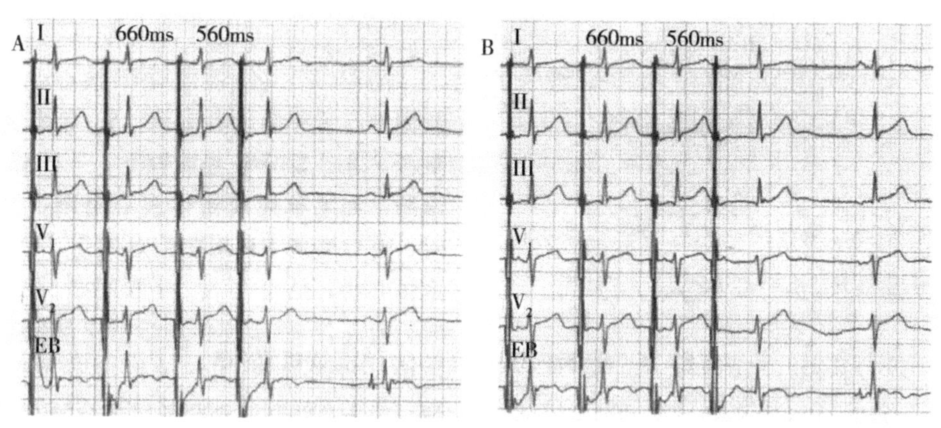

图 2－14　S_1S_2 刺激诊断房室结双径路

图 2－14 显示给予患者 S_1S_2 刺激。A 图 S_2 刺激后，S_2R 间期 220ms；B 图将 S_1S_2 联律间期缩短 10ms 后，再次给予 S_1S_2 刺激，S_1 刺激后，S_2R 间期突然延长至 430ms，延长量达 210ms，提示房室结除正常传导途径外，还存在 1 条缓慢传导通路，即慢径路。该图证实了房室结双径路的诊断。

2. 食管心电图对复杂心律失常的诊断作用　食管心电图因其 P 波高大，对诊断复杂心律失常有独到之处。

（1）对复杂心律失常的诊断：心房波（P/F 波）的频率、部位、极性以及与 QRS 波群的关系是分析复杂心律失常最重要的依据，当体表心电图心房波不清楚时，常常使心电图的分析与诊断陷入困境或误导诊断。

图 2－15 为女性患者，59 岁，因心慌、气短、双下肢水肿入院，体表心电图诊断：房颤、三度房室传导阻滞、室性逸搏、室性早搏二联律。为确定诊断描记食管心电图，发现 P 波规律出现，心房率 100 次/分，不能下传心室。经食管心电图诊断为窦性心律伴三度房室传导阻滞（图 2－15A）。植入永久心脏起搏器术中记录的心内心电图（图 2－15B）可见高右房和低右房按窦性心律顺序除极，证实心房节律为窦性心律，其经房室结下传到希氏束（希氏束电图可见 H 波），希氏束后无下传的心室波，仅为规律出现的由临时起搏器发放的起搏脉冲（S_1）引起的心室除极波（V 波），心房与心室之间没有传导关系。心内电图诊断：窦性心律、三度房室传导阻滞，阻滞部位在希浦系统，证实了食管心电图窦性心律、三度房室传导阻滞的诊断。

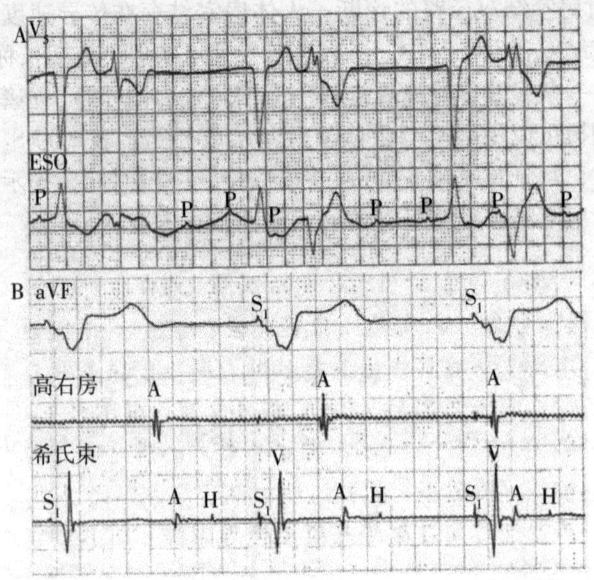

图 2－15　经食管心电图（ESO）排除房颤的诊断

（2）对宽 QRS 波心动过速的鉴别诊断：食管心电图对宽 QRS 波的鉴别诊断有神奇的、一锤定音的作用。

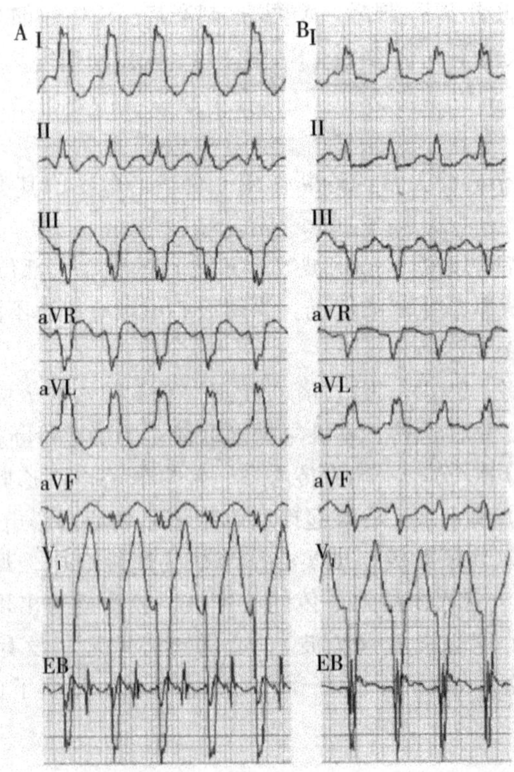

图 2－16　食管心电图对宽 QRS 波心动过速的鉴别诊断

图 2－16 的 A、B 图均为宽 QRS 波心动过速（肢体导联＋V_1 导联＋食管导联心电图），

单纯依靠心电图无法对其作出准确诊断，同步记录食管心电图后诊断变得容易。图 A 通过食管心电图可见 RP 间期固定，且 >70ms，提示心室与心房之间有传导与被传导的关系，根据诊断标准不能判断图 A 为房室折返性心动过速伴左束支传导阻滞。图 B 中的 P 波埋藏在 QRS 波群内，提示心房与心室同时除极，该特点只在房室结折返性心动过速时才出现，因此图 B 的诊断为房室结折返性心动过速伴左束支传导阻滞。

（3）对室速时室房逆传的诊断：食管心电图对室速逆传的诊断有独到之处，不仅能够快速判断室房分离，而且可以确定不同比例的室房逆传。

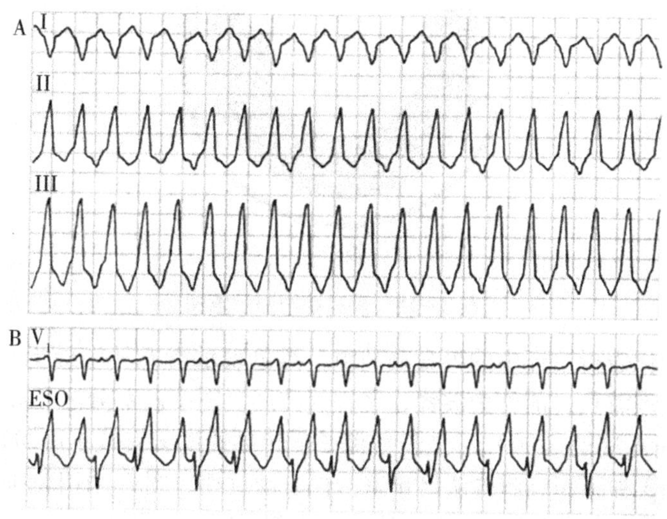

图 2－17 食管导联心电图（ESO）诊断室速 3 ：2 逆传心电图

图 2－17 为 1 例宽 QRS 波心动过速心电图，根据图中心房率慢于心室率，V_1 导联呈类左束支传导阻滞，Ⅱ、Ⅲ导联主波直立，不难做出右室室速的诊断。如果单纯观察体表心电图，特别是 V_1 导联时，可以发现 RP 间期相对固定，似乎室速呈 3 ：1 逆传心房，结合与 V_1 导联同步记录的食管心电图时，室速伴 3 ：1 逆传的诊断立即被推翻。食管心电图中可清晰看到 QRS 波群后有 2 个连续逆传的 P 波，且 RP 间期逐渐延长，第 3 个 QRS 波群后没有逆传 P 波。该现象重复出现，因此，根据食管心电图提供的证据，诊断为室性心动过速伴室房 3 ：2 逆传。

（三）治疗

1. 终止室上性心动过速　室上性心动过速是指起源于希氏束分叉以上的连续 3 个或 3 个以上自发的心动过速或程序心房刺激诱发的连续 6 个或 6 个以上的心动过速。室上性心动过速发作时，可用食管心房调搏的方法迅速终止心动过速。

（1）终止心动过速的机制：心脏程序刺激终止折返性心动过速的机制是通过刺激脉冲打入折返环路的可激动间隙而完成的（图 2－18）。

（2）终止折返性心动过速的方法：心脏程序刺激的 3 种方法均可终止折返性心动过速。其中以 S_1S_1 刺激终止心动过速的有效率最高。终止方法：①超速抑制：用高于患者心动过速心率的 20% ~30% 或 30 次/分的频率发放 S_1S_1 刺激，可有效终止心动过速。②亚速刺激终止心动过速：刺激频率小于患者心动过速的心率，通过非同步的起搏方法将刺激脉冲打入可激动间隙，以终止心动过速，该方法终止成功率低于超速抑制的方法。③早搏刺激：可选用 RS_2 和 S_1S_2 刺激，适时的早搏刺激打入可激动间隙后，也可终止心动过速，但其有效率低于 S_1S_1 刺激的超速抑制。

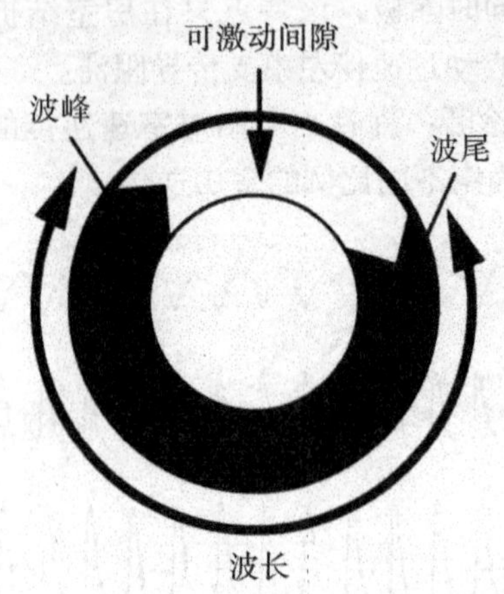

图 2－18　可激动间隙示意图

图中白色部分代表折返环中的可激动间隙，黑色表示折返环中处于有效不应期的部分，这部分也称为折返波波长，前部为波锋，尾部为波尾。图中两部分之和等于折返周期。可激动间隙（ms）＝折返周期（ms）－波长（波长＝传导速度×有效不应期）

图 2－19 为用 3 种不同刺激方法终止室上性心动过速，图 A 采用超速抑制，连续发放快速 S_1S_1 刺激后心动过速有效终止。图 B 采用亚速刺激时，未能有效终止心动过速。图 C 应用早搏刺激，心动过速被终止。

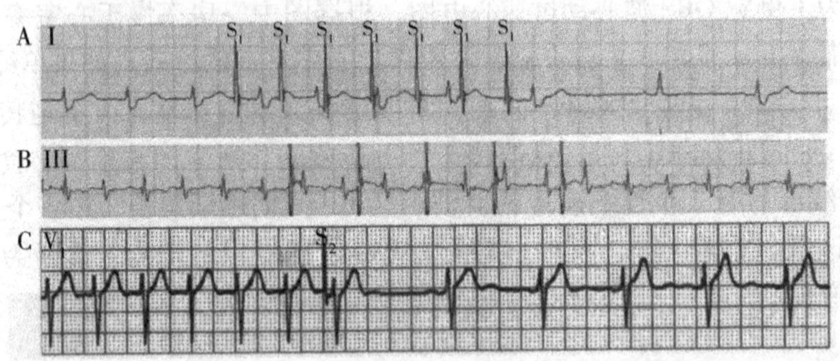

图 2－19　应用不同方法终止室上性心动过速。图中数字单位为 ms

2. 终止心房扑动　心房扑动是临床较常见的心律失常，心房扑动的患者多数合并器质性心脏病或在心脏外科手术后、房颤药物复律的过程中等出现，少数为特发性心房扑动。心房扑动多数为阵发性，也可以持续数天，甚至数年。心房扑动发作时心房肌连续地快速除极和复极，频率一般在 240～350 次/分之间，其经常伴房室 2∶1 下传，使心室率较快并伴有明显的血流动力学改变，能使器质性心脏病患者合并的心衰加重，心功能恶化而导致死亡。心房扑动对药物治疗反应差，是常见的内科急症，需要紧急处理。

食管心房调搏主要用于终止典型心房扑动，对不典型心房扑动的终止效果差。终止时选择 S_1S_1 刺激。利用快速的 S_1S_1 刺激脉冲（刺激频率在 400～500 次/分左右，连续 5～15 个刺激）打入房扑折返环的可激动间隙，达到终止房扑的目的。典型心房扑动终止的成功率可高达80%～90%。心房扑动终止后有3种反应：①心房扑动直接转为窦性心律（图2－20）；②心房扑动先被转为心房颤动再自行恢复为窦性心律；③心房扑动终止后成为心室率缓慢的房颤。

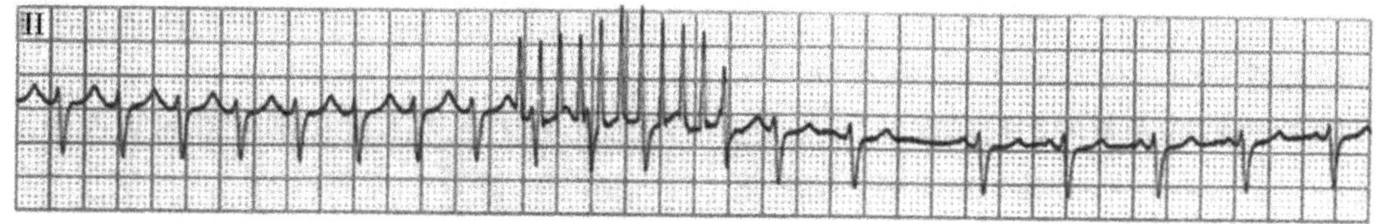

图2－20 食管心房调搏终止心房扑动

应用刺激频率为500次/分的S_1S_1刺激终止房扑，刺激停止后房扑恢复窦性心律

3. 终止室性心动过速 经食管心室超速刺激终止室性心动过速需要较高的起搏电压，且不易成功起搏，使临床应用受到一定的限制。而采用食管心房刺激终止室性心动过速所需要的起搏电压远低于心室起搏电压，且不易引起室颤，是一种相对简单、安全的方法。

经食管心房刺激终止室速时，心房激动需要进入心室折返环路的可激动间隙方可终止室速（图2－20），因此只有具备了下述条件，室速才能够被终止：①心房肌、房室结不应期较短的室速，其利于快速心房刺激时的心房冲动下传心室；②心房刺激频率的选择需符合房室结下传的能力，过快的心房刺激频率可使心房冲动下传心室时，因遇到房室结生理性阻滞而不能全部到达心室，影响终止效果；③频率较慢的室速终止率相对高，因为频率较慢室速折返环路更长，可激动间隙也更大，利于经房室结下传的传导打入折返环。从安全角度考虑，建议应用食管调搏终止室速时，应选择血流动力学相对稳定的室速。

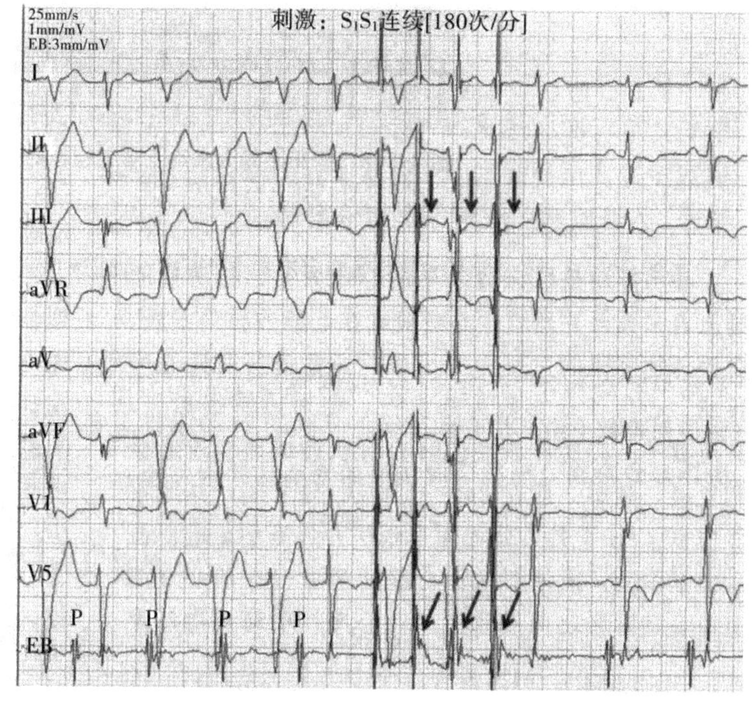

图2－21 心房调搏终止室速

图2－21患者因反复心动过速伴心悸就诊，同步记录体表与食管心电图可见宽QRS波心动过速，V_1导联呈Rs型，电轴位于无人区，伴有室性融合波与房室分离，心电图诊断：特发性左室室速。给予180次/分的S_1S_1心房刺激，竖箭头指示的第2个刺激脉冲后起搏脉冲有效夺获心房并下传心室（食管导联可见起搏的P波），QRS波群变窄，提示该刺激通过房室结下传并有效打入室速的折返环路，夺获了心室，有效终止了室速。此后的2个刺激仅为心房起搏并通过房室结下传，与终止心动过速无直接关系。

（4）对特殊人群的治疗：对特殊人群的治疗主要是指该类人群特别是妊娠者发生了快速性心律失常后，不能或不便使用药物终止心动过速时，食管心房调搏是终止心动过速的首选方法（图2－22）。

图2－22为1例30岁妊娠女性，妊娠期间多次发生室上性心动过速。图2－22A为同步记录的体表与食管心电图，图中可见P波与QRS波群重叠，说明心房与心室同时除极，该现象是房室结折返性心动过速的特征性心电图表现，经食管导联心电图诊断该心动过速为房室结折返性心动过速。图2－22B经食管给予心房200次/分的S_1S_1刺激有效终止了心动过速。此后该患者每次心动过速时都主动要求应用食管调搏终止心动过速。该病例提示食管心房调搏对于那些不能或不便使用药物终止心动过速的患者而言是临床终止室上性心动过速的首选方法。

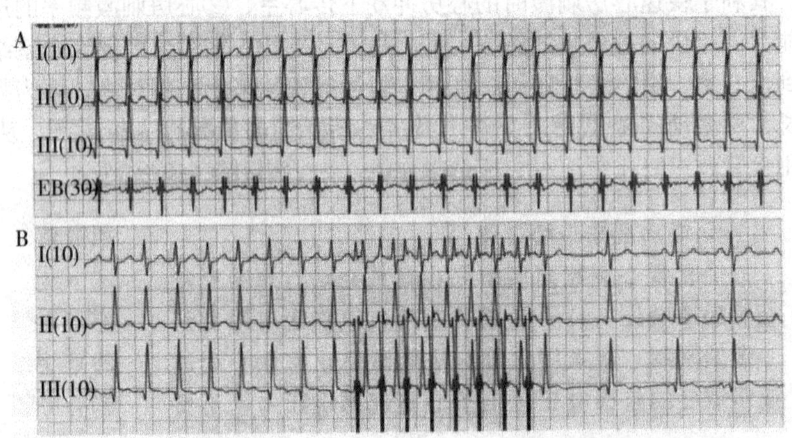

图2－22　应用食管调搏终止妊娠患者房室结折返性心动过速

（四）急救

食管调搏开展的早期就不断有应用食管心房调搏进行急救的相关报告。1984年张永庆率先报告了经食管调搏抢救1例严重心动过缓伴晕厥的71岁女性患者，图2－23为该患者入院时记录的心电图，心电图显示窦性静止、交界区性逸搏心律、一度房室阻滞（图2－23A、B）。图2－23C、D为经食管心房起搏时心电图，持续给予68次/分（起搏电压35V）的S_1S_1刺激及药物治疗后，患者神志恢复。图2－23E经静脉滴注异丙肾上腺素1mg后，患者恢复窦性心律，进而停止经食管心房起搏。

此后，不断有经食管调搏抢救危重患者的报告。需要指出的是，虽然食管心房调搏在以往的急救中起到了一定的作用，但因食管心房调搏是心房起搏，而经食管心室起搏不稳定，对三度房室传导阻滞引起急性心室频率过缓导致晕厥的病例不适用。因此，在使用食管心房起搏抢救危重病例时，应该注意适应证的选择。在有条件的医院急诊救治过缓性心律失常引起的晕厥或猝死需要紧急心脏起搏时，仍应首选临时起搏器而不是经食管心房/心室起搏。

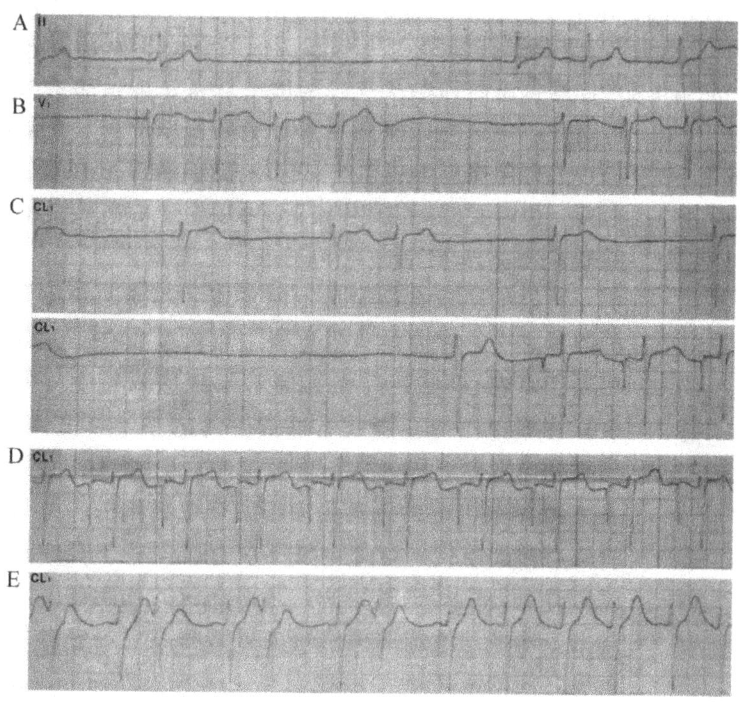

图 2-23　食管调搏抢救严重心动过缓病例

六、食管调搏技术绚丽的未来

食管调搏除了长期以来用于诱发与终止快速性室上性心动过速、测定传导系统不应期、测定窦房结功能等检查之外，随着起搏电压的有效降低使原本不宜开展的项目得以实施，使其临床的应用范围得以拓展，填补了不能开展心内电生理检查的医疗机构进行电生理检查的空白，可进一步提高临床与心电图医生对心律失常的认识水平。

随着对食管心脏电生理认识水平的不断提高，对该技术的不断改进与革新，我们有理由相信：食管心脏电生理这一具有我国特色的无创性心脏电生理技术将迎来更加绚丽的春天。

（王　阳）

第四节　心脏临时起搏技术

一、概述

自 20 世纪 30 年代初期，Hyman 首先应用钟表式机械发生器在人体进行了经胸心脏起搏术。20 世纪 50 年代初，Zoll 经皮穿刺进行心脏临时起搏成功地抢救了一例心脏停搏的患者。20 世纪 50 年代末，经皮和经食管心脏起搏的可行性得到肯定。在过去的二十年里，临时起搏术已成为处理严重心动过缓和某些心动过速的可靠方法。

心脏临时起搏的方法有以下几种：经皮起搏、经静脉心内膜起搏、经食管起搏和经胸起搏。临时起搏方式的选择通常取决于当时的情况，如紧急状况、是否可能需要植入永久心脏起搏器、患者本身的特殊因素（如身体状况、解剖部位情况、可利用的静脉入路等）和可能的并发症等。这些因素中大多数可能是发生在紧急情况下，而需要进行临时起搏的患者血流动力学常不稳定（或即将不稳定），并常需要迅速对心血管的衰弱状态进行预防和治疗干预。通常对不同的患者所采用的临时起搏方法因人而异，比如极严重的心率减慢发生在抢救室内，应首选经皮穿刺进行起搏，一旦稳定则改用经静脉心内膜起搏。各种临时起搏方法的优缺点比较见表2-2。本节将简要介绍几种常用的临时起搏方法，主要侧重于经静脉心脏临时起搏术，经食管起搏在我国已普遍开展，本节不再赘述。

表2-2　临时起搏的方法学

方法	优点	缺点
经皮	无创	缺点
	并发症少	不能长期应用
短期内可靠		
经静脉	较舒适	需要中心静脉入路
	可靠	
	可行房室顺序起搏	
经食管	相对无创	只能起搏心房
经胸	开始迅速	起搏钢丝常常放置困难
		起搏效果不一（常因为患者非常危重）
并发症高		
经心外膜	心脏直视手术后短期	仅用于心脏直视手术后
	内非常有效	
	并发症少	

二、经皮心脏起搏

在所有的临时起搏方法中，经皮心脏起搏是指出现严重缓慢性心律失常时在几秒内可以即刻施行的唯一非介入性治疗手段。尽管在20世纪50年代初其可行性已得到肯定，但直到最近由于一系列技术和仪器的改进，经皮起搏才得以更广泛应用。经皮心脏起搏现已成为迅速治疗缓慢性心律失常的有效治疗手段。由于经皮起搏属于非介入性治疗手段，其并发症发生率非常低，目前为止还未出现骨骼肌损伤、皮肤损伤或与经皮起搏有关的其他问题的报道。经皮起搏的最大弊病是不能保证稳定有效和可靠的心脏起搏。早期的研究显示，经皮起搏的总有效率为70%～80%。当出现持续性心动过缓或心脏收缩功能丧失（5min以内），迅速进行经皮起搏是非常有效的（90%）。现今，经皮起搏失败者多见于心肺复苏的延误并最终导致循环衰竭的患者，在这部分患者中，缺血、缺氧及电解质紊乱的状态下有效起搏常更加困难。

经皮起搏心脏是依赖安放在胸壁上的电极片使电流通过，并可激动心肌和起搏心脏。标准的电极片为70～120cm² 大的贴片，以提供对胸部窗口足够的覆盖面，并减少皮肤与电极片之间的电流密度，从而减轻对皮肤的刺激。儿科所用的电极片面积为30～50cm²。起初，高阻抗（500～1 000Ω）电极片可以降低皮肤与电极片之间的电流密度而使患者更能适应，但该电极不能用于心脏转复或除颤。更新设计的低阻抗电极（50～100Ω）能够获得更有效的起搏，患者更易耐受，而且又可以用于心脏转复和除颤。

合适的电极放置是决定经皮成功起搏的最重要的因素之一，标准的负极电极应直接覆盖在心尖部相当于体表心电图 V3 的位置，阳极应安置于（建议）背部脊柱与左侧或右侧肩胛骨的下半部之间，如果使用背部电极无效，也可选用以右前胸乳头上方大约 6～10cm 的距离为中心安置电极阳极。由于骨骼可增加阻抗，背部电极不应直接安置于脊柱或肩胛骨上。假如电极松脱，起搏夺获的可能将下降 10%。电极片所致的阈值增加可能和心室与电极片负极之间的距离较大有关。

所用的脉冲发生器（多数情况是除颤器/起搏器二者结合的仪器）必须在较宽的脉宽下产生强电流夺获心肌组织，在 20～40ms 脉宽下起搏阈值的范围在 20～140mA（通常为 40～70mA）。由于高而宽的起搏刺激信号可以产生明显的伪差，有时使标准心电图的记录图形难以辨认。现在的经皮起搏系统有特殊的模拟心电图显示功能，其对每次刺激信号有 100ms 的抑制，以降低伪差的影响。一旦电极安置后，必须确定是否有效起搏夺获。在患者能够耐受下起搏夺获确定后，应当应用高于阈值 5～20mA 的输出进行起搏。

经皮起搏的并发症发生率非常低，患者主要不能耐受的原因是疼痛和咳嗽。然而，由于设计方法的改进已使皮肤表面的电流密度明显减低，引起皮肤神经刺激的情况明显减轻，但对骨骼肌的刺激还有发生，且患者很不适应。因此，进行经皮起搏的所有患者必须适当镇静，一旦病情稳定，应当立即改用经静脉心脏起搏。

三、经静脉心内膜起搏

近年来随着介入医学的普及和提高，越来越多的临床医生可以在 X 线指引下熟练地安置心脏临时起搏器，该方法简单，容易操作。但在实际临床工作中，相当多的患者由于疾病危重或条件所限，要求必须迅速在床旁进行心脏临时起搏。简单而适用的方法是应用漂浮电极导管在床旁植入，但由于目前缺乏规范的植入方法以及大量的临床病例的经验，使许多医师在床旁临时起搏方面得不到正规培训，并走了许多弯路。

应用漂浮电极导管进行床旁心脏临时起搏于 1973 年首先由 Schnitzler 等报道，并使此项技术在国外迅速得到推广应用，并已成为医院急救必不可少的医疗技术之一，挽救了许多患者的生命。20 世纪 80 年代 Roberto Lang 等对此项技术进行了更深入的研究，并与 X 线指导下植入临时起搏器进行了比较，结果显示该项技术具有操作时间短、脱位率和心律失常发生率低的优点。北京大学人民医院自 1995 年开始在体表心电图指导下完成了数百例应用漂浮电极导管进行床旁心脏临时起搏术，现将经验和体会作一简要介绍。

（一）适应证

应用指征主要包括：①严重病态窦房结综合征、房室传导阻滞伴明显血流动力学障碍及严重脑缺血临床症状；②有永久起搏器植入指征而需行心脏临时起搏过渡者；③心肌梗死合并窦性停搏、房室传导阻滞而又避免应用增加心肌耗氧量药物者；④快慢综合征或慢快综合征应用抗心律失常药物困难者；⑤长 QT 间期合并多形性室速者；⑥超速刺激终止室性心动过速；⑦心肺复苏的抢救等。

（二）器械及设备

普通心电图机或监护仪、心脏临时起搏器、18 号普通穿刺针和 6F 或 7F 动脉鞘、5F 漂浮电极导管及必要的局部麻醉和抢救药品、除颤器和消毒包（如静脉切开包等）。

（三）右心室起搏心电图的特点

右心室起搏主要有两个部位，即右室心尖部起搏和右室流出道起搏。右室心尖部起搏区域起搏的特点是起搏稳定，脱位率低，如电极导管预留长度合适，即使患者站立、行走，导管也不易脱位。其起搏点位于心室的下方，引起的心脏激动必然经心尖部通过心室肌逆向沿室间隔向上扩布，并先后激动右室、左室游离壁、基底部，最后终止于左室基底部，心室电轴将向左、向上、向后，心电图表现为类左束支传导阻滞伴电轴左偏图形，其Ⅱ、Ⅲ、aVF 导联呈主波向下图形。右室流出道为另一常用起搏部位，也是漂浮电极导线最容易到达的部位。我们知道右室呈近似锥体形，室上嵴将其分为下方的固有心室和上方的漏斗部。漏斗部为肺动脉的起点，即肺动脉圆锥。右室流出道肺动脉圆锥系一近乎垂直的短管，始于室上嵴的游离缘，止于肺动脉瓣，长约 1.5cm，此部位无肌小梁，表面光滑。该部位由于起搏的最早激动点位于心室心底部，心室电轴常指向左下，表现为电轴正常或轻度右偏。起搏心电图在Ⅱ、Ⅲ和 aVF 导联呈主波向上图形。

（四）植入方法

1. 穿刺部位的选择　主要有三个，即左锁骨下静脉、右侧颈内静脉和右侧股静脉。首选左锁骨下静脉，其优点是导管走行方向与血管走向一致，不易进入其他分支，另外植入后不影响患者的肢体活动。对穿刺技术经验不足的医师建议可首选右侧股静脉，尽量不选用左股静脉。穿刺部位选择应因时、因地而异，当受到其他原因的限制如呼吸机、心脏按压等影响时，应果断决定最佳起搏部位。

2. 导管深度的判定　根据我们研究的结果，三种不同穿刺部位到达心腔的距离不同，经左锁骨下静脉、右侧颈内静脉和右侧股静脉到达三尖瓣口的距离大约分别为 30cm、20cm 和 40cm，当然要受到患者身高和穿刺点远近等因素的影响。这样，术者根据起搏部位的不同可相应继续把电极送入相应的长度，以避免导管送入过多或过少造成起搏不良。有时由于进入流出道导管过多，造成导管顶端在肺动脉口上下弹动，则引起起搏和感知功能不良。此时根据导管的进入深度和Ⅱ导联起搏图形特点将导管回撤几厘米即可。

3. 具体操作过程　以经左锁骨下静脉起搏为例，首先连接好肢体导联心电图，并描记Ⅱ导联（或Ⅲ、aVF 导联）心电图，常规消毒皮肤，铺无菌巾，应用 Seldinger 穿刺技术在局麻下穿刺成功，根据血液颜色、血管压力判定进入静脉系统后送入 6F 或 7F 动脉鞘。无菌状态下取出漂浮电极导管，以 1ml 空气向远端球囊充气，观察球囊是否完好，之后使球囊恢复非充气状态，把电极的尾端交给助手，并根据正负极与临时起搏器相连，开启临时起搏器，选择起搏电压大于 5V，感知敏感度 1.0～3.0mV，起搏频率高于自主心率 10～20 次/分。在“带电”状态下沿鞘管送入漂浮电极导管，结合鞘管的长度，当球囊穿过鞘管后由助手向球囊充气 1.0ml，继续向前送入导管，连续描记观察Ⅱ导联心电图，一旦出现心室起搏后，说明电极导管的顶端已跨过三尖瓣环，应立即让助手对气囊放气，并迅速继续向前送入电极导管，当出现Ⅱ导联主波向下的起搏图形，则继续送入 7～8cm，如出现Ⅱ导联主波向上的图形，则继续送入 4～5cm 即可。一般情况下，无论是右室流出道起搏，还是心尖部起搏，只要起搏阈值较低（一般小于 1.0V），临时起搏器起搏和感知功能正常，均可认为起搏成功。如患者确实需要搬动、转院等，对操作熟练者，可以通过调整导管位置，尽量保持心尖部起搏。

4. 其他　危重患者可保留鞘管，可连同导管一起固定于皮肤上，如患者条件允许，为减少感染机会，尽可能在保持导管稳定的情况下，把鞘管退至体外，对电极导管进行固定。术后应注意抗感染，定期换药，应用抗生素预防感染等。原则上，临时电极导管保留一般不超过两周。

（五）VVI 起搏心电图起搏、感知功能的判定

心脏临时起搏器的安置，首要条件要求医生必须掌握 VVI 起搏心电图起搏、感知功能的判定，临时起搏器植入后，注意观察有无感知或起搏功能障碍。起搏功能常常容易判定，感知功能常需仔细分析。

四、存在问题及解决办法

心脏起搏在心肺复苏中的作用是肯定的，但不是万能的，切记不能忽视原发病的抢救，尤其是呼吸功能的改善与维护，否则电 - 机械分离是不可挽回的，多数患者的电活动常可维持很长时间，机械活动常很快丧失，尽管有人曾试用大剂量钙剂来试图改善这种电 - 机械分离现象，但常收效甚微。植入心脏起搏电极后尽管起搏图形尚可，但已出现心脏电 - 机械分离，之后 QRS 波形将逐渐增宽、振幅逐渐减低。这种情况下如果机械活动丧失，漂浮电极肯定是无效的，必须改用普通电极“盲插”或直接心腔穿刺进行起搏，但起搏成功率常下降。对存在严重三尖瓣反流的病例，漂浮电极常植入困难，容易脱位，应加以注意，必要时只能在 X 线指导下应用普通电极植入进行起搏。

在体表心电图指引下应用漂浮电极导管进行床旁心脏临时起搏，是一项简单而适用的方法，具有省时、迅速、简单易行的特点，易于在临床推广应用，只要正规操作，临床医生非常容易掌握，必将对挽救患者的生命、提高抢救成功率起到积极的作用。

五、经食管心脏起搏

经食管心脏起搏在我国已应用多年，也是我国早期心脏电生理检查的主要手段。由于食管位于心脏后方，上段与左房后壁紧贴，下段靠近左室。当把记录电极置于食管时可记录食管心电图，并进行心脏电生理检查。由于上述特点，通过食管进行心脏临时起搏成为可能。由于起搏的部位主要是左心房，因此经食管心脏起搏主要适用于严重窦性停搏而房室结功能正常的患者，而对于房室传导阻滞而引起的心室停搏无效。当出现这种情况时，早期也有报道，当把食管电极继续向下推送时，起搏的食管电极可以与左心室比邻而夺获心室达到临时心脏起搏的作用，偶有对昏迷患者通过已插入的气管插管送入食管电极起搏心室的报道。

经食管心脏临时起搏适用于病窦综合征的患者，同样也适用于快速性心律失常的诊断和终止。其主要不足是需要更大的体外起搏脉冲的发放，输出电压常高达 10V 以上，起搏脉宽达到 10 ~ 20ms。当患者清醒时，持续食管起搏患者常不能耐受，可尽早更换经静脉起搏等措施。

六、心外膜心脏起搏

多种心脏手术后常使用经心外膜起搏保驾，以防止术后发生缓慢性心律失常，也适用于

起搏器依赖而需电极导线拔除的患者。手术时，暴露出顶端的钛包裹的电极，缝合在心房和心室的外膜上。在外面连接临时起搏器，一般放置电极的目的是预防心脏手术后短期合并的缓慢性或快速性心律失常。并可同时记录心房、心室的心电图与体表心电图对照，用于鉴别诊断不同类型的心动过速，而这一系统最重要的作用为维持和改善患者术后的血流动力学，通过调整恰当的心率和房室顺序，可使每搏量和心排血量达到最佳状态。在一项对连续 70 名开胸术患者的研究中，术后应用心外膜起搏术，其诊断或治疗的有效性达 80%。心外膜起搏的导联是用于标准的双极或单极，但安置后数天起搏阈值和感知阈值有升高的倾向，特别设计的心外膜起搏导联与非绝缘加硬导线可提供更低的起搏阈值，导线可简单地由体外拔出。使用临时心外膜起搏相当安全，在一组包含 9 000 名患者的大规模临床观察中，除有 3 例患者无法取出电极外，未发现其他并发症，而对这 3 名患者的电极导线于皮肤处剪除后，也无任何后遗症发生。心外膜起搏因其有效性和安全性已在临床广泛应用。

总之，心脏临时起搏术是临床必备的抢救技术，也是心血管医生必须了解和掌握的重要治疗手段，应用得当可以及时挽救患者的生命。医生应根据患者的不同情况及时采取不同的临时起搏措施，为后续的有效治疗赢得宝贵的时间。

（王　阳）

第三章　休克

第一节　感染性休克

一、病因

感染性休克（septic shock），亦称脓毒性休克，是指由微生物及其毒素等产物所引起的脓毒病综合征（sepsis syndrome）伴休克，感染灶中的微生物及其毒素、胞壁产物等侵入血循环，激活宿主的各种细胞和体液系统；产生细胞因子和内源性介质，作用于机体各种器官、系统，影响其灌注，导致组织细胞缺血缺氧、代谢紊乱、功能障碍，甚至多器官功能衰竭。这一危重综合征即为感染性休克。因此，感染性休克是微生物因子和机体防御机制相互作用的结果，微生物的毒力数量以及机体的内环境与应答是决定感染性休克发展的重要因素。

二、临床表现

1. 意识和精神状态（反映中枢神经系统的血流量）　经初期的躁动后转为抑郁淡漠，甚至昏迷，表明神经细胞的反应性兴奋转抑制，病情由轻转重，原有脑动脉硬化或高血压患者，血压降至10.64/6.65kPa（80/50mmHg）左右时即可反应迟钝；而个别原体质良好者对缺氧的耐受性较高，但为时亦极短暂。

2. 呼吸频率和幅度（反映是否存在酸碱平衡失调或肺和中枢神经功能不全）　详见休克的代谢改变，酸碱平衡失调和重要脏器功能不全。

3. 皮肤色泽、温度和湿度（反映外周围血流灌注情况）　皮肤苍白，紫绀伴斑状收缩，微循环灌注不足，甲床毛细血管充盈情况亦可作为参考，如前胸或腹壁出现瘀点或瘀斑，提示有弥漫性血管内凝血（DIC）可能。

4. 颈静脉和外周静脉充盈情况　静脉萎陷提示血容量不足，充盈过度提示心功能不全或输液过多。

5. 脉搏　在休克早期血压尚未下降之前，脉搏多已见细速，甚至摸不清，随着休克好转，脉搏强度往往较血压先恢复。

6. 尿量（反映内脏灌流情况）　通常血压在10.6kPa（80mmHg）上下时，平均尿量为20～30mL/h，尿量>50mL/h，表示肾脏血液灌注已足。

7. 甲皱微循环及眼底检查　在低倍镜下观察甲皱毛细血管袢数，管径，长度，清晰度和显现规律，血色，血液流速，均匀度和连续性，红细胞聚集程度，血管舒缩状态和清晰度等。休克时可见甲皱毛细血管袢数减少，管径细而缩短，显现呈断线状，充盈不良，血色变紫，血流迟缓失去均匀性，严重者有凝血。眼底检查可见小动脉痉挛，小静脉淤张，动静脉比例可由正常的2∶3变为1∶2或1∶3，严重者有视网膜水肿，颅内压增高者可见视乳头水肿。

三、治疗

（一）补充血容量

有效循环血量的不足是感染性休克的突出特点，故扩容治疗是抗休克的基本手段。扩容所用液体应包括胶体和晶体，各种液体的合理组合才能维持机体内环境的恒定。胶体液有低分子右旋糖酐、血浆、白蛋白和全血等。晶体液中碳酸氢钠复方氯化钠液较好。休克早期有高血糖症，加之机体对糖的利用率较差，且高血糖症能导致糖尿和渗透性利尿带出钠和水，故此时宜少用葡萄糖液。

1. 胶体液

（1）低分子右旋糖酐（分子量2万~4万）：能覆盖红细胞、血小板和血管内壁，增加互斥性，从而防止红细胞凝聚，抑制血栓形成，改善血流。输注后可提高血浆渗透压、拮抗血浆外渗，从而补充血容量，稀释血液，降低血黏度、疏通微循环，防止DIC。在肾小管内发挥渗透性利尿作用。静注后2~3h其作用达高峰，4h后渐消失，故滴速宜较快。每日用量为10% 500~1 500mL，一般为1 000mL。有严重肾功能减退、充血性心力衰竭和出血倾向者最好勿用。偶可引起过敏反应。

（2）血浆、白蛋白和全血：适用于肝硬化或慢性肾炎伴低蛋白血症、急性胰腺炎等病例。无贫血者不必输血，已发生DIC者输血亦应审慎。细胞压积以维持在35%~40%较合适。

（3）其他：羟乙基淀粉（706代血浆）能提高胶体渗透压、增加血容量、副作用少、无抗原性，很少引起过敏反应为其优点。

2. 晶体液　碳酸氢钠林格液和乳酸钠林格液等平衡盐液所含各种离子浓度较生理盐水更接近血浆中的水平，可提高功能性细胞外液容量，并可部分纠正酸中毒。对肝功能明显损害者以用碳酸氢钠林格液为宜。5%~10%葡萄糖液主要供给水分和热量，减少蛋白质和脂肪的分解。25%~50%葡萄糖液尚有短暂扩容和渗透性利尿作用，休克早期不宜用。扩容输液程序、速度和输液量，一般先输低分子右旋糖酐（或平衡盐液），有明显酸中毒者可先输给5%碳酸氢钠，在特殊情况下可输给白蛋白或血浆。滴速宜先快后慢，用量应视患者具体情况和原心肾功能状况而定：对有明显脱水、肠梗阻、麻痹性肠梗阻以及化脓性腹膜炎等患者，补液量应加大；而对心脏病患者则应减慢滴速并酌减输液量。在输液过程中应密切观察有无气促和肺底啰音出现。必要时可在CVP或PAWP监护下输液，如能同时监测血浆胶体渗透压和PAWP的梯度，对防止肺水肿的产生有重要参考价值，若二者的压差>1.07kPa，则发生肺水肿的危险性较小。扩容治疗要求达到：①组织灌注良好：患者神情安宁、口唇红润、肢端温暖、紫绀消失；②收缩压>12kPa（90mmHg）、脉压>4.0kPa；③脉率<100次/分；④尿量>30ml/h；⑤血红蛋白恢复基础水平，血液浓缩现象消失。

（二）纠正酸中毒

纠正酸中毒根本措施在于改善组织的低灌注状态。缓冲碱主要起治标作用，且血容量不足时，缓冲碱的效能亦难以充分发挥。纠正酸中毒可增强心肌收缩力、恢复血管对血管活性药物的反应性，并防止 DIC 的发生。首选的缓冲碱为5%碳酸氢钠，次为11.2%乳酸钠（肝功能损害者不宜用）。三羟甲基氨基甲烷（THAM）适用于需限钠患者，因其易透入细胞内，有利于细胞内酸中毒的纠正；其缺点为滴注溢出静脉外时可致局部组织坏死，静滴速度过快可抑制呼吸、甚至呼吸停止。此外，尚可引起高钾血症、低血糖、恶心呕吐等。缓冲碱的剂量可参照 CO_2CP 测定结果 0.3ml/kg、或 3.63% THAM0.6ml/kg，可提高 1 个 VOL%（0.449mmol/L）的 CO_2CP。

（三）血管活性药物的应用

血管活性药物的应用旨在调整血管舒缩功能、疏通微循环淤滞，以利休克的逆转。

1. 扩血管药物　必须在充分扩容的基础上使用，适用于低排高阻型休克（冷休克）。

（1）α－受体阻滞剂：可解除内源性去甲肾上腺素所引起的微血管痉挛和微循环淤滞。可使肺循环内血液流向体循环而防治肺水肿。本组的代表药物为酚妥拉明（苄胺唑啉），其作用快而短暂，易于控制。剂量为 5～10 毫克/次（儿童 0.1～0.2mg/kg），以葡萄糖液 500～100mL 稀释后静滴，开始时宜慢，以后根据反应，调整滴速。情况紧急时，可先以小剂量加入葡萄糖液或生理盐水 10～20mL 中缓注，继以静滴，0.1～0.3mg/min。心功能不全者宜与正性肌力药物或升压药合用以防血压骤降。氯丙嗪具有明显中枢神经安定和降温作用，能降低组织耗氧量，还能阻断 α－受体、解除血管痉挛、改善微循环；适用于烦躁不安、惊厥和高热患者，但对年老有动脉硬化和呼吸抑制者不相宜、肝功能损害者忌用；剂量为每次5～1.0mg/kg，加入葡萄糖液中静滴，或肌注，必要时可重复。

（2）β－受体兴奋剂：典型代表为异丙肾上腺素，具强力 $β_1$ 和 $β_2$－受体兴奋作用，有加强心肌收缩和加快心率、加速传导以及中枢等扩血管作用。在增强心肌收缩的同时，显著增加心肌耗氧量和心室的应激性，易引起心律失常。有冠心病者忌用。剂量为 0.1～0.2mg 加入 100ml 液体，滴速为成人 2～4μg/min，儿童 0.05～0.2μg/kg/min。心率以不超过 120 次（儿童 140 次）/分钟宜。多巴胺为合成去甲肾上腺素和肾上腺素的前体，具有兴奋 α、β－和多巴胺受体等作用，视剂量大小而异：当剂量为每分钟 2～5μg/kg 时，主要兴奋多巴胺受体，使内脏血管扩张，尤其使肾脏血流量增加、尿量增多；剂量为 6～15μg/kg 时，主要兴奋 β－受体，使心肌收缩增强、心输出量增多，而对心率的影响较小，较少引起心律失常，对 $β_2$－受体的作用较弱；当剂量 > 每分钟 20μg/kg 时，则主要起 α－受体兴奋作用，也可使肾血管收缩，应予注意。常用剂量为 10～20mg 加入 100ml 液体，初以每分钟 2～5μg/kg 滴速滴入，继按需要调节滴速，最大滴速 0.5mg/min。多巴胺为目前应用较多的抗休克药，对伴有心缩减弱、尿量减少而血容量已补足的休克患者疗效较好。

（3）抗胆碱能药：为我国创用。有阿托品、山莨菪碱、东莨菪碱，改善微循环；阻断 M 受体、维持细胞内 cAMP/cGMP 的比值态势；兴奋呼吸中枢，解除支气管痉挛、抑制腺体分泌、保持通气良好；调节迷走神经，较大剂量时可解除迷走神经对心脏的抑制，使心率加速；抑制血小板和中性粒细胞凝聚等作用。大剂量阿托品可引起烦躁不安、皮肤潮红、灼热、兴奋、散瞳、心率加速、口干等。东莨菪碱对中枢神经作用以抑制为主，有明显镇静作用，剂量过大可引起谵妄、激动不安等。山莨菪碱在抗胆碱方面有选择性较高，而副作用相对较小的优点，临床用于感染性休克，常取代阿托品或东莨菪碱。有青光眼者忌用本组药物。剂量为：阿托品成人 0.3～0.5 毫克/次，儿童每次 0.03～0.05mg/kg；东莨菪碱成人 0.3～0.5 毫克/次，儿童每次 0.006mg/kg；山莨菪碱成人 10～20 毫克/次；静脉注射，每注射一次，病情好转后逐渐延长给药间隔直到停药。如用药 10 次以上仍无效，或出现明显中毒症状，应即停用，并改用其他药物。

2. 缩血管药物　仅提高血液灌注压，而血管管径却缩小，影响组织的灌注量。此输液中加入缩血管药后限制了滴速和滴入量，并使 CVP 假性上升，故从休克的病理生理而言，缩血管药物的应用似弊多利少，应严格掌握指征。在下列情况下可考虑应用：血压骤降，血容量一时未能补足，可短时期应用小剂量以提高血压、加强心缩、保证心脑血供；与 α－受体阻滞剂或其他扩血管药联合应用以消除其 α－受体兴奋作用而保留其 β－受体兴奋作用，并可对抗 α－受体阻滞剂的降压作用，尤适用于伴心功能不全的休克病例。常用的缩血管药物有去甲肾上腺素与间羟胺。剂量为：去甲肾上腺素 0.5～2.0mg/100mL，滴速 4～8μg/min；间羟胺 10～20mg/100mL，滴速 20～40 滴/分钟。近有报道在补充血容量和使用小剂量多巴胺无效的病例，于应用去甲肾上腺素后休克获逆转者。

（四）维护重要脏器的功能

1. 强心药物的应用　重症休克和休克后期病例常并发心功能不全，乃因细菌毒素、心肌缺氧、酸中毒、电解质紊乱、心肌抑制因子、肺血管痉挛、肺动脉高压和肺水肿加重心脏负担，以及输液不当等因素引起。老年人和幼儿尤易发生，可预防应用毒毛旋花苷或毛花苷 C。出现心功能不全征象时，应严格控制静脉输液量和滴速。除给予快速强心药外，可给血管解痉药，但必须与去甲肾上腺素或多巴胺合用以防血压骤降。大剂量肾上腺皮质激素有增加心搏血量和降低外周血管阻力、提高冠状动脉血流量的作用，可早期短程应用。同时给氧、纠正酸中毒和电解质紊乱，并给能量合剂以纠正细胞代谢失衡状态。

2. 维持呼吸功能、防治 ARDS　肺为休克的主要靶器官之一，顽固性休克常并发肺功能衰竭。此外脑缺氧、脑水肿等亦可导致呼吸衰竭。休克患者均应给氧，经鼻导管（4～6L/min）或面罩间歇加压输入。吸入氧浓度以 40% 左右为宜。必须保持呼吸道通畅。在血容量补足后，如患者神志欠清、痰液不易清除、气道有阻塞现象时，应及早考虑作气管插管或切开并行辅助呼吸（间歇正压），并清除呼吸道分泌物，注意防治继发感染。

3. 肾功能的维护　休克患者出现少尿、无尿、氮质血症等时，应注意鉴别其为肾前性或急性肾功能不全所致。在有效心搏血量和血压回复之后，如患者仍持续少尿，可行液体负荷与利尿试验：快速静滴甘露醇 100～300mL，或静注速尿 40mg，如排尿无明显增加，而心脏功能良好，则可重复一次，若仍无尿，提示可能已发生急性肾功能不全，应给予相应处理。

4. 脑水肿的防治　脑缺氧时，易并发脑水肿，出现神志不清、一过性抽搐和颅内压增高征，甚至发生脑疝，应及早给予血管解痉剂、抗胆碱类药物、渗透性脱水剂（如甘露醇）、速尿、并局部降温与大剂量肾上腺皮质激素（地塞米松 10～20mg）静注以及高能合剂等。

5. DIC 的治疗　DIC 的诊断一经确立后，采用中等剂量肝素，每 4～6h 静注或静滴 1.0mg/kg（一般为 50mg，相当于 6 250U），使凝血时间（试管法）控制在正常的 2 倍以内，DIC 控制后方可停药。如并用潘生丁剂量可酌减。在 DIC 后期、继发性纤溶成为出血的主要原因时，可加用抗纤溶药物。

四、护理

（1）积极防治感染和各种容易引起感染性休克的疾病，如败血症、细菌性痢疾、肺炎、流行性脑脊髓膜炎、腹膜炎等。

（2）做好外伤的现场处理，如及时止血、镇痛、保温等。

（3）对失血或失液过多（如呕吐，腹泻，咯血，消化道出血，大量出汗等）的患者，应及时酌情补液或输血。

（王军喜）

第二节 过敏性休克

一、临床表现

1. 血压 急剧下降至休克水平，即10.7～6.7kPa（80～50mmHg）以下，如果原来患有高血压的患者，其收缩压在原有的水平上猛降至10.7kPa（80mmHg），亦可认为已进入休克状态。

2. 意识状态 开始有恐惧感，心慌，烦躁不安，头晕或大声叫喊，并可出现弱视，黄视，幻视，复视等；继而意识朦胧，乃至意识完全丧失，对光反射及其他反射减弱或丧失。

具备有血压下降和意识障碍，方能称之休克，两者缺一不可，若仅有休克的表现，并不足以说明是过敏性休克。

3. 过敏的前驱症状 包括皮肤潮红或一过性皮肤苍白，畏寒等；周身皮痒或手掌发痒，皮肤及黏膜麻感，多数为口唇及四肢麻感，继之，出现各种皮疹，多数为大风团状，重者见有大片皮下血管神经性水肿或全身皮肤均肿，此外，鼻、嘴、咽喉黏膜亦可发生水肿，而出现喷嚏，流清水样鼻涕，音哑，呼吸困难，喉痉挛等，不少患者并有食管发堵，腹部不适，伴以恶心、呕吐等。

4. 过敏原接触史 于休克出现前用药，尤其是药物注射史，以及其他特异性过敏原接触史，包括食物、吸入物、接触物、昆虫螫刺等。

对于一般过敏性休克者，通过以上4点即可以确诊。过敏性休克有时发生极其迅速，有时呈闪电状，以致过敏的症状等表现得很不明显，至于过敏性休克的特异性病因诊断应慎审从事，因为当患者发生休克时，往往同时使用多种药物或接触多种可疑致敏物质，故很难冒然断定；此外，在进行证实诊断的药物等过敏试验过程中，也可能出现假阳性结果或再致休克等严重后果，故应慎重，如果必须做，应力求安全，凡属高度致敏物质或患者对其致敏物质高度敏感者，应先由斑点、抓伤等试验做起，或采用眼结膜试验，舌下黏膜含服试验，皮内注射试验法必须严加控制；在试验过程中要严格控制剂量，并应作好抗休克等抢救的准备。

二、治疗

（1）立即停止进入并移离可疑的过敏原或致病药物。结扎注射或虫咬部位以上的肢体以减缓吸收，也可注射或受螫的局部以0.005%肾上腺素2～5mL封闭注射。

（2）立即给予0.1%肾上腺素，先皮下注射0.3～0.5mL，紧接着作静脉穿刺注入0.1～0.2ml，继以5%葡萄糖液滴注，维持静脉给药畅通。肾上腺素能通过β－受体效应使支气管痉挛快速舒张，通过α－受体效应使外周小血管收缩。它还能对抗部分Ⅰ型变态反应的介质释放，因此是救治本症的首选药物，在病程中可重复应用数次。一般经过1～2次肾上腺素注射，多数病人休克症状在半小时内均可逐渐恢复。反之，若休克持续不见好转，乃属严重病例，应及早静脉注射地塞米松10～20mg，琥珀酸氢化考的松200～400mg。也可酌情选用一批药效较持久、副作用较小抗休克药物，如去甲肾上腺素、阿拉明（间羟胺）等。同时给予血管活性药物，并及时补充血容量，首剂补液500mL可快速滴入，成人首日补液量一般可达3 000mL。

（3）抗过敏及其对症处理，常用的是扑尔敏10mg或异丙嗪25～50mg，肌肉注射，平卧、吸氧，保持呼吸道畅通。由于处于过敏休克疾患时，病人的过敏阈值甚低，可能使一些原来不过敏的药物转为过敏原，故治疗本症用药切忌过多过滥。

三、护理

预防是最根本的办法：明确引起本症的过敏原，并进行有效的缺防避，但在临床上往往难以作出特异性过敏原诊断，况且不少患者属于并非由免疫机制发生的过敏样反应，为此应注意以下几个方面。

（1）用药前详询过敏史，阳性病人应在病史首页作醒目而详细的记录。

（2）尽量减少不必要的注射用药，尽量采用口服制剂。

（3）对过敏体质病人在注射用药后观察15～20min，在必须接受有诱发本症可能的药品（如碘造影剂）前，宜先使用抗组胺药物或强的松20～30mg，

（4）先作皮内试验：皮肤挑刺试验尽量不用出现阳性的药物，如必须使用，则可试行“减敏试验”或“脱敏试验”，其原则是在抗组胺等药物的保护下，对患者从极小剂量逐渐增加被减敏药物的用量，直到患者产生耐受性为止。在减敏过程中，必须有医务人员的密切观察，并准备好水剂肾上腺素、氧气、气管插管和可以静脉注射的皮质类固醇等一切应急抢救措施。

（文清云）

第三节　心源性休克

心源性休克（cardiogenic shock）是心泵衰竭的极期表现，由于心脏排血功能衰竭，不能维持其最低限度的心输出量，导致血压下降，重要脏器和组织供血严重不足，引起全身性微循环功能障碍，从而出现一系列以缺血、缺氧、代谢障碍及重要脏器损害为特征的病理生理过程。其临床表现有血压下降、心率增快、脉搏细弱、全身软弱无力、面色苍白、皮肤湿冷、发绀、尿少或尿闭、神志模糊不清、烦躁或昏迷，若不及时诊治，病死率极高，是心脏病最危重征象之一。

一、临床表现

1. 临床分期　根据心源性休克发生发展过程，大致可分为早、中、晚三期。

（1）休克早期：由于机体处于应激状态，儿茶酚胺大量分泌入血，交感神经兴奋性增高，患者常表现为烦躁不安、恐惧和精神紧张，但神志清醒，面色或皮肤稍苍白或轻度发绀，肢端湿冷，大汗，心率增快，可有恶心、呕吐，血压尚正常甚至可轻度增高或稍低，但

脉压变小，尿量稍减。

（2）休克中期：休克早期若不能及时纠正，则休克症状进一步加重，患者表情淡漠，反应迟钝，意识模糊或欠清，全身软弱无力，脉搏细速无力或未能扪及，心率常超过120次/分，收缩压<80mmHg（10.64kPa），甚至测不出，脉压<20mmHg（2.67kPa），面色苍白、发绀，皮肤湿冷、发绀或出现大理石样改变，尿量更少（<17mL/h）或无尿。

（3）休克晚期：可出现弥散性血管内凝血（DIC）和多器官功能衰竭的症状。前者可引起皮肤、黏膜和内脏广泛出血；后者可表现为急性肾、肝和脑等重要脏器功能障碍或衰竭的相应症状。如急性肾功能衰竭可表现为少尿或尿闭，血中尿素氮、肌酐进行性增高，产生尿毒症、代谢性酸中毒等症状，尿比重固定，可出现蛋白尿和管型等。肺功能衰竭可表现为进行性呼吸困难和发绀，吸氧不能缓解症状，呼吸浅速而不规则，双肺底可闻及细啰音和呼吸音降低，产生急性呼吸窘迫综合征之征象。脑功能障碍和衰竭可引起昏迷、抽搐、肢体瘫痪、病理性神经反射、瞳孔大小不等、脑水肿和呼吸抑制等征象。肝功能衰竭可引起黄疸、肝功能损害和出血倾向，甚至昏迷。

2. 休克程度划分　按休克严重程度大致可分为轻、中、重和极重度休克。

（1）轻度休克：表现为患者神志尚清，但烦躁不安，面色苍白，口干，出汗，心率>100次/分，脉速有力，四肢尚温暖，但肢体稍发绀、发凉，收缩压≥80mmHg（10.64kPa），尿量略减，脉压<30mmHg（4.0kPa）。

（2）中度休克：面色苍白，表情淡漠，四肢发冷，肢端发绀，收缩压在60~80mmHg（8~10.64kPa），脉压<20mmHg（2.67kPa），尿量明显减少（<17ml/h）。

（3）重度休克：神志欠清，意识模糊，反应迟钝，面色苍白、发绀，四肢厥冷、发绀，皮肤出现大理石样改变，心率>120次/分，心音低钝，脉细弱无力或稍加压后即消失，收缩压降至40~60mmHg（5.32~8.0kPa），尿量明显减少或尿闭。

（4）极重度休克：神志不清、昏迷，呼吸浅而不规则，口唇皮肤发绀，四肢厥冷，脉搏极弱或扪不到，心音低钝或呈单音心律，收缩压<40mmHg（5.32kPa），无尿，可有广泛皮下、黏膜及内脏出血，并出现多器官衰竭征象。

必须指出，上述休克的临床分期和严重程度的划分是人为的，其相互之间并非一刀切，可有过渡类型，只能作为临床工作中判断病情的参考。

3. 其他临床表现　由于心源性休克病因不同，除上述休克的临床表现外，还有相应的病史、临床症状和体征。以急性心肌梗死为例，本病多发生在中老年人群，常有心前区剧痛，可持续数小时，伴恶心、呕吐、大汗、严重心律失常和心功能不全，甚至因脑急性供血不足可产生脑卒中征象。体征包括心浊音界轻至中度扩大，第一心音低钝，可有第三或第四心音奔马律；若并发乳头肌功能不全或腱索断裂，在心尖区可出现粗糙的收缩期反流性杂音；并发室间隔穿孔者，则在胸骨左缘第3、4肋间出现响亮的收缩期杂音，双肺底可闻湿啰音。

二、病因

心源性休克的病因大致可分为以下5类。

1. 心肌收缩力极度降低　包括大面积心肌梗死、急性暴发性心肌炎（如病毒性、白喉性以及少数风湿性心肌炎等）、原发性及继发性心肌病（前者包括扩张型、限制型及肥厚型心肌病晚期；后者包括各种感染、甲状腺毒症、甲状腺功能减退)。家族性贮积疾病及浸润(如血色病、糖原贮积病、黏多糖体病、淀粉样变、结缔组织病)、家族遗传性疾病(如肌营养不良、遗传性共济失调)、药物性和毒性、过敏性反应(如放射、阿霉素、酒精、奎尼丁、锑剂、依米丁等所致心肌损害)、心肌抑制因素(如严重缺氧、酸中毒、药物、感染毒素)、药物(如钙通道阻滞药、β-受体阻滞药等)、心瓣膜病晚期、严重心律失常(如心室扑动或颤动)，以及各种心脏病的终末期表现。

2. 心室射血障碍　包括大块或多发性大面积肺梗死(其栓子来源包括来自体静脉或右心腔的血栓、羊水栓塞、脂肪栓、气栓、癌栓和右心心内膜炎赘生物或肿瘤脱落等)、乳头肌或腱索断裂、瓣膜穿孔所致严重的心瓣膜关闭不全、严重的主动脉口或肺动脉口狭窄(包括瓣上、瓣膜部或瓣下狭窄)。

3. 心室充盈障碍　包括急性心包压塞(急性暴发性渗出性心包炎、心包积血、主动脉窦瘤或主动脉夹层血肿破入心包腔等)、严重二、三尖瓣狭窄、心房肿瘤(常见的如黏液瘤)或球形血栓嵌顿在房室口、心室内占位性病变、限制型心肌病等。

4. 混合型　即同一病人可同时存在两种或两种以上的原因，如急性心肌梗死并发室间隔穿孔或乳头肌断裂，其心源性休克的原因既有心肌收缩力下降因素，又有心室间隔穿孔或乳头肌断裂所致的血流动力学紊乱。再如风湿性严重二尖瓣狭窄并主动脉瓣关闭不全患者风湿活动时引起的休克，既有风湿性心肌炎所致心肌收缩力下降因素，又有心室射血障碍和充盈障碍所致血流动力学紊乱。

5. 心脏直视手术后低排综合征　多数病人是由于手术后心脏不能适应前负荷增加所致，主要原因包括心功能差、手术造成对心肌的损伤、心内膜下出血，或术前已有心肌变性、坏死，心脏手术纠正不完善，心律失常，手术造成的某些解剖学改变，如人造球形主动脉瓣置换术后引起左室流出道梗阻，以及低血容量等导致心排血量锐减而休克。

三、并发症

1. 休克肺　休克肺的形成与多种因素有关。

(1) 肺毛细血管灌注不足使Ⅰ型肺泡细胞和毛细血管内皮细胞肿胀，肺的空气血流屏障加厚。

(2) 肺泡-毛细血管内皮受损，通透性增高，在肺淤血的情况下引起间质性水肿。

(3) 肺循环出现弥散性血管内凝血。

(4) 肠道内大量内毒素通过血液作用于肺；严重创伤、感染、不适当输液和输注库存血、不合理的给氧等，也可能与“休克肺”有关。

2. 休克肾　休克可直接影响肾脏的血流灌注，引起肾脏功能性和器质性病变，导致尿量减少，严重时可造成急性肾功能衰竭，而急性肾功能衰竭又反过来直接加剧了休克。

3. 心血管并发症　严重休克在发生弥散性血管内凝血病程中可出现心肌梗死，并产生相应的临床表现，出现胸痛、胸闷、胸部绞窄感及心源性休克等表现。

4. 心律失常　对休克病人做心电图有89.3%发生各种心律失常，可见窦性心动过速、室上性心动过速、房性期前收缩、室性期前收缩、室颤、传导阻滞等。

5. 神经系统并发症　在平均动脉压降至50mmHg(6.67kPa)以下时，脑灌流量不足，可造成脑组织的损伤和功能障碍。如在短时间内不能使脑循环重新建立，脑水肿将继续发展。如平均动脉压继续下降或下降时间过长（超过 5 ~ 10min 时），则可导致脑细胞损伤、坏死和脑功能衰竭。

6. 消化道并发症　休克时肝脏血流减少，肝脏功能受损，可出现肝小叶中心坏死，严重可发展到大块肝坏死，最终导致肝功能衰竭。在心源性休克时，胃肠道灌注不足，不仅可引起消化、吸收功能障碍，还可引起黏膜水肿、出血、坏死，并发应激性溃疡和急性出血性肠炎。

7. 弥散性血管内凝血（DIC）　心源性休克易导致全身血流速度缓慢、血流淤滞，极易导致血栓形成，甚至微血栓形成。DIC 时心肌内微血管栓塞、心肌细胞变性坏死、心肌断裂及急性心肌梗死等病变已被病理学所证实。临床可出现出血、休克、多发性微血栓形成、多发性微血管病性溶血等。

（王　阳）

第四节　失血性休克

大量失血引起休克称为失血性休克（hemorrhagic shock），常见于外伤引起的出血，消化性溃疡出血、食管曲张静脉破裂、妇产科疾病所引起的出血等，失血后是否发生休克不仅取决于失血的量，还取决于失血的速度。休克往往是在快速、大量（超过总血量的 30% ~ 35%）失血而又得不到及时补充的情况下发生的。当失血较大，引起严重的低容量性休克，而在临床上还难以掌握切实的和规律性的变化，特别是复苏补液治疗还难以显示积极效果，则应该考虑可以放置中心静脉导管或肺动脉导管，进行有创血流动力学的监测，通过中心测压可以观察到中心静脉压（CVP）和肺动脉楔压（PCWP）降低，心排出血量降低，静脉血氧饱和度（SVO_2）降低和全身血管阻力增高。治疗：

（1）积极防治感染。

（2）做好外伤的现场处理，如及时止血，镇痛，保温等。

（3）对失血或失液过多（如呕吐，腹泻，咯血，消化道出血，大量出汗等）的患者，应及时酌情补液或输血。

（王　阳）

第四章　急性中毒的急救

第一节　急性中毒的处理原则

急性中毒是指毒物在短时间内进入体内，迅速引起中毒症状，甚至死亡。毒物可通过皮肤、黏膜、呼吸道和消化道吸收进入体内。由于中毒的范围十分广泛，遇到急性中毒时，情况紧急，因此医务人员必须具备熟练的技术，迅速处理。首先要有重点地了解病史和检查患者，以弄清患者的基本状况，决定处理原则。还应做必须的化验检查，包括毒物的鉴定等。

一、排除毒物，中断毒物对机体的继续损害

（一）由呼吸道吸入毒物时

应迅速脱离中毒环境，如吸入气体中毒时，应立即离开中毒现场，吸入新鲜空气或氧气。如由皮肤、黏膜被毒物污染时，应脱去污染衣服，并用大量清水冲洗（一般不用热水，因其可使血管扩张，增加毒物吸收），再根据毒物的理化性质，还可分别使用弱酸性液体（3% ~5% 醋酸或食醋、3% 硼酸、酸性果汁）、弱碱性液体（肥皂水、苏打水）、10% 酒精（如酚中毒时）等冲洗。如由伤口或注射进入的毒物，应在伤口上方结扎止血带（应定时放松），以阻止毒物吸收。

（二）由消化道食入中毒

1. 催吐　设法阻止毒物吸收，催吐是排空胃内容物最快的方法，尤其当胃内容物较多或毒物呈固体状态时，若先予以催吐，再给予洗胃、排毒效果更佳。对神智清楚、合作的患者或不能插胃管者均应催吐。可先饮清水 500 ~600ml（因空胃不易引起呕吐），然后用羽毛、软草、筷子或压舌板等钝器刺激咽后壁，以兴奋迷走神经产生呕吐。也可用外周反射性催吐剂，如吐根糖浆 15 ~20ml。必要时可选用吗啡，此系强烈催吐剂，具有兴奋延髓呕吐中枢的作用。但对有休克、中枢神经抑制症状及吗啡中毒者不能用。一次用 2.5 ~5mg，皮下注射。也可用中药催吐，如苦丁香、甘草各 10g，研为细末，水煎服。但对昏迷、惊厥、食入腐蚀性毒物者禁止催吐（因可致食管及胃穿孔）。催吐之缺点为胃排空不彻底。

2. 洗胃　如催吐效果欠佳或失败时，应立即进行洗胃。正确的洗胃不仅可将胃内容物排出，还具有某些解毒或延缓毒物吸收的作用。因此，对抢救某些药物、农药的急性中毒有意义。一般在毒物进入 4 ~6 小时内最为有效。但对服毒量多、毒物呈小颗粒状、易嵌入胃黏膜皱襞内，或带肠衣的药片，服毒后进食大量蛋清者及毒物吸收后又可由胃黏膜再排出部分者（如有机磷农药），虽时间久，也要洗胃。对强腐蚀性毒物中毒、惊厥未控制，最近有上消化道出血、食管静脉曲张、严重心血管疾病者不能洗胃。使用的洗胃液有温水、生理盐水、1 ：2 000 ~1 ：5 000 高锰酸钾溶液、2% 碳酸氢钠、0.3% 过氧化氢、3% ~5% 鞣酸溶

液或0.2%～0.5%活性炭悬液。如情况紧急，不明当时药物性质时，可先采用大量清水洗胃。一般使用特制的胃管，即一端有漏斗的粗皮管自口插入胃内，用时使漏斗向下，借虹吸原理使胃内液体流出；而对昏迷或腐蚀性不太强的酸、碱毒物中毒者，可用普通胃管自鼻孔插入，用大号注射器或接上胃肠减压装置反复抽洗。目前，多数医院急诊室已配备有洗胃机，能自动灌入、抽出洗胃液，既能提高洗胃效果，又能减轻操作洗胃强度。洗胃时，每次注入300～500ml为宜，若一次注入太多，易进入肠内促进毒物吸收，而一般总量可达10 000～15 000ml，直至洗出液颜色清亮无气味时为止。抽出的第一份胃内容物可送化验检查或毒物鉴定。

3. 使用吸附剂及黏膜保护剂　在催吐、洗胃后，根据中毒情况，可再用一些阻止毒物吸收的药物及液体，如对腐蚀性较强的毒物。可灌入一些豆浆、牛奶、蛋清、面糊、氢氧化铝凝胶等，对胃黏膜起保护作用。也可用些炭末混悬液或通用解毒剂（含活性炭2份、氧化镁1份、鞣酸1份），每次15～20g。

4. 导泻　洗胃后，可口服或由胃管注入泻剂，使已达到肠道的毒物迅速排出体外。可用50%硫酸镁40～50ml或25%硫酸钠30～60ml。如为中枢神经抑制剂（如巴比妥类）所引起者，不用硫酸镁，以免加深对中枢神经和呼吸肌的抑制。一般不用油类泻剂，因有机毒物易溶于油中，促其吸收。有严重脱水及腐蚀性毒物中毒者禁用泻剂。如服毒超过6小时或服泻药后2小时仍未排大便，可用生理盐水或肥皂水清洁灌肠。

二、促使毒物排泄

有些毒物，至今尚无特效解毒剂，因此，发生中毒时，必须尽快使其排出体外。

（一）输液和利尿

一般可输5%葡萄糖液或糖盐水，亦可注射50%葡萄糖液，这样既能稀释毒物浓度，又能利尿，而促使毒物由尿排出。也可用利尿酸钠25mg或速尿20～40mg，稀释后静脉注射。或用渗透性利尿剂如20%甘露醇，用于主要由肾脏排泄的严重药物中毒患者（如长效巴比妥中毒）。为保证不同药物最好的排泄效果，必须调节尿中pH，如水杨酸及长效巴比妥等弱酸性药物在碱性尿中排泄最好。

（二）换血疗法

即将含有毒物的血液置换出去，再输入同型健康人的血。其作用为供应可携氧的正常血红蛋白和去除部分毒物，对可引起高铁血红蛋白的各种毒物中毒者效果较好；也可用于严重一氧化碳中毒及严重巴比妥类中毒患者。其方法为选择两侧对称静脉，一侧输血、一侧放血，双方速度需维持相等，一般每20～30分钟换血500ml，最好用新鲜血。换血疗法较人工透析简单，不需要特殊设备，但需血量大，有时会发生输血反应反其他并发症，如出血倾向、传播肝炎等。

（三）人工透析

是促使某些毒物排出的有效方法之一。主要用于可透析毒物的严重中毒，如巴比妥类药物、甲醇中毒等，并适用于中毒引起的急性肾功能衰竭者。可根据病情选用腹膜透析、血液透析（人工肾）。

（四）血液灌流

此方法通过建立体外循环，将患者的血液流过具有广谱解毒效应的吸附装置清除血中毒物后，再把血液输回给患者。所用吸附剂一种是活性炭，另一种是合成树脂。治疗中血液的正常成分如血小板、白细胞和葡萄糖等亦可被吸附，应注意监测和补充。

三、使用特效解毒剂及生理拮抗剂

某些特效解毒剂或生理拮抗剂，能使毒物失去活性，并拮抗毒物所致的主要危害，故必须尽早使用，如阿托品、解磷定对有机磷中毒，依地酸钙二钠对砷、铅等金属中毒有拮抗作用。但具有特效解毒剂的药物并不多，且必须在明确诊断后才能应用，此外仍需密切配合其他抢救措施，尤其在中毒晚期，更为重要。各种毒物的特效解毒剂将分别在有关各章节述及。

四、对症治疗

（一）呼吸和循环衰竭

呼吸衰竭时，可应用呼吸兴奋剂，同时给氧，必要时做气管内插管或气管切开，进行人工呼吸等。对循环衰竭应针对原因治疗。如心力衰竭时应用强心剂；血容量不足应快速输注5%葡萄糖盐水，必要时输低分子右旋糖酐或输血等。也有认为不应使用中枢神经系统兴奋剂来改善呼吸，因这些药物会让人产生一种假的安全感，还可能产生有害的反应，如惊厥等。在心肌供氧不足时，给肾上腺素可引起致命的心室纤颤。

（二）中毒性肺水肿

处理与心源性肺水肿有所不同，主要治疗包括有：①纠正缺氧，如加压给氧，使用去泡沫剂等。②应用糖皮质激素，如地塞米松可减少肺泡壁及毛细血管渗透性。③使用抗过敏及解除支气管痉挛药物，局部可用0.5%异丙肾上腺素1ml，地塞米松2mg，1%普鲁卡因2ml雾化吸入，为减轻雾化吸入对呼吸道的损害，可同时给予5%碳酸氢钠4～6ml雾化吸入。也可全身用药，如氨茶碱等。④冬眠有抗过敏、抑制交感神经、改善微循环、减少氧消耗等作用。⑤其他治疗有强心、利尿、脱水及预防感染等。

（三）中毒性脑病

可给氧、降温（以头部冰帽为主），选用脱水药物，应用地塞米松及促进脑细胞功能恢复的药物，如三磷酸腺苷、辅酶A、细胞色素C、γ－氨酪酸等，并做必要的对症处理。如病情仍无好转甚至恶化时，可采用高压氧治疗。高压氧可提供脑组织以足够的氧量，在高压氧条件下由于脑血管收缩，降低了脑血流量，也有利于改善脑水肿。

（四）急性肾功能衰竭

可限制液量，纠正酸中毒。某些对肾脏有害的毒物中毒时，应及早应用甘露醇或速尿等，必要时用透析疗法。如发生急性溶血时，可用糖皮质激素及碳酸氢钠，以使尿碱化，防止肾小管被血红蛋白或其结晶的沉淀所堵塞。

（王　阳）

第二节　急性吗啡类药物中毒

吗啡及其同类药物有鸦片、杜冷丁、海洛因、美沙酮、阿弗普丁、可待因等。对无疼痛的正常人，一般吗啡的中毒剂量为60mg，但由于个体的感受性不同，中毒剂量各异。

一、诊断

（1）有服用吗啡类药物史。

（2）临床表现：急性吗啡中毒主要为中枢性抑制，初期可先有兴奋现象，表现为烦躁不安、呕吐、谵妄等，继而进入昏迷，呼吸缓慢，每分钟可仅3～6次，有时不规则，呈潮式呼吸。瞳孔缩小如针孔大。血压降低甚至休克。体温下降，皮肤湿冷，肌肉松弛，深反射及对光反射消失。死因主要为呼吸及循环衰竭。

（3）注意事项：出现昏迷、针尖样瞳孔与呼吸明显受抑制三联症时，高度提示吗啡及其同类药物急性中毒。但其他中枢性抑制药，如重度酒精、水合氯醛、巴比妥类等急性中毒，也可出现相似症状。故诊断时须细致调查病史，诊断困难时，应采集可疑毒物、胃内容物、呕吐物、尿液等做化学定性分析，以助诊断。

二、治疗

（1）对于口服吗啡及其同类药物者应立即洗胃。洗胃液可用1∶5 000高锰酸钾溶液。洗胃过程中勿使洗胃液流入气管内。洗胃后，灌入硫酸钠导泻。不可用催吐剂。

（2）拮抗剂的应用

1）纳络酮：对治疗吗啡、吗啡衍生物和（或）镇痛药的急性中毒有特效，具有特异性的拮抗作用，能阻滞和逆转麻醉镇痛药所致呼吸抑制、中枢抑制和镇痛作用，具有起效快、作用可靠、副反应小的特点，拮抗效果较丙烯吗啡强7～10倍。成人常用剂量为0.4～0.8mg，12岁以下儿童为0.2mg/次，加入葡萄糖水10ml中静推，1～3分钟后产生药效，作用持续2小时。首剂给予后，根据患者昏迷程度、呼吸抑制情况及给药后反应，可间隔5～10分钟重复给予同剂量，直至呼吸及意识恢复。

2）丙烯吗啡：为另一种特效拮抗剂，成人5～10mg静脉注射。如给药10～15分钟后，肺换气量增加仍不足，可重复注射，总剂量不应超过40mg，药效可维持2～3小时。根据中毒程度，可间隔3～4小时再注射同等剂量。在进行上述治疗的同时，不能忽视或停止下列措施。

（3）给氧：有缺氧现象时立即吸氧。吗啡中毒时，促进呼吸的主要动力是缺氧时对颈动脉体化学感受器的兴奋，如吸入高浓度氧，可能引起自主呼吸停止，因而应吸入含5%二氧化碳的氧。当注射兴奋剂无效时，须采用气管内插管进行机械通气。

（4）呼吸兴奋剂：如洛贝林、可拉明、回苏灵，联合应用或交替应用效果可能更佳。

（5）麻黄碱：可与呼吸兴奋剂交替应用，20～40mg肌肉注射。麻黄碱作用于大脑皮质，可兴奋呼吸，减轻麻醉，对低血压也起治疗作用。

（6）对症治疗：补液，维持水、电解质平衡，防治脱水和酸中毒。注意补液过量可引起肺水肿和脑水肿。

（7）应用广谱抗生素预防感染。

（8）加强护理，保持呼吸道通畅及口腔、褥疮护理。

（王 阳）

第三节 急性巴比妥类药物中毒

常用的巴比妥类药物有巴比妥、苯巴比妥、异戊巴比类、速可眠、硫喷妥钠等。临床上常见的急性巴比妥类中毒多由于误服过量或自杀所致。

一、诊断

(1) 有服用巴比妥类药物史。

(2) 临床表现：依服剂量大小，意识状态可从嗜睡、昏睡乃至昏迷。重度中毒者肌肉松弛、瞳孔缩小（深昏迷或濒临死亡前瞳孔可扩大），腱反射减弱或消失，巴彬斯基征可呈阳性。呼吸浅慢或不规则，血压下降或休克，脉搏细弱，体温低于正常。尿少或尿闭。重度中毒者可因呼吸或循环衰竭而死亡。存活者可出现肝损害、黄疸。

(3) 注意事项：根据患者误服或自杀而服用大量巴比妥类药物（或现场查出有残留的巴比妥类药物）以及上述的临床症状，可作出诊断。但其与吗啡类或水合氯醛中毒症状相似，应注意鉴别。如果诊断可疑，须取患者遗留可疑毒物、胃内容物或尿液做毒物分析。

二、治疗

（一）一般处理

如服用大量巴比妥类药物而未超过 4 ~8 小时者，应立即用 1 ： 5 000 高锰酸钾溶液或清水洗胃。洗胃时须防止胃内容物反流入气管内。洗胃后从胃管内注入硫酸钠导泻，并可加入药用炭 10g 以吸附肠内毒物。常规吸氧。补液、静脉滴注 10% 葡萄糖溶液。血压过低时应补充循环血容量，可应用血管活性药物，如间羟胺和（或）多巴胺。

（二）苏醒剂（中枢兴奋剂）的应用

如患者呈深度昏迷，呼吸浅慢或不规则，吸氧后无改善，可选用下列药物：

1. 美解眠　50mg 稀释于葡萄糖溶液 20ml 中，每隔 3 ~5 分钟静脉注射一次。如果出现恶心、呕吐、肌肉颤抖等症状，须停止注射。如果给药数次仍无苏醒迹象，提示中毒较深，可采用静脉滴注法：用美解眠 200 ~300mg 稀释于 5% 葡萄糖溶液 250ml 中缓慢静脉滴注，至呼吸、肌张力或腱反射正常时减量或改为间断给药。

2. 印防已毒素　6mg 溶于生理盐水 6ml 中，以每分钟 1ml 的速度静脉注射。如无反应，每隔 15 分钟再注 3mg，直至出现轻度肌肉颤抖和角膜反射恢复为止。

3. 可拉明　每小时静脉注射 1 ~2 支，直至角膜反射与肌肉颤抖出现。在使用苏醒剂时须注意，剂量过大时，可引起惊厥或心律失常，加重呼吸与循环衰竭，甚至引起死亡。凡遇肌张力及反射恢复或出现肌纤维震颤等情况，应立即减量，延长给药时间或停用。

4. 纳络酮　有报道纳络酮用于非麻醉药过量所引起的呼吸抑制有较好疗效。纳络酮毒性小，可用 0. 4 ~0. 8mg 静脉注射，每 5 ~10 分钟一次，直到呼吸和（或）意识状态明显改善。也可用 2 ~4mg 加入 5% ~10% 葡萄糖液 500ml 中静滴。

（三）利尿剂的应用

巴比妥和苯巴比妥主要从肾脏排出。在补充血容量之后，可静脉注射渗透性利尿剂，如

20%甘露醇溶液250ml静注，注射后如利尿反应良好，再给1剂，以后每8~12小时注射1次，以加速毒物的排泄。合并颅内高压者尤为适宜，应用时注意心脏功能和水、电解质平衡。静脉滴注5%碳酸氢钠100~200ml，也有助于巴比妥类从肾脏排泄。

（四）其他疗法

加强护理，注意保暖；预防肺部感染；及早应用护肝药物。呼吸衰竭应用呼吸兴奋剂无效时做气管内插管进行机械通气。重症病例尽早使用血液透析，可加速巴比妥类药物排泄，改善预后，提高存活率。

（袁 卫）

第四节 急性有机磷杀虫剂中毒

有机磷农药（organophosphate pesticides）是当前我国广泛应用于农业生产上的杀虫剂，有数十种之多，按其毒性大小，可分为：①剧毒类：如甲拌磷（3911）、内吸磷（1059）、对硫磷（1605）、特普等。②高毒类：如甲胺磷、敌敌畏、甲基对硫磷、甲基内吸磷、氧乐果等。③中毒类：如乐果、乙硫磷、敌百虫等。④低毒类：如马拉硫磷等。在生产、运送、喷洒等过程中，如防护不周，可通过皮肤及呼吸道吸收中毒。误服或食用被污染的粮食、水、瓜果或蔬菜等可通过消化道中毒。

一、诊断

有机磷杀虫剂是神经毒物，其毒性作用是由于其磷酰根与乙酰胆碱酯酶的活性部分紧密结合，形成磷酰化胆碱酯酶而失去水解乙酰胆碱的能力，乙酰胆碱乃大量积聚，使胆碱能神经先兴奋，后麻痹，因而产生一系列症状。胆碱能神经包括部分中枢神经和躯体运动神经、交感和副交感神经的节前纤维、副交感神经的节后纤维、部分交感神经的节后纤维如汗腺分泌神经。胆碱能神经有毒蕈碱型（M型）受体和烟碱型（N型）受体两类，故有机磷杀虫剂中毒的症状可分为：①毒蕈碱样症状：全部副交感神经节后纤维及少数交感神经节后纤维兴奋，引起平滑肌痉挛和腺体分泌增加，因而出现瞳孔缩小、流涎、恶心、呕吐、腹痛、腹泻、多汗、小便失禁、呼吸困难、气管分泌物增多、肺水肿、紫绀等。②烟碱样症状：支配横纹肌的躯体运动神经兴奋，产生肌束颤动，甚至抽搐。严重者表现为肌无力及呼吸肌麻痹。全部交感神经和副交感神经的节前纤维兴奋，包括支配肾上腺髓质的交感神经节前纤维兴奋，一般引起心率增快、血压升高，晚期可因血管运动中枢麻痹而致循环衰竭。③中枢神经系统症状：有眩晕、头痛、失眠、震颤、言语障碍、意识不清等，中毒晚期呼吸中枢麻痹。此外，患者的呼气、呕吐物或体表有特异的蒜臭味。只有敌敌畏具芳香味，敌百虫无异味。

急性中毒可分轻、中、重三级：①轻度中毒：头痛、头晕、恶心、呕吐、流涎、多汗、视物模糊、无力、肢麻、瞳孔轻度缩小或不缩小。血液胆碱酯酶活性下降到正常值的50%~70%。②中度中毒：除轻度中毒的症状外，尚有轻度呼吸急促、轻度意识障碍、肌束震颤、瞳孔中度缩小（1~2mm）。血液胆碱酯酶活性下降到正常值的30%~50%。③重度中毒：昏迷、抽搐、血压升高、体温增高、肺水肿、瞳孔极度缩小、呼吸麻痹。血液胆碱酯酶活性下降到正常值的30%以下。

长期接触有机磷杀虫剂者，血中胆碱酯酶活性明显而持久降低，但中毒症状较轻，有头晕、头痛、无力、食欲不振、恶心、胸闷、气短、多汗、肌束震颤、瞳孔缩小等。血液胆碱酯酶活性下降至50%以下，即可诊断为慢性中毒。个别严重病例可有肢体瘫痪、肌肉萎缩、中毒性精神病及肝、肾损害。

二、治疗

（一）一般急救治疗

1. 清除体表毒物　将患者撤离中毒现场，除去污染的衣服，彻底清洗污染部位如皮肤、头发、头皮等。一般可用肥皂水或3% ~5%碳酸氢钠作清洗液，再以微温水冲洗干净，不可用热水，以免皮肤血管扩张增加吸收。眼睛染毒时，应用2%碳酸氢钠溶液或生理盐水冲洗。敌百虫遇碱后变为毒性更大的敌敌畏，故如为敌百虫中毒，不能用碱性溶液清洗。

2. 清除胃内残后毒物　经消化道吸收中毒者，应尽早尽量地清除胃内残留毒物。

（1）探咽催吐。

（2）洗胃：应多次清洗至洗出液无有机磷的气味为止。因胃排空时间延长等因素，即使中毒已8 ~12小时，仍应插胃管洗胃。洗胃液一般用2%碳酸氢钠、1 ∶ 5 000高锰酸钾、淡盐水或清水。但需注意，敌百虫中毒不用碳酸氢钠；硫代磷酸酯类如1605、1059、3911、乐果、马拉硫磷等在氧化条件下而增加毒性，故忌用高锰酸钾溶液洗胃。

（3）洗胃后注入10 ~20g药用碳以吸附毒物，注入硫酸钠30 ~50g（溶于400 ~500ml水中）以导泻。

（二）解毒药物的应用

1. 阿托品　阻断毒蕈型胆碱受体，对抗乙酰胆碱的毒蕈碱样作用，例如解除平滑肌痉挛、抑制支气管分泌、防止或控制肺水肿等。使用方法及剂量见（表4 -1）。

应用阿托品时应注意：①重度中毒者须及早足量和反复用药至“阿托品化”，即表现为瞳孔较前增大且不再缩小，颜面绯红，皮肤干燥，口干，肺部啰音减少，心率增快，意识障碍有好转等。但如眼部受有机磷污染，用足阿托品后瞳孔亦不散大，如合并肺炎，肺部啰音可不消失，故需综合分析。阿托品化之后应减少药量，延长给药间隔，改变给药途径，以免阿托品中毒。阿托品中毒表现有高热、皮肤干燥、心动过速、躁动、幻觉、谵妄、抽搐、甚至昏迷。②同时用胆碱酯酶复能剂者，阿托品用量须酌情减少。③若心率增快达每分钟160次左右，而瞳孔仍小，颜面仍苍白，说明阿托品用药仍不足。④有体温增高的中毒患者，须用物理降温后再慎用阿托品，并以胆碱酯酶复能剂治疗为主。⑤缺氧严重者，须在给氧并维持呼吸道通畅下应用阿托品，以防心室颤动。

山莨菪碱（654 -2）的作用与阿托品相似，但较弱，副作用亦较少，可用于有机磷中毒的治疗。

表 4-1 有机磷农药中毒解毒药剂量和用法表

解毒药	用法和剂量		
	轻度中毒	中度中毒	重度中毒
阿托品	1mg 皮下注射或口服，1~2 小时一次，阿托品化后，每 4~6 小时 0.5mg 皮下注射或 0.3~0.6mg 口服，可单用	2~4mg 静注，以后每 15~30 分钟 1~3mg 静注，阿托品化后，每 2~4 小时 0.5~1mg 静注。应与复能剂合用	3~5mg（经呼吸道或消化道吸收中毒之危重患者可用 5~10mg）静注，以后每 10~30 分钟重复注射。阿托品化后每 1~2 小时 0.5~2mg 静注。应与复能剂合用
氯磷定	0.25~0.5g 肌注，必要时 2~4 小时后重复一次，可单用，可不必与阿托品合用	0.5~0.75g 肌注，根据需要 2~4 小时后可重复肌注 0.5g，或于首剂注射后继以静脉滴注每小时 0.25g，至症状好转为止。应与阿托品合用	1g 稀释至 20ml 缓慢（10 分钟）静注，1/2~1 小时后如无改善，再静注 0.75~1g，以后可改为静滴，每小时不超过 0.5g，病情好转后减量或停药应与阿托品合用。24 小时总量勿超过 10g
解磷定	0.4g 稀释至 20mg 缓慢（10 分钟）静注，必要时 2 小时后重复一次，可单用，可不与阿托品合用	0.8~1.2g 稀释至 20ml 缓慢静注，以后每 2 小时静注 0.4~0.8g，或静脉滴注 0.4g/h，共 4~6 小时，好转后酌情减量或停用。应与阿托品合用	0.8~1.2g 稀释至 20ml 缓慢静注，半小时后如效果不显，再静注 0.8~1.2g，以后每小时静注 0.4g（或自首剂静注后，每小时 0.4g 静滴）至症状好转，酌情减量至停药。应与阿托品合用，24 小时总量不超过 16g
双复磷	0.125~0.25g 肌注，必要时2~3 小时后重复一次。可单用	0.25~0.5g 肌注或稀释后静注，2~3 小时后重复，一般用药 2~4 次。与阿托品合用	0.5~0.75g 稀释后缓慢静注，2 小时后再静注 0.5g 以后酌情减量。与阿托品合用

注：复能剂静脉注射时用生理盐水或葡萄糖液稀释。

2. 胆碱酯酶复能剂　临床上常用者为氯磷定（PAM-CL）和解磷定（PAM）。二者均能迅速恢复胆碱酯酶的活力且减轻有机磷中毒的烟碱样毒性作用，而对毒蕈碱样作用和中枢神经系统的中毒症状则疗效较差，故与阿托品有协同治疗作用。氯磷定和解磷定二者疗效相同，用时可选一种。氯磷定较易溶于水，稳定性较好，且不含碘，无碘的不良作用。二药对各种不同的有机磷中毒疗效不一致，对内吸磷、对硫磷、甲胺磷、甲拌磷、特普疗效较好；对敌百虫、敌敌畏疗效稍差；对乐果、马拉硫磷、八甲磷等中毒疗效可疑。双复磷对敌百虫、敌敌畏中毒疗效较好，对各种有机磷中毒疗效均较显著，易通过血脑屏障，兼有类似阿托品作用，水溶性较高，可供皮下、肌肉和静脉注射。只是副作用较明显，较解磷定、氯磷定多见，有口周及四肢发麻、恶心、呕吐、心率增快甚心律失常，要注意观察。氯磷定、解磷定、双复磷的剂量和用法见（表4-1）。应用胆碱酯酶复能剂时应注意：①不要和碱性药物混合或同时注射，因易水解形成有剧毒的氰化物。②为避免毒副反应，静脉注射须经稀释，一般先缓慢静注，以后静脉滴注。③急性中毒已超过 3~5 天者，磷酰化胆碱酯酶已老化而不能逆转，用药疗效差。④疗效观察以肌肉震颤和抽搐的消退与否为准。⑤注射太快或用量过大时，反可抑制胆碱酯酶活力，致恶心、呕吐、抽搐、呼吸抑制、甚至死亡。

（三）对症治疗

（1）输液、输血、维持水、电解质和酸碱平衡：输液不宜过多，以免加重肺水肿。危重患者胆碱酯酶活性明显下降或中毒时间较久者，可放血 300～500ml，继输新鲜血。

（2）维持呼吸功能：及时吸痰，保持呼吸道通畅。必要时行气管插管或气管切开，进行人工呼吸。有机磷中毒可引起呼吸肌麻痹，或肺水肿、脑水肿的发生，均可导致呼吸衰竭，故须分析其原因而给予相应治疗措施。

（3）脑水肿、休克、心脏停搏等并发症的抢救见有关章节。

（4）烦躁、抽搐者，可注射安定，或用水合氯醛或副醛。吗啡、巴比妥类药物，有抑制呼吸的作用；吩噻嗪类药物如氯丙嗪等，有抑制胆碱酯酶的作用，均禁用。

（5）预防感染。

（6）警惕病情反复：病情较重者可因解毒药应用不足、残留毒物继续吸收或其他尚未阐明的机制而在治疗好转后 3～5 天内再度反复，再度出现肺水肿、昏迷、呼吸停止或心室颤动等而致死亡。此反复多见于乐果、马拉硫磷口服中毒者。故经抢救好转的患者，仍须密切观察 3～5 天，注意瞳孔、呼吸、血压、心率及肺部啰音的变化，如有反复，须积极再治疗。

（四）慢性有机磷中毒的治疗

长期接触有机磷者，若血液胆碱酯酶活力下降至正常的 50% 以下，或者出现症状时，即应停止接触，接受治疗。

（1）阿托品 0.3～0.6mg，每日 3 次口服。

（2）停止接触毒物后，尽早注射氯磷定 2～3 次，每次 0.25～0.5 g。

（3）有精神症状、周围神经炎或肝、肾损害者，采取对症治疗。

（袁　卫）

第五节　急性酒精中毒

急性酒精（乙醇）中毒大多由于一次饮入过量含酒精的饮料所致。各种酒类饮料中含有不同浓度的酒精，白酒含酒精浓度最高，可达 60%，其次为果子酒和黄酒，啤酒含酒精最少。

乙醇为一种中枢神经系统抑制剂，摄入后在胃和小肠吸收，吸收快速且完全。吸收的速度与酒的种类、浓度以及是否空腹有关。通常，摄入后 30～90 分钟为吸收高峰，也可延迟至 6 小时。摄入的乙醇约 95% 在肝脏中被乙醇脱氢酶氧化为乙醛，然后代谢为乙酸，再以乙酰辅酶 A 形式进入三羧酸循环，氧化为 CO_2 和 H_2O。酒精作用于大脑皮层，先表现为兴奋，继之可影响延脑血管运动中枢和抑制呼吸中枢，严重者引起呼吸循环衰竭。

患者开始时出现兴奋症状，自控力差，欣快，多语，颜面潮红或苍白，无力，心跳增快，随着病情加重出现动作不协调，步态不稳，共济失调，视力模糊，恶心，呕吐，轻度出汗，嗜睡，昏迷。严重者可因呼吸麻痹而死亡。在美国，酒精中毒的定义为血液中乙醇浓度≥100mg/dl，非酗酒者在 100mg/dl 以下时，出现细微的运动功能、判断力和协调动作异常；100～250mg/dl 时出现行走或平衡功能失常，嗜睡；300mg/dl 时出现昏迷；400mg/dl 时出现呼吸抑制；500mg/dl 时有可能死亡。但长期饮酒者耐受性增强，有的高达 1 500mg/dl

经抢救仍可存活。

患者呼出气体及呕吐物有明显酒味，血、尿中可测出乙醇，呼出气体中也可测出乙醇。诊断一般不难，需注意酒精中毒有无合并其他病变，如头部外伤、肝性脑病、低血糖症等。

治疗：

轻者不需作特殊治疗，能自行恢复；重者应早期做催吐或洗胃。摄入酒精已超过 2 小时时大部分酒精已吸收，催吐和洗胃效果不佳。主要治疗是支持疗法，包括静脉补液，给氧，给维生素 B_1 50 ~ 100mg，监测血糖，如有低血糖应快速静脉补充葡萄糖，禁用抑制呼吸的药物。保证呼吸道通畅和有效通气，若呼吸麻痹应做气管插管。极严重者可做透析治疗。

（王军喜）

第六节　急性一氧化碳中毒

一氧化碳（CO）中毒俗称煤气中毒。工业生产中接触一氧化碳的机会很多，如冶炼、可燃气生产、井下爆破、铸造、汽车修理及化学工业中合成光气、甲醇需要一氧化碳作为原料，若防护措施不全或发生意外时，接触者可因吸入高浓度的一氧化碳而发生急性中毒。生活中一氧化碳中毒多见于冬季用煤炉取暖、烧饭时因排烟筒堵塞、门窗密闭、通风不良而导致一氧化碳中毒。

一氧化碳经呼吸道吸入，入血后立即与血红蛋白形成碳氧血红蛋白（COHb），它比氧和血红蛋白的亲和力大 300 倍，其解离又比氧和血红蛋白慢 3 600 倍，因此会严重阻碍血红蛋白运输氧气的功能，造成低氧血症，导致组织缺氧。同时一氧化碳还可与含二价铁的蛋白质结合。如与肌球蛋白结合，影响氧气从毛细血管弥散到细胞内的线粒体，损害线粒体的功能。一氧化碳与还原型细胞色素氧化酶的二价铁结合，抑制该酶的活性，影响呼吸和氧化过程，阻碍对氧的利用。中枢神经系统对氧的耐受性最差，可引起急性脑缺氧和脑水肿。

中毒的严重程度与血液中 COHb 浓度有较为密切的关系，轻度中毒时血液中 COHb 在 10% ~20%，患者表现为头痛、眩晕、乏力，心悸、恶心、呕吐、视力模糊、定向力障碍。中度中毒时血液中 COHb 在 30% ~40%，患者的上述表现进一步加重，呼吸困难，心率加快，皮肤呈樱桃红色，意志丧失，轻、中度昏迷。重度中毒时血液中 COHb 在 50% 以上，患者迅速进入昏迷或呈去脑皮层状态，各种反射消失，呼吸困难，呼吸衰竭，并出现休克、心肌损害、脑水肿、肺水肿、上消化道出血、酸中毒等多种并发症，病死率高。

少数严重中毒患者经抢救清醒后，经过 2 ~60 天的“假愈期”，可出现迟发性脑病的症状，表现为精神和意识障碍，如记忆力、定向力异常，失语、谵妄、兴奋躁动，震颤麻痹，偏瘫等。

治疗：

立即将患者撤离中毒环境至空气流通处，轻者可自行恢复，不需特殊治疗，不留后遗症。对重症患者应及时采取措施积极抢救，迅速纠正脑缺氧，防治脑水肿。如有条件，尤其是对意志丧失或其他神经障碍或有心脏症状的患者应进行高压氧治疗，可使物理溶解氧明显提高，若在2.5～3个绝对大气压条件下吸纯氧，氧溶解度可以从0.3ml提高到6.6ml，此时溶解氧已能满足机体组织氧供需要。血液中COHb的半衰期缩短，纯氧可使CO从体内排除的半衰期由大约240分钟缩短到60分钟。高压氧可使之缩短到30分钟。高压氧治疗有助于COHb的离解和清除。因此，高压氧治疗可迅速纠正组织缺氧，加快CO清除，是治疗CO中毒的重要措施，有条件者应尽早实施。高压氧治疗对预防迟发性脑病也有效。

重度CO中毒可在短期内发生脑水肿，24～48小时达高峰，并持续数天，因此，在早期就应开始使用脱水剂、利尿剂和糖皮质激素等消除脑水肿，改善脑部血液循环和氧供应。对其他并发症如高热、休克、酸中毒和抽搐等应做相应的对症治疗。

（范迎宾）

第五章　麻醉技术的应用

第一节　吸入麻醉药

1. 理化及生物学特性　见表5－1。

表5－1　临床常用吸入麻醉药的物理、化学和生物学特性

特性	地氟烷	七氟烷	异氟烷	安氟烷	氟烷	笑气
分子量	168.0	182.0	184.5	184.5	197.4	44.0
沸点（1个大气压）	23.5℃	58.5℃	48.5℃	56.5℃	50.2℃	－
比重（25℃）	1.45	1.50	1.50	1.52	1.86	－
饱和蒸气压（20℃，mmHg）	663	160	250	175	243	－
气味	刺激性	醚香味	刺激性	醚香味	甜味	甜味
保存剂	无	有	无	无	有	无
化学反应						
金属	无	有	无	无	有	无
碱	无	有	无	无	有	无
紫外线	无	有	无	无	有	无
爆炸性	无	无	无	无	无	无
分配系数						
血/气	0.42	0.68	1.40	1.90	2.30	0.47
脑/气	0.54	1.15	2.09	2.60	4.79	0.50
脂肪/气	12.00	34.00	64.20	105.0	136.0	1.22
肝/气	0.55	1.25	2.34	3.80	5.13	0.38
肌肉/气	0.94	2.38	4.40	3.00	9.49	0.54
油/气	18.70	53.40	97.80	98.5	224.0	1.40
水/气	0.22	0.36	0.61	0.80	0.70	0.47
橡胶/气	－	－	0.62	74.00	120.00	1.20
最小肺泡气浓度（%）						
氧	5.70	1.71	1.15	1.68	0.75	106
70% N_2O	2.83	0.65	0.50	0.57	0.29	－
肝毒性	－	－	－	?	+	－
肾毒性	－	?	－	?	－	－
体内代谢	0.02%	2%	0.2%	2%	20%～30%	
致畸	－	－	－	－	－	?
心律失常	－	－	－	?	+	－

2. 最小肺泡气浓度（MAC） 一个大气压下，50%的动物在伤害的刺激下不发生体动时肺泡气中吸入麻醉药的浓度。MAC通常用来评定吸入麻醉药的强度。现临床上使用的吸入麻醉药的MAC值为：氧化亚氮（105%）>地氟烷（8%）>七氟烷（2%）>安氟烷（1.68%）>异氟烷（1.15%）>氟烷（0.78%）>甲氧氟烷（0.16%）。其中，氧化亚氮的MAC最大，麻醉作用最弱，效价最低。甲氧氟烷的MAC值最小，麻醉作用最强，效价最高。吸入麻醉药的MAC值受很多因素的影响，体温降低、年龄增加、合用中枢神经系统抑制药等都会降低MAC。麻醉时间、性别及单纯高血压等不影响MAC值。

MAC概念的引入使得临床麻醉科医师能计算各种吸入麻醉药的即刻使用剂量和在一定时间里使用的总量，并且使这些剂量和总量可以在各种吸入麻醉药之间进行比较。

3. 吸入麻醉药浓度的调控

（1）挥发罐输出浓度：挥发罐出口吸入麻醉药的浓度决定于3个流量：①流经挥发室的新鲜气流量（VL）；②单位时间内在挥发室挥发的麻醉药气体量（AL）；③直接通过蒸发器的新鲜气流量（BL）。实际上单位时间内在挥发室挥发的麻醉药气体量（AL）决定于吸入麻醉药的饱和蒸汽压和流经挥发室的新鲜气流量（VL）。当流经挥发室的新鲜气流量一定时，单位时间挥发的麻醉药气体量主要决定于麻醉药的饱和蒸汽压。在一定的温度下吸入麻醉药的饱和蒸汽压是一个常数。可见蒸发器出口的麻醉药浓度实际上决定于流经挥发室新鲜气流量（VL）与直接通过蒸发器的新鲜气流量（BL）之比。各种麻醉药蒸发器的最高刻度约为该麻醉药MAC值的4倍。这样既能有效地加深吸入麻醉，又可最大限度地避免发生麻醉过深之意外。

（2）新鲜气体：只有流经流量表的氧，N_2O和空气才通过蒸发器，它们可携带吸入麻醉药进入呼吸回路。现代麻醉机设计中多将蒸发器安置在呼吸环路之外。流经流量表并经蒸发器携带吸入麻醉药的新鲜气体与重吸入的病人呼出气在呼吸环路的吸气支混合而形成新一轮的吸入气体。所以，蒸发器的开启浓度并不等于环路内吸入气的麻醉药浓度。

如果我们忽略呼吸回路漏气、钠石灰对吸入麻醉药的吸入和降解，以及呼吸无效腔等因素的影响，可通过下面的公式粗略估计吸入气中麻醉药的浓度（当新鲜气流量大于每分通气量时按每分通气量计算）：

$$吸入气麻醉药浓度=\frac{新鲜气流量（蒸发器开启浓度-呼气末麻醉药浓度）}{每分通气量}+呼气末麻醉药浓度$$

（3）吸入气中麻醉药浓度（FI）的调控：①加深麻醉。将吸入麻醉药蒸发器刻度开大和（或）将新鲜气流量/每分通气量之比加大，使其趋于或>1；②减浅麻醉。将蒸发器关小或关闭和（或）将新鲻气流量加大；③加用N_2O或空气。流经流量表的N_2O和空气也是通过蒸发器的吸入麻醉药的载气。调整N_2O或空气时应考虑到对吸入气中强效麻醉药浓度的影响。

4. 肺泡气吸入麻醉药浓度（FA）

（1）第二气体效应（the second - gas effect）：在1种吸入高浓度气体（如氧化亚氮）的同时吸入第2种气体（如氟烷、异氟烷等）时，第2种气体的肺泡气浓度上升速度加快，这是因为血液从肺泡中大量吸收氧化亚氮后，使肺泡中第2种气体的浓度上升。这种现象称之为第二气体效应。

（2）肺泡气吸入麻醉药浓度的决定因素：①吸入气麻醉药浓度。吸入气麻醉药浓度越高，进入肺泡的吸入麻醉药越多，肺泡气麻醉药浓度上升越快。②通气量：FI 恒定时，每分钟通气量越大，单位时间内进入肺泡气吸入麻醉药越多，FA 上升越快。③肺泡气混合静脉血麻醉药分压差。此分压差越大，吸入麻醉药从肺泡气向血中转运的速度越快，FA 上升越慢。混合静脉血吸入麻醉药分压决定于组织从动脉血对吸入麻醉药的摄取量，组织/血分配系数越大，组织血流量越大，动脉血 - 组织的吸入麻醉药分压差越大，组织从动脉血中摄取麻醉药越快。该组织的静脉血中吸入麻醉药分压越低。④血/气分配系数。吸入麻醉药的血/气分配系数越大，流经肺毛细血管的单位体积血流能从肺泡中摄取更多的吸入麻醉药，肺泡气的麻醉药浓度上升越慢。⑤心排血量：心排血量越大，单位时间内流经肺泡的血液越多，血液从肺泡摄取的吸入麻醉药越多，FA 上升越慢。

（周 旭）

第二节 麻醉环路

1. 开放式环路 开放式环路是最初的吸入麻醉使用的环路。用金属丝网面罩覆以 4 ~8 层纱布扣住患者口鼻，将吸入麻醉药滴在面罩上。这种方法称为点滴法，适用于挥发性液体吸入麻醉药。其他的方法还包括冲气法和无重复吸入法。这种环路的缺点显而易见：难于控制吸入麻醉药的浓度；无法控制呼吸；无法处理废气；补充吸入氧浓度有限；有效地使用氧化亚氮比较困难。

2. 紧闭式环路 当吸入麻醉药浓度在脑达到平衡后，需要维持麻醉药的肺泡浓度（FA）使其满足手术的需要。能应用最小量吸入麻醉药到达这一目的的方法就是采用紧闭式（完全重呼吸）环路。在此环路中，吸入麻醉药的供给量与机体的摄取量相等，并给予能补偿机体代谢消耗的氧气。不同的技术都可以用于提供紧闭回路，包括将液状吸入麻醉药直接注射至麻醉环路和使用传统的挥发罐。地氟烷高饱和蒸汽压使其不能直接注射入环路，但是其挥发罐的输出量可以提供诱导后足量的地氟烷浓度。然而异氟烷虽可直接注射至环路内，但其挥发罐无法提供足够的蒸汽以满足紧闭环路内的浓度达到 1MAC。当合用其他麻醉药如氧化亚氮时，紧闭环路使用异氟烷液可提供低于 1MAC 的浓度。

尽管采用紧闭环路可提供最经济的麻醉药物输送、减少热量和水分的丢失、减少对环境的污染，但是它同样具有一些缺点。最重要的是在紧闭环路中快速改变麻醉药物浓度非常困难，使吸入麻醉的可控性及精确性较差。

3. 半紧闭式环路 半紧闭式环路分无 CO_2 吸收装置和有 CO_2 吸收装置。目前临床上吸入麻醉多使用有 CO_2 吸收装置的半紧闭式环路。使用该环路易控制吸入的麻醉药浓度，且不易产生 CO_2 蓄积。

4. 半开放式环路 半开放式环路中，没有 CO_2 吸收装置和清除回路和无重复吸入活瓣。由麻醉机输出的气体进入储气囊与患者的部分呼出气混合后被患者吸入。使用该环路可进行控制呼吸。1954 年，Mapleson 根据有无活瓣、储气囊、螺纹管及新鲜气体的流入位置，将此系统分为 A、B、C、D、E 五类。该系统的缺点是药物浪费、环境污染和气道干燥。

（周 旭）

第三节 低流量吸入麻醉

1952年，Foldes为确定在没有氧浓度监测的情况下安全使用N_2O-O_2麻醉浓度时采用了1L/min的气体流量。随后1L/min在临床上被定义为低流量。现在通常认为采用0.5～1L/min的新鲜流量的吸入麻醉为低流量麻醉。而新鲜流量为0.25～0.5L/min时为最低流量麻醉。

1. 低流量麻醉的优点

(1) 经济：尽管N_2O便宜，但是其他的吸入麻醉药价格高，特别是七氟烷、地氟烷。有研究表明使用低流量麻醉能将吸入麻醉药的用量减少50%。

(2) 环境保护：氟化麻醉药能在紫外线照射下分解释放氟原子，从而消耗臭氧层。氟化麻醉药释放的氟原子仅为全球释放量的0.01%。而七氟烷、地氟烷对臭氧层的影响更小。

(3) 保存热量和湿度：吸入干冷的气体会损伤黏膜纤毛功能，导致肺膨胀不全、感染和气体交换受损。呼吸道热量和温度的丢失也会引起长时间麻醉后低体温。尽管使用加湿、加温装置有所帮助，但是选择适当的新鲜气低流量可提高吸入气的温度和湿度。

2. 低流量吸入麻醉的缺点

(1) CO_2吸收剂的用量大大增加。

(2) 必须有适用的麻醉机、气体监测仪。

(3) 呼吸环路内不需要气体的蓄积。不被患者吸收或是不被化学吸收的气体会逐渐蓄积。这些气体包括患者的呼出气、医用气体污染物或是与CO_2吸收剂反应生成的气体。患者呼出气中可能包含酒精、甲烷、丙酮和CO。

(4) 初学者不易掌握。

（周　旭）

第四节 吸入麻醉的实施

1. 诱导　吸入麻醉诱导的速度主要取决于吸入麻醉药的血/气分配系数（血中的溶解度）。现临床上使用的吸入麻醉药的血/气分配系数由低到高依次为N_2O、地氟烷、七氟烷、异氟烷、恩氟烷和氟烷。对于吸入麻醉药来说，血/气分配系数越低，肺泡内麻醉药浓度在诱导时上升越迅速。上述药物一般都是如此，但也可有例外。如按此理论，地氟烷诱导速度应快于七氟烷，但事实却相反。地氟烷因其气道刺激性使清醒病人屏气，而减慢诱导的速度。因此，吸入麻醉药的刺激性也是影响诱导速度的因素之一。研究发现，应用超过6%的地氟烷诱导时，会导致患者出现咳嗽、屏气、喉痉挛以及分泌物增加。在成人若预先给予小剂量芬太尼（1μg/kg）或吗啡（0.1mg/kg），就能将地氟烷诱导时气道并发症的发生率从25%减至5%～8%。同时，气道对刺激物的反应随着年龄的增长而减轻。地氟烷对小儿气道的刺激较成人更强或一致，可能导致血氧饱和度下降等严重后果。所以，地氟烷不推荐用于小儿诱导。另外，CO_2吸收剂也会影响诱导速度。我们日常使用的吸收剂仅吸收少量吸入麻醉药，但是干燥的吸收剂会清除大量麻醉药，从而延缓诱导。

因小儿打针时难以合作，所以对小儿常采用七氟烷或氟烷吸入诱导。由于七氟烷的血/

气分配系数较氟烷低，所以理论上其诱导速度应较氟烷快。但是研究发现氟烷诱导的速度与七氟烷相近，其原因可能为氟烷的挥发罐可提供5MAC 的氟烷，而七氟烷的挥发罐仅能提供3MAC。虽然如此，七氟烷仍然取代了氟烷成为小儿吸入诱导的主要药物。因为七氟烷诱导较氟烷有如下优点：苏醒更快，生命体征更平稳，更少体动，术后恶心、呕吐发生率低并且七氟烷不会导致罕见的氟烷性肝炎。

成人可以使用七氟烷的“单次呼吸”法来进行诱导。对于惧怕打针的成人来说，吸入诱导仍然是首选。在美国的一项研究发现，对于没有静脉通路的患者来说，他们宁愿选择吸入作为诱导方式。对于术前预料到的插管困难、颈椎活动受限的患者来说，吸入诱导也是很好的选择。对于这类患者，七氟烷最为常用，因为其没有刺激性、溶解度低，能够快速进行诱导并且遇到困难时患者能快速清醒。因此，七氟烷已经用于术前存在呼吸道梗阻患者的诱导。但是，对于有反流危险的患者，如饱胃、食管反流、失弛缓，裂孔疝，胃瘫，糖尿病周围神经病变的患者，最好采用静脉的快速顺序诱导插管。

地氟烷和七氟烷诱导会导致患者血压下降，尤其在老年患者中发生率高。因此在对老年患者，特别是对有循环系统疾病以及服用减少心肌储备药物的患者，实施吸入诱导时需谨慎。七氟烷用于老年患者麻醉时不能防止刺激时的应激反应。

2. 维持　手术时间的长短因手术部位、手术方式等不同而改变。麻醉时间的长短在每个病人都不尽相同，这也影响患者的苏醒时间。所以麻醉维持阶段药物的选择就显得非常重要。随着麻醉时间的延长，肌肉、脂肪等组织所摄取储存的吸入麻醉药也就越多。麻醉苏醒期间，这些组织中的麻醉药物会释放入血，随着血流到达肺。如果通气没能将吸入麻醉药清除，这些药物的再循环就会导致苏醒延迟。有研究发现地氟烷 90% 的消除时间几乎不受吸入时间长短的影响，但是七氟烷和异氟烷的消除时间随吸入时间的延长而大大增加。因此，增加地氟烷的吸入时间极少影响其苏醒时间。

3. 苏醒　快速清醒对全身麻醉患者来说非常重要。

（1）患者反应的快速恢复可以维持有效的气道，减少因呕吐、分泌物所引起的误吸，维持氧合。

（2）心血管功能恢复快。

（3）缩短离开手术室及 PACU 的时间。

（4）达到使患者安全恢复协调动作的残留麻醉药浓度的速度更快。

（5）减少可代谢的药物，降低生物降解毒性的风险。

（6）吸入麻醉药能增强肌松药的作用。所以吸入麻醉药的快速清除可以减少这种作用，从而降低肌松药残余作用所导致的呼吸道并发症的发生率。

（7）接近 0. 1MAC 的吸入麻醉药浓度可增强患者对疼痛的感知。因此吸入麻醉药的快速清除可较快地达到更低的浓度从而减轻患者术后即刻对疼痛的感知。有研究发现使用地氟烷麻醉后患者的视觉疼痛评分恢复至术前水平的时间较异氟烷快，同样有研究得到地氟烷麻醉较异丙酚术后疼痛更少的结果。

地氟烷在血及组织中的溶解度低于其他的强效吸入麻醉药，然而 MAC 清醒是相同的。这就表明地氟烷麻醉后的清醒速度快于其他强效吸入麻醉药。同样的，七氟烷麻醉后的清醒速度快于异氟烷和氟烷。

对于小儿，七氟烷和氟烷是吸入诱导的常用药物。许多研究都发现七氟烷麻醉后小儿的苏醒更快。术前药的给予，例如口服咪达唑仑会延长小儿清醒时间。地氟烷的低溶解度使其麻醉后的清醒时间较七氟烷和氟烷短。但由于其气道的刺激性，很少用于小儿麻醉的诱导，所以使用七氟烷或氟烷诱导后以地氟烷维持，就可以避免地氟烷诱导时呼吸道并发症的发生，同时缩短苏醒时间。另外，有许多研究发现小儿在七氟烷麻醉后激惹的发病率高于氟烷，而快速清醒和疼痛都不能解释这种激惹。

对于成人，地氟烷、七氟烷及异氟烷麻醉后的苏醒时间决定于这三种麻醉药的溶解度。大量研究发现地氟烷麻醉后患者的苏醒时间及出 PACU 的时间短于异氟烷。与异丙酚麻醉相比，在老年患者和肥胖患者中，地氟烷麻醉后的苏醒时间明显缩短。对于七氟烷和异氟烷的比较发现七氟烷麻醉后的苏醒时间短于异氟烷，但两者出 PACU 的时间没有差别。吸入七氟烷患者麻醉后意识混乱和反应迟钝的发生率较异氟烷低，但是疼痛评分较高。这两种吸入麻醉药术后恶心、呕吐的发生率无差别。

麻醉后苏醒的质量决定于麻醉药的选择。有研究发现成人在七氟烷麻醉后兴奋的发生率较异丙酚高。对于小儿，七氟烷麻醉后的兴奋性强于其他强效吸入麻醉药和异丙酚。在对经历过七氟烷吸入麻醉和异丙酚麻醉的患儿的父母的调查发现，父母对异丙酚麻醉后的效果比较满意。

（周　旭）

第五节　吸入麻醉对机体的影响

1. 呼吸系统　所有的强效吸入麻醉药在麻醉维持阶段均抑制通气，增加动脉 CO_2 分压（$PaCO_2$），降低呼吸对 PCO_2 升高的反应性，降低血氧饱和度。当合用 N_2O 时，会减少强效吸入麻醉药这种抑制作用。随着吸入麻醉药浓度的增加，患者潮气量减少，无效腔与通气量的比值升高。尽管呼吸频率也随之增加以代偿潮气量的减少来维持分钟通气量，但是无效腔与通气量的比值加大会使 $PaCO_2$ 升高。

所有的强效吸入麻醉药可减轻支气管平滑肌的收缩，均可用于支气管收缩性疾病的患者，特别是哮喘和 COPD 患者。在没有支气管平滑肌收缩的情况下，吸入麻醉药几乎不影响正常患者的气道阻力。在正常患者中，7% 的地氟烷不舒张支气管平滑肌，而七氟烷可明显舒张。

所有的吸入麻醉药能抑制缺氧性肺血管收缩（HPV）。但是临床使用的吸入浓度仅轻微抑制 HPV，一般影响单肺通气时的氧合。这种抑制作用在各种吸入麻醉药之间没有显著的差别。

吸入麻醉药对呼吸道的刺激性随浓度的不同而改变。七氟烷、氟烷和 N_2O 在临床使用的浓度范围中几乎没有刺激性。异氟烷在麻醉浓度内就对气道有刺激作用，而地氟烷在 1MAC（6%）或更高浓度时具有较强的呼吸道刺激性。呼吸环路内的湿化及使用呼吸抑制药物如芬太尼能减轻吸入麻醉药对呼吸道的刺激。

2. 循环系统　在麻醉维持阶段，所有的强效麻醉药对心血管系统的影响，特别是对心率和血压的影响相似。在没有外科刺激的情况下，临床麻醉浓度的地氟烷、七氟烷和异氟烷主要通过降低外周血管张力来降低血压，而不影响心率。深麻醉或长时间麻醉会使心率增快。若快速（4 ~6min）升高地氟烷的肺泡浓度至 6%，患者的心率和血压会升高。在没有注射或给予临床剂量的肾上腺素时，地氟烷、七氟烷和异氟烷不会诱发室性期前收缩。吸入麻醉中给予控制呼吸时，心率、心排血量降低，动脉血压、中心静脉压、左室射血分数和外周血管张力增加。然而在自主呼吸时，中心静脉压和周围血管阻力降低。自主呼吸时胸内压降低，$PaCO_2$ 升高，呼吸末麻醉药浓度增加。这些可以解释控制呼吸与自主呼吸时吸入麻醉药对心血管影响的不同。

外科刺激会使患者心率增快，血压升高。地氟烷和异氟烷的 MAC 应激（MAC－BAR，50%的患者对外科切皮刺激无肾上腺能激素和心血管反应时肺泡气吸入麻醉药的浓度）为 1.3MAC，七氟烷的 MAC－BAR 为 2.2MAC。若给予小剂量阿片类药物，MAC－BAR 会显著下降。在外科刺激下，吸入麻醉药减轻心血管反应并不等于使血浆儿茶酚胺浓度下降。相反，当七氟烷或异氟烷的浓度从 1MAC 升高至 1.5MAC 时，血浆儿茶酚胺的浓度升高。所以，吸入麻醉药浓度增加在抑制机体对伤害性刺激的反应（由心率、血压判断）的同时，也增高了交感张力。

吸入麻醉药会导致冠脉窃血的证据非常有限，却有许多研究发现异氟烷、七氟烷可增加冠脉血流。吸入麻醉药物心肌保护作用在许多实验中都得到了证实。吸入麻醉药抑制心肌收缩力，降低心肌氧耗，维持缺血期间的氧耗氧供平衡；预处理能激活 K_{ATP} 通道的开放，释放活性氧簇，提高心肌在缺血再灌注后线粒体电子传递链的功能；具有抗炎作用。在动物实验中发现吸入麻醉药的使用可以减小冠脉阻断再灌注后心肌梗死的面积，使顿抑心肌功能的恢复加快。在临床试验中发现，使用吸入麻醉药进行体外循环下冠状动脉手术患者的 ICU 住院日短于静脉麻醉。但是对于冠心病患者，麻醉药物的选择并不能改变结局，比如：心肌梗死或死亡。

3. 中枢神经系统　强效吸入麻醉药呈剂量依赖地抑制脑电活动。除外氟烷，当浓度为 1.5～2MAC 时，这种抑制作用导致脑电静息。脑电的变化可用于评估和监测麻醉深度。听力诱发电位和脑电双频指数（BIS）是对麻醉深度监测的最好方法，但是两者在对麻醉需要的预测上作用有限。

强效吸入麻醉药能降低脑血管张力和脑代谢率，增加脑血流和颅内压，特别当吸入浓度大于 1MAC 或血压维持于术前水平时。与依托咪酯和硫喷妥钠相比，地氟烷可增加脑组织的氧合，对一过性大脑中动脉阻断所致损伤有保护作用。在临床使用的吸入麻醉药浓度下，脑血管对 $PaCO_2$ 变化的反应不会被消除。

4. 肝　对于患者、志愿者、动物的研究都表明，现代强效吸入麻醉药特别是地氟烷、七氟烷、异氟烷麻醉后的肝损害非常罕见。有一例个案报道描述了地氟烷麻醉后患者发生了肝损害。在该患者术后 7 周采得血清中发现了三氟乙酰化肝微粒体蛋白的抗体。这种抗体与氟烷麻醉后黄疸、肝炎和死亡相关。也有一些病例报道了异氟烷和七氟烷麻醉后的肝炎。但是由于麻醉过程中使用了许多其他药物，所以可能这两种吸入麻醉药对肝脏的损害很小。现在使用的吸入麻醉药可能致肝毒性的顺序为：氟烷＞异氟烷、七氟烷≥地氟烷。

5. 肾　对患者、志愿者、动物的肾功检测发现长时间麻醉和深麻醉不会或很少引起患者的肾功损害。这些受试者中包括了术前肾功损害、合并心脏疾病、再次手术的患者。对甲氧氟烷的研究发现，当血浆有机氟浓度超过 50～100μmol/L 时对患者和小鼠的肾脏产生损害。在体外的研究表明氟离子损伤肾小管细胞。对七氟烷的研究发现，尽管血浆有机氟浓度超过 100μmol/L，受试者的肾浓缩功能没有影响。

复合物 A 为吸入麻醉药被 CO_2 吸收剂降解的产物。在动物实验中发现复合物 A 会导致肾皮髓质交界处坏死。在人体的试验中七氟烷对肾的毒性反应的结论都不一致。但大部分都没有发现七氟烷降解生成复合物 A 而导致的肾毒性。现在七氟烷的说明书就要求吸入七氟烷时新鲜气流量不低于 1L/min，并且在此流量下不能给予 >2MAC/h 的七氟烷。若麻醉时间延长，新鲜气流量应≥2L/min。

6. 其他　现代使用的强效吸入麻醉药非常稳定，很少或不能测量到对 DNA 的影响。尽管吸入麻醉药的布包和降解产物能改变 DNA，但是这种能力非常微弱。吸入麻醉药能影响免疫系统，但其途径和机制还不清楚。

许多研究发现全麻后患者出现认知功能障碍，特别是老年患者。异氟醚增强 GABAA 受体活性，促进其激活；抑制 NMDA 受体、神经元烟碱受体和中枢毒蕈碱样乙酰胆碱受体功能，对学习记忆和认知功能产生广泛影响。研究发现在麻醉苏醒后早期七氟醚和异氟醚都可能改变老年患者麻醉手术后认知功能，但七氟醚的影响更弱，更适合于老年患者的麻醉。

（周　旭）

第六节　静脉全身麻醉

静脉全身麻醉是当代麻醉学发展最为迅速的领域之一，在药物学、方法学、监测学等方面都取得了重要的成果。静脉全身麻醉既可单独，也可与吸入麻醉联合使用来满足手术和(或)检查的需要，促进了手术室外麻醉、麻醉下的监测管理（MAC）和门诊手术麻醉的发展，为相关学科业务的顺利开展提供了保障。静脉全身麻醉在减少药物副作用、提高临床麻醉安全性和舒适度、促进患者术后转归等方面都提供了多样的选择，成为临床麻醉的重要内容。

一、静脉全身麻醉的历史

300 多年前血液循环系统的发现和理论建立，以及随后注射器的发明，为静脉麻醉的出现奠定了基础。1872 年 Pierre－Cyprien Ore 第一次在人体上使用水合氯醛以期达到静脉麻醉效果，并且认为其效果优于氯仿，但是这种观点不为当时大多数人所接受。第一次世界大战期间，静脉使用吗啡复合东莨菪碱的麻醉方式获得广泛接受，尤其是在产科麻醉，但是这个当时被称为“半麻醉”的方法因为无法预料的副作用而逐渐被遗弃。随后出现通过直肠方式给药的三溴甲醇（又称阿佛丁）也曾被认为是一种静脉麻醉药，但是由于其可能导致直肠溃疡、呼吸抑制和肝损伤而被禁用。

拜耳（Adolf von Baeyer，1905 年诺贝尔化学奖获得者）于 1864 年首次发现巴比妥类药——巴比妥酸，但是它没有镇静作用。Emil Fischer 于 1903 年首次合成了具有镇静作用的巴比妥类药——甲环已烯甲比妥，但是在其后近 30 年内都未被认识，直到 1932 年 Helmut-Weese 才有使用该药的数千例麻醉报道。1934 年硫喷妥钠被成功合成后，美国梅奥医学中心的 John Lundy 首先给予报道，并据此第一次提出了“平衡麻醉”的概念。1941 年，在给因珍珠港遭轰炸而受伤的人员使用硫喷妥钠实施麻醉诱导时，发现其可能会抑制心血管系统而导致患者突然死亡。同期还有超短效巴比妥类药美索比妥，被用于治疗电休克的麻醉。1973 年依托咪酯进入临床，发现其对循环系统影响较小，适合低血容量和心血管疾病的患者。

1933 年波兰克拉科夫大学首先研究了苯二氮䓬类药物，1960 年氯氮䓬用于临床，地西泮和咪达唑仑也相继在 1963 年和 1978 年进入临床麻醉。

1966 年氯胺酮用于临床。1977 年丙泊酚也开始临床使用，丙泊酚具有烷基酚结构，在抗呕吐和抑制声门反射方面优于硫喷妥钠，它和阿片类药的联合使用能够提供满意的全身麻醉，“全凭静脉麻醉”方案也随之产生。

静脉全身麻醉药的另一大类是麻醉性镇痛药，经典药物为吗啡，1803 年由德国化学家 FriedrichWilhelm Adam SertUrner 首次从阿片中分离。1939 年哌替啶成为第一个人工合成的麻醉性镇痛药。1960 年保罗·杨森博士合成的芬太尼被用于临床，成为现在临床麻醉中使用最多的麻醉性镇痛药。杨森公司于 1974 年和 1976 年分别合成了其衍生物：舒芬太尼和阿芬太尼。1996 年全新的超短效 μ 受体激动药——瑞芬太尼用于临床。

静脉全身麻醉的方法随着药理学的发展而不断进步，最初是采用单次或多次静脉推注进行诱导和维持，而持续静脉滴注常用于麻醉维持。随着药物代谢动力学、药效学，以及计算机技术的进步，实施静脉全身麻醉的方法也转向了靶控给药模式（TCI），并且在此基础上形成了“开环系统”和“闭环系统”，使静脉全身麻醉的实施更加精确和安全。

二、静脉全身麻醉药物

与传统吸入麻醉一样，静脉全身麻醉同样要满足催眠、镇静、遗忘、肌松、镇痛、消除不良应激反应等基本要求，然而任何一种麻醉药物单独使用都无法达到上述所有要求，因此临床静脉全身麻醉都采用多种药物联合使用。1988 年美国一项对 100 000 例麻醉患者死亡率的调查发现，多种麻醉药物联合使用比单独使用一种或者是两种全麻药物更为安全，这是由于联合使用时每一种药物剂量都相对减少所致。目前通常将静脉全麻药物分为三大类：非阿片类静脉全麻药、阿片类静脉全麻药和肌松药。

1. 非阿片类静脉全麻药

（1）丙泊酚：1970 年在寻找具有催眠作用的酚衍生物替代物时发现了丙泊酚，Kay 和 Rolly 在 1977 年率先开展临床研究，由于丙泊酚的非水溶性特性，最初使用蓖麻油作为溶剂，但是因为过敏反应而改为脂肪乳剂，对其过敏者显著减少。由于其在药代和药效学上独特的优势，目前丙泊酚已广泛用于麻醉的诱导和维持，以及手术室外麻醉、门诊麻醉和 ICU 中。此外，丙泊酚具有酚羟基结构，类似维生素 E，因此具有抗氧化特性，这在心、脑保护和抗炎反应上也显现出一定的预防和治疗价值。丙泊酚还具有抗呕吐作用，其扩张外周血管的作用在临床上也被用于维持循环稳定和抑制交感神经兴奋所致的过度的应激反应。

丙泊酚在临床使用上也存在某些不便之处，其包装打开后容易污染，ICU 等长期使用可导致血中三酰甘油浓度增加，干扰脂质代谢；丙泊酚的注射痛也可能与其游离成分有关。此外，丙泊酚可产生“愉悦欣快”的感受，容易出现药物滥用，这在动物和人类中都已得到证实，已有麻醉医生和其他使用该药物的专科医生中有丙泊酚成瘾和滥用的报道，因此也逐渐受到医学界和社会的关注。丙泊酚输注综合征（propofol infusion syndrome，PRIS）是一种罕见但是致命的严重并发症，常见于 ICU 中丙泊酚治疗剂量高于 4mg/（kg·h）超过 48h 的儿童和成年患者，因难治性心动过缓而发生心跳停搏，临床表现包括横纹肌溶解、高脂血症、肝大、脂肪肝或急性肾衰竭等。

丙泊酚在溶剂改进方面已取得了一定的进步，通过改善其溶剂的乳化技术，即使用中长链的三酰甘油作乳化剂，已使注射痛明显减轻。另一方面，其水溶性的剂型（GPI15715 或 fospropofol，Aquavan 注射液）已经完成了Ⅰ期临床实验。fospropofol 是丙泊酚的前体，通过体内碱性磷酸酶代谢为磷酸、甲醛和丙泊酚，甲醛被快速代谢为蚁酸，后者在四氢叶酸存在条件下被代谢为 CO_2 和 H_2O，因此 fospropofol 被认为对人体是非常安全的。近期的药理学研究发现 fospropofol 不仅在药效学上和丙泊酚相似，在药代学上更加优于丙泊酚，因此可能具有更广阔的临床应用前景。

（2）依托咪酯：1964 年合成成功，1972 年进入临床，因为该药对于循环影响较弱，适合于循环不稳定或是心脏疾病患者的手术麻醉诱导。它能够快速进入脑等血流丰富的组织而产生催眠镇静的作用。由于 20 世纪 80 年代发现依托咪酯能够抑制肾上腺皮质的功能，因而临床使用逐渐减少。该药尤其要注意不应长时间大剂量的使用。采用依托咪酯诱导的患者可能会出现阵挛、血钾升高、注射痛、静脉炎症、术后呕吐等不良反应。目前临床使用的乳化依托咪酯可能会减少术后呕吐的发生概率。

（3）氯胺酮：氯胺酮是目前所有静脉麻醉药物中真正具有镇痛作用的药物，大剂量注射后患者会出现类似“痴呆”的表现。因为其在精神方面的独特的副作用，因而成为“俱乐部药物”（指在私人会所或酒吧中违法使用以提高兴奋性的药物）中的一种并被非法使用。目前的研究已经证实氯胺酮对于神经系统的毒性作用，尤其是发育期的婴幼儿，氯胺酮能够诱发神经细胞的凋亡作用，因此其在临床上大剂量的使用已经遭到广泛的垢弊。目前临床上多是以小剂量或极小剂量的氯胺酮且复合其他麻醉药物来使用。氯胺酮在抑制痛觉敏化的形成和发展上具有治疗价位，因此也用于术后急性疼痛的治疗。临床使用的氯胺酮为消旋体结构，目前已经研制出左旋体和右旋体的氯胺酮，右旋体的镇痛作用更强。

（4）巴比妥类麻醉药物：这是最为经典的静脉全麻药物，其中硫喷妥钠在临床使用最多，但是由于其药物代谢动力学上的缺陷和较多的副作用而被丙泊酚等新型全麻药取代。目前在临床麻醉中，硫喷妥钠仅用于麻醉诱导阶段。20 世纪 70 年代曾认为硫喷妥钠有脑保护作用，目前认为并不明显。巴比妥类药物在癫口等疾病治疗方面具有一定的价值。

（5）苯二氮革类镇静催眠药：这类药物具有强大的镇静催眠和遗忘作用。1976 年 Fryer 和 Walser 合成了咪达唑仑（midazolam，商品名 Versed），是第一种水溶性苯二氮革类药物，也是第一个用于麻醉的苯二氮革类药物。利用神经生物学技术，目前已经在中枢寻找到了 GABAA 受体上存在的苯二氮革类药物作用靶点，因此也为麻醉药物的研发指明了方向。临床上多取咪达唑仑的镇静、遗忘效应，和其他药物联合使用以完成静脉全身麻醉。该药物使用时存在明显的个体差异，其对于老年患者呼吸系统的抑制作用应该引起临床医生的警惕。此外，动物实验发现咪达唑仑可能作用于发育期神经系统，从而影响认知功能。

和苯二氮革类药物对应的特异性的拮抗药——氟马西尼，因为能够结合 GABAA 受体上的苯二氮革类结合位点而可对抗咪达唑仑等药物引起的过度镇静或麻醉作用。

其他非阿片类静脉全麻药物还包括吩噻嗪类，丁酰苯类，甾体类、羟丁酸钠等，由于新型全麻药物的出现，它们在临床麻醉中的使用已越来越少。右旋美托咪啶是一种高度选择性的 α2 肾上腺素能受体激动药，1999 年被美国 FDA 批准用于临床，它具有镇静镇痛、催眠麻醉的作用，在发挥镇痛作用的同时不影响呼吸，这一点优于阿片类药物。右旋美托咪啶在临床上常被用于儿童的清醒镇静检查和手术，以及 ICU 患者，它和其他静脉全麻药联合使用能够降低诸如丙泊酚、阿片类药等的剂量，因此在神经外科麻醉、整形美容手术等门诊麻醉和纤维支气管镜检查等清醒镇静操作中具有独特的优势。它对交感神经系统的抑制作用也可被应用于心脏手术的麻醉管理。右旋美托咪啶产生的低血压和严重心动过缓的副作用需要引起临床的重视。

2. 阿片类静脉全麻药　阿片类静脉全麻药物近年来取得了很多的进展，尤其是新型超短效 μ 受体激动药——瑞芬太尼于 1996 年用于临床后，麻醉深度的可操控性进一步增加，静脉全身麻醉的使用范围也更加广阔。

临床静脉全身麻醉中使用最多的阿片类镇静镇痛药物是芬太尼、舒芬太尼、阿芬太尼和瑞芬太尼。阿片类静脉全麻药物临床使用最大的不良反应是对呼吸系统的抑制作用。新近的研究发现阿片类药物本身能够激活中枢神经系统的兴奋性氨基酸受体，因而存在促伤害性感受作用的可能，同时临床使用的阿片类药物都存在形成痛觉敏化的可能，这种不良反应表现为痛阈的降低，它在以往通常和阿片类药物耐受相互混淆。药物的使用途径、剂量和种类与痛觉敏化形成密切相关。

芬太尼的药代动力学符合三室模型，反复使用容易蓄积，这是由于其时量相关半衰期（$T_{1/2}$ cs）是几个衍生药物中最高的一种，持续输注 8h，$T_{1/2}$ cs 为 175min，因此不适合持续静脉给药。芬太尼快速静脉给药容易出现胸壁强直、肌僵的现象。

阿芬太尼的脂溶性弱于芬太尼，在生理 pH 条件下主要以离子化的形式存在，因而透过血脑屏障的比例高。其药代动力学符合二室或三室模型，和芬太尼比较，其作用起效时间早，维持时间短，在麻醉诱导时更容易产生低血压和心动过缓。

舒芬太尼的脂溶性是芬太尼的 2 倍，作用持续时间也是芬太尼的 2 倍，其 $T_{1/2}$CS 较短，240min 静脉输注后 $T_{1/2}$CS 仅是 33. 9min，因此非常适合持续给药。舒芬太尼在麻醉诱导时对循环影响小，对于心脏手术或是循环不稳定的患者具有优势。

瑞芬太尼为超短效的阿片类药物，临床上有盐酸盐类的和以甘氨酸为赋形剂的两种剂型，后者因为有大量甘氨酸，不适合直接鞘内给药。瑞芬太尼半衰期短，适合持续静脉给药，其对交感性应激的抑制作用明显。由于瑞芬太尼作用时间短，非常适合短小手术或检查的静脉全身麻醉使用。这也促进了手术室外麻醉和门诊手术麻醉业务的快速扩展。

肌松药物虽然属于静脉全身麻醉药物的一种，但是由于其独特的作用机制，将在其他章节中介绍。

三、静脉全身麻醉药物的相互作用

临床实施静脉全身麻醉时，多是采用催眠镇静药物与阿片类药物的联合使用来进行麻醉诱导和维持。药物的联合使用通常会出现催眠、镇静、镇痛作用的相加和（或）协同效应，并且降低了各自剂量，从而减少了并发症的发生。需要指出的是，既然存在治疗作用相加或协同的效果，也就无法避免不良反应的相互累加，因此在研究静脉麻醉药物相互作用的时候还需要特别关注药物的不良反应。

临床对静脉全身麻醉药物相互作用的考察大多集中在静脉麻醉药物之间的作用和静脉麻醉药物与麻醉性镇痛药物之间的作用。研究方法多采用药效学观测的方法结合统计分析，计算不同麻醉手术操作时的半数有效量。探讨对于特定人群（老年人、儿童、心血管疾病等）和特定操作中的药物相互作用的研究更具有临床意义。

四、静脉全身麻醉的方法和设备

静脉全身麻醉方法是随着生理学、药理学和医用计算机技术的发展而不断进步的，尤其是后两者对完善可操控的静脉全身麻醉技术具有重要意义。

首先需要了解一些与实施静脉全身麻醉相关的药理学知识，这里主要是药物代谢动力学的概念更新。

药物代谢动力学从传统的房室概念转变为效应室模型，即和药物作用效果相互对应的机体组织区域药物浓度代谢变化，同时药代动力学与药效动力学相互结合产生的药动药效模型（PK/PD），结合群体药代动力学模型的建立，临床常用的静脉全麻药物大多已建立了靶控给药模型和公式。但是在临床麻醉实践中药物作用的个体差异越来越受到重视，尤其是在强调麻醉安全性和舒适度的今天，个体化用药已经成为临床医疗中“3P”原则的首位。因此，当代的麻醉医生不仅要了解 PK/PD 模型，更要学会从个体化用药的角度准确实施静脉全身麻醉。

临床上静脉麻醉药物的作用滞后于药物的血药浓度，这就是药动药效分离（kinetic - dynammlcdislociation）的概念。随后提出了效应室的概念，Ke0 是指药物离开效应室的速率常数，其值越大，则平衡越快，起效也越快。效应平衡半衰期（$T_{1/2}$Ke0）是指血药浓度达到稳态时，效应室浓度达到血药稳态浓度一半所需的时间，为 0.693/Ke0，其值越小，则药物起效越快。上述两个指标反映了药物作用的起效和消退时间和程度。就如芬太尼和阿芬太尼而言，两者 $T_{1/2}$Ke0 分别是 4.7min 和 0.9s，因此在单次给药后，当血药浓度达到峰值时，芬太尼的起效时间明显滞后于阿芬太尼，并且消退时间明显延长。

Ce50 和 ED50：Ce50 表示到达最大效应 50% 时的血药浓度，也可以认为是抑制 50% 的患者对刺激反应的浓度，这样在不同的刺激下就有不同的 Ce50 的值。达到 Ce50 时的给药剂量即为 ED50。

时 - 量相关半衰期（context - sensltlve halftime，$T_{1/2}$cs）：指一次输注给药一段时间后中央室药物浓度下降一半所需时间，此半衰期随给药时间延长而延长。$T_{1/2}$CS 的意义在于反映了持续给药后药物的动态消除特征，对于静脉麻醉的药物选择及麻醉方案的制定具有指导作用。

静脉全身麻醉有单次给药、多次给药、持续给药，持续给药结合单次给药等方式。随着麻醉药理学和计算机技术的发展，靶控给药模式、开环控制麻醉和闭环控制麻醉等理论和实践也已用于临床，丰富了临床麻醉手段，提高了麻醉医疗质量。

单次给药模式在现今的临床实践中已较少采用，较多的还是结合持续给药或是靶控给药模式。由于手术或者是检查操作时刺激在不断地变化，麻醉深度也需随着相应调整，当麻醉深度无法满足手术需要的时候，常需单次注射进行补救。持续静脉输注也从最先的恒定速率输注发展到后来的多重速率联合单次注射的方式，这其中最为著名的就是 1981 年由 Helmut Schwilden 根据药物代谢动力学提出的 BET（bolus - elimination - transfer，BET）方案。该方案由三个步骤构成：①单次静脉注射达到药物的有效血药浓度；②补充药物代谢和排泄的维持量；③指数降低速度，以补充药物从中央室输送到周围组织的剂量。BET 方案在缺乏靶控给药设备的环境下能够很好地用于临床静脉全身麻醉中。

靶控输注给药（target controlled infusion，TCI）是计算机辅助给药技术的一种，它和吸入麻醉中调节吸入药物浓度达到麻醉效果的道理是一致的。20 世纪 80 年代 BET 方案提出后，很多学者都求助于计算机的强大功能，并且随着群体药代动力学模型的建立，以及短效、超短效静脉全麻药物的诞生，TCI 技术逐渐发展成熟。期间出现了许多药物的 TCI 模型，然而第一个推向市场的 TCI 系统是 1996 年 9 月由 Kenny 等设计的 DIPREFUSOR 系统。它是将计算机及其控制软件整合在输液泵的中央处理器，形成一体化单一丙泊酚靶控输注系统，用于麻醉诱导和维持。TCI 的临床优势在于操作简单和麻醉控制容易。如今针对不同药物建立的 TCI 输注产品已经在临床上广泛应用。

由于 TCI 的药代模型是建立在人群上的，而在临床麻醉医生面对的是具体的患者，因此对 TCI 评价的一个重要指标就是：实际浓度测量值与模拟预测浓度值的差值百分率（performance errorPE）。取一个患者或一个群体所有 PE 值的中位数即得到 MDPE（median performance error），用来表示 TCI 系统的平均误差，取所有 PE 值绝对值的中位数即得到 MDAPE（median absolute performance error），用来表示系统的精确度，其值越小，表明精确度越高。研究表明 MDPE 在 10% ~20% 及 MDAPE 在 20% ~42% 的范围内临床上是可以接受的。如今临床上更加重视针对不同群体设计的 TCI。

在临床使用上仍然需要麻醉医师根据患者的反应和实际需要的麻醉深度设定相应的 TCI 系统。这种 TCI 系统均为"开环麻醉系统"（open - loop anesthesia system）。也有些 TCI 装置在设计时连接了反馈指标，根据临床监测的数值指标，并且和设定的标准值相比较，从而控制 TCI 数据和推注泵速度，以期达到和维持不同的麻醉深度，这种系统称为"闭环麻醉系统"（closed - loop anesthesia system），它也是一种理想的 TCI 系统。虽然已有单位建立了这种闭环系统，但是由于目前临床上评价麻醉深度的定量指标较少，很难找出适合做"闭环麻醉系统"的监测指标，因此，这方面的研究仍有待进步。

静脉全身麻醉在临床实施上同样分为麻醉诱导期，麻醉维持期和麻醉恢复期。现在的临床麻醉强调多种药物的联合使用。在诱导期患者的意识从清醒到消失，需要以下几类静脉全身麻醉药物：苯二氮䓬类药物用来消除患者焦虑、紧张等不适，并且产生镇静和遗忘的效应；丙泊酚或依托咪酯等产生催眠、无意识；而使用麻醉性镇痛药物一方面是抑制气管插管等伤害性刺激，另一方面是减少丙泊酚等麻醉药物使用剂量，从而减少其不良反应。对于需要气管插管的全身麻醉可以使用肌松药，以利于操作。由于不同药物作用达到峰值的时间并不一致，因此在临床麻醉诱导期间静脉全麻药物的使用时机尤为重要，而 TCI 技术能够确保麻醉药物的作用时间。静脉全身麻醉维持一般以静脉麻醉药为主，辅助以麻醉性镇痛药，肌松药可以根据手术需要酌情给予。在静脉麻醉药消除患者意识的基础上，通过芬太尼、苏芬太尼或瑞芬太尼等用于消除手术检查刺激产生的应激反应。采用 TCI 方式使麻醉深度很容易控制，从而保证达到理想麻醉状态的要求。麻醉恢复期需要确保镇痛作用足够，用瑞芬太尼维持麻醉的可以改为芬太尼或是其他中长效麻醉性镇痛药物，尽量避免痛觉敏化的产生。对于气管插管患者在麻醉恢复期拔出气管导管前可以给予一定剂量的静脉麻醉药（如丙泊酚），以避免拔管刺激，达到深度镇静下拔管，从而减轻患者苏醒期的不适。

五、静脉全身麻醉的临床监测

静脉麻醉间断给药的最大缺点是血药浓度上下波动，造成麻醉忽深忽浅。借助于药代动力学模型和理论诞生的靶控输注麻醉给药系统（target controlled infusion，TCI），使得静脉麻醉的控制变得简便易行。即便如此，监测意识转换（包括术中知晓）和抗伤害反应仍是静脉麻醉监测面临的两大挑战。基于对肌松的监测已相对成熟，而且在其他小节也将专门论述，本节内容将主要探讨静脉麻醉中意识和抗伤害感受监测的相关问题。

1. 意识的监测　1771 年出版的《不列颠百科全书》中将麻醉一词定义为“感觉剥夺”。早期的麻醉学者因为无法客观地定义麻醉状态，只能如波特·史督华法官（Justice Potter Stewart）对“猥亵”所做出的有名定义一样宣称——“我无法定义，但一看便知”（I can't define it，but I know it when Isee it）。随着医学生物科学的不断进步，人们对大脑复杂功能进行了不断地探索和揭秘。现在认为，麻醉状态的本质就是“无意识”。而今，麻醉学者不仅追求对麻醉状态的“科学”鉴别，更是追求对麻醉深度进行监测。而对“麻醉深度”定义的最大障碍源自人们无法对“无意识”进行直接测量，能测量的只有机体对刺激产生的反应及其强度。随着电脑科技的发展，通过对原始脑电的快速计算和加工，产生了一系列源于脑电的、用于监测意识深度的技术。

2. 脑电双频指数（BIS）　BIS 是目前使用最为广泛的技术，主要反映大脑皮质的兴奋或抑制状态。因为 BIS 与多种全麻药物的血药浓度和镇静程度存在相关性，因而可用于指导麻醉用药。BIS 所对应的 50% 和 95% 志愿者意识消除的数值分别是 67 和 50，因而 <50 时即被认为意识已经消失。

BIS 与主要抑制大脑皮质的麻醉药，如硫喷妥钠、丙泊酚、依托咪酯、咪达唑仑等的镇静或麻醉深度存在非常好的相关性，而与氯胺酮、吗啡类镇痛药无明显相关性。大量研究证实使用 BIS 监测能够有效减少术中知晓的发生。不可否认，BIS 的问世使得麻醉医师能更好地判别“麻醉不足”与“镇痛不够”。当患者 BIS 值高于 60 且伴随体动和血压、心率增加等交感兴奋反应时，提示“麻醉深度不足”；若患者 BIS 值在 40 ~ 60 范围内伴随上述交感兴奋的症状，则更可能是“镇痛不够”。但研究也证实 BIS 值反映意识消失的特异性尚可，而灵敏度不够。此外，在丙泊酚浓度不稳定的条件下，丙泊酚血药浓度和脑电效应的关系并不确定。低浓度的阿片类镇痛药与 BIS 值的相关性不佳。同样，在复合静脉麻醉中，高剂量的阿片类药物也使得 BIS 的监测不够可靠。

BIS 对于“意识”的监测并不像早期想象的那样完美。当发现患者的 BIS 值被严格控制在 40 ~ 60 范围内，而内隐记忆仍然保留时，学者无法判断这一现象究竟是由于一过性麻醉过浅造成，还是由于记忆本身能够在无意识状态下巩固、加工所造成。

3. 听觉诱发电位指数（AEPI）　听觉在麻醉状态下仍旧得以部分保留。研究证实，BIS 在 40 ~ 60 时，大脑处理听信息的过程仍可发生，所以临床认为满意的静脉麻醉下仍可存在某些形式的记忆。有研究发现中潜伏期听觉诱发电位（MLAEP）与麻醉下内隐记忆存在关联。一项比较 BIS 和 MLAEP 用于临床麻醉监测的研究表明，BIS 与临床镇静评分有更好的关联，而 MLAEP 则与药物血浆浓度的关联更佳，而且合用 100ng/kg 的阿芬太尼也不影响 MLAEP 与意识消除的关联。MLAEP 因为使用复杂和操作不便而限制了其在临床的广泛应用。后来衍生出的使用较为方便的 AEPI 监测仪受到广大科研工作者的关注。AEPI 不仅可反映皮质兴奋或抑制状态，用于监测麻醉的镇静成分，而且还可反映皮质下脑电活动，可监测手术伤害性刺激、镇痛和体动等成分。因 AEPI 仍需要一定的时间对信号进行平均加工处理，后来又有学者在 AEPI 中用 ARX 模式提取得出听觉诱发电位指数（A - line ARX Index，AAI），该监测指标在临床更为常用。AAI 中的 N_2 潜伏期能更好地预测镇静，而 N_2P_3

振幅可以有效预测记忆。在反映意识的转变方面 AAI 逊于 BIS。

4. 熵（Entropy） 用于研究麻醉深度的熵有 Shannon 熵、Kolmogorov 熵、单值分解熵、近似熵、交叉近似熵、状态熵（SE）和反应熵（RE）等。这些熵都是由脑电图参数转化而来，表达的是信息的不规则性。即信号越不规则熵值就越高，信号越规则熵值就越低，信号完全规则时熵值为 0。在这些指标中近年来最受关注的主要是 RE 和 SE。RE 测定频率 $0<f<47Hz$，熵范围 0～100；SE 测定频率 $0<f<32Hz$，熵范围 0～91。因为个体差异、药物的不同代谢以及相互作用机制，对 RE 和 SE 的准确性都有干扰，所以熵的临床价值仍需进一步观察。

5. Narcotrend Narcotrend 分级监测是由德国 Hannover 大学医学院一个研究组开发的脑电监测系统。能将麻醉下的脑电图进行自动分析并分级，从而显示麻醉深度。研究表明原始脑电图的视觉分级和自动分级之间的相关性高达 92%。但同 RE 和 SE 一样，尚未有可靠和足够的研究证实其用于临床麻醉深度监测优于 BIS，所以也未在临床得到广泛推广。

6. 记忆（术中知晓）的监测 单纯依靠静脉全麻药来达到手术要求的肌松需要很大的药量，对呼吸循环都有严重的抑制，还会产生药物毒性作用。而肌松药的发明和应用在解决了上述问题的同时，也带来了新的问题，那就是麻醉医师无法通过观察患者的体动和呼吸指标（呼吸频率、潮气量）等来正确估计麻醉的深度。因而 1945 年 Lancet 杂志在报道肌松药的副作用时，着重提到了术中知晓发生率的增加，引起了社会的关注。再者，全麻药物无论在药动学方面还是药效学方面都存在个体差异，且静脉联合用药带来的药物之间的相互作用更使得药物作用情况复杂化，所以麻醉医师依靠经验用药也不能保证麻醉“适度”。目前一些脑电监测仪的诞生为我们带来了帮助，但即便如此，术中知晓的发生仍未杜绝。据报道，在美国术中知晓的发生率为 0.2%。目前对术中知晓的判断和考察都只是回顾性的，而实时监测麻醉状态下记忆的加工和形成势必会成为将来研究的热点。

临床上对记忆的监测主要有两种手段，各有利弊。在电生理研究方面，记录事件相关电位（ERP）来探讨记忆过程中神经电位变化的方法已被广泛使用。虽然可以同步记录伴随记忆的脑电变化，但头皮 ERP 不能用来定位变化发生的脑区。影像学研究方面目前主要使用功能磁共振成像（fMRI）、正电子发射体层摄影术（PET）等。虽然影像学对在记忆过程中起作用的脑区能进行很好的定位，但它并非直接记录记忆产生时神经电位的变化，而是通过循环发生的改变来反映功能性脑区，并且相较记忆的发生记录不是同步的，如 fMRI 有 4～8s 的潜伏期。以上方法虽然目前还不可能作为临床常用的麻醉监测手段，但用于科学研究，探索术中知晓的发生机制和镇静催眠药物对学习记忆功能的影响还是具有很大的价值。

7. 抗伤害感受的监测 抗伤害感受监测的研发起步较晚，也是尚不成熟的。临床上早期仅以血压和心率的高低甚或患者的体动与否来判断临床麻醉的深浅。BIS 问世后，则结合 BIS 的变化区分“麻醉不足”和“镇痛不够”。但这些还都不足以客观、真实地反映当伤害性刺激来临时，机体实际的“抗伤害感受程度”。有学者提出 AEP 和麻醉熵中的反应熵均能有效监测抗伤害感受的变化，但也有一些研究对这两个指标的监测效果提出了质疑，所以两者的价值仍待考证。此外，还有如下两种监测技术。

8. 心率变异性指数（HRVI） 心率变异性（HRV）受自主神经系统控制，当交感-副交感神经的关系趋于平衡时，HRV 变小；而当其趋于失衡时，HRV 加大。在强应激下，HRV 加大。而 HRVI 是模仿 BIS 设计的 0～100 的无量纲，通过临床观察，得到 0～20 为

“镇痛”过度，20～40“镇痛”适当，40～60为“轻度镇痛不全”，>60为“镇痛不全”的结果。但该监测技术迄今为止尚未得到认可，可能原因是其变化过于敏感而令麻醉医师不知所措。

9. 灌注指数　当伤害性刺激来临时，如果“镇痛”不够，则交感神经兴奋，脉搏血氧饱和度的指脉波波形常伴有非常明显的变化，即波形明显变小，这表明存在一过性的血管收缩。随着刺激的结束，波形逐渐恢复。通过对脉搏血氧饱和度的指脉波波形进行量化处理，笔者提出“灌注指数”和“伤害性刺激指数”的概念，希望能对麻醉深度监测中的抗伤害感受的监测提供帮助。从目前结果看，这些参数对提高麻醉内在质量，改善麻醉期间的组织灌注有肯定的意义。但最终能否成为麻醉深度监测中抗伤害感受监测的成熟参数，还有待进一步的研究。

总之，一个理想的监测麻醉深度的指标，应该具有与麻醉药物（镇静和镇痛）血药浓度变化相关，与患者意识及镇静水平变化相关，与伤害性刺激强度变化相关等特点，目前还尚无一种单一指标能达到这样的标准，或许可以将目前已有的监测指标进行加权平均，得出一个能真正反映临床麻醉深度的麻醉深度指数，从而为早日达到理想麻醉状态提供监护保障。

（周　旭）

第二篇

内科急症急救

第六章　呼吸系统急症

第一节　急性上气道梗阻

上气道梗阻（upper airway obstruction，UAO）是一类由多种原因所致的上气道气流严重受阻的临床急症，其临床表现不具特异性，易与支气管哮喘及慢性阻塞性肺疾病等疾病相混淆。临床上，该症以儿童多见，在成人则较为少见。引起上气道梗阻的原因较多，其中，以外源性异物所致者最为常见，其余较常见者有喉运动障碍、感染、肿瘤、创伤以及医源性等。对上气道梗阻的及时认识和治疗具有极为重要的临床意义，因为大多数患者既往身体健康，经有效治疗后可以完全康复。

一、上气道解剖

呼吸系统的传导气道包括鼻、咽喉、气管、主支气管、叶支气管、段支气管、细支气管直至终末细支气管等部分。根据周围小气道和中心大气道在机械力学等呼吸生理功能上的不同，一般将呼吸道分为三个部分，即：①小气道，指管径小于2mm的气道。②大气道，指隆凸以下至直径2mm的气道。③上气道，为自鼻至气管隆凸的一段呼吸道，包括鼻、咽、喉及气管等，见图6－1。

通常以胸腔入口或胸骨上切迹为界将上气道分为胸腔外上气道和胸腔内上气道两个部分。胸腔外上气道包括下颌下腔（包括可产生Ludwig咽峡炎的区域）、咽后腔（包括可生产咽后脓肿的区域）和喉部。广义的喉部范围上至舌根部，下至气管，可分为声门上喉区（会厌、杓会厌皱襞及假声带）、声门（包括杓状软骨的声带平面内的结构）和声门下区（为一长约1.5～2.0cm，由环状软骨所包绕的气道）。

成人气管的总长度为10～13cm，其中胸腔内的长度约6～9cm。胸腔外气管的长度约为2～4cm，从环状软骨的下缘至胸腔入口，其在前胸部约高于胸骨上切迹1～3cm。正常气管内冠状直径，男性为13～25mm，女性为10～21mm。引起气管管径缩小的因素有以下几种：①Saber鞘气管。②淀粉样变性。③复发性多软骨炎。④坏死性肉芽肿性血管炎。⑤气管支气管扁骨软骨成形术。⑥鼻硬结病。⑦完全性环状软骨。⑧唐氏综合征。

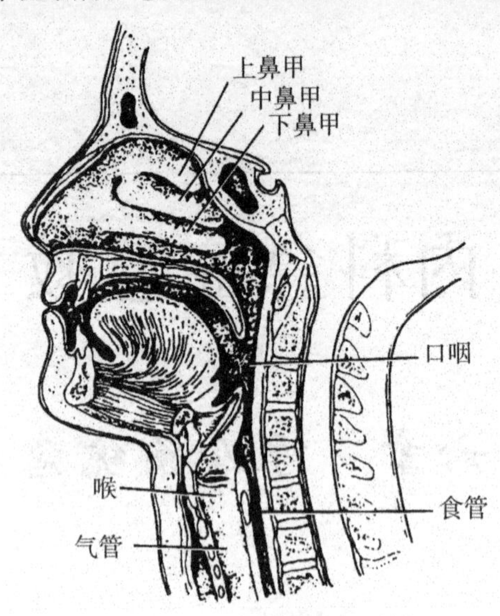

图6-1　上气道的解剖结构

二、上气道梗阻的病理生理学

正常情况下，吸气时，呼吸肌收缩使胸内压力降低，气道内压力低于大气压，气体由外界进入肺内；相反，呼气时，呼吸肌松弛使胸内压力升高，气体由肺内排出体外。急性上气道阻塞则可直接影响机体的通气功能，外界的氧气不能被吸入肺内，机体代谢所产生的二氧化碳亦不能排出体外，引起急性呼吸衰竭，如未能获得及时救治，每因严重缺氧和二氧化碳潴留导致患者死亡。

上气道的胸外部分处于大气压之下，胸内部分则在胸内压作用之下。气管内外两侧的压力差为跨壁压。当气管外压大于胸内压，跨壁压为正值，气道则趋于闭合；当跨壁压为负值时，即气管内压大于气管外压，气管通畅。上气道阻塞主要影响患者的通气功能，由于肺泡通气减少，在患者运动时可产生低氧血症，但其弥散功能则多属正常。上气道阻塞的位置、程度、性质（固定型或可变型）以及呼气或吸气相压力的变化，引起患者出现不同的病理生理改变，产生吸气气流受限、呼气气流受限，抑或两者均受限。临床上，根据呼吸气流受阻的不同可将上气道阻塞分为以下三种：可变型胸外上气道阻塞、可变型胸内上气道阻塞和固定型上气道阻塞。

（一）可变型胸外上气道阻塞

可变型阻塞指梗阻部位气管内腔大小可因气管内外压力改变而变化的上气道阻塞。可变型胸外上气道阻塞，见于患气管软化及声带麻痹等疾病的患者。正常情况下，胸外上气道外周的压力在整个呼吸周期均为大气压，吸气时由于气道内压降低，引起跨壁压增大，其作用方向为由管外向管内，导致胸外上气道倾向于缩小。存在可变型胸外上气道阻塞的患者，当其用力吸气时，由于Venturi效应和湍流导致阻塞远端的气道压力显著降低，跨壁压明显增大，引起阻塞部位气道口径进一步缩小，出现吸气气流严重受阻；相反，当其用力呼气时，气管内压力增加，由于跨壁压降低，其阻塞程度可有所减轻。

（二）可变型胸内上气道阻塞

可变型胸内上气道阻塞，见于胸内气道的气管软化及肿瘤患者。由于胸内上气道周围的压力与胸内压接近，管腔外压（胸内压）与管腔内压相比为负压，跨壁压的作用方向由管腔内向管腔外，导致胸内气道倾向于扩张。当患者用力呼气时，Venturi 效应和湍流可使阻塞近端的气道压力降低，亦引起阻塞部位气道口径进一步缩小，出现呼气气流严重受阻。

（三）固定型上气道阻塞

固定型上气道阻塞指上气道阻塞性病变部位僵硬固定，呼吸时跨壁压的改变不能引起梗阻部位的气道口径变化者，见于气管狭窄和甲状腺肿瘤患者。这类患者，其吸气和呼气时气流均明显受限且程度相近，出现明显的呼吸困难。

三、病因

临床上，上气道阻塞虽较为少见，但可由多种疾病引起，这类原因主要包括：①气道瘢痕狭窄：多为气管结核、外伤、气管插管或切开术等治疗所致。②气道壁病变：如咽喉部软组织炎、咽后壁脓肿、扁桃体肿大、声带麻痹、喉或气管肿瘤、气管软化以及复发性多软骨炎等。③气道腔内病变：以气道内异物为多见，以及带蒂气管内息肉或肿瘤和炎性肉芽肿。④气道外部压迫：气道周围占位性病变如甲状腺癌、食管癌、淋巴瘤、脓肿、血肿或气体的压迫。⑤气道内分泌物潴留：呼吸道出血或大量痰液未能咳出，胃内容物大量吸入等。将引起成人和儿童不同解剖部位上气道阻塞的常见原因，总结于表 6－1，供临床诊断时参考。极少数情况下，功能性声带异常或心理性因素，亦可引起上气道阻塞。

表 6－1　成人和儿童上气道阻塞的常见原因

1. 化脓性腮腺炎
2. 扁桃体肥大/扁桃体周围脓肿
3. 化脓性颌下腺炎（Ludwig 咽峡炎）
4. 舌　①巨舌症。②舌下血肿。③舌蜂窝织炎
5. 咽后壁脓肿
6. 喉　①喉癌。②错构瘤。③喉部狭窄。④喉部水肿：a. 血管性水肿：过敏反应；酯酶抑制剂缺乏；血管紧张素转换酶抑制剂；b. 气管插管拔管后；c. 烧伤。⑤喉结核。⑥会厌：会厌炎；杓会厌皱襞肥大。⑦声带：a. 息肉及乳头状瘤；b. 声带麻痹：单侧麻痹（鳞癌；喉返神经损伤；迷走神经损伤）；双侧麻痹（喉张力障碍）：帕金森病，Cerhardt 综合征，镇静药物过量，Shy－Drager 综合征，橄榄体脑桥小脑萎缩；代谢原因：低血钾，低血钙；复发性多软骨炎；颅内肿瘤；喉运动障碍；类风湿关节炎；c. 异物
7. 气管　①气管软化。②肿瘤：a. 鳞癌，腺样囊腺癌；b. 霍奇金淋巴瘤；c. 卡波西肉瘤。③气管受压迫：a. 甲状腺肿/甲状腺癌；b. 食管源性：食管异物，食管癌，食管失迟缓症；c. 血管原因：动脉穿刺出血，胸主动脉破裂，上腔静脉阻塞，主动脉创伤，肺血管悬吊，无名动脉瘤；d. 液体从中心导管外渗；e. 支气管囊肿；f. 霍奇金淋巴瘤纵隔转移。④气管狭窄：a. 声门下狭窄：喉气管支气管炎，坏死性肉芽肿性血管炎 . b. 气管：气管切开后，气管插管后，外伤，气管结核。⑤气管缩窄。⑥气管导管源性黏液瘤。⑦气管炎。⑧异物

四、临床表现

上气道阻塞的症状和体征与气道阻塞的程度和性质有关。上气道阻塞早期一般无任何表现，往往在阻塞较严重时始出现症状。急性上气道阻塞起病急骤，病情严重，甚至导致窒息而死亡，常有明显的症状和体征。上气道阻塞的临床表现并无特异性，可表现为刺激性干咳、气喘和呼吸困难，患者往往因呼吸困难而就诊；其呼吸困难以吸气困难为主，活动可引起呼吸困难明显加重，且常因体位变化而出现阵发性发作。少数患者夜间出现打鼾，并可因呼吸困难加重而数次惊醒，表现为睡眠呼吸暂停综合征。吸入异物所致者，可有呛咳史，常有明显的呼吸窘迫，表情异常痛苦，并不时抓搔喉部。偶见慢性上气道阻塞引起肺水肿反复发生而出现肺水肿的表现。

临床上所见的大多数上气道阻塞为不完全性阻塞。主要体征为吸气性喘鸣，多在颈部明显，肺部亦可闻及但较弱，用力吸气可引起喘鸣明显加重。出现喘鸣提示气道阻塞较为严重，此时气道内径往往小于5mm。吸气性喘鸣多提示胸外上气道阻塞，多见于声带或声带以上部位；双相性喘鸣提示阻塞在声门下或气管内；屈颈时喘鸣音的强度发生变化多提示阻塞发生于胸廓入口处。儿童出现犬吠样咳嗽，特别是夜间出现，多提示为喉支气管炎，而流涎、吞咽困难、发热而无咳嗽则多见于严重的会厌炎。一些患者可出现声音的改变，其改变特点与病变的部位和性质有关，如单侧声带麻痹表现为声音嘶哑；双侧声带麻痹声音正常，但有喘鸣；声门以上部位病变常出现声音低沉，但无声音嘶哑；口腔脓肿出现含物状声音。

五、特殊检查

（一）肺功能检查

气道阻塞时，流量－容积曲线出现明显的变化，具有一定的诊断价值。但肺功能检查对有急性窘迫的患者不能进行，且对上气道梗阻的敏感性并不高。因此，目前已逐渐为内镜检查所替代。

（二）影像学检查

1. 颈部平片　气道平片对上气道阻塞的诊断虽可提供重要信息，但其准确性较差，应与病史和体征相结合进行判断，目前已较少使用。

2. CT扫描　气道CT扫描可以了解阻塞处病变的大小和形态，气道狭窄的程度及其与气道壁的关系，以及病变周围组织的情况，是目前诊断上气道梗阻的主要检查手段之一。对疑为上气道梗阻的患者应进行颈部和胸部的CT扫描，必要时进行气道三维重建。增强CT扫描尚有助于明确病变的血供情况。对气道内占位性病变，CT扫描可清楚地显示，见图6－2。

3. MRI检查　具有很好的分辨能力，可预计气道闭塞的程度和长度，对评价纵隔情况具有较好的价值。

（三）内镜检查

内镜如纤维喉镜或纤维支气管镜检查能直接观察上气道情况，观察声带、气管环的变化以及呼吸过程中病变的动态特征，且可采集活体组织进行病理学检查，故对诊断具有决定性作用，其价值优于影像学检查。因此，对疑为上气道阻塞者，均应考虑进行内镜检查。但严重呼吸困难者不宜进行检查，且对血管性疾病严禁进行活组织检查。

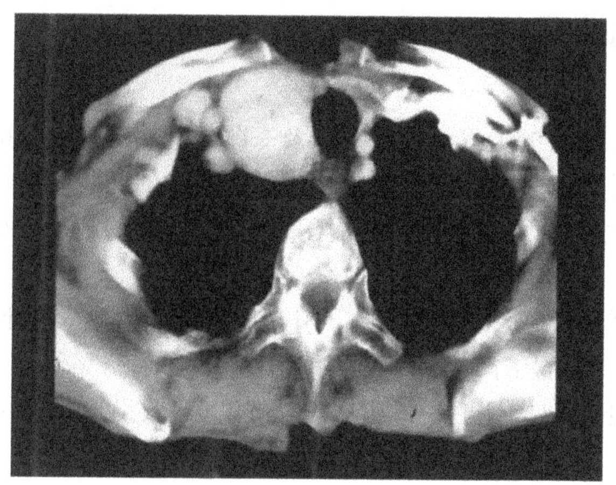

图 6-2 颈部 CT 扫描显示气管内占位性病灶

六、诊断

要对上气道梗阻做出及时而准确的诊断，关键在于要考虑到上气道梗阻的可能性。虽然呼吸困难为上气道梗阻的主要表现，但呼吸困难常见于其他疾病。因此，对临床上存在以下情况者，应及时进行 CT 扫描和内镜检查：①以气促、呼吸困难为主要表现，活动后明显加重，有时症状的加重与体位有关，经支气管扩张剂治疗无效者。②存在上气道炎症、损伤病史，特别是有气管插管和气管切开史者。③肺功能检查示最大呼气流速、最大通气量进行性下降，肺活量不变，FEV_1 降低不明显，与最大通气量下降不成比例者。根据影像学检查和内镜检查，即可做出上气道梗阻的诊断。

七、治疗

由于引起上气道梗阻的原因较多，治疗方法的选择须根据其病因和严重程度而定。对严重的上气道梗阻应采取紧急处理措施，解除呼吸道阻塞，挽救患者生命。对一些类型的上气道梗阻，改变体位可以使其症状得以减轻；对感染性疾病所致者，如会厌炎、咽后壁脓肿等应及时给予敏感而有效的抗生素治疗。

急性上气道梗阻常发生在医院外，如不能及时获得诊断和处理，易导致患者死亡。由于上气道梗阻不可能允许进行临床治疗的对比研究，其治疗措施均基于有限的临床观察资料，且存在较大的争议。但有关内镜下治疗上气道梗阻，近年来获得长足的发展，取得了较为满意的疗效。

（一）上气道异物阻塞的救治

1. 吸入异物的急救手法　首先使用牙垫或开口器开启口腔，并清除口腔内异物；以压舌板或食指刺激咽部，同时以 Heimlich 手法使患者上腹部腹压急速增加，可排出一些气道内异物；对清醒可直立的患者，施救者可从患者后面抱住其上腹部，右手握拳，拇指指向剑突下方，左手紧压右拳，急速地向上向内重压数次；对于仰卧的患者，施救者可面向患者跪于其双腿两侧，上身前倾，右手握拳置于剑突下方，左手置于右手之上，急速地向下向前内重压上腹部。

2. 支气管镜摘除异物　经上述手法不能取出的异物，或不适宜手法取出的异物如鱼刺，应尽快在喉镜或支气管镜的窥视下摘除异物。

（二）药物治疗

对于喉或气管痉挛所致的上气道梗阻，以及一些炎症性疾病引起的黏膜水肿所致上气道梗阻，药物治疗具有重要的价值。对这类上气道梗阻有效的药物主要为肾上腺素和糖皮质激素，常可挽救患者的生命；但应注意，这两类药物对会厌炎的治疗效果不佳，甚至导致不良反应而不宜使用。

1. 肾上腺素　可兴奋α肾上腺素受体，引起血管收缩，减轻黏膜水肿，对喉支气管炎具有良好的治疗作用，也可用于治疗喉水肿。使用时，多采用雾化吸入或气管内滴入，每次1～2mg，亦可选用皮下或肌肉注射，每次0.5～1mg，起效迅速，但维持时间短暂，应多次用药。

2. 糖皮质激素　具有消除水肿，减轻局部炎症的作用，可用于多种原因所致的上气道阻塞，如气管插管后水肿等。对于病毒性喉支气管炎，吸入激素具有良好的效果。Durward等发现给予布地奈德（budesonide）吸入治疗，可明显降低插管率。但激素治疗对上气道瘢痕或肿瘤性狭窄所致者无效。

（三）气管插管或气管切开术

气管插管或切开可建立有效的人工气道，为保持气道通畅和维持有效呼吸提供条件。尤其对需要转院治疗者，气管插管可明显降低患者的死亡率。对于喉水肿、喉痉挛、功能性声带功能失调、吸入性损伤、咽峡炎、会厌炎、喉和气管肿瘤等，可考虑进行气管插管或切开。但应注意，气管插管或切开本身亦可引起上气道阻塞，故对接受这类治疗的患者更应密切观察。

（四）手术治疗

对于喉或气管肿瘤或狭窄所致的上气道阻塞，可采用喉气管切除和重建进行治疗，87%的患者可获得良好的治疗效果。对于扁桃体肥大的上气道阻塞，进行扁桃体摘除可使其症状明显改善。对于口咽部狭窄所致者，进行咽部手术具有一定的治疗作用。对于内镜下无法摘除的异物，亦应行手术治疗。

（五）激光治疗

激光治疗可使肿瘤、肉芽肿等病变组织碳化、缩小，并可部分切除气管肿瘤，从而达到解除气管狭窄，缓解症状，具有一定的治疗作用。激光治疗可经纤维支气管镜使用。目前临床上使用的激光主要是以钇铝石榴石晶体为其激活物质的激光（Nd：YAG激光），其穿透力较强。

（六）气管支架

气道支架置入即通过气管镜将支架安置于气道的狭窄部位，以达到缓解患者呼吸困难的目的。可用于气管肉芽肿、瘢痕所致的良性狭窄或肿瘤所致的恶性狭窄。近年来，纤维支气管镜下支架置入在临床使用较多且疗效显著。诸多文献对其疗效及并发症等进行评价，大部分作者认为，支架置入的近期疗效显著，并发症较少，远期疗效尚待评估。目前广泛使用的镍钛记忆合金制备的气管支架，具有较好的临床效果，且长期置入后无变形及生锈变色等，对气道不产生严重的炎症反应和刺激。一般先将支架置于冰水中冷却并塑形为细管状，并装入置入器内，经纤维支气管镜检查将导引钢丝送入狭窄气道，让患者头部尽量后仰，将置入器沿导引钢丝置入气道狭窄部位，然后拔出导引钢丝。再次纤维支气管镜检查确定支架良好地置于狭窄部位。置入后，支架受机体温度的影响，恢复其原有形状与气道紧密贴合，并逐渐将狭窄部位撑开扩张，达到解除狭窄的效果。

（邱光钰）

第二节　哮喘急性危重发作的诊治

一、概述

支气管哮喘（哮喘）是常见慢性呼吸道疾病，具有反复急性发作的特点，严重发作可威胁生命。哮喘发病率各地不一（20%～30%），但均有不断增高趋势。20 世纪 90 年代世界卫生组织哮喘全球防治创议（CINA）曾发布“哮喘防治策略”，之后并曾多次修订，对推动和规范哮喘防治，减轻和减少反复急性发作，提高生活质量，起到一定作用。许多国家和地区亦参照该文件，根据各自的具体条件制定相应指南。我国于 2003 年发布新修订的“支气管哮喘防治指南”，对哮喘急性发作期的治疗较以往版本有更详细的阐述。虽然哮喘治疗策略不断完善，哮喘治疗药物不断发展，但是哮喘的死亡率仍高，估计全球哮喘死亡人数达 180 000 人/年。英国哮喘死亡率为 3.5～4.0/100 000 人口，而挪威则达 101 100 000 人口。患者多死于哮喘急性高危发作。提高急性重危发作的救治水平，避免或减低因哮喘急性发作所致死亡，是当前关注的课题。

哮喘急性重危发作有 2 种类型，即：①哮喘急性发作，经常规治疗无效，症状进行性加重，最终危及生命。②哮喘急性重度发作，在数小时甚至数分钟内心肺骤停，导致死亡（哮喘猝死）。发生原因往往与患者对哮喘认识不足，以及对规范化长期计划治疗依从性差有关。因此，推行哮喘规范化治疗防治，加强患者教育宣传，增加治疗依从性，至关重要。另一方面加强对哮喘急性发作严重程度客观评价和及时正确的抢救治疗措施，降低急性高危发作的病死率，甚为关键。

二、哮喘急性重危发作的触发因素

重症哮喘形成的原因较多，发生机制也较为复杂，哮喘患者发展成为重症哮喘的原因往往是多方面的。作为临床医生在抢救重症哮喘患者时应清醒地认识到，若要有效地控制病情，除对重症哮喘进行及时的诊治外，寻找每个患者发展成重症哮喘的病因并排除是非常重要的。目前已基本明确的病因主要有以下几点：

（一）变应原或其他致喘因素持续存在

哮喘是由于支气管黏膜感受器在特定的刺激后发生速发相及迟发相反应而引起支气管痉挛、气道炎症和气道高反应性，造成呼吸道狭窄所致。如果患者持续吸入或接触变应原或其他致喘因子（包括呼吸道感染），可导致支气管平滑肌的持续痉挛和进行性加重的气道炎症，上皮细胞剥脱并损伤黏膜，使黏膜充血水肿、黏液大量分泌甚至形成黏液栓，加上气道平滑肌极度痉挛，可严重阻塞呼吸道，引起哮喘持续状态而难以缓解。

（二）β_2受体激动剂的应用不当和/或抗炎治疗不充分

目前已证实，哮喘是一种气道炎症性疾病，因此抗炎药物已被推荐为治疗哮喘的第一线药物。然而，临床上许多哮喘患者长期以支气管扩张剂为主要治疗方案，抗炎治疗不充分或抗炎治疗药物使用不当，导致气道变态反应性炎症未能有效控制，使气道炎症日趋严重，气道高反应性加剧，哮喘病情日益恶化。而且长期盲目地大量应用自β_2激动剂，可使自β_2受体发生下调，导致其“失敏”。在这种情况下突然停止用药可造成气道反应性显著增高，从而诱发危重哮喘。

（三）脱水、电解质紊乱和酸中毒

哮喘发作时，患者出汗多和张口呼吸使呼吸道丢失水分增多；吸氧治疗时，加温湿化不足；氨茶碱等强心、利尿药使尿量相对增加；加上患者呼吸困难，饮水较少等因素。因此，哮喘发作的患者常存在不同程度的脱水。因而造成组织脱水，痰液黏稠，形成无法咳出的黏液痰栓，广泛阻塞中小气道，加重呼吸困难，导致通气功能障碍，形成低氧血症和高碳酸血症。同时，由于缺氧、进食少，体内酸性代谢产物增多，可合并代谢性酸中毒。在酸中毒情况下，气道对许多平喘药的反应性降低，进一步加重哮喘病情。

（四）突然停用激素，引起“反跳现象”

某些患者因对一般平喘药无效或因医生治疗不当，长期反复应用糖皮质激素，使机体产生依赖性或耐受性，一旦某种原因如缺药、手术、妊娠、消化道出血、糖尿病或治疗失误等导致突然停用糖皮质激素，可使哮喘不能控制并加剧。

（五）情绪过分紧张

患者对病情的担忧和恐惧一方面可通过皮层和自主神经反射加重支气管痉挛和呼吸困难。另一方面昼夜不眠，使患者体力不支。此外，临床医师和家属的精神情绪也会影响患者，促使哮喘病情进一步的恶化。

（六）理化因素和因子的影响

有些报道发现一些理化因素如气温、湿度、气压、空气离子等，对某些哮喘患者可产生不同程度的影响，但迄今为止机制不清楚。有人认为气候因素能影响人体的神经系统、内分泌体液中的 pH 值、钾与钙的平衡及免疫机制等。空气中阳离子过量也可使血液中钾与钙起变化，导致支气管平滑肌收缩。

（七）有严重并发症或伴发症

如并发气胸、纵隔气肿或伴发心源性哮喘发作、肾功能衰竭、肺栓塞或血管内血栓形成等均可使哮喘症状加重。

三、哮喘急性发作的病理生理

哮喘急性发作时，常常有气道炎症的加重，黏膜及黏膜下组织水肿、充血，嗜酸性粒细胞等炎症细胞浸润，支气管平滑肌肥厚与痉挛，气道狭窄和肺泡过度膨胀。哮喘严重发作时，还可见广泛的支气管细支气管内充满大量黏稠的黏液栓。气道的炎症加重和狭窄，导致气道阻塞，通气功能下降。广泛的气道内黏液栓可使阻塞持续并不断加重，通气功能严重降低。

哮喘轻度发作时，通气功能轻度受损，患者通过增加呼吸频率和幅度来增加通过量，肺血流量代偿性增加，以与充气增加的肺泡保持通气和血流比例不变，随着哮喘发作的加重，气道阻力进一步增加，通气功能障碍加重，峰值呼气流速（PEF）和第一秒用力呼气流量（FEV）逐渐下降。由于患者为呼气性呼吸困难，呼气时下肺区气道提前关闭，气流受限，吸入气量多于呼出气量，肺泡气体潴留，肺泡过度充气膨胀，使功能残气量，残气量和肺总量，以及残气占肺总量百分比增加或显著增加。哮喘严重发作时，患者在高功能残气量下进行呼吸，其潮气量处于肺的压力容积曲线平坦段，要以较大的经肺压方能得到足够的潮气量，因此要增加呼吸功，易使呼吸肌发生疲劳。

同时，哮喘急性发作状态下肺内各区域气道阻塞程度不一，不同区域肺泡气体滞留的量不同，使吸入气在肺内分布不均。由于各部位肺泡内压不等，对肺泡周围毛细血管血流灌注产生的压力不同，肺内血流分布也不均，这些变化利用核素扫描均已得到证实。肺内吸入气体分布不均和血流灌注不均导致通气与血流比例失调，引起低氧血症。当有黏液栓阻塞一部分气道，引起肺小叶不张，可加重通气与血流比例失调，增加肺内分流，并使肺内弥散面积减少，气体弥散量下降，进而加重低氧血症。低氧血症可刺激颈动脉窦和主动脉体化学感受器，使呼吸加深加快。哮喘急性发作初期，通气代偿性增加，可使二氧化碳（CO_2）排出增加，出现动脉血 $PaCO_2$ 下降（低碳酸血症）。但随着气道阻塞加重，气道陷闭，肺泡通气不足和通气血流比例失调加重，以及由于肺高度膨胀时，呼吸肌不仅要克服肺的弹性回缩力，还要克服胸廓的弹性回缩为，呼吸功明显增加，长时间必然发生呼吸疲劳。使低氧血症进一步加重，并出现 CO_2 潴留（高碳酸血症），表现为呼吸性酸中毒及混合性酸中毒。

在重度和危重型哮喘，由于气道陷闭和肺过度充气，吸气时胸腔负压加大，右心回心血流量增加，右心室充盈压升高，呼气时胸腔压力增高，过度充气的肺泡压迫肺泡间毛细血管，使肺血管阻力增加，导致肺动脉高压。同时，右心室充盈压增高使室间隔左移，左心室充盈不足，在吸气相胸腔负压的情况下，心脏收缩期左心排出量下降，造成吸气相收缩压明显下降，出现奇脉。

四、哮喘急性发作的临床特征

（一）临床表现

哮喘急性发作时的症状有呼吸困难、喘息、咳嗽、胸闷，中至重度发作者不愿或不能平卧，心情焦躁、烦躁不安、大汗淋漓、讲话不连贯，平时所用支气管舒张剂的剂量和次数增加。如果是由呼吸道感染诱发的哮喘发作，则有相应症状如流涕、咽痛、声嘶、咳痰，痰为黏脓性或脓性状。体格检查时可见患者呼吸频率增快（严重时 >30 次/min），呼吸窘迫，喘鸣，由于肺过度充气使胸廓前后径增大，运动幅度下降、辅助呼吸肌参与工作（胸锁乳突肌收缩、三凹征）、两肺听诊可闻哮鸣音，呼气延长，亦可有干啰音，心率增快。哮喘发作加重可出现奇脉，吸气相收缩压下降（≥10mmHg），奇脉明显（≥25mmHg）时多为重症哮喘。当出现紫绀时，提示哮喘病情已属危重。此外，两肺哮鸣音消失和奇脉消失，除可能是经治疗病情改善的表现外，亦可以是病情极度恶化和危重的征象，须高度警惕，危重型哮喘气道内若有广泛的黏液栓塞和呼吸肌衰竭，可使两肺哮鸣音消失，称为“沉默胸（silent chest)”，同时还有胸腹矛盾运动，心动徐缓和意识障碍，如嗜睡、昏迷。

（二）实验室及相关检查

1. 实验室检查　患者血清与痰中嗜酸性粒细胞及其活性产物如嗜酸细胞阳离子蛋白（ECP）含量增加。呼出气中一氧化氮水平升高，及尿中白三烯代谢产物（LTE_4）水平增高反映了气道炎症加重，在急性发作期更为明显。同时应检测血清钾和血糖，大剂量使用 β_2 受体激动剂和糖皮质激素，以及患者有脱水和呼吸性碱中毒可引起低钾血症。全身使用糖皮质激素可引起血糖升高。

2. 肺功能测定　PEF 和阻 FEV_1 为最常用于诊断哮喘急性加重的肺功能指标。根据 PEF 和 FEV_1 下降的绝对值或占预计值的百分比来诊断并判断哮喘发作的严重程度，并可在使用支气管舒张剂治疗后，根据 PEF 或 FEV_1 的改善程度，来评估患者对治疗的反应，判断病情的严重性及预后，并以此来决定患者是否需住院治疗。

3. 动脉血气测定　在哮喘发作早期或轻度发作，动脉血气是正常的（Ⅰ期）。呼吸急促和情绪焦虑紧张使通气过度，出现低碳酸血症（呼吸性碱中毒）（Ⅱ期）。如果气道阻塞加重，呼吸肌疲劳，则 $PaCO_2$ 回至正常，称 $PaCO_2$ 假性正常（pseudonormalization of $PaCO_2$），同时有 PaO_2 下降（Ⅲ期）。随着病情进展变得危重时，通气严重不足将导致 CO_2 潴留（呼吸性酸中毒），PaO_2 进一步降低，此时为Ⅱ型呼吸衰竭（Ⅳ期）。

哮喘急性发作时，如一直在进行肺功能（PEF 或 FEV_1）监测则并不需要常规测定动脉血气。但如患者气道阻塞症状严重或进行性恶化，必须做出将患者收住医院的决定时，应测定动脉血气。脉氧仪具有移动方便，可无创和持续监测的优点，尽管不能测定 $PaCO_2$，但也可依据 SaO_2 来判断有无缺氧及呼吸衰竭的发生。

4. 其他　X 线胸片检查显示两肺过度充气，当有黏液栓塞时可有灶性肺不张。有时危重型哮喘的原因为并发气胸和纵隔气肿，通过胸片可被检出。胸片还可发现并发的肺部感染。心电图检查可示窦性心动过速，严重哮喘发作时由于肺动脉高压使右心室负荷增大和两肺过度充气压迫心脏，心电图可表现有右心室肥厚和心脏显著顺钟向转位，此类心电图改变在哮喘完全缓解后可恢复。

多数哮喘患者的肺功能是在几天内逐渐恶化的，但也有少数患者的哮喘急性发作病情演变迅速，在几分钟到数小时内即可出现呼吸、循环衰竭危象。因此有人将发生急性呼吸衰竭的哮喘分成两类，即急性严重哮喘和急性窒息性哮喘。

五、哮喘急性发作严重程度客观评估

哮喘急性重危发作的病死率约 1% ~2%。正确估计病情严重度，及时正确治疗措施是成功救治的关键。对哮喘急性发作严重程度认识不足是影响预后的重要原因之一。患者往往习惯急性发作时在家自行吸入支气管舒张剂以缓解症状，并且治疗无效或疗效不持久时反复使用，忽视对每次急性发作严重程度的自我评估，亦很少意识到哮喘急性发作可能威胁生命，以致延误就医。医务人员在诊治患者时亦可能忽视必要的检查和客观的评估，造成对发作严重程度估计不足。应详细询问病史，包括过去发作情况和近期用药情况，全面体检和必要的化验检查，尤应重视动脉血氧分析。“支气管哮喘防治指南”对哮喘病情的评估分两部分，即：①治疗前和治疗期间哮喘病情严重程度分级。②哮喘急性发作时病情的严重程度分级，见表 6 -2。

表 6-2 哮喘急性发作时病情严重程度的分级

临床特点	轻度	中度	重度	危重
气短	步行、上楼时	稍事活动	休息时	
体位	可平卧	喜坐位	端坐呼吸	
讲话方式	连续成句	单词	单字	不能讲话
精神状态	可有焦虑，尚安静	时有焦虑或烦躁	常有焦虑、烦躁	嗜睡或意识模糊
出汗	无	有	大汗淋漓	
呼吸频率	轻度增加	增加	常 >30 次/min	
辅助呼吸肌活动及三凹征	常无	可有	常有	胸腹矛盾运动
哮鸣音	散在，呼吸末期	响亮、弥漫	响亮、弥漫	减弱、乃至无
脉率（次/min）	<100	100～120	>120	脉率变慢或不规则
奇脉	无，<10mmHg	可有，10～25mmHg	常有，>25mmHg	无，提示呼吸肌疲劳
使用 β_2 激动剂后 PEF 预计值或个人最佳值%	> 80%	60%～80%	<60% 或 <100L/min 或作用时间 <2h	
PaO_2（吸空气，mmHg）	正常	≥60	< 60	
$PaCO_2$（mmHg）	<45	≤45	>45	
SaO_2（吸空气,%）	>95	91～95	≤90	
pH			降低	

急性发作时除按照临床表现进行分级外，并根据动脉血气分析作为分级的量化指标：①轻度：PaO_2（吸空气）正常或轻度降低，$PaCO_2$ < 45mmHg，SaO_2（吸空气）> 95%。②中度：PaO_2（吸空气）≥60mmHg，$PaCO_2$ ≤45mmHg，SaO_2（吸空气）91% ～95%。③重度 PaO_2（吸空气）≤60mmHg，$PaCO_2$ >45mmHg，SaO_2（吸空气）≤90%。动脉血气分析的动态变化能较准确地反映病情。当 PaO_2 进一步降低而 $PaCO_2$ 由“轻度”时因过度通气而降低，以后因气道阻塞加重和发生呼吸肌疲劳，肺通气量不足，因此 PaO_2 进一步降低，而 $PaCO_2$ 由降低而逐步增高，最终因体内二氧化碳潴留，$PaCO_2$ 明显增高，而发生通气衰竭，病情危重，有生命危险，须及时抢救。传统上认为哮喘持续状态表示病情危重，但是哮喘持续状态的定义为哮喘持续 >24h，药物治疗无效，症状进行性加重。该定义缺乏客观量化指标，而且将时间限定在 24h 以上不够合理，因为哮喘急性重危发作可在数小时内危及生命，拘泥于时间标准，可能延误治疗。

六、哮喘急性重危发作的治疗

（一）一般综合治疗

1. 氧疗　重症哮喘常有不同程度的低氧血症存在，因此原则上都应吸氧。吸氧流量为 1～3L/min，吸氧浓度一般不超过 40%。此外，为避免气道干燥，吸入的氧气应尽量温暖湿润。

2. β_2 受体激动剂　短效 β_2 受体激动剂吸入治疗药物能直接兴奋气道平滑肌和肥大细胞 β_2 受体，舒张气道平滑肌，缓解喘息症状。

对于重症哮喘患者不宜经口服或直接经定量气雾剂（MDI）给药，因为此时患者病情重，无法深吸气、屏气，也不能协调喷药与呼吸同步。因此传统的压力型定量气雾剂（PMDI）和干粉吸入剂并不适用。

（1）持续雾化吸入：以高流量氧气（或压缩空气）为动力，雾化吸入 β_2 受体激动剂。一般情况下，成人每次雾化吸入沙丁胺醇或特布他林雾化溶液 1～2ml，12 岁以下儿童减半，在第 1 个 h 内每隔 20min 重复一次。中高档呼吸机一般配备可进行雾化吸入的装置，故对于插管的危重患者，雾化吸入也可经呼吸机相连的管道给药。

（2）借助储雾罐使用 MDI 给予自 β_2 受体激动剂，每次 2 喷，必要时在第 1 个小时内每隔 20min 可重复一次。

（3）静脉或皮下给药：沙丁胺醇 0.5mg（或特布他林宁 0.25mg）皮下注射，以后再将沙丁胺醇 1mg 加入 100ml 液体内缓慢滴注（每分钟约 2～8μg）。无心血管疾病的年轻患者可皮下注射 1 ：1 000 肾上腺素 0.3ml，1h 后可重复注射一次。注意：高龄患者、患有严重高血压病、心律失常的患者或成人心率超过 140 次/min 时应慎将 β_2 受体激动剂静脉或皮下使用。此外尚应注意患者可能在来院前已反复自行使用短效 β_2 受体激动剂 PMDI 或干粉吸入治疗，导致呼吸道 β_2 受体功能下降，若继续使用大剂量雾化吸入剂非但无效，反可能增加不良反应的发生。

3. 糖皮质激素的应用　是最有效的抗变态反应炎症药物。哮喘急性重危发作患者因严重支气管平滑肌痉挛和气道变应性炎症而引起支气管广泛阻塞，若单用短效 β_2 激动剂或茶碱等支气管舒张剂，仅能暂时缓解症状，但未能有效控制气道变应性炎症，因此随病情发展，气道阻塞症状复现，且更严重，甚至引起死亡，应该根据病情，及早联合使用糖皮质激素口服或滴注。目前认为对哮喘急性重危发作应及早全身应用糖皮质激素与支气管舒张剂作联合治疗，因为糖皮质激素抗炎作用起效较慢，通常需经 4～6h 才起显效。因此两者联合使用可以达到即时舒张支气管平滑肌，并继而控制气道变应性炎症的作用。若按传统方法先用支气管舒张剂治疗无效后才用糖皮质激素治疗，则病情已进一步加重，失去早期有效治疗的机会。建议对哮喘急性重危发作或过去急性发作时曾用糖皮质激素治疗，以及近期口服糖皮质激素者应及时联合使用糖皮质激素和支气管舒张剂。

一旦确诊患者为重症哮喘，就应在应用支气管扩张剂的同时，及时足量从静脉快速给予糖皮质激素。糖皮质激素全身治疗的建议剂量为琥珀酸氢化可的松 400～1 000mg/天，或甲基强的松龙 80～160mg/天，也可用地塞米松 5～10mg 静脉注射，每 6h 可重复一次。无糖皮质激素依赖者，可在短期内（3～5 天）停药，有糖皮质激素依赖倾向者，应延长给药时间，待症状控制后，改为口服给药，并逐渐减少激素用量。地塞米松虽然抗炎作用较强，但由于在血浆和组织中半衰期长，对脑垂体肾上腺轴的抑制时间长，故应尽量避免使用，或仅短时间使用。

4. 静脉给予氨茶碱　首剂量氨茶碱 0.25g 加入 100ml 葡萄糖液中静滴或静推（不少于 20min），继而以 0.5～0.8mg/（kg·h）的速度作静脉持续滴注，建议成人每日氨茶碱总量不超过 1g。由于茶碱治疗域狭窄，茶碱代谢有较大个体差异，因此对于老年人、幼儿及肝肾功能障碍、甲亢或同时使用西咪替丁、喹诺酮或大环内酯类抗生素等药物者，应监测氨茶碱血药浓度，使血药浓度维持 6～15mg/L 以保有效和安全，严重不良反应包括心律失常和血压下降，甚至死亡。

5. 抗胆碱能药物　吸入抗胆碱能药物，如溴化异丙托品，可阻断节后迷走神经传出支，通过降低迷走神经张力而舒张支气管，其扩张支气管的作用较 β_2 受体激动剂弱，起效也较缓慢，但不良反应很少。可与 β_2 受体激动剂联合吸入治疗，使支气管扩张作用增强并持久。尤其适用于夜间哮喘及痰多的患者。可用定量吸入器（MDI），每次2~3喷，每日3次，或用100~150μg/ml的溶液3~4ml加入雾化器持续雾化吸入。

6. 纠正脱水　重症哮喘患者由于存在摄水量不足，加之过度呼吸及出汗，常存在不同程度的脱水，使气道分泌物黏稠，痰液难以排出，影响通气，因此补液有助于纠正脱水，稀释痰液，防治黏液栓形成。根据心脏及脱水情况，一般每日输液2 000 ~3 000ml。

7. 积极纠正酸碱失衡和电解质紊乱　重症哮喘时，由于缺氧、过度消耗和入量不足等原因易于出现代谢性酸中毒，而在酸性环境下，许多支气管扩张剂将不能充分发挥作用，故及时纠正酸中毒非常重要。建议在pH <7.2时可使用碱性药物，每次5%碳酸氢钠溶液150ml静脉滴注。如果要立即实施机械通气，补碱应慎重，以避免过度通气又造成呼吸性碱中毒。由于进食不佳和缺氧造成的胃肠道反应，患者常伴呕吐，常出现低钾、低氯性碱中毒，故应予以补充。

8. 针对诱发发作的因素和并发症或伴发症进行预防及处理　如及时脱离致敏环境；对于感染导致哮喘加重的患者，应积极针对性的抗感染治疗，包括使用抗生素，但抗生素的使用不能乏滥，除非有证据表明患者存在有肺部细菌性感染，否则不提倡常规使用抗生素。另外，也应对危重哮喘并发症或伴发症进行预防及处理，包括心律失常、颅内高压、脑水肿、消化道出血等。

（二）重症哮喘的机械通气治疗

对哮喘急性重危发作、出现急性呼吸衰竭者应作通气支持治疗。鼻（面）罩等非创伤性通气方式使用方便，有利于早期进行机械通气治疗，但神志障碍、自主呼吸弱者不宜使用。对无创通气治疗无效或不宜作无创通气治疗者，应及时采取有创（经口、鼻气管插管或气管切开插管）机械通气治疗，以挽救患者于垂危。

哮喘患者行机械通气的绝对适应证为心跳呼吸骤停，呼吸浅表伴神志不清或昏迷。一般适应证为患者具有前述临床表现，经氧疗、全身应用糖皮质激素、支气管舒张剂等药物治疗后，临床表现仍继续恶化，尤其是 PaO_2 进一步降低，而 $PaCO_2$ 进行性升高，甚至 >45mmHg伴酸中毒者，应及时使用辅助机械通气治疗。

1. 非侵入性正压通气（NIPPV）　由于气管插管具有一定的并发症，且气道阻力可明显增加，重症哮喘者应尽早应用鼻或口（鼻）面罩机械通气。最理想的是先使用简易呼吸囊随患者的呼吸进行较高氧浓度的人工辅助呼吸，待患者适应，酸中毒缓解后再行呼吸机辅助通气，则更为安全。现提倡持续气道正压通气（CPAP）联合压力支持通气（PSV），也称为双水平正压通气（BiPAP）。其方法为：起始CPAP水平为0，PSV为10cmH_2O。患者逐渐适应后，调节CPAP为5cmH_2O，以后PSV逐步增加以达到最大呼气潮气量（VT）≥7ml/kg，呼吸频率<25次/mm。但问题在于：①在危重哮喘，紧扣面罩，患者常觉憋气更严重而不能耐受。②由于患者呼吸频率快、焦虑烦躁，人机协调不好。③胃肠胀气时增加胃内容物吸入的危险性。④张口呼吸时，易出现气道分泌物干燥。另外，面罩不利于分泌物清除。⑤不利于气道给药。

下列情况不宜进行NIPPV：

（1）收缩血压<90mmHg或应用升压药物。

（2）心电图显示心肌缺血或严重心律失常。

（3）昏迷、抽搐或需建立人工气道以清除分泌物。

（4）危及生命的低氧血症。

2. 气管插管进行机械通气　对无创通气治疗无效或不宜作无创通气治疗者，应及时采取有创（经口、鼻气管插管或气管切开插管）机械通气治疗，以挽救患者于垂危。

推荐经口气管插管，理由是：经口插管相对容易，操作快，必要时给予镇静剂后再操作。经口气管插管口径相对较大，有利于减少阻力并便于吸痰。再者，哮喘插管上机时间一般较短，无需长期进行口腔护理。

为避免肺过度膨胀，甚至造成气压伤，故目前多主张低通气、低频率、可允许性高碳酸血症（PHC）的通气策略。虽然各类文献中并未阐明最高安全的 $PaCO_2$ 及最低安全的 pH 范围，但许多报道指出，$PaCO_2$80～100mmHg 及 pH 值为 7.15 要比由于过高的通气压力所造成的肺损伤更为安全。也有学者认为，PHC 时主要注意的应当是 pH 值，而并非 $PaCO_2$ 的水平。呼吸机的起始设置模式以容量控制通气（VCV）为宜，各参数可设置为：潮气量 8～10ml/min，频率 10～15 次/min，每分钟通气量≤115ml/kg（8～10L），呼气末正压（PEEP）= 0cmH_2O，吸呼比 1∶3.0 通过调整吸气流速，或采用流量触发（auto－flow）方式，在保持较合适的每分钟通气量的前提下，尽可能保持吸气末平台＜30cmH_2O。应强调 PHC 是为避免并发症的一个过渡阶段，待肺过度充气缓解，胸廓运动幅度增大，气道压力降低，则不必去追求允许性高碳酸血症的应用，所以要结合不同患者及其不同阶段的具体情况来妥善地应用机械通气。

3. 镇静剂、肌松剂的应用　对危重哮喘患者在使用气管插管或气管切开行机械通气时要重视镇静及肌松剂的应用。镇静剂能给患者以舒适感，防止人机对抗，降低氧耗和二氧化碳的产生。常用的镇静药物有安定、咪唑安定和异泊酚等。如安定常用剂量为 10mg 静脉注射；与安定比较，咪唑安定是一种快速和相对短效的药物，注射部位疼痛和血管刺激少，可比安定产生更舒适的催眠作用，同时产生明显的抗焦虑作用。咪唑安定达到中枢峰效应的时间为 2～4min，其消除半衰期约 2h，多采用连续输注给药，先静注负荷量 0.025～0.05mg/kg 后，以 1.0～2.0μg/（kg·min）维持。患者血压低时应慎用安定、咪唑安定。异泊酚具有起效快，过程平稳，不良反应少，镇静水平易于调节，此外，该药还有一定的支气管扩张作用，用法：连续输注给药约 50μg/（kg·min），可根据患者镇静状态进行调节。有时尽管已用镇静剂，但人机对抗仍未解决，造成气道高压，甚至 PaO_2 下降，此时需应用肌松剂，但肌松剂不宜时间太长，特别是在合并使用大剂量糖皮质激素治疗的危重哮喘患者，以免产生甾类肌松药综合征，导致撤机困难。

4. 关于机械通气的撤离　一旦气道阻力开始下降以及 $PaCO_2$ 恢复正常，镇静药及肌松剂已撤除，症状也明显好转，则应考虑撤机。

哮喘急性重危发作时经正确药物治疗病情可缓解，辅助机械通气治疗帮助患者避免因严重通气衰竭对生命的威胁，随着病情的好转，缺氧和 CO_2 潴留得到进一步纠正，并恢复正常，在数天内即可撤除辅助机械通气治疗，抢救成功率较高。但应注意正确操作，避免可能发生的机械通气并发症。

（三）重症哮喘的非常规治疗

1. 硫酸镁静脉滴注　其作用机制尚未明了，可能与降低细胞内钙浓度致气道平滑肌舒张及其镇静作用有关。常用的方法有以下几种。

（1）静注：25%硫酸镁5ml加入40ml葡萄糖液中静脉注射，20min左右推完。

（2）静滴：25%硫酸镁10ml加入5%葡萄糖250ml，滴速30～40滴/min。

使用该药时，应注意低血压、心跳减慢的发生。

2. 吸入氦氧混合气　氦气密度较低，能使哮喘时小气道狭窄及黏膜表面分泌物增多所引起的涡流减轻，从而减低气道阻力，减少呼吸功、氧耗和二氧化碳产量。此外，氦能加强CO_2的弥散，从而使单位时间内CO_2排出量增加。已有多个研究报道，气管插管或非气管插管哮喘患者伴高碳酸血症性呼吸衰竭时，在吸入氦氧混合气（氦浓度为60%～80%）20min内$PaCO_2$显著降低，pH增高。在治疗过程中需密切监测氧浓度。

七、重症哮喘的监护

重症哮喘能引起呼吸衰竭，如不及时纠正，还可并发心、脑、肝、肾等重要脏器功能衰竭，从而危及生命，此外，在插管进行机械通气时，还应警惕出现机械通气相关肺损伤。因此，在有条件的地方，呼吸重症监护室（RICU）是最好的抢救场所，它集中了有经验的专科医护人员和有关的抢救、监护设备。在重症哮喘患者床边进行连续、密切的生理学及病理学监测，包括及时观察病情变化、心肺等重要脏器的功能变化以及呼吸力学参数等变优，随时采取必要的加强治疗措施，可使患者生命得到最大限度的高质量的保证和支持。

八、重症哮喘的预后

对于哮喘发作前身体基础状况好的患者来说预后良好，而合并肺心病、严重肺部感染、中毒性心肌炎及伴有严重并发症的患者则预后不良。为了减少因延误治疗出现严重的并发症，建议在医疗条件允许的情况下，插管上机宜早不宜迟，当患者出现呼吸肌疲劳的迹象，估计$PaCO_2$开始超过患者基础$PaCO_2$值时，就应准备插管上机，以免失去最佳抢救时机。

（邱光钰）

第三节　急性加重期阻塞性肺疾病

COPD急性加重期（AECOPD）是指患者出现超越日常状况的持续恶化，并需改变基础COPD的常规用药者，通常在疾病过程中，患者短期内咳嗽、咳痰、气短和（或）喘息加重，痰量增多，呈脓性或黏液脓性，可伴发热等炎症明显加重的表现。Ⅲ期COPD患者可表现为急性呼吸衰竭（ARF）。AECOPD是COPD患者急诊和住院的主要原因。AECOPD患者入院后的死亡率约为10%，长期治疗效果不佳，1年内死亡率可达到40%，65岁以上的老年患者1年内死亡率更可高达59%。入住ICU的患者短期死亡率更高，为20.5%～72.2%。

一、COPD急性加重的原因

（一）呼吸道感染

目前认为呼吸道感染是COPD急性加重的最常见原因。COPD急性加重患者的80%由呼吸道感染所引起，其中细菌感染占40%～50%，主要病原菌为肺炎链球菌、流感嗜血杆菌和卡他摩拉菌。病毒感染占30%，主要为流感病毒、副流感病毒、鼻病毒和冠状病毒等。非典型致病原感染占5%~10%，主要是肺炎衣原体所致，肺炎支原体很少引起慢性支气管炎急性加重。军团菌似乎并不引起单纯支气管感染，两种以上病原体合并感染者占10%~20%。

20世纪60~70年代，几个纵向研究发现AECOPD及COPD稳定期患者呼吸道细菌培养及细菌抗体滴度测定无差异，对呼吸道感染在AECOPD的作用提出异议。近10年来，随着新方法、新技术的应用，对这一问题又进行了重新检测与评价。例如对慢性支气管炎急性加重期及COPD稳定期的患者进行纤维支气管镜检查，用保护性毛刷刷检标本，或收集支气管肺泡灌洗液进行细菌培养，测定细菌浓度，发现慢性支气管炎急性加重期的患者细菌培养阳性率及细菌浓度均明显升高。对病原菌进行特异性免疫反应，分子流行病学研究以及气道炎症与细菌学关系的研究，结果均支持呼吸道感染是COPD急性加重的主要原因。

肺炎是COPD加重的重要原因，需要住院治疗且常常需要机械通气。引起肺炎的常见致病菌与呼吸道感染相同，但由于COPD患者经常应用抗生素，则易出现革兰阴性杆菌及一些耐药菌株的感染。肺炎的诊断主要依赖于X线所见，但由于COPD患者原已存在肺实质病变，因此在做出诊断时要与原有的X线片进行仔细对比，原有病变增多增浓或出现新的浸润性病变，在排除肺栓塞、肺水肿等病因后，可做出肺炎的诊断，肺部阴影延迟吸收提示有新生物的可能。

（二）大气污染及其他理化刺激

大气污染如工业废气及交通工具排放的尾气（含二氧化硫、二氧化碳、氯等）、粉尘、油烟、吸烟、过敏源等可引起气道水肿，平滑肌收缩，分泌物增多，促使COPD加重。

（三）气胸

气胸是COPD加重的诱因之一。对于晚期COPD患者，少量气胸即可能引起呼吸力学的改变。及时诊断并进行胸腔引流能很快纠正呼吸力学的变化，防止病情恶化。COPD患者常伴有肺大疱，阅读胸片时要注意鉴别，呼气相胸片有助于气胸的诊断。

（四）肺栓塞

肺栓塞能促使COPD加重，而COPD患者更容易发生肺栓塞，尸检资料表明严重COPD患者肺栓塞的发生率为50%。未经治疗的肺栓塞死亡率约为30%，因此，AECOPD时肺栓塞的诊断是一个重要问题。AECOPD的患者，其$PaCO_2$较基础水平下降，应怀疑肺栓塞的可能。血浆D-2聚体的测定，对急性肺栓塞有较大排除诊断价值，若其含量低于500μg/L，基本可排除肺栓塞。下肢静脉血栓、通气/灌注扫描、增强肺CT均有助于肺栓塞的诊断，肺血管造影仍是诊断肺栓塞的金标准。此外，如发现下肢、盆腔静脉血栓形成，也应警惕肺栓塞的可能。

（五）心力衰竭和心律失常

高血压、冠心病和饮酒是COPD患者发生左心衰的常见原因。呼吸衰竭本身通过改变心肌收缩力、心脏前后负荷及代谢的异常引起左心功能减退，左房压力升高，造成间质性肺水肿，降低了肺顺应性，而支气管壁水肿加重气道狭窄，增加呼吸功，严重COPD患者常有肺心病及右心衰竭。患者可表现为夜间阵发性呼吸困难，端坐呼吸，肺部湿啰音增加，双下肢浮肿等。由于肺部原有的病变，胸片表现可不典型，超声心动图有助于左室功能的评估，用利尿剂试验性治疗有助于诊断，必要时行肺动脉插管术，以了解心功能及液体平衡状况。心律失常可通过改变心脏指数，减少呼吸肌群血流量来促使COPD的加重。常见的心律失常为窦性心动过速、心房颤动、心房扑动、多源性房性心动过速、室性期前收缩。低氧血症、电解质异常、肺心病、药物毒性以及合并存在的心肌本身的病变，如心肌缺血等，是引起心律失常的常见病因。

（六）胸部创伤

轻微的胸部创伤就可以损害呼吸功能。疼痛可以引起分泌物潴留、低通气、气体交换不良、肺不张、胸腔积液（血胸）和气胸增加了呼吸的弹性负荷。同样，COPD患者发生胸部创伤时死亡率较高，且需要长时间机械通气治疗。

（七）外科情况

不论是吸入性麻醉还是静脉麻醉，全身麻醉通过减少功能残气量，肺泡闭合，改变膈肌功能及干扰低氧性血管收缩来损害COPD患者的肺功能和气体交换，可以促使COPD加重，发生呼吸衰竭。虽然肺功能测定有助于COPD严重程度的分级，但FEV与术后发生呼吸衰竭需要机械通气缺乏良好的相关性。血气分析是术后是否需要机械通气的良好预测指标，正确应用镇痛剂与麻醉剂以及正确的术后治疗是减少COPD患者手术危险性的关键。

（八）药物

镇静安眠药、中枢神经系统抑制剂可以损害呼吸驱动力，促使COPD加重，诱发呼吸衰竭。

二、AECOPD的诊断及严重性评估

（一）AECOPD的诊断

AECOPD患者的主要表现是气急——这是COPD恶化的主要症状，同时伴有喘鸣和胸部紧迫感，咳嗽、咳痰增多，痰转为脓性或黄绿色，黏稠，不易咳出。还可伴有许多非特异性的表现：如发热、全身不适、疲劳、失眠、嗜睡、运动耐力下降和/或胸部X线片出现新的异常。痰量增加和咳脓性痰，说明有细菌感染。

（二）AECOPD严重程度评估

评估AECOPD的严重程度主要根据患者恶化前的病史、症状、体征、肺功能检查、动脉血气分析和其他实验室检查来确定。要特别注意了解本次病情加重或出现新症状的时间，患者气短发作的频率和严重程度，咳痰量及颜色的变化以及日常活动受限的情况，是否曾出现过水肿及持续时间，既往加重时的情况或有无住院治疗，以及目前的治疗方案等。如有可能，将急性发作与稳定期的肺功能检查、血气分析进行比较是非常有帮助的，因为这些检查的急性变化比它们的绝对值更重要。对于严重COPD患者，病情严重恶化的最重要征象是患者意识状况的改变，如发生这种情况则需要立即送医院救治，出现以下表现亦是病情严重的征象：应用辅助呼吸肌、胸腹矛盾运动、出现发绀或原有发绀加重、出现周围性水肿、血流动力学不稳定及右心衰征象。

1. 肺功能检查　对于AECOPD的患者即使做简单的肺功能检查可能也是困难的。一般来说，除非有慢性严重气流限制，$FEV_1<1.0L$表示严重恶化。

2. 动脉血气分析　动脉血气分析是评估 AECOPD 严重程度的最基本的检查。静息状态下在海平面呼吸室内空气的条件下，$PaO_2 < 60mmHg$（8.0kPa）和/或 $SaO_2 < 90\%$ 表示发生呼吸衰竭，此外，当 $PaO_2 < 50mmHg$（6.7kPa），$PaCO_2 > 70mmHg$（9.3kPa）和 pH 值 <7.3 时，表示有生命危险，需要入 ICU 治疗。

3. 胸部 X 线影像及心电图检查　高质量的后前位加侧位胸片有助于确定 AECOPD 的诊断，排除肺部肿瘤、气胸、支气管扩张等肺部疾病。心电图可明确右心室肥厚、心律失常及心肌缺血性发作。由于胸部 X 线和心电图检查不易区分右心室肥厚与扩大的右肺动脉，所以鉴别 COPD 急性加重与肺栓塞非常困难。特别是在严重 COPD 患者。螺旋 CT 扫描、肺血管造影及特异性 D－2 聚体测定是诊断肺栓塞的最好方法。而此时肺通气/灌注扫描的价值不大。低血压或给予高流量吸氧，PaO_2 仍不能达到 60mmHg（8.0kPa）以上时，提示肺栓塞。如果有发生肺栓塞的强烈证据，在治疗 COPD 加重的同时治疗肺栓塞。

4. 其他实验室检查　血常规检查可以确定红细胞增多症（红细胞比积 >55%）或有无出血，白细胞计数增加，特别是中性粒细胞增加则提示有细菌感染，脓性痰是开始经验性抗生素治疗的指征。同时应进行痰培养及细菌药物敏感试验，确定致病菌。生化检查有助于确定 COPD 加重的其他原因，如电解质紊乱（低血钠、低血钾等）、糖尿病危象、低蛋白血症及代谢性酸碱失衡。

三、院外治疗

对于 COPD 加重早期，病情较轻的患者可以在院外治疗，但需注意病情变化，及时决定送医院治疗的时机。

AECOPD 的院外治疗包括适当增加以往所用支气管舒张剂的剂量及频度。若未曾使用抗胆碱药物，可以用异丙托溴胺或噻托溴胺吸入治疗，直至病情缓解。对更严重的病例，可给予数天较大剂量的雾化治疗。如沙丁胺醇 2 500μg，异丙托溴铵 500μg 或沙丁胺醇 1 000μg 加异丙托溴铵 250～500μg 雾化吸入，每日 2～4 次。

全身使用糖皮质激素对加重期治疗有益，可促进病情缓解和肺功能的恢复。如患者的基础 $FEV_1 < 50\%$ 预计值，除支气管舒张剂外可考虑口服糖皮质激素，泼尼松龙每日 30～40mg，连用 7～10d。也可糖皮质激素联合长效 β_2 受体激动剂雾化吸入治疗。

COPD 症状加重，特别是咳嗽痰量增多并呈脓性时应积极给予抗生素治疗。抗生素选择应依据患者肺功能及常见的致病菌结合患者所存在地区致病菌及耐药流行情况，选择敏感抗生素。

四、AECOPD 的住院治疗

（一）AECOPD 患者住院治疗的指征

（1）症状显著加剧，如突然出现的静息状况下呼吸困难。

（2）出现新的体征或原有体征加重（如发绀、外周水肿）。

（3）新近发生的心律失常。

（4）有严重的伴随疾病。

（5）初始治疗方案失败。

（6）高龄 COPD 患者的急性加重。

（7）诊断不明确。

（8）院外治疗条件欠佳或治疗不力。

（二）AECOPD 患者收入重症监护治疗病房（ICU）的指征

（1）严重呼吸困难且对初始治疗反应不佳。

（2）精神障碍、嗜睡、昏迷。

（3）经氧疗和无创性正压通气（NIPPV）后，低氧血症（PaO_2 <50mmHg）仍持续或呈进行性恶化和（或）高碳酸血症（$PaCO_2$ >70mmHg）无缓解甚至有恶化和（或）严重呼吸性酸中毒（pH <7.30）无缓解，甚至恶化。

（三）AECOPD 的处理

1. 评估　根据症状、血气、胸部 X 线片等评估病情的严重程度。

2. 吸氧　控制性氧疗治疗严重低氧血症的首要措施之一是吸氧。但在 COPD 患者，尤其是Ⅲ型呼吸衰竭（即低氧血症同时伴高碳酸血症）患者，吸氧可以改善缺氧程度，但是高浓度吸氧会引起或加重 CO_2 潴留和呼吸性酸中毒，并造成意识状态恶化。这种现象的确切发病机制仍不清楚。传统观点认为，有慢性 CO_2 潴留的患者，其呼吸中枢对 CO_2 的呼吸驱动作用不敏感，此时，呼吸的驱动作用主要依靠低氧血症对外周化学感受器的刺激来维持，高浓度吸氧解除了这种刺激，造成通气不足，而使 PCO_2 升高。最近这一观点有所改变，新的研究资料表明吸氧引起的 CO_2 潴留是由多种因素造成的。吸氧改变了低氧性肺血管收缩，调整了 Haldane 效应，引起生理无效腔的改变，VD/VT 增加，导致 V/Q 比例失调加重，从而加重高碳酸血症。

AECOPD 患者伴有严重低氧血症（PO_2 <49mmHg）和酸血症（pH 值 <7.35）时氧疗易引起高碳酸血症加重。而严重的酸血症是造成这种现象的最危险因素。控制性氧疗（氧浓度不超过 30% ~35%），可以降低吸氧所致高碳酸血症发生的危险性。因此，COPD 患者必须进行控制性氧疗。具体方法：用鼻塞或鼻导管给氧（氧流量要准确），氧流量由 1 ~2L/min开始，30min 后根据动脉血气结果逐步调整给氧浓度，为达到更准确的控制给氧浓度，还可用 Venturi 面罩给氧（供氧浓度范围 24% ~35%）。合理的氧疗目标是 PaO_2 达到 60mmHg，SaO_2 达到 90%。大多数 COPD 患者经过控制性氧疗可达到上述目标，既纠正了低氧血症，又避免了 CO_2 潴留加重。有些患者 $PaCO_2$ 虽有升高，但意识状态没有变化，也能很好耐受。经吸氧治疗达不到氧疗目标时，应行气管插管，机械通气治疗。

3. 控制呼吸道感染　引起 COPD 急性加重的主要原因是呼吸道感染，感染可使气道黏膜充血、水肿，并可致气道分泌物增多，从而进一步使气道阻塞，气流受限，引起呼吸衰竭。反复的呼吸道感染还能加重肺实质损害，肺功能恶化，因此，能否有效地控制呼吸道感染是治疗 COPD 急性加重的关键。当患者呼吸困难加重，咳嗽伴有痰量增多及脓性痰时，应根据 COPD 严重程度及相应的细菌分层情况，结合本地区常见致病菌类型及耐药流行趋势和药物敏感情况尽早选择敏感抗生素。如对初始治疗方案反应欠佳，应及时根据细菌培养及药敏试验结果调整抗生素。通常 COPD Ⅰ级轻度或Ⅱ级中度患者加重时，主要致病菌多为肺炎链球菌、流感嗜血杆菌及卡他莫拉菌。属于Ⅲ级（重度）及Ⅳ级（极重度）COPD 急性加重时，除以上常见细菌外，尚可有肠杆菌科细菌、铜绿假单孢菌及耐甲氧西林金黄色葡萄球菌。发生铜绿假单孢菌的危险因素有：近期住院、频繁应用抗菌药物、以往有铜绿假单孢菌分离或寄植的历史等。要根据细菌可能的分布采用适当的抗菌药物治疗。抗菌治疗应尽可能将细菌负荷降低到最低水平，以延长 COPD 急性加重的间隔时间。长期应用广谱抗生素和糖皮质激素易继发深部真菌感染，应密切观察真菌感染的临床征象并采用防治真菌感染措施。

4. 支气管舒张剂的应用　许多 AECOPD 的患者应用支气管舒张剂后，气道阻塞症状有所缓解，因此，支气管舒张剂的应用成为治疗 COPD 急性加重期患者的重要辅助措施。单独应用足够剂量的 β_2 受体激动剂和抗胆碱能药物，其扩张支气管的作用类似，因此首选哪类药物尚无统一意见。目前倾向于在 COPD 急性加重时先用短效 β_2 受体激动剂，且药物剂量要加大。常用的药物有沙丁胺醇：每次 4 喷（0.4mg）；或者酚丙喘宁，2 喷（0.4mg），每 30～60min1 次，直到症状改善或者患者不能耐受。如果患者病情严重，不能使用 MDI，则可应用 CGNs。沙丁胺醇 1ml（5mg）或酚丙喘宁 1ml（5mg）加入生理盐水 4ml，雾化吸入。如果 CGNs 由空气驱动，吸入时可加重患者低氧血症；如果 CGNs 由氧气驱动，需注意避免 FiO_2 过高。如果治疗效果不佳，则用抗胆碱能药物。溴化异丙托品（爱全乐），6～8 喷（0.12～0.16mg）或者 1～2ml（2.5～0.5mg）雾化吸入，每 3～4h 一次，二者合并应用可提高疗效。

氨茶碱作为支气管扩张剂在临床上已广泛应用。但其在 COPD 加重期的治疗作用仍有争论。多数研究表明，氨茶碱有轻度改善肺活量的作用，并能改善通气机功能，但也可以加重比例失调，加重低氧血症。氨茶碱的作用个体差异很大。因此当患者入院时未用氨茶碱类药物者，开始首选 β_2 受体激动剂和抗胆碱能药物吸入治疗。如果经 12～24h 后病情无改善则加用茶碱类药物。如果患者入院时已接受了茶碱治疗则继续使用，并根据茶碱血药浓度调整治疗剂量。氨茶碱通常是静脉使用，负荷剂量为 2.5～5mg/kg，静脉滴注 30min 以上。如果需要，以后以 0.5mg/（kg·h）的给药速度持续静脉滴注。24h 总量不超过 1g。由于氨茶碱的治疗浓度与中毒浓度非常接近，因此应注意监测血药浓度。药物过量可产生严重的心血管、神经毒性，并显著增加死亡率。

5. 糖皮质激素的应用　虽然糖皮质激素最佳用药剂量、使用时间及给药方法仍无明确结论。但目前推荐口服甲基泼尼松龙 30～40mg/d，顿服，连服 7～10d 后逐渐减量停药；或甲基泼尼松龙 40mg，静脉滴注，每天 1 次，3～5d 后改为口服。更高的剂量和更长的使用时间，只能增加药物的副作用，而不能增加治疗效果。对 COPD 稳定期糖皮质激素治疗无效的患者，在 AECOPD 使用糖皮质激素仍可改善患者症状。因此，糖皮质激素作为支气管扩张治疗的一种方法，在 AECOPD 患者入院时即可开始使用。

6. 纠正呼吸性酸中毒　治疗呼吸性酸中毒的主要目的是纠正威胁生命的酸中毒，应采取何种治疗措施，是否需要立即进行，应根据患者的临床情况以及呼吸性酸中毒的严重程度来决定。对于大多数的 COPD 患者来讲，通过应用支气管扩张剂、糖皮质激素及清除呼吸道分泌物，解除了气道阻塞，增强了肺泡通气，促进 CO_2 排出，呼吸性酸中毒可被纠正。此时不必急于应用碳酸氢盐等碱性药物。但当发生严重的呼吸性酸中毒（pH 值 <7.20）时，则可静脉输注 4%～5% 碳酸氢钠 125～250ml，使 pH 值升至 7.25～7.30 以上。但如果患者出现意识障碍，如反应迟钝或昏迷，即便没有动脉血气分析结果，也应立即进行气管插管和机械通气治疗。

呼吸兴奋剂的应用目前仍有争论，国外学者对 COPD 加重期使用呼吸兴奋剂多持否定态度，而国内则认为其对维持呼吸及苏醒状态有一定效果。目前常用的呼吸兴奋剂有尼可刹米

（可拉明）、山梗菜碱（洛贝林）、回苏灵、乙苯吡酮等。一般用尼可刹米0.75g，静脉注射，1～2h一次，或0.75%～1%溶液静脉滴注。试用12～24h无效，则应停用，改用机械通气治疗。应用呼吸兴奋剂时应注意解痉排痰，保持呼吸道通畅，以便取得较好的效果。副作用主要是血压升高，增加全身耗氧量，有时还可以引起惊厥，增加呼吸功，对已有呼吸肌疲劳的患者应慎用呼吸兴奋剂。

7. 机械通气支持治疗　大多数AECOPD的患者经过积极保守治疗病情可以缓解，不需要进行机械通气，如进行机械通气容易发生并发症。因此，一般情况下，只要可能，就应尽量避免机械通气。但是，仍有1%～3%的COPD患者经过加强治疗，效果欠佳，病情继续恶化，确需机械通气治疗才能度过危险期。是否需要机械通气主要根据患者的基础疾病，肺功能状况，诱发COPD急性加重因素的可逆性，以及当时患者的症状、体征、动脉血气分析而定，而没有特异的指征、具体的血气分析标准和生理参数作为建立机械通气的绝对标准。

机械通气的方式分为有创和无创，可首选无创机械通气。

（1）无创性机械通气：建立人工气道（气管插管和气管切开）可引起许多气道并发症，增加细菌性鼻窦炎，咽喉和气管损伤以及通气机相关肺炎的危险性，也妨碍了患者的语言交流，正常的经口进食等能力。而无创性间歇正压通气（NIPPV），成功率达到80%～85%，可以避免建立人工气道，减少了患者感染的机会，增加了pH，降低了$PaCO_2$。在治疗的前4h即减轻症状，明显缩短患者机械通气时间和住ICU时间，因而显著减少了医疗费用。

NIPPV的适应证：伴有辅助呼吸肌参与的中、重度呼吸困难和腹部矛盾运动；中到重度的酸中毒（pH7.30～7.35）和高碳酸血症（$PaCO_2$ > 45～60mmHg）；呼吸频率 > 25次/分。

NIPPV的禁忌证：呼吸停止；心血管系统不稳定（低血压、心律失常、心肌梗死）；嗜睡、意识障碍；患者不合作；高度误吸的危险；分泌物量大、黏稠；新近行面部或胃食管手术；颌面部创伤，固定的鼻咽部异常；烧伤；极度肥胖；严重的胃肠胀气。

NIPPV的通气模式及方法：NIPPV常用的通气模式为压力切换或容量切换型辅助－控制通气（A－CV）、压力支持通气（PSV）或PSV加PEEP（所谓双水平气道正压）。通气方式的选择及NIPPV的有效性与操作者的经验和床旁调整密切相关。有学者对容量切换通气与PSV进行比较，发现二者治疗效果相同，而PSV的并发症少、漏气少，患者耐受性好。开始设置压力水平在5～20cmH_2O，使潮气量至少达到7ml/kg，呼吸频率 < 25次/s，患者感到舒适，呼吸困难减轻。如果NIPPV有效，$PaCO_2$和pH很快改善，NIPPV治疗2h后$PaCO_2$减少的程度是判断治疗能否成功的良好预测指标。另外，选择适合的面罩避免漏气也是治疗成功的关键，鼻罩耐受性好，发生误吸的危险性小，但治疗成功率低。

NIPPV治疗失败的原因：患者不合作，不能耐受面罩或有幽闭恐怖感；面罩不合适，漏气量大；气道内有大量分泌物；鼻塞、眼炎、压力性溃疡。如果应用NIPPV后患者临床表现、血流动力学不稳定，意识状况恶化，分泌物不能有效清除，或不能耐受面罩等应及时改用气管插管和常规机械通气。

（2）有创（常规）机械通气治疗：进行有创机械通气首先需要建立密闭的人工气道，其方法包括气管插管和气管切开。目前应用高容低压气囊和组织相容性好的气管插管（多为硅胶管），使气管插管时间不受限制。成人通常选择7.0～7.5cm内径的导管经鼻插管。

有创机械通气的适应证：伴有辅助呼吸肌参与的严重呼吸困难和腹部矛盾运动；呼吸频率 > 35次/min；威胁生命的低氧血症（PaO_2 < 40mmHg或PaO_2/FiO_2 < 200mmHg）；严重的

酸中毒（pH 值 < 7.25）和高碳酸血症（$PaCO_2$ > 60mmHg）；呼吸停止；嗜睡、意识障碍；心血管并发症（低血压、休克、心力衰竭）；其他的并发症（代谢异常、脓毒血症、肺炎、肺栓塞、气压伤、大量胸腔积液）；NIPPV 失败者。

机械通气模式的选择：COPD 急性加重期患者常用的通气模式：①辅助－控制模式（A－CV）：通气机参数的设置调整根据每个患者情况而不同，仔细选择吸气流速、潮气量和外加 PEEP（如存在 auto－PEEP），以便减少患者的呼吸功和不适感。②压力支持通气（PSV）：每次呼吸均由患者触发，因此患者必须具备完整的呼吸运动。③同步间歇指令通气（SIMV）＋PSV：在开始通气时，应用较高的指令通气频率，以便让患者的呼吸肌得到较好的休息，随着患者呼吸肌疲劳的恢复，逐步减少指令通气频率，减低通气支持水平，让患者的呼吸肌得到适当的锻炼，并逐渐过渡到撤机。为了减少患者通过通气机自主呼吸时的阻力，在 SIMV 基础上再加上低水平（7～8cmH_2O）的压力支持通气。④试用于 COPD 急性加重期的一些新模式：容量支持通气（VSV）、压力调节容量控制通气（PRVC）、压力释放通气（PRV）等。

通气机参数的设置：传统上潮气量设置为 10～15ml/kg，但对 COPD 急性加重期的患者应用此值，易引起过度通气和 auto－PEEP，所以选择较小的潮气量 7～9ml/kg 较为适宜。在容量辅助或控制通气时，通常选用吸气流速 60L/min，但近来有研究显示高吸气流速（100L/min）可增加 V/Q 比值，改善氧合；增加吸气流速也可降低动态过度充气和 auto－PEEP 的危险。当然，高吸气流速将增加气道峰压，但是增加的气道峰压主要作用于大气道，如果肺泡峰压（平台压）变化不大，则不会增加气压伤的危险。通常吸气流速应该至少是每分通气量的 5～6 倍，如有明显的 auto－PEEP，可将吸气流速增加至 100L/min，吸氧浓度应调整到能维持动脉血氧饱和度（SaO_2）≥90% 的水平。

内源性 PEEP（auto－PEEP）：在 COPD 急性加重期，常有严重的气流阻塞和肺弹性回缩力的下降，从而导致呼气流速的下降，患者需要延长呼气时间以完全排出吸入的气体。但 COPD 患者常呼吸急促，呼气时间缩短，在肺泡气完全排出之前即开始吸气，导致气体陷闭，肺过度充气，在呼气相末期，肺泡内压力仍是正压，即产生内源性 PEEP（auto－PEEP）。Auto－PEEP 可引起血流动力学不稳定和气压伤，同时还可降低通气机触发灵敏度，增加辅助通气患者的呼吸功。机械通气时，39% 的患者会出现 auto－PEEP。通过增加吸气流速，给予小潮气量及减慢呼吸频率，以获得充分的呼气时间，使肺内气体排空。这种通气方式可以减少肺过度充气相关的危险性，但它也可以引起不同程度的高碳酸血症（允许性高碳酸血症）。在保证充分氧合的情况下，患者对高水平的 $PaCO_2$ 和呼吸性酸中毒能够很好地耐受。但有颅内病变和心功能受损的患者，应避免严重的高碳酸血症和呼吸性酸中毒。酸中毒时，pH 值应 > 7.15～7.20。低于此值时可静脉输注碳酸氢盐或三羟甲基氨基甲烷（THAM）。随后监测血气的变化，了解酸中毒改善的情况。在 AECOPD，通气量过大可使 $PaCO_2$ 迅速排出，导致呼吸性或代谢性碱中毒。因此，对 COPD 患者通气量应适量减少，一般为 7～10L/min，通气频率 12～20 次/min，希望患者 $PaCO_2$ 逐渐减低，2～3d 内降至目标水平，有慢性呼吸性酸中毒者的通气目标主要是纠正异常的 pH 值至正常，$PaCO_2$ 一般维持在 50～60mmHg 或病情恶化前水平即可。

PEEP 的应用：通常应用 PEEP 以改善氧合，但传统观点认为 COPD 患者机械通气时应避免加用 PEEP，因为患者氧合状态通过机械通气容易得到改善，而且，患者已存在过度充气，加用 PEEP 可进一步加重过度充气，导致病情恶化。然而许多严重的 COPD 患者在潮气呼吸时有呼气流量受限，如果加用的 PEEP 于临界闭合压，可避免呼气时小气道的萎陷，并且不影响呼气流量，不增加呼气末肺容量。而且加用 PEEP 可改善通气机触发灵敏度，减少患者的呼吸功。但是，如果加用 PEEP 过高或患者没有流量限制，增加 PEEP 加重肺过度充气。在加用 PEEP 时，监测气道压和呼气末肺容量有助于判断这种治疗的效果。加用 PEEP 后，如果气道峰压和平台压没有改变，说明患者原来存在气道萎陷，加用 PEEP 是有益的。如果峰压和平台压随着所加的 PEEP 平行升高或更明显升高，则提示加用 PEEP 加重肺过度充气，对患者有害。COPD 患者机械通气时加用的 PEEP≤75% 的 auto - PEEP 则不会加重肺过度充气。

COPD 患者机械通气的撤离：COPD 患者撤离机械通气是困难的，通常需要较长时间逐步来完成。Nava 等发现机械通气 21d 以上的 COPD 患者能否成功撤机与 $PaCO_2$、中枢神经系统驱动、最大吸气压、PaO_2、浅快呼吸指数、血浆蛋白水平密切相关。他们还提出总静态顺应性也是患者成功撤机的一个指标，以 88.5ml/cmH_2O 作为撤机成功与失败的临界值，敏感性为 0.85，特异性为 0.87。黎毅敏等对 58 例机械通气 18d 以上的 COPD 患者撤机指标研究，结果以肺活量/潮气量（Vc/Vt）>1.8，Pmax≤ -18cmH_2O，f/Vt≤105 次/（min·L）作为临界值预测此类患者脱机成功与否，敏感性分别为 81%、88% 和 90%，特异性分别为 67%、73% 和 80%。若综合上述三项指标，则敏感性为 84%，特异性 90%。提示 f/Vt 是指导 COPD 患者脱机的敏感指标之一。但综合多项指标对撤机具有更好的指导意义。撤机成功患者的 2 年存活率是 68%。

PSV 和 T 型管试验是常规的撤机方法，近年来，无创通气成为 COPD 患者撤机的替代方法，与 PSV 比较，NIPPV 能缩短撤机的时间，缩短住 ICU 时间，减少院内肺炎的发生率，改善 60d 生存率。撤机失败的原因包括动态肺顺应性减低，气流阻力增加和高 auto - PEEP。而后者是产生通气负荷的最主要因素。

（四）其他治疗措施

1. 纠正水电解质酸碱失衡　维持液体平衡按“量出为入”的处理原则，每日入量应等于前一日的尿量加 500ml，如发热、大汗可适量增加。如果 24h 尿量少于 400ml，在适当补液后可给予呋塞米（呋塞米）20～240mg 静脉注射，积极处理高血钾，低血钠、低血钙，高血磷等；纠正代谢性酸中毒，pH 值 <7.20 时可补碱。

2. 营养支持治疗　在 AECOPD 的治疗期间，应特别注意营养支持治疗。营养不良时，可造成蛋白质合成减少，影响呼吸肌的结构和功能；细胞免疫和体液免疫功能下降，通气机相关肺炎的发生率显著增加；营养不良还影响通气驱动力，降低呼吸中枢对缺氧的反应。营养补充的途径首选经胃肠道营养，特殊情况可选择胃肠外营养。AECOPD 患者每天蛋白质的需要量是 1～1.5g/kg，热量是 35～45kcal/kg，碳水化合物与脂肪之比为 50 ：50，但其最佳比例仍有争论。高碳水化合物饮食可增加 CO_2 负荷，因此在热量分配中增加脂肪的比例对 COPD 合并高碳酸血症的患者是有益的。

益菲佳是专门为肺部疾病患者设计的营养液，具有高热量、高脂肪、低碳水化合物的特征，其热量的 55.1% 来自脂肪。给 COPD 合并高碳酸血症的患者应用益菲佳与常规普通饮食相比可降低 CO_2 生成量、降低 $PaCO_2$、呼吸商、氧耗量和分钟通气量，增加 FEV_1 百分比，对低氧血症与 CO_2 潴留的 COPD 患者十分有益。

3. 抗凝治疗 AECOPD 患者不管以往有无血栓性疾病病史，只要是卧床不动、伴有红细胞增多或发生脱水、血液浓缩者均需考虑使用肝素抗凝治疗，以防止发生下肢静脉血栓形成及肺栓塞。低分子肝素疗效优于普通肝素，皮下注射后生物利用率高，血清半衰期长，出血的并发症少。目前常用的有达肝素钠（法安明）和低分子肝素（速碧林），可皮下注射达肝素钠 5 000IU 或低分子肝素 4 100IU，每日一次或两次，通常不必进行实验室监测，安全方便。

4. 排出呼吸道分泌物 大多数 AECOPD 患者气道分泌物量增加、黏稠。咳嗽是清除支气管分泌物最有效的方法，坐位咳嗽、应用支气管扩张剂后立即咳嗽、主动的小潮气量用力咳嗽及吸痰管刺激咽喉部均可增加咳嗽的有效性，拍胸叩背、体位引流及吸引器吸引有利于分泌物的排出。但年老体弱的患者慎用体位引流。化痰药可稀释或溶解分泌物，有利于分泌物的排出，可给予 3% 含铵棕色合剂 10ml，3 次/d。或盐酸氨溴索 30 ~ 60mg，口服，3 次/d，或 30mg 静脉滴注或雾化吸入，2 ~ 3 次/d，效果较好。

五、预后

国外 AECOPD 患者的短期死亡率已从 20 世纪 70 年代的 45% ~73%，降至目前的 11%，但需要机械通气的患者医院内死亡率仍较高。有研究表明，AECOPD 首次胸片即已存在浸润性病变的患者多有严重的气道阻塞，生存率较低，因此，AECOPD 患者伴有可治性疾病如肺炎和肺水肿时，应酌情早期进行机械通气治疗，可降低死亡率。同时，AECOPD 的首次胸片可作为判断病情的严重性及预后的一个可靠指标。患者长期生存时间与疾病的严重性、体重指数、年龄、原有的肺功能状态、氧合指数、充血性心力衰竭、血浆白蛋白水平以及肺心病存在独立相关。

（邱光钰）

第四节 急性肺栓塞

肺栓塞（pulmonary embolism，PE）是以各种栓子阻塞肺动脉系统为其发病原因的一组疾病或临床综合征的总称，包括肺血栓栓塞症、脂肪栓塞综合征、羊水栓塞、空气栓塞等等。

肺血栓栓塞症（pulmonary thromboembolism，PTE）是 PE 的最常见类型，通常所称 PE 即指 PTE。PTE 系来自静脉系统或右心的栓子阻塞肺动脉或其分支所致的疾病，以肺循环和呼吸功能障碍为其主要临床和病理生理特征。引起 PTE 的血栓主要来源于深静脉血栓（deep venous thrombosis，DV_T）；当肺动脉发生栓塞致血流供应阻断而发生肺组织坏死者，称为肺梗死（pulmonary infarction，PI），临床各科均可发生这种并发症，可致猝死。PTE 与 DV_T 共属于静脉血栓栓塞症（venous thromboembolism，V_TE）。

在我国 PTE 不是少见病，而且近年来其发病例数呈增加趋势。PTE 的年发生率在法国约 10 万例，美国每年新发生 DV_T 和 PTE 约有 60 万例。国外尸检资料表明，PTE 的总发生率为 5% ~14%，国内为 3%。PTE 的诊断正确率仅为 9%，漏诊率为 67%；极易误诊或漏诊。本文阐述的肺栓塞指 PTE。

一、高危因素

DV_T 占肺栓塞的栓子来源的50% ~90%，因而，引发 PE 的危险因素与 V_TE 基本相同，包括原发性因素和继发性因素。原发性因素多由遗传变异引起，常以反复静脉血栓栓塞为主要临床表现；对40岁以下无明显诱因或反复发生 V_TE，或呈家族遗传倾向，应注意做相关遗传学检查。继发性因素是指后天获得的易发生 V_TE 的多种病理生理异常；可以单独存在，也可同时存在，通过静脉血流淤滞、血液高凝状态和静脉系统内皮损伤三个方面共同作用，导致静脉系统内血栓形成。

其他栓子有感染性病灶引起的菌栓、恶性肿瘤的瘤栓、外伤及骨折并发的脂肪栓塞、分娩过程中的羊水栓塞，以及少见的空气栓塞。

（一）原发性危险因素

抗凝血酶缺乏。

先天性异常纤维蛋白原血症。

血栓调节因子（thrombomodulin）异常。

高同型半胱氨酸血症。

抗心磷脂抗体综合征（anticardiolipin antibody syndrome）。

纤溶酶原激活物抑制因子过量。

凝血酶原202210A因变异。

Ⅻ因子缺乏。

V因子Leiden突变（活性蛋白C抵抗）。

纤溶酶原不良血症。

蛋白S、蛋白C缺乏。

（二）继发性危险因素

（1）创伤/骨折：如髋部骨折（50% ~75%），脊椎骨折（50% ~100%）。

（2）外科手术后：如疝修补术（5%），腹部大手术（15% ~30%），冠状动脉搭桥术（3% ~9%）；盆腔大手术及髋膝关节置换等发生率更高。

（3）产科：妊娠晚期、分娩、产褥期。

（4）恶性肿瘤：尤其腹部和盆腔肿瘤；肿瘤静脉内化疗。

（5）各种原因的制动：长期卧床，长途航空或乘车旅行，脑卒中（30% ~60%）。

（6）心血管疾病和中心静脉插管：常见于心力衰竭（ >12%）、先天性心脏病、风湿性心脏病、急性心梗（5% ~35%）、高血压。

（7）雌激素：避孕药物，雌激素替代治疗。

（8）高龄，肥胖，血液黏滞度增高和吸烟。

（9）其他：克罗恩病（Crohn's disease）；骨髓增生异常疾病，血小板异常，真性红细胞增多症，巨球蛋白血征；肾病综合征，慢性透析，COPD等；植入人工假体。

二、病理

引起PE的栓子大部分来源于下肢深静脉，栓子可累及多支肺动脉，一般认为右肺动脉多于左肺，下肺动脉多于上肺，右下肺动脉约占85%以上。少见栓塞在右或左肺动脉主干或骑跨在肺动脉分叉处。根据栓子大小和阻塞部位分为以下几类。

（1）急性巨大PE：肺动脉干被阻塞达50%，相当于两个或两个以上的肺叶动脉被栓塞。

（2）急性次巨大PE：不到两个肺叶动脉受阻。

（3）中等PE：主肺段和亚肺段动脉栓塞。

（4）肺小动脉栓塞：肺亚段动脉及其分支栓塞。

病理见肺动脉内血栓或栓子形成，栓塞远端血流减少或中断，近端肺动脉扩张。24小时后栓子表面逐渐被内皮样细胞覆盖，随后栓子机化贴于动脉壁，血管重建。栓子阻塞肺动脉及其分支后，导肺循环阻力增加，肺动脉压升高，致右心室扩大和急性右心功能不全。栓塞肺血管远端肺区域间质和肺泡内液体增多或出血；肺泡萎陷及肺不张。PE的另一后果是PI，其组织学特征为肺泡内出血和肺泡壁坏死，梗死区及周围肺不张；胸膜表面常见渗出，1/3为血性。但由于肺组织的氧供来源于肺动脉、支气管动脉和肺泡内气体等三方面，发生PI比较少见。

三、发病机制和病理生理

静脉系统或右心房血栓形成，栓子脱落随血流经腔静脉到右房、右室，再排出到肺动脉或其分支，阻塞血流，成为PE。栓子脱落的诱因与血流突然改变有关，如久病后卧床，突然活动或用力排便等，可使栓子脱落，发生栓塞。发生PE对肺循环和气体交换的影响取决于血管阻塞的严重程度、心肺循环原有的储备能力以及血管痉挛的程度。

肺动脉完全或大部分阻塞可引起：①肺栓塞的区域死腔/无效通气增加，即有通气，但无血流，不能进行气体交换。②代偿性肺血管收缩，血流重新分布，未堵塞的肺段的血流增加，但通气不能相应增加，使通气血流比例失调。③血管栓塞24小时后肺表面活性物质生成减少，甚至耗竭，引发肺不张或肺水肿。结果导致低氧血症和低氧性代偿性过度通气。

栓子阻塞肺动脉及其分支，以及普遍的肺血管收缩，导致肺循环阻力增加，肺动脉压升高，右心负荷增大，出现右心室扩大和急性右心衰竭；由于血流受阻淤积在右心系统，心搏出量下降，血压下降。在肺血管床阻塞不足20%时，由于代偿作用肺动脉压可以维持正常。如肺血管阻塞超过30%，平均肺动脉压和右房压就开始升高；到肺动脉阻塞超过50%时，肺动脉压显著升高，右心负荷增大，心排量开始下降。一旦肺动脉阻塞超过60%时，右心室排血严重受阻、右心室扩大，导致急性肺心病；同时影响左室的充盈，使心脏排血指数降低，血压下降。反复PE可产生持久性肺动脉高压和慢性肺心病。

四、临床表现

（一）症状

PE的临床症状多种多样，缺乏特异性。临床表现主要与栓子的大小有关，可以从无症状到血流动力学不稳定，甚至发生猝死。患有心脏病、外科术后、恶性肿瘤、长期卧床等静脉血栓形成高危因素，或已患有静脉血栓及血栓栓塞性静脉炎的患者，在体位改变、活动或用力排便使栓子脱落，突然发病。

1. 呼吸困难　是PE最常见的临床症状，可伴发绀。栓塞大血管时，呼吸困难严重且持续时间长；栓塞小血管时，只有短暂的呼吸困难或仅持续几分钟；反复发生的小栓塞，可出现阵发性呼吸困难。

2. 胸痛　心绞痛样疼痛和胸膜性疼痛。前者为胸骨后压迫性疼痛，与冠状动脉供血不足或肺动脉高压有关；胸膜性疼痛因栓塞部位附近的胸膜有纤维素性炎症。

3. 咯血　均为小量咯血，大咯血少见。

同时出现呼吸困难、胸痛和咯血被称为“肺梗死三联征”，但发生率不足30%。

4. 晕厥　有时是唯一和首发症状。

5. 休克　均为巨大肺栓塞，严重者可猝死。

6. 其他　原发病症状加重，发热、心悸，烦躁不安等。

（二）体征

1. PE体征　呼吸急促、心动过速、发绀、发热、颈静脉充盈或搏动、肺部可闻及哮鸣和/或细湿啰音、胸腔积液的相应体征、肺动脉瓣区第二音亢进或分裂，$P_2 > A_2$，三尖瓣缩期杂音、严重者可出现血压下降甚至休克。

2. 深静脉血栓的症状与体征　在考虑PE诊断的同时，要注意发现是否存在下肢（单侧性）肿胀、周径增粗、疼痛或压痛、浅静脉扩张、皮肤色素沉着、行走后患肢易疲劳胀加重等DV_T症状。肺栓塞常见症状和体征的发生率见表6－3。

表6－3　肺栓塞常见症状和体征的发生率

症状	发生率	体征	发生率（%）
呼吸困难及气促	80%～90%	呼吸急促	70%
胸膜炎性胸痛	40%～70%	心动过速	30%～40%
心绞痛样疼痛	4%～12%	发绀	11%～16%
烦躁不安、惊恐或濒死感	55%	发热（多为低热）	43%
晕厥	11%～20%	颈静脉充盈或搏动	12%
咯血	11%～30%	肺部细湿啰音	18%～51%
咳嗽	20%～37%	哮鸣音	5%
心悸	10%～18%	胸腔积液的体征	24%～30%
		P_2亢进或分裂	23%

五、实验室检查

（一）血气分析

PE发生后常有低氧血症，$PaO_2 < 80mmHg$的大约占了96%；无低氧血症也不能排除PE，但如果PaO_2正常，则不大可能是巨大PE。肺泡氧分压与动脉氧分压差（$PA - aO_2$）梯度测定更有意义。

（二）心电图

大多数病例有异常改变，表现为非特异性的ST－T改变。右心负荷过重见于巨大PE，表现肺型P波，电轴右偏，顺钟向转位等；部分病例可出现典型S_1QmTm征（即Ⅰ导联S波加深，Ⅲ导联出现Q/q波及T波倒置）。此外可有完全或不完全右束支传导阻滞。心电图的动态改变较之静态异常对于提示 PE 更具有意义。

（三）胸片

PE 的 X 胸片缺乏特异性，常见的 X 线异常有区域性肺血管纹理变细、稀疏或消失，肺野透光度增强。发生 PI 有圆形或片状浸润阴影，典型呈基底部靠近胸膜，尖端指向肺门的楔形阴影；可有单侧横膈升高、盘状肺不张。肺动脉高压征象表现为右下肺动脉干增宽或伴截断征，肺动脉段膨隆以及右心室扩大。可有少至中量胸腔积液征。

（四）超声心动图

超声心动图或经食道超声检查对 PE 有诊断价值以及判断预后价值，可表现为肺动脉高压、肺动脉扩张，右室壁局部运动幅度降低，右心室和/或右心房扩大，室间隔左移和运动异常；下腔静脉扩张且吸气时不萎陷。若发现右房或右室血栓或肺动脉近端的血栓可确定诊断。

超声心动图右心室功能不全是急性 PE 早期死亡的独立，强有力的预测因子。

（五）血浆 D－二聚体（dimer）

是交联纤维蛋白在纤溶系统作用下产生的可溶性降解产物，为一个特异性的纤溶过程标记物。在血栓栓塞时因血栓纤维蛋白溶解使其血中浓度升高。D－二聚体对急性 PE 诊断的敏感性达 92%～100%，但其特异性较低，仅为 40%～43%。手术、肿瘤、炎症、感染、组织坏死等情况均可使 D－二聚体显著升高。在临床应用中 D－二聚体对急性 PTE 有较大的排除诊断价值，若其含量低于 500μg/L，可基本除外急性 PTE。

（六）核素肺通气/灌注扫描（V/Q scanning）

肺的放射性同位素灌注显像（以 ^{99m}Tc 标记的巨聚白蛋白颗粒静脉注射后扫描显像）简便安全，对 PE 有确定诊断价值，其特异性为 96%。典型征象是呈肺段或肺叶分布的肺灌注缺损，并与通气显像不匹配。若栓子未引起血管完全阻塞，或栓子位于周围小血管，肺显像可能显示不出缺损。由于许多疾病可以同时影响患者的肺通气和血流状况，致使通气/灌注扫描在结果判定上较为复杂，需密切结合临床进行判读。

（七）螺旋 CT 肺血管造影（computer tomography pulmonary angiography，CTPA）

CTPA 能够发现段以上肺动脉内的栓子，是 PE 的确诊手段之一，CTPA 已成为确诊 PE 的常规检查；近来报道 64 排 CT 下的 CTPA，其诊断率几乎达到 100%。PE 的直接征象为肺动脉内的低密度充盈缺损，部分或完全包围在不透光的血流之间（轨道征），或者呈完全充盈缺损，远端血管不显影（敏感性为 53%～89%，特异性为 78%～100%）。间接征象包括肺野楔形密度增高影，条带状的高密度区或盘状肺不张，中心肺动脉扩张及远端血管分支减少或消失等。

（八）磁共振成像（MRI）

对段以上肺动脉内栓子诊断的敏感性和特异性均较高，避免了注射碘造影剂的缺点；与肺血管造影相比，患者更易于接受。适用于碘造影剂过敏的患者。

（九）DSA 肺动脉造影（pulmonary angiography）

肺动脉造影是一项有创检查，敏感性和特异性均达到 98%，是 PE 诊断的“金标准”。

其直接征象为肺血管内造影剂充盈缺损，间接征象为肺动脉造影剂流动缓慢，局部低灌注。由于肺动脉造影系有创检查，术后并发症多，加之CTPA的广泛应用，大多数患者不必进行此项检查。

床边肺动脉导管检查是另一选择，血流动力学改变有助于诊断和监测。急性PE的典型改变有右房压和肺动脉压升高，而肺楔压正常。

（十）深静脉血栓的辅助检查

1. 静脉造影 是诊断深静脉血栓的金标准，其诊断敏感性和特异性均接近100%。

2. 多普勒超声 对下肢深静脉血栓的检出敏感性和特异性高，是一项无创安全的检查。

3. MRI 对有症状的急性DV_T诊断的敏感性和特异性可达90%～100%。

4. 放射性核素静脉造影 属无创性DV_T检测方法，常与肺灌注扫描联合进行。

六、诊断

对PE应强调早期诊断，对存在有形成栓子的原发病或高危因素的病例，突然发作不明原因的呼吸困难、胸痛、晕厥、咯血和休克等症状高度疑诊PE，应及时做相关检查。

（一）PE诊断评分方法

对有发生PE高危因素的患者，可采用国外学者提出的诊断评分方法进行评分。低于2分是低度可能性、2～6分是中度可能性、6分以上则是高度可能性，其中“最可能诊断肺栓塞”可以依据发病时有相应临床表现及胸片、ECG、D－二聚体等综合判断；然后选择有确定诊断意义的检查（见表6－4）。

表6－4 肺栓塞诊断积分方法

参数	分值（分）
深静脉血栓的症状和体征	3.0
心率>100次/分	1.5
4周内有制动或手术史	1.5
既往有DV_T或PE病史	1.5
咯血	1.0
恶性肿瘤	1.0
最可能的诊断是PE	3.0

（二）确诊检查

1. 核素肺通气/灌注扫描检查 在不能进行通气显像时可进行单纯灌注扫描，呈肺段分布的肺灌注缺损，并与通气显像不匹配。

2. CTPA或MRI检查 可发现肺动脉内血栓的直接证据。

3. DSA肺动脉造影 可显示肺动脉的充盈缺损或肺动脉的截断，是诊断PE的“金标准”。

4. 心脏超声 发现右房或右室血栓或肺动脉近端的血栓可确定诊断。

5. 检出下肢血栓 有助于PE的诊断。

（三）临床分型和危险分层

1. 大面积PE（massive PE） 临床上以休克和低血压为主要表现，体循环动脉收缩压低于 90mmHg，或较基础值下降幅度≥40mmHg，持续 15 分钟以上，住院病死率近 30%。

2. 次大面积 PE（submassive PE） 超声心动图表现有右心室运动功能减弱或临床上出现有心功能不全表现，住院病死率为 5% ~10%。

3. 非大面积 PE（nonmassive PE） 不符合大面积和次大面积 PE 标准，住院病死率低于 5%。

七、鉴别诊断

急性 PE 的症状无特异性，临床容易与胸痛、呼吸困难的其他原因混淆。

1. 冠心病 心肌梗死和心绞痛有胸痛、呼吸困难、休克等表现，且约 19% 的肺栓塞可发生心绞痛，易与之混淆。注意心绞痛病史，动态观察心电图与心肌酶的变化等有助于二者的鉴别，要注意两者合并存在。

2. 主动脉夹层 也有胸痛、血压下降等表现；但患者多有高血压病史，胸痛剧烈，无咯血，两侧脉搏不等；胸片有上纵隔增宽。胸部 CTA、MRI 检查等可做出鉴别。

3. 细菌性肺炎 可有与 PE 相似的症状和体征，如呼吸困难、胸痛、咳嗽、咯血、心动过速、发热、发绀、低血压，X 线表现也可相似。但肺炎有寒战、高热、脓痰等感染表现，白细胞计数明显增高，抗生素治疗有效；而无栓子形成的原发病史和高危因素。

4. 胸膜炎 约 1/3 的急性 PE 患者可发生胸腔积液，易被诊断为感染性胸膜炎。全身中毒症状，胸腔积液性质、细菌学、细胞学检查可资鉴别。

5. 晕厥 部分 PE 仅表现为晕厥，需要与心脑血管、迷走反射、代谢因素引起的晕厥相鉴别。

八、治疗

（一）一般治疗

1. 监测 对高度疑诊或确诊 PE 的患者，应进行严密监护，监测呼吸、心率、血压、心电图及血气的变化，要求绝对卧床，并保持大便通畅，以防止栓子再次脱落。对于有焦虑、胸痛、发热、咳嗽等症状可给予镇静、止痛、镇咳等相应的对症处理。

2. 呼吸循环支持治疗 采用经鼻导管或面罩吸氧。当合并严重的呼吸衰竭时，可使用经鼻面罩无创性机械通气或进行气管插管机械通气。对于右心功能不全，血压尚正常的病例，可用多巴酚丁胺和多巴胺；如出现血压下降，加大多巴酚丁胺和多巴胺剂量，或使用其他加压药物，如间羟胺、肾上腺素等。补液时应注意控制液体量，保护心功能。

（二）溶栓治疗

溶栓治疗（thrombolysis therapy）能迅速溶解部分或全部血栓，恢复阻塞的血液循环，纠正血流动力学障碍，降低肺动脉压，改善右室功能，减少严重 PTE 患者的病死率和复发率。溶栓的时间窗一般定在 14 天内，在 PTE 确诊的前提下应尽早开始溶栓。溶栓治疗的主要并发症是出血，应充分评估治疗的风险，注意个体化的原则，掌握适应证和禁忌证、用法和用量。

1. 溶栓治疗的适应证

（1）急性大面积 PE。

（2）次大面积 PE 合并重症心、肺疾患，而抗凝疗法无效。

大面积 PE 溶栓的具体指征：收缩压低于 90mmHg，近期心脏骤停，严重的呼吸衰竭，$PaO_2/FiO_2 < 150$，超声心动图示严重右心功能不全或合并静脉氧饱和度低于 55%。

2. 溶栓治疗的禁忌证

（1）绝对禁忌证：活动性出血；近期自发性颅内出血。

（2）相对禁忌证：10 天内的胃肠道出血，15 天内的严重创伤，2 周内的大手术，1 个月内的神经外科或眼科手术，器官活检或不能以压迫止血部位的血管穿刺，2 个月内的出血性中风；妊娠、分娩；难于控制的严重高血压（收缩压大于 180mmHg，舒张压大于 110mmHg）；细菌性心内膜炎，糖尿病出血性视网膜病变，严重肝肾功能不全；近期曾行心肺复苏；血小板计数低于 $75 \times 10^9/L$ 或出血性疾病等。

对于大面积肺栓塞，因其对生命威胁极大，上述绝对禁忌证应视为相对禁忌证。

3. 溶栓方法　常用的溶栓药物有尿激酶（UK）、链激酶（SK）和重组组织型纤溶酶原激活剂（rtPA）。三者溶栓效果相仿。以下方案与剂量主要参照欧美的推荐方案，供参考使用。溶栓治疗应监测凝血酶原时间（PT）或活化部分凝血活酶时间（APTT）。

（1）尿激酶：负荷量 4 400U/kg，静脉注射 10 分钟，随后以 4 400U/（kg·h），持续静脉滴注 12 小时。

（2）链激酶：负荷量 25 万 U，静脉注射 30 分钟，随后以 10 万 U/h，持续静脉滴注 24 小时。本药有抗原性，故用药前半小时需肌肉注射苯海拉明或地塞米松，以防止过敏反应。

（3）rtP A：50 ~ 100mg 持续静脉滴注 2 小时，然后 40 ~ 50mg 持续静脉滴注 4 ~ 6 小时。

（三）抗凝治疗

急性 PE 和 DV_T 常反复发作，故应进行抗凝治疗（anticoagulant therapy），以防止血栓再形成和复发。临床高度怀疑急性 PE 时，不必等待影像学诊断，即可开始抗凝治疗。常用的抗凝药物有，普通肝素（简称肝素）、低分子肝素和华法林。肝素或低分子肝素的疗程一般需 7 ~ 10 天。肝素使用 3 ~ 5 天和低分子肝素使用 7 天时需检查血小板。抗凝治疗的主要并发症是出血，活动性出血、凝血功能障碍、未能控制的严重高血压等禁用。

1. 肝素（heparin）　首剂 5 000U 或按 80U/kg 静脉注射，随后以 18U/（kg·h），使部分凝血活酶时间和凝血时间保持在正常对照的 1.5 ~ 2.5 倍。在开始治疗后的最初的 24 小时内，每 4 ~ 6 小时测定 APTT，根据 APTT 调整剂量。肝素亦可用皮下注射方式给药。一般先给予负荷量 2 000 ~ 5 000U 静脉注射，然后按 250U/kg 剂量，每 12 小时皮下注射 1 次。调节注射剂量使注射后 6 ~ 8 小时的 APTT 达到治疗水平。

2. 低分子肝素（LMWH）　一般根据体重给药，不同 LMWH 的剂量不同，每日 1 ~ 2 次，皮下注射。出血并发症比普通肝素要低，故不需监测 APTT 和调整剂量。

3. 华法林（Warfarin）　初始剂量为 2.5 ~ 5mg。由于需要数天才能发挥全部作用，因此需与肝素/低分子肝素重叠应用 4 ~ 5 天，通常在肝素或低分子肝素应用后的第 1 ~ 3 天加用华法林。使凝血酶原时间（PT）延长至正常的 1.5 ~ 2.5 倍，并定期测定以调节华法林的剂量。一般口服华法林的疗程至少为 3 ~ 6 个月。对反复发生 V_TE 或存在高危因素的患者，抗凝时间延长至一年或更长。妊娠的前 3 个月和最后 6 周禁用华发令，可用肝素治疗。华法林的主要并发症是出血，对华法林所致出血可以用维生素 K 拮抗，或输注凝血因子或新鲜冰冻血浆。

（四）手术和介入治疗

1. 经静脉导管碎解和抽吸血栓　用导管碎解和抽吸肺动脉内血栓或行球囊血管成形，研究显示成活率达70%～90%。适用于：肺动脉主干或主要分支大面积肺栓塞，不能行溶栓和禁忌抗凝治疗，经溶栓或积极的内科治疗无效者。

2. 肺动脉血栓摘除术　手术风险大，技术条件要求高（成功率为40%～60%），应严格掌握适应证。手术治疗的指征：①大面积PTE，肺动脉主干或主要分支次全堵塞不合并固定性肺动脉高压者。②顽固性低血压或急性低氧性呼吸衰竭。③有溶栓禁忌证者。④经溶栓和其他积极的内科治疗无效者。

3. 腔静脉阻断术　方法有：下腔静脉结扎术、下腔静脉折叠术和下腔静脉滤器。可过滤由下腔静脉来的巨大栓子，预防下肢或盆腔栓子脱落进入肺循环，减少严重肺梗死的发生。置入滤器后要长期抗凝治疗。

九、预后和预防

肺栓塞是一临床危重症，在美国每年至少有20万人死于肺栓塞，居临床死亡原因的第三位，我国尚无确切的统计数字。未经治疗的肺栓塞死亡率为25%～30%，而得到及时诊断和治疗，死亡率可降至2%～8%。早期诊断及时治疗是影响预后的最主要因素。

对存在发生危险因素的病例，宜根据临床情况采用相应预防措施。机械预防措施：术后早期下地，抬高患肢，穿高筒弹性袜，下腔静脉滤器。药物预防措施包括：小剂量肝素、低分子肝素皮下注射、口服华法林、阿司匹林等。

（邱光钰）

第五节　急性呼吸窘迫综合征

急性呼吸窘迫综合征（acute respiratory distress syndrome，ARDS）是由多种原发疾病的发展过程中继发的，以呼吸窘迫和低氧血症为特征的一种急性进行性呼吸困难。ARDS疾病的特征是：起病急、病情危重、呼吸窘迫、发病前肺部虽然正常，发病后却出现难以纠正的低氧血症，X线胸片显示广泛性浸润阴影。不同于心源性肺水肿所引起的呼吸困难，采用常规的吸氧治疗难以纠正其低氧血症，死亡率很高，为临床上常见的危重症之一，在急诊医学中亦占有重要位置，是目前医学界研究一个热点。

一、概述

早在20世纪40年代就有关于“创伤后湿肺”的报道，描述在严重创伤后发生的急性呼吸衰竭。1950年又有作者以“充血性肺不张”的名称诊断类似病征。20世纪60年代以来，由于创伤和失血性休克等治疗条件的改善，急性呼吸衰竭的重要性渐又突出，“休克肺”的诊治问题再次被重视。至1967年美Ashbaugh等人首次报道平民创伤后的急性呼吸衰竭，提出临床表现与新生儿呼吸窘迫综合征颇多相似之处，当时认为表现活性物质代谢和功能失常是病征的主要病因，提出了成人呼吸窘迫综合征（ARDS）这一名称。经历了20年发病机制方面的研究，虽然已知表面活性物质的失常在此病征中的作用与新生儿呼吸窘迫综合征中并不相同，但ARDS这一病名已为较多学者所接受，取代了众多各种类似的名称。ARDS指的是一组严重的临床综合征，主要表现为进行性加重的呼吸困难，一般常用的给氧方法难以纠正的低氧血症，X线胸片示双肺弥漫性浸润阴影。可引起本病征的病因很多，患病率较高，1976年美国约有150 000名患者，1982年美费城某医学中心本病占该院危重住院患者的5%，在美克拉雷多州三个医院的本病征高危因素患者（指休克、败血症、外伤等）993人中发现ARDS88例。国内虽无准确发病率的调查报告，但有关本病征较大数目的病例报道日多。而病死率虽经20年的努力仍高达50%左右，故一般均认为它是重危患者致命的重要病因。

由于ARDS不仅发生于成人，儿童中也曾发病，加以急性发病为此病征的一项重要特征，故于1992年美国胸科学会和欧洲危重病学会提出将此综合征更名为“急性呼吸窘迫综合征”，简称为ARDS。同时进一步推荐采用急性肺损伤（acute lung injury，ALI）的概念，将重度ALI定义为ARDS。ALI概念的提出有利于将ARDS这一综合征的诊断发现于早期，以期提高它的治疗效果。但对ALI、ARDS诊断标准，临床实际意义等均有待急诊和危重症等有关专业人员进一步观察及探讨。

ALI/ARDS是在严重感染、休克、创伤及烧伤等非心源性疾病过程中，肺毛细血管内皮细胞和肺泡上皮细胞损伤造成弥漫性肺间质及肺泡水肿，导致的急性低氧性呼吸功能不全或衰竭。以肺容积减少、肺顺应性降低、严重的通气/血流比例失调为病理生理特征，临床上表现为进行性低氧血症和呼吸窘迫，肺部影像学上表现为非均一性的渗出性病变。

流行病学调查显示ALI/ARDS是临床常见危重症。根据1994年欧美联席会议提出的ALI/ARDS诊断标准，ALI发病率为每年18/10万，ARDS为每年13～23/10万。2005年的研究显示，ALI/ARDS发病率分别在每年79/10万和59/10万。提示ALI/ARDS发病率显著增高，明显增加了社会和经济负担，这甚至可与胸部肿瘤、AIDS、哮喘或心肌梗死等相提并论。

二、ARDS的病因

多种致病因子或直接作用于肺，或作用于远离肺的组织，造成肺组织的急性损伤引起相同的临床征候。

（一）直接作用于肺的致病原因

1. 严重肺挫伤。
2. 误吸液体　胃液、淡水、海水（淹溺）。
3. 吸入毒气　NO_2、NH_3、Cl_2光气、镉、烟、高浓度氧等。
4. 严重肺部感染　主要是肺部感染、细菌性肺炎、病毒性肺炎、真菌性肺炎、肺孢子性肺炎、结核病、革兰阴性细菌感染等。
5. 放射线照射　放射性肺炎、癌瘤等。

（二）间接原因

如败血症、休克、肺外创伤、药物中毒、输血、坏死性胰腺炎、体外循环等。

1. 严重感染　如败血症。
2. 休克　尤其是感染性休克、出血性休克、过敏性休克。
3. 肺外创伤　内脏创伤、头部创伤、烧伤、骨折、脂肪栓塞等。
4. 药物中毒　噻嗪类、巴比妥类、氯氮、丙氧吩、Dextran40、水杨酸盐、海洛因、秋水仙素等。

5. 代谢性疾病　糖尿病酸中毒、尿毒症、急性重症胰腺炎等。

6. 血液疾病　弥散性血管内凝血、输入大量库存血液、体外循环。

7. 妇产科疾病　羊水栓塞、子痫、死胎等。

病因不同，ARDS 患病率也明显不同。严重感染时 ALI/ARDS 患病率可高达 25% ~ 50%，大量输血可达 40%，多发性创伤达到 11% ~25%，而严重误吸时，ARDS 患病率也可达 9% ~26%。同时存在两个或三个危险因素时，ALI/ARDS 患病率进一步升高。另外，危险因素持续作用时间越长，ALI/ARDS 的患病率越高，危险因素持续 24h、48h 及 72h 时，ARDS 患病率分别为 76%、85% 和 93%。

虽然不同研究对 ARDS 病死率的报道差异较大，总体来说，目前 ARDS 的病死率仍较高。对 1967—1994 年国际正式发表的 ARDS 临床研究进行荟萃分析，3 264 例 ARDS 患者的病死率在 50% 左右。中国上海市 15 家成人 ICU2001 年 3 月至 2002 年 3 月 ARDS 病死率也高达 68. 5%。不同研究中 ARDS 的病因构成、疾病状态和治疗条件的不同可能是导致 ARDS 病死率不同的主要原因。

自 1991 年以来，认为感染、脓毒症、菌血症、感染性休克和脓毒性综合征等感染性和非感染性炎症均可引起"系统性炎性反应综合征（systemic inflammato ry response syndrome, SIRS)"。SIRS 的提出不但扩展了传统的脓毒血症的涵意，并提高对 ARDS 的认识。因为 SIRS 患者中约 25% 并发 ARDS，同时 ARDS 进一步发展为多器官功能衰竭（multiple organ failure，MOF)。ARDS 常是 MOF 在肺部的表现。在致伤因子的打击下，肺常是首先受累的靶器官。当病变未能控制时，即可发展为 MOF。从而使人们重视了炎症因素在 ARDS 发病中的重要作用。

又由于 ARDS 的发生与病因的数目相关，单个病因时发生率约为 25%，两个病因为 42%，两个以上时可达 85%。严格地说，ARDS 的病因并未确实认清，因此也有学者称上述病因为高危因素。

三、ALI/ARDS 病理生理与发病机制

ALI/ARDS 的基本病理生理改变是肺泡上皮和肺毛细血管内皮通透性增加所致的非心源性肺水肿。由于肺泡水肿、肺泡塌陷导致严重通气/血流比例失调，特别是肺内分流明显增加，从而产生严重的低氧血症。肺血管痉挛和肺微小血栓形成引发肺动脉高压。

ARDS 早期的特征性表现为肺毛细血管内皮细胞与肺泡上皮细胞屏障的通透性增高，肺泡与肺间质内积聚大量的水肿液，其中富含蛋白及中性粒细胞为主的多种炎症细胞。中性粒细胞黏附在受损的血管内皮细胞表面，进一步向间质和肺泡腔移行，释放大量促炎介质，如炎症性细胞因子、过氧化物、白三烯、蛋白酶、血小板活化因子等，参与中性粒细胞介导的肺损伤。除炎症细胞外，肺泡上皮细胞以及成纤维细胞也能产生多种细胞因子，从而加剧炎症反应过程。凝血和纤溶紊乱也参与 ARDS 的病程，ARDS 早期促凝机制增强，而纤溶过程受到抑制，引起广泛血栓形成和纤维蛋白的大量沉积，导致血管堵塞以及微循环结构受损。ARDS 早期在病理学上可见弥漫性肺损伤，透明膜形成及Ⅰ型肺泡上皮或内皮细胞坏死、水肿，Ⅱ型肺泡上皮细胞增生和间质纤维化等表现。

少数 ALI/ARDS 患者在发病第 1 周内可缓解，但多数患者在发病 5 ~7 天后病情仍然进展，进入亚急性期。在 ALI/ARDS 的亚急性期，病理上可见肺间质和肺泡纤维化，Ⅱ型肺泡

上皮细胞增生，部分微血管破坏并出现大量新生血管。部分患者呼吸衰竭持续超过14天，病理上常表现为严重的肺纤维化，肺泡结构破坏和重建。

四、ARDS的病理改变

ARDS的组织形态学改变可分为三期。

渗出期（于发病后24～96h）：特点是间质和肺泡内水肿、毛细血管充血，间质内红、白细胞浸润。Ⅰ型肺泡上皮细胞呈不同程度退行性变，甚至坏死脱落，裸露出基底膜。于严重上皮细胞损伤处，特别在呼吸性细支气管和肺泡管处可见到透明膜形成。血管内皮细胞变化相对较轻。微血管中常见到由白细胞、血小板、纤维蛋白形成的微血栓。病变严重处呈现出血坏死区。

增生期（发病第3～10天）：Ⅱ型肺泡上皮细胞增生，覆盖肺泡表面，间质因白细胞、成纤维细胞浸润和纤维组织增生而变厚，毛细血管减少，肺泡塌陷。

纤维化期（自发病第7～10天开始）：特点为肺泡间隔和透明膜处纤维组织沉积和纤维化，并渐发展至全肺。

急性期肺组织外观充血、水肿、出血、实变。因此，病理形态学的表现并无特异性，实际上反映了严重广泛的肺组织损伤的共同性变化。

五、ARDS的临床表现

一般多在原发致病因子（如休克、创伤等）发生后，经过一短暂的相对稳定期（也被称为潜伏期，约24～48h）出现下述呼吸困难等症状，但也有时起病急骤、迅即出现严重呼吸衰竭者（即暴发型），也有时起病较缓渐者。潜伏期发生的原因可能与表面活性物质的代谢或与白细胞的动员有关。

患者表现严重的呼吸困难，呼吸频率增速可达30～50次/min。鼻翼翕动，辅助呼吸肌运动增强。口唇、甲床明显紫绀。肺部体征常不如症状明显，呼吸音增强，有时可闻及哮鸣音或少量湿性啰音。胸部X线早期只表现纹理增深，常迅速出现一侧弥漫性浸润性阴影。

呼吸功能检查可发现每分钟通气量明显增加，可超过20L/min。肺静态总顺应性可降至153～408ml/kPa（15～40ml/cmH_2O）。功能残气量显著下降。

动脉血氧分压降低，吸入气氧浓度大于50%（$FiO_2 > 0.5$）时，PaO_2仍低于8.0kPa（60mmHg），$PaCO_2$可正常或降低，至疾病晚期方增高。$PA-aO_2$显著增加，当$FiO_2 = 1.0$时，PaO_2低于46.7kPa（350mmHg）。计算Qs/Q_T常超过30%，或$PaO_2/PAO_2 \leq 0.2$。

以漂浮导管进行血流动力学监测时，肺毛细血管楔压（PCWP）≤2.13kPa（160mmHg）是一项重要诊断指标，但当合并左心功能不全或应用呼气末正压通气（PEEP）治疗时，应当注意它们对PCWP测量结果的影响。

六、ALI/ARDS的临床特征与诊断

一般认为，ALI/ARDS具有以下临床特征：①急性起病，在直接或间接肺损伤后12～48h内发病。②常规吸氧后低氧血症难以纠正。③肺部体征无特异性，急性期双肺可闻及湿啰音，或呼吸音减低。④早期病变以间质性为主，胸部X线片常无明显改变。病情进展后，可出现肺内实变，表现为双肺野普遍密度增高，透亮度减低，肺纹理增多、增粗，可见散在

斑片状密度增高影，即弥漫性肺浸润影。⑤无心功能不全证据。

目前 ALI/ARDS 诊断仍广泛沿用 1994 年欧美联席会议提出的诊断标准：①急性起病。②氧合指数（PaO_2/FiO_2）≤200mmHg 不管呼气末正压（PEEP）水平。③正位 X 线胸片显示双肺均有斑片状阴影。④肺动脉嵌顿压≤18mmHg，或无左心房压力增高的临床证据。如 PaO_2/FiO_2≤300mmHg 且满足上述其他标准，则诊断为 ALI。

七、ARDS 的鉴别诊断

ARDS 必须与心源性肺水肿、急性心肌梗死、自发性气胸鉴别。

（一）心源性肺水肿

肺毛细血管楔压可反映左室功能，有助于鉴别肺水肿的产生是由左心衰竭还是由 ARDS 所致。肺毛细血管楔压 >15mmHg 表示为心源性，若 <15mmHg 表示为肺源性。此外若患者有颈静脉怒张，双肺底细小湿啰音，心率快，奔马律，早期即有肺淤血、水肿表现，经用强心、利尿及一般氧疗，迅速缓解，可支持心源性肺水肿的诊断（表 6－5）。

表 6－5　ARDS 与心源性肺水肿鉴别

	ARDS	心源性肺水肿
临床表现	起病慢	起病快
	呼吸极度窘迫	呼吸较快
发绀	明显	轻至中度发绀
精神状态	安静，能平卧	不安、焦虑、不能平卧
痰	血样泡沫	白色或粉红色泡沫
胸部体征	湿啰音少，呈爆裂样	多，小，中等湿啰音，肺底多
X 线改变	比体征出现早，且重于体征周边部明显，	与体征同时出现，近肺门部明显，治疗后吸收快
血气	低氧血症明显，吸氧改善慢	轻度低氧血症，吸氧改善快
肺楔压（肺毛细血管楔压）	<15～18mmHg	>15～18mmHg
气道分泌物蛋白浓度	高	低
气道分泌物蛋白含量/血浆蛋白	>0.7	<0.5
治疗反应	对强心、利尿剂、扩血管药的即刻疗效不明显	对强心、利尿、扩血管药治疗反应好

（二）急性肺栓塞

多见于手术后或长期卧床者，血栓来自下肢深静脉或盆腔静脉。起病突然常有咳嗽、胸痛、咯血、烦躁、冷汗、晕厥、恶心、呕吐等症状。体征：气急、脉细速、青紫、肺部湿啰音、哮鸣音、胸膜摩擦音、第二心音亢进、血栓性浅表静脉炎体征和急性右心衰体征。

（三）重度肺炎

可引起 ARDS，但亦有些肺炎（如军团菌肺炎）虽有呼吸困难、低氧血症，但并未发生 ARDS，此类肺炎 X 线胸片有肺实质大片浸润性炎症阴影，感染症状明显，氧疗有改善，应用敏感抗生素可获治愈。

（四）慢性阻塞性肺病

当肺有感染时，亦可呼吸困难、低氧血症，但常有慢性支气管炎、支气管哮喘反复发作，肺功能进行性减退，小气道阻塞，肺气肿等临床表现，注意不要与 ARDS 相混淆。

（五）特发性肺间质纤维化

此病病因未明，常为慢性过程，但亦可呈亚急性发展，有Ⅰ型呼吸衰竭表现，尤其在合并肺部感染加重时，与 ARDS 表现相似，但本病 X 线胸片呈网状、结节状或蜂窝状改变，病程发展较 ARDS 缓慢可作鉴别。

（六）急性心肌梗死与自发性气胸

多具有各自特征性的临床表现，通过心电图和胸部 X 线片的检查不难鉴别。

八、ALI/ARDS 的治疗

（一）原发病治疗

全身性感染、创伤、休克、烧伤、急性重症胰腺炎等是导致 ALI/ARDS 的常见病因。严重感染患者有 25% ~50% 发生 ALI/ARDS，而且在感染、创伤等导致的多器官功能障碍（MODS）中，肺往往也是最早发生衰竭的器官。目前认为，感染、创伤后的全身炎症反应是导致 ARDS 的根本病因。控制原发病，遏制其诱导的全身失控性炎症反应，是预防和治疗 ALI/ARDS 的必要措施。

（二）呼吸支持治疗

1. 氧疗　ALI/ARDS 患者吸氧治疗的目的是改善低氧血症，使动脉氧分压（PaO_2）达到 60 ~80mmHg。可根据低氧血症改善的程度和治疗反应调整氧疗方式，首先使用鼻导管，当需要较高的吸氧浓度时，可采用可调节吸氧浓度的文丘里面罩或带贮氧袋的非重吸式氧气面罩。ARDS 患者往往低氧血症严重，大多数患者一旦诊断明确，常规的氧疗常常难以奏效，机械通气仍然是最主要的呼吸支持手段。

2. 无创机械通气　无创机械通气（NIV）可以避免气管插管和气管切开引起的并发症，逐渐得到了广泛的推广应用。尽管随机对照实验（RCT）证实 NIV 治疗慢性阻塞性肺疾病和心源性肺水肿导致的急性呼吸衰竭的疗效肯定，但是 NIV 在急性低氧性呼吸衰竭中的应用却存在很多争议。迄今为止，尚无足够的资料显示 NIV 可以作为 ALI/ARDS 导致的急性低氧性呼吸衰竭的常规治疗方法。

当 ARDS 患者神志清楚、血流动力学稳定，并能够得到严密监测和随时可行气管插管时，可以尝试 NIV 治疗。Sevransky 等建议，在治疗全身性感染引起的 ALI/ARDS 时，如果预计患者的病情能够在 48 ~72h 内缓解，可以考虑应用 NIV。

一般认为，ALI/ARDS 患者在以下情况时不适宜应用 NIV：①神志不清。②血流动力学不稳定。③气道分泌物明显增加而且气道自洁能力不足。④因脸部畸形、创伤或手术等不能佩戴鼻面罩。⑤上消化道出血、剧烈呕吐、肠梗阻和近期食管及上腹部手术。⑥危及生命的低氧血症。应用 NIV 治疗 ALI/ARDS 时应严密监测患者的生命体征及治疗反应。如 NIV 治疗 1 ~2h 后，低氧血症和全身情况得到改善，可继续应用 NIV。若低氧血症不能改善或全身情况恶化，提示 NIV 治疗失败，应及时改为有创通气。

3. 有创机械通气

（1）机械通气的时机选择：ARDS 患者经高浓度吸氧仍不能改善低氧血症时，应气管插管进行有创机械通气。ARDS 患者呼吸功明显增加，表现为严重的呼吸困难，早期气管插管机械通气可降低呼吸功，改善呼吸困难。虽然目前缺乏 RCT 研究评估早期气管插管对 ARDS 的治疗意义，但一般认为，气管插管和有创机械通气能更有效地改善低氧血症，降低呼吸功，缓解呼吸窘迫，并能够更有效地改善全身缺氧，防止肺外器官功能损害。

（2）肺保护性通气：由于 ARDS 患者大量肺泡塌陷，肺容积明显减少，常规或大潮气量通气易导致肺泡过度膨胀和气道平台压过高，加重肺及肺外器官的损伤。目前有 5 项多中心 RCT 研究比较了常规潮气量与小潮气量通气对 ARDS 病死率的影响。其中 Amato 和 ARDSnet 的研究显示，与常规潮气量通气组比较，小潮气量通气组 ARDS 患者病死率显著降低。

气道平台压能够客观反映肺泡内压，其过度升高可导致呼吸机相关肺损伤。在上述 5 项多中心 RCT 研究中，小潮气量组的气道平台压均 $<30cmH_2O$，其中结论为小潮气量降低病死率的 2 研究中，对照组气道平台压 $>30cmH_2O$，而不降低病死率的 3 项研究中，对照组的气道平台压均 $<30cmH_2O$。若按气道平台压分组（<23、$23\sim27$、$27\sim33$、$>33cmH_2O$），随气道平台压升高，病死率显著升高（$P=0.002$）。而以气道平台压进行调整，不同潮气量通气组（5~6、7~8、9~10、11~12ml/kg）病死率无显著差异（$P=0.18$），并随气道平台压升高，病死率显著增加（$P<0.001$）。说明在实施肺保护性通气策略时，限制气道平台压比限制潮气量更为重要。

ARDS 肺容积明显减少，为限制气道平台压，有时不得不将潮气量降低，允许动脉血二氧化碳分压（$PaCO_2$）高于正常，即所谓的允许性高碳酸血症。允许性高碳酸血症是肺保护性通气策略的结果，并非 ARDS 的治疗目标。急性二氧化碳升高导致酸血症可产生一系列病理生理学改变，包括脑及外周血管扩张、心率加快、血压升高和心输出量增加等。但研究证实，实施肺保护性通气策略时一定程度的高碳酸血症是安全的。当然，颅内压增高是应用允许性高碳酸血症的禁忌证。酸血症往往限制了允许性高碳酸血症的应用，目前尚无明确的二氧化碳分压上限值，一般主张保持 pH 值 >7.20，否则可考虑静脉输注碳酸氢钠。

（3）肺复张：充分复张 ARDS 塌陷肺泡是纠正低氧血症和保证 PEEP 效应的重要手段。为限制气道平台压而被迫采取的小潮气量通气往往不利于 ARDS 塌陷肺泡的膨胀，而 PEEP 维持复张的效应依赖于吸气期肺泡的膨胀程度。目前临床常用的肺复张手法包括控制性肺膨胀、PEEP 递增法及压力控制法（PCV 法）。其中实施控制性肺膨胀采用恒压通气方式，推荐吸气压为 30~45cmHg、持续时间 30~40s。临床研究证实肺复张手法能有效地促进塌陷肺泡复张，改善氧合，降低肺内分流。

肺复张手法的效应受多种因素影响。实施肺复张手法的压力和时间设定对肺复张的效应有明显影响，不同肺复张手法效应也不尽相同。另外，ARDS 病因不同，对肺复张手法的反应也不同，一般认为，肺外源性的 ARDS 对肺复张手法的反应优于肺内源性的 ARDS；ARDS 病程也影响肺复张手法的效应，早期 ARDS 肺复张效果较好。

值得注意的是，肺复张手法可能影响患者的循环状态，实施过程中应密切监测。

（4）PEEP 的选择：ARDS 广泛肺泡塌陷不但可导致顽固的低氧血症，而且部分可复张的肺泡周期性塌陷开放而产生剪切力，会导致或加重呼吸机相关肺损伤。充分复张塌陷肺泡后应用适当水平 PEEP 防止呼气末肺泡塌陷，改善低氧血症，并避免剪切力，防治呼吸机相关肺损伤。因此，ARDS 应采用能防止肺泡塌陷的最低 PEEP。

ARDS 最佳 PEEP 的选择目前仍存在争议。通过荟萃分析比较不同 PEEP 对 ARDS 患者生存率的影响，结果表明 PEEP > $12cmH_2O$，尤其是 > $16cmH_2O$ 时明显改善生存率。有学者建议可参照肺静态压力－容积（P－V）曲线低位转折点压力来选择 PEEP。Amoto 及 Villar 的研究显示，在小潮气量通气的同时，以静态 P－V 曲线低位转折点压力 + $2cmH_2O$ 作为 PEEP，结果与常规通气相比 ARDS 患者的病死率明显降低。若有条件，应根据静态 P－V 曲线低位转折点压力 + $2cmH_2O$ 来确定 PEEP。

（5）自主呼吸：自主呼吸过程中膈肌主动收缩可增加 ARDS 患者肺重力依赖区的通气，改善通气血流比例失调，改善氧合。一项前瞻对照研究显示，与控制通气相比，保留自主呼吸的患者镇静剂使用量、机械通气时间和 ICU 住院时间均明显减少。因此，在循环功能稳定、人机协调性较好的情况下，ARDS 患者机械通气时有必要保留自主呼吸。

（6）半卧位：ARDS 患者合并 VAP 往往使肺损伤进一步恶化，预防 VAP 具有重要的临床意义。机械通气患者平卧位易发生 VAP。研究表明，由于气管插管或气管切开导致声门的关闭功能丧失，机械通气患者胃肠内容物易反流误吸进入下呼吸道，导致 VAP。低于 30 度角的平卧位和半卧位（头部抬高 45 度以上）VAP 的患病率分别为 34% 和 8%（P = 0. 018）。可见，半卧位可显著降低机械通气患者 VAP 的发生。因此，除非有脊髓损伤等体位改变的禁忌证，机械通气患者均应保持半卧位，预防 VAP 的发生。

（7）俯卧位通气：俯卧位通气通过降低胸腔内压力梯度、促进分泌物引流和促进肺内液体移动，明显改善氧合。一项随机研究采用每天 7h 俯卧位通气，连续 7 天，结果表明俯卧位通气明显改善 ARDS 患者氧合，但对病死率无明显影响。然而，若依据 PaO_2/FiO_2 对患者进行分层分析结果显示，PaO_2/FiO_2 < 88mmHg 的患者俯卧位通气后病死率明显降低。此外，依据简化急性生理评分（SAPS Ⅱ）进行分层分析显示，SAPS Ⅱ 高于 49 分的患者采用俯卧位通气后病死率显著降低。最近，另外一项每天 20h 俯卧位通气的 RCT 研究显示，俯卧位通气有降低严重低氧血症患者病死率的趋势。可见，对于常规机械通气治疗无效的重度 ARDS 患者，可考虑采用俯卧位通气。

严重的低血压、室性心律失常、颜面部创伤及未处理的不稳定性骨折为俯卧位通气的相对禁忌证。当然，体位改变过程中可能发生如气管插管及中心静脉导管以外脱落等并发症，需要予以预防，但严重并发症并不常见。

（8）镇静镇痛与肌松：机械通气患者应考虑使用镇静镇痛剂，以缓解焦虑、躁动、疼痛，减少过度的氧耗。合适的镇静状态、适当的镇痛是保证患者安全和舒适的基本环节。机械通气时应用镇静剂应先制定镇静方案，包括镇静目标和评估镇静效果的标准，根据镇静目标水平来调整镇静剂的剂量。临床研究中常用 Ramsay 评分来评估镇静深度、制定镇静计划，以 Ramsay 评分 3 ~4 分作为镇静目标。每天均需中断或减少镇静药物剂量直到患者清醒，以判断患者的镇静程度和意识状态。RCT 研究显示，与持续镇静相比，每天间断镇静患者的机械通气时间、ICU 住院时间和总住院时间均明显缩短，气管切开率、镇静剂的用量及医疗费用均有所下降。可见，对机械通气的 ARDS 患者应用镇静剂时应先制定镇静方案，并实施每日唤醒。

危重患者应用肌松药后，可能延长机械通气时间、导致肺泡塌陷和增加 VAP 发生率，并可能延长住院时间。机械通气的 ARDS 患者应尽量避免使用肌松药物。如确有必要使用肌松药物，应监测肌松水平以指导用药剂量，以预防膈肌功能不全和 VAP 的发生。

4. 液体通气　部分液体通气是在常规机械通气的基础上经气管插管向肺内注入相当于功能残气量的全氟碳化合物，以降低肺泡表面张力，促进肺重力依赖区塌陷肺泡复张。研究显示，部分液体通气 72h 后，ARDS 患者肺顺应性可以得到改善，并且改善气体交换，对循环无明显影响。但患者预后均无明显改善，病死率仍高达 50% 左右。近期对 90 例 ALI/ARDS 患者 RCT 研究显示，与常规机械通气相比，部分液体通气既不缩短机械通气时间，也不降低病死率，进一步分析显示，对于年龄 <55 岁的患者，部分液体通气有缩短机械通气时间的趋势。部分液体通气能改善 ALI/ARDS 患者气体交换，增加肺顺应性，可作为严重 ARDS 患者常规机械通气无效时的一种选择。

5. 体外膜氧合技术（ECMO）　建立体外循环后可减轻肺负担、有利于肺功能恢复。非对照临床研究提示，严重的 ARDS 患者应用 ECMO 后存活率为 46% ~66%。但 RCT 研究显示，ECMO 并不改善 ARDS 患者预后。随着 ECMO 技术的改进，需要进一步的大规模研究结果来证实 ECMO 在 ARDS 治疗中的地位。

（三）ALI/ARDS 药物治疗

1. 液体管理　高通透性肺水肿是 ALI/ARDS 的病理生理特征，肺水肿的程度与 ALI/ARDS 的预后呈正相关，因此，通过积极的液体管理，改善 ALI/ARDS 患者的肺水肿具有重要的临床意义。

研究显示液体负平衡与感染性休克患者病死率的降低显著相关，且对于创伤导致的 ALI/ARDS 患者，液体正平衡使患者病死率明显增加。应用利尿剂减轻肺水肿可能改善肺部病理情况，缩短机械通气时间，进而减少呼吸机相关肺炎等并发症的发生。但是利尿减轻肺水肿的过程可能会导致心输出量下降，器官灌注不足。因此，ALI/ARDS 患者的液体管理必须考虑到二者的平衡，必须在保证脏器灌注的前提下进行。

最近 ARDSnet 完成的不同 ARDS 液体管理策略的研究显示，尽管限制性液体管理与非限制性液体管理组病死率无明显差异，但与非限制性液体管理相比，限制性液体管理（利尿和限制补液）组患者第 1 周的液体平衡为负平衡（ -136ml 比 +3 992ml)，氧合指数明显改善，肺损伤评分明显降低，而且 ICU 住院时间明显缩短。特别值得注意的是，限制性液体管理组的休克和低血压发生率并无增加。可见，在维持循环稳定，保证器官灌注的前提下，限制性的液体管理策略对 ALI/ARDS 患者是有利的。

ARDS 患者采用晶体还是胶体液进行液体复苏一直存在争论。最近的大规模 RCT 研究显示，应用白蛋白进行液体复苏，在改善生存率、脏器功能保护、机械通气时间及 ICU 住院时间等方面与生理盐水无明显差异。但值得注意的是，胶体渗透压是决定毛细血管渗出和肺水肿严重程度的重要因素。研究证实，低蛋白血症是严重感染患者发生 ARDS 的独立危险因素，而且低蛋白血症可导致 ARDS 病情进一步恶化，并使机械通气时间延长，病死率也明显增加。因此，对低蛋白血症的 ARDS 患者有必要输入白蛋白或人工胶体，提高胶体渗透压。最近两个多中心 RCT 研究显示，对于存在低蛋白血症（血浆总蛋白 <50 ~60g/L）的 ALI/ARDS 患者，与单纯应用速尿相比，尽管白蛋白联合速尿治疗未能明显降低病死率，但可明显改善氧合、增加液体负平衡，并缩短休克时间。因此，对于存在低蛋白血症的 ARDS 患者，在补充白蛋白等胶体溶液的同时联合应用速尿，有助于实现液体负平衡，并改善氧合。人工胶体对 ARDS 是否也有类似的治疗效应，需进一步研究证实。

2. 糖皮质激素 全身和局部的炎症反应是 ALI/ARDS 发生和发展的重要机制，研究显示血浆和肺泡灌洗液中的炎症因子浓度升高与 ARDS 病死率成正相关。长期以来，大量的研究试图应用糖皮质激素控制炎症反应，预防和治疗 ARDS。早期的 3 项多中心 RCT 研究观察了大剂量糖皮质激素 ARDS 的预防和早期治疗作用，结果糖皮质激素既不能预防 ARDS 的发生，对早期 ARDS 也没有治疗作用。但对于过敏源因导致的 ARDS 患者，早期应用糖皮质激素经验性治疗可能有效。此外感染性休克并发 ARDS 的患者，如合并肾上腺皮质功能不全，可考虑应用替代剂量的糖皮质激素。

持续的过度炎症反应和肺纤维化是导致 ARDS 晚期病情恶化和治疗困难的重要原因。糖皮质激素能抑制 ARDS 晚期持续存在的炎症反应，并能防止过度的胶原沉积，从而有可能对晚期 ARDS 有保护作用。小样本 RCT 试验显示，对于治疗 1 周后未好转的 ARDS 患者，糖皮质激素治疗组的病死率明显低于对照组，感染发生率与对照组无差异，高血糖发生率低于对照组。然而，最近 ARDSnet 的研究观察了糖皮质激素对晚期 ARDS（患病 7 ~24 天）的治疗效应，结果显示糖皮质激素治疗［甲基泼尼松龙 2mg/（kg · d)，分 4 次静脉点滴，14 天后减量］并不降低 60 天病死率，但可明显改善低氧血症和肺顺应性，缩短患者的休克持续时间和机械通气时间。进一步亚组分析显示，ARDS 发病 >14d 应用糖皮质激素会明显增加病死率。可见，对于晚期 ARDS 患者不宜常规应用糖皮质激素治疗。

3. 一氧化氮（NO）吸入 NO 吸入可选择性扩张肺血管，而且 NO 分布于肺内通气良好的区域，可扩张该区域的肺血管，显著降低肺动脉压，减少肺内分流，改善通气血流比例失调，并且可减少肺水肿形成。临床研究显示，NO 吸入可使约 60% 的 ARDS 患者氧合改善，同时肺动脉压、肺内分流明显下降，但对平均动脉压和心输出量无明显影响。但是氧合改善效果也仅限于开始 NO 吸入治疗的 24 ~48h 内。两个 RCT 研究证实 NO 吸入并不能改善 ARDS 的病死率。因此吸入 NO 不宜作为 ARDS 的常规治疗手段，仅在一般治疗无效的严重低氧血症时可考虑应用。

4. 肺泡表面活性物质 ARDS 患者存在肺泡表面活性物质减少或功能丧失，易引起肺泡塌陷。肺泡表面活性物质能降低肺泡表面张力，减轻肺炎症反应，阻止氧自由基对细胞膜的氧化损伤。因此，补充肺泡表面活性物质可能成为 ARDS 的治疗手段。但是，早期的 RCT 研究显示，应用表面活性物质后，ARDS 患者的血流动力学指标、动脉氧合、机械通气时间、ICU 住院时间和 30 天生存率并无明显改善。有学者认为阴性结果可能与表面活性物质剂量不足有关。随后的小样本剂量对照研究显示，与安慰剂组及肺泡表面活性物质 50mg/kg 应用 4 次组比较，100mg/kg 应用 4 次和 8 次，有降低 ARDS 28 天病死率（43.8%、50% 比 18.8%、16.6%，P =0.075）的趋势。2004 年有两个中心参加的 RCT 研究显示，补充肺泡表面活性物质能够短期内（24h）改善 ARDS 患者的氧合，但并不影响机械通气时间和病死率。最近一项针对心脏手术后发生 ARDS 补充肺泡表面活性物质的临床研究显示，与既往病例比较，治疗组氧合明显改善，而且病死率下降。目前肺泡表面活性物质的应用仍存在许多尚未解决的问题，如最佳用药剂量、具体给药时间、给药间隔和药物来源等。因此，尽管早期补充肺表面活性物质，有助于改善氧合，还不能将其作为 ARDS 的常规治疗手段。有必要进一步研究，明确其对 ARDS 预后的影响。

5. 前列腺素 E_1 前列腺素 E_1（PGE_1）不仅是血管活性药物，还具有免疫调节作用，可抑制巨噬细胞和中性粒细胞的活性，发挥抗炎作用。但是 PGE_1 没有组织特异性，静脉注射

PGE_1 会引起全身血管舒张，导致低血压。静脉注射 PGE_1 用于治疗 ALI/ARDS，目前已经完成了多个 RCT 研究，但无论是持续静脉注射 PGE_1，还是间断静脉注射脂质体 PGE_1，与安慰剂组相比，PGE_1 组在 28 天病死率、机械通气时间和氧合等方面并无益处。有研究报道吸入型 PGE_1 可以改善氧合，但这需要进一步 RCT 研究证实。因此，只有在 ALI/ARDS 患者低氧血症难以纠正时，可以考虑吸入 PGE_1 治疗。

6. 鱼油　鱼油富含 ω-3 脂肪酸，如二十二碳六烯酸（DHA）、二十五烯酸（EPA）等，也具有免疫调节作用，可抑制二十烷花生酸样促炎因子释放，并促进 PGE_1 生成。研究显示，通过肠道给 ARDS 患者补充 EPA、γ-亚油酸和抗氧化剂，可使患者肺泡灌洗液内中性粒细胞减少，IL-8 释放受到抑制，病死率降低。对机械通气的 ALI 患者的研究也显示，肠内补充 EPA 和 γ-亚油酸可以显著改善氧合和肺顺应性，明显缩短机械通气时间，但对生存率没有影响。新近的一项针对严重感染和感染性休克的临床研究显示，通过肠内营养补充 EPA、γ-亚油酸和抗氧化剂，明显改善氧合，并可缩短机械通气时间与 ICU 住院时间，减少新发的器官功能衰竭，降低了 28 天病死率。此外，肠外补充 EPA 和 γ-亚油酸也可缩短严重感染患者 ICU 住院时间，并有降低病死率的趋势。因此，对于 ALI/ARDS 患者，特别是严重感染导致的 ARDS，可补充 EPA 和 γ-亚油酸，以改善氧合，缩短机械通气时间。

（邱光钰）

第六节　急性肺水肿

急性肺水肿（acute pulmonary edema）是由于各种病因引起的过多的液体聚积在肺血管周围、血管外间质组织、肺泡壁或肺泡内的一种临床综合征。肺毛细血管和肺泡壁通透性增加、肺毛细血管内静水压增高、肺淋巴管阻塞和血浆蛋白浓度降低等均可引起肺水肿。临床上可分为高压性肺水肿和高通透性肺水肿两种类型，前者多见于心源性肺水肿，后者多见于非心源性肺水肿。急性肺水肿由于肺含水量增加，肺血管与肺组织间液体交换功能紊乱，引起肺气体弥散功能障碍，导致急性呼吸困难。

一、病因

临床上引起急性肺水肿的病因甚多。

1. 血流动力学因素　左心衰、二尖瓣梗阻（如二尖瓣狭窄、左房黏液瘤）、容量负荷过重。

2. 通透性改变　吸入有毒气体和烟雾、肺部感染、内毒素血症、淹溺、吸入性肺炎、变态反应（过敏性肺水肿）、ARDS 等。

3. 血浆胶体渗透压下降　肾病、肝病引起的低蛋白血症。

4. 胸膜内负压过低　气胸、积液抽气抽液后肺重新膨胀（复张性肺水肿）。

5. 其他　如神经性因素（如颅脑严重创伤、颅内出血）、海洛因过量、高原性肺水肿、肺栓塞、淋巴回流障碍等。

二、发病机制和病理生理

（一）肺毛细血管液体交换

肺水肿主要是毛细血管静水压和胶体渗透压之间量的关系失去平衡所致。肺水肿既可由于肺毛细血管静水压升高引起，也可因肺毛细血管内胶体渗透压降低而发生。研究表明：在正常血浆蛋白浓度（正常胶体渗透压）时，左房压或肺毛细血管静水压超过大于25mmHg，就可发生肺水肿；用生理盐水稀释血浆蛋白，使其浓度下降一半，左房压上升至11mmHg时即可发生肺水肿。

1. 胶体渗透压（colloid osmotic pressure，COP）下降　引起COP降低的病因有：①肺或全身毛细血管通透性增加。②血浆白蛋白在肝内生成减少或动用障碍。③出血或炎症引起血液或血浆大量丧失。④晶体溶液大量输入，使血浆蛋白相对减少。当胶体渗透压下降时，左室充盈压不高或轻度升高即可引起肺水肿。

2. 肺毛细血管静水压升高　在急性心肌梗死和心肌炎以及高血压、心瓣膜病、输液过多等情况时，心肌负荷与心肌收缩强度间不平衡，左心室失去有效泵血功能，由此导致左心射血分数减少，左室舒张末压、舒张末容量和平均左房压均升高，同时，肺血容量、肺静脉、肺毛细血管静水压也升高。当肺静水压超过胶体渗透压，出现液体向外流动的网络梯度（net gradient），就发生肺水肿。

3. 胶体渗透压-静水压梯度（colloid osmotic - hydrostatic pressure gradient）　急性肺水肿的产生与COP和PAWP间的代数差（algebraic difference）有关。同时测量COP和PAWP，假如胶体渗透压静水压梯度持续大于8mmHg，则不会发生急性肺水肿；若为4～8mmHg，肺水肿发生的危险性明显增加；若小于3mmHg持续12小时以上，几乎全部发生肺水肿。一旦胶体渗透压-静水压梯度增加到8mmHg或更高水平，则患者的肺水肿能逆转；若持续小于3mmHg，常对治疗缺乏反应。在输入大量血液、电解质、晶体溶液时，应调节左室充盈压或采用胶体溶液，维持COP-PAWP梯度大于7mmHg，否则就容易发生肺水肿。

（二）肺毛细血管壁及肺泡壁通透性增加

肺部感染或败血症，各种毒素及机体释放各种血管活性物质等均可损害毛细血管内皮和肺泡上皮，使血管壁和肺泡壁通透性增加，血浆蛋白漏出到组织间液，使血管内外胶体渗透压差减小，液体进入肺组织而发生肺水肿，尤其易发生在急性呼吸窘迫综合征（ARDS）。

（三）肺淋巴回流受阻

肺部淋巴系统对血管外水分引流入静脉及维持液体流动压差具有重要作用。液体滤过增加时，淋巴流动量和速度加快将间质内多余的液体引出。一旦淋巴引流不畅，肺间质就可能有液体积滞，产生肺水肿。

（四）间质负压增加

当快速大量从胸腔抽出液体或气体，因胸腔负压突然增加，使流入扩张肺部的血流量骤增，肺毛细血管壁内外静水压的压差大为增加。另外，因萎陷的肺组织通气和血流灌注不足，影响肺毛细血管内皮和肺泡上皮细胞的代谢，使其通透性增加，肺泡表面活性物质减少，导致肺水肿。

三、临床表现

1. 症状　常表现为严重的呼吸困难、端坐呼吸，也可为阵发性夜间呼吸困难；咳嗽、咳吐白色或粉红色泡沫样痰；烦躁、焦虑，出冷汗、大汗。

2. 体征　肺部有哮鸣音和/或广泛湿啰音；血压升高或下降、颈静脉怒张、房性和或室性奔马律、脉搏细速或交替脉搏；晚期可出现发绀。

3. 辅助检查

（1）X线检查：提示肺水肿征象，且有助于高压性（心源性）肺水肿与渗透性肺水肿的鉴别（表6－6）。

表6－6　高压性与渗透性肺水肿的X线表现

X线表现	高压性	渗透性
心脏大小	扩大	正常
肺上叶血管	扩张	正常
Kerlcy线	存在	无
肺阴影	中央模糊	周围斑片
支气管充气征	不常见	常见

（2）血气分析：血气分析可以发现有无低氧血症、酸碱代谢紊乱及其严重程度，对于病情评估及治疗具有指导意义。

四、诊断

根据典型的临床表现、X线检查诊断不难，关键是心源性和非心源性肺水肿的鉴别诊断和病因诊断。

五、急救与处理

急性肺水肿应尽快去除病因，进行氧疗和镇静，控制输液量，给予利尿、强心治疗，必要时使用血管扩张剂和肾上腺皮质激素。严重者应尽早使用呼吸机辅助呼吸，以改善缺氧，减轻心脏负荷。

（一）高压性肺水肿（急性心源性肺水肿）治疗

1. 氧疗　氧流量为5～10L/min，需加湿化剂；严重者采用机械性辅助呼吸。

2. 镇静　首选地西泮，如无效并有烦躁不安者可使用吗啡5～10mg皮下注射，若已行呼吸机辅助呼吸可以静脉注射。对有呼吸抑制、支气管哮喘和休克者应慎用或禁用。

3. 利尿剂　首选呋塞米20～40mg，静脉注射。利尿同时扩张静脉血管作用，使静脉回流减少而减轻肺水肿。

4. 血管扩张剂　既可降低肺动脉高压又可改善通气，改善肺气体弥散交换功能，减轻心脏前负荷。首先常用的是硝普钠50～100mg加入葡萄糖水或生理盐水中静脉滴注；其次硝酸甘油静脉滴注。也可采用多巴胺、多巴酚丁胺和酚妥拉明联合静脉滴注，或使用氨茶碱、硝酸盐、钙拮抗剂等药物。

5. 增强心肌收缩力　多用于室上性快速心律失常引起的肺水肿，减慢心率的意义远大于强心作用。如2周内未用洋地黄类药物，可用毛花苷C 0.4～0.8mg或毒毛旋花子苷K 0.25 mg静脉缓慢注射。

6. 氨茶碱　一般采用250mg稀释后缓慢静脉注射，尤其适用于心源性哮喘和支气管哮喘鉴别困难时。

7. 肾上腺皮质激素　常用地塞米松10～20mg或甲泼尼龙80～160mg静脉注射，或氢化可的松100mg静脉滴注。

8. 呼吸机辅助呼吸　多选择持续正压和呼气末正压通气模式。根据呼吸困难和缺氧情况，调节吸气与呼气的比例，提高吸氧浓度（一般应小于60%，危急情况可吸纯氧）。

（二）高原性肺水肿

多发生在海拔4 000m以上的高原地区。救治措施包括卧床休息、高流量持续吸氧、利尿、激素、氨茶碱和血管扩张剂等。肺动脉压恢复正常、肺水肿消退后，可用乙酰唑胺或碳酸酐酶抑制剂，对高原性肺水肿有预防作用。

（三）中枢神经性肺水肿

颅外伤和脑出血伴发颅内高压者，可因下丘脑功能紊乱，释放大量肾上腺素能递质，引起弥散性的、一时性的血管强烈收缩。血液从高阻力的体循环转运到低阻力的肺循环，使肺毛细血管静水压上升和通透性增加，导致肺水肿。可按高压性肺水肿处理，加用脱水剂。

注意：避免用PEEP通气，防止增高颅内压和减少大脑供血。

（四）淹溺性肺水肿

吸入海水（高渗液体）或淡水（低渗液体），均可发生肺水肿。淹溺性肺水肿救治特别强调应用机械辅助呼吸、氧疗和激素的重要性。

（五）肺复张性肺水肿

重在防止肺水肿的发生。一旦发生，处理与一般肺水肿相似。

（六）中毒性肺水肿

常见于吸入刺激性气体，出现呼吸道刺激症状，继而缓解，而后出现肺水肿。救治上应保持呼吸道通畅，应用机械辅助呼吸，多选择持续正压和呼气末正压通气模式；同时应用大剂量激素和抗生素。

（七）急性肺水肿合并低血容量

对急性肺水肿的广泛研究，揭露了血管内血容量不是增加，而是减少。当毛细血管静水压的升高超过胶体渗透压时，可产生一个负COP－PAWP梯度。由于急性心力衰竭时，大量低蛋白液从血管内渗出至肺组织间隙和肺泡内，其量可达血浆容量的一半。实际上，急性肺水肿伴随血容量不足的现象有时很明显，以致出现急性循环衰竭。灌注不足可以被输液所纠正，但尽可能选用胶体溶液，剂量为0.5～1.5L，这不会加剧肺水肿，而能增强利尿作用。

急性肺水肿合并低血容量的患者在补充血容量时出现肺水肿加重是少见的，然而急性循环衰竭可以被大量输液而转复的事实提示，对低血容量伴有急性心源性肺水肿的患者，其容量补充十分重要。

（邱光钰）

第七节 重症肺炎

肺炎是指终末气道、肺泡和肺间质的炎症，可由病原微生物、理化因素、免疫损伤、过敏及药物所致。细菌性肺炎是最常见的肺炎，也是最常见的感染性疾病之一。

目前肺炎按患病环境分成社区获得性肺炎（CAP）和医院获得性肺炎（HAP），CAP是指在医院外罹患的感染性肺实质炎症，包括具有明确潜伏期的病原体感染而在入院后平均潜伏期内发病的肺炎。HAP亦称医院内肺炎（NP），是指患者入院时不存在，也不处于潜伏期，而于入院48h后在医院（包括老年护理院、康复院等）内发生的肺炎。HAP还包括呼吸机相关性肺炎（VAP）和卫生保健相关性肺炎（HCAP）。CAP和HAP年发病率分别约为12/1 000人口和（5～10）/1 000住院患者，近年发病率有增加的趋势。肺炎病死率门诊肺炎患者<1%～5%，住院患者平均为12%，入住重症监护病房（ICU）者约40%。发病率和病死率高的原因与社会人口老龄化、吸烟、伴有基础疾病和免疫功能低下有关，如慢性阻塞性肺病、心力衰竭、肿瘤、糖尿病、尿毒症、神经疾病、药瘾、嗜酒、艾滋病、久病体衰、大型手术、应用免疫抑制剂和器官移植等。此外，亦与病原体变迁、耐药菌增加、HAP发病率增加、病原学诊断困难、不合理使用抗生素和部分人群贫困化加剧等有关。

重症肺炎至今仍无普遍认同的定义，需入住ICU者可认为是重症肺炎。目前一般认为，如果肺炎患者的病情严重到需要通气支持（急性呼吸衰竭、严重气体交换障碍伴高碳酸血症或持续低氧血症）、循环支持（血流动力学障碍、外周低灌注）及加强监护治疗（肺炎引起的脓毒症或基础疾病所致的其他器官功能障碍）时可称为重症肺炎。

一、病因和发病机制

正常的呼吸道免疫防御机制（支气管内黏液－纤毛运载系统、肺泡巨噬细胞等细胞防御的完整性等）使气管隆凸以下的呼吸道保持无菌。是否发生肺炎决定于两个因素：病原体和宿主因素。如果病原体数量多，毒力强和（或）宿主呼吸道局部和全身免疫防御系统损害，即可发生肺炎。病原体可通过下列途径引起社区获得性肺炎：①空气吸入。②血行播散。③邻近感染部位蔓延。④上呼吸道定植菌的误吸。医院获得性肺炎还可通过误吸胃肠道的定植菌（胃食管反流）和通过人工气道吸入环境中的致病菌引起。病原体直接抵达下呼吸道后，滋生繁殖，引起肺泡毛细血管充血、水肿，肺泡内纤维蛋白渗出及细胞浸润。

二、临床表现

1. 社区获得性肺炎

（1）新近出现的咳嗽、咳痰或原有呼吸道疾病症状加重，并出现脓性痰，伴或不伴胸痛。

（2）发热。

（3）肺实变体征和（或）闻及湿性啰音。

（4）白细胞 $>10\times10^9$ 个/L或 $<4\times10^9$ 个/L，伴或不伴细胞核左移。

（5）胸部X线检查显示片状、斑片状浸润性阴影或间质性改变，伴或不伴胸腔积液。

以上1～4项中任何1项加第5项，排除非感染性疾病可做出诊断。CAP常见病原体为肺炎链球菌、支原体、衣原体、流感嗜血杆菌和呼吸病毒（甲、乙型流感病毒，腺病毒，呼吸合胞病毒和副流感病毒）等。

2. 医院获得性肺炎 住院患者X线检查出现新的或进展的肺部浸润影加上下列3个临床症候中的2个或以上可以诊断为肺炎。

（1）发热超过38℃。

（2）血白细胞增多或减少。

（3）脓性气道分泌物。

HAP的临床表现、实验室和影像学检查特异性低，应注意与肺不张、心力衰竭和肺水肿、基础疾病肺侵犯、药物性肺损伤、肺栓塞和急性呼吸窘迫综合征等相鉴别。无感染高危因素患者的常见病原体依次为肺炎链球菌、流感嗜血杆菌、金黄色葡萄球菌、大肠杆菌、肺炎克雷白杆菌等；有感染高危因素患者为金黄色葡萄球菌、铜绿假单胞菌、肠杆菌属、肺炎克雷白杆菌等。

三、诊断

（一）重症肺炎的诊断标准

不同国家制定的重症肺炎的诊断标准有所不同，各有优缺点，但一般均注重对客观生命体征、肺部病变范围、器官灌注和氧合状态的评估，临床医生可根据具体情况选用。以下列出目前常用的几项诊断标准。

1. 中华医学会呼吸病学分会2006年颁布的重症肺炎诊断标准

①意识障碍。②呼吸频率≥30次/min。③PaO_2 < 60mmHg（6.67kPa）、氧合指数（PaO_2/FiO_2） <300mmHg，需行机械通气治疗。④动脉收缩压<90mmHg。⑤并发脓毒性休克。⑥X线胸片显示双侧或多肺叶受累，或入院48h内病变扩大≥50%。⑦少尿：尿量<20ml/h，或<80ml/4h，或急性肾衰竭需要透析治疗。

符合1项或以上者可诊断为重症肺炎。

2. 美国感染病学会（IDSA）和美国胸科学会（ATS）新修订的诊断标准 具有1项主要标准或3项或以上次要标准可认为是重症肺炎，需要入住ICU。

（1）主要标准：①需要有创通气治疗。②脓毒性休克需要血管收缩剂。

（2）次要标准：①呼吸频率≥30次/min。②PaO_2/FiO_2≤250。③多叶肺浸润。④意识障碍/定向障碍。⑤尿毒症（BUN≥7.14mmol/L）。⑥白细胞减少（白细胞<4×10^9个/L）。⑦血小板减少（血小板<$100\,000\times10^9$个/L）。⑧低体温（<36℃）。⑨低血压需要紧急的液体复苏。

（3）说明：①其他指标也可认为是次要标准，包括低血糖（非糖尿病患者）、急性酒精中毒/酒精戒断、低钠血症、不能解释的代谢性酸中毒或乳酸升高、肝硬化或无脾。②需要无创通气也可等同于次要标准的a和b。③白细胞减少仅系感染引起。

3. 英国胸科学会（BTS）2001年制定的CURB标准

（1）标准一：存在以下4项核心标准的2项或以上即可诊断为重症肺炎：①新出现的意识障碍。②尿素氮（BUN） >7mmol/L。③呼吸频率≥30次/min。④收缩压<90mmHg（12kPa）或舒张压≤60mmHg（8kPa）。

CURB标准比较简单、实用，应用起来较为方便。

（2）标准：①存在以上4项核心标准中的1项且存在以下2项附加标准时须考虑有重症倾向。附加标准包括：a. PaO_2 < 60mmHg（8kPa）/SaO_2 < 92%（任何FiO_2）。b. 胸片提示双侧或多叶肺炎。②不存在核心标准但存在2项附加标准并同时存在以下2项基础情况时也须考虑有重症倾向。基础情况包括：a. 年龄≥50岁。b. 存在慢性基础疾病。

如存在标准二中①②2种有重症倾向的情况时需结合临床进行进一步评判。在①情况下需至少12h后进行一次再评估。

（3）CURB-65：即改良的CURB标准，标准在符合下列5项诊断标准中的3项或以上时即考虑为重症肺炎，需考虑收入ICU治疗：①新出现的意识障碍。②BUN > 7mmol/L。③呼吸频率≥30次/min。④收缩压 < 90mmHg（12kPa）或舒张压≤60mmHg（8kPa）。⑤年龄≥65岁。

四、治疗

（一）临床监测

1. 体征监测　监测重症肺炎的体征是一项简单、易行和有效的方法，患者往往有呼吸频率和心率加快、发绀、肺部病变部位湿啰音等。目前多数指南都把呼吸频率加快（≥30次/min）作为重症肺炎诊断的主要或次要标准。意识状态也是监测的重点，神志模糊、意识不清或昏迷提示重症肺炎可能性。

2. 氧合状态和代谢监测　PaO_2、PaO_2/FiO_2、pH、混合静脉血氧分压（PvO_2）、胃张力测定、血乳酸测定等都可对患者的氧合状态进行评估。单次的动脉血气分析一般仅反映患者瞬间的氧合情况；重症患者或有病情明显变化者应进行系列血气分析或持续动脉血气监测。

3. 胸部影像学监测　重症肺炎患者应进行系列X线胸片监测，主要目的是及时了解患者的肺部病变是进展还是好转，是否合并有胸腔积液、气胸，是否发展为肺脓肿、急性呼吸窘迫综合征（ARDS）等。检查的频度应根据患者的病情而定，如要了解病变短期内是否增大，一般每48h进行一次检查评价；如患者临床情况突然恶化（呼吸窘迫、严重低氧血症等），在不能排除合并气胸或进展至ARDS时，应短期内复查；而当患者病情明显好转及稳定时，一般可10～14d后复查。

4. 血流动力学监测　重症肺炎患者常伴有脓毒症，可引起血流动力学的改变，故应密切监测患者的血压和尿量。这2项指标比较简单、易行，且非常可靠，应作为常规监测的指标。中心静脉压的监测可用于指导临床补液量和补液速度。部分重症肺炎患者可并发中毒性心肌炎或ARDS，如临床上难于区分时应考虑行漂浮导管检查。

5. 器官功能监测　包括脑功能、心功能、肾功能、胃肠功能、血液系统功能等，进行相应的血液生化和功能检查。一旦发现异常，要积极处理，注意防止多器官功能障碍综合征（MODS）的发生。

6. 血液监测　包括外周血白细胞计数、C-反应蛋白、降钙素原、血培养等。

（二）抗生素治疗

经验性联合应用抗生素治疗重症肺炎的理论依据是联合应用能够覆盖可能的微生物并预防耐药的发生。对于铜绿假单胞菌肺炎，联用β内酰胺类和氨基糖苷类具有潜在的协同作用，优于单药治疗；然而氨基糖苷类抗生素的抗菌谱窄，毒性大，特别是对于老年患者，其肾损害的发生率比较高。临床应用氨基糖苷类时要注意其为浓度依赖性抗生素，一般要用足够剂量、提高峰药浓度以提高疗效，同时也应避免与毒性相关的谷浓度的升高。在监测药物的峰浓度时，庆大霉素和妥布霉素 >7μg/ml，或阿米卡星 >28μg/ml 的效果较好。氨基糖苷类的另一个不足是对支气管分泌物的渗透性较差，仅能达到血药浓度的 40%。此外，肺炎患者的支气管分泌物 pH 值较低，在这种环境下许多抗生素活性都降低。因此，有时联合应用氨基糖苷类抗生素并不能增加疗效，反而增加了肾毒性。

目前对于重症肺炎，抗生素的单药治疗也已得到临床医生的重视。新的头孢菌素、碳青霉烯类、其他 β 内酰胺类和氟喹诺酮类抗生素由于抗菌效力强、广谱，并且耐细菌 β 内酰胺酶，故可用于单药治疗。即使对于重症 HAP，只要不是耐多药的病原体，如铜绿假单胞菌、不动杆菌和耐甲氧西林金黄色葡萄球菌（MRSA）等，仍可考虑抗生素的单药治疗。对重症 VAP 有效的抗生素一般包括亚胺培南、美罗培南、头孢吡肟和哌拉西林/他唑巴坦。对于重症肺炎患者来说，临床上的初始治疗常联用多种抗生素，在获得细菌培养结果后，如果没有高度耐药的病原体就可以考虑转为针对性的单药治疗。

临床上一般认为不适合单药治疗的情况包括：①可能感染革兰阳性、革兰阴性菌和非典型病原体的重症 CAP。②怀疑铜绿假单胞菌或肺炎克雷白杆菌的菌血症。③可能是金黄色葡萄球菌和铜绿假单胞菌感染的 HAP。三代头孢菌素不应用于单药治疗，因其在治疗中易诱导肠杆菌属细菌产生 β 内酰胺酶而导致耐药发生。

对于重症 VAP 患者，如果为高度耐药病原体所致的感染则联合治疗是必要的。目前有 3 种联合用药方案：①β 内酰胺类联合氨基糖苷类：在抗铜绿假单胞菌上有协同作用，但也应注意前面提到的氨基糖苷类的毒性作用。②2 个 β 内酰胺类联合使用：因这种用法会诱导出对两种药同时耐药的细菌，故虽然有过成功治疗的报道，仍不推荐使用。③β 内酰胺类联合氟喹诺酮类：虽然没有抗菌协同作用，但也没有潜在的拮抗作用；氟喹诺酮类对呼吸道分泌物穿透性很好，对其疗效有潜在的正面影响。

对于铜绿假单胞菌所致的重症肺炎，联合治疗往往是必要的。抗假单胞菌的 β 内酰胺类抗生素包括青霉素类的哌拉西林、阿洛西林、氨苄西林、替卡西林、阿莫西林；第三代头孢菌素类的头孢他啶、头孢哌酮；第四代头孢菌素类的头孢吡肟；碳青霉烯类的亚胺培南、美罗培南；单酰胺类的氨曲南（可用于青霉素类过敏的患者）；β 内酰胺类/β 内酰胺酶抑制剂复合剂的替卡西林/克拉维酸钾、哌拉西林/他唑巴坦。其他的抗假单胞菌抗生素还有氟喹诺酮类和氨基糖苷类。

1. 重症 CAP 的抗生素治疗　重症 CAP 患者的初始治疗应针对肺炎链球菌（包括耐药肺炎链球菌）、流感嗜血杆菌、军团菌和其他非典型病原体，在某些有危险因素的患者还有可能为肠道革兰阴性菌属包括铜绿假单胞菌的感染。无铜绿假单胞菌感染危险因素的 CAP 患者可使用 β 内酰胺类联合大环内酯类或氟喹诺酮类（如左氧氟沙星、加替沙星、莫西沙星等）。因目前为止还没有确立单药治疗重症 CAP 的方法，所以很难确定其安全性、有效性（特别是并发脑膜炎的肺炎）或用药剂量。可用于重症 CAP 并经验性覆盖耐药肺炎链球菌的 β 内酰胺类抗生素有头孢曲松、头孢噻肟、亚胺培南、美罗培南、头孢吡肟、氨苄西林/舒巴坦或哌拉西林/他唑巴坦。目前高达 40% 的肺炎链球菌对青霉素或其他抗生素耐药，其机制不是 β 内酰胺酶介导而是青霉素结合蛋白的改变。虽然不少 β 内酰胺类和氟喹诺酮类抗生素对这些病原体有效，但对耐药肺炎链球菌肺炎并发脑膜炎的患者应使用万古霉素治疗。如果患者有假单胞菌感染的危险因素（如支气管扩张、长期使用抗生素、长期使用糖皮质激素）应联合使用抗假单胞菌抗生素并应覆盖非典型病原体，如环丙沙星加抗假单胞菌β内酰胺类，或抗假胞菌β内酰胺类加氨基糖苷类加大环内酯类或氟喹诺酮类。

临床上选取任何治疗方案都应根据当地抗生素耐药的情况、流行病学和细菌培养及实验室结果进行调整。关于抗生素的治疗疗程目前也很少有资料可供参考，应考虑感染的严重程度，菌血症、多器官功能衰竭、持续性全身炎症反应和损伤等。一般来说，根据疾病的严重程度和宿主免疫抑制的状态，肺炎链球菌肺炎疗程为7~10d，军团菌肺炎的疗程需要14~21d。ICU的大多数治疗都是通过静脉途径的，但近期的研究表明只要病情稳定、没有发热，即使在危重患者，3d静脉给药后亦可转为口服治疗，即序贯或转换治疗。转换为口服治疗的药物可选择氟喹诺酮类，因其生物利用度高，口服治疗也可达到同静脉给药一样的血药浓度。

由于嗜肺军团菌在重症CAP的相对重要性，应特别注意其的治疗方案。虽然目前有很多体外有抗军团菌活性的药物，但在治疗效果上仍缺少前瞻性、随机对照研究的资料。回顾性的资料和长期临床经验支持使用红霉素4g/d治疗住院的军团菌肺炎患者。在多肺叶病变、器官功能衰竭或严重免疫抑制的患者，在治疗的前3~5d应加用利福平。其他大环内酯类（克拉霉素和阿奇霉素）也有效。除上述之外可供选择的药物有氟喹诺酮类（环丙沙星、左氧氟沙星、加替沙星、莫西沙星）或多西环素。氟喹诺酮类在治疗军团菌肺炎的动物模型中特别有效。

2. 重症HAP的抗生素治疗　HAP应根据患者的情况和最可能的病原体而采取个体化治疗。对于早发的（住院4d内起病者）重症肺炎患者而没有特殊病原体感染危险因素者，应针对“常见病原体”治疗。这些病原体包括肺炎链球菌、流感嗜血杆菌、甲氧西林敏感的金黄色葡萄球菌和非耐药的革兰阴性细菌。抗生素可选择第二代、第三代、第四代头孢菌素、β内酰胺类/β内酰胺酶抑制剂复合剂、氟喹诺酮类或联用克林霉素和氨曲南。

对于任何时间起病、有特殊病原体感染危险因素的轻中症肺炎患者，有感染“常见病原体”和其他病原体危险者，应评估危险因素来指导治疗：如果有近期腹部手术或明确的误吸史，应注意厌氧菌，可在主要抗生素基础上加用克林霉素或单用β内酰胺类/β内酰胺酶抑制剂复合剂；如果患者有昏迷或有头部创伤、肾衰竭或糖尿病史，应注意金黄色葡萄球菌感染，需针对性选择有效的抗生素；如果患者起病前使用过大剂量的糖皮质激素，或近期有抗生素使用史，或长期ICU住院史，即使患者的HAP并不严重，也应经验性治疗耐药病原体。治疗方法是联用两种抗假单胞菌抗生素，如果气管抽吸物革兰染色见阳性球菌还需加用万古霉素（或可使用利奈唑胺或奎奴普丁/达福普汀）。所有的患者，特别是气管插管的ICU患者，经验性用药必须持续到痰培养结果出来之后。如果无铜绿假单胞菌或其他耐药革兰阴性细菌感染，则可根据药敏情况使用单一药物治疗。非耐药病原体的重症HAP患者可用任何以下单一药物治疗：亚胺培南、美罗培南、哌拉西林/他唑巴坦或头孢吡肟。ICU中HAP的治疗也应根据当地抗生素敏感情况，以及当地经验和对某些抗生素的偏爱而调整。每个ICU都有它自己的微生物药敏情况，而且这种情况随时间而变化，因而有必要经常更新经验用药的策略。经验用药中另一个需要考虑的是“抗生素轮换”策略，它是指标准经验治疗过程中有意更改抗生素使细菌暴露于不同的抗生素从而减少抗生素耐药的选择性压力，达到减少耐药病原体感染发生率的目的。“抗生素轮换”策略目前仍在研究之中，还有不少问题未能明确，包括每个用药循环应该持续多久？应用什么药物进行循环？这种方法在内科和外科患者的有效性分别有多高？循环药物是否应该针对革兰阳性细菌同时也针对革兰阴性细菌等。

在某些患者中，雾化吸入这种局部治疗可用以弥补全身用药的不足。氨基糖苷类雾化吸入可能有一定的益处，但只用于革兰阴性细菌肺炎全身治疗无效者。多黏菌素雾化吸入也可用于耐药铜绿假单胞菌的感染。

对于初始经验治疗失败的患者，应该考虑其他感染性或非感染性的诊断，包括肺曲霉感染。对持续发热并有持续或进展性肺部浸润的患者可经验性使用两性霉素 B。虽然传统上应使用开放肺活检来确定其最终诊断，但临床上是否活检仍应个体化。临床上还应注意其他的非感染性肺部浸润的可能性。

（三）支持治疗

支持治疗主要包括液体补充、血流动力学、通气和营养支持，起到稳定患者状态的作用，而更直接的治疗仍需要针对患者的基础病因。流行病学证据显示营养不良影响肺炎的发病和危重患者的预后。同样，临床资料也支持肠内营养可以预防肺炎的发生，特别是对于创伤的患者。对于严重脓毒症和多器官功能衰竭的分解代谢旺盛的重症肺炎患者，在起病 48h 后应开始经肠内途径进行营养支持，一般把导管插入到空肠进行喂养以避免误吸；如果使用胃内喂养，最好是维持患者半卧体位以减少误吸的风险。

（四）胸部理疗

拍背、体位引流和振动可以促进黏痰排出的效果尚未被证实。胸部理疗广泛应用的局限在于：①其有效性未被证实，特别是不能减少患者的住院时间。②费用高，需要专人使用。③有时引起 PaO_2 的下降。目前的经验是胸部理疗对于脓痰过多（>30ml/d）或严重呼吸肌疲劳不能有效咳嗽的患者是最为有用的，例如对囊性纤维化、COPD 和支气管扩张的患者。

使用自动化病床的侧翻疗法，有时加以振动叩击，是一种有效地预防外科创伤及内科患者肺炎的方法，但其地位仍不确切。

（五）促进痰液排出

雾化和湿化可降低痰的黏度，因而可改善不能有效咳嗽患者的排痰，然而雾化产生的大多水蒸气都沉积在上呼吸道并引起咳嗽，一般并不影响痰的流体特性。目前很少有数据支持湿化能特异性地促进细菌清除或肺炎吸收的观点。乙酰半胱氨酸能破坏痰液的二硫键，有时也用于肺炎患者的治疗，但由于其刺激性因而在临床应用上受到一定限制。痰中的 DNA 增加了痰液黏度，重组的 DNA 酶能裂解 DNA，已证实在囊性纤维化患者中有助于改善症状和肺功能，但对肺炎患者其价值尚未被证实。支气管舒张药也能促进黏液排出和纤毛运动频率，对 COPD 合并肺炎的患者有效。

（邱光钰）

第七章 循环系统急症

第一节 冠心病心绞痛

心绞痛是指由于冠状动脉粥样硬化狭窄导致冠状动脉供血不足，心肌暂时缺血与缺氧所引起的以心前区疼痛为主要临床表现的一组综合征。冠心病目前在我国的发病率呈逐年上升趋势，严重危害着人民群众的健康和生活。所以普及宣传冠心病的知识，积极有效地防止冠心病是对于提高人民群众的健康是有重要意义的。

一、疾病概述

心绞痛是指由于冠状动脉粥样硬化狭窄导致冠状动脉供血不足，心肌暂时缺血与缺氧所引起的以心前区疼痛为主要临床表现的一组综合征。冠心病目前在我国的发病率呈逐年上升趋势，严重危害着人民群众的健康和生活。冠心病一般包括五种类型，危害最严重的是急性心肌梗死，常需要紧急救治，否则危险性极高；发生率最多的是心绞痛，包括稳定性和不稳定性心绞痛，其中稳定性心绞痛属于最轻型的冠心病；此外还有心脏骤停、无痛性心肌缺血和缺血性心肌病。这五种情况临床上可以互相转换，取决于病变是否进展、治疗是否有效。所以普及宣传冠心病的知识，积极有效地防止冠心病是对于提高人民群众的健康是有重要意义的。下面重点介绍心绞痛的相关内容。

二、发病机制

稳定型心绞痛，在冠状动脉狭窄时，冠状动脉血流量不能满足心肌代谢的需要，引起心肌缺血缺氧时，即产生心绞痛。稳定性心绞痛常常是由于人活动、激动后，心肌耗氧量增加，而狭窄的冠状动脉不能满足足够的供血而发生心绞痛。

不稳定型心绞痛，在冠状动脉粥样硬化的基础上，斑块破裂形成非阻塞性冠状动脉血栓是不稳定型心绞痛和非 ST 段抬高性心肌梗死的典型病理生理机制，其他病理机制还有血管痉挛，进行性的脉粥样硬化病变加重阻塞。另外还有一些继发性因素，包括心动过速、发热、甲亢、贫血、低血压等，均可导致不稳定型心绞痛的发生和加重。

三、发病原因

冠心病的病因不十分清楚，一般认为是多因素综合引起的结果。心绞痛的主要病理改变是不同程度的冠状动脉粥样硬化。目前认为引起的冠状动脉粥样硬化的危险因素有血脂代谢紊乱、高血压、糖尿病、吸烟、肥胖、高尿酸血症、高纤维蛋白原血症、遗传因素等等。此外男性，老年、不爱运动者多发。其中前 5 项在我国发病率高、影响严重，是我们主要控制的对象。

四、疾病种类

临床上常将心绞痛分为稳定型心绞痛和不稳定型心绞痛两种类型。稳定型心绞痛是指在一段时间内的心绞痛的发病保持相对稳定，均由劳累诱发，发作特点无明显变化，属于稳定劳累性心绞痛。

不稳定性心绞痛包括初发性心绞痛、自发性心绞痛、梗死后心绞痛、变异性心绞痛和劳力恶化性心绞痛。主要的特点是疼痛发作不稳定、持续时间长、自发性发作危险性大易演变成心肌梗死。

不稳定型心绞痛与稳定性心绞痛不同，属于急性冠状动脉综合征，常常需要紧急处理，与非 ST 段抬高性心肌梗死非常接近，所以目前一般二者一并论述。

五、临床表现

（一）疾病症状

1. 稳定型心绞痛　心绞痛以发作性胸痛为主要临床表现，疼痛的部位主要在心前区，有手掌大小范围，界限不很清楚。常放射至左肩、左臂内侧达无名指和小指，有时也可发生颈、咽或下颌部不适；胸痛常为压迫、发闷或紧缩性，也可有烧灼感，但不尖锐，不像针刺或刀扎样痛，发作时，患者往往不自觉地停止原来的活动，直至症状缓解；发作常由体力劳动或情绪激动（如愤怒、焦急、过度兴奋等）所激发，饱食、寒冷、吸烟、心动过速等亦可诱发。典型的心绞痛常在相似的条件下，早晨多发；疼痛一般持续 3 ~ 5min 后会逐渐缓解，舌下含服硝酸甘油也能在几分钟内使之缓解。可数天或数星期发作一次，亦可一日内发作多次。

2. 不稳定型心绞痛　和非 ST 段抬高性心肌梗死的共同表现特点为心前区痛，但是疼痛表现形式多样，发作诱因可有可无，可以劳力性诱发，也可以自发性疼痛。发作时间一般比稳定性心绞痛长，可达到 30min，疼痛部位和放射部位与稳定性心绞痛类似，应用硝酸甘油后多数能缓解。但是也经常有发作不典型者，表现为胸闷、气短、周身乏力、恶心、呕吐等，尤其是老年女性和糖尿病患者。

（二）疾病体征

1. 稳定型心绞痛　体检常无特殊发现，发作时常见心率增快、血压升高，表情焦虑、皮肤凉或出汗，有时出现第四或第三心音奔马律。

2. 不稳定型心绞痛　和非 ST 段抬高性心肌梗死的体征经常不明显，缺乏特异性。一般心脏查体可发现心音减弱，有时可以听到第三或第四心音以及心尖部的收缩期杂音，严重者可发现伴随的周身异常改变。

六、检查

（一）辅助检查，稳定型心绞痛

1. 心电学检查　是诊断冠心病最有价值的检查手段。其中常规 12 导联心电图是发现心肌缺血、诊断心绞痛最方便、最经济的检查方法。特别是心绞痛发作时的心电图显示心肌缺血，症状缓解后心电图的缺血恢复更具有诊断价值。但是患者常常在发病时不能马上到医院检查，而到医院后症状已缓解，这时做心电图可以完全正常，这样不能认为患者没有心绞痛。应该根据情况建议患者做心电图运动负荷试验或者选择24h动态心电图测定来发现患者的心肌缺血改变，这样可使诊断的准确性提高。

2. 超声心动图　稳定型心绞痛患者的静息超声心动图大部分无异常表现，进行该项检查的主要目的在于评价心脏功能和发现其他类型心脏病，有助于鉴别诊断。必要时负荷心电图一样，负荷超声心动图可以帮助识别心肌缺血的范围和程度。

3. 放射性核素检查　这种检查主要有MIBI心肌显像或兼做负荷试验，在冠状动脉供血不足部位的心肌，可显示灌注缺损。主要适合于心电学检查不能确诊或者需要进一步对心肌进行特殊评估者。

4. 冠状动脉CT检查　这项检查是近几年刚刚广泛用于诊断冠心病的方法，属于无创性，也需要应用对比剂显像。可以直接显示冠状动脉血管壁和腔内的情况，准确性稍差于冠状动脉造影。适合于临床冠心病诊断不清，或者需要判断冠状动脉病变程度。是一项最准确的无创性检查手段。

5. 冠状动脉造影　目前仍然是诊断冠心病冠脉病变最准确的方法，因为它是有创性检查方法，通常在上述方法不能确诊时或者是对于诊断明确者需要介入治疗时才进行。

6. 化验检查　包括血脂、血糖、尿酸、肝肾功能、高敏感CRP等有助于对患者的危险因素评估和指导下一步的处理。

（二）不稳定型心绞痛

1. 心电学检查　是最简单而实用的手段，常能发现一过性的S－T段的水平或下斜行下移，T波倒置。重要的是疼痛发作时出现心电图改变，而疼痛缓解后心电图改变也恢复，这是诊断心绞痛非常有意义的指标。少数患者可以没有任何心电图的改变，多见于多支冠状动脉病变的患者。本病不适合运动负荷心电图检查，可以进行动态心电图检查。

2. 心脏生化标志物的检查　肌钙蛋白I（cTnI）、肌钙蛋白T（cTnT）是心肌损伤最敏感和特异的指标，比CK－MB具有更高的特异性敏感性。目前认为cTnI或cTnT检查超过正常范围提示非ST段抬高性心肌梗死、但是要排除继发性的其他个别原因。

3. 其他化验　包括血脂、血糖、尿酸、肝肾功能、血清离子、高敏感CRP有助于对患者的危险因素评估和指导下一步的处理。

4. 心脏超声、心脏核素、心脏CT和心脏磁共振检查等可以观察心肌运动异常，心功能评价和病因学分析和直接冠状动脉的检查。

5. 冠状动脉造影　这一技术是目前评价冠状动脉病变最有意义的检查手段，可以准确地判定病变范围，病变的程度，病变的类型。这组患者行冠状动脉造影检查的主要目的是指导进一步的治疗和评估预后。

七、疾病诊断

（一）稳定型心绞痛

根据典型的发作特点，稳定型心绞痛通常发作在1～3个月内并无改变，即每日和每周疼痛发作次数大致相同，诱发疼痛的劳力和情绪激动程度相同，每次发作疼痛的性质和部位无改变，疼痛时限相仿（3～5min），用硝酸甘油后，也在相同时间内发生疗效，结合年龄和存在冠心病易患因素，除外其他原因所致的心绞痛，一般即可建立诊断。

（二）不稳定型心绞痛

根据患者心前区疼痛的症状的特点和心电图心肌缺血的改变，结合年龄和冠心病的危险因素诊断较易。

八、鉴别诊断

（一）稳定型心绞痛

要与以下情况进行鉴别：

1. 心脏神经征　本病患者常诉胸痛，但为短暂（几分钟）的刺痛或持久（几小时）的隐痛，患者常喜欢不时地吸一大口气或作叹息性呼吸。胸痛部位多在左胸乳房下心尖部附近，或经常变动。症状多在疲劳之后出现，而不在疲劳的当时，作轻度体力活动反觉舒适，有时可伴有心悸、疲乏及其神经衰弱的症状。

2. 不稳定型心绞痛　与稳定型劳力性心绞痛不同，不稳定型心绞痛包括初发的劳力性心绞痛，恶化型心绞痛及自发性心绞痛，因其发病机制与稳定型心绞痛不同。

3. 肋间神经痛　本病疼痛常累及 1～2 个肋间，但并不一定局限在胸前，为刺痛或灼痛，多为持续性而非发作性，咳嗽、用力呼吸和身体转动可使疼痛加剧，沿神经走行处有压痛，手臂上举活动时局部有牵拉疼痛，故与心绞痛不同。

4. X 综合征　本病为小冠状动脉舒缩功能障碍所致，以反复发作劳累性心绞痛为主要表现，疼痛亦可在休息时发生。发作时或负荷后心电图可示心肌缺血、核素心肌灌注可示缺损、超声心动图可示节段性室壁运动异常。但本病多见于女性，冠心病的易患因素不明显，疼痛症状不甚典型，冠状动脉造影阴性，左心室无肥厚表现，麦角新碱试验阴性，治疗反应不稳定而预后良好，则与冠心病心绞痛不同。

5. 其他心脏病引起的心绞痛　肥厚性心肌病、主动脉瓣膜病变、严重的心律失常、主动脉夹层、大动脉炎等均可引起心绞痛，需要鉴别。

6. 其他疾病　包括食道疾病、纵隔疾病、肺和胸膜病变有时也可引起胸痛需要鉴别。

（二）不稳定型心绞痛

在诊断的过程中特别要排除急性心肌梗死，与 S－T 段抬高性心肌梗死的鉴别相对较容易，主要依靠心电图的改变即可。对于与非 ST 段抬高性心肌梗死相区别，需根据心肌酶谱、心脏血清标记物和心电图的动态观察才能区别。这组患者一般需要冠状动脉造影进一步评估病变的程度。其他鉴别同稳定性心绞痛。

九、急救措施

（1）如果一个冠心病患者在家中突然出现心前区疼痛、胸闷、气短、心绞痛发作，则应立即平卧，舌下含化硝酸甘油片，如果一片不解决问题，可再含服一片。如果发作已缓解还需平卧 1h 方可下床。

（2）如果患者病情险恶，胸痛不解，而且出现面色苍白、大汗淋漓，这可能不是一般的心绞痛发作，恐怕是发生心肌梗死了。此时就要将亚硝酸异戊酯用手帕包好，将其折断，移近鼻部 2.5cm 左右，吸入气体。如果患者情绪紧张，可给一片地西泮口服。另一方面要立即和急救中心联系，切不可随意搬动患者，如果距医院较近可用担架或床板将其抬去。

(3) 如果患者在心绞痛时又有心动过速出现，可在含服硝酸甘油的基础上加服1~2片乳酸普尼拉明片。

急救注意事项：当冠心病心绞痛发作或心肌梗死时，一定要让患者平卧，不要随意搬动，不要急于就诊，更不能勉强扶患者去医院。可在家中按上述方法首先抢救，如果是心绞痛发作，经过处理可缓解。如果是心肌梗死则不缓解，必须和急救中心联系。

十、疾病治疗

(一) 稳定型心绞痛

稳定型心绞痛的综合治疗措施包括：减少冠状动脉粥样硬化危险因素；药物治疗；冠脉内介入治疗；外科手术，冠状动脉旁路移植术。

1. 一般治疗　发作时立刻休息，一般患者在停止活动后症状即可消除。平时应尽量避免各种确知足以诱致发作的因素，如过度的体力活动、情绪激动、饱餐等，冬天注意保暖。调节饮食特别一次进食不宜过饱，避免油腻饮食，禁绝烟酒。调整日常生活与工作量减轻精神负担；保持适当的体力活动，以不致发生疼痛症状为度；处理诱发或恶化心绞痛的伴随疾病，治疗高血压、糖尿病、血脂紊乱等，减少冠状动脉粥样硬化危险因素。

2. 药物治疗　用于稳定型心绞痛的药物包括调脂药物、抗血小板制剂、β阻滞剂、血管紧张素转换酶抑制剂、硝酸酯类和钙拮抗剂等。能够控制和改善心绞痛发作的药物主要是硝酸酯类（包括硝酸甘油、硝酸异山梨酯等）、β阻滞剂（比索洛尔、美托洛尔）和钙拮抗剂（合贝爽）。另外高血压的降压治疗、调血脂的他汀类药物治疗以及抗血小板的阿司匹林治疗对于降低稳定型心绞痛患者死亡率和致残率的证据充分，也作为心绞痛的主要药物治疗措施。

3. 介入治疗　主要是冠状动脉内的支架植入术，尤其是新型支架的应用，介入治疗不仅可以改善生活质量，而且可明显降低患者的心肌梗死和死亡率。

冠脉内介入治疗的适应证：①单支冠脉严重狭窄，有心肌缺血的客观依据，病变血管供血面积较大者；②多支冠脉病变，但病变较局限者；③近期内完全闭塞的血管，血管供应区内有存活心肌，远端可见侧支循环者；④左心室功能严重减退（左心室射血分数<30%）者，冠状动脉病变适合的情况；⑤冠脉搭桥术后心绞痛；⑥PTCA术后再狭窄。

4. 外科治疗　主要是施行主动脉-冠状动脉旁路移植手术，取患者自身的大隐静脉作为旁路移植材料。一端吻合在主动脉，另一端吻合在有病变的冠状动脉段的远端，或游离内乳动脉远端吻合，引主动脉的血流以改善该冠状动脉所供血心肌的血流供应。

手术适应证：①冠状动脉多支血管病变，尤其是合并糖尿病的患者；②冠状动脉左主干病变；③不适合于行介入治疗的患者；④心肌梗死合并室壁瘤，需要进行室壁瘤切除的患者；⑤狭窄段的远断管腔要通畅，血管供应区有存活心肌。

(二) 不稳定性心绞痛

不稳定性心绞痛是严重的具有潜在危险性的疾病，对其处理的第一步首先应是快速检查评估危险性，并立即开始抗缺血治疗。对中危和高危的患者应立即住院进一步评估、监测、综合治疗，对于低危患者可以在急诊观察一段时间后，行无创性检查评价心肌缺血，结果阴性可以门诊随访观察治疗。

1. 中、高危患者的处理 应该住院按急性心肌梗死进行处理，这类患者症状发作频繁，一般可有心衰、血压低，心电图改变明显，心脏生化标记物升高。

（1）一般处理：卧床休息、镇静，CCU 监护，对高危者应该至少监护 24h。

（2）抗心肌缺血治疗。

2. 药物治疗 硝酸酯类、β 受体阻滞剂及钙拮抗剂是常用的治疗药物，都可以缓解不稳定型心绞痛的症状。

3. 抗血栓治疗 目前主要有抗血小板和抗凝两种治疗方法，抗血小板的常用药物有阿司匹林、氯吡格雷、血小板糖蛋白Ⅱb/Ⅲa 受体阻滞剂。抗凝的主要药物有肝素和低分子肝素，戊糖和水蛭素也已用于临床。

4. 其他药物治疗 硝酸甘油不能缓解胸痛或出现肺瘀血或躁动时，可静脉应用吗啡类镇静药。ACEI 类用于有左心收缩功能障碍、血压仍偏高，以及合并糖尿病的患者。他汀类适用于各种类型冠心病的 1 级和 2 级预防及稳定斑块，也越来越更广泛地应用于冠心病的治疗。

5. 冠状动脉造影和冠状动脉血运重建治疗 目前总的趋势倾向于采取早期介入治疗方案，特别是对于 24h 内有心肌缺血发作的患者，早期行冠状动脉造影，明确冠状动脉病变，进行早期血管重建治疗包括心脏支架植入术和外科手术搭桥术，都是积极有效地措施。

（三）低危患者的处理

这组患者可以院外门诊治疗，表现症状、体征轻，心电图改变轻、没有心脏生化标记物升高。治疗的措施是抗血小板，抗缺血，治疗心绞痛症状，提高生活质量，严格控制冠状动脉粥样硬化的危险因素，强化 ABCDE 的长期预防方案，达到改善预后，延长生存期的主要目标。但是与稳定性心绞痛相比需要密切随访观察，发现早期不稳定的因素，积极处理。

（姚颖龙）

第二节 无症状性心肌缺血

无症状性心肌缺血（Silent Myocardial Ischemia）是无临床症状，但客观检查有心肌缺血表现的冠心病，亦称隐匿型冠心病。患者有冠状动脉粥样硬化，但病变较轻或有较好的侧支循环，或患者痛阈较高因而无疼痛症状。其心肌缺血的心电图表现可见于静息时、在增加心脏负荷时，或仅在 24h 的动态观察中间断出现（无痛性心肌缺血）。

无症状性心肌缺血又称无痛性心肌缺血或隐匿性心肌缺血，是指确有心肌缺血的客观证据，而缺乏心绞痛和与心肌缺血相关的主观症状。由于心电图和动态心电固的临床应用，发现稳定型劳力性心绞痛患者，均有无症状心肌缺血发生，至少占所有缺血发作的 70%。而不稳定型发生率更高，约占 84%。心肌梗死后的无症状心肌缺血约占 1/3。无症状心肌缺血在人群中普遍存在。据流行病学调查，在美国大约有数百万人罹患无症状性心肌缺血。

一、发病机制

为什么心肌缺血有的伴有心绞痛发作，有的则无症状，机制还不太清楚，可能与下列因素有关：

1. 末梢神经破坏或对致痛物质敏感性降低　由于弥漫性冠状动脉疾患或心肌梗死，使心肌原有丰富的神经末梢遭到破坏，原应感觉到的缺血性疼痛不能产生感觉。即报警系统障碍。

2. 痛阈改变　Droste 等发现，无症状心肌缺血患者的痛阈比缺血性疼痛阈较高。疼痛阈值升高可能与内源性镇痛物质（内啡肽类）升高有关。

3. Sigwart 等在人体用球囊封闭冠状动脉，引起缺血心电图改变，以及疼痛出现的演变研究它们之间的关系，发现最先引起改变的是心肌舒张功能障碍，继之收缩功能障碍，左心室内充盈压上升，心电图改变，最后出现胸痛。在心肌缺血至疼痛发生之间有一个自然发展过程，称为“缺血裂隙”。用来解释有的患者有疼痛，有的不痛，可能与缺血范围、程度、时间等有关。而 ST－T 改变在二者中无明显区别。因此认为无痛性心肌缺血可能是缺血范围小、程度轻、时间短的缘故。

4. 体力活动、情绪激动都可使心肌缺血发作次数增多　这可能与交感神经状态（受体激活）、血管收缩因子等对血管舒缩的调节、引致心肌供氧与耗氧之间平衡失常有关。

二、临床表现

患者多属中年以上，无心肌缺血的症状，在体格检查时发现心电图（静息、动态或负荷试验）有 ST 段压低、T 波倒置等，或放射性核素心肌显像（静息或负荷试验）示心肌缺血表现。此类患者与其他类型的冠心病患者之不同，在于并无临床症状，但已有心肌缺血的客观表现，即心电图或放射性核素心肌显像示心脏已受到冠状动脉供血不足的影响，可以认为是早期的冠心病（但不一定是早期的冠状动脉粥样硬化），它可能突然转为心绞痛或 MI，亦可能逐渐演变为缺血性心肌病，发生心力衰竭或心律失常，个别患者亦可能猝死。

1. 临床分型　Cohn 将冠心病心肌缺血分为 3 型。

（1）完全的无症状性心肌缺血。

（2）心肌梗死后仍有无症状性心肌缺血发生。

（3）心绞痛并发无痛性心肌梗死。

Pepine 氏将无痛性心肌缺血分为 2 型：①完全无症状的患者。②具有冠状动脉疾患或冠状动脉痉挛症状和（或）体征的患者。此型又分为：a. 陈旧性心肌梗死，无症状。b. 有时有心绞痛。c. 有猝死或近乎死亡发作。

2. 心肌缺血的次数及时间　根据 24h 动态心电图监测，冠心病患者日常生活中无症状心肌缺血发生次数占总发作次数 72.3%～81%。心肌缺血伴胸痛者占 19%～27.7%。前者为后者 4 倍。每次持续时间，前者为 15.1min，后者为 14.3min，二者之间无显著差异。

3. 无症状心肌缺血与有症状心肌缺血　在冠心病发作前和发作时，统计学上无显著差异；心窄和血压乘积在发作时比发作前明显增加。

4. 发作比例次数　冠心病伴心肌缺血的患者中，单纯无症状心肌缺血者占 55%，单纯有症状者占 17%，混合型心肌缺血（同一患者，心肌缺血有时有症状，有时无症状）占 28%。每天心肌缺血发作次数；混合型平均 4.8 次，单纯型无症状为 2.6 次，单纯型有症状为 1.9 次。

5. ST 段压低　无症状心肌缺血发作时 ST 压低为 1mm，有症状发作时 ST 压低为 2.0mm，无统计学意义。

6. 发作时间　无症状心肌缺血发作上午 6～12 时频率高，占 24h 发作总数 55.1%，0～6 时发作低占 9%。这与心脏猝死发作高峰相一致。

7. 冠状动脉造影　单支病变无症状缺血发作占 81.7%，多支病变无症状发作为 61.3%。多支病变有症状发作为 38.7%。造影显示轻度和中度冠状动脉狭窄者（<90%、>50%）无症状缺血发作，占总发作 71.1%，比重度血管狭窄（>90%）发作的比例高。但都无统计学意义。

三、检查方法、诊断及鉴别

（一）检查方法

1. 实验室检查

（1）可有血脂升高，典型有总胆固醇、甘油三酯、低密度脂蛋白增高；高密度脂蛋白降低。

（2）部分患者可有血糖增高。

2. 其他辅助检查　心肌缺血发生后，心肌细胞会出现一系列代谢与功能的变化，采用多种无创及有效方法可以发现这些病理生理变化，从而反映心肌缺血的发生。目前临床上常用的方法有以下几种。

（1）心电图：普通心电图诊断 SMI 的依据是：ST 段水平或下斜型压低≥1mm 伴或不伴 T 波倒置，但无症状。持续性 ST－T 波异常者多有严重冠状动脉病变。

（2）动态心电图监测：其临床应用最为普遍。它是目前研究日常生活中无痛性缺血的最好方法，具有无创、简便、准确、实时、可重复性及可定量等优点，能准确反映出心肌缺血的发作频度、持续时间、严重程度及其动态变化。在动态心电图中，约 30% 的心肌缺血发作是无症状的。冠心病患者日常生活中 68%～84% 的缺血性 ST 段压低是无症状的。暂时性心肌缺血的标准是：在 j 点后 80ms，ST 段水平或下斜型压低≥1mm，持续 1min 以上，发作相隔时间 1min 以上。而 ST 段上斜型抬高和 T 波改变可频繁地发生在正常人，不作为暂时性缺血指标。动态心电图很少有假阳性，且能提供心肌缺血的发作频度和持续时间，有利于估计预后和指导治疗。

（3）运动负荷试验心电图：它已广泛应用于筛选和初步诊断冠心病缺血患者。由于无痛性心肌缺血患者缺血发作时缺乏主观症状，因此在诊断时缺血激发试验是非常重要的辅助手段；也是筛选高危患者进一步做冠脉造影、冠脉介入治疗、冠脉搭桥手术及评价药物、手术疗效，预测患者预后的重要方法。

用于检测平时心电图正常而存在有 SMI 危险因素的人群。但存在假阳性高和特异性低的缺点。运动试验出现下列变化提示有严重冠状动脉病变：①运动时间<10min，ST 段压低≥1mm，且持续≥6min；②女性患者运动时间≤3min；③男性患者>40 岁，运动时间<5min，ST 段压低 1mm 或 R 波振幅增加；④收缩压下降≥1.33kPa（10mmHg）；⑤运动心电图出现 u 波倒置；⑥开始 ST 段压低时的心率<140 次/mm。

（4）放射性核素检查：放射性核素 ^{99m}Tc－MIBI 心肌灌注显像显示无症状性心肌灌注减低，放射性核素心血池扫描显示无症状性室壁运动异常，均有助于心肌 SMI 的诊断。

（5）超声心动图检查：静息或运动超声心动图显示局限性室壁运动异常有助于 SMI 的诊断。二维超声心动图与 201 铊心肌显像的特异性和敏感性相似。但运动超声由于患者过度换气等影响，虽对心尖及前壁观察较好，但对下壁观察较差。采用食管心房调搏负荷超声进行检查，可消除运动引起的不良影响，但敏感性低。

(6) 冠状动脉造影：冠状动脉造影可显示冠状动脉病变的部位、范围及程度，对无症状性心肌缺血的诊断有确诊价值，疑有冠状动脉痉挛因素者可作麦角新碱激发试验。

(二) 诊断

主要根据静息、动态或负荷试验的心电图检查，和（或）放射性核素心肌显像，发现患者有心肌缺血的改变，而无其他原因，又伴有动脉粥样硬化的危险因素。进行选择性冠状动脉造影检查可确立诊断。无症状性心肌缺血不易诊断。定期的体格检查，特别是 40 岁以上的人很有必要。对冠心患者动态心电图检查不可缺少。

1. 心电图运动试验　活动平板试验 ST 压低假阳性高。如患者有其他冠心病危险因素存在，特异性可提高。心肌梗死后作运动试验诱发 ST－T 改变，与死亡率有密切关系，无 ST 压低者一年死亡率为 2.1%，有 ST 压低伴疼痛者，死亡率为 27%，ST 压低无疼痛者死亡率为 26%。

2. 动态心电图　正常人群缺血型 ST 下移 <2%。而稳定型心绞痛患者的无症状心肌缺血发作达 75%。发作时心率不快、持续时间 14 ±24min，最长可达 10 余小时，但不发展为心肌梗死。无症状性心肌缺血发作，多与情绪激动、吸烟、寒冷等非体力活动有关，与一般心肌耗氧增加不同。可能系血管收缩、张力增加引致。学者提出动态心电图监测以 72h 为宜，时间长提高敏感性而不影响特异性。据报道阳性 ST 段改变（ST 下移，水平型 >1mm），作为筛选无症状心肌缺血、有无冠心病的标志。其预测值为 31% ~75%。

3. 核素运动心肌显像　对心肌缺血的判定灵敏度为 85%，特异性为 90%。Crawford 等以冠状动脉造影验证 Holter 和 ECG 运动试验，两者检出心肌缺血的灵敏度分别为 62% 和 67%；特异性分别为 61% 和 75%；假阳性分别为 41% 和 25%；假阴性分别为 45% 和 33%；诊断准确率分别为 66.7% 和 55.9%。可见核素运动心肌显像准确率高。

4. 超声心动图　可以监测室壁运动情况，但受客观主观因素影响较大，可作为参考。

(三) 鉴别

鉴别诊断要考虑下列情况。

1. 自主神经功能失调　本病有肾上腺素能受体兴奋性增高的类型，患者心肌耗氧量增加，心电图可出现 ST 段压低和 T 波倒置等改变，患者多表现为精神紧张和心率增快，服普萘洛尔 10 ~20mg 后 2h，心率减慢后再作心电图检查，可见 ST 段和 T 波恢复正常，有助于鉴别。

2. 其他　心肌炎、心肌病、心包疾病、其他心脏病、电解质紊乱、内分泌和药物作用等情况都可引起 ST 段和 T 波改变，诊断时要注意排除，但根据其各自的临床表现不难做出鉴别。

四、防治

采用防治动脉粥样硬化的各种措施，以防止粥样斑块病变及其不稳定性加重，争取粥样斑块消退和促进冠状动脉侧支循环的建立。静息时心电图或放射性核素心肌显像示已有明显心肌缺血改变者，宜适当减轻工作，或选用硝酸酯制剂、β 受体阻滞剂、钙通道阻滞剂治疗。而发生便秘，必须避免用力排便而增加心脏负担，应说服患者养成床上排便习惯，急性期可给予患者缓泻剂，保持1~2d有一次大便，避免排便过度用力屏气，必要时做低压清洁灌肠以协助排便。病情观察，观察患者神志、心律、血压、呼吸及其他血流动力学指标，及时记录报告患者对胸部不适的叙述，位置、时间、放射部位及诱发因素如出现神志障碍、面色苍白、出冷汗、四肢湿冷、心率增快及血压下降，则指示心源性休克；如出现呼吸困难、发绀加重、咳嗽、喘、咯泡沫痰；则指示出现急性左心衰竭，以上病情变化均应及时报告医生，给予积极抢救。

五、对症治疗

（1）吸氧，持续吸氧，流量6L/min为宜疼痛减轻或消失后可将氧流量减少到3~4L/min。

（2）止痛，常用药有哌替啶50~100mg或吗啡5~10mg皮下注射，注意呼吸功能的抑制，疼痛较轻者可用可待因或罂粟碱0.03~0.06g肌内注射或口服或用硝酸甘油0.3mg舌下含化。

（3）心律失常的治疗与护理，发病后3~5d应严格心电监护及时发现及处理各类心律失常，尤其是危险性心律失常的先兆如频发、多源室性早搏、室性早搏RonT现象，短阵室性心动过速、二度以上房室传导阻滞等，充分保证静脉通路以供急救时静脉给药，准备好所有急救药品及仪器。对于室性快速心律失常，应立即用利多卡因50~100mg iv，可每5~10min重复一次至期前收缩消失或总量达300mg，继以1~3mg/min的速度静脉滴注维持。发生室颤时，尽快采用非同步电复律，对缓慢的心律失常可用阿托品0.5mg im或iv。对伴有二度或三度房室传导阻滞者，可安临时起搏器。

（4）心力衰竭的治疗与护理，治疗急性左心室衰竭以应用吗啡（或哌替啶）和利尿剂为主，可选用血管扩张剂减轻左室的前后负荷，在急性心肌梗死发作后24h内应尽量避免使用洋地黄制剂。

（5）休克的治疗与护理，急性心肌梗死伴休克多属心源性且伴有周围血管舒缩障碍或血容量不足等因素，应分别给予处理，应用升压药及血管扩张剂，补充血容量，纠正酸中毒等，若上述处理无效时可选用主动脉内气囊反搏术。

（6）溶栓疗法及护理，在起病3~6h内。使用纤溶酶激活剂溶解冠状动脉内的血栓使阻塞血管开通，常用药物有尿激酶和链激酶，常用方法通过静脉滴注给药或通过心导管直接冠状动脉内滴注给药，使用链激酶前应先做皮肤过敏试验。

溶栓是否成功判断指标：①胸痛缓解；②再灌注性心律失常；③ST段溶栓后2h下降50%；④心肌酶峰值前移。

溶栓后减少不必要的穿刺，穿刺使用小针头，选择易压迫的部位，观察皮肤黏膜，口腔、鼻腔、消化道、泌尿道有无出血情况观察神志、肢体活动情况。

（姚颖龙）

第三节 急性心肌梗死

急性心肌梗死是冠状动脉急性、持续性缺血缺氧所引起的心肌坏死。临床上多有剧烈而持久的胸骨后疼痛，休息及硝酸酯类药物不能完全缓解，伴有血清心肌酶活性增高及进行性心电图变化，可并发心律失常、休克或心力衰竭，常可危及生命。本病在欧美最常见，美国每年约有150万人发生心肌梗死。中国近年来呈明显上升趋势，每年新发至少50万，现患至少200万。

急性心肌梗死是由于一支或多支冠状动脉闭塞所产生的局限性或广泛性心肌急性坏死。临床表现有剧烈胸痛、胸闷、呼吸困难、昏迷、休克、心泵功能障碍、心律失常等一系列症候群。心电图有心肌损伤、缺血、坏死一系列演变：按有无Q波，将心肌梗死分为有Q波性心肌梗死和无Q波性心肌梗死。按部位分为局限性和广泛性、心内膜下等心肌梗死。血清酶有特征性演变过程。急性期一般指发病4周以内者。

一、病因及先兆症状

（一）病因

患者多发生在冠状动脉粥样硬化狭窄基础上，由于某些诱因致使冠状动脉粥样斑块破裂，血中的血小板在破裂的斑块表面聚集，形成血块（血栓），突然阻塞冠状动脉管腔，导致心肌缺血坏死；另外，心肌耗氧量剧烈增加或冠状动脉痉挛也可诱发急性心肌梗死，常见的诱因如下：

1. 过劳　过重的体力劳动，尤其是负重登楼，过度体育活动，连续紧张劳累等，都可使心脏负担加重，心肌需氧量突然增加，而冠心病患者的冠状动脉已发生硬化、狭窄，不能充分扩张而造成心肌缺血。剧烈体力负荷也可诱发斑块破裂，导致急性心肌梗死。

2. 激动　由于激动、紧张、愤怒等激烈的情绪变化诱发。

3. 暴饮暴食　不少心肌梗死病例发生于暴饮暴食之后。进食大量含高脂肪高热量的食物后，血脂浓度突然升高，导致血黏稠度增加，血小板聚集性增高。在冠状动脉狭窄的基础上形成血栓，引起急性心肌梗死。

4. 寒冷刺激　突然的寒冷刺激可能诱发急性心肌梗死。因此，冠心病患者要十分注意防寒保暖，冬春寒冷季节是急性心肌梗死发病较高的原因之一。

5. 便秘　便秘在老年人当中十分常见。临床上，因便秘时用力屏气而导致心肌梗死的老年人并不少见。必须引起老年人足够的重视，要保持大便通畅。

6. 吸烟、大量饮酒　吸烟和大量饮酒可通过诱发冠状动脉痉挛及心肌耗氧量增加而诱发急性心肌梗死。

（二）先兆症状

急性心肌梗死可以没有先兆症状而突然发病。约1/3患者原来健康突然出现心绞痛发作。另1/3原有心绞痛、在发病前心绞痛突然发作频繁，程度加重。先兆症状还有胸闷、气短、左肩或（和）左颈部麻木、头昏、心悸、疲乏无力。胸痛部位、性质和程度与心绞痛一样，只是比前加重。如有以上表现应警惕急性心肌梗死发生。特别是：①原有稳定型心绞痛或新近发生的心绞痛，体力活动耐量突然下降。②心绞痛发作频度、严重程度、持续时间增加，性质改变。以往应用硝酸甘油的缓解剂量此时疗效不佳。③心绞痛部位扩大，放射到新的部位。④心绞痛发作时，出现新的临床特点。如心动过缓、血压下降、出汗、恶心、心悸、心功能不全或心力衰竭加重。⑤心电图。T波高耸、ST段抬高或ST段逐渐下降，T波倒置加深，R波降低或心律失常出现。

二、临床表现

约半数以上的急性心肌梗死患者，在起病前1～2d或1～2周有前驱症状，最常见的是原有的心绞痛加重，发作时间延长，或对硝酸甘油效果变差；或继往无心绞痛者，突然出现长时间心绞痛。典型的心肌梗死症状包括：

1. 突然发作剧烈而持久的胸骨后或心前区压榨性疼痛　休息和含服硝酸甘油不能缓解，常伴有烦躁不安、出汗、恐惧或濒死感。

2. 少数患者无疼痛　一开始即表现为休克或急性心力衰竭。

3. 部分患者疼痛位于上腹部　可能误诊为胃穿孔、急性胰腺炎等急腹症；少数患者表现颈部、下颌、咽部及牙齿疼痛，易误诊。

4. 神志障碍　可见于高龄患者。

5. 全身症状　难以形容的不适、发热。

6. 胃肠道症状　表现恶心、呕吐、腹胀等，下壁心肌梗死患者更常见。

7. 心律失常　见于75%～95%患者，发生在起病的1～2周内，以24h内多见，前壁心肌梗死易发生室性心律失常，下壁心肌梗死易发生心率减慢、房室传导阻滞。

8. 心力衰竭　主要是急性左心衰竭，在起病的最初几小时内易发生，也可在发病数日后发生，表现为呼吸困难、咳嗽、发绀、烦躁等症状。

9. 低血压、休克　急性心肌梗死时由于剧烈疼痛、恶心、呕吐、出汗、血容量不足、心律失常等可引起低血压，大面积心肌梗死（梗死面积大于40%）时心排血量急剧减少，可引起心源性休克，收缩压<80mmHg，面色苍白，皮肤湿冷，烦躁不安或神志淡漠，心率增快，尿量减少（20ml/h）。

三、急性心肌梗死的体征

冠心病患者临床体征往往不被注意，诊断主要依赖于心电图及各种实验室检查。听诊检查可以发现重要诊断依据。

（一）心音变化

冠心病患者第一心音，未发生心肌梗死时，常属于增强而不是柔和。70%乳头肌功能不全者第一心音增强。局限于心尖部某区域，吸气时可以更强。室壁瘤患者第一心音较乳头肌功能不全者音调更高、更富于音乐性。如室壁瘤患者第一心音减弱或不亢进，提示室壁瘤内有血栓形成。急性心肌梗死患者，心尖第一心音减低，约占1/4患者。可能由于存在第1度房室传导阻滞或大范围梗死降低了左室dp/dt。存在高血压或急性肺水肿者P_2亢强。主动脉钙化明显时A_2呈金属音。左心功能减退出现第四心音，系由左房收缩力加强引起。如心率加快则呈房性奔马律。第三心音在左室功能衰竭明显时出现，并有心率增快称为室性奔马律。在冠心病室性奔马律比第四心音奔马律为少。但它常是心力衰竭的指征。前壁心肌梗死有室性奔马律比无此音者，死亡率高出一倍。第二心音分裂见于有完全右束支阻滞的患者。逆分裂见于完全左束支阻滞者。让患者深吸气以资鉴别。深吸气时分裂明显为有束支阻滞。如分裂减轻为左束支阻滞或左室排血时间延长。

（二）心脏杂音

1. 心肌缺血引致乳头肌功能不全，心尖可闻及收缩期吹风样杂音　其强度和持续时间随心肌功能发生变化。当心绞痛发作时，呈全收缩期杂音，响度大。心绞痛消失。杂音变柔和，持续时间短，呈一收缩早期喷射性杂音。当吸入时，杂音强度减弱，时间缩短，系由于左室舒张压和主动脉压降低引起。也可因乳头肌破缩短、左室心腔扩大、二尖瓣被拉向左心腔造成的关闭不全，因药物使心功改善心腔缩小，心室长轴与腱索之间不相适情况得到改善，而使杂音减弱。多数乳头肌功能不全者，可因吸入而使乳头肌腰索松弛，二尖瓣早期脱入左心房而使二尖瓣关闭不全加重，产生全收缩期杂音。如在收缩期，腱索突然紧张，瓣叶活动突然受限，产生第一心音增强。

2. 急性心肌梗死时，心尖突然出现响亮的收缩期杂音、临床状况恶化　表明有严重心功能紊乱引致二尖瓣急性关闭不全，或乳头肌坏死、腱索断裂、室间隔穿孔。室间隔穿孔：杂音有时出现在心尖部，1/2 患者向腋下传导伴震颤。而乳头肌断裂时，杂音向心底部传导，杂音粗糙，且可闻及收缩期喀喇音。室间隔穿孔发生左向右分流，往往导致急性右心衰竭。二尖瓣乳头肌肌腰断裂，可迅速发生左心衰。最后都导致全心衰竭。心脏彩色多普勒，心导管检查可确定诊断。心脏破裂：血液进入心包，患者突然胸部剧痛、呼吸困难、休克。立刻听诊，有时可听到低音调杂音，带隆隆性质或听到收缩期粗糙的杂音，伴有震颤。破裂口大听不到杂音患者立刻心跳停止。疼痛剧烈，任何止疼药均不能止痛。心包摩擦音：在急性心肌梗死后 2 ~ 7d 出现。提示为穿壁性心肌梗死（多见于前壁心肌梗死）。为暂时性，预后良好。如连续 3d 以上则提示预后不良。心包摩擦音持续一周以上应考虑有心肌梗死后综合征。

四、诊断与鉴别诊断

根据典型的临床表现，特征性心电图衍变以及血清生物标志物的动态变化，可做出正确诊断。心电图表现为 ST 段抬高者诊断为 ST 段抬高型心肌梗死；心电图无 ST 段抬高者诊断为非 ST 段抬高型心肌梗死（过去称非 Q 波梗死）。老年人突然心力衰竭、休克或严重心律失常，也要想到本病的可能。表现不典型的常需与急腹症、肺梗死、夹层动脉瘤等鉴别。

急性心肌梗死可根据肯定的心电图演变，血清酶升高，胸痛等临床症状进行诊断。

1. 病史　典型的临床症状是出现严重而持久的胸痛，有时病史不典型，疼痛可以轻微或缺如，可以主要为其他症状。

2. 心电图　肯定性改变为出现异常，持久的 Q 波或 QS 波，以及持续 24h 以上的演进性损伤电流，这些肯定性改变出现时，仅依据心电图即可做出诊断，不肯定性心电图改变包括：①静止的损伤电流；②T 波对称性倒置；③一过性病理性 Q 波；④传导障碍。

3. 血清酶　肯定性改变包括血清酶浓度的序列变化，开始升高和继后降低，这种变化必须与特定的酶以及症状发作和采取血样的时间间隔相联系，心脏特异性同工酶（CK－MB，LDH）的升高亦认为是肯定性变化，不肯定改变为开始浓度升高，但不伴有随后的降低，不能取得酶活力曲线。

（1）明确的急性心肌梗死：如出现肯定性心电图演变和（或）肯定性血清酶变化，无论病史典型或不典型，都可诊断为明确的急性心肌梗死，心电图有肯定性改变者，心肌梗死常属于透壁性类型，急性心内膜下心肌梗死由于不伴有 Q 波，甚至 ST 段与 T 波改变也不很明显，故主张依靠血清酶以肯定诊断。

（2）可疑的急性心肌梗死：对有典型或不典型病史的病例，不肯定性心电图改变持续24h以上，伴有或不伴有酶的不肯定性变化，都可诊断为可能急性心肌梗死。心肌灌注显像有助于急性心肌梗死的明确诊断。

根据以上典型的临床表现，特征性的心电图改变，以及实验室检查发现，诊断本病并不困难，但自开展再灌注治疗（即溶栓治疗，冠状动脉腔内成形术）以来，应争取早诊断，早治疗以取得好的治疗效果，由于冠状动脉血栓急性堵塞导致的急性心肌梗死，往往发病急骤，症状严重，但不一定为典型胸痛，患者因症状重来院就诊早，心电图可发现超急性期高尖T波或明显ST段抬高，含服硝酸甘油后，ST段不下降，排除非一过性冠状动脉痉挛所致，虽然血清酶尚未到升高时间，即可根据临床症状和最初心电图进行再灌注治疗，一些患者原有心绞痛病史，近期症状加重，可有典型胸疼，疼痛持续时间较心绞痛持续时间长或程度重，心电图表现为ST段下降，无典型的心肌梗死表现，这类患者可能见于严重冠状动脉粥样硬化狭窄病变或斑块破裂形成不完全堵塞性血栓，引起不稳定性心绞痛或心内膜下心肌梗死，也可进展为Q波性心肌梗死，故对此类患者应严密观察症状，动态观察心电图，血清心肌损伤标记酶的变化，以免漏诊，对突然出现上腹部，颈部，咽部，下颌或牙齿疼痛，而无局部相应的病症者也应警惕本病，特别是老年患者突然发病，原因不明的休克，严重的心律失常，晕厥，心衰或较重的持续性胸痛或胸闷伴有恶心，呕吐，出汗者，应考虑本病的可能，对以上患者均应密切观察心电图及血清心肌损伤标记酶的改变，以免漏诊，心电图为左束支传导阻滞，预激综合征和安装永久起搏器者，易掩盖心肌梗死的图形，或出现假梗死图形，此时应仔细观察ST－T的动态演变，结合临床及血清心肌损伤标记酶升高，可做出急性心肌梗死的诊断，青年人患急性心肌梗死者虽少见，但近年来有上升趋势，并且起病急，亦应警惕该病的发生。

五、并发症

急性心肌梗死可出现心力衰竭，休克，乳头肌功能失调或断裂，心律失常，心脏破裂，心室室壁瘤，血栓形成与栓塞，梗死后综合征，梗死延展等并发症，下面分别进行介绍：

1. 心力衰竭　是急性心梗常见而重要的并发症之一，在急性心肌梗死的发生率为20%～40%，住院期总的病死率在10%～17%，可见急性左心衰竭，急性右心衰竭，自推广应用溶栓治疗急性心肌梗死后，急性左心衰的发生率已逐渐减少，占心肌梗死患者的10%～20%。

2. 休克　心源性休克系指直接由心室泵功能损害而导致的休克综合征，是急性心肌梗死中最严重的并发症，AMI时由于丧失大块具有收缩功能的心肌而引起心肌收缩力减弱，心排血供能显著降低，可并发心源性休克，国外文献报道，急性心肌梗死并发心源性休克的发生率为6%～8%，近些年来，在急性心肌梗死的治疗中，由于可及时发现致命性心律失常并给予有效的治疗，死于心律失常者大大减少，心泵衰竭已成为最重要的死亡原因。

3. 乳头肌功能失调或断裂　乳头肌功能失调或断裂总发生率可高达50%，但乳头肌整体断裂极少见，这主要因为乳头肌的血液供应差，常有慢性缺血小梗死灶，存在较多的纤维瘢痕，故不易发生完全断裂，多数发生在急性心肌梗死后1周内。

4. 心律失常　在急性心肌梗死（AMI）的各种并发症中，以心律失常发生率最高，按起病后3d监测结果，发生率高达90%以上，多发生于起病24h内，室性心律失常最多见，尤以左冠状动脉前降支病变为突出，窦性心动过缓，房室传导阻滞在下壁或老年 AMI 时发生率高。

5. 心脏破裂　心脏破裂最常发生于心室游离壁，其次是室间隔穿孔，而乳头肌断裂极少见，在 AMI 患者中发生心室游离壁破裂同时并发室间隔穿孔或乳头肌断裂情况非常罕见，心脏破裂是 AMI 早期死亡的主要原因之一，心室游离壁破裂是心脏破裂中最常见的一种，约占心脏破裂的90%，常见于 AMI 发病后 5d 内，尤以第 1d 内最为多见，常发生于初次急性透壁心肌梗死，尤其是前壁心肌梗死。

6. 心室室壁瘤　心室室壁瘤是 ST 段抬高性 AMI 中较常见的并发症之一，室壁瘤见于 12% ~15% 的 AMI 存活的患者，近年来，随着对心血管检查技术的飞速发展，如无创二维超声心动图，放射性核素心室造影，磁共振成像术及有创性左心室造影技术的应用，提高了对心肌梗死并发室壁瘤的临床检出率，其发生率因检查方法的不同而异，从 3.5% ~38% 差别较大，心室室壁瘤就是梗死区坏死的心室壁呈瘤样的向外膨出，在心脏收缩期更为明显。

7. 血栓形成与栓塞　血栓形成是急性心肌梗死并发症之一，主要指左心室附壁血栓，血栓在 Q 波性心肌梗死中，尤其是前壁心肌梗死伴室壁瘤的患者中常常发生，未用抗凝疗法的 AMI 患者中约 20% 有附壁血栓，前壁心肌梗死的血栓发生率高至 40%，累及左心室心尖部的大面积心肌梗死患者血栓发生率高达 60%，据多个研究资料显示有附壁血栓形成的患者，其体循环栓塞的概率为 4% ~6%，栓塞最常见的部位是脑血管和肢体血管。

8. 梗死后综合征　梗死后综合征是急性心肌梗死的一种少见的并发症，发生率为 3% ~4%，早在 1956 年就由 Dressier 所描述，梗死后综合征可能是机体对坏死心肌组织的一种自身免疫反应，其多发生在 AMI 后 2 ~3 周或几个月内，并可反复发作，偶见于心肌梗死后 1 年以后的患者，典型的临床症状为突然起病，发热，体温一般在 38 ~39℃，偶有低热或高热达 40℃者，发热持续 1 ~2 周，同时伴有胸骨后疼痛或心前区疼痛，疼痛可放射至双侧颈部，下颚，肩臂及后背或上腹部，疼痛轻重程度不等，重者为压榨样，刀割样剧痛，易误认为梗死延展或再梗死；轻者为钝痛或胸部不适感，胸痛可因深呼吸，咳嗽，吞咽等动作而加重，或坐位前倾而减轻，胸痛一般持续数天，短者数小时，长者可达数周，常伴有出汗，查体可闻及心包摩擦音，有时还同时闻及胸膜摩擦音，摩擦音可持续 2 周以上，心包积液多时，叩诊心界向双侧扩大，同时伴有奇脉。

9. 梗死延展　梗死延展是急性心肌梗死后常见的临床问题，发生率为 10% ~20%，是急性心肌梗死患者近期内病情恶化或此后病死率增加的原因之一，具有较为重要的临床意义。

与梗死扩展不同，梗死延展是指心肌梗死之后重新又发生的心肌坏死，而梗死扩展是由于梗死区心肌变薄和拉长所致的心室扩张，整个心肌梗死范围的大小并未增加，相反，梗死延展则具有心肌梗死范围真正增加，再梗死是指心肌梗死发生后再次发生新的心肌梗死，从病理学的角度看，梗死延展的新梗死区常与原来的梗死区相毗邻，可处于同一病变血管支配的危险之内，梗死延展是初步愈合的心肌组织被新近发生的心肌坏死灶所包绕，在同一血管支配区内，梗死心肌呈现不同的年龄，而再梗死可以发生在毗邻原梗死区或远离梗死区的部位，如系前者，临床尚无特殊的诊断标准使梗死延展与再梗死区别开来，梗死延展就是早期再梗死的一种类型，不过，梗死延展发生在新近有急性心肌梗死的情况下，而再梗死也可以是一次新的心肌梗死。

六、治疗

急性心肌梗死发病突然，应及早发现，及早治疗，并加强入院前处理。治疗原则为挽救濒死的心肌，缩小梗死面积，保护心脏功能，及时处理各种并发症。

1. 监护和一般治疗　无并发症者急性期绝对卧床 1 ~ 3d；吸氧；持续心电监护，观察心率、心律变化及血压和呼吸，低血压、休克患者必要时监测肺毛楔入压和静脉压。低盐、低脂、少量多餐、保持大便通畅。无并发症患者 3d 后逐步过渡到坐在床旁椅子上吃饭、大小便及室内活动。一般可在 2 周内出院。有心力衰竭、严重心律失常、低血压等患者卧床时间及出院时间需酌情延长。

2. 镇静止痛　小量吗啡静脉注射为最有效的镇痛剂，也可用哌替啶。烦躁不安、精神紧张者可给予地西泮（安定）口服。

3. 调整血容量　入院后尽快建立静脉通道，前 3d 缓慢补液，注意出入量平衡。

4. 再灌注治疗，缩小梗死面积　再灌注治疗是急性 ST 段抬高心肌梗死最主要的治疗措施。在发病 12h 内开通闭塞冠状动脉，恢复血流，可缩小心肌梗死面积，减少死亡。越早使冠状动脉再通，患者获益越大。“时间就是心肌，时间就是生命”。因此，对所有急性 ST 段抬高型心肌梗死患者就诊后必须尽快做出诊断，并尽快做出再灌注治疗的策略。

（1）直接冠状动脉介入治疗（PCI）：在有急诊 PCI 条件的医院，在患者到达医院 90min 内能完成第一次球囊扩张的情况下，对所有发病 12h 以内的急性 ST 段抬高型心肌梗死患者均应进行直接 PCI 治疗，球囊扩张使冠状动脉再通，必要时置入支架。急性期只对梗死相关动脉进行处理。对心源性休克患者不论发病时间都应行直接 PCI 治疗。因此，急性 ST 段抬高型心肌梗死患者应尽可能到有 PCI 条件的医院就诊。

（2）溶栓治疗：如无急诊 PCI 治疗条件，或不能在 90min 内完成第一次球囊扩张时，若患者无溶栓治疗禁忌证，对发病 12h 内的急性 ST 段抬高型心肌梗死患者应进行溶栓治疗。常用溶栓剂包括尿激酶、链激酶和重组组织型纤溶酶原激活剂（rt - PA）等，静脉注射给药。溶栓治疗的主要并发症是出血，最严重的是脑出血。溶栓治疗后仍宜转至有 PCI 条件的医院进一步治疗。

非 ST 段抬高型心肌梗死患者不应进行溶栓治疗。

5. 药物治疗　持续胸痛患者若无低血压可静脉滴注硝酸甘油。所有无禁忌证的患者均应口服阿司匹林，置入药物支架患者应服用氯吡格雷一年，未置入支架患者可服用一月。应用 rt - PA 溶栓或未溶栓治疗的患者可用低分子肝素皮下注射或肝素静脉注射 3 ~ 5d。对无禁忌证的患者应给与 D 阻滞剂。对无低血压的患者应给与肾素 - 血管紧张素转氨酶抑制剂（ACEI），对 ACEI 不能耐受者可应用血管紧张素受体阻滞剂（ARB）。对 β 受体阻滞剂有禁忌证（如支气管痉挛）而患者持续有缺血或心房颤动、心房扑动伴快速心室率，而无心力衰竭、左室功能失调及房室传导阻滞的情况下，可给予维拉帕米或地尔硫卓。所有患者均应给与他汀类药物。

6. 抗心律失常　偶发室性早搏可严密观察，不需用药；频发室性早搏或室性心动过速（室速）时，立即用利多卡因静脉注射继之持续静脉点滴；效果不好时可用胺碘酮静脉注射。室速引起血压降低或发生室颤时，尽快采用直流电除颤。对缓慢心律失常，可用阿托品肌肉注射或静脉注射；Ⅱ ~ Ⅲ度房室传导阻滞时，可安置临时起搏器。室上性心律失常：房性早搏不需特殊处理，阵发性室上性心动过速和快心室率心房颤动可给予维拉帕米、地尔硫卓、美托洛尔、洋地黄制剂或胺碘酮静脉注射。对心室率快、药物治疗无效而影响血流动力学者，应直流电同步电转复。

7. 急性心肌梗死合并心源性休克和泵衰竭的治疗　肺水肿时应吸氧，静脉注射吗啡、呋塞米，静脉点滴硝普钠。心源性休克可用多巴胺、多巴酚丁胺或间羟胺静脉滴注，如能维持血压，可在严密观察下加用小量硝普钠。药物反应不佳时应在主动脉内气囊反搏术支持下行直接 PCI，若冠状动脉造影病变不适于 PCI，应考虑急诊冠状动脉搭桥手术。

8. 出院前评估及出院后生活与工作安排　出院前可进行 24h 动态心电监测、超声心动图、放射性核素检查，发现有症状或无症状性心肌缺血和严重心律失常，了解心功能，从而估计预后，决定是否需血管重建治疗，并指导出院后活动量。

出院后 2 ~3 个月，可酌情恢复部分工作或轻工作，以后，部分患者可恢复全天工作，但要避免过劳或过度紧张。

9. 家庭康复治疗　急性心肌梗死患者，在医院度过了急性期后，对病情平稳、无并发症的患者，医生会允许其回家进行康复治疗。

（1）按时服药，定期复诊；保持大便通畅；坚持适度体育锻炼。

（2）不要情绪激动和过度劳累；戒烟限酒和避免吃得过饱。

在上述原则中，坚持合理适当的体育锻炼是康复治疗的主要措施。因为心肌梗死后，1 ~2 个月心肌坏死已愈合。此时促进体力恢复，增加心脏侧支循环，改善心肌功能，减少复发及危险因素，是康复治疗的目的。应做到：①选择适宜运动方式和方法：在医生指导下，根据病情轻重、体质强弱、年龄大小、个人爱好等，选择能够坚持的项目，如步行、打太极拳等。②掌握好运动量，是一个关键问题：运动量必须与医生协商决定，运动量过小，尽管比不运动好，但起不到应有作用；过大则可能有害。运动中若有心前区不适发作，应立即终止运动。③运动量增加要循序渐进：尤其出院早期运动量一定要适当，根据体力恢复情况及心功能情况逐步增加运动量。需要再次强调的是，心肌梗死后每个患者的情况都不相同，运动康复必须个体化，必须在医生指导下进行，并应有家属陪伴进行。

（赵春虎）

第四节　猝死型心脏病

猝死型冠心病指平时没有心脏病史或仅有轻微心脏病症状的人，病情基本稳定，无明显外因、非创伤亦非自伤，由于心电衰竭或机械性衰竭使心脏失去了有效收缩而突然死亡。从突然发生症状到死亡时间有不同规定。美国血液病研究所定为 24h，世界卫生组织定为 6h，大多数心脏学专家则主张将发病后 1h 内死亡定为猝死标准。据国内资料统计：猝死在发病后即刻或数分钟死亡者占 30% ~35%，发病后 1h 死亡者占 85.4%。成人心脏性猝死 50% ~70% 是冠心病引起的。

一、病理原因

国外资料证明，在心脏性猝死中发现 81% 有明显冠心病，其主要病理特点是一支以上的冠状动脉 >75% 狭窄，其中至少一根血管有 >75% 狭窄者占 94%，急性冠状动脉闭塞者为58%，已愈合的心肌梗死为44%，急性心肌梗死者占27%。这些研究的提示：广泛性冠状动脉病变是冠心病猝死的主要病理，而冠状动脉内的血栓形成及冠状血管的痉挛，更进一步促进心肌损伤心电稳定性下降，从而诱发心室颤动，心脏停搏。

1. 急性心肌缺血心肌代谢障碍　细胞膜通透性发生改变。细胞内外离子改变。钠－钾泵功能障碍。细胞内钠离子增多，电位负值减小，与阈电位间距缩小，容易产生去极化。正常细胞与缺血细胞之间产生损伤电流。心室内可出现多发的折返波，这些电活动可再激活周围组织，发生心室颤动，造成猝死。

2. 心肌梗死后形成瘢痕或室壁瘤　存活的心肌和病变组织之间，传导性和兴奋明显不同，两者不相协调，有碎裂电位产生，容易发生室速，造成猝死。

3. 左心室功能不全　在心肌损伤达到一定数量时产生。这种机械障碍和电紊乱可能是同一病理基础上不同的反映。在出现心力衰竭的同时又有心律失常发生，心力衰竭好转，一些心律失常也随之减轻或消失。左心功能不全患者猝死，36%表明严重心动过缓或电一机械分离。心脏骤停前并无心力衰竭症状的恶化。实为血流动力学障碍所致，并非电不稳定事件。其机理可能为左室收缩功能衰竭末期，心室内压和容量突然增加，心室壁应激时，而周围血管收缩功能出现障碍，不能维持体循环，发生虚脱、晕厥。猝死则为血流动力学障碍引起。心电图表现左心功能不全猝死，46%与缓慢心律失常有关。25%与室性心动过速有关。

4. 心肌缺血，再灌注损伤　在溶栓治疗或PTCA中，血管再通后，突然发生猝死。系由再灌注损伤引起的心律失常所致。再灌注前，受损心肌因缺血产生，除极不均匀，传导延缓，有碎裂电位及各种小的折返波出现。再灌注后又引起细胞内K^+浓度降低，K^+外移是早期心电不稳定引起心律失常的机制之一。K^+在再灌注早期外移可能与ATP浓度过低、细胞内酸中毒有关。再灌注又引致细胞内钙超负荷，可以触发心律失常。钙可损伤腺粒体使ATP产生减少。再灌注可以产生大量自由基，加重心肌细胞膜的损伤，进而使钙超负荷，促发心律失常。

5. 自主神经系统功能不全　主要是迷走神经亢进或交感神经亢强。迷走神经主要分布在心脏下壁、呼吸和消化系统器官，这些部位如有病变和刺激，容易发生心动过缓、心脏停搏；交感神经兴奋可使心室颤动阈降低。冠心病猝死多发生在凌晨至中午这段时间，与交感神经活动增高有关（如血压上升、心率加快、血小板聚集性增高等）。

二、临床表现

只有12%的心脏猝死者在死亡前6个月内曾因心脏疾患而就诊。而绝大多数患者则因症状缺乏特异性而被忽视。

（1）胸痛、呼吸困难猝死者在发病数天或数周前自感胸痛或出现性质改变的心绞痛，呼吸困难在尸检中发现冠状动脉血栓形成的机会较高。

（2）乏力、软弱在许多研究中发现心脏性猝死前数天或数周内乏力、软弱是特别常见的症状。

（3）特异性心脏症状持续性心绞痛心律失常、心力衰竭等。国外文献报道，24%的心脏性猝死者在心脏骤停前3.8h出现特异性心脏症状，但大多数研究认为，这些症状少见特别是那些瞬间死亡者。

(4) 冠心病猝死是突然发生的多在冬季，半数人生前无一点症状，绝大多数发生在院外，如能及时抢救患者可能存活。

(5) 心脏骤停的表现

1) 突然的意识丧失常或抽搐可伴有惊厥。

2) 大动脉（颈动脉股动脉）搏动消失。

3) 听诊心音消失。

4) 叹息样呼吸或呼吸停止伴发绀。

(6) 瞳孔散大黏膜皮肤发绀。

(7) 手术时伤口不再出血。

三、检查

可出现由于缺氧所致的代谢性酸中毒、血 pH 下降；血糖、淀粉酶增高等表现。

1. 心电图检查有 3 种图形

(1) 心室颤动（或扑动）：呈现心室颤动波或扑动波，大约占 80%，复苏的成功率最高。

(2) 心室停搏：心电图呈一条直线或仅有心房波。

(3) 心电 - 机械分离：心电图虽有缓慢而宽大的 QRS 波，但不能产生有效的心脏机械收缩。一般认为，心室停顿和电机械分离复苏成功率较低。

2. 脑电图脑电波低平。

四、诊断

参考国内外有关标准，凡符合下列条件之一者，可诊断为冠心病猝死。

(1) 过去曾经诊断为冠心病或可疑冠心病，突然发生心绞痛而于 6h 内或在睡眠中死亡。

(2) 突然发生心绞痛或心源性休克，心电图示急性心肌梗死或梗死先兆，于 6h 内死亡。

(3) 猝死后经尸解证实有明显冠状动脉硬化。由于冠心病猝死的直接原因多系心室颤动所致，而室颤的电生理基础是心室肌电不稳定性，因此，预防冠心病猝死主要是预测心室颤动的发生。

五、治疗

由于猝死可以随时随地发生，因此普及心脏复苏抢救知识，使基层医务人员和群众都能掌握这一抢救措施，一旦发现立即就地抢救，对挽救本型者的生命有重大意义。如对冠心病患者及时进行治疗，特别是对有可能演变为心脏骤停的心律失常及时发现。

1. 初期复苏或基础生命支持　即现场抢救的人工呼吸和人工胸外心脏按压，目的是尽快在人工条件下建立有效的氧合血液循环，维护脑部的血供，以维持基础生命活动，为下一步的复苏创造条件。临床实践证明胸外心脏按压应先于人工呼吸。

2. 二期复苏或进一步生命支持　措施应尽早开始，如有条件应与第一期同时进行，力争在猝死后 8min 内开始，目的在于促进心脏恢复。

（1）静脉内给药：为了及时的治疗，应尽早建立可靠的静脉通道。当循环停止后，皮下、肌内注射往往不能奏效，即使从下肢静脉注射，也难以回流心脏而发挥药效，因此主张从上肢静脉给药。常用的药物有肾上腺素、阿托品、利多卡因、纳洛酮等。过去我们常常应用的三联针（老三联，新三联），至今还有人继续应用，但事实证明，这种联合无充分的理论根据，疗效亦不满意，故不主张用于复苏。

（2）气管内给药：猝死者若已给予气管插管，则可将药物稀释后，从气管内滴入，药效同静脉，所用药物同上，但药物持续时间较长，重复用药应注意滴入时间（药物应用生理盐水稀释至10ml，以减轻对气管黏膜的损害）。

（3）电除颤：电除颤是终止心室纤颤最有效的办法，目前主张早期进行，步骤如下：①电极板上涂以导电糊或垫上盐水纱布。②打开除颤器开关：确定于非同步相放电。③选择能量水平并给电容器充电。④正确安放电极板于胸部的位置：用11kg压力按压。⑤再次核对监测仪的心律。⑥同时按压两个电极板的放电电钮。

电击能量：首次电除颤应采用多大功率至今仍有异议，一般认为第1~2次电除颤时采用200J认为是安全有效的。如第1次电击失败，第2次电击应迅速进行，两次电击的时间相距要短，同时配合下列药物也可提高除颤成功率。如静脉注射肾上腺素，溴苯胺及钙离子拮抗剂等。

（4）紧急心脏起搏：适应于药物治疗无效的Ⅲ度房室传导阻滞所致的心脏骤停者。基本途径有3种：体外、经胸和经静脉。一般先给以临时心脏起搏，根据需要再作永久性起搏。

（5）开胸心脏按压术：多年的实践证明，心脏直接按压较体外按压有较高的存活率。开胸心脏按压时，其产生的接近正常的心搏量，使脑血流和心脏血流量接近正常而无中心静脉压升高，复苏率较高。因此，近年来开胸复苏又重新引起重视。

（姚颖龙）

第五节 充血性心力衰竭

心力衰竭（简称心衰）亦称为心功能不全，是由于初始的心肌损害和应力作用，包括收缩期或舒张期心室负荷过重和（或）心肌细胞数量和质量的变化（节段性如心肌梗死，弥漫性如心肌炎），引起心室和（或）心房肥大和扩大（心室重塑，remodeling），继以心室舒缩功能低下，逐渐发展而成，常是各种心脏病的严重阶段和最终结局。由于心脏泵血功能减退，其排出的血量不足以维持机体组织代谢的需要而产生一系列临床症状的病理生理综合征。

心衰迄今尚无统一分类法，按发病的缓急，可分为慢性和急性心衰，前者常称为充血性心衰，后者如由急性心肌梗死所致亦称为急性泵衰竭，而心源性休克可视为泵衰竭的极型。在疾病发生、发展过程中，慢性心衰可急性加剧，同理急性心衰经适当治疗后亦可演变为慢性心衰。按主要受累心腔不同，可分为左侧心力衰竭（简称左心衰竭），包括左心房和（或）左心室衰竭、右侧心力衰竭（简称右心衰竭）［包括右心房和（或）右心室衰竭］和全心衰竭。根据心排血量属于绝对降低或相对不足，可分为低排血量型心衰和高排血量型心衰。因心室充盈受阻或舒张功能障碍所致的心衰则称为顺应性降低型心衰。近年来根据血流动力学及病理生理角度进行分类颇为实用，大致可分为以下几类：①原发性心肌收缩力减退和舒张障碍，包括各种原因所致心肌炎、心肌病，以及缺血性心脏病、心肌变性、坏死、中毒、代谢障碍等所致心肌舒缩功能减退。②心室前负荷过重，亦称为舒张期或容量负荷过重，病因包括各种原因所致瓣膜关闭不全、心内和（或）大血管内分流性疾病，如房、室间隔缺损，动脉导管未闭，主动脉窦瘤破裂，动静脉瘘等。③心室后负荷过重，亦称为收缩期或压力负荷过重，包括各种原因所致肺动脉高压，体循环高压（原发或继发性高血压），左、右心室流出道狭窄以及主、肺动脉口狭窄等。④心室前负荷不足，导致左和（或）右心房、体和（或）肺循环淤血，这类疾病包括二尖瓣狭窄、三尖瓣狭窄，心房黏液瘤，心包积液致心包填塞、缩窄性心包炎和限制型心肌等。⑤高动力循环状态，包括甲状腺功能亢进、贫血、维生素 B_1 缺乏、体循环动静脉瘘等。根据心衰时心脏的收缩和舒张功能状态，又可将其分为收缩障碍性心衰及舒张障碍性心衰。前者以心肌收缩功能下降导致肺、体循环淤血为主；后者则表现为心室舒张缓慢、充盈延迟，使心室充盈不足，伴或不伴有左室舒张末压的升高。两者在治疗上均有相异之处，尤其舒张障碍性心衰的治疗已受到普遍重视。此外，尚有收缩舒张功能均有障碍的混合型心衰。认识上述分类法，使临床上对不同原因所致心衰治疗上会有所侧重，如原发性心肌收缩力减退应着重改善心肌功能；主要由于后负荷过重所致心衰，除按一般心衰治疗原则外，应着重降低血管阻力和减轻心室面对的射血阻抗；相反，以前负荷过重所致心衰，则应从减少静脉回流入手，适当应用静脉扩张剂和利尿剂，以此类推，这样就可避免无论何种原因所致心衰均千篇一律地按常规治疗的倾向。上述有关心衰的分类法本身具有一定的涵义，对指导临床工作有一定的实际意义。

充血性心衰亦称为慢性心衰或慢性心功能不全。它是指慢性原发性心肌病变和心室因长期压力或容量负荷过重，致心肌收缩力减弱，心室顺应性降低，导致心排血量降低。早期机体通过各种代偿机制，包括根据 Frank - Starling 定律的内在反射机制，即当心排血量减少导致心室舒张末期容量和室壁张力增加，心腔扩大时，使心肌细胞伸张增加，在适当范围内可使心肌收缩力增加；通过颈动脉窦及主动脉弓压力感受器，反射性地兴奋交感 - 肾上腺素系统的外在后备机制，提高心率和加强心肌收缩力；通过肾素 - 血管紧张素 - 醛固酮系统调整血容量，以及心肌细胞肥大、心腔扩大等一系列代偿机制，使心排血量尚能满足机体需要时称为代偿期。后期即使通过充分代偿机制也不能维持足够的排血量，以及神经体液激素过度激活、心脏重塑，使心功能进一步恶化，称为失代偿期。

根据充血性心衰首先或主要发生在那一侧心腔，可分为左心衰竭、右心衰竭和全心衰竭 3 种临床类型。分述如下。

一、左侧心力衰竭

左心衰竭是指左心不能将肺静脉回流血液充分排出，引起肺淤血和动脉系统缺血，重要脏器供血不足。左心衰竭可进一步分为左心房衰竭和左心室衰竭。前者常见病因有二尖瓣狭窄、左心房黏液瘤、左心房巨大血栓或赘生物阻塞二尖瓣口，导致左心室充盈受阻，左心房淤血、扩大，继而导致肺淤血；后者常见病因包括高血压、缺血性心脏病、心肌炎、心肌病、主动脉瓣狭窄和（或）关闭不全、二尖瓣关闭不全、克山病、急性肾小球肾炎，以及室间隔缺损、动脉导管未闭、主动脉缩窄等先天性心脏病。

（一）临床表现特点

1. 呼吸困难　是最主要的临床症状，根据病情轻重，由开始仅在剧烈运动或体力劳动后出现呼吸困难，直至轻微活动甚至休息时也感呼吸困难，当肺淤血和肺水肿严重时可出现端坐呼吸或夜间阵发性呼吸困难等。此外，可伴有咳嗽、咯血、咯白色或粉红色泡沫样痰（急性肺水肿）、乏力、发绀、心悸等症状。严重者可出现潮式呼吸，系脑部严重缺血、缺氧所致。

2. 不同病因的心脏病尚有不病病史　并可出现相应的特殊症状，如缺血性心脏病患者可有心绞痛、心肌梗死、乳头肌功能不全等表现；高血压患者有头晕、头痛，甚至脑血管意外的症状；二尖瓣狭窄者可有风湿热史和声音嘶哑；而肥厚型心肌病者可有昏厥史等。

3. 左心室衰竭者常有心浊音界向左下扩大（左心室肥大）　心尖区呈抬举性搏动，心率加快，第一心音减弱，出现各种心律失常，心尖区可有收缩期吹风样杂音（左心室扩大，二尖瓣相对关闭不全），常有病理性第三心音、第四心音（奔马律），脉搏强弱交替（即交替脉）。此外，不同心脏病尚可出现相应体征，如主动脉瓣病变可在相应瓣膜区出现收缩期或舒张期杂音；室间隔缺损可在胸骨左缘第三、第四肋间出现3级以上收缩期杂音；二尖瓣关闭不全者在心尖区有3级以上收缩期反流性杂音等。肺底有小水疱音，可伴哮鸣音，约1/4患者有胸腔积液体征。左心房衰竭临床上以二尖瓣狭窄和左房黏液瘤最常见，除有肺水肿体征外，可有第一心音亢进，心尖区舒张期杂音，前者尚有二尖瓣开瓣音，后者可出现肿瘤扑落音。当肺动脉高压时，可出现肺动脉瓣第二音亢进和格雷厄姆·斯蒂尔（Graham Stell）杂音等体征。

（二）实验室及其他辅助检查特点

1. 胸部X线检查　常有左心室和（或）左心房扩大，肺淤血或肺水肿征，出现 Kerley B线（肺淋巴管扩张，肺小叶间隔变粗所致）。不同病因尚有相应X线表现，如主动脉瓣病变心脏常呈靴型心，主动脉增宽、伸长等；而二尖瓣狭窄常呈梨形心改变，食管吞钡常有左心房局限性压迹等。慢性左心衰竭患者尚可有胸腔积液X线征。

2. 心电图　左心房和（或）左心室肥大、ST－T改变，V_1导联P波终末电势负值增大≤－0.02 mm/s。此外，可出现各种心律失常图形，左心房明显扩大者，尤其是二尖瓣狭窄、扩大型心肌病，常出现心房颤动。

3. 超声心动图　除可直接显示瓣膜病变、室间隔缺损和其他先天性畸形外，尚可检测心腔大小和室壁活动情况，并可作有关心功能检查，对确立左心衰竭的病因、衡量病变严重程度和估价心功能状况颇有帮助。

4. B型利钠肽（BNP）　在急诊情况下结合临床评估应用，可有助于鉴别引起呼吸困难的原因是心力衰竭还是其他原因，应用这种方法可减少住院时间与治疗费用。

5. 其他检查　在某些情况下，左心室功能不全程度尚可用左侧、右侧血流导向气囊导管（Swan－Ganz导管）和心血管X线电影造影术等创伤性检查，以及放射性核素扫描、血池显像，收缩时间间期测定、超声多普勒彩色血流显像或频谱分析等无创性方法予以评价。常用指标有容积指数、心排血量、心排血指数、射血分数、肺毛细血管楔嵌压等。

二、右侧心力衰竭

右心衰竭是指右心不能将静脉回流血液充分地排出，引起体静脉系统淤血和动脉系统供血不足。常继发于左心衰竭所致肺动脉高压，也可因肺源性心脏病、肺动脉栓塞、肺动脉瓣狭窄或关闭不全、原发性肺动脉高压症、房间隔缺损、法洛四联症、主动脉窦瘤破入右心、心肌炎、心肌病、甲状腺功能亢进性心脏病等疾病所致。

（一）临床表现特点

（1）常有尿少，夜尿增多，胃肠道淤血症状如恶心、呕吐、食欲减退等，也可出现心悸、气促、乏力等症状。

（2）体循环淤血征象，包括下垂性水肿、胸水、腹水、颈静脉怒张并搏动、肝颈静脉反流征阳性、发绀、腹胀、肝肿大，甚至出现黄疸、心源性肝硬化等。

（3）可有相应心脏病的有关体征，因右心衰竭多继发于左心衰竭基础上，故常有左、右心扩大，心前区抬举性搏动，肝有扩张性搏动，以及三尖瓣听诊区有收缩期杂音（三尖瓣相对性关闭不全）、右心室性和第三心音或奔马律。

（二）实验室及其他辅助检查特点

1. X线检查　可有右心或左、右心扩大，上腔静脉和奇静脉扩张，可伴有双侧或单侧胸腔积液征。

2. 心电图　右心房、右心室肥大、ST－T改变，电轴右偏等。

3. 超声心动图　常有右心房、右心室肥大，右心室流出道增宽，以及相应心脏病改变。

4. 其他　静脉压明显增高。重度右心衰竭时可有肝、肾功能异常。

三、全心衰竭

同时伴有肺循环和体循环淤血表现，其临床表现为左、右侧心力衰竭征象的综合，但可以某一侧心衰为主。不少右心衰竭是继发于左心衰竭，一旦出现右心衰竭后，肺淤血和左心衰竭的症状反而得以部分缓解。

四、治疗

心衰的治疗应包括病因、诱因的防治和心衰本身的治疗两个方面，分述如下。

（一）病因的防治

病因的治疗应视为治疗心衰的基本措施。不少心脏病的病因是可以根治或控制的，因此必须认真对待，如多数先天性心脏病若能及时诊断，可以获得手术根治，若迟至发生不可逆性的血流动力学变化时，如原先左向右分流变为右向左分流，则往往会失去手术时机，心衰也难以纠治。先天性或获得性心瓣膜病变可通过介入性球囊导管扩张术、分离术、瓣膜修补成形术或人造瓣膜置换术，使患者心功能状态获得明显改善。脚气性心脏病、贫血性心脏病、甲状腺功能亢进性或甲状腺功能减退性心脏病，若能及时诊治，均可阻止心衰的发生，或使心衰明显好转或消失。高血压患者采用有效的降血压措施，可以有效的控制心衰。缺血性心脏病、心肌炎、心肌病等通过适当的内科治疗，也可使病情改善。因此，针对病因作相应治疗，在防治心衰方面具有重要的价值。

控制或消除心衰的诱因。患者心功能的恶化常常与某些诱因有关，控制或消除这些诱因常能使患者的心功能明显改善，起到事半功倍的作用。临床上心衰最常见诱因包括感染，特别是呼吸道感染、严重心律失常、过度疲劳、风湿活动、情绪激动或忧虑、过度劳累、肺栓塞、妊娠和分娩等，必须针对诱因进行相应治疗，如应用抗生素控制感染、应用抗心律失常药物或电治疗消除心律失常、应用激素或阿司匹林治疗风湿活动等。

（二）心力衰竭本身的治疗

包括减轻心脏负荷、提高心肌收缩力、改善心脏泵血功能等。减轻心脏负荷的措施有休息、镇静、限制水钠摄入，应用利尿剂和容量血管扩张剂以降低心脏前负荷，使用阻力血管扩张剂以降低心脏后负荷。提高心肌收缩力的措施主要是应用洋地黄类及其他正性肌力药物，改善心室重塑应使用β受体阻滞剂和血管紧张素转换酶抑制剂，现分述如下。

1. 休息　休息是减轻心脏负荷和能量消耗的重要措施之一，但休息的程度应根据心衰的轻重而定。心功能属于轻度降低者，可根据具体情况允许做一些轻度活动；而心功能3～4级者，则应卧床休息。急性左心衰竭者宜采取半坐卧位。但是长期卧床休息易发生静脉血栓、肢体失用性萎缩、食欲减退等症状。因此，待病情改善后应鼓励患者做轻度力所能及的活动，做到劳逸结合，这样有利于康复。必须指出，休息不仅仅局限于体力上的休息，亦应包括脑力、精神上的休息，对于焦虑、烦躁不安、失眠的患者，可酌情应用镇静剂，如地西泮等，同时要做好耐心细致的思想工作，取得患者的配合，树立战胜疾病的坚强信心。

2. 限制水钠摄入　心衰患者的饮食宜清淡和少食多餐，食物应富含维生素和易于消化，并注意热量平衡。对于肥胖、冠心病患者宜低热量、低脂饮食，适当减轻体重。长期营养不良的慢性患者则要保证营养，提高体质。

鉴于心衰的水肿与静脉及毛细血管淤血、细胞外液增加有关，而水肿的发生多继发于钠的潴留。因此适当限制钠的摄入对消除水肿有效。一般认为轻度心衰者每日氯化钠摄入应控制在5g以下，中度心衰者2.5g，重度心衰者不超过1.0g，而不加盐的正常人饮食中每日约含氯化钠2～4g。因此，对于重度心衰或顽固性心衰者，必要时应采取戒盐饮食。但是长期的严格戒盐往往会影响患者的食欲，必须权衡利弊。近年来由于各种利尿剂不断问世，目前过分严格地限制钠盐摄入已无必要，特别是大量利尿时，有时由于钠盐排泄过多会造成低钠血症，而血钠过低亦会影响利尿剂的疗效，应予注意。在限钠情况下，水分一般可不加限制，但重度心衰、明显水肿者，每日水分摄入应控制在2 000ml左右。

3. 利尿剂的应用　经适当限制水钠摄入后仍有水肿者，可使用利尿剂，它可消肿、减少血容量和减轻心脏前负荷。此外，利尿剂亦能降低血压而减轻心脏后负荷，从而增加心排血量，改善心功能。

（1）噻嗪类：大多数噻嗪类利尿剂口服后迅速吸收，口服2h左右达血浓度高峰，作用持续15h以上，多数以原形药从尿中排出，主要由近曲小管分泌。其作用部位是髓襻升支粗段的皮质部，抑制该段肾小管对氯化物、钠及水的重吸收，从而促进肾脏对氯化钠的排泄而产生利尿作用。同时由于转运到远曲小管钠增加，遂与钾进行交换，促进了钾的分泌和丢失，故长期使用可引起低钠、低氯和低钾血症及碱血症。不良反应除可造成上述电解质紊乱外，尚可引起高尿酸血症，这是由于在近曲小管，噻嗪类可与尿酸竞争同一载体，干扰尿酸分泌，致血中尿酸浓度增高，也可使血糖升高，这是由于噻嗪类能抑制胰岛素的释放及葡萄糖的利用所致。为了减轻上述不良反应，服药期间要补充钾盐或潴钾利尿剂联用。合并糖尿病、痛风的患者应慎用。常用制剂有以下几种。

1）氢氯噻嗪25mg，每日2～3次。

2）苄氟噻嗪5mg，每日1～2次。

3）环戊氯噻嗪0.25mg，每日2次。

4）氯噻酮50～100mg，每日1次。

噻嗪类属中效利尿剂，一般适用于轻、中度充血性心衰的治疗，对于急、重度心衰或顽固性心衰。则需与其他利尿剂合用，或改用强利尿剂。长期服用时，使用最小维持量，必要时间歇服用，这样不仅利尿效果较好，且可减少水、电解质紊乱。

（2）襻利尿剂：该类药物主要作用于髓襻升支的髓质部及皮质部，抑制其对钠、氯的再吸收，促进钠、氯、钾的排出和影响肾髓质高渗透压的形成，从而干扰尿的浓缩过程。此外，对近曲小管、肾小球滤过率也有作用。本类药物属强利尿剂，视病情可口服或注射，主要适用于急性心衰和重度充血性心衰的患者。常用制剂有以下几种。

1）呋塞米：20～40mg，每日1～3次，口服后20～30min开始利尿，1～2h达高峰，持续6～8h；20～40mg，每日1～2次，肌注或静注，注后2～5min开始利尿，30～90min达高峰，持续4～6h；对于严重顽固性心衰、明显水肿者，有时可采用冲击剂量，每日用量可达400～600mg，分次静注或静滴，待利尿和心衰改善后减量，常能取得较好疗效；由于本药属强利尿利，不良反应包括水、电解质紊乱，低血容量，低血钾、低血氯性碱中毒，长期应用可使听力减退、高尿酸血症和胃肠道症状；为了避免不良反应，一般从小剂量开始，酌情加量，并适当补充钾盐或与潴钾利尿剂联用，以避免水、电解质紊乱。

2）依他尼酸：其作用机制与呋塞米相似，但毒副反应较大。一般剂量为25～50mg，每日1～2次，服后30min开始利尿，2h达高峰，持续6～8h；静注25～50mg，注后2～10min开始利尿，1～2h达作用高峰，持续2～3h。

3）布美他尼：其作用与呋塞相似，1～2mg，每日1～2次，口服，服后30min开始利尿，1～1.5h达高峰，持续5～6h；0.5～2mg，每日1次，静注，注后10min开始利尿，30min后达高峰，持续2h。其利尿作用强度为呋塞米的20～25倍，不良反应较少，可引起水、电解质紊乱，偶可使血糖、血尿酸增高。

4）天尼酸：一般剂量为250～500mg，每日1～2次，口服1h开始利尿，3～5h达高峰，持续12～24h。

（3）潴钾利尿剂（含醛固酮拮抗剂）：主要作用于远曲小管的远端，有排钠、排氯的作用，对钾则相对潴留，单独应用时其利尿作用弱且起效慢，长期应用可导致血钾增高，临床上常与排钾利尿剂（如噻嗪类和襻利尿剂）联用，这样既可加强利尿作用，又可减轻电解质的紊乱。常用制剂有以下几种。

1）螺内酯：尤适用于继发性醛固酮增多性顽固性水肿。常用量为20～40mg，每日3～4次。不良反应少，偶有头痛、嗜睡现象，伴肾功能不全及高血钾者忌用；目前认为本药除利尿作用外，尚能改善心脏重塑，尤其适用于心功能Ⅳ级患者。

2）氨苯蝶啶：50～100mg，每日3次，服后1h开始利尿，4～6h达高峰，持续12～16h。目前认为本药并非通过拮抗醛固酮起作用，而是作用于远曲小管和集合管，抑制钠的重吸收和钾的排泄，使尿中钠、氯排出增加而利尿，对K^+则有潴留作用。不良反应较少，偶有嗜睡及胃肠道相关症状。

3）阿米洛利（氨氯吡咪）：其作用机制与氨苯蝶啶相似，一般剂量为5～10mg，每日

1 ~2 次。

（4）其他利尿剂：如汞撒利，由于毒性大，现已少用；碳酸酐酶抑制剂如乙酰唑胺，因利尿作用弱，且易产生耐受性，也很少应用。

4. 血管扩张剂的应用 20 世纪 70 年代以来，各种新型正性肌力药物的问世，血管扩张剂的广泛使用，大大提高了心衰的治疗效果，使不少以往认为是顽固性（难治性）心衰变为可治。血管扩张剂治疗心衰的机制或是降低外周血管阻力和心室排血阻力，减轻心脏的后负荷，或是降低静脉张力，扩张容量血管使回心血量减少，从而降低心室舒张末期容量，减轻心脏的前负荷，减少心肌耗氧，改善心室功能。

血管扩张剂主要适用于心功能 3 ~4 级的慢性充血性心衰；对于瓣膜反流性心脏病（如二尖瓣、主动脉瓣关闭不全）、室间隔缺损等，可减少反流或分流，增加前向心排血量；但主动脉瓣关闭不全者不宜将血压尤其是舒张压过分降低，以免冠状动脉灌注减少，诱发或加重心绞痛及心肌缺血。对于二尖瓣和（或）主动脉瓣狭窄及左心室流出道梗阻患者，不宜应用动脉扩张剂，可用静脉扩张剂。此外，血容量不足、低血压和肾衰竭者不宜用血管扩张剂。目前认为单纯血管扩张剂虽可改善临床症状，但长期使用并不能改善心衰的预后。根据血管扩张剂的作用部位和血流动力学反应不同，大致可分为 3 类。

（1）扩张静脉为主：代表药物为硝酸酯类，以硝酸甘油应用最广，视疾病情况采用皮肤、舌下、口服或静脉给药。对于急性心衰和危重患者通常选用静脉给药，一般病例可口服或舌下含服。业已证实，本类药物小剂量时主要扩张外周静脉，中等剂量能降低心室前负荷，较大剂量有扩张动脉作用。最理想的患者是经洋地黄和利尿剂治疗后，仍有呼吸困难和端坐呼吸，左室充盈压增高超过 20mmHg，低心排血量和外周阻力增高的患者。对于左室充盈压 $<$20mmHg 的患者，因其可引起低血压和心动过速，不仅不能改善心衰，而且反而使心排血量减少，应予注意。一般开始剂量为 2 ~ 10μg/min，视病情可每隔 5 ~ 15min 递增 2 ~ 10μg/min。硝酸酯类不良反应有头胀、头痛、心动过速、面红、恶心等，偶有体位性低血压，适当减量或停药后多能消失。

（2）扩张小动脉为主：本类药物主要降低心脏后负荷，对于外周阻力增高为主、心排血量降低的心衰患者最为理想。常用药物包括肼屈嗪、乌拉地尔、血管紧张素转换酶抑制剂。

肼屈嗪口服剂量为 25 ~50mg，每日 3 次，尤其适用于慢性心衰，若与硝酸酯类如硝酸异山梨酯联用，可获最大每搏量。但长期服用本药，可通过肾素 - 血管紧张素 - 醛固酮系统导致水钠潴留，可合用利尿剂来克服。此外，长期服用偶可引起红斑狼疮、类风湿关节炎和周围神经病等不良反应，停药后多能消失。

乌拉地尔具有外周和中枢阻断 α 受体的作用，适用于急性肺水肿及难治性心力衰竭，特别是左心衰竭伴外周阻力明显增高者，但急性肺水肿并非首选。静脉使用，开始用量为每分钟 6mg，维持量为每小时 120mg。

血管紧张素转换酶抑制剂已成为防治充血性心衰的基石，除有禁忌外，几乎所有心衰患者均应使用血管紧张素转换酶抑制剂，其禁忌证为低血压、明显肾功能不全和双侧肾动脉狭窄。血管紧张素转换酶抑制剂治疗心衰的作用机制包括：①抑制血管紧张素Ⅰ转变成缩血管活性更强的血管紧张素Ⅱ；抑制缓激肽的降解，增加循环前列环素水平，从而扩张外周小动脉和静脉系统，减轻心脏的前、后负荷。②抑制心脏、血管组织的肾素 - 血管紧张素系统，可能防止心室和血管重塑。③抑制交感神经系统，降低循环儿茶酚胺水平（其活性水平直接与心衰预后有关），因而血管紧张素转换酶抑制剂扩张血管不伴有反射心动过速和继发性血去甲肾上腺素升高。此外，可使心衰患者下调的β受体密度上升而改善心室功能。④有助于纠正心衰患者低钾、低镁血症，降低室性心律失常的发生率。血管紧张素转换抑制剂常用制剂有卡托普利6.25～25mg，每8h1次，必要时可增至每日150mg；依那普利2.5～5mg，每日1～2次，可增至10mg，每日2次；培哚普利2～4mg，每日1次；培那普利10～20mg，每日1次；福辛普利5～20mg，每日1次等。

（3）动、静脉扩张剂：临床上主要使用的是硝普钠，急性肺水肿时硝普钠常为首选，本药需静脉给药，且需避光使用，应临时新鲜配制，并于4～6h更换1次，开始量为2～10μg/min，每5～10min增加2～10μg，直至获效。使用过程中应密切注意血压、心率和全身情况，对血压偏低者可与多巴胺或多巴酚丁胺合用。不良反应有低血压、嗜睡、恶心、呕吐等。长期用药时，血中代谢产物硫氰化物浓度过高，可引起神经中毒的表现及甲状腺功能低下。

选用血管扩张剂视病情而定，一般选用原则是：急性肺水肿为主，多选用硝普钠，其他则首选硝酸甘油。

5. 增强心肌收缩力　正性肌力性药物大致分为两大类，即洋地黄和非洋地黄类正性肌力药物，现分述如下。

（1）强心苷：以洋地黄为代表的强心苷，迄今仍是治疗心衰的主要正性肌力药物。目前认为洋地黄应用的目的在于改善收缩性心衰患者的临床状况，它没有明显降低心衰患者病死率的作用，因而不推荐应用于心功能Ⅰ级患者。它能直接增强心肌收缩力，对功能不全的心脏，心肌净耗氧量明显降低。此外，能减慢心率，减慢房室传导，缩短心肌细胞的复极过程，使周围血管收缩，抑制肾小管对钠的再吸收而产生直接利尿作用。但洋地黄正性肌力作用机制迄今尚未完全阐明。现已证实，钙是启动心肌收缩的关键物质，治疗量的洋地黄能增加兴奋时胞质内Ca^{2+}浓度，从而增强兴奋－收缩偶联过程。目前认为，心肌细胞收缩所需的Ca^{2+}，主要不是来自肌浆网或线粒体，而是来自细胞膜外，洋地黄类的强心作用在于它能增加Ca^{2+}进入细胞内，从而促进肌凝蛋白和肌纤维蛋白结合的过程。此外，尚能抑制细胞膜上Na^+-K^+-ATP酶（离子主动运转酶系）的活性，使Na^+-K^+交换系统活性降低，导致细胞内K^+减少而Na^+相对增加，以致细胞内Na^+-Ca^{2+}交换活跃，促进Ca^{2+}内流增加。洋地黄通过直接或间接对自主神经系统的作用，以及心功能的改善，使心率减慢。洋地黄通过减慢心肌细胞动作电位曲线0位相上升速率，降低膜反应性而减慢传导，缩短动作电位间期，缩短不应期，使Q－T间期缩短，改变1、2位相的斜率使ST段偏移，增强4位相舒张期自动除极，可兴奋低位异位起搏点的自律性，导致心律失常。中毒量洋地黄还可直接作用于心脏传导系统，造成部分或完全性传导阻滞。

洋地黄的适应证：①充血性心衰，尤其心功能3～4级收缩性心衰。②心衰伴快速心房颤动（肥厚型心肌病或预激综合征所致者应属禁忌或慎用）。③对于窦性心律的慢性心衰应先用利尿剂和血管扩张剂（包括血管紧张素转换酶抑制剂），只有在上述治疗无效，无低血钾情况下，给予洋地黄。④非洋地黄引起的心律失常，包括快速心室率性心房扑动或颤动、阵发性室上性心动过速（预激综合征所致者慎用）等。⑤曾有心衰史患者或疑有潜在心功能低下者，施行外科手术（包括心脏手术）、妊娠、分娩或并发其他严重疾病时，可预防性酌情应用洋地黄，以预防心衰发生。

下列情况不宜应用洋地黄：①预激综合征合并心房颤动，洋地黄可缩短旁路不应期而导致心室颤动。②二度及三度房室传导阻滞。③病态窦房结综合征（无起搏器保护者），特别是老年人。④单纯舒张功能不全性心衰，如肥厚型心肌病，尤其伴流出道梗阻者。对于急性心肌梗死早期（前24h内）、心肌炎、肺源性心脏病、巨大心脏等情况下合并心衰，洋地黄应慎用，剂量宜小，并应密切观察和作相应治疗。对二尖瓣狭窄（心房颤动合并右心衰竭除外）除能减慢心率外，其他帮助不大。大量心包积液或缩窄性心包炎，洋地黄疗效欠佳。洋地黄中毒所致心肌收缩力减退或引起心律失常是洋地黄绝对禁忌证。此外，室性心动过速亦属洋地黄禁忌。

洋地黄类制剂及用法：根据给药后起效的快慢，大致可分为速效、中效和慢效三种制剂。常用速效制剂有毒毛花苷K、毛花苷C（西地兰）、洋角拗苷、铃兰毒苷、黄夹苷（强心灵）和冰凉花总苷（福寿草总苷）等，经静脉给药后多在5～30min内起效，主要用于急重心衰患者。中效制剂常用的有地高辛、甲基地高辛等，口服后1～2h内起效，为临床上最常用制剂。慢效制剂常用的有洋地黄叶和洋地黄毒苷等。对于慢性心衰一般情况下可选用中效或慢效制剂，危重或急性心衰病例可选用速效制剂，待症状控制后，改用中效或慢效制剂维持。常用洋地黄类药物用法及剂量详见表7－1。

表7－1 常用洋地黄类制剂作用时间及剂量

药物	给药途径	起效时间(min)	作用高峰时间(h)	维持时间(d)	消失时间(d)	半衰期(d)	负荷量(mg)	每日维持量(mg)
毒毛花苷K	静注	5	1～2	1～2	2～5	1～1.5	0.25～0.5	
毛花苷C	静注	10～30	0.5～2	1～2	3～6	1.5	1.2	
羊角拗苷	静注	5～10	1～2	1～2	2～5	1	0.5～1	
铃兰毒苷	静注	20～30	2	1～2	2～3	1	0.2～0.3	0.05～0.1
冰凉花总苷	静注	15～30	2	1～2	2～5	1	1～1.5	0.5
黄夹苷	静注						0.25～0.5	
	口服	60～120	4～8	1～2	3～5周	2	1.5～2	0.25～0.5
地高辛	口服	60～120	4～12	1～2	5～7	1.5～2	1～2	0.25～0.5
	静注	10～30	2～4	3	3～6	2	0.75～1.25	0.25
甲基地高辛	口服	10～30	1	1～2	5～7	1.5～2	0.6～1.2	0.1～0.3
	静注						0.2～0.3	
洋地黄叶	口服	120～240	8～12	4～7	2～3周	5～6	0.8～1.2 g	0.05～0.1 g
洋地黄毒苷	口服	120～240	8～12	3～10	2～3周	5～7	0.8～1	0.05～0.1
	静注	30	4～8	12～20			0.5～1	

强心苷给药方法有两种。

1）速给法：多采用静注速效洋地黄制剂，如毛花苷C可视病情先静注0.2～0.4mg，2～4h后再注0.2～0.4mg；毒毛花苷K首剂0.25mg，2h后再注0.125～0.25mg；铃兰毒苷首剂0.1mg，加入5%葡萄糖液20ml中缓慢静注，2～4h后再注0.05～0.1mg；羊角拗苷首剂0.25～0.5mg，2～4h后再注0.25mg。这种在治疗上最初快速给予较大剂量洋地黄类制剂，能迅速发挥最高疗效而又不出现毒副反应所需要的剂量称为洋地黄负荷量或洋地黄化量。目前此法主要用于治疗急性左心衰竭或快速心房颤动伴心衰者，亦适用于危重的充血性心衰患者，有效后改口服维持。

2）每日维持量疗法：适用于病情不太急的慢性心衰患者。目前临床应用最广的是地高辛0.125～0.25mg，每日1次，口服，心房颤动和个别患者为每日0.375～0.5mg，约5个半衰期（即1.5×5=7.5d）后血浓度即可达到治疗水平。现已证实，洋地黄治疗心衰时剂量与心肌的收缩效应呈线性关系，并非全或无，即使用小剂量也可使心肌收缩力增强，随剂量增加收缩力也随之增强，但剂量超过一定限度后，收缩力不仅不再增加甚至下降。因此，盲目增加洋地黄剂量不仅易出现中毒反应，且能加重心衰。因此传统的先给予饱和量（负荷量），继以维持量疗法，由于易致洋地黄中毒，现已少用，除非属较急或危重的心衰。在一般情况下宜采用每日维持量疗法，其优点是既可降低洋地黄用量，又可减少其毒副反应。

应用洋地黄类药物的注意事项：人尽皆知使用洋地黄应坚持个体化用药的原则，但对每个具体患者确定其最佳治疗剂量并非易事，一般而言，剂量与体重有关，但肥胖者矫正剂量应以标准体重为准，而不是根据实际体重计算。老人、肾功能损害者、消瘦者，以及同时服用增加洋地黄吸收（尤其口服制剂）、提高有效血浓度或延长其半衰期的药物，如口服吗啡类（可待因、罂粟碱等），抗胆碱能药物（阿托品、莨菪碱、丙胺太林等），青霉素、红霉素、氯霉素、新霉素和四环素类抗生素，阿司匹林、吲哚美辛和布洛芬等消炎镇痛药，利血平、胍乙啶等降压药，β受体阻滞，奎尼丁、维拉帕米、胺碘酮、丙吡胺等抗心律失常药，肾上腺皮质激素和利尿剂等，洋地黄应适当减量，以免血清浓度过高导致毒副反应发生。相反，考来烯胺（消胆胺）甲氧氯普胺（胃复安），抗酸剂如三硅酸镁、氢氧化铝等均能降低地高辛的胃肠道吸收，使其血清浓度降低。而酚妥拉明、硝普钠等血管扩张剂可使地高辛肾小管排泌增加，使血清有效浓度降低，苯马比妥、苯妥英钠和保泰松可加速洋地黄在肝内生物转化过程，也可使血清有效浓度降低。故洋地黄与上述药物联用时，则要适当增加剂量。此外，应用洋地黄过程中应密切监测电解质水平，尤其注意低钾、低镁血症可诱发或加重洋地黄毒性反应。近年来应用放射免疫法测定血液中洋地黄的浓度，对防止洋黄中毒的监测有一定作用，一般认为地高辛有效血浓度在1～1.5μg/L，超过2μg/L时易发生中毒。但无中毒者和有中毒者血清洋地黄浓度间仍有明显重叠现象，因此临床症状的改善及中毒症状的出现与否仍然是调整洋地黄用量的重要依据。

洋地黄的毒副反应：洋地黄治疗量与中毒量仅相差1.6倍，两者十分接近，使用不当易发生中毒，常见的诱因包括：①电解质紊乱，特别是低血钾、低血镁和高钙血症。②甲状腺功能减退。③老年患者。④肾功能减退。⑤风湿活动、心肌炎等对洋地黄敏感性增加。⑥肺源性心脏病、严重缺氧、急性心肌梗死、心肌病、心脏极度扩大等对洋地黄的耐受性降低。⑦同时使用可提高洋地黄血浓度的药物等。

洋地黄中毒在心脏方面的毒性主要表现有频率和节律的变化，其中以室性早搏最常见，可呈二联律、三联律或多源性，其次是伴或不伴有传导阻滞的房性心动过速、非阵发性交界性心动过速，严重中毒者可引起室性心动过速与心室颤动。洋地黄亦可引起心动过缓，包括窦性心动过缓，窦房阻滞或一度、二度、三度房室传导阻滞等。心律失常是洋地黄中毒的主要表现，老年人在充血性心衰治疗过程中若出现缓慢性心律失常，应考虑到洋地黄中毒的可能。洋地黄心外毒性反应包括胃肠道症状，如厌食、恶心、呕吐、腹泻等；视觉障碍包括视力模糊、色视、出现盲点、复视等；神经系统反应有头痛、忧郁、失眠、乏力等。

洋地黄中毒的治疗：一旦发现中毒应立即停用，一般情况下若属快速性心律失常（无论是室性或室上性），即使血钾不低也可适当补钾，因为血钾正常并不代表细胞内不缺钾，只要血钾不高就可以了。心律失常较轻者可口服10%氯化钾10～15ml，或缓释钾片1.0g，每4～6h 1次，直至心律失常纠正。较重者，尤其伴低钾血症者，应静脉给药，一般用量为10%氯化钾10～20ml，加入5%葡萄糖液250～500ml中静滴，每小时滴注0.5g左右，并用心电监护，直至控制异位心律。在紧急室性心律失常时，也可立即静注利多卡因50～100mg，必要时隔5～10min重复1次，但1h总量不宜超过300mg，然后静滴维持。若利多卡因无效，也可改和苯妥英钠，首剂100mg，加入20ml注射用水中，缓慢静注，必要时5～10min后重复给药，总量不宜超过300mg，以免发生低血压、呼吸抑制，待症状改善后改为口服100mg，每日3次。洋地黄中毒致缓慢性心律失常，则不宜在无血钾检查结果时补钾，若同时合并室性早搏，可先用苯妥英钠，待测得血钾结果后再决定是否补钾。高度房室传导阻滞、肾衰竭、少尿者不宜补钾。心动过缓伴阿－斯综合征发作者宜安置临时心脏起搏器，一般情况下可用阿托品类治疗，如阿托品0.5～1mg肌注，视病情每4～8h1次。病情轻者也可口服。基于低血钾常伴有低镁血症，硫酸镁不仅能纠正低血镁，而且可兴奋受洋地黄抑制的Na^+-K^+－ATP酶，制止心肌钾的丢失，也适用于洋地黄中毒所致心律失常。一般剂量为25%硫酸镁10ml，加入5%葡萄糖液250ml中静滴；当血钾<3.5mmol/L，加10%氯化钾5～7ml，此为1剂之量，每日可给1～2剂。心律失常纠正后预防用药为隔日或每日1剂。对于严重快速心律失常者，可用25%硫酸镁10ml，加入5%葡萄糖液20ml中缓慢静注。此外，亦可用门冬氨酸钾镁20ml（每10ml内含镁、钾各500mg）加入5%葡萄糖液250ml中静滴。经上述非特异性疗法仍不能控制的严重心律失常，可采用特异性地高辛抗体进行治疗。用法是治疗前即刻记录心电图及有关电解质（钾、钠、钙、镁）检查，常规作地高辛特异的性抗体F（ab′）2皮试：先将F（ab′）20.1ml，加生理盐水0.9ml，作皮试，其观察方法同青霉素皮试。若皮试阴性，在心电图或心电示波器监护下，将地高辛特异性抗体F（ab′)2 800mg，用生理盐水稀释成20ml，缓慢静注，如30min后无任何好转可重复注射1次，直至心律失常消失，一般情况下总量为800～2 400mg。必须指出，使用地高辛性特异抗体F（ab′）2之前应肯定为洋地黄中毒才可使用，更不要将洋地黄不足误诊为中毒，因为使用F（ab′）2后有可能使心肌内的地高辛急剧转移到抗体上，使原先的正性肌力作用锐减，导致心衰加重。

在基层若无地高辛特异性抗体F（ab′）2，而上述抗心律失常药物又无效时，可考虑施行食管心房调搏术或安置临时起搏器，应用超速抑制或通过程序刺激法多能控制心律失常。至于电击复律，一般不主张用于洋地黄中毒所致室性心动过速，以免发生心室颤动。只有在其他方法均无效情况下，采用低能量（5～10J，一般应<50J）电击。

（2）非洋地黄类正性肌力药物：该类药物是近年来发展最为迅速的药物之一，临床上应用较广的包括以下几类。

1）β受体兴奋剂：目前应用较多的如多巴胺和多巴酚丁胺，两者均能兴奋及心脏β受体，激活腺苷环化酶，使腺苷三磷酸（ATP）转化为cAMP，促进Ca^{2+}进入心肌细胞膜，选择性地增强心肌收缩力，增加心排血量和降低肺毛细血管楔嵌压，改善心功能。但前者使血压、体循环血管阻力、左室充盈压、心率增加；后者主要兴奋 β_1 受体，对血压、左室充盈压和心率影响较小，且能降低体循环血管阻力。因此，对于心排血量低、左室充盈压高、体循环血管阻力正常或低下，特别是合并低血压时宜选多巴胺；而心排血量低、左室充盈压高、体循环血管阻力和动脉压在正常范围的患者，应选用多巴酚丁胺。因两药均需静脉给药，故多用于急性心衰或危重病例。基于充血性心衰时，心室肌 β 受体数量减少或调低，持久兴奋不足以维持正性肌力作用，故有人主张本药应与洋地黄交替使用，或采用间歇用药。多巴胺常规用量开始为 0.5～1.0μg/（kg·min），可逐渐增至 2～10μg/（kg·min）。多巴酚丁胺用量一般为 2～10μg/（kg·min），每日总量可达 80～240mg，但滴速不宜过快，以免引起头痛、恶心、呕吐、心悸和心律失常等不良反应。

近年来应用较广的 β 受体兴奋剂尚有：①普瑞特罗（对羟苯心安），为 β_1 受体兴奋剂，口服或静注均有效，作用持久，具有明显正性肌力作用，增加心排血量而无收缩血管作用，且能增加洋地黄的正性肌力作用而不引起的心律失常。静注剂量为每次 2.5～5mg，5～10min 达最大作用，作用持续 3h；口服为 5～20mg，每日 3 次。由于本药不良反应较大，大剂量可引起心肌缺血，近年来已较少使用。②多培沙明通过降低心脏前、后负荷和正性肌力作用，能明显提高每搏量、心排血量和降低心室充盈压；通过增加肝、肾等内脏器官的血流，可改善重要脏器的功能，增加尿量和钠的排泄。此外，多培沙明尚能改善心室顺应性。常规剂量为 0.25～1.0μg/（kg·min），静滴。若剂量高于 1.0μg/（kg·min），可产生心悸，诱发心律失常、心绞痛等不良反应。③吡布特罗（吡丁醇）为 β_2 受体兴奋剂，对 β_1 受体也具兴奋作用。用法为 20mg，每日 3 次。④沙丁胺醇作用与吡布特罗相似，口服剂量为 4～8mg，每日 3～4 次。⑤扎莫特罗属新型 β_1 受体兴奋、保护双重作用的药物。用法为每次 0.2μg/kg，静注；200mg，每日 2 次，口服。⑥异波帕明（多巴胺异丁酯），一般剂量为 100～200mg，每日 2～3 次。

2）双异吡啶类：该类药物中，临床应用最广的是氨利酮（氨吡酮）和米利酮（二联吡啶酮）。该类药物主要通过选择性抑制磷酸二酯酶Ⅲc 起作用，抑制 cAMP 降低，使细胞内 cAMP 含量增加，后者通过 3 种途径调节或潜在性激发心肌收缩，即：①通过肌膜 Ca^{2+} 通道磷酸化，促进 Ca^{2+} 跨膜内流增加。②肌质网有关蛋白磷酸化，激活 Ca^{2+}－ATP 酶，使肌质网摄取和释放 Ca^{2+} 增加。③收缩蛋白磷酸化，特别是肌钙蛋白 I 和肌球蛋白磷酸化，使心肌收缩力增强和正性松弛作用。血管平滑肌细胞内 cAMP 增加，使平滑肌细胞的肌质网摄取 Ca^{2+} 增加，细胞质 Ca^{2+} 减少，导致血管扩张。本类药物与洋地黄合用时具有协同作用。氨利酮一般推荐首次负荷量为 0.75mg/kg，静注，必要时 30min 后重复 1 次，然后每分钟 5～10μg/kg，静滴。口服剂量为 100～200mg，每日 2～3 次，服后 1h 内起作用，最大作用时间 1～3h，持续 4～6h。本药若与肼屈嗪联用可明显提高心排血量、降低肺毛细血管楔嵌压，适用于顽固性心衰。不良反应包括胃肠道症状、血小板减少和腹痛等。近年来氨利酮逐渐被作用更强的米利酮代替。米利酮不仅有明显的正性肌力作用，比氨利酮强 10～40 倍，而且能选择性地松弛血管平滑肌，具有扩张周围血管作用，并可改善左心室舒张功能，在改善血流动力学的同时不增加氧耗、不使动脉压下降，是较理想的抗心衰的药物之一。剂量为25～75μg/kg，静注，从小剂量开始，根据需要递增。口服剂量为 2.5～10mg，每日 2～4 次。

3）咪唑类化合物：如依诺昔酮（氢甲苯咪酮），具有正性肌力和扩张血管双重作用，其强心作用与心脏磷酸二酯酶同工酶Ⅲ抑制有关，使心肌 cAMP 浓度增高，促进心肌细胞

Ca^{2+}内流，肌浆网主动摄取Ca^{2+}及激活磷酸化酶而使糖原分解增加，ATP生成增多而使心肌收缩力增强。此外，高浓度时尚能抑制Na^+-K^+-ATP酶，使心肌细胞外Na^+浓度降低，细胞内Na^+浓度，通过抑制Ca^{2+}与载体结合而减少Ca^{2+}外流，以及Na^+促进肌浆网释放Ca^{2+}而产生正性肌力作用，其扩血管作用也可能与平滑肌内cAMP浓度增加有关。当血管平滑肌内cAMP增加，蛋白激酶激活后促进Ca^{2+}外运，阻止Ca^{2+}内流，使细胞内可和少Ca^{2+}浓度降低，平滑肌兴奋一收缩偶联过程受阻，因而外周血管扩张。依诺昔酮剂量为每次0.5mg/kg，静注，注后10min有明显血流动力学效应，作用持续6h左右。口服剂量为每次3mg/kg，视病情可每日2～3次。

其他类似药物有：①匹罗昔酮50mg，每日2～3次，口服；静注为0.5mg/kg。②硫马唑，首剂0.1～0.4mg/kg，静注，继之以0.35mg/min，静滴，每30min可酌加剂量，但不宜超过1.4mg/min，连续静滴72h；口服剂量为50～200mg，每日3次。

鉴于非洋地黄类正性肌力药物仅短期内改善血流动力学效应，长期应用时缺乏持续血流动力学效应，应用不当可诱发严重心律失常，甚至使病死率增加，因此仅适用于充血性心衰急性恶化时，或心衰经利尿剂、ACEI、地高辛和血管扩张剂联合治疗仍无效的患者。

6. 改善心肌代谢和供能　有部分学者认为对于重症心衰患者虽可酌情应用能量合剂和营养心肌药物，如ATP、辅酶A、辅酶Qio、细胞色素C和1，6-二磷酸果糖（FDP），但无明显疗效的循证医学证据。

7. 血管紧张素转化酶（ACE）抑制剂　ACE抑制剂应从小剂量开始，并根据血压等情况逐渐增加剂量，同时监测血压和肾功能的变化。

8. β受体阻滞剂　病情稳定后从小剂量开始使用。

9. 其他治疗措施　包括吸氧、支持疗法、对症治疗、加强护理等。

（姚颖龙）

第六节　急性心力衰竭

急性心力衰竭是指心排血量短期内急剧下降，甚至丧失排血能力。常见于严重的急性心肌炎、心肌梗死、严重心瓣膜狭窄、心室流出道梗阻、心房内球瓣样血栓或黏液瘤嵌顿、肺动脉主干或大分支阻塞；急起的心脏容量负荷过重，如外伤、感染性心内膜炎、心肌梗死等所致瓣膜穿孔及损害、腱索断裂、心室乳头肌功能不全、心室间隔穿孔、主动脉窦瘤破入心腔、输流过多或过快；急起的心室舒张受限制，如急性大量心包积液和积血，快速异位心律，严重心律失常如心室颤动、心室停顿、显著心动过缓等。

一、诊断

按心脏排血功能减退的程度、速度和持续时间、代偿功能的差别，可出现下述表现。

（一）临床表现特点

1. 晕厥　指心排血量减少致脑部缺血而发生的短暂性意识丧失，若持续数秒以上，可发生四肢抽搐、呼吸暂停、发绀、心音消失或相应的心律失常。发作大多短暂，发作后意识常立即恢复。

2. 休克　除有心功能不全征象外，尚有休克的临床表现。

3. 心脏骤停。

4. 急性肺水肿　为急性左心衰竭的主要表现。典型者常突然发作，高度气急，呼吸浅速（30～40次/min）、端坐呼吸、咳嗽、咯白色或粉红色泡沫样痰；若为肺间质水肿，则为干咳，患者面色灰白、口唇及肢端发绀、大汗、烦躁不安、心悸、乏力等。体征包括双肺广泛水疱音和（或）哮鸣音，心率增快，心尖区第一心音低钝，可出现收缩期杂音和奔马律，心界向左下扩大，可有心律失常和交替脉，血压可以升高也可降低，若伴血压下降者往往病情更为严重。此外，不同心脏病尚有相应症状和体征。

（二）实验室及其他辅助检查特点

1. 胸部X线检查　肺门有蝴蝶形大片阴影并向周围扩展，心界扩大，心尖搏动减弱。此外，不同心脏病尚有相应X线征，如高血压、主动脉瓣病变等可呈靴形。心改变；二尖瓣狭窄致左心房衰竭可有梨形心改变。

2. 心电图检查　常有窦性心动过速或各种心律失常，心肌损害，左心房、左心室肥大等。

3. 超声心电图　可显示左心房、左心室肥大，搏动减弱，同时可检出相应心脏病的形态学改变。

二、治疗

（一）心源性晕厥

基于发作多历时短暂，以防治原发病和控制心律失常为主。一般可采用以下措施：轻者可让患者平卧、下肢抬高以增加回心血量；心动过缓者可注射阿托品或山莨菪碱；血压偏低宜用升压药，如间羟胺、多巴胺等。

（二）急性肺水肿的治疗

急性肺水肿是心脏急症，应分秒必争，其具体急救措施如下。

1. 体位　将患者置于半坐卧位，双腿下垂，以改善肺活量和减少静脉回流，减轻心脏前负荷。

2. 立即供氧并消除泡沫　可将氧气先通过50%～70%乙醇湿化瓶后吸入，也可用1%硅酮溶液代替乙醇，或吸入二甲基硅油去泡气雾剂，以降低泡沫的表面张力使泡沫破裂，改善肺通气功能。一般情况下可用鼻导管供氧，严重缺氧者亦可采用面罩正压供氧，氧气浓度以40%～60%为宜，一般流量为4～6L/min。严重时可无创通气。

3. 镇静　立即用吗啡2.5～5mg，皮下注射或肌注。业已证实，吗啡不仅具有镇静、解除患者焦虑状态的作用，而且能扩张静脉和动脉，从而减轻心脏前、后负荷，改善肺水肿。对于高龄、哮喘、昏迷、严重肺部病变、呼吸抑制和心动过缓、房室传导阻滞者应慎用或禁用。

4. 洋地黄类药物　急性肺水肿宜采用静注快作用洋地黄制剂，常用的有毛花苷C（西地兰）0.2～0.4mg，必要时2h后再注0.2～0.4mg。对于二尖瓣狭窄所致左心房衰竭，除心动过速、合并快速型心房颤动外，一般可不用强心苷，以免右心排血量增加反而加剧肺水肿。即使应用，剂量宜小，其目的主要用来减慢心室率，以改善左心室舒张期充盈，必要时可合用少量β受体滞剂如美托洛尔2～5mg静脉注射，以降低心率。

5. 静注襻利尿剂　一般情况下可先静注呋塞米 20 ~ 40mg，或由美他尼 1 ~ 2mg，必要时隔 4 ~ 6h 后再注 1 次，以减少血容量、降低前负荷。

6. 应用血管扩张剂　静脉使用血管扩张剂，常用制剂有硝普钠和硝酸甘油等，常首选硝普钠，按血压水平调整用量。

7. 必要时选用非洋地黄正性肌力药物　如多巴酚丁胺、氨利酮、米利酮、依若昔酮等。

8. 治疗原发病、消除诱因和纠正心律失常　如高血压所致急性左心衰竭的关键为采取积极降压措施；二尖瓣严重狭窄者，必要时可施行紧急经皮二尖瓣球囊成形术或二尖瓣分离术等。对于诱因如感染者给予抗生素，有严重心律失常导致血流动力学障碍应给予抗心律失常治疗，包括药物或电治疗等。

（邱光钰）

第七节　冠状动脉粥样硬化性心脏病

一、冠状动脉搭桥术

应用外科技术进行冠状动脉旁路移植术的历史已有 40 多年，我国自 1974 年郭加强教授首次成功进行冠状动脉旁路移植术以来已有 30 多年历史了。近 30 年来，尤其是近 10 年来，随着心脏外科技术、心肌保护、体外循环及术后监护治疗手段的提高，心脏外科及心脏搭桥手术得到了迅速的发展。但是，随着内科介入治疗手段的进步，由于其具有创伤小，风险低，住院时间短，围术期死亡率低的特点，大量冠心病患者逐步接受介入治疗作为治疗冠心病的主要手段。目前冠心病的外科治疗对象主要是多支弥漫性病变、冠心病合并严重并发症的危重及复杂病例。

（一）冠心病的病理

冠状动脉粥样硬化是全身动脉系统动脉硬化进程的一部分。早期为动脉壁细胞内及细胞外基质内脂肪沉着，逐步聚积、扩大形成黄白色隆起于内膜表面的斑块，斑块基底部可能出现中心组织退变，脂肪堆积崩解而形成表面溃疡。斑块表层有胶原纤维层覆盖，基底部往往有毛细血管滋养，斑块可以在病理基础上发生钙化、出血和破溃，形成溃疡或在创面上形成血栓，从而导致冠状动脉变窄及心脏供血不足。冠状动脉按管腔狭窄程度分为四级：管腔缩小 25% 以内为一级，25% ~50% 为二级，50% ~75% 为三级，狭窄 >75% 为四级，其中四级以上性狭窄科以导致心肌供血明显下降及出现心肌缺血症状。

（二）冠状动脉解剖要点

冠状动脉主要分支包括：前降支及主要对角支；回旋支及主要钝缘支；右冠及后降支。

左冠状动脉主干：发自升主动脉左冠窦内，沿肺动脉及左心耳之间走行，于左心耳处分为前降支及旋支。该处包埋于左房室沟脂肪组织下，并被左心耳遮盖，通常不易显露，不适合进行旁路移植。

前降支：沿前室间沟下降，绕过心尖后同后降支汇合，走行过程中发出对角支及间隔支滋养室间隔及左室前壁。近 1/3 段埋藏在脂肪组织下，远 2/3 段裸露于心表，是适合心脏搭桥的部位。2% 患者前降支直接发自升主动脉。

回旋支：自左冠状动脉主干发出，走行于左房室沟内，由此发出多支钝缘支向下至心尖部，供应左室侧壁及心尖部血供。约45%窦房结动脉发自回旋支。

右冠状动脉及后降支：主干发自右冠窦，沿右房室沟走行，随后绕至后室间沟成为后降支，向心室后壁及室间隔后部分供血，沿途发出锐缘支，后降支于心尖部同前降支汇合形成侧支循环。

后降支由右冠状动脉发出者成为右优势型冠状动脉分布；后降支来自左冠状动脉者成为左优势型，如来自双侧冠状动脉者则称之为混合型。

（三）临床表现

心肌缺血尤其是运动后急性缺血，首先引起的症状是心绞痛。心绞痛的典型症状为心前区剧痛，向左肩及左上肢放射，疼痛持续时间可数分钟或数小时，患者出冷汗，应用硝酸甘油等扩张冠脉药物后症状可缓解。目前我国对心绞痛的分型采用 WHO 基本分型方法，即分为：劳累型心绞痛和自发型心绞痛两大类。劳累型心绞痛又根据病情分为稳定型、初发劳力型、恶化劳力型及卧位型心绞痛四类；自发型心绞痛指心绞痛发生同心肌氧耗增加无固定关系。随着病情加重，心脏功能逐渐恶化并出现血流动力学障碍，在临床上表现出心力衰竭的症状，也可出现各种类型的严重心律失常。大面积心肌梗死或导致的心肌破裂、室间隔穿孔及急性瓣膜功能障碍均可导致急性左心或全心功能不全，严重者可导致心源性休克。

（四）诊断

通常根据典型的症状、体征及临床心电图或动态心电图检查可以确诊。

1. 心脏超声　可提示心室壁运动异常，提示相应部位心肌缺血，可了解有无室间隔穿孔、大面积心梗后室壁瘤形成、二尖瓣乳头肌功能障碍及心室功能等方面内容。

2. 冠状动脉造影　可以对冠状动脉各分支病变提供准确的解剖学诊断，为介入治疗和外科手术治疗提供直接的依据。同时进行的左心室造影也可对左心功能状态作进一步评估。

3. 高速螺旋 CT　目前应用的超高速螺旋 CT 增强扫描及冠状动脉重建可清楚的显示冠状动脉病变的位置及程度，有可能在部分上取代冠状动脉造影。

4. 核医学　目前常用的有^{201}T1 心肌灌注显像可提示心肌血流量，同运动平板试验结合检查对冠心病的阳性预测值可达到90%以上。PET 心肌显像则利用 16FDP 了解心肌糖代谢的情况，可间接了解心肌细胞存活情况，判断是否存在冬眠心肌，对多支弥漫性病变患者的靶血管选择具有重要意义。

（五）治疗

目前冠心病的治疗手段主要有三类：药物治疗，介入治疗，手术治疗。

1. 药物治疗　临床上主要应用的扩张冠状动脉的药物有硝酸酯类药物、β 受体阻滞剂、钙拮抗剂。其他的药物还有抗血小板药物、抗心律失常药物、降脂药物、抗心力衰竭药物及溶栓药物等。

2. 介入治疗　PTCA + STENT 是目前最常用的冠脉狭窄介入治疗手段，最适合于单支局限性病变，心功能较好的稳定型心绞痛患者。同时也可在介入下行冠脉的激光血管成形术、央旋切术、激光心肌打孔术等以改善心肌血供。

3. 外科治疗　利用外科手术在冠状动脉梗阻远端及升主动脉间建立血流旁路，常用的血管有乳内动脉及大隐静脉。近年来微创心脏外科，包括小切口手术、胸腔镜辅助下手术、机器人辅助下手术、体外循环不停跳下手术及非体外循环下手术等都得到了迅速的发展。

二、心肌梗死后室间隔穿孔

心肌梗死后约1% ~2%患者并发室间隔穿孔，穿孔发生时间在心肌梗死后数小时至2周，多发生在术后1周内。其中大部分穿孔位置位于室间隔前部及心尖部，少部分位于室间隔后部，这和前降支发生阻塞率较高有关。

室间隔穿孔后直接导致心腔内左向右分流，导致肺血流增多及左室前负荷增加，在心脏收缩功能受损的情况下极易诱发严重的心功能不全，甚至心源性休克。室间隔穿孔多发生在术后2 ~4天，常表现为病情平稳后突发的心功能减退及血流动力学障碍。查体可闻及类似室间隔缺损的杂音，同时也可闻及因心功能衰竭导致的肺部啰音。急诊床边超声心动图检查可明确是否存在室间隔穿孔以及穿孔的大小、部位、分流量及心功能状态。

（一）手术指征

确诊心肌梗死后室间隔穿孔即为手术指征。

（二）手术时机

由于穿孔早期至3周内，穿孔周围组织尚未形成致密性瘢痕组织，不容易进行缝合修补手术，而3个月后则形成较稳定的瘢痕组织，因此手术如能在穿孔后3个月进行则修补成功可能性大大提高。但由于多数患者一旦发病则迅速进入低心排期，延期手术则增加住院死亡率。因此，急诊手术适用于病情不稳定，内科保守治疗效果不佳者；如患者能稳定病情至术后三个月则可延期手术。

（三）手术方式的选择

手术在中度低温体外循环下进行，采用冷血停跳液，心包内局部低温，如同期进行搭桥可在吻合远端后经桥血管灌注停跳液。心脏入路经梗死区进入，切除坏死的心肌组织及穿孔部位室间隔组织。修补采用补片修补，采用间断带垫片褥式缝合法，后壁缝合时经右室面进针，穿过室间隔全层到左室面；前壁缝合时从右室游离壁外进针，穿过全层达到心内，缝合完毕后将补片放左室面，心室壁缺损采用毛毡片条作垫片进行加固缝合。

（四）术后低心排的处理

部分危重患者带IABP进入手术室，情况较稳定患者通常在术前麻醉后常规放置IABP管，一旦出现低心排表现应尽早进行IABP治疗。如效果不理想也可用体外ECMO + 离心泵进行辅助循环，也可用左心辅助装置进行治疗，目前常用的有Berlinheart、Heartmate、Incor、Excor等成品，但价格昂贵。国产的心脏辅助装置目前主要由广东省心血管病研究所及北京阜外医院研制，已有成品供临床使用，但目前尚缺乏足够的临床经验。同时，手术后应注意在强心、补充容量及减轻外周循环阻力、扩张冠状动脉方面寻找平衡点，保证术后循环稳定。

三、左室游离壁破裂

左室游离壁破裂为急性心肌梗死后致命的并发症之一，约占急性心肌梗死患者的3% ~5%，多发生在术后2周内，约1/3发生在起病后24小时内。

（一）左心室游离壁破裂分型

1. 急性破裂　短时间内迅速出现休克和猝死，心包穿刺抽出大量血液。

2. 亚急性破裂　多由于游离壁小的破裂口引起，表现为数小时或数天内心功能逐渐恶化。

3. 慢性破裂　因心外膜和心包膜间形成粘连，暂时形成假性室壁瘤，仍有破裂危险。

（二）手术指征

急性破裂通常立即死亡，无法抢救；亚急性破裂和慢性破裂应在确诊后尽快急诊手术，以免破裂后造成猝死。

（三）手术方法

常规在低温体外循环下进行，心脏停搏后将坏死区域的坏死心肌清除干净，取较宽的毛毡片做类似三明治式的间断褥式缝合及连续缝合进行加固。

四、急性二尖瓣关闭不全

此并发症约占急性心肌梗死患者的1%，多由于乳头肌供血不足而引起的乳头肌功能失调或乳头肌断裂所致，大部分发生在后乳头肌部位，少部分发生在前乳头肌部位。

由于乳头肌功能不全导致二尖瓣重度反流，导致大量血液在左房、左室间做无效的反复运动，增加左心前负荷，增加左心功能的损害，多在短期内迅速出现心力衰竭，多数患者迅速死亡。查体可闻及心间部位收缩期吹风样杂音，向腋下传导，双肺可闻及较多散在的湿啰音。

（一）手术指征

对于重度的二尖瓣反流患者，尽早手术是改善预后的最佳方法。因此，对于二尖瓣乳头肌断裂及溶栓、PTCA 后乳头肌功能无明显改善者应尽早进行手术治疗。

（二）手术方法

采用中度低温体外循环下手术，常和冠脉搭桥同时进行，术中采用冷血停跳液。通常采用经右房－房间隔入路，术中探查二尖瓣病变情况，重度反流者应选择瓣膜置换，如为乳头肌断裂也应选择进行瓣膜置换，术中尽可能保留部分后瓣以改善术后心脏功能：如为中度以下瓣闭不全，瓣叶对合尚可，无明显器质性瓣膜损害者可试行瓣膜成型，通常进行脱垂瓣叶处切除，应避免进行延长腱索的缩短折叠术。希望乳头肌血供改善后能改善瓣膜关闭不全状，成型术后必须有食道超声监测，如发现成型效果不佳应立即进行瓣膜置换。

（姚颖龙）

第八节　短暂性脑缺血发作

一、概述

短暂性脑缺血发作（transient ischemic attacks，TIA）是一种历时短暂的常反复发作的脑局部供血障碍，引起短暂性神经功能缺失。一般症状在 5min 内达高峰，发作通常为数分钟，一次发作常持续5～20min，最长不超过24h。TIA是缺血性卒中的最重要的危险因素或临床前期，近期频繁发作的TIA是脑梗死的先兆，TIA患者第一年发生脑卒中的危险性最高，在以后5年内脑卒中的发病率可达35%～75%。

二、短暂性脑缺血发作的发病机制

(1) 微栓塞：①一过性黑矇患者，眼底发现白色血栓流过。②手术切除颅外段溃疡斑后消除TIA发作。

(2) 血流动力学改变：血压波动，导致侧支循环失代偿时产生一过性脑缺血产生症状。

(3) 颈部动脉受压：颈部过伸及向一侧转动时，颈椎骨质增生压迫椎动脉而出现临床症状。

(4) 血管痉挛：脑动脉硬化、管腔狭窄，管壁不平形成湍流刺激血管壁引起。

(5) 血液成分改变：高凝状态，红细胞及白细胞增多致微循环受阻均可出现TIA。

三、临床表现

(一) 颈内动脉系统TIA的症状和特征

(1) 颈内动脉系统TIA常见症状：对侧单肢无力或轻偏瘫，可伴有对侧面部轻瘫。系大脑中动脉供血区或大脑中动脉与大脑前动脉皮层的分水岭区缺血的表现。

(2) 颈内动脉系统TIA特征性症状：①眼动脉交叉瘫表现为病变侧单眼一过性黑矇（失明）伴对侧偏瘫及感觉障碍。②主侧半球受累时可出现失语症。

(二) 椎基底动脉系统TIA的症状和特征

(1) 椎基底动脉系统TIA常见症状：眩晕、平衡失调，大多数不伴有耳鸣，为脑干前庭系统缺血表现，少数可伴耳鸣，系内听动脉缺血所致内耳受累。

(2) 椎基底动脉系统TIA特征性症状：①跌倒发作表现患者转头或仰头时，下肢突然失去张力而跌倒，无意识丧失，常可很快自行站起。系因下部脑干网状结构缺血所致。②短暂性全面性遗忘发作时出现短时间的记忆丧失，患者对此有自知力，持续数分钟至数十分钟。发作时不能记忆新事物，对时间、地点定向障碍，但谈话、书写及计算能力保留。紧张的体力活动可诱发。是由于大脑后动脉的颞支缺血累及边缘系统的颞叶海马、海马旁回和穹隆所致。③双眼视力障碍发作是因双侧大脑后动脉距状支缺血，枕叶视皮层受累引起暂时性皮质盲。

四、诊断及鉴别诊断

(一) 诊断

TIA的临床诊断要点是：①起病年龄大多在50岁以上，有高血压、高脂血症、糖尿病、吸烟等促进动脉硬化发生发展的因素及有脑动脉粥样硬化症者。②突然的短暂的局灶性神经功能缺失发作，历时大多数分钟，偶尔可达数小时，在24h内完全恢复。③常反复发作，各个患者的局灶性神经功能缺失症状常按一定的血管支配区刻板地出现。④发作间歇期无神经系统定位体征。但据文献统计特殊检查可有异常发现，如CT达10%～20%、MRI可达20%可见腔隙性梗死灶，PET可见局限性氧与糖代谢障碍，SPECT可有局部脑血流量减少。⑤无颅内压增高。⑥排除其他类似疾病。

（二）鉴别诊断

（1）部分性癫痫：常继发于脑内局灶性病变，神经影像检查可能发现病灶。发作时查体可发现双瞳孔散大，光反射消失。脑电图检查可发现癫痫特征性改变可资鉴别。

（2）美尼尔综合征：发病年龄较轻，可与椎基底动脉 TIA 相似，发作时间长达数日，常有耳鸣，多次发作后听力减退。

（3）偏头痛：多起病于青春期，常有家族史，麦角胺类止痛剂可缓解疼痛。

（4）晕厥：可有心悸、面色苍白及短暂意识障碍，神经系统体征不明显。应注意心率、心律及脉搏及心电图检查。

五、治疗

TIA 的治疗原则：①病因治疗针对 TIA 的病因及诱发因素（如动脉粥样硬化、高血压、心脏病、糖尿病及颈椎病等）进行治疗，消除微栓子来源和血流动力学障碍。②防治反复发作及预防脑梗死。③保护脑组织，防治 TIA 后灌注损伤。

1. 抗血小板聚集

（1）阿司匹林：可抑制环氧化酶，从而抑制血小板内花生四烯酸转化为血栓烷 A_2（TXA_2）防止血小板积聚。阿司匹林的抗血小板聚集作用不随剂量增加而成比例的增加，但其出血等不良反应却与剂量相关。一般 75～150mg/d 较适宜。

（2）抵克立得：化学名盐酸噻氯吡啶，具有抗血小板聚集的活性，可抑制由 ADP、胶原蛋白、花生四烯酸、凝血酶等诱导的血小板聚集，并可减少血浆纤维蛋白原，从而减低血液黏度，并可增加红细胞的变形能力。药效的高峰出现在用药第 3d，可维持到停药后 10d。作用机制尚不明确，可能与其抑制了由 ADP 诱导的纤维蛋白原与Ⅱb－Ⅲa 复合物结合的部位有关。不良反应如皮炎和腹泻较之阿司匹林多，特别是白细胞减少较重，因此在治疗的前 3 个月应定期检查白细胞计数。常用剂量 250mg，1 次/d。

（3）双嘧达莫：能抑制血小板磷酸二酯酶的活性，阻止环磷酸腺苷的分解，从而抑制花生四烯酸的生成。常用量 25～50mg，一日 3 次口服。但目前双嘧达莫已较少应用。

2. 抗凝治疗　TIA 的抗凝治疗一直存在争议。多数学者提倡对发作次数多，症状较严重，持续时间长，且每次发作后症状逐渐加重，又无明显的抗凝治疗禁忌证的 TIA 患者，应及早进行抗凝治疗。可用肝素 12 500～25 000U 加入 5% 葡萄糖或 0.85% 生理盐水 500～1 000ml内缓慢静脉滴注，以每分钟 10～20 滴速维持；若情况紧急可用肝素 6250U 静脉推注，然后再以静脉滴注维持，并按凝血酶原时间进行调整。低分子量肝素（商品名为速避凝）较安全，但价格较贵。

3. 血管扩张药和扩容药物　有人认为早期应用血管扩张药可使微栓子向远端移动，从而缩小缺血范围；有些患者的 TIA 可能主要与内皮细胞增殖有关，因此应用血管扩张药可促进侧支循环的建立。低分子右旋糖酐可扩充血容量、稀释血液、降低血液黏稠度，起到通畅血管、改善微循环的作用；同时可抑制血小板第Ⅲ因子的释放，产生抗凝作用。500ml 静脉滴注，1 次/d，7～10d 为一个疗程。

防止缺血再灌注损伤：缺血使钙离子通道开放，血液再灌注后钙离子大量内流引起细胞内钙超载，造成神经组织损伤。尼莫地平是电压依赖钙通道抑制剂，为脂溶性分子，可作用于中枢神经系统，抑制钙离子内流，保护脑组织。它还有解除血管痉挛的作用，扩张血管，从而改善血液循环。目前应用于临床的有尼莫地平、尼达尔、氟桂利嗪等。

尿激酶和蛇毒制剂：近期反复发作的 TIA 被认为是脑梗死的前期表现，临床初步观察应用溶栓药尿激酶对预防血栓形成起到良好的作用。蛇毒制剂如降纤酶有去纤维蛋白原的作用，可改善血液的高凝状态，对 TIA 的治疗和预防起一定的作用。

4. 介入治疗及外科治疗

（1）经皮血管成形术。

（2）颈动脉内支架置入术。

（3）外科手术治疗方法：①颈动脉内膜切除术：颈内动脉狭窄 70% ~90% 伴有局灶性或视网膜缺血症状或 TIA 发作，经内科及介入治疗无效的患者可考虑外科手术治疗，但手术治疗的指征尚未完全确定。②颅内血管搭桥术。

（姚颖龙）

第八章　消化系统急症

第一节　胃食管反流病

一、概述

胃食管反流病（gastroesophageal reflux disease，GERD）是一种内源性化学性炎症。最近在加拿大蒙特利尔就 GERD 的定义和分类提出了全球性的循证共识，将 GERD 定义为：当胃内容物反流造成令人不快的症状和（或）并发症时所发生的状况。事实上，胃内容物可能包括反流到胃腔的十二指肠内容物，当这些含有胃酸－胃蛋白酶，或连同胆汁的胃内容物反流入食管，甚至咽、喉、口腔或呼吸道等处时，就可造成局部炎症性病损，并因此而可产生烧心、反酸、胸痛、吞咽困难等食管症状，以及声音嘶哑、咽喉疼痛、呛咳等食管外症状，且可能发生食管狭窄、Barrett 食管和食管腺癌等并发症。

二、流行病学

GERD 是一种临床上十分常见的胃肠道疾病。世界不同地区的患病率不一，在西方国家中该病发病率颇高，国内亦呈升高趋势。据估计，有过 GERD 症状经历者约占总体人群的 1/3～1/2。在美国，45% 成人群体中每月至少有一次烧心症状，而另 20% 具有间断性的酸反流；50% 烧心症状的患者罹患反流性食管炎（reflux esophagitis，RE）；Barrett 食管发生率约为 0.4%，其癌变率为 0.4%，每年有 2～4 人转变成食管腺癌。上海地区成人胃食管反流相关症状发生率为 7.68%，GERD 患病率为 3.86%。

GERD 可发生于所有年龄段。男性 RE 的发病率比女性高 1 倍，Barrett 食管高 10 倍以上；白种人 Barrett 食管和食管腺癌的发病率比非白种人高数倍。一些并发症的发生率亦因性别、种族不同而有差异。

三、病因和发病机制

GERD 的发生是多因性的。总的来说是局部保护机制不足以抵御增强的甚至正常的含有胃酸－胃蛋白酶或加上胆汁等因素的胃内容物对于食管黏膜或食管之上器官的黏膜化学性侵袭作用，以及防止胃内容物反流的机制障碍的综合结果。

（一）攻击因素的增强

1. 胃内容物的致病性　胃食管反流物中的胃酸－胃蛋白酶、胆汁和胰酶都是侵害、损伤食管等器官黏膜的致病因素，且受损的程度与反流物中上述化学物的质和量、与黏膜接触时间的长短，以及体位等有相关性。pH <3 时，胃蛋白酶活性明显增加，消化黏膜上皮的蛋白质。反流入胃囊的胆盐、胰酶可形成溶血性卵磷脂等“去垢物质”，影响上皮细胞的完整

性，其随胃内容物一起反流到食管内时，能增加食管黏膜的通透性，加重对食管黏膜的损害作用。

2. 幽门螺杆菌（HP）感染　对于HP感染与GERD的相关性一直有所争论。有文献称，HP阳性患者在根除后GERD的发病危险增加、加重GERD的症状或降低抑酸治疗的疗效。但也有相反结论者，或称两者无相关性。HP对于抗胃食管反流屏障并无影响，但因其可能与胃酸分泌有关联而间接影响GERD的发病和治疗。

3. 药物的影响　非甾体消炎药（NSAIDs）等若干药物可因削弱黏膜屏障功能或增加胃酸分泌而致病。钙拮抗剂如地尔硫卓、硝苯地平等可使下食管括约肌（LES）压力下降而利于反流。

（二）防御因素的削弱

1. LES功能减退　虽说LES处的肌层较邻近的食管肌层为厚，且不甚对称，但严格来说，LES是一生理学概念，是指位于食管下端、近贲门处的高压带（high pressure zone，HPZ），长度为3～5cm，一部分位于胸腔，一部分位于腹腔。在绝大多数时间，LES压力（10～30mmHg）超过胃内静息压，起括约肌的作用。该处肌层的厚度与压力呈正相关。其压力受某些胃肠激素和神经介质的调控，而使在正常情况下LES压力稳定在一定范围内。在胃窦的移行性运动复合波（MMC）Ⅲ相时，LES压力明显升高，甚至达80mmHg，这是届时抗反流机制的表现。餐后LES压力明显下降，当接近于0mmHg时，胃与食管腔之间已无压力差，甚易发生反流。此外，在横膈水平的食管外面还有膈脚、膈食管韧带等包裹，吸气时膈肌收缩，膈脚靠拢，使压力增高数倍，在食管外加固LES，犹如在LES外再有一层括约肌，此即“双括约肌”学说。如若膈脚功能良好，则即便LES压力明显低下，也不一定会发生反流。一旦某些因素致使LES功能削弱，如严重GERD者的膈脚作用减弱，LES压力下降，当腹内压急剧上升时，就使胃内容物易于反流而发病。

2. 暂时性下食管括约肌松弛（tLESR）　研究发现，除在进食、吞咽、胃扩张时食管内压力大于LES压力而使之松弛外，在非吞咽期间也可发生LES的自发性松弛，只是发生频率低，每分钟2～6次，持续时间短，每次8～10s，故称为tLESR。膈脚也参与tLESR的发生。可伴食管基础压的轻度上升，但食管体部并无蠕动收缩。因为由此而造成的食管黏膜与胃内容物的接触时间甚短，故无致病作用，属生理性。tLESR系通过胃底、咽喉部的感受器，经迷走神经传入纤维到达脑干的孤束核和迷走神经运动背核，然后经迷走神经的传出纤维而发生。神经递质一氧化氮（NO）和血管活性肠肽（VIP）是重要的促发tLESR的物质。研究表明，tLESR发生频率高、持续时间长者易发生GERD。内镜阴性的GERD患者半数以上缘于频繁发生的tLESR。

3. 食管－胃底角（His角）异常　His角是食管和胃底之间所形成的夹角，成年人呈锐角。该处结构在进食胃膨胀时被推向对侧，犹如一个单向活瓣阀门，起阻止胃内容物反流的作用。His角异常变大时将失去活瓣作用而易发生胃－食管反流。

4. 存在食管裂孔疝　多数GERD患者伴滑动性食管裂孔疝，胃－食管联接处结构和部分胃底疝入胸段食管内。大多学者认为疝囊的存在和LES屏障功能的降低与GERD发生密切相关。不少疝囊较大的患者常伴有中、重度RE，但两者间的因果关系尚未阐明。多数认为His角的破坏、膈脚张力的降低，加之tLESR出现频繁是其原因。食管裂孔疝不仅是反流性食管炎的病因，还可以是GERD的结果。

5. 食管廓清能力降低　食管下端具有对反流物的廓清作用。一般而言，这是一种耗能过程，使反流物滞留时间尽可能缩短而不致病。一旦该廓清功能低下，则易发病。

（1）食管的排空能力下降：吞咽所启动的原发性蠕动和通过神经反射所促发的继发性蠕动都有清除反流物的功效。研究发现 GERD 患者的清除功能下降，提示这种功能的减弱利于 GERD 的发生。膈疝的存在也妨碍食管排空。

（2）涎腺和食管腺分泌能力下降：唾液和食管腺所分泌的黏液 pH 接近 7，能有效地中和反流物中的化学成分。各种原因导致的这两者的分泌减少，如吸烟、干燥综合征等，都可导致食管与反流物暴露时间延长，罹患食管炎的概率高。

6. 食管黏膜防御能力减弱　食管黏膜的完整性，上皮细胞膜、细胞间的紧密连接，以及表面附着的黏液层、不移动水层等组成食管黏膜的屏障，抵御反流物中化学成分的侵袭。鳞状上皮细胞可以通过 $Na^{+}-H^{+}$ 和 $Cl^{-}-HCl$ 交换机制将进入细胞的 H^{+} 排出细胞，进入血液循环；而血液又提供缓冲 H^{+} 作用的 HCO_3^{-}。此外，黏膜下的丰富血液循环有利于上皮免受损害和及时修复，是维持上述屏障功能所必需的保障。上述能力的削弱，黏膜细胞间隙的扩大可招致反流物中化学成分的损害而产生炎症，并因此接触到感觉神经末梢而出现烧心。

（三）其他因素

1. 近端胃扩张及胃的排空功能延缓　餐后近端胃扩张和胃排空延缓见于约半数的 GERD 患者。这不仅有机械因素参与，还可通过迷走神经反射途径而为。这易诱发 LES 松弛，减弱 LES 的屏障作用，胃排空延迟引起胃扩张，可进一步刺激胃酸分泌和增加 tLESR。摄入量大者更易造成餐后 tLESR 频发，从而参与 GERD 的发病。

2. 自主神经功能异常　GERD 患者常出现自主神经功能紊乱，以副交感神经为明显，可导致食管清除功能下降和胃排空功能延缓。其受损程度与反流症状之间呈正相关。

3. 内脏感觉敏感性异常　临床上反流相关性症状的感知与胃内容物的暴露程度并不呈正相关，表明不同个体对胃内容物刺激的感觉敏感性不一，GERD 症状的产生与个体内脏感觉敏感性增高有关。本病患者所出现的非心源性胸痛可能与食管黏膜下的感觉神经末梢的敏感性增高有关。这种敏感性不同的机制，迄今尚不清楚。

4. 心理因素　临床上种种现象表明，上述发病机制不足以完全解释所有 GERD 患者的症状，因此推测在 GERD 发病中有心理因素起一定的作用。与健康者相比，GERD 患者中发生负性生活事件较多，出现焦虑、抑郁、强迫症等表现亦明显为多。

神经－心理异常可能通过影响食管的运动、食管内脏感觉敏感性改变、胃酸分泌以及其他行为特征等，而引发或加重 GERD。同样，在 GERD 的治疗中，精神行为疗法可获得一定疗效。

四、病理

就反流性食管炎本身而言，其基本病理改变为食管下段黏膜的炎症，乃至溃疡形成，但每因程度不同而异。轻者，鳞状上皮的基底细胞增生，基底层占上皮层总厚度的 15% 以上；黏膜固有层乳头向表面延伸，达上皮层厚度的 2/3；此外，尚有有丝分裂相增加、上皮血管化伴血管扩张，或在乳头顶部可见“血管湖”，以及气球样细胞等。后者可能是由于反流损伤致使细胞渗透性增加的结果。重者，上皮严重损伤或破坏，出现糜烂、溃疡形成；黏膜中有中性粒细胞或嗜酸性粒细胞的浸润。主要是限于食管黏膜、固有膜以及黏膜肌层。在上皮的细胞间隙可见淋巴细胞。溃疡修复可导致消化性狭窄、假憩室，以及瘢痕形成等。有时出现假膜、炎性息肉伴肉芽组织形成和（或）纤维化，以及酷似增殖不良的反应性改变。极重者，食管腔内形成隔而出现双桶样征或食管瘘（包括主动脉－食管瘘）。

在 Barrett 食管，食管黏膜由异型增生的柱状上皮取代原有的鳞状上皮，故齿状缘上移，食管下段鳞状上皮黏膜中有呈现为圆片状、柱状上皮的黏膜岛，或在齿状缘处向上呈指样凸出。Barrett 食管有多种细胞类型和组织病理学特征，包括胃、小肠、胰腺和结肠的上皮组分。同一患者可显示一种或多种组织病理学表现，呈镶嵌状或带状分布。绝大多数成人患者有特异的柱状上皮，其特征为有杯状细胞和绒毛状结构。

五、临床表现

随着对本病认识的深入，在加拿大共识会议上将本病的症状按食管综合征和食管外综合征提出。而食管外综合征又被分为肯定的和可能相关的两类。

（一）食管综合征

为各食管症状的不同组合，基本的食管症状主要是下列几项。不过，加拿大会议认为，在临床实践中，患者应断定其症状是否为令其无法忍受，因为有症状但并不令人无法忍受时不应诊断为 GERD。在以人群为基础的研究中，每周发生 2d 或多日轻微症状，每周发生 1 次以上中、重度症状时，常被患者认为“无法忍受”。此外，一些患者体育锻炼可能产生无法忍受的症状而平时并无或只有轻微的不适是因为锻炼诱发胃食管反流。

1. 烧心　为 GERD 的最主要症状。烧心是一种胸骨后区域烧灼感，常起源于上腹部，向胸部、背部和咽喉部放射。胃食管反流是烧心的最常见原因。烧心可能有许多非反流相关的原因，其患病率不详。

2. 反胃　是一种反流的胃内容物流到口腔或下咽部的感觉。部分患者有频发、反复和长期的反胃症状，通常发生于夜间。

烧心和反胃是典型反流综合征的特征性症状。

3. 胸痛　是另一项相对特异的症状。本病可能引起酷似缺血性心脏病的胸痛发作，而无烧心或反胃；再者，不能与缺血性心脏病相鉴别的胸痛很可能由 GERD 所致；此外，食管动力性疾病也可引起酷似缺血性心脏病的胸痛，但发生机制有别于胃食管反流者，而后者比前者更常引起胸痛。故对于胸痛患者，应明确排除心源性和其他胸部脏器、结构的病变。诚然，少部分患者食管源性胸痛可以通过神经反射而影响冠状动脉的功能，出现心绞痛发作及（或）心电图改变，对此，诊断 GERD 必须证实其食管内存在较明显的胃酸（或胃酸－胆汁）暴露（24h pH 监测或双倍剂量 PPI 治疗试验等）。

4. 其他　此外，还有反酸、吞咽不适、吞咽不畅甚至吞咽梗阻等症状。

（二）食管外综合征

为各食管外症状的不同组合。食管症状是由含有盐酸或盐酸－胆汁的胃内容物对食管外器官、组织如咽喉部、声带、呼吸道以及口腔等处黏膜的侵蚀，造成局部炎症所致。基本的食管外症状主要是下列几项。

1. 鼻部症状　研究发现，罹患长期或复发性鼻炎的 GERD 患者鼻－咽部 pH 监测有明显异常，提示酸反流在发病中的作用。部分鼻窦炎的发生也与 GERD 有关。DiBaise 等对 19 名难治性鼻窦炎患者进行24h的pH监测，其中78%的结果异常，在积极治疗后有67%患者症状得以改善。

2. 耳部症状　有研究表明，渗出性中耳炎患者也可能检测到鼻－咽部pH的异常，这可能经耳咽管而致中耳炎。

3. 口腔部症状　本病患者可出现口腔的烧灼感、舌感觉过敏等感觉异常，但口腔软组织甚少受明显损害。有些患者唾液增多，这可能是胃酸反流到食管下端，通过反射而造成。还有报道称酸反流造成牙侵蚀，其发生率远高于总体人群者。

4. 咽喉部和声带症状　GERD可因胃反流到咽部、声带而造成局部炎症，可见黏膜充血、水肿，上皮细胞增生、增厚，甚至出现胃酸或胃酸－胆汁接触性溃疡、声带炎甚至久之形成肉芽肿等，表现为长期或间歇性声音异常或嘶哑、咽喉部黏液过多、慢性咳嗽等；在儿童所见的反复发作的喉气管炎可能与GERD有关。

5. 呼吸道症状　本病常出现慢性咳嗽和哮喘等呼吸道症状，多系吸入反流物或经迷走反射所致。有报道称，约半数慢性咳嗽者出现酸反流，常在夜间平卧时出现呛咳，之后亦可在其他时间出现慢性咳嗽。长期的GERD则可造成慢性支气管炎、支气管扩张、反复发作性肺炎及特发性肺纤维化等。GERD促发的哮喘多在中年发病，往往无过敏病史；反之，哮喘患者也易患GERD。

6. 其他症状　部分患者可出现癔球症，发生机制不详。有学者将呃逆与GERD联系起来，但对两者的因果关系则持不同看法。GERD常伴睡眠障碍，也可出现睡眠性呼吸暂停。在婴儿，GERD可致婴儿猝死综合征，多于出生后4～5个月内发病。婴儿期食管的酸化可造成反射性喉痉挛而致阻塞性窒息；或是反流物刺激对酸敏感的食管受体导致窒息，终致猝死。加拿大会议还提出，上腹痛可能是GERD的主要症状。

六、临床分型

早先认为胃食管反流只造成的食管下端炎症称为反流性食管炎。但现已认识到胃食管的反流还可累及食管之外的脏器和组织，产生食管之外的症状，且临床表现和检查结果的组合各异，临床谱甚广。现在临床上，多数学者认同GERD是一个总称，包含了3个可能是独立的疾病。

1. 反流性食管炎　这是最为常见的一种。除有临床症状外，内镜检查时可窥见食管下段的黏膜有不同程度的糜烂或破损。活检标本的病理组织学检查可显示典型的局部炎症性改变。

2. 非糜烂性反流病（non－erosive reflux disease，NERD）　虽在临床上存在令人不适的与反流相关的症状，而内镜检查时未能发现食管黏膜明显破损者称NERD。然而，随着内镜技术的发展，用放大内镜或染色内镜还是可发现部分患者出现甚为轻微的糜烂，而另一部分则依然无此病变，故近有学者特将后部分患者称为内镜阴性反流病（endoscopy negative refluxdisease，ENRD）。

3. Barrett食管　对Barrett食管的解释当前并不完全一致，一般是指食管下段黏膜固有的复层鳞状上皮被胃底的单层柱状上皮所取代，并出现肠上皮化生而言。在此基础上，容易恶变成腺癌。

七、并发症

当前共识认为，除 Barrett 食管已属 GERD 的一部分外，GERD 的并发症主要是消化道出血、食管下段的溃疡和纤维狭窄，以及癌变。

1. 食管溃疡　在食管下端，取代鳞状上皮的单层柱状上皮中含有壁细胞和主细胞，也能在局部分泌胃酸和胃蛋白酶原，故在适合的情况下可以发生消化性溃疡，有学者将之称为 Barrett 溃疡。临床上出现疼痛、反酸等症状。

2. 消化道出血　食管炎症的本身及 Barrett 溃疡的病变可蚀及血管而出血，出血量各人不一，视血管受累的程度而异。量稍大者可出现呕血，色泽鲜红，多不伴胃内容物。

3. 食管下端纤维性狭窄　蒙特利尔共识将反流性狭窄的定义为由 GERD 引起的持续性食管腔变窄。长期炎症及反复修复多在食管下端造成环形的纤维组织增生，终致局部的纤维性狭窄，临床上出现渐进性吞咽困难，乃至继发性营养不良的表现。

4. 癌变　蒙特利尔共识认定食管腺癌是 GERD 的并发症，发生于 Barrett 食管的基础上。据报道称 10% ~15% 的 GERD 患者会发生 Barrett 食管，白人中更甚。国外数据表明，Barrett 食管患者发生食管腺癌的危险是总体人群的数十倍到 100 余倍。流行病学资料表明，Barrett 食管患者中腺癌发生率约 0.4% 。食管发生腺癌的危险性随烧心的频度和持续时间的增加而增加。研究显示，每周有 1 次以上烧心、反流或 2 种症状的患者，其发生食管腺癌的危险性增加 7.7 倍；症状严重度和频度增加、病程 >20 年的患者发生食管腺癌的危险性增加至 43.5 倍。目前认为，GERD 患者罹患 Barrett 食管的危险因素主要包括白人、男性、酒精、烟草和肥胖等。Barrett 食管发生癌的危险性还随食管柱状上皮的范围而异，癌的发生率随化生范围的增加而上升。蒙特利尔共识认为，长段 Barrett 食管伴肠型化生（病变长度≥3cm）是最重要的致危因子。

八、辅助检查

1. 质子泵抑制剂（PPI）试验　对疑有 GERD 的患者，使用奥美拉唑 20mg，每日 2 次，或相应剂量的其他 PPI，共 7d。如患者症状消失或显著好转，提示为明显的酸相关性疾病，在排除消化性溃疡等疾病后，可考虑 GERD 的诊断。

2. 食管酸滴注试验　本试验用于证实由胃酸造成的食管炎症状。空腹 8h 后，先以食管内测压定位 LES，将滴注管前端口置于 LES 上缘之上 5cm 处，经管滴注 0.1mol/L 盐酸，如在无症状状态下因滴注盐酸而症状再现则为阳性，表明患者原有的症状系由胃酸反流造成。此试验方便、易行，有一定的价值。如若结合体位变化再做此试验，可能会得到更多信息。

3. X 线钡餐检查　通常可借此检查食管黏膜的影像、是否并发膈疝、动态了解食管的运动情形、钡剂通过及被清除的情形，以及按压腹部所导致的反流情况。典型 RE 者可见食管下段痉挛、黏膜粗糙，但食管壁柔软，钡剂通过顺利。偶有食管内少许钡液滞留。按压腹部可能见到钡剂反流至食管内。

4. 消化道内镜检查及组织学检查　临床上常用内镜技术来诊断 GERD。内镜检查可直接观察黏膜病损情况，并取黏膜做组织病理检查以确定病变性质。另外，还可以观察有无胃食管反流征象、食管腔内有无反流物或食物潴留、贲门闭合功能，以及是否存在膈疝等。一般可见到齿状缘不同程度的上移，食管下段黏膜充血、水肿，血管纹模糊等。发现黏膜有糜烂、破损者即称为 RE。Barrett 食管的镜下表现为下段鳞状上皮黏膜中间有色泽不同的圆片状或柱状的，或自齿状缘处向上蔓延的指样凸出黏膜岛，但要确诊还必须有病理证实存在肠化。而部分 GERD 患者在常规内镜下未能发现有糜烂和破损的称非糜烂性反流病。

5. 食管测压　目前较好的测压设备是套袖式多通道压力传感器。本技术可以了解食管各部静态压力和动态收缩、传送功能，并确定上、下食管括约肌的位置、宽度和压力值等。本检查需在空腹时进行，也只能获得检查期间的数据。现已有使用压力监测检查者，所得资料更具生理性。此外，通过干咽和湿吞时测压等，可反映食管的运动情况。

6. 食管腔内动态 pH 监测　上述测定的 LES 压力只是在特定空腹时的数据，代表测定的这一时间点的压力值，难以反映受试者整天随生理活动及病理情况而发生的变化。随着技术的进步，通过置于食管下端的 pH 电极以测定局部的酸度，可以动态地、生理性地明确胃酸反流的形式、频率和持续时间，以及症状、生理活动与食管内酸度的关系。本方法可以明确酸性非糜烂性反流病的诊断，为确诊 GERD 的重要措施之一。

7. 食管内胆汁反流检测　研究结果表明，约 2/3GERD 患者为酸－碱混合反流，如以 pH 监测不足以发现，而前一时期开始应用的 24h 胆汁监测仪（Bilitec－2000）则可测定食管腔内的胆红素而明确碱反流。

8. 阻抗技术　应用阻抗技术可以检出 pH 监测所不能测得的非酸性反流。使用多道腔内阻抗监测仪检测，非酸性液胃食管反流时食管阻抗降低，因为液体（水）对电的传导甚于固体食物或黏膜者；反之，气体反流（嗳气）时食管阻抗增高，因为气体对电的传导劣于固体食物或黏膜者。如在食管内多部位同时测定阻抗，则能判断食团在食管内运动的方向。吞咽液体时产生阻抗减弱的顺行波，而液体反流时则产生阻抗减弱的逆行波。

九、诊断

典型的症状和病史有利于建立诊断。不同的诊断方法对于 GERD 有不同的诊断价值。典型的胃食管反流症状加下列数项中之一项或一项以上者可建立 GERD 的临床诊断：①食管测压或影像学有反流的动力学紊乱基础（LES 压力降低、食管清除功能减弱等）或结构异常（膈疝、食管过短等）。②影像学和（或）内镜发现食管下段黏膜破损，经病理证实存在黏膜损害。③食管下段动态 pH 检测或胆红素检测阳性。④诊断性治疗有效。根据学者的共识，典型的反流综合征可根据特征性症状诊断，而无需诊断检查。对症状不典型或者要进一步了解其严重程度和有关病因，以利于治疗方案选择的患者，需做进一步检查，需有明确的病理学改变和客观胃食管反流的证据。而食管腔内测压连同食管下端腔内 24h 非卧床 pH/胆红素监测依然是诊断本病的金标准。

十、治疗

GERD 的治疗原则应针对上述可能的发病机制，包括改善食管屏障－清除功能、增加 LES 压力、降低胃酸分泌、对抗可能存在的碱反流等。治疗措施依病情选择改进生活方式、药物治疗、内镜下治疗及手术治疗等。

（一）行为治疗

改善生活方式或生活习惯，以期避免 LES 的松弛或增强 LES 张力、减少反流、降低胃酸的分泌、保持胃肠道的正常运动等，在多数患者能起到一定的疗效，有时还可减少药物的使用。宜少食多餐，以减少胃腔的过度充盈。戒烟节酒和低脂、高蛋白饮食可增加 LES 压力、减少反流；不宜摄入辛辣和过甜、过咸饮食，以及巧克力、薄荷、浓茶、碳酸饮料、某些水果汁（橘子汁、番茄汁）等，以避免过多刺激胃酸分泌。睡前避免进食，以减少睡眠期间的胃酸分泌和 tLESR。应尽量避免使用促使反流或黏膜损伤的药物，如抗胆碱能药物、茶碱、地西泮、麻醉药、钙拮抗剂、β 受体激动剂、黄体酮、α 受体激动剂、非甾体消炎药等。鼓励患者适当咀嚼口香糖，通过正常的吞咽动作协调食管的运动功能，并增加唾液分泌以增强食管清除功能，并可一定程度地中和反流物中的胃酸和胆汁。衣着宽松、保持大便通畅都可以减少腹压增高。睡眠时抬高床头 10～15cm（垫枕头无效），利用重力作用改善平卧位时食管的排空功能。建议患者适当控制体重，减少由于腹部脂肪过多引起的腹压增高。

（二）药物治疗

1. 制酸剂

（1）PPI：鉴于目前以 PPI 的制酸作用最强，临床上治疗本病亦以 PPI 最为有效，故为首选药物。无论是最先问世的奥美拉唑，还是相继上市的兰索拉唑、潘托拉唑、雷贝拉唑，和近期应用的埃索镁拉唑，都有佳效。因为这些药物的结构不全一致，临床使用各有优点和欠缺之处，且各人的病情不同，敏感性、耐受性等也不一致，故宜因人施治。临床医生对于 PPI 用药的时间也有不同看法，一般主张初治患者用药 2～3 个月，8～12 周的常规剂量治疗对于轻度和中度的 RE 患者而言，症状多明显缓解或消失，而后再以半剂量维持使用 3～6 个月。鉴于 PPI 并不能制止反流，故大多数患者停药后易复发。因此，有人主张症状消失甚至内镜下明显改善或治愈后逐渐减少剂量，直至停药或者改用作用缓和的其他制剂如 H_2 受体阻滞剂，再逐渐停药，如有复发征兆时提前用药。临床上的长期应用已肯定了 PPI 维持治疗 GERD 的安全性。

（2）H_2 受体阻滞剂（H_2RA）：H_2RA，如西咪替丁、雷尼替丁、法莫替丁、尼扎替丁和罗沙替丁等也是制酸效果比较好的药物。对轻度 GERD 患者，除改进生活方式等措施外，宜应用一种常规剂量的 H_2RA，12 周内可使 1/3～1/2 的患者症状缓解。虽增大 H_2RA 剂量可一定程度提高制酸效果，但在常规剂量 2 倍以上时收益不再增大。H_2RA 也可在 PPI 控制病情后使用，并逐渐减量作为维持治疗用。

（3）碱性药物：理论上碱性药物也可以通过中和作用而减少胃酸的致病作用，对 GERD 有一定治疗作用，但鉴于若干不良反应，加之有其他性价比更佳的药物，故目前甚少使用本类药物。

（4）新型制酸剂：最近又有不少新的制酸剂问世，但尚未正式用于临床。

A. H_3 受体（H_3R）激动剂：在胃肠道肠肌间丛、胃黏膜内分泌细胞和壁细胞胆碱能神经中存在 H_3 受体，调节胃酸分泌。在实验狗中，H_3R 激动剂可呈剂量依赖性抑制五肽胃泌素刺激的酸分泌，这种药物的膜穿透性甚差。

B. 钾－竞争性酸阻断剂（potassium－competitive acidblockers，P－CAB）：为可逆性的 H^+-K^+－ATP 酶抑制剂，其与质子泵细胞外部位离子结合，竞争性抑制 K^+ 进入壁细胞与 H^+ 交换，抑制质子泵活化。这类药的主要优点在于起效快，但可能有肝毒性存在。

C. 胃泌素受体拮抗剂：胃泌素通过结合 CCK－2 受体，刺激神经内分泌细胞、ECL 细胞分泌组胺，从而刺激胃酸分泌。若干高亲和力的 CCK－2 受体拮抗剂能有效阻断胃泌素的作用，抑制胃酸分泌。此外，还有学者在进行抗胃泌素疫苗的研究。

2. 胆汁吸附剂　对于碱性反流，应该使用吸附胆汁的药物，以减少其对黏膜的损害作用。铝碳酸镁是目前用得比较多的药物，在胃内其有轻度的制酸作用，更是能较理想地与胆汁结合，而在碱性环境下又释出胆汁，不影响胆汁的生理作用。硫糖铝在胃内分解后形成的成分也具有一定的中和胃酸和吸附胆汁的作用，只是逊于铝碳酸镁，且由于药物制剂的崩解度欠佳而需要溶于水或充分咀嚼后服下。考来烯胺吸附胆汁的能力更强，但其在碱性的肠腔内并不释出胆汁，临床应用不多。

3. 藻酸盐　藻酸盐与酸性胃内容物接触即可形成一层泡沫状物，悬浮于胃液上，在坐位或立位时起阻隔作用，减少食管黏膜与胃内容物的接触。临床研究表明，藻酸盐加制酸剂的积极治疗对减轻 GERD 症状如烧心、疼痛，以及预防烧心和愈合食管炎方面优于安慰剂。需快速吞服药物，否则其在口腔内即可形成泡沫，且影响疗效。

4. 促动力药　促动力药可以通过增加 LES 张力、促进胃和食管排空以减少胃食管反流。甲氧氯普胺可有躁动、嗜睡，特别是不可逆的锥体外系症状等不良反应发生，尤多见于老年患者，故已基本上弃用。多潘立酮是一种多巴胺受体阻滞剂，可增加 LES 张力、协调胃－幽门－十二指肠的运动而促进胃排空，对 GERD 有治疗作用，但需维持治疗；少数女性患者使用后可产生高泌乳素血症，发生乳腺增生、泌乳和闭经等不良反应，但停药后数周内即可恢复。西沙比利是选择性 5－HT_4 受体激动剂，促进肠神经元释放乙酰胆碱，也能增加 LES 张力、刺激食管蠕动和胃排空，但因有 Q－T 间期延长和室性心律异常而致死的报道，现几乎在全球范围内遭弃用。莫沙比利也是选择性 5－HT_4 受体激动剂，但只是部分选择性，对全消化道有促动力作用，因临床应用时间尚短，需要进一步积累疗效和安全性资料。新型 5－HT_4 受体兴奋剂替加色罗兼有改善胃肠道运动和协调内脏敏感性的作用，现已开始用于 GERD 的治疗，同样处于疗效和安全性资料的积累中。

除一般治疗外，就制酸剂和促动力药而言，可根据临床特征用药。轻度 GERD 患者可单独选用 PPI、促动力药或 H_2RA；中度者宜采用 PPI 或 H_2RA 和促动力药联用；重度者宜加大 PPI 口服剂量，或 PPI 与促动力药联用。

5. 减少 tLESR 的药物

（1）抗胆碱能制剂：间断应用抗胆碱能制剂阿托品可减少近 60% 健康志愿者的 tLESR。不通过血脑屏障的抗胆碱制剂不能减少 tLESR。但其不良反应限制了临床应用。

（2）吗啡：人类的 LES 存在阿片神经递质，吗啡可抑制吞咽和气囊扩张引起的 LES 松弛。静注吗啡可减少 tLESR，减少反流事件的发生。吗啡作用部位是中枢神经，通过 μ 受体而调节 LES 压力。作用于外周的吗啡类药物无此作用。

（3）CCK 拮抗剂：CCK 可引发 tLESR，缘自胃扩张。CCK－1 受体拮抗剂地伐西匹可阻断之，由此证明 CCK 是通过近处胃组织或近端传入神经发挥调控 tLESR 作用的。CCK－1 受体拮抗剂氯谷胺可减少餐后胃扩张引起 tLESR 的频率。

（4）一氧化氮合酶抑制剂：一氧化氮是一种重要的节后神经抑制性递质，一氧化氮能神经存在于迷走神经背核。已证实一氧化氮合酶抑制剂 L－MNME 可抑制 tLESR 的频率，而 L－精氨酸可抑制这种作用。抑制一氧化氮合酶会引发胃肠运动的复杂变化和心血管、泌尿系、呼吸系统的重要改变。

（5）GABAB 兴奋剂：GABAB 是主要的抑制性中枢神经递质。其受体存在于许多中枢和外周神经中。巴氯芬抑制神经－肌肉接头处神经递质的释放，也是 tLESR 的强烈抑制剂。

研究显示巴氯芬（40mg，每日 2 次）可减少健康人和 GERD 患者的酸反流和非酸反流。本品常见的不良反应包括嗜睡、恶心和降低癫痫发作的阈值。

6. 黏膜保护剂　用于胃部疾病的黏膜保护剂均可用于 GERD，如铝制剂、铋剂等。除发挥局部直接的保护黏膜作用外，还可能刺激前列腺素等因子的分泌、增加血液循环等，间接有利于黏膜保护和修复。现已知叶酸、维生素 C、胡萝卜素和维生素 E 等抗氧化维生素和硒、锌等微量元素可以通过稳定上皮细胞 DNA 转录水平、中和氧化黏膜表面有害物质和（或）增强黏膜修复能力等，起到防治 GERD 患者食管下段黏膜破损、化生、异型增生和癌变的作用。

（三）内镜下治疗

1. 内镜下贲门黏膜缝合皱襞成型术　在内镜下将贲门部黏膜及黏膜下层用缝合的方法建成黏膜皱襞，意在局部形成一屏障，起抗反流的作用。国内亦已开展此项技术。短期疗效显著，但因 1 ~2 个月后缝线易脱落，局部黏膜恢复原状而失效。

2. 氩离子凝固术（APC）　近期有学者称内镜下局部应用 APC 技术处理 Barrett 食管有一定疗效。

3. 内镜下食管扩张术　对于 RE 后期发生的食管纤维性狭窄，多采用内镜下局部的扩张术，以改善吞咽困难。操作较易，也颇为安全，但常在若干时日后需重复进行。迄今所使用的有气囊、金属、塑料及水囊扩张设备等。

（四）手术治疗

据国外资料，10% ~15% GERD 患者接受手术治疗。

手术指征包括：①出现严重的症状、镜下可见溃疡等，或有严重食管动力紊乱而积极药物治疗无效者。②药物控制下还经常发生反流性吸入性肺炎等严重并发症者。③不愿接受终身药物治疗或对大量制酸剂长期应用有顾虑而选择手术者。④需要长期大剂量药物维持治疗才能控制症状者，是手术治疗的相对指征。⑤对局部黏膜有重度异型增生或可疑癌变，或是食管严重狭窄而扩张无效者。

Barrett 食管的治疗如前述，迄今无特异措施，只是从防治食管腺癌角度而言，需要严密观察，定期内镜随访，及早发现癌前病变而予以相应措施。

十一、预后

药物治疗可以使大多数患者的症状缓解，预后良好，但据多数学者的观察，完全停药后若干时日易复发，故提出宜长期维持治疗，只是所用的药品及其用量有个体差异。有报道手术治疗失败的患者，或纵然有效，但还有一定的复发率，约为 10%。少数患者可发生食管溃疡、出血、狭窄、Barrett 食管等并发症。一旦并发食管癌，则预后甚差。

（赵春虎）

第二节　贲门失弛缓症

贲门失弛缓症（achalasia）是一种食管运动障碍性疾病，以食管缺乏蠕动和食管下括约肌（LES）松弛不良为特征。临床上贲门失弛缓症表现为患者对液体和固体食物均有吞咽困难、体重减轻、餐后反食、夜间呛咳以及胸骨后不适或疼痛。本病曾称为贲门痉挛。

一、流行病学

贲门失弛缓症是一种少见疾病。欧美国家较多，发病率每年为0.5~0.8万，男女发病率接近，约为1∶1.15。本病多见于30~40岁的成年人，其他年龄亦可发病。国内尚缺乏流行病学资料。

二、病因和发病机制

病因可能与基因遗传、病毒感染、自身免疫及心理社会因素有关。贲门失弛缓症的发病机制有先天性、肌源性和神经源性学说。先天性学说认为本病是常染色体隐性遗传；肌源性学说认为贲门失弛缓症LES压力升高是由LES本身病变引起，但最近的研究表明，贲门失弛缓症患者的病理改变主要在神经而不在肌肉，目前人们广泛接受的是神经源性学说。

三、临床表现

主要症状为吞咽困难、反食、胸痛，也可有呼吸道感染、贫血、体重减轻等表现。

1. 吞咽困难　几乎所有的患者均有程度不同的吞咽困难。起病多较缓慢，病初吞咽困难时有时无，时轻时重，后期则转为持续性。吞咽困难多呈间歇性发作，常因与人共餐、情绪波动、发怒、忧虑、惊骇或进食过冷和辛辣等刺激性食物而诱发。大多数患者吞咽固体和液体食物同样困难，少部分患者吞咽液体食物较固体食物更困难，故以此征象与其他食管器质性狭窄所产生的吞咽困难相鉴别。

2. 反食　多数患者合并反食症状。随着咽下困难的加重，食管的进一步扩张，相当量的内容物可潴留在食管内达数小时或数日之久，而在体位改变时反流出来。尤其是在夜间平卧位更易发生。从食管反流出来的内容物因未进入过胃腔，故无胃内呕吐物酸臭的特点，但可混有大量黏液和唾液。

3. 胸痛　是发病早期的主要症状之一，发生率为40%~90%，性质不一，可为闷痛、灼痛或针刺痛。疼痛部位多在胸骨后及中上腹，疼痛发作有时酷似心绞痛，甚至舌下含化硝酸甘油片后可获缓解。疼痛发生的原因可能是食管平滑肌强烈收缩，或食物滞留性食管炎所致。随着吞咽困难的逐渐加剧，梗阻以上食管的进一步扩张，疼痛反而逐渐减轻。

4. 体重减轻　此症与吞咽困难的程度相关，严重吞咽困难可有明显的体重下降，但很少有恶病质样变。

5. 呼吸道症状　由于食物反流，尤其是夜间反流，误入呼吸道引起吸入性感染。出现刺激性咳嗽、咳痰、气喘等症状。

6. 出血和贫血　患者可有贫血表现。偶有出血，多为食管炎所致。

7. 其他　在后期病例，极度扩张的食管可压迫胸腔内器官而产生干咳、气急、发绀和声音嘶哑等。患者很少发生呃逆，为本病的重要特征。

8. 并发症　本病可继发食管炎、食管溃疡、巨食管症、自发性食管破裂、食管癌等。贲门失弛缓症患者患食管癌的风险为正常人的14~140倍。有研究报道，贲门失弛缓症治疗30年后，19%的患者死于食管癌。因其合并食管癌时，临床症状可无任何变化，临床诊断比较困难，容易漏诊。

四、实验室及其他检查

（一）X 线检查

是诊断本病的首选方法。

1. 胸部平片 本病初期，胸片可无异常。随着食管扩张，可在后前位胸片见到纵隔右上边缘膨出。在食管高度扩张、伸延与弯曲时，可见纵隔增宽而超过心脏右缘，有时可被误诊为纵隔肿瘤。当食管内潴留大量食物和气体时，食管内可见液平面。大部分病例可见胃泡消失。

2. 食管钡餐检查 动态造影可见食管的收缩具有紊乱和非蠕动性质，吞咽时 LES 不松弛，钡餐常难以通过贲门部而潴留于食管下端，并显示远端食管扩张、黏膜光滑，末端变细呈鸟嘴形或漏斗形（图 8－1）。

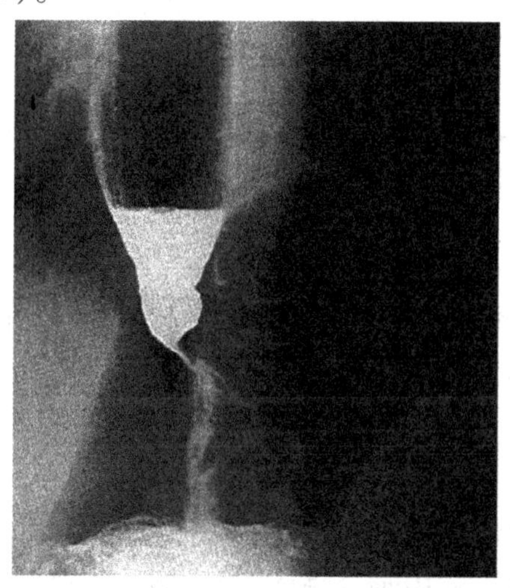

图 8－1 贲门失弛缓症（X 线钡餐）

（二）内镜检查

内镜下可见食管体部扩张呈憩室样膨出，无张力，蠕动差。食管内见大量食物和液体潴留，贲门口紧闭，内镜通过有阻力，但均能通过。若不能通过则要考虑有无其他器质性原因所致狭窄。

（三）食管测压

本病最重要的特点是吞咽后 LES 松弛障碍，食管体部无蠕动收缩，LES 压力升高［$>$ 4kPa（30mmHg）］，不能松弛、松弛不完全或短暂松弛（$<$6 秒），食管内压高于胃内压。

（四）放射性核素检查

用 ^{99m}Tc 标记液体后吞服，显示食管通过时间和节段性食管通过时间，同时也显示食管影像。立位时，食管通过时间平均为 7 秒，最长不超过 15 秒。卧位时比立位时要慢。

五、诊断

根据病史有典型的吞咽困难、反食、胸痛等临床表现，结合典型的食管钡餐影像及食管测压结果即可确诊本病。

六、鉴别诊断

1. 反流性食管炎伴食管狭窄　本病反流物有酸臭味，或混有胆汁，胃灼热症状明显，应用 PPI 治疗有效。食管钡餐检查无典型的鸟嘴样改变，LES 压力降低，且低于胃内压力。

2. 恶性肿瘤　恶性肿瘤细胞侵犯肌间神经丛，或肿瘤环绕食管远端压迫食管，可见与贲门失弛缓症相似的临床表现，包括食管钡餐影像。常见的肿瘤有食管癌、贲门胃底癌等，内镜下活检具有重要的鉴别作用。如果内镜不能达到病变处则应行扩张后取活检，或行 CT 检查以明确诊断。

3. 弥漫性食管痉挛　本病亦为食管动力障碍性疾病，与贲门失弛缓症有相同的症状。但食管钡餐显示为强烈的不协调的非推进型收缩，呈现串珠样或螺旋状改变。食管测压显示为吞咽时食管各段同期收缩，重复收缩，LES 压力大部分是正常的。

4. 继发性贲门失弛缓症　锥虫病、淀粉样变性、特发性假性肠梗阻、迷走神经切断术后等也可以引起类似贲门失弛缓症的表现，食管测压无法区别病变是原发性或继发性。但这些疾病均累及食管以外的消化道或其他器官，借此与本病鉴别。

七、治疗

目前尚无有效的方法恢复受损的肌间神经丛功能，主要是针对 LES，不同程度解除 LES 的松弛障碍，降低 LES 压力，预防并发症。主要治疗手段有药物治疗、内镜下治疗和手术治疗。

（一）药物治疗

目前可用的药物有硝酸甘油类和钙离子拮抗剂，如硝酸甘油 0. 6mg，每日 3 次，餐前 15 分钟舌下含化，或硝酸异山梨酯 10mg，每日 3 次，或硝苯地平 10mg，每日 3 次。由于药物治疗的效果并不完全，且作用时间较短，一般仅用于贲门失弛缓症的早期、老年高危患者或拒绝其他治疗的患者。

（二）内镜治疗

1. 内镜下 LES 内注射肉毒毒素　肉毒毒素是肉毒梭状杆菌产生的外毒素，是一种神经肌肉胆碱能阻断剂。它能与神经肌肉接头处突触前胆碱能末梢快速而强烈地结合，阻断神经冲动的传导而使骨骼肌麻痹，还可抑制平滑肌的活动，抑制胃肠道平滑肌的收缩。内镜下注射肉毒毒素是一种简单、安全且有效的治疗手段，但由于肉毒毒素在几天后降解，其对神经肌肉接头处突触前胆碱能末梢的作用减弱或消失，因此，若要维持疗效，需要反复注射。

2. 食管扩张　球囊扩张术是目前治疗贲门失迟缓症最为有效的非手术疗法，它的近期及远期疗效明显优于其他非手术治疗，但并发症发生率较高，尤以穿孔最为严重，发生率为 1% ~5%。球囊扩张的原理主要是通过强力作用，使 LES 发生部分撕裂，解除食管远端梗阻，缓解临床症状。

3. 手术治疗　Heller 肌切开术是迄今治疗贲门失弛缓症的标准手术，其目的是降低 LES 压力，缓解吞咽困难，同时保持一定的 LES 压力，防止食管反流的发生。手术方式分为开放性手术和微创性手术两种，开放性手术术后症状缓解率可达 80% ~90%，但 10% ~46% 的患者可能发生食管反流。因此大多数学者主张加做防反流手术。尽管开放性手术的远期效果是肯定的，但是由于其创伤大、术后恢复时间长、费用昂贵，一般不作为贲门失弛缓症的一线治疗手段，仅在其他治疗方法失败，且患者适合手术时才选用开放性手术。

腔镜技术的迅速发展使贲门失弛缓症的治疗发生了巨大的变化，从开放性手术到经胸腔镜，再到经腹腔镜肌切开术，这种微创性手术的疗效与开放性手术相似，且创伤小，缩短了手术和住院时间，减少了手术并发症，有望成为治疗贲门失弛缓症的首选方法。

（赵春虎）

第三节　上消化道出血

一、概述

上消化道出血（Upper gastrointestinal tract hemorrhage）是指屈氏韧带以上的消化道包括食管、胃、十二指肠、胆管及胰管的出血，也包括胃空肠吻合术后的空肠上段出血。大量出血是指在短时间内出血量超过 1 000ml 或达血容量 20% 的出血，据我国统计资料表明，急性上消化道出血的最常见的 3 大病因依次是消化性溃疡、急性胃黏膜病变和食管－胃底静脉曲张破裂，以呕血和（或）黑便为主要症状，常伴有血容量减少引起的急性周围循环衰竭。急性大量出血死亡率约为 10%，60 岁以上患者出血死亡率高于中青年，为 30% ~50%。

二、临床表现

1. 症状和体征

（1）呕血和黑便：呕血多呈棕褐色、咖啡渣样。但如出血量大，则为鲜红或兼有血块。上消化道出血后均有黑便，如出血量很大，血液在肠内推进快，大便亦可呈暗红色或鲜红色。

（2）失血性周围循环衰竭：程度轻重与出血量及速度有关。少量出血可因机体的自我代偿而不出现临床症状。中等量以上的出血常表现为头昏、心悸、冷汗、恶心、口渴；体检可发现面色苍白、皮肤湿冷、心率加快、血压下降。大量出血可出现黑矇、晕厥，甚至休克。

（3）发热：出血后 24h 内常出现低热，持续数日至一周。少数大量出血的患者可出现难以控制的高热，提示病情严重。原因不明，可能与失血后导致体温调节中枢的功能障碍有关。

（4）氮质血症：分为肠源性、肾前性和肾性；24 ~48h 达高峰，一般不超过 14.3mmol/L（40mg/dl），3 ~4d 降至正常。若同时检测血肌酐水平正常，出血后血尿素氮浓度持续升高或一度下降后又升高，常提示活动性出血或止血后再出血。

2. 实验室检查

（1）血常规：在出血早期可因血管和脾脏代偿性收缩和血液浓缩而使红细胞和血红蛋白基本正常甚至升高，一般在急性出血后 3 ~4h 后开始下降，此时也应注意治疗过程中快速大量输液造成的血液稀释对血常规结果的影响，以正确评估出血程度。血小板、白细胞可因出血后的应激反应而在短期内迅速增加。

（2）呕吐物隐血试验和大便隐血反应强阳性。

(3) 血尿素氮：出血后数小时内开始升高，24～48h 内达高峰，3～4d 降至正常。应同时测定血肌酐浓度，以排除原有肾脏疾病。

3. 特殊检查

(1) 胃镜检查：是诊断上消化道出血最常用、准确的方法，尤其是出血后 48h 内的紧急胃镜检查更有价值。

(2) X 线钡餐检查：此法在急性上消化道大出血时对出血病因的诊断价值有限。早期 X 线钡餐检查还可能引起再出血，故主张在出血停止和病情稳定数日后行 X 线钡餐检查。

(3) 选择性腹腔动脉造影：对于出血速度 >0.5ml/min 的活动性出血，此法可能发现一些经胃镜或 X 线钡餐检查未能发现的出血病灶，并可在该动脉插管内滴入垂体加压素而达到止血目的。

(4) 放射性核素：^{99m}Tc 标记红细胞扫描，可发现 0.05～0.12ml/min 活动性出血的部位，创伤小，可起到初步定位作用，对 Merkel 憩室合并出血有较大诊断价值。

(5) 剖腹探察术：少数患者经上述内科检查仍不能找到出血病灶而又存在活动性大出血者，可在积极输血和其他抗休克处理的同时行剖腹探察术，必要时还可行术中内镜检查，常可获明确诊断。

三、诊断要点

1. 详细询问病史

(1) 慢性上腹痛史，提示溃疡病、胃炎、胃癌及胃黏膜脱垂等。

(2) 肝炎、黄疸、血吸虫病或慢性酒精中毒史，应考虑食管－胃底静脉曲张破裂出血。

(3) 胆系疾病史，应怀疑胆道出血。

(4) 剧烈呕吐者，应想到食管贲门黏膜撕裂综合征。

(5) 长期大量使用损伤胃黏膜药物史，则有助于药物所致出血的诊断。

2. 准确识别消化道出血

(1) 应与鼻出血、拔牙或扁桃体切除而咽下血液所致者加以区别。

(2) 应与肺结核、支气管扩张、支气管肺癌、二尖瓣狭窄所致的咯血相区别。

(3) 口服动物血块、骨炭、铋剂和某些中药可引起大便发黑，应注意鉴别。

(4) 少数大出血患者在临床上尚未出现呕血、黑便而首先表现为周围循环衰竭，检诊时应想到消化道出血的可能。

3. 估计出血程度和周围循环状态

(1) 每日出血量 >5ml 时，大便隐血试验可呈阳性。

(2) 每日出血量达 50～100ml 以上，可出现黑便。

(3) 胃内积血量 250～300ml 时，可引起呕血。

(4) 一次出血量不超过 400ml 时，一般无全身症状。

(5) 出血量超过 500ml，失血又较快时，可出现休克症状。

(6) 严重性出血指 3h 内需输血 1 500ml 才能纠正其休克。

(7) 持续性出血指在 24h 之内的 2 次胃镜所见均为活动性出血。

4. 正确判断是否继续出血或再出血

(1) 反复呕血，甚至呕血转为鲜红色，黑便次数增多、稀薄并呈暗红色，伴有肠鸣音亢进。

（2）周围循环衰竭表现虽经积极处理未见明显好转，或好转后又恶化。

（3）RBC、Hb 及 HCT 持续下降，网织红细胞计数持续增高。

（4）补液与尿量足够的情况下，血 BUN 持续或再次增高。

四、治疗方案及原则

1. 严密监测病情变化　患者应卧位休息，保持安静，保持呼吸道通畅，避免呕血使血液阻塞呼吸道而引起窒息。

2. 积极抗休克　尽快补充血容量是最主要的措施。

（1）应立即配血。

（2）有输血指征时：即脉搏 >110 次/min，红细胞 $<3\times10^{12}$/L，血红蛋白 <70g/L，收缩压 <12kPa（90mmHg）可以输血。

（3）在输血之前可先输入生理盐水、林格液、葡萄糖苷或其他血浆代用品。

（4）输液速度和种类最好根据中心静脉压和每小时尿量来调节。

3. 控制出血

（1）提高胃内 pH：常用的药物有组胺 H_2 受体拮抗剂，如雷尼替丁、法莫替丁、西咪替丁等，以及作用更强的质子泵抑制剂，如奥美拉唑、泮托拉唑肠溶片（潘妥洛克）等。

（2）局部止血措施

1）胃内降温：10～14℃水反复灌洗胃腔，可使胃血管收缩，血流减少并使胃分泌和消化液受抑制，胃纤维蛋白溶解酶活力减弱，从而达到止血目的。

2）口服止血剂：去甲肾上腺素 8mg 加于生理盐水或冰盐水 150ml，分次口服（老年人勿用），凝血酶分次口服。

3）内镜止血：局部喷洒凝血酶、孟氏液、组织黏合剂；局部注射止血法使用的药物包括 15%～20% 高张盐水、无水乙醇、1% 乙氧硬化醇、5% 鱼肝油酸钠等；凝固止血法，常用 YAG 激光、微波、热探头和高频电凝；机械止血法：使用 Hemoclip 钳夹、球囊压迫或结扎法。

4）三腔两囊管压迫止血：用于食管－胃底静脉曲张破裂出血。成功的关键在于放管位置要准确；充气要足，胃囊充气 200～300ml，食管囊压力维持在 4.00～5.33kPa（30～40mmHg）；牵拉固定要确切；定时放气和抽吸胃内容物和食管囊上方的分泌物。止血后放气管观察一天，总插管时间 3～5d，以短些为好。

5）减少内脏血流量及门静脉压力的药物：生长抑素类，如奥曲肽、施他宁；垂体后叶素和血管加压素。生长抑素对食管静脉曲张破裂出血有迅速止血作用，近期疗效与硬化剂注射、三腔两囊管压迫相似，但不良反应较少，患者易于耐受，且对三腔两囊管压迫及垂体后叶素治疗无效者也可能有效。

4. 手术治疗

（1）消化性溃疡出血手术指征：严重出血经内科积极治疗 24h 仍不止血，或止血后短期内又再次大出血，血压难以维持正常；年龄 50 岁以上，伴动脉硬化，经治疗 24h 出血不止；以往有多次大量出血，短期内又再出血；合并幽门梗阻、穿孔，或怀疑有恶变。

（2）胃底－食管静脉曲张破裂出血：应尽量避免手术。

五、处置

(1) 对一般消化道出血患者，经急诊处理后应留院观察3~5d，如无继续出血可回家口服药物治疗，定期复查。

(2) 对上消化道大出血患者经积极抢救，生命体征稳定后住院治疗。

(3) 对严重性出血患者或因脏器低灌注而引起相应并发症患者应尽快收入ICU病房行加强监护治疗。

(4) 对于高龄合并多种慢性疾病或有肝硬化病史患者，无论出血量多少均应住院治疗。

六、注意事项

(1) 应注意有少数患者在出现呕血和黑便之前即发生严重周围循环衰竭，此时进行直肠指检如发现黑便或血便则对诊断有帮助。

(2) 应注意在出血性休克的早期血压可因代偿而基本正常，甚至一时偏高，但此时脉搏细速，皮肤苍白、湿冷。老年人大量出血可引起心、脑、肾的并发症。

(3) 肝硬化食管胃底静脉曲张破裂出血不宜用葡萄糖苷类及不宜过多使用库血，亦不宜输液输血过多过快以免诱发肝性脑病和再出血。

(4) 大量输血患者应注意及时补充凝血因子。

(赵春虎)

第四节 急性胃炎

急性胃炎（actlte gastritis）是指各种外在和内在因素引起的急性广泛或局限性胃黏膜炎症。病变可局限于胃底、胃体、胃窦或弥漫分布于全胃，病变深度大多仅限于黏膜层，严重时则可累及黏膜下层、肌层，甚至达浆膜层。临床表现多种多样，以上腹痛、上腹不适、恶心、呕吐最为常见，也可无症状或仅表现为消化道出血。胃镜下可见胃黏膜充血、水肿、糜烂、出血及炎性渗出物。组织学检查主要表现为中性多核细胞浸润。急性胃炎一般是可逆性疾病，病程短，经适当治疗或调整饮食在短期内痊愈；也有部分患者经过急性胃炎阶段而转为慢性胃炎。

急性胃炎的分类方法较多，目前尚未有统一的方案。临床上一般将急性胃炎分为四类：①急性单纯性胃炎。②急性糜烂性胃炎。③急性化脓性胃炎。④急性腐蚀性胃炎。以前两种较常见。

一、急性单纯性胃炎

急性单纯性胃炎（acute simple gastritis）多由微生物感染或细菌毒素引起，少数也可因物理、化学等刺激因素造成。

(一) 病因和发病机制

1. 微生物感染或细菌毒素　进食被微生物或细菌毒素污染的饮食是急性胃炎最常见的病因。常见的微生物有沙门菌属、嗜盐杆菌、幽门螺杆菌、轮状病毒（rotavirus）、诺沃克病毒（norwalk virus）等。细菌毒素以金葡菌毒素、肉毒杆菌毒素等引起的病变最严重。

2. 物理因素　暴饮暴食或进食过冷、过热及粗糙的食物等均可破坏胃黏膜屏障引起急性炎症反应。另外，食入异物和柿石等也可导致胃黏膜的改变。

3. 化学因素

（1）药物：部分药物可刺激胃黏膜而引起急性胃炎。较常见的是非甾体类抗炎药（NSAID），如阿司匹林、对乙酰氨基酚、吲哚美辛、保泰松等，以及含有这类药物的各种感冒药物、抗风湿药物。此类药能使细胞的氧化磷酸化解离，并降低细胞的磷酸肌酐水平，从而使上皮细胞的能量代谢发生障碍，Na^+、Cl^-的转运速度减慢，使H^+逆流，细胞肿胀并脱落；非甾体类药还可抑制环氧化物，减少内源性前列腺素的生成，使其分泌的碳酸氢钠和黏液减少，破坏了胃黏膜屏障；同时明显减少胃黏膜血流量，影响胃黏膜的氧和各种营养物质的供给，从而降低了胃黏膜的防御功能。

另外，铁剂、碘剂、氧化钾、洋地黄、抗生素类、激素类、组胺类、咖啡因、奎宁、卤素类及某些抗癌药物等均可刺激胃黏膜引起浅表的损伤。

（2）酗酒及饮料：酒精、浓茶及咖啡等饮料均能破坏胃黏膜屏障，引起H^+逆流，加重胃黏膜上皮细胞的损伤；同时损伤黏膜下的毛细血管内皮，使血管扩张，血流缓慢，血浆外渗，血管破裂等导致胃黏膜充血、水肿、糜烂及出血。

（3）误食毒物：误食灭虫药、毒蕈、灭鼠药等化学毒物等均可刺激胃黏膜，破坏胃黏膜屏障，从而引起炎症。

4. 其他　胃的急性放射性损伤、留置胃管的刺激，以及某些全身性疾病如肝硬化、尿毒症、晚期肿瘤、慢性肺心病和呼吸功能衰竭等均可产生一些内源性刺激因子，引起胃黏膜的急性炎症。

（二）病理

胃窦、胃体、胃底或全胃黏膜充血、水肿、点片状平坦性糜烂，黏膜表面或黏膜下有新鲜或陈旧性出血，黏膜表面有炎性渗出物。大多数病变局限在黏膜层，不侵犯黏膜肌层。

镜检可见表层上皮细胞坏死、脱落、黏膜下出血，组织中有大量的中性粒细胞浸润，并有淋巴细胞、浆细胞和少量嗜酸粒细胞浸润。腺体的细胞，特别是腺体颈部细胞呈不同程度的变性和坏死。

（三）临床表现

临床表现常因病因不同而不同。细菌或细菌毒素所致的急性单纯性胃炎较多见，一般起病较急，多于进食污染物后数小时至 24h 发病，症状轻重不一，大多有中上腹部疼痛、饱胀、厌食、恶心、频繁呕吐，因常伴有急性水样腹泻而称为急性胃肠炎。严重者可出现脱水、电解质平衡失调、代谢性酸中毒和休克。如沙门菌感染常有发热、脱水等症状；轮状病毒感染引起的胃肠炎多见于 5 岁以下儿童，好发于冬季，有发热、水样腹泻、呕吐、腹痛等症状，常伴脱水，病程 1 周左右。

由理化因素引起的急性单纯性胃炎一般症状较轻。非甾体类药物引起的胃炎临床表现常以呕血、黑便为主，为上消化道出血的重要原因之一。出血多呈间歇性发作，大出血时可发生休克。

并非所有急性单纯性胃炎均有症状，约 30% 的患者，仅有胃镜下急性胃炎的表现，而无任何临床症状。体格检查可发现上腹部或脐周有压痛，肠鸣音亢进。一般病程短，数天内可好转自愈。

（四）相关检查

（1）血常规：感染因素引起的急性胃炎患者白细胞计数增高，中性粒细胞比例增多。

（2）便常规：便常规有少量黏液及红白细胞。便培养可检出病原菌。

（3）内镜检查：内镜检查对本病有诊断价值。内镜下可见胃黏膜充血、水肿，有时有糜烂及出血灶，表面覆盖厚而黏稠的玻璃样渗出物和黏液。

（五）诊断和鉴别诊断

1. 诊断　根据饮食不当或服药等病史，对起病急，有上腹痛、恶心、呕吐或上消化道出血等临床表现的患者可做出诊断。少数不典型病例须做胃镜才能明确诊断。

2. 鉴别诊断

（1）急性阑尾炎：急性阑尾炎早期可表现为急性上腹部疼痛，但急性阑尾炎的上腹痛或脐周痛是内脏神经反射引起的，疼痛经过数小时至24h左右，转移并固定于右下腹是其特点，同时可有右下腹腹肌紧张和麦氏点压痛阳性。腹部平片可见盲肠胀气，或有液平面，右侧腰大肌影消失或显示阑尾粪石。

（2）胆管蛔虫症：胆管蛔虫症也可表现为上腹痛、恶心、呕吐等症状，但其腹痛常常为突发的阵发性上腹部剧烈钻顶样痛，有时可吐出蛔虫，间歇期可安静如常。既往有排蛔虫或吐蛔虫的病史。

（3）急性胰腺炎：急性胰腺炎也可呈现上腹痛和呕吐，疼痛多位于中上腹或左上腹，呈持续性钝痛、钻痛或绞痛；仰卧位时加重，前倾坐位时可缓解。疼痛一般较剧烈，严重时可发生休克。血、尿淀粉酶升高有助于本病的诊断。

（4）急性胆囊炎：急性胆囊炎时上腹痛多位于右上腹胆囊区，疼痛剧烈而持久，可向右肩背部放射；疼痛常于饱餐尤其是脂肪餐后诱发，Murphy征阳性。超声检查可见胆囊壁增厚、粗糙，或胆囊结石。

（六）治疗

1. 去除病因　本病患者急性期应卧床休息，停止一切对胃黏膜有刺激的饮食或药物；进食清淡流质饮食，多饮水，腹泻较重时可饮糖盐水；必要时可暂时禁食。

2. 对症治疗

（1）腹痛者可局部热敷，疼痛剧烈者可给解痛剂，如654－2 10mg或阿托品0.3～0.6mg，每日3次口服。

（2）剧烈呕吐或失水者应静脉输液补充水、电解质和纠正酸碱平衡；肌肉注射甲氧氯普胺、氯丙嗪，或针刺足三里、内关等以止吐。

（3）伴有上消化道出血或休克者应积极止血、补充液体以扩充血容量，尽快纠正休克；静脉滴注或口服奥美拉唑、H_2受体拮抗剂以减少胃酸分泌；应用胃黏膜保护剂如硫糖铝、胶体铋剂等，以减轻黏膜炎症。

（4）对微生物或细菌毒素感染，尤其伴腹痛者可选小檗碱、甲硝唑、诺氟沙星、氨苄西林等抗菌药物。

（七）预后

在去除病因后，多于数天内痊愈。少数可因致病因素持续存在，发展为慢性浅表性胃炎。

二、急性糜烂性胃炎

急性糜烂性胃炎（acute erosive gastritis）是指不同病因引起胃黏膜多发性糜烂为特征的急性胃炎，也可伴急性溃疡形成。

（一）病因和发病机制

1. 应激因素　引起应激的因素有严重创伤、大面积烧伤、大手术、中枢神经系统肿瘤、外伤、败血症、心力衰竭、呼吸衰竭、肝和肾功能衰竭、代谢性酸中毒及大量使用肾上腺皮质激素等。发病机制可能为应激状态下体内去甲肾上腺素和肾上腺素分泌增多，使内脏血管收缩，胃血流量减少，引起胃黏膜缺血、缺氧，导致黏膜受损和胃酸分泌增多，黏液分泌不足，HCO_3^- 分泌减少，前列腺素合成减少，从而削弱了胃黏膜的抵抗力，结果加剧了黏膜的缺血缺氧，使 H^+ 反弥散，致使黏膜糜烂、出血。

2. 其他　引起急性单纯性胃炎的各种外源性病因，均可严重的破坏胃黏膜屏障，导致 H^+ 及胃蛋白酶的反弥散，引起胃黏膜的损伤而发生糜烂和出血。

（二）病理

本病病变多见于胃底和胃体部，但胃窦有时也可受累。胃黏膜呈多发性糜烂，伴有点片状新鲜或陈旧出血灶，有时见浅小溃疡。镜下可见糜烂处表层上皮细胞有灶性脱落，固有层有中性粒细胞和单核细胞浸润，腺体因水肿、出血而扭曲。

（三）临床表现

急性糜烂性胃炎起病前一般无明显不适，或仅有消化不良的症状，但由于原发病症状严重而被掩盖。本病常以上消化道出血为首发症状，表现为呕血和/或黑便，一般出血量不大，常呈间歇性，能在短期内恢复正常。部分患者可表现为急性大量出血，引起失血性休克，若不能及时正确处理，死亡率可高达 50% 以上。少数因烧伤引起本病者，仅有低血容量引起的休克，而无明显呕血或黑便，常易被误诊。

（四）诊断和鉴别诊断

1. 诊断　诊断主要依靠病前有服用非甾体类药、酗酒、烧伤、手术或重要器官功能衰竭等应激状态病史，而既往无消化性溃疡等病史；一旦出现上消化道出血症状应考虑本病的可能。但确诊最主要依靠急诊内镜检查，一般应在出血停止后 24～48d 内进行。

2. 鉴别诊断　急性糜烂性胃炎应与急性胰腺炎、消化性溃疡、急性阑尾炎、急性胆囊炎、胆石症等疾病相鉴别；合并上消化道出血时应与消化性溃疡、食管静脉破裂出血等鉴别，主要靠急诊胃镜检查确诊。

（五）治疗

1. 一般治疗　本病治疗首先应去除发生应激状态的诱因，让患者安静卧床休息，可给流质饮食，必要时禁食。

2. 止血措施

（1）抑酸剂：抑酸剂减少胃酸的分泌，防止 H^+ 逆向弥散，达到间接止血作用。如奥美拉唑、西咪替丁、法莫替丁等静脉滴注或口服。

(2) 冰盐水：给胃内注入冰盐水 250ml，保留 15～20min 后吸出，可重复 4～5 次。冰盐水可使胃壁血管收缩并使胃酸分泌减少。

(3) 药物止血：口服凝血酶、去甲肾上腺素、孟氏液等，如出血量较大可静脉输入巴曲酶、奥曲肽、酚磺乙胺等。

(4) 内镜下止血：对上述止血措施效果不理想时，可酌情选用电凝、微波、注射药物或激光止血。

3. 胃黏膜保护剂　胃黏膜保护剂如硫糖铝、麦滋林－S 颗粒、得乐胶囊等可阻止胃酸和胃蛋白酶的作用，有助于黏膜上皮再生和防止 H^+ 逆向弥散；促进前列腺素合成，减少黏液中表皮生长因子（ECF）降解，刺激黏液和碳酸氢盐的分泌，增加黏膜血流供应，具有保护黏膜的作用。

4. 外科治疗　少数患者经内科 24h 积极治疗难以控制出血者应考虑手术治疗。

（六）预防

对多器官功能衰竭、脓毒血症、大面积烧伤等应激状态患者应给予 H_2 受体拮抗剂或制酸剂（氢氧化铝凝胶、氢氧化镁等）及黏膜保护剂如硫糖铝等，以预防急性胃黏膜病变。

三、急性化脓性胃炎

急性化脓性胃炎（acute phlegmonous gastritis）是胃壁受细菌感染引起的化脓性疾病，是一种罕见的重症胃炎，又称急性蜂窝组织性胃炎，本病男性多见，男女之比约为 3 ∶ 1。

（一）病因和发病机制

本病多发生于免疫力低下，且有身体其他部位感染灶的患者，如脓毒血症、败血症、蜂窝组织炎等，致病菌通过血循环或淋巴播散到胃；或在胃壁原有病变如慢性胃炎、胃溃疡、胃息肉摘除的基础上繁殖，而引起胃黏膜下层的急性化脓性炎症。常见的致病菌为 α 溶血性链球菌，其他如肺炎球菌、葡萄球菌、绿脓杆菌、大肠杆菌、炭疽杆菌、产气夹膜梭状芽孢杆菌等也可引起本病。

（二）病理

急性化脓性胃炎的炎症主要累及黏膜下层，并形成坏死区，严重者炎症可穿透肌层达浆膜层，发生穿孔时可致化脓性腹膜炎。由产气芽孢杆菌引起者，胃壁增厚、胃腔扩张，其组织内有气泡形成。镜下可见黏膜下层有大量的白细胞浸润，亦可见到多数细菌，有出血、坏死、胃小静脉内也可见血栓形成。以化脓性感染范围可分为弥漫型和局限型。弥漫型炎症侵及胃的大部分或全胃，甚至扩散至十二指肠等胃的邻近器官；局限性炎症局限，形成单发或多发脓肿，以幽门区脓肿多见。

（三）临床表现

本病起病急骤且凶险，常有寒战、高热，剧烈的上腹部疼痛，也可为全腹痛，取前倾坐位可使腹痛缓解，称为 Deninger 征，为本病的特征性表现。恶心、频繁呕吐也是本病常见的症状，呕吐物中可见坏死脱落的胃黏膜组织；有时可出现呕血及黑便。部分患者有脓性腹水形成，出现中毒性休克。可并发胃穿孔、血栓性门静脉炎及肝脓肿。

体格检查上腹部有明显压痛、反跳痛和肌紧张等腹膜炎的征象。

（四）相关检查

（1）血常规：血白细胞计数一般大于 $10\times10^9/L$，以中性粒细胞为主，伴核左移现象。

（2）尿常规：尿常规镜检可见蛋白及管型。

（3）便常规：大便潜血试验可呈阳性。

（4）呕吐物检查：呕吐物中有坏死黏膜并混有脓性呕吐物。

（5）X 线检查：腹平片示胃扩张，如产气荚膜梭状芽孢杆菌感染者可见胃壁内有气泡形成；伴有穿孔者膈下可见游离气体。钡餐检查相对禁忌。

（6）超声检查：超声检查可见患者胃壁增厚，由产气荚膜梭状芽孢杆菌引起者，胃壁内可见低回声区。

（7）胃镜检查：本病因可诱发穿孔，禁忌行内镜检查。

（五）诊断和鉴别诊断

1. 诊断　根据本病有上腹部疼痛、恶心、呕吐、寒战高热等症状，以及上腹部压痛、反跳痛和肌紧张等体征，结合血常规检查和 X 线检查等可做出诊断。

2. 鉴别诊断　急性化脓性胃炎应与急性胰腺炎、急性阑尾炎、急性胆囊炎、胆石症等疾病相鉴别，一般根据临床表现和辅助检查可资鉴别。

（六）治疗

本病治疗的关键在于早期确诊，给予足量抗生素以控制感染；及时行胃壁脓肿切开引流或胃次全切除术，能明显降低死亡率。

四、急性腐蚀性胃炎

急性腐蚀性胃炎（acute corrosive gastritis）是由于误服或自服腐蚀剂（强碱如苛性碱，强酸如盐酸、硫酸、硝酸，以及来苏儿、氯化汞、砷、磷等）而引起胃壁的急性损伤或坏死。

（一）病因和发病机制

腐蚀剂进入消化道引起损伤的范围和严重性与腐蚀剂的种类、浓度、数量、胃内有无食物及与黏膜接触的时间长短等有关。轻者引起胃黏膜充血、水肿；重者发生坏死、穿孔；后期出现瘢痕、狭窄而使胃腔变形，引起上消化道梗阻。强酸类腐蚀剂所至损伤主要为胃，尤其是胃窦、幽门和小弯；而强碱类腐蚀剂食管损伤较胃严重。强酸可使蛋白质和角质溶解、凝固，组织呈界限明显的灼伤或凝固性坏死伴有焦痂，受损组织收缩变脆，大块坏死组织脱落造成继发性穿孔、腹膜炎或纵隔炎。强碱由于能迅速吸收组织中的水分，与组织蛋白质结合形成胶冻样物质，使脂肪酸皂化，造成严重的组织坏死；因此，强碱的病变范围多大于其接触面积。

（二）病理

病变程度与吞服的腐蚀剂剂量、浓度、胃内所含食物量及腐蚀剂与黏膜接触的时间长短等有关。轻者引起胃黏膜充血、水肿，重者发生坏死、穿孔，后期可出现瘢痕和狭窄引起上消化道梗阻。

（三）临床表现

临床症状与吞服的腐蚀剂种类有关。吞服后黏膜都有不同程度的损害，多立即出现口腔、咽喉、胸骨后及上腹部的剧烈疼痛，频繁恶心、呕吐，甚至呕血，呕吐物中可能会含有脱落坏死的胃壁组织。严重时因广泛的食管、胃的腐蚀性坏死而致休克，也可出现食管及胃的穿孔，引起胸膜炎和弥漫性腹膜炎。继发感染时可有高热。但也有部分腐蚀剂如来苏儿由于它对表层迷走神经有麻醉作用，并不立即出现症状。此外，各种腐蚀剂吸收后还可引起全身中毒症状。酸类吸收可致严重酸中毒而引起呼吸困难；来苏儿吸收后引起肾小管损害，导致肾衰竭。急性期过后，可出现食管、贲门和幽门狭窄及梗阻的症状。

各种腐蚀剂引起的口腔黏膜灼痂的颜色不同，有助于识别腐蚀剂的类型，硫酸致黑色痂，盐酸致灰棕色痂，硝酸致深黄色痂，醋酸致白色痂，来苏儿致灰白色痂，后转为棕黄色痂，强碱则呈透明的水肿。

（四）诊断

本病根据病史和临床表现，很容易做出诊断和鉴别诊断。急性期一般不做上消化道钡餐和内镜检查，以免引起食管和胃穿孔。待急性期过后，钡餐检查可见胃窦黏膜纹理粗乱，如果腐蚀深达肌层，由于瘢痕形成，可表现为胃窦狭窄或幽门梗阻。

（五）治疗

本病是一种严重的内科急症，必须积极抢救。①一般洗胃属于禁忌，禁食水，以免发生穿孔；尽快静脉补液，纠正水、电解质和酸碱失衡。②去除病因，服强酸者尽快口服牛奶、鸡蛋清或植物油 100 ~ 200ml，避免用碳酸氢钠，以免产气过多而导致穿孔；服强碱者给食醋 500ml 加温水 500ml 分次口服，然后再服少量蛋清、牛奶或植物油。③有的学者主张在发病 24h 内应用肾上腺皮质激素，以减少胶原、纤维瘢痕组织的形成，如每日氢化可的松 200 ~ 300mg 或地塞米松 5 ~ 10mg 静脉滴注，数日后改为口服醋酸泼尼松，使用皮质激素时应并用抗生素。④对症治疗，包括解痉、止吐，有休克时应给予抗休克治疗。⑤积极预防各种并发症。⑥急性期过后，若出现疤痕、狭窄，可行扩张术或手术治疗。

（王　阳）

第五节　慢性胃炎

慢性胃炎（chronic gastritis）是由各种病因引起的胃黏膜慢性炎症。根据内镜及病理组织学改变将慢性胃炎分为非萎缩性胃炎（浅表性胃炎）及萎缩性胃炎两大基本类型。慢性非萎缩性胃炎是指不伴有胃黏膜萎缩性改变、胃黏膜层见以淋巴细胞和浆细胞为主的慢性炎症细胞浸润的慢性胃炎。根据病变分布，可再分为胃窦炎、胃体炎、全胃炎胃窦为主或全胃炎胃体为主。

一、慢性非萎缩性胃炎

（一）流行病学

HP 感染为慢性非萎缩性胃炎的主要病因。慢性非萎缩性胃炎的流行情况因不同国家、不同地区 HP 感染的流行情况而异。HP 感染呈世界范围分布，一般 HP 感染率发展中国家高于发达国家，感染率随年龄增加而升高，男女差异不大。我国属 HP 高感染率国家，估计人群中 HP 感染率为 40% ~70%。流行病学研究资料显示，经济落后、居住环境差及不良卫生习惯与 HP 感染率呈正相关。由于 HP 感染几乎无例外地引起胃黏膜炎症，感染后机体一般难以将其清除而成为慢性感染，因此人群中 HP 感染引起的慢性非萎缩性胃炎患病率与该人群 HP 的感染率相平行。

（二）病因和发病机制

1. HP 感染　HP 感染是慢性非萎缩性胃炎最主要的病因，两者的关系符合 Koch 提出的确定病原体为感染性疾病病因的 4 项基本要求，即该病原体存在于该病的患者中，病原体的分布与体内病变分布一致，清除病原体后疾病可好转，在动物模型中该病原体可诱发与人相似的疾病。研究表明，80% ~95% 的慢性活动性胃炎患者胃黏膜中有 HP 感染，5% ~20% 的 HP 阴性率反映了慢性胃炎病因的多样性；HP 相关胃炎者，HP 胃内分布与炎症分布一致；根除 HP 可使胃黏膜炎症消退，一般中性粒细胞消退较快，但淋巴细胞、浆细胞消退需要较长时间；志愿者和动物模型中已证实 HP 感染可引起胃炎。

HP 具有鞭毛，能在胃内穿过黏液层移向胃黏膜，其所分泌的黏附素能使其贴紧上皮细胞，其释放尿素酶分解尿素产生 NH_3，从而保持细菌周围中性环境。HP 的这些特点有利于其在胃黏膜表面定植。HP 通过上述产氨作用、分泌空泡毒素 A（VacA）等物质而引起细胞损害；其细胞毒素相关基因（CagA）蛋白能引起强烈的炎症反应；其菌体胞壁还可作为抗原诱导免疫反应。这些因素的长期存在导致胃黏膜的慢性炎症。

HP 相关慢性非萎缩性胃炎有 2 种突出的类型：胃窦为主全胃炎和胃体为主全胃炎。前者胃酸分泌可增加，因而增加了十二指肠溃疡发生的危险性；后者胃酸分泌常减少，使胃溃疡和胃癌发生的危险性增加。

2. 其他因素　幽门括约肌功能不全时含胆汁和胰液的十二指肠液反流入胃，可削弱胃黏膜屏障功能，使胃黏膜遭到消化液作用，引起炎症、糜烂、出血和上皮化生等病变。其他外源因素如酗酒、服用 NSAIDs 等药物、某些刺激性食物等均可反复损伤胃黏膜。理论上这些因素均可各自或与 HP 感染协同作用而引起或加重胃黏膜慢性炎症，但目前尚缺乏系统研究的证据。

（三）临床表现

流行病学研究表明，多数慢性非萎缩性胃炎患者无任何症状，有症状者主要表现为上腹痛或不适、上腹胀、早饱、嗳气、恶心等非特异性消化不良症状。功能性消化不良患者可伴或不伴有慢性胃炎，根除 HP 后慢性胃炎组织学得到显著改善，但并不能消除多数组织学改善者的消化不良症状，提示慢性胃炎与消化不良症状无密切相关。内镜检查、胃黏膜组织学检查结果与慢性胃炎患者症状的相关分析表明，患者的症状缺乏特异性，且症状的有无及严重程度与内镜所见、组织学分级并无肯定的相关性。

（四）相关检查

1. 胃镜及活组织检查　胃镜检查并同时取活组织做组织学病理检查是最可靠的诊断方法。内镜下慢性非萎缩性胃炎可见红斑（点状、片状、条状）、黏膜粗糙不平、出血点/斑、黏膜水肿及渗出等基本表现，尚可见糜烂及胆汁反流。由于内镜所见与活组织检查的病理表现常不一致，因此诊断时应两者结合，在充分活检基础上以活组织病理学诊断为准。为保证诊断的准确性和对慢性胃炎进行分型，活组织检查宜在多部位取材且标本要足够大，根据病变情况和需要，建议取2~5块为宜。内镜医生应向病理科提供取材部位、内镜所见和简要病史等资料。

2. HP检测　活组织病理学检查时可同时检测HP，并可在内镜检查时多取一块组织做快速尿素酶检查，以增加诊断的可靠性。根除HP治疗后，可在胃镜复查时重复上述检查，亦可采用非侵入性检查手段，如^{13}C或^{14}C尿素呼气试验、粪便HP抗原检测及血清学检查（定性检测血清抗HP IgG抗体）。应注意，近期使用抗生素、质子泵抑制剂、铋剂等药物，因有暂对抑制HP作用，会使上述检查（血清学检查除外）呈假阴性。

（五）诊断

鉴于多数慢性胃炎患者无任何症状，有症状也缺乏特异性，且缺乏特异性体征，因此根据症状和体征难以作出慢性胃炎的正确诊断。慢性非萎缩性胃炎的确诊主要依赖于内镜检查和胃黏膜活检组织学检查，尤其是后者的诊断价值更大。

慢性胃炎的诊断应力求明确病因。HP感染是慢性非萎缩性胃炎的主要致病因素，故应作为慢性胃炎病因诊断的常规检测。

（六）治疗

慢性非萎缩性胃炎的治疗目的是缓解消化不良症状和改善胃黏膜炎症。治疗应尽可能针对病因，遵循个体化原则。消化不良症状的处理与功能性消化不良相同。无症状、HP阴性的非萎缩性胃炎无需特殊治疗。

1. 根除HP　前已述及，慢性非萎缩性胃炎的主要症状为消化不良，其症状应归属于功能性消化不良范畴。目前国内外均推荐对HP阳性的功能性消化不良行根除治疗。因此，有消化不良症状的HP阳性慢性非萎缩性胃炎患者均应根除HP。大量研究结果表明，根除HP可使胃黏膜组织学得到改善；对预防消化性溃疡和胃癌等有重要意义；对改善或消除消化不良症状具有效－价比优势。

2. 消化不良症状的治疗　由于临床症状与慢性非萎缩性胃炎之间并不存在明确关系，因此症状治疗事实上属于功能性消化不良的经验性治疗。慢性胃炎伴胆汁反流者可应用促动力药（如多潘立酮）和（或）有结合胆酸作用的胃黏膜保护剂（如铝碳酸镁制剂）。有胃黏膜糜烂和（或）以反酸、上腹痛等症状为主者，可根据病情或症状严重程度，选用抗酸剂、H_2受体阻滞剂或质子泵抑制剂。促动力药如多潘立酮、马来酸曲美布丁、莫沙必利、盐酸伊托必利主要用于上腹饱胀、恶心或呕吐等为主要症状者。胃黏膜保护剂如硫糖铝、瑞巴派特、替普瑞酮、吉法酯、依卡倍特适用于有胆汁反流、胃黏膜损害和（或）症状明显者。抗抑郁药或抗焦虑药可用于有明显精神因素的慢性胃炎伴消化不良症状患者。中药治疗可拓宽慢性胃炎的治疗途径。上述药物除具对症治疗作用外，对胃黏膜上皮修复及炎症也可能具有一定作用。

（七）预后

由于绝大多数慢性胃炎的发生与HP感染有关，而HP自发清除少见，故慢性胃炎可持续存在，但多数患者无症状。流行病学研究显示，部分HP相关性胃窦炎（＜20%）可发生十二指肠溃疡，少部分慢性非萎缩性胃炎可发展为慢性多灶萎缩性胃炎，后者常合并肠上皮化生。HP感染引起的慢性胃炎还偶见发生胃黏膜相关淋巴组织淋巴瘤者。在不同地区人群中的不同个体感染 HP 的后果如此不同，被认为是细菌、宿主（遗传）和环境因素三者相互作用的结果，但对其具体机制至今尚未完全明了。

二、慢性萎缩性胃炎

慢性萎缩性胃炎是一种以胃黏膜固有腺体萎缩为病变特征的常见的消化系统疾病，多见于中老年人。临床主要表现为食欲减退、恶心、嗳气、胃灼热，上腹出现持续或间断性胀满或隐痛，少数患者可发生上消化道出血，以及消瘦、贫血等营养不良表现。其发病率随年龄的增大而明显增多。慢性萎缩性胃炎分为自身免疫性（A 型）和多灶萎缩性（B 型）。胃黏膜活检是最为可靠的诊断方法。在第二届全国慢性胃炎共识中，重申“胃黏膜萎缩”是指胃固有腺体减少，组织学上有 2 种类型。①化生性萎缩：胃固有腺体被肠化或假幽门腺化生腺体替代。②非化生性萎缩：胃黏膜层固有腺体被纤维组织或纤维肌性组织替代或炎症细胞浸润引起固有腺体数量减少。

（一）流行病学

慢性萎缩性胃炎是原因不明的慢性胃炎，在我国是一种常见病、多发病，在慢性胃炎中占 10% ~20%。

（二）发病机制

胃内攻击因子与防御修复因子失衡是慢性萎缩性胃炎的发病机制。HP 感染是慢性萎缩性胃炎的主要病因，其致病机制与以下因素有关：①HP 产生多种酶如尿素酶及其代谢产物氨、过氧化氢酶、蛋白溶解酶、磷脂酶 A 等，对黏膜有破坏作用。②HP 分泌的细胞毒素如含有细胞毒素相关基因（慢性萎缩性胃炎 A）和空泡毒素基因（VagA）的菌株，导致胃黏膜细胞的空泡样变性及坏死。③HP 抗体可造成自身免疫损伤。

此外，长期饮浓茶、烈酒、咖啡，食用过热、过冷、过于粗糙的食物，可导致胃黏膜的反复损伤；长期大量服用 NSAIDs 如阿司匹林、吲哚美辛等可抑制胃黏膜前列腺素的合成，破坏黏膜屏障；烟草中的烟碱不仅影响胃黏膜的血液循环，还可导致幽门括约肌功能紊乱，造成胆汁反流；各种原因的胆汁反流均可破坏黏膜屏障，造成胃黏膜慢性炎症改变；壁细胞抗原和抗体结合形成免疫复合体，在补体参与下破坏壁细胞；胃黏膜营养因子（如胃泌素、表皮生长因子等）缺乏；心力衰竭、动脉硬化、肝硬化合并门静脉高压、糖尿病、甲状腺病、慢性肾上腺皮质功能减退、尿毒症、干燥综合征、胃血流量不足及精神因素等均可导致胃黏膜萎缩。

（三）病理生理

慢性萎缩性胃炎分为 A、B 两型：A 型是胃体弥漫萎缩，导致胃酸分泌下降，影响维生素 B_{12} 及内因子的吸收，因此常合并恶性贫血，与自身免疫有关；B 型在胃窦部，少数人可发展成胃癌，与 HP、化学损伤（胆汁反流、非皮质激素消炎药、吸烟、酗酒等）有关。我国 80% 以上属 B 类。

（四）临床表现

慢性萎缩性胃炎的临床表现不仅缺乏特异性，而且与病变程度并不完全一致。

1. 症状　临床上有些慢性萎缩性胃炎患者可无明显症状，但大多数患者可有上腹部灼痛、胀痛、钝痛或胀满、痞闷（尤以食后为甚）、食欲不振、恶心、嗳气、便秘或腹泻等症状。严重者可有消瘦、贫血、脆甲、舌炎或舌乳头萎缩，少数胃黏膜糜烂者可伴有上消化道出血。其中A型萎缩性胃炎并发恶性贫血在我国少见。

2. 体征　本病无特异性体征，上腹部可有轻度压痛。

（五）相关检查

1. 实验室检查

（1）胃液分析：测定基础胃液排泌量（BAO）及注射组胺或五肽胃泌素后测定最大胃酸排泌量（MAO）和高峰胃酸排泌量（PAO）以判断胃泌酸功能，有助于萎缩性胃炎的诊断及指导临床治疗。A型慢性萎缩性胃炎患者多无酸或低酸，B型慢性萎缩性胃炎患者可正常或低酸。

（2）胃蛋白酶原测定：胃蛋白酶原由主细胞分泌，慢性萎缩性胃炎时血及尿中的胃蛋白酶原含量减少。

（3）血清胃泌素测定：胃窦部黏膜的G细胞分泌胃泌素。A型慢性萎缩性胃炎患者血清胃泌素常明显增高；B型慢性萎缩性胃炎患者胃窦黏膜萎缩，直接影响G细胞分泌胃泌素功能，血清胃泌素低于正常。

（4）免疫学检查：壁细胞抗体（PCA）、内因子抗体（IFA）、胃泌素分泌细胞抗体（GCA）测定可作为慢性萎缩性胃炎及其分型的辅助诊断。

（5）血清维生素 B_{12} 浓度和维生素 B_{12} 吸收试验：维生素 B_{12} 吸收有赖于内因子，只需少量内因子即可保证维生素 B_{12} 在回肠末端的吸收。正常人空腹血清维生素 B_{12} 的浓度为300～900ng/L，若<200ng/L可肯定有维生素 B_{12} 吸收不良。维生素 B_{12} 吸收试验（Schilling试验）能检测维生素 B_{12} 在回肠末端吸收情况。方法是用 ^{58}Co 和 ^{57}Co 标记的氰钴素胶囊同时口服，^{57}Co 氰钴素胶囊内加有内因子，口服后收集24小时尿液，分别测定 ^{58}Co 和 ^{57}Co 的排除率。正常时两者的排除率均应>10%；恶性贫血患者因缺乏内因子，尿中 ^{58}Co 排除率<10%，而 ^{57}Co 排除率则正常。

2. 影像学检查　胃肠X线钡餐检查，大多数萎缩性胃炎患者无异常发现。气钡双重造影可显示胃体黏膜皱襞平坦、变细，胃大弯的锯齿状黏膜皱襞变细或消失，胃底部光滑，部分胃窦炎胃黏膜可呈锯齿状或黏膜粗乱等表现。

3. 胃镜及活组织检查　胃镜检查及活检是最可靠的诊断方法。胃镜诊断应包括病变部位、萎缩程度、肠化生及异型增生的程度。肉眼直视观察萎缩性胃炎内镜所见有2种类型，即单纯萎缩和萎缩伴化生成。前者主要表现为黏膜红白相间以白为主、血管显露、皱襞变平甚至消失；后者主要表现为黏膜呈颗粒或小结节状。

4. 幽门螺旋杆菌检查　包括有创检查和无创检查。有创检查主要指通过胃镜检查获得胃黏膜标本的相关检查，包括快速尿素酶试验、病理HP检查（HE或warthin－statry或giemsa染色）、组织细菌培养、组织PCR技术。无创检查指不需要通过胃镜获得标本，包括血清抗体检测、^{13}C 或 ^{14}C 尿素呼气试验、粪HP抗原检测等方法。

（六）诊断

慢性萎缩性胃炎在临床上无特异性表现，故诊断慢性萎缩性胃炎需要临床表现结合相关辅助检查，尤其是胃镜检查及胃黏膜活组织检查。胃镜及黏膜活检是确诊本病的唯一可靠方法。胃镜检查，镜下胃黏膜色泽红白相间，以白为主，或局部灰白色，胃黏膜变薄，黏膜下血管网透见。做胃镜时在胃部典型炎症部位取活体组织，胃黏膜腺体萎缩1/3为轻度萎缩性胃炎，萎缩2/3为中度萎缩性胃炎，重度为大部分腺体萎缩。

（七）鉴别诊断

主要鉴别的疾病有消化性溃疡、胃癌、功能性消化不良、胆囊炎、胆石症、慢性肝炎、慢性胰腺疾病等。

（八）治疗

慢性萎缩性胃炎的治疗原则是消除或削弱攻击因子，增强胃黏膜防御，改善胃动力，防止胆汁反流，改善萎缩和预防胃癌的发生。轻度无症状的萎缩性胃炎患者可不服药；有症状者，予药物对症治疗。中度以上，尤其是重度萎缩伴有重度肠上皮异型增生或化生者，因癌变可能性增大，要高度警惕，积极治疗，密切随访。

1. 一般治疗　慢性萎缩性胃炎患者不论其病因如何，均应戒烟、忌酒，避免使用损害胃黏膜的药物如NSAIDs等，以及避免对胃黏膜有刺激性的食物和饮品（如过于酸、甜、咸、辛辣和过热、过冷食物，浓茶、咖啡等），饮食宜规律，少吃油炸、烟熏、腌制食物，不食腐烂变质的食物，多吃新鲜蔬菜和水果，所食食品要新鲜并富于营养，保证有足够的蛋白质、维生素（如β胡萝卜素、维生素C及叶酸等）及铁质摄入，精神上乐观，生活要规律。

2. 对症治疗

（1）根除HP治疗：对慢性萎缩性胃炎来说，中至重度萎缩或中至重度肠上皮化生或异型增生或有胃癌家族史者应给予根除HP治疗。根除HP治疗能使很多患者改善症状，大量研究证实根除HP可使胃黏膜活动性炎症消失，且多数研究表明根除HP可防止胃黏膜萎缩和肠化的进一步发展，但萎缩、肠化是否能得到逆转尚待更多研究证实。对HP感染有效的药物包括铋剂、阿莫西林、克拉霉素、四环素、甲硝唑、替硝唑、呋喃唑酮（痢特灵）等。质子泵抑制剂对HP有较强的抑制作用，能加强抗菌药物的杀菌活性。临床常用的一线根除HP的治疗方案包括铋剂+2种抗生素和质子泵抑制剂+2种抗生素两种，一线治疗失败后可选择铋剂+质子泵抑制剂+2种抗生素的四联治疗方案。根除HP治疗方案见（表8-1）。

表8-1　推荐的根除HP的治疗方案

方案与用药	用　法	疗　程
铋剂+2种抗生素		
1. 铋剂标准剂量+阿莫西林0.5g+甲硝唑0.4g	均每日2次	2周
2. 铋剂标准剂量+四环素0.5g+甲硝唑0.4g	均每日2次	2周
3. 铋剂标准剂量+克拉霉素0.5g+甲硝唑0.4g	均每日2次	1周
质子泵抑制剂+2种抗生素		
1. 质子泵抑制剂标准剂量+克拉霉素0.5g+阿莫西林1.0g	均每日2次	1周
2. 质子泵抑制剂标准剂量+阿莫西林1.0g+甲硝唑0.4g	均每日2次	1周
3. 质子泵抑制剂标准剂量+克拉霉素0.25g+甲硝唑0.4g	均每日2次	1周

续表

方案与用药	用法	疗程
其他方案		
1. 雷尼替丁枸橼酸铋（RBC）0.4g替代推荐方案二中的PPI		
2. H_2受体阻滞剂或质子泵抑制剂+推荐方案一，组成四联疗法		

注：①方案中甲硝唑0.4g可用替硝唑0.5g替代。

②HP对甲硝唑耐药率已较高，耐药影响疗效。

③呋喃唑酮抗HP作用强，HP不易产生耐药性，可用呋喃唑酮0.1g替代甲硝唑。

④质子泵抑制剂+铋剂+2种抗生素组成的四联疗法多用于治疗失败者。

（2）保护胃黏膜：加强胃黏膜屏障，避免黏膜损害，对于萎缩性胃炎的治疗尤为重要，可给予硫糖铝、胶体铋剂、前列腺素E（米索前列醇）、替普瑞酮（施维舒）、吉法酯（惠加强G）、谷氨酰胺类（麦滋林S）、瑞巴派特（膜固思达）等药物。长期服用维酶素对黏膜保护可能有一定的积极作用。吉法酯能增加胃黏膜更新，提高细胞再生能力，增强胃黏膜对胃酸的抵抗能力，达到保护胃黏膜的作用。

（3）抑制胆汁反流促动力药：如多潘立酮可防止或减少胆汁反流；胃黏膜保护剂，特别是有结合胆酸作用的铝碳酸镁制剂，可增强胃黏膜屏障、结合胆酸，从而减轻或消除胆汁反流所致的胃黏膜损害。考来烯胺（消胆胺）可络合反流至胃内的胆盐，防止胆汁酸破坏胃黏膜屏障，方法为每次3～4g，每日3～4次。

（4）改善胃动力：上腹饱胀或恶心、呕吐的发生可能与胃排空迟缓相关，促动力药如多潘立酮、马来酸曲美布丁、莫沙必利、盐酸伊托必利等可改善上述症状。具体应用方法：多潘立酮10mg，每日3次；莫沙比利5mg，每日3次。

（5）抑酸或抗酸治疗：对于慢性萎缩性胃炎伴有胃黏膜糜烂或以胃灼热、反酸、上腹饥饿痛等症状为主者，根据病情或症状严重程度，选用抗酸剂、H_2受体阻滞剂或质子泵抑制剂。

（6）抗抑郁药或抗焦虑治疗：可用于有明显精神因素的慢性胃炎伴消化不良症状患者，同时应予耐心解释或心理治疗。

（7）消化治疗：对于伴有腹胀、纳差等消化不良症而无明显上述胃灼热、反酸、上腹饥饿痛症状者，可选用含有胃酶、胰酶和肠酶等复合酶制剂。

（8）改善萎缩和预防胃癌的发生：某些具有生物活性功能的部分抗氧化维生素和硒可降低胃癌发生的危险度。叶酸具有预防胃癌的作用，可能与改善萎缩性胃炎有关。维生素C、维生素E、茶多酚、大蒜素亦具有一定的预防胃癌的作用。维生素A类衍生物对胃癌可能有一定的预防作用。硒对胃癌的预防有一定作用。

（9）其他对症治疗：包括解痉止痛、止吐、改善贫血等。对于贫血，若为缺铁，应补充铁剂。大细胞性贫血者根据维生素B_{12}或叶酸缺乏分别给予补充。方法是维生素B_{12}50～100μg/d，连用20～30天；叶酸5～10mg，每日3次，直至症状和贫血完全消失。

3. 中医中药治疗　常用的中成药有温胃舒胶囊、阴虚胃痛冲剂、养胃舒胶囊、虚寒胃痛冲剂、三九胃泰、猴菇菌片、胃乃安胶囊、胃康灵胶囊、养胃冲剂、复方胃乐舒口服液。

4. 手术治疗　中年以上慢性萎缩性胃炎患者，如在治疗或随访过程中出现溃疡、息肉、出血，或即使未见明显病灶，但胃镜活检病理中出现中、重度异型增生者，结合患者临床情况，可以考虑做部分胃切除，从这类患者的胃切除标本中可能检出早期胃癌。

5. 疗效评价　目前尚未有统一的疗效评价标准。建议疗效评判标准：显效，症状消失或基本消失，体征显著好转，黏膜组织学改变由萎缩性转变为浅表性；有效，症状明显减轻，体征改善，黏膜组织学改变减轻或病变范围缩小；无效，治疗前后症状、体征无显著变化，黏膜组织学无变化或加重。

（九）预后

慢性萎缩性胃炎绝大多数预后良好，少数可癌变，其癌变率为1% ~3%。目前认为慢性萎缩性胃炎若早期发现、及时积极治疗，病变部位萎缩的腺体是可以恢复的，其可转化为浅表性胃炎或被治愈，改变了以往人们对慢性萎缩性胃炎不可逆转的认识。单纯萎缩性胃炎尤其是轻、中度萎缩性胃炎癌变率低；而重度萎缩性胃炎伴中、重度肠上皮化生及异型增生者，或伴癌胚抗原阳性的患者，癌变率高，应引起高度重视，定期随访，每3 ~6 个月复查胃镜一次，有条件者可查细胞 DNA 含量及肿瘤相关抗原；手术后萎缩性残胃炎者因其长期受胆汁反流的刺激，癌变率亦较高，应积极采取措施，减轻碱性反流液的刺激，预防癌变的发生。

（王　阳）

第六节　急性肝衰竭

急性肝衰竭（ALF）描述患者症状发作后6 个月内出现严重肝功能损害的临床综合征（脑病、凝血障碍、黄疸）。虽然急性肝衰竭通常为既往健康的人在受到急性损害时（最常见为病毒和药物）而发病，但急性肝衰竭也可是慢性肝病的表现特点，特别是威尔逊病、慢性自身免疫性肝病、慢性乙型肝炎合并丁型肝炎病毒感染。

急性肝衰竭一般发生于受到急性损害后的数天或数周，脑水肿的发生率高，并有死于脑疝的危险。可引起死亡的其他并发症包括：细菌、真菌感染，循环系统不稳定，肾、肺功能衰竭、酸碱、电解质失衡，以及凝血障碍。这些并发症使得重症监护、转入专门病房治疗以及肝移植和人工肝支持治疗至关重要。这些治疗设施使肝衰竭患者的生存率得到明显提高，由上世纪 70 年代的 20% 升高至 90 年代的 50%。

优化治疗急性肝衰竭的关键为早期识别该病，并尽早将患者转移至具有肝移植设施的肝脏病房。在一项关于对乙酰氨基酚诱发肝衰竭的最近研究中发现，124 名符合肝移植指标的患者中，有 56 人因病情急剧发展，很快出现禁忌证（多器官衰竭、脑水肿）而没有列入肝移植名单。剩下的 68 名列入肝移植的患者中，24 名患者在等待肝移植的过程中出现禁忌证。此项研究结果强调，为最大限度提高急性肝衰竭患者的生存率，应尽快将患者送至肝移植中心行肝移植治疗。

一、概述

暴发性肝衰竭的最初定义是由 Trey 和 Davidson 在 1970 年提出的，是指既往无肝病的人在第一次症状出现 8 周内出现肝性脑病。人们认识到不同临床类型的暴发性肝衰竭的病因和预后不同，而且这些患者可能存在慢性肝脏疾病，从而对上述定义进行校正，继而产生几种分类。

最常见且应用广泛的分类是根据黄疸至肝性脑病的时间间隔，将急性肝衰竭分为超急性、急性和亚急性（表8-2）。另一种分类为暴发性、亚暴发性（黄疸至肝性脑病的时间小于或大于2周）。迟发性肝衰竭为发病后出现肝性脑病的时间大于8周（小于24周）。急性肝衰竭的分类对评价其预后及是否需紧急处理是有价值的。急进发展的肝衰竭患者（超急）在没有肝移植的情况下的生存率超过急性肝衰竭者。分类还对来自不同地区与国家的数据进行解释，并对计划临床试验具有重要的作用。

表8-2　急性肝衰竭的分类

	黄疸至出现肝性脑病的时间	脑水肿	预后	主要原因
超急性	小于7天	常见	较好	甲、乙型肝炎病毒，对乙酰氨基酚
急性	8~28天	常见	不良	非甲乙丙型肝炎病毒，药物
亚急性	29天~12周	少见	不良	非甲乙丙型肝炎病毒，药物

世界范围内，引起肝衰竭最常见的原因（表8-3）为病毒性肝炎，但在英国，服用对乙酰氨基酚自杀是引起肝衰竭最常见的原因。

表8-3　急性肝衰竭的病因

感染
- 甲、乙、丙、丁、戊型肝炎病毒，输血传播病毒（TTV）
- 单纯疱疹病毒
- 药物反应和毒性
- 对乙酰氨基酚过量
- 抗抑郁药
- 氟烷
- 异烟肼-利福平
- 非类固醇抗炎药
- 毒蘑菇中毒
- 草药制剂
- 兴奋剂

缺血性
- 缺血性肝炎
- 外科休克
- 急性柏-查综合征

代谢性
- 威尔逊病
- 妊娠脂肪肝
- 瑞氏综合征

其他（少见）
- 广泛性恶性肿瘤浸润
- 严重细菌感染
- 中暑

引起急性肝衰竭的肝炎病毒在不同地区是不同的。在美国，30%的急性肝衰竭为病毒引起，一半为甲型和乙型肝炎病毒引起，一半为非甲/乙/丙/戊型病毒引起，后者具有典型的前驱症状和生化学改变，但具体为哪种病毒很难确定。在印度，几乎所有的急性肝衰竭皆为病毒感染引起，其中40%为戊型肝炎病毒，25%～30%为乙型肝炎病毒。在希腊，人群乙型肝炎病毒携带率高，所以乙型肝炎相关性肝衰竭占很大比例。

乙型肝炎病毒引起的急性肝衰竭患者中，有1/3～1/2患者在发病几天后，检测血中的HBsAg可为阴性，所以如果没有合适的检测方法，乙型肝炎病毒感染可能不能诊断。乙型肝炎病毒的核心区发生变异时，因为不能产生正常的病毒抗原，使情况变得复杂。在印度，它们是乙型肝炎相关性急性肝衰竭的重要原因。在乙型肝炎病毒相关性的急性肝衰竭中，约有50%的患者合并其他因素，如最常见的急性感染或重叠感染丁型肝炎病毒。乙型或丙型肝炎病毒携带者，在抗肿瘤化疗后或中断免疫抑制剂治疗时，可因体内病毒复制而引起急性肝衰竭。

丙型肝炎在不同地区分布不同，美国及欧洲分布较低（0%～10%），中国台湾较高（20%）。慢性丙型肝炎重叠感染急性甲型肝炎是发生急性肝衰竭的一个危险因素。这一危险因素可作为给慢性肝炎患者提供肝炎疫苗的理论基础，但这一策略的成本效价比受到质疑。

戊型肝炎病毒感染引起急性肝功能衰竭，无论在印度，还是在中亚、墨西哥、中国都有流行。尤其是妊娠妇女合并戊型肝炎病毒感染更易发生急性肝衰竭。在西方国家，已报道的戊型肝炎病毒引起的急性肝衰竭患者多来自边远地区。

庚型肝炎病毒感染似乎不能引起暴发性肝衰竭，而TTV（输血传播病毒）感染与25%的不明原因的急性肝衰竭有关。

其他病毒，包括单纯疱疹病毒、巨细胞病毒、腺病毒、EB病毒、微小病毒组B_{19}，尤其在免疫受损的患者中，可引起致命性的肝坏死。

对乙酰氨基酚过量服用可引起肝毒性，在英国为自杀的最常见原因。自1998年后对乙酰氨基酚的包装由瓶装改为塑料泡包装，且无处方时所获得的药片的数量有限，导致对乙酰氨基酚相关性肝损伤明显下降。

在饮酒过量的情况下，即使服用治疗剂量的对乙酰氨基酚亦是有肝毒性的，典型表现为极高的血清AST水平（有报道高达48 000IU/L），以及相对低水平的ALT。在英国，临床上乙醇强化的对乙酰氨基酚相关性肝损伤相对少见。

特异性体质的患者对药物的反应亦可引起急性肝损伤。最常见的药物为抗结核药物、非类固醇抗炎药、麻醉药和抗抑郁药。由“兴奋剂”（3，4-亚甲基二氧化甲基苯丙胺）引起的急性肝衰竭亦有报道。草药制剂与肝细胞损伤及急性肝衰竭有关。四氯化碳中毒引起肾损伤多于肝损伤，多数工业中毒和2-硝基丙烷溶剂的职业暴露有关。

在法国及其他采食不常见蘑菇的地区，毒蘑菇中毒常见。先出现毒蕈碱效应，如流汗、呕吐及腹泻，继而发生急性肝衰竭。早期识别本病对于采取有力的支持措施和警惕急性肝衰竭的发生很重要。

妊娠妇女可因子痫或脂肪肝而发生肝脏坏死。

一些血管的原因可引起缺血性肝炎，如有基础心脏疾病的患者的低心输出量、急性柏-查综合征、外科休克（有或无革兰阴性菌引起的败血症）。

肝脏广泛浸润的肿瘤（如淋巴瘤）可引起急性肝衰竭。这种情况在鉴别诊断时应考虑到，因为此种状况肝移植是禁忌的，而特殊的治疗措施可能有效。

年龄小于35岁的急性肝衰竭患者，尤其存在溶血情况，需排除急性威尔逊病。这些患者的急性肝损伤可能重叠感染了肝炎病毒。

自身免疫性肝炎可能很少引起亚暴发性肝衰竭。

二、临床表现

既往健康的患者以非特异的症状如恶心、乏力起病，继而出现黄疸、肝性脑病。昏迷可在几日内迅速发展，此时应尽早将患者转入肝移植中心治疗。必须认识到有急性肝脏疾病且凝血时间延长的患者病情可能恶化甚至死亡。必须征求肝脏中心的建议。如果入院时有肝性脑病，应立即讨论转入肝移植中心。

在发病早期，黄疸与神经精神症状缺乏相关性。神经精神症状甚至可出现在黄疸之前。黄疸进行性加深。肝脏通常是缩小的。

恶心症状常见，但腹痛少见。后期可出现心率过快、低血压、过度通气和发热。临床上应警惕一种情况：过量服用对乙酰氨基酚和肝损伤之间有一延迟期，肝损伤可出现在2~3天后或明显的临床恢复期。

局灶性神经症状、高热或对常规治疗反应差的情况出现时，应积极寻找脑病的其他原因。

肝功能逐渐衰竭的患者（肝功能衰竭发生时间超过几周而不是几天，根据其发病时间分别称为亚暴发性、亚急性或迟发性），脑水肿发生并不常见，但可出现腹水和肾衰竭，其预后较临床过程迅速的患者差。

急性肝衰竭常见的并发症为感染、血流动力学紊乱、脑水肿，这些并发症和肝性脑病及其他问题将在下面讨论。

急性肝炎发作总的病死率约为1%，乙型肝炎为1%，甲型肝炎为0.2%~0.4%，非甲非乙型为1.5%~2.5%。急性肝衰竭的短期预后比伴有慢性肝病的肝衰竭预后差，但急性肝衰竭肝损伤有逆转的可能，存活者通常完全恢复。

迟发性肝衰竭，指的是既往无肝病病史，从发病到出现脑病的时间大于8周，小于24周。多数患者不能找到病因。恶心、乏力和腹部不适是最常见的症状。继而可出现腹水、脑病及肾功能损害。未行肝移植的患者的生存率为20%。有报道肝移植后平均1年存活率为55%。

本病须与慢性肝病基础上的急性肝衰竭相鉴别：后者有肝病史、肝硬、脾大和蜘蛛痣（表8-4）。特殊情况见于慢性肝病基础上因为大量饮酒并发急性肝炎时，此时肝脏是大的。因为终末期肝硬化的肝脏几乎是不能再生的，所以和其相比，急性乙醇性肝炎应给予更多的支持疗法以促进肝脏的恢复。

表8-4　急性肝衰竭和慢性肝病基础上的急性肝衰竭的鉴别

	急性	慢性基础上的急性
病史	短	长
营养状况	好	差
肝脏	±	+硬
脾	±	+
蜘蛛痣	0	++

三、实验检查

进行血液检查以对肝脏及肾脏的功能有基本的了解，了解疾病的原因及评定患者生存率及肝移植需要（表8－5）。

表8－5 急性肝衰竭的检查

血液学
血红蛋白、血小板、WBC、凝血酶原、血型生化学
血糖、胆红素、谷草转氨酶、碱性磷酸酶、白蛋白、球蛋白、免疫球蛋白
血尿素氮、钠、钾、碳酸氢盐、氯化物、钙、磷酸盐
血清淀粉酶
留8ml血清备用
微生物学、病毒学
乙型肝炎病毒表面抗原和IgM核心抗体
甲型肝炎病毒抗体（IgM）
丙型肝炎病毒抗体
戊型肝炎病毒抗体
血清抗δ抗体
血培养：需氧和厌氧
痰、尿、便（培养和显微镜检查）
留血清做病毒学检查
其他基本检查
胸部X线检查、心电图、液体的出入量、血气分析
其他（并非总有必要）
血中酒精或其他药物的水平
尿离子浓度
血浆纤维蛋白降解产物
肝脏扫描

1. 血液学检查　凝血酶原时间（协同肝性脑病程度）是评价肝功能损害严重程度及预后的重要指标，通过血液检测，我们可了解血红蛋白量及白细胞计数，血小板计数下降时提示可能存在弥散性血管内凝血。

2. 生化检查　常规检查包括血糖、血尿素氮、肌酐、电解质、胆红素、白蛋白、转氨酶、碱性磷酸酶、淀粉酶。对于非对乙酰氨基酚所致的肝衰竭，血清胆红素是反映其预后的一个重要因素，最初血清白蛋白通常是正常的，但后期白蛋白降低则预示着预后较差。转氨酶评估疾病预后意义不大，病情恶化时，转氨酶水平有下降的趋势。血气分析血液的pH值对评价对乙酰氨基酚相关性肝衰竭的预后是很重要的。

3. 病毒标志物　急性甲型肝炎应该通过检测血清抗甲肝IgM抗体来诊断。检测血清中的HBsAg，但有时核心抗体IgM对于某些诊断亦是必要的。在一些情况下，HBsAg可能已被清除，但HBsAb尚未出现，此时检测HBVDNA是阴性的，血清病毒清除如此快预示着预后良好，可能它表示机体对HBV有良好的免疫反应。对于HBV感染者，应排除患者是否合并有丁型肝炎病毒感染。应检验抗HCV抗体，但在感染早期，一般抗HCV是阴性的。PCR技术测定HCV RNA对于诊断HCV相关的急性肝衰竭是必要的。

如果患者到过戊型肝炎高发区，应该行戊型肝炎的血清学检查。

4. 脑电图（EEG） 可以用于评价患者的临床状态和预后（图 8－2）。而临床上的处置，尤其是肝移植并不依赖脑电图，但在临床表现和实验室数据不一致时，反复检查脑电图是必要的。

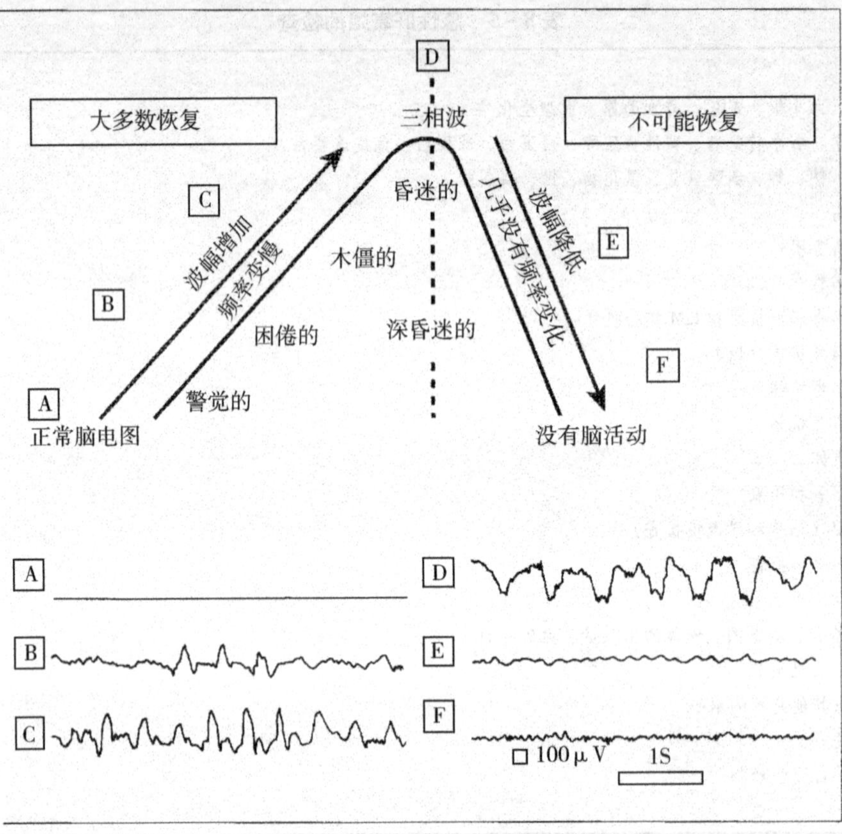

图 8－2 肝衰竭患者的脑电图变化

从 A 级到 D 级波幅逐渐增加，频率逐渐降低，困倦程度逐渐增加。到 D 极，出现三相波，曲线中断提示预后不良。从 E 级到 F 级，波幅逐渐降低，而频率无明显变化。达到 F 级时，无脑电波活动

通过连续的 EEC 记录，可以发现 50% 的急性肝衰竭患者存在亚临床癫痫或癫痫样活动。因此时患者处于瘫痪或呼吸机状态，如果没有 EEC 检测，临床上我们并不能发现这一活动。处于肝性脑病 3 期或 4 期的患者推荐进行脑电图监测。

5. 肝脏扫描和活检 对急性肝衰竭患者肝脏进行扫描，可以发现其肝脏是缩小的。肝脏大小和生存率的关系是不准确的。因为肝脏的不同部位肝细胞的坏死程度并不相同，所以，依靠肝脏活检反映预后是有误导性的。

在一项回顾性的研究中，肝容积小于 1 000ml 和（或）肝实质坏死大于 50% 则表示预后不良，但检查结果好于这两个值的患者预后不一定理想。在预后好的组中，存在肝脏组织再生性改变（肝实质损害小于 50%）。肝 CT 扫描和经颈静脉肝脏活检在放射部门均可操作，但对患者的搬运可能加重患者血流动力学的不稳定性及颅内高压。所以从实际出发，临床上更侧重于实际经验和实验室检查，而不是肝脏扫描与活检。

头部CT对早期脑水肿的检测并不可靠，而检查过程中对患者的搬运可能会加重患者病情。

四、合并症

（一）肝性脑病

急性肝衰竭的神经系统后遗症为肝性脑病和脑水肿伴有颅内高压（ICP）。临床上，它们可以重叠出现。肝性脑病早期，通常颅内压升高不明显。但如果患者从昏睡发展至深昏迷，此时无论患者是否存在去脑强直状态（3～4级脑病），其都处于存在脑水肿的高危险状态。

肝性脑病的病因是多因素的，而其中心环节为肝功能衰竭，肝脏不能清除血液循环中的有毒物质，尤其是含氮物质。与肝硬化患者的昏迷相比，由血液分流绕过肝脏所致的门-体静脉分流性肝性脑病是次要的。肝性脑病时，血氨（可能是胺）水平是升高的，但和肝性脑病程度或预后并不相关。所以血氨的测定并不是必需的。

肝性脑病一般起病突然，可能在黄疸出现前即已发生。临床特点和慢性肝病所致的兴奋、人格改变、幻觉、烦躁不安有所不同，患者可表现为异常的社交行为或性格紊乱。其他一些始发的、非特异性的症状包括噩梦、头痛及头晕。谵妄、躁狂和发作则是网状系统激活的表现，患者在意识蒙胧时常出现不配合的行为。谵妄可表现为吵闹和不安。而且自发地或在受到小刺激的情况下可出现尖叫。暴力行为常见，扑翼样震颤可一过性出现并常常被忽略。肝臭经常存在。

Ⅰ度或Ⅱ度肝性脑病（精神错乱、昏睡）预后一般是好的，而Ⅲ度或Ⅳ度肝性脑病预后较差。

（二）脑水肿（颅内高压）

急性肝衰竭患者可以出现脑水肿，而脑水肿可导致大脑内压升高。脑水肿在Ⅰ度或Ⅱ度肝性脑病患者中并不常见，但大多数Ⅳ度肝性脑病患者可以发生脑水肿。大脑内压升高可引起脑干疝形成，这也是引起急性肝衰竭患者死亡最常见的一个原因，80%死亡患者存在脑疝。随着脑内含水量逐渐增加，脑体积弥漫性或局限性增大。原因可能是多因素的，但至今尚未明了。假设有两种机制可能参与：细胞毒性和血管源性。

细胞毒性假说的依据是：细胞尤其是星形细胞内渗透物如谷氨酰胺增加，水经渗透作用进入细胞内。脑内星形细胞是氨代谢的场所，通过氨基化将谷氨酸转化成谷氨酰胺。急性肝衰竭时，脑内谷氨酰胺浓度增加。脑干疝形成与动脉血氨浓度有关。

血管源性假说的依据是：急性肝衰竭脑内血流和血脑屏障的改变。不同的急性肝衰竭患者脑内血流量差异较大，对此种现象是与全身改变有关还是由局部诱导产生目前尚不明确。低氧血症和前列腺素参与脑内血管扩张。如果有脑内血管扩张则预示预后差。脑内血流量改变可能和谷氨酰胺（通过NO的产生）有关。不合适的血管扩张引起血管内血流量增加，从而导致颅内高压。

血脑屏障的破坏可引起血浆向脑脊液的渗漏，曾提出这是引起脑水肿的一种机制，但尚未被证实。

脑内血液供应依靠颈动脉压和颅内压之间的平衡。多数Ⅳ度肝性脑病患者，因存在低氧血症，脑内血流量可能是不足的，这些变化和脑水肿的发生有关。暴发性肝衰竭患者脑内血流的自动调节（与血压下降和升高无关的维持血流量）失控。这种保护性机制的失控可因为体循环的低血压（导致脑缺血）和脑内高灌流（脑内血流量和间质水增加）而加快大脑的损伤。

临床上，以下症状提示存在颅内高压：收缩压升高（持续性或间断性），肌张力增加和肌阵挛，进而导致前臂伸展和过度旋前以及大腿伸展（去脑样体位）。可有眼球的不良共轭凝视和眼睛位置的偏斜。颅内高压如果治疗不当或不及时，临床症状进行性发展，可引起瞳孔反射消失、呼吸停止（脑干疝形成引起）。

（三）凝血障碍

肝脏合成所有的凝血因子（因子Ⅷ除外）、抗凝血物质及参与纤溶系统的蛋白质。这也包括参与清除活化的凝血因子。暴发性肝衰竭时，凝血功能障碍的原因复杂，不仅因为凝血因子的缺乏，同时亦有纤溶系统亢进（由于血管内凝血）参与其中。由于消耗增加或生成减少，血小板计数可能降低，而且暴发性肝衰竭时血小板的功能也有异常。

凝血障碍可使患者有出血倾向，这也是导致死亡的重要原因，出血可以是自发的，出血部位可以是黏膜表面、消化道和颅内。

凝血酶原时间是评价凝血机制最常应用的指标，可作为评价预后是否需要行肝移植的标准。

（四）低血糖、低血钾及代谢改变

40% 的急性肝衰竭患者可出现低血糖反应。此种低血糖可以是持续、顽固性的。由于肝脏灭活功能减退，血浆中胰岛素的水平高：糖原也因为肝脏功能衰竭而合成减少。低血糖可以引起中枢神经系统迅速损伤，且可以导致死亡，但如果处置得当，低血糖反应可以得到很好解决。

由于尿排钾、补充不当和葡萄糖的应用，急性肝衰竭患者可以发生低钾血症。血钠亦可下降，肝衰竭末期血钠下降得尤为明显。同时亦可发生低磷血症、低钙血症及低镁血症。

在急性肝衰竭中，酸碱失衡常见。患者过度换气可引起呼吸性碱中毒，而这种过度换气可能是由于呼吸中枢受到不知名毒性物质的直接刺激所引起的。颅内高压、呼吸抑制或肺部并发症可引起呼吸性酸中毒。约有半数的肝性脑病Ⅲ度患者会发生乳酸酸中毒。这可能和组织灌流不足（低血压或低氧血症）有关。代谢性酸中毒在对乙酰氨基酚相关性急性肝衰竭中更为常见。血 pH 值下降是决定是否行肝移植的一个重要指标。

（五）感染

90% 的急性肝衰竭和Ⅱ度以上的肝性脑病患者存在临床诊断或有细菌学证据的感染。25% 有相关菌血症，大多数的感染为呼吸系统的感染。如此高的感染率和患者如下因素有关：库普弗细胞和中性粒细胞功能受损所致机体防御功能降低，纤维结合蛋白、调理素、趋化因子，包括补体系统的组成成分等因子水平的下降。呼吸系统功能减弱和咳嗽反射减弱，以及气管插管、静脉插管、留置尿管等处置亦增加感染的危险。

血液、尿及呼吸道的感染一般在患者入院后 3 天可以检测出来。在有些病例中，可能找不到感染灶，此时应撤掉静脉插管，并做培养，但通常培养的结果为阴性的。脓毒症的典型临床表现（如发热、白细胞升高）可能缺如。超过 2/3 的患者为革兰阳性细菌感染，一般为葡萄球菌感染，亦有链球菌和革兰阴生细菌感染。

约1/3的患者为真菌感染，但通常难以辨认且预后差。患者有特殊的临床表现（表8－6）。短期预防性应用氟康唑导致的真菌抵抗可能性小。

表8－6 系统性真菌感染的特点

系统性真菌感染的特点
肝性脑病程度在初步改善后再有恶化
发热对抗生素治疗反应差
肾功能衰竭
白细胞计数明显升高

总之，感染是急性肝衰竭患者的病情恶化和死亡的重要原因。机体对炎性反应程度和预后密切相关联。

（六）肾功能

急性肝功能衰竭时，由于肝脏合成尿素氮的能力减弱，血尿素氮的浓度可能并不能很好反映肾功能的改变。此时，血肌酐为一个更好的指标，约有55%的急性肝衰竭患者发生肾衰竭，可能和如下因素相关：①和肝细胞衰竭本身相关（肝肾综合征）。②急性肾小管坏死（继发于脓毒症、内毒素血症、出血、低血压）。③导致肝脏损伤的药物或其他因素直接损伤肾脏（对乙酰氨基酚过量）。肝肾综合征的发生和如下因素联合作用有关：①高血流动力学改变及肾脏的低灌流压。②交感神经系统兴奋。③用以降低肾小管毛细血管超滤的血管活性介质的合成增加。

（七）血流动力学改变和低血压

低血压是肝功能衰竭的特点之一。低血压的发生和外周血管阻力降低及心输出量增加（和肝损伤程度相关）有关。除脓毒症和内毒素血症可引起低血压以外，低血压发生的原因并不十分清楚，考虑和前列腺素及一氧化氮等介质相关。外周组织微循环差、低氧血症可引起继发的乳酸酸中毒。这种循环上的改变和脑灌流量下降及肾脏血管收缩有关。

在急性肝衰竭的终末期，可以出现多种类型的心律失常，考虑和电解质紊乱、酸中毒、低氧血症及肺动脉插管有关。

脑水肿和脑疝可引起脑干功能衰竭，最终导致循环衰竭。

（八）肺部并发症

肺部并发症包括误吸胃内容物或血、肺不张、感染及由于脑干受损引起的呼吸衰竭。肺脏的动静脉分流可加重低氧血症。亦可发生肺水肿。成人呼吸窘迫综合征（ARDS）经常是难治性的、致命性的。

超过半数的患者，X线胸片可以发现异常，包括肺叶塌陷、斑片状实变、肺炎及非心源性肺水肿。

（九）急性胰腺炎

死于急性肝衰竭的患者经常存在急性出血、坏死性胰腺炎。在昏迷患者很难确认有无本病存在，但在极少数情况下成为死因。1/3的患者可有血清淀粉酶的升高，需要监测。

胰腺内或周围出血、病毒的原因、激素的应用及休克都可为胰腺炎的病因。

五、治疗

由于支持疗法的加强和对肝功能衰竭知识的积累，急性肝衰竭患者生存率逐渐上升。急性肝衰竭患者应该在临床经验丰富且可行肝移植的机构接受良好的治疗。如果遇到多脏器衰竭等复杂问题时，患者应接受严密的监视和积极的处置。患者的临床状态可以变化很快。对患者经常的探视是很重要的，应将患者安置在重症监护区，由接受过良好培训的护士照顾患者。

（一）常规治疗

下面叙述的措施对于处于肝性脑病Ⅲ度或Ⅳ度的患者是极其重要的，但对于处于低度肝性脑病的患者，这些处置措施必须有所改变。

1. 严密监测　患者必须受到隔离，陪护者应穿隔离服，戴手套和口罩，且应接受乙肝病毒疫苗的接种。每小时一次评定患者肝性脑病的程度。

患者的体温、脉搏、血压至少每小时测定一次，最好连续检测。严格记录患者的出入量，以避免体内液体超负荷。

应用鼻胃管。给予 H_2 受体拮抗剂或质子泵抑制剂，以减少胃十二指肠糜烂和出血。胃酸缺乏时可导致胃内细菌过度繁殖，此时可以预防性应用黏膜保护剂，个体化提供给患者适量的肠内营养。在疾病的早期，可以口服补充能量。

为早期发现并发症，如肾衰竭和呼吸功能衰竭，应用一些有创性监测方法是必要的，以便采取预防措施。患者应该留置导尿管、中心静脉插管和动脉插管，后两种操作可在输注凝血因子以及必要时输注血小板后施行。

急性肝衰竭患者经常发生低血糖反应，反应发生时应及时测量血糖；如果血糖低于60mg/dl（3.5mmol/L），应立即给予静脉输注，100ml 50% 葡萄糖。根据患者液体量的需要，可连续输注5%或10%的葡萄糖。但如果给予患者肠内营养的话，低血糖则很少发生。

每小时检测血糖一次，如果低血糖再次发生，可再输注50%的葡萄糖。如果需要搬运患者时，搬运途中应持续静滴20%葡萄糖。

低血镁经常和低血钾伴行。

呼吸系统的状态可以通过血氧定量法进行监测。给予患者面罩吸氧。若动脉血 PCO_2 升高，大于6.5kPa；或 PO_2 下降，小于10kPa，提示呼吸衰竭时，虽然这一指征少见，有必要行机械通气。更多的时候有必要行气管插管，如为防止昏迷的患者误吸，或患者烦躁不安时必须应用镇静剂。

2. 积极预防感染　急性肝衰竭患者，感染的发生率高达90%。特殊的高危因素是最大INR高以及气管内插管。

为预防细菌感染，痰和尿应每天送检培养，并要经常检查动静脉插管处：如果插管处皮肤发炎或患者出现发热，必须更换插管，否则每3～5天常规更换一次。插管的尖端应送检培养。

研究表明，预防性全身选择性应用抗生素和清洁肠道，无论单独应用还是联合应用都是有益处的。但对它们的应用现在尚有争议。预防性静脉内应用抗生素可减少80%的感染，但并不能改变疾病的结局和延长生存期。选择性肠道清洁并不比静点抗生素更有益处。在此项研究中发现了多重耐药菌株，考虑和头孢三代抗生素的应用有关。最合适的抗生素应用准则应根据每个肝脏中心的细菌发生率、类型和敏感性制定。经常性的微生物监测是非常重要的。当培养有阳性结果时，菌谱较全面的广谱抗生素应改成针对性强的窄谱抗生素。

如果未采取预防措施，约 30% 的患者可发生真菌感染。实验表明，口服两性霉素 B 可将真菌感染降低至小于 5%。全身性真菌感染的治疗可应用两性霉素 B 和氟胞嘧啶。

3. 控制低血压　如果低血压无法控制时，将会给治疗带来极大的困难。如果补充类晶体或白蛋白不能纠正低血压，则可以应用血管收缩剂，如去甲肾上腺素，此时联合应用血管活性药物可能更为有效。

4. 凝血障碍的治疗　可以常规静脉应用维生素 K。当出血或有侵入性操作时（动脉管路或硬膜外压换能器）。可以补充新鲜冰冻血浆和血小板。

5. 肾衰竭　当存在肾衰竭时，监测液体出入量至关重要。应用多巴胺可以减慢或逆转肾功能改变，但危重患者应用多巴胺尚有争议。当血肌酐大于 400μmol/（4.5mg/dL），或为纠正高血容量、酸中毒和高钾血症时，可行连续性动静脉血液滤过。时断时续行血液透析可引起血流动力学不稳定，可能会导致颅内压升高。

6. 肝性脑病　可进行常规治疗，禁食蛋白质和磷酸盐灌肠。通过鼻胃管给予乳果糖（初始量为 15～30ml）。应对加重肝性脑病的因素，如脓毒症、电解质失衡及出血进行治疗。尽量避免应用镇静剂，如果患者烦躁明显，可给予小剂量、短效的苯二氮䓬类（如咪达唑仑）。新霉素因其肾毒性应尽量避免应用。预防或治疗感染应用的抗生素亦可进一步改善肝性脑病。氟马西尼为苯二氮䓬类受体拮抗剂，它的作用虽易变且短时，但却可明显改善一部分肝性脑病患者的症状。目前这种药物在肝性脑病治疗中的作用尚未明确。

7. 脑水肿　是引起急性肝衰竭患者死亡的重要原因。在某些特殊机构应用硬膜外压力换能器来监测颅内压，发现有亚临床颅内高压。控制好脑水肿可以延长患者生存时间，从而为肝移植争取时间。硬膜外压力换能器的并发症有颅内出血和感染，发生率为 4%，致命性出血为 1%。尽管硬膜外放置的并发症发生率较硬膜下及实质监测器低，但所选换能器类型由当地专家决定。血小板计数小于 $50 \times 10^9/L$ 时因存在出血的危险，视为禁忌证。颅内压增加至 25～30mmHg 且持续时间大于 5min 时，可按 1g/kg 给予甘露醇（不超过 20% 溶液静脉推注 100g）。记录尿量以观察其利尿效果。对于肾衰竭患者，甘露醇必须与超滤联合使用，以避免高渗和液体超负荷。

颅内压的监测可以计算出脑灌注压（平均动脉压 - 颅内压）。如果颅内压低于 50mmHg，因其不良的神经系统预后而视为肝移植的禁忌证。但是脑灌注压低且颅内高压持续时间长（大于 35mmHg，持续时间为 24～38 小时）的患者，仍可生存并完全恢复神经系统功能。

可以监测颈静脉球的血氧饱和度，但这一方法应用的并不广泛。经颈静脉逆行插管，直至插管尖端到达颈静脉球，取血样。血氧饱和度低于 55% 提示脑缺血。治疗措施可以如下：增加血流量，降低颅内压，或应用一些降低脑代谢的制剂。血氧饱和度高于 85% 时提示脑充血状态存在，亦应该予以纠正。

护理这种患者应将其躯干和头部抬高，与水平线成 20°～30°角，这种姿势有助于降低颅内压。但如果升至过高，可引起颅内压升高和平均动脉压降低。糖皮质激素治疗无效。过度通气通过诱发脑内血管收缩和降低脑内血流量来降低颅内压是有效的，但效果并不持久。对于一些甘露醇和血液滤过治疗失败的患者，应用硫喷妥钠（降低脑代谢）可能是有效的，但因其可能影响脑的血流动力学效应，所以应在颅内压监测下应用。

低温可以通过减少血流转运氨至脑和（或）降低脑细胞外的谷氨酸浓度预防脑水肿。初步研究显示急性肝衰竭患者颅内压是降低的。但需要进一步试验来验证并确定这种方法是否可用来稳定患者直至供肝的出现。这些结果强调应当使患者避免高温。

当颅内压不能监测时，临床上应警惕颅内高压的发生，如果怀疑颅内高压存在时，应该应用甘露醇。

8. 癫痫样活动　癫痫样活动发生时（EEG 监测下），应用苯妥英钠以减少发作时脑内的高耗氧量。

9. N-乙酰半胱氨酸　最初用于对乙酰氨基酚中毒（自杀）的早期（12~15 小时），但在对乙酰氨基酚相关性急性肝衰竭的 16 小时之后应用仍然是有价值的。可以提高生存率，减轻脑水肿、低血压和肾衰竭。早期有实验提示，N-乙酰半胱氨酸可以改善急性肝衰竭患者的血流和氧的运输与解离，但尚未被证实。

10. 糖皮质激素　大剂量的糖皮质激素对于治疗急性肝衰竭无益处。甚至可能有不良反应，其并发症包括感染和胃肠道糜烂。

（二）人工肝和生物人工肝支持疗法

目的为在病肝自行恢复前或等待供肝过程中提供支持疗法，很多研究聚焦于应用滤过柱和滤过膜清除体内代谢物。活性炭血液滤过在早些时候认为是很有希望的方法，但在有对照的试验中并未显示其益处，最近人工肝支持系统［（BioLogic-DT™ 分子吸附再循环系统（MARS）］通过树脂或白蛋白超滤来清除紧密和蛋白结合的毒素。MARS 系统应用的是白蛋白浸透的透析膜和含 5% 的人血白蛋白的透析液。透析液灌流入活性炭和树脂的吸附剂以去除其中的水溶性的毒素，包括氨。最初的经验认为，上述两组人工肝系统是有益处的，但对于急性肝衰竭的治疗是否有益，尚需要对照试验来证实。

生物人工肝支持系统应用的是生物反应器，内含不同的培养的肝细胞。下面的三组人工肝系统临床评价达到了先进阶段："生物人工肝"（BAL），"体外肝辅助装置"（ELAD），"Berlin 体外肝支持系统"（BELS）。BAL 和 BELS 系统主要使用猪的肝细胞，而 ELAD 系统使用肝母细胞瘤细胞。抗凝血浆和全血通过一个装置，此装置允许代谢物在细胞和灌洗液之间转移。设计依据是血浆还是全血先通过活性炭柱或其他装置而不同。目前尚无主要使用人类肝细胞的系统。应用实质细胞和非实质细胞的混合物是否更为有效目前尚不清楚。

这种人工肝的功能在试验中已有所显示。其在急性肝衰竭患者中的作用的初步结果还是令人鼓舞的，其作用包括：降低肝性脑病程度、血氨水平和颅内高压，增加脑的灌流量，改善凝血酶原时间，提高因子 V 的水平和半乳糖的清除能力。ELAD 系统的初步对照研究显示无显著的统计学益处。在应用 BAL 系统治疗的急性肝衰竭患者中，18 人统计学上显示了意识状态的显著好转、颅内压的降低和脑灌流压的升高。一项随机对照试验正在进行中。这些技术使人们对未来存有希望，但结果是否使得病肝得以恢复，而不是作为成功肝移植的桥梁仍需拭目以待。

（三）肝脏移植

暴发性肝衰竭导致Ⅲ度或Ⅳ度肝性脑病患者应考虑行肝脏移植治疗。不行肝移植的患者生存率小于 20%，行肝移植的生存率为 60%~80%。然而，决定行肝移植的时机和必要性是很困难的。肝移植过早，这项手术可能是非必要的且患者可能面临终身的免疫抑制：但如果过晚，肝移植的成功率将会降低。

适应证：应用既定标准来选择一个可能行肝移植的患者，这些标准包括 pH 值、年龄、病因、黄疸至出现脑病的时间、凝血酶原时间和血清胆红素水平，或血浆Ⅴ因子水平小于正常值的 20% 。在最初的研究中，这些标准确认了 95% 的致命性的病例。在接下来的研究中，这些准则预测的准确性在一些病例中是高于原来的报道，在另一些病例中是低于原来的报道，但仍是评价急性肝衰竭患者的中心内容。

然而，从提出请求到得到可接受的供肝平均耽搁的时间是 2 天。大多数患者依然存活且仍需要肝移植，但有些患者病情好转，不再需要肝移植，有些患者将死亡，或者因病情发展而不适合肝移植。在判断哪些患者不需要肝移植方面，准则的预测价值较低（大约 50%，范围为 17% ~82%）。由此提出一个建议，所有超急性或急性（暴发性和亚暴发性）肝衰竭患者都应在入院时或当达到Ⅲ度肝性脑病时列入肝移植的名单中。而且当有了供肝时，对是否需做肝移植应重新评定。

预测的不确定性强调了与患者的早期沟通，以及将急性肝衰竭患者早期转移至有肝移植条件的专业肝病中心的必要性。儿童尤应在肝性脑病进展前早期转移。

禁忌证：绝对禁忌证：感染活动期：急性呼吸窘迫综合征且吸氧量大于 60%；较长时间（等于或大于 1 小时）的瞳孔散大固定；脑灌注压低于 40mmHg 或颅内压高于 35mmHg，持续时间大于 1 ~2 小时。相对禁忌证：迫切需要血管加压剂供给的病例，正在治疗中的感染，以及有精神方面疾病病史。

结果：从技术上讲，肝移植的手术要比慢性肝病相关手术如门 - 体静脉分流简单，且不存在粘连问题。凝血方面的问题可应用血浆衍生物和血小板来解决。

世界范围公布的结果显示肝移植后患者的生存率为 60% ~90%，数值的波动变化可能反映了肝移植时疾病的严重性及肝移植的标准。肝硬化后行移植术的生存率比总生存率要低。和病情达到肝移植阶段但未行肝移植的患者相比，急性肝衰竭患者的生存率为 20%。在短期内很难找到供肝且可能应用不理想的肝脏，如血型不配或脂肪变性，这都会影响结果。

分析急性肝衰竭患者肝移植前状态对结果的影响，结果显示：非对乙酰氨基酚诱导的肝衰竭，其生存率与病因及血肌酐有关。肝移植时系统性疾病（多器官衰竭和 APACHEⅢ评分）严重程度和肌酐的指数可区分存活者和非存活者。在对乙酰氨基酚组，生存者从服药到移植的时间明显短于非幸存者（4 ±1d 比 6 ±1d）。移植时血清胆红素和 APACHEⅢ评分与生存率密切相关。

肝移植已应用于甲型、乙型、非甲非戊型肝炎病毒引起暴发性肝衰竭的患者。乙型肝炎肝衰竭患者的肝移植结果尤其令人满意，因为此病在移植肝内通常不复发。

（四）辅助肝移植

保留原来的肝脏，供肝移植于原肝的右上方（异位式），或切除部分原肝，植入小部分供肝（常位式）。目的是让移植体提供足够的维持生存的肝功能，以便为原肝提供时间修复和再生。优于传统肝移植的一点是只需要短期的免疫抑制。

对在 12 个欧洲中心行肝移植术的 47 名患者进行分析显示，传统的原位肝移植（61% 生存率）与辅助肝移植（62%）在患者一年生存率上无差别。辅助肝移植一年后仍存活的患者中 65% 不再应用免疫抑制剂。结果均显示急性肝衰竭时辅助肝移植（尤其是部分原位式）

较传统肝移植有一定优点，因为同样是一年生存率，但辅助肝移植的患者却有机会摆脱终身应用免疫抑制剂。现在需要一项可靠标准来表明哪些患者最有可能受益于这种技术。与肝脏可能完全再生有关的因素包括：年龄 <40 岁，由对乙酰氨基酚或者甲型、乙型肝炎病毒引起急性肝衰竭，黄疸发生至肝性脑病出现时间 <7 天。但问题是对于接受保守治疗的患者，这些标准也被认为可以提示预后良好。

（五）活体亲属供肝肝移植术

使用活供体提供的肝左叶或左外侧叶给儿童施行肝移植，这项操作程序已逐步完善。这些技术应用于 14 名急性/亚急性肝衰竭患者，其中 90% 存活了 1 年，且所有的供者术后未见异常。这种方法的顾虑是，供者是在紧急情况下签订的知情同意书，而不能经过深思熟虑后才决定是否签字。另外的问题是左侧或者左外侧肝叶是否能支持这样的患者到痊愈。

（六）肝细胞移植

急性肝功能衰竭的实验动物在行肝细胞移植后可以提高存活率。肝细胞移植仅需要很少数量肝细胞，是正常移植肝细胞块的 0.5% ~3%。曾经对不是肝移植候选者的急性肝衰竭患者做过有限的研究。肝细胞移植后在肝性脑病评分、动脉血氨、凝血酶原时间、氨基匹林和咖啡因清除率方面有所改善。在肝细胞移植后的第一个 24 小时没有看到临床改善的迹象。没有患者存活。移植的细胞需要免疫抑制来生存。门静脉内肝细胞移植后的并发症包括低氧血症和胸部 X 线检查下的浸润性肺炎。现在无随机、对照的试验数据。肝细胞的转移方法、预防感染，以及不应用免疫抑制剂即能抑制排斥反应的策略都需要改进。

肝移植不能被认为是治疗暴发性肝衰竭的完美和理想的方法，但是它给了那些可能死亡的患者生存的希望。必须加强专科治疗中心对患者的早期治疗。这将会增加患者度过肝移植等待时期的机会，延迟的治疗会使患者减少安全过度和移植成功的机会。现在还存在许多选择上的困难。一些患者能明确是移植的候选人，而另一些患者明显不适合移植。问题在于介于二者之间的患者怎么办，有多少这样的患者能够经过单纯的保守治疗痊愈。早期定为肝移植的候选人在最后决定中被排除。人工肝脏支持系统、辅助肝移植、活体肝移植的成功与作用均需要进一步的检验。

六、预后

Ⅲ度或Ⅳ度肝性脑病患者如不行肝移植，则生存率为 20%。Ⅰ度或Ⅱ度肝性脑病患者约为 65%。存活的患者不发展为肝硬化。

急性肝衰竭患者可成功进行肝移植使得生存率的估计尤其重要。自发恢复是不可能的，因而确定无论临床还是实验室方面的适应证尤为重要。一般年老的患者预后较差，10 岁以下的小孩预后亦差。如果急性肝衰竭合并其他疾病时将会使预后更差。

急性肝衰竭的病因很重要。在一项调查中，在无肝移植的情况下，氟烷相关性急性肝衰竭生存率为 12.5%，甲型肝炎 66%，乙型肝炎 38.9%，对乙酰氨基酚过量相关性 50%。

如果能确认任何加重肝性脑病的药物尤其是镇静剂的应用，预后会较好。当药物因素去除时，患者的症状会有所好转。

临床上若出现肝脏体积缩小、腹水、去大脑强直状态、眼前庭反射消失、呼吸衰竭，则预后较差。但如果这样的患者存活的话，很少遗留脑干、脑皮质损伤。

凝血酶原时间是评估预后最好的指标。凝血因子V的浓度小于15%且合并肝性脑病的患者预后差，生存率仅为10%（包括各种病因，除外预后较好的甲型肝炎和对乙酰氨基酚过量）。低血糖是预后差的另一个征象。

急性肝衰竭患者很少做肝活检，但如果必要，可经颈静脉途径进行操作。肝细胞及间质的坏死程度和预后密切相关。肝实质坏死大于50%，则生存率明显下降。

对586名接受治疗的患者的预后影响因素行单变量和多变量分析。在病毒性肝炎和药物引起肝损伤的患者中，有三个静态变量——病因（非甲非戊型肝炎或药物）、年龄（小于10岁和大于40岁）、黄疸至出现肝性脑病的时间（大于7天）。有两个动态变量，血清胆红素大于18mg（300μmol/L）和凝血酶原时间大于50秒，提示预后较差。在服用过量对乙酰氨基酚的患者中，其生存率和动脉血pH值、凝血酶原时间峰值及血肌酐相关。

这些标准在其他中心得到证实，发现有些数据略有不同（对乙酰氨基酚相关性71%，非对乙酰氨基酚相关性68%）。急性生理学与慢性健康状况评分（APACHE Ⅱ和Ⅲ）在临床试验中可改善治疗决策和患者界定。

另一普遍应用的标准将存在意识错乱或昏迷及年龄校正后V因子在正常值20%或30%的因素进行了综合考虑。

这些标准使用可直接获得的临床数据和实验室数据，但目前尚没有一项被广泛接受并应用的系统。使用最广泛的是英国伦敦国王学院标准。

在某些中心，通过肝活检评价肝细胞坏死的程度，或通过肝脏CT来检测肝脏的大小，且肝脏活检可改变17%病例的诊断。但对肝脏活检的价值及安全性问题的争议限制了其应用。

导致急性肝衰竭患者死亡的原因包括脑水肿、感染、出血、呼吸和循环衰竭、肾衰竭、低血糖和胰腺炎。

生存率取决于肝脏的再生能力，但这是很难预测的。它很可能受人体激素控制，现已发现肝细胞生长因子。急性肝衰竭患者体内肝细胞生长因子水平升高，但并不是可以评价预后的有效手段。

尚无标准可确切预测急性肝衰竭的结局。但对急性肝衰竭生存率很低的预测，如20%，可以指导临床上决定行肝移植手术以提高生存率（60%～80%）。

（王 阳）

第七节 急性重症胆管炎

一、概述

急性重症胆管炎（acute cholangitis of severe type，ACST），又称为急性梗阻性化脓性胆管炎（acute obstructive suppurative cholangitis，AOSC），是胆道感染疾病中的严重类型和造成良性胆道疾病死亡的最主要原因。其基本发病机制为各种原因导致胆管梗阻，继发化脓性感染，当胆管内压力过高，细菌、内毒素反流入血，引起脓毒症、感染性休克。梗阻的原因中，胆总管结石最为常见，其他还有胆管狭窄、胆道蛔虫、胆管及壶腹部肿瘤、原发性硬化性胆管炎、胆肠吻合术后或经T管造影及PTC术后。感染的细菌几乎都是由肠道细菌逆行进入胆管，主要为革兰阴性菌，其中大肠杆菌最常见，其他如铜绿假单胞菌、变形杆菌、克雷伯杆菌、厌氧菌也常见，也可混合感染。梗阻越完全，管腔内压力越高，当胆管内压力超过肝细胞分泌胆汁的压力时，胆汁中的细菌和毒素可通过毛细胆管和肝窦之间的间隙，逆流进入血液循环，从而造成严重脓毒血症和感染性休克。总之，胆道梗阻是ACST的首发原因，而梗阻所致的胆管内高压是ACST发生和发展的首要原因，肠源性多种细菌联合感染而产生大量细菌毒素是引起本病严重感染症状、休克及多器官衰竭的重要原因。

二、诊断思路

（一）病史要点

（1）大部分患者有胆道疾病史，部分有胆道手术史。

（2）上腹部剧烈疼痛、寒战高热和黄疸，又称为夏柯三联征（Charcot's traid），此为胆管炎的早期症状和基本表现。当胆管梗阻和胆道感染进一步加重，则可出现感染性休克和神志改变（神志淡漠、嗜睡、昏迷等），加上上述三联征，统称为ACST五联征（Reynold's pen－Lad），是诊断ACST不可缺少的诊断依据。

（3）如不能及时有效治疗，病情进一步恶化，可出现急性呼吸衰竭和急性肾衰竭，甚至短期内死亡。

（二）查体要点

（1）发热，体温常高达40℃以上。

（2）血压降低。

（3）轻度黄疸。

（4）剑突下压痛、肌紧张。

（5）肝区叩痛。

（6）有时可触及肝肿大和胆囊肿大。

值得注意的是，部分患者梗阻部位不在胆总管，而是在左右肝管汇合以上部位，表现为肝内胆管炎。此时，患者可不表现典型夏柯三联征，腹痛轻微，一般无黄疸，而主要表现为寒战、高热。腹部多无明显压痛和腹膜炎体征，仅表现为肝肿大和肝区叩痛。严重者也可出现为感染性休克等症状。

（三）常规检查以及其他检查

1. 血常规　白细胞和中性粒细胞升高。

2. 尿常规　胆红素阳性。

3. 血生化　胆红素升高，ALT升高，多数患者代谢性酸中毒。

4. B超　是ACST诊断的主要手段，可发现肝内外胆管不同程度的扩张、胆总管或肝内胆管结石、胆管壁增厚、胆囊肿大等。

（四）诊断标准

（1）有胆道疾病史或胆道手术史。

（2）夏柯三联征＋休克、精神症状（急性重症胆管炎五联征）。

（3）剑突下压痛、肌紧张。

(4) B 超发现肝内外胆管扩张、结石。

(五) 诊断步骤(图 8-3)。

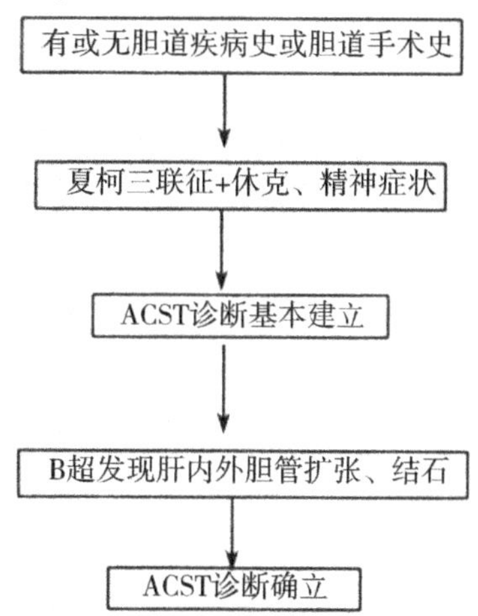

图 8-3 急性重症胆管炎的诊断步骤

三、治疗措施

治疗原则是:紧急手术,切开胆总管减压,取出结石解除梗阻和通畅引流胆道。

(一) 一般治疗及药物治疗

1. 全身支持及对症治疗 包括解痉、止痛,补充维生素 C、维生素 K,积极纠正水电解质和酸碱平衡紊乱。

2. 抗休克治疗 首先建立通畅的静脉输液通道,快速输血输液,补充有效血容量;休克者给予多巴胺维持血压;必要时予以大剂量糖皮质激素。

3. 抗感染治疗 给予大剂量有效抗生素,包括抗厌氧菌药物。

(二) 手术治疗

原则上尽早手术。常用方法有胆总管切开 T 管引流。胆囊造口术难以达到充分减压和引流胆管的目的,不宜采用。

(三) 治疗步骤(图 8-4)

四、预后评价

ACST 是良性胆道疾病死亡的最主要原因,有报道其死亡率可达 20%。

五、最新进展与展望

近年来,随着内镜技术不断进步,内镜下胆管引流(ENBD)和经皮肝穿胆管引流(PTBD)已用于治疗 ACST 并取得一定疗效。

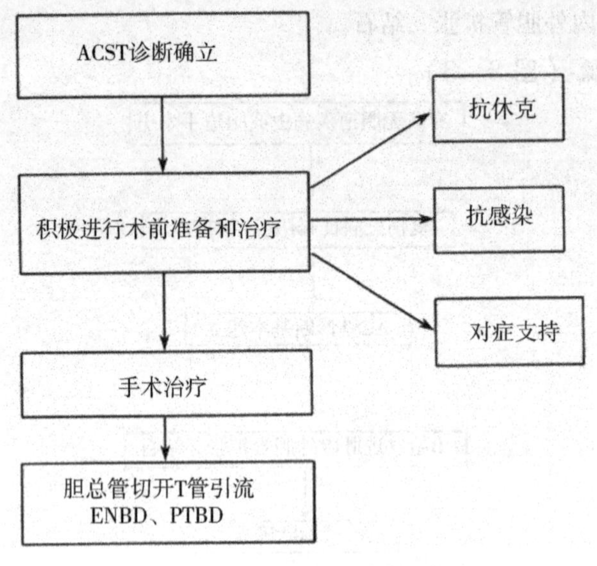

图 8-4　急性重症胆管炎治疗流程

（王　阳）

第八节　急性胆囊炎

急性胆囊炎（acute cholecystitis）是指由于胆囊管阻塞或（和）细菌感染所引起的胆囊急性炎症性病变。因为近 20 余年国内胆囊结石发病率持续上升，所以急性胆囊炎已成为各大医院最常见的急腹症。

（一）病因

1. 胆囊管梗阻　绝大多数急性胆囊炎均由于胆囊结石堵住胆囊管而造成，少见的梗阻因素有肿瘤、肿大淋巴结和寄生虫等。梗阻后胆囊内胆汁浓缩刺激黏膜引起化学性炎症，继而发生胆囊内压升高，使囊壁缺血、水肿；炎症释放的炎症介质损害胆囊黏膜屏障。

2. 细菌感染　多数胆囊有炎症后可继发细菌感染，也有部分急性胆囊炎是由于全身性细菌感染播散至胆囊所致，这大多跟患者有基础性疾病如糖尿病、艾滋病和免疫病等有关。细菌进入胆囊的途径还可能通过门静脉进入肝脏，然后随胆汁或经淋巴管侵入胆囊。

3. 其他病因　急性无结石性胆囊炎少见，国外报道在 5% ~10%，但在实际临床工作中少见得多。典型的多与腹部大手术（如胃手术）、严重创伤、长期全胃肠外营养和妊娠等因素有关。原因可能是影响了胆囊的运动功能而使胆囊胆汁排空障碍。

（二）病理生理

急性胆囊炎病理变化的过程可分为单纯性、化脓性和坏疽性。炎症早期可仅有胆囊壁轻度水肿、充血和增厚，病因不解除则可导致胆囊明显增大，囊壁显著充血、水肿，腔内充满脓液，如囊内压力继续升高，囊壁受压则血运受阻，胆囊可呈暗紫色，局部缺血、坏疽，甚至穿孔形成腹膜炎。穿孔前如已与周围脏器粘连，则可穿入粘连脏器形成内瘘，如胆囊-十二指肠或结肠瘘。

（三）临床表现

1. 症状

（1）腹痛：典型的临床表现为进油腻食物后出现右上腹或中上腹疼痛，呈持续性胀痛伴阵发性绞痛加重，约一半患者可有右肩背部牵涉痛。

（2）胃肠道症状：多表现为恶心、呕吐，可能是由于炎症刺激胃、十二指肠导致幽门痉挛而出现反射性呕吐，呕吐后腹痛多无缓解。

（3）全身症状：大多伴有38℃左右发热，一般没有寒战、高热和黄疸等症状，除非胆囊炎症十分严重播散至胆管引起胆管炎。

2. 体征　患者呈急性痛苦面容，多辗转反侧，呼吸浅快。腹部检查可见腹式呼吸减弱，右上腹有明显压痛，严重时可伴肌卫，可扪及肿大胆囊，不能扪及者多有Murphy征阳性。

（四）并发症

1. 胆囊积脓　为急性胆囊炎最常见的并发症，主要发生于胆囊管阻塞同时胆囊腔内有细菌感染。如不及时治疗，则可能导致急性胆管炎或胆囊周围脓肿。前者是由于脓液溢入胆总管而造成；后者则是因为细菌感染波及胆囊周围包裹的大网膜而形成。

2. 胆囊穿孔　比较少见。一般急性胆囊炎发展至胆囊壁坏死时多已有较多的大网膜包裹，不易形成像消化性溃疡穿孔那样的典型急性弥漫性腹膜炎表现，而往往形成胆汁通过坏死的胆囊壁向周围包裹的组织渗透的现象。

3. 内瘘形成　为胆囊慢性穿孔的一种特殊表现。最多见的是形成胆囊胆总管瘘（即Mirrizi综合征）、胆囊－十二指肠瘘（常可造成巨大胆囊结石进入小肠而造成胆石性肠梗阻）和胆囊－结肠瘘。

4. 周围脏器炎症　胆囊急性炎症严重时可波及周围脏器，如引起胆管炎、门静脉炎和膈下脓肿等。

（五）诊断

典型的急性胆囊炎患者多有右上腹痛，痛呈持续性伴阵发性加重，常有右肩背部放射痛，可有恶心、呕吐及发热。少数患者可有轻度黄疸。体检多有右上腹压痛，严重者有肌紧张，常可触及肿大胆囊。实验室检查可见外周血白细胞和中性粒细胞升高。B超可见胆囊增大伴积液，颈部多有结石嵌顿。

（六）鉴别诊断

急性胆囊炎虽有典型症状及体征，B超也可明确诊断，但在实际临床工作中仍时常会误诊。比较多见的是患者有胆囊结石史，此次发作上腹痛，就草率地诊断为急性胆囊炎而耽误病情甚至危及生命；同时也偶尔发生患者是急性胆囊炎而被误诊为其他急腹症如急性阑尾炎的情况。

1. 急性阑尾炎　有时急性胆囊炎渗出较多，会沿右结肠旁沟下流至右下腹造成类似转移性右下腹痛的急性阑尾炎症状，而且此时右下腹确有压痛甚至肌紧张等腹膜炎体征，如不仔细问诊和体检，容易误诊为急性阑尾炎。事实上，此时右上腹仍有症状和体征，并以右上腹为重，而与急性阑尾炎有所区别。此外，急性肝下阑尾炎的患者如同时有胆囊结石史，如不仔细诊断，也易误诊为急性胆囊炎。

2. 消化性溃疡穿孔　典型消化性溃疡穿孔引起的腹痛应远比急性胆囊炎严重且范围大，

患者呈突发性全腹刀割样痛，有强迫体位，腹部呈“板样”强直，X线检查可有膈下游离气体。当患者缺乏典型的溃疡病史，同时穿孔较小而症状和体征不典型，却有胆囊结石病史时，可能会误诊为急性胆囊炎。反之，将急性胆囊炎误诊为溃疡穿孔者则极为罕见。

3. 急性胰腺炎　大多数急性胰腺炎与胆道结石有关，因此在临床中不应满足于急性胆囊炎的诊断，应警惕急性胰腺炎并存与否。一般急性胰腺炎者腹痛较急性胆囊炎者为重，且腹痛多处于上腹部或偏左侧，右上腹体征不如后者明显，血清淀粉酶升高有诊断意义，故在急性胆囊炎患者应加强血淀粉酶的检测。

4. 右下肺炎、胸膜炎　少数急性右下肺炎、胸膜炎患者因炎症累及肋间神经，可引起右上腹痛，如患者有胆囊结石病史且缺乏咳嗽、咳痰等呼吸道症状，体检时右上腹压痛似是而非，又不做胸片检查，则可能会误诊。

5. 冠心病　心绞痛多处于左前胸，但有时也会牵涉上腹正中甚至右上腹，颇易混淆。一旦误诊而施行手术，则其危害不言而喻。因此，腹痛患者应注意心脏检查，必要时应做心电图，并应将其作为术前常规检查。

此外，对肝脓肿、右肾绞痛、急性肠梗阻、急性肝炎等疾病也应注意鉴别。

（七）治疗

大部分急性胆囊炎采用非手术内科药物治疗后都能缓解，故确诊后一般应先选择非手术治疗，以期缓解后行确定性微创手术。如临床表现严重或非手术治疗后不缓解，则应急症手术，一般主张行开腹胆囊切除术，如术中发现手术野粘连严重而不易分离，或病情危重者，则选用胆囊造瘘术。但近年也有很多行急症腹腔镜胆囊切除术获得良好效果的大宗病例报道。

1. 非手术治疗　包括镇痛、解痉和抗菌等治疗措施，同时宜清淡饮食或禁食，必要时行胃肠减压，注意体液和电解质平衡，也可给予口服利胆药物，一般3～6d后即可缓解。

2. 手术治疗　病情严重或经非手术治疗后病情继续恶化者都应选择手术治疗。过去认为急症手术应在发病72h内施行，理由是此时胆囊周围炎症粘连尚轻，周围组织影响较小，解剖结构较为清晰，利于手术成功而避免并发症的发生。事实上发病时间并非手术禁忌，关键还是病情决定。手术方式如下。

（1）胆囊切除术：一般都应行胆囊切除术。有条件者应首先试行腹腔镜手术，如局部解剖不清，再转开腹手术。

（2）胆囊造瘘术：如患者一般情况较差或（和）炎症非常严重，传统主张行胆囊造瘘术以暂时控制病情，根治胆囊结石的胆囊切除术待局部炎症和水肿粘连消退后二期进行。患者一般情况差者，手术甚至可在局麻下施行，但即便如此，手术造成的创伤还是并非每个患者能够承受。

（王　阳）

第九节　重症肝炎

重症肝炎是病毒性肝炎的一种类型，一般是由甲型肝炎病毒、乙型肝炎病毒或混合感染引起的消化道传染病。其主要病变为肝细胞变性，大块或亚大块或大灶性的肝坏死伴肝细胞的重度水肿或新旧不等的亚大块坏死伴再生。食欲缺乏、频繁呕吐、高度腹胀、高度乏力、高度黄疸等为其主要临床表现。甲型肝炎病毒易侵犯学龄儿童，其次为青年，男女发病基本相同。

一、流行病学

近期内有无与肝炎患者密切接触史，有无输血、血制品、针灸史等。在流行地区应注意有无水源、食物污染史。

二、临床表现

临床可分为急性重症肝炎、亚急性重症肝炎、慢性重症肝炎三型，分述如下。

（一）急性重症肝炎

（1）既往无肝炎病史。

（2）发病初期常与急性黄疸型肝炎相似，但病情发展迅速，起病 10 天内出现精神神经症状，肝性脑病Ⅱ度以上，如不积极抢救，常于数日内昏迷。

（3）凝血酶原活动度低于 40% 而无其他原因者。

（4）黄疸急剧加深，肝功能明显异常，特别是血清胆红素大于 171μmol/L

（5）肝臭、扑翼样震颤阳性。

（6）肝脏浊音界逐渐缩小。

（7）有出血倾向，皮肤、黏膜和穿刺部位出血点或瘀斑，甚至胃肠道出血。伤口出血不止等。

（8）有严重的消化道症状（食欲缺乏、频繁呕吐、腹胀或呃逆），极度乏力，同时出现烦躁不安、谵妄、狂躁、抑郁等昏迷前驱症状者，即或黄疸很轻，甚至尚未出现黄疸，亦应考虑本病。

（9）肝炎发病后过度劳累、大量饮酒或应用损肝药物、妊娠晚期罹患肝炎等易诱发本病。

（二）亚急性重型肝炎

发病初期类似一般肝炎，起病后 10 天以上凝血酶原时间明显延长（凝血酶原活动度低于 40%）；具有以下指征之一者可以确诊。

（1）出现Ⅱ度以上肝性脑病症状。

（2）黄疸迅速上升（数日内血清胆红素上升大于 171μmol/L），肝功能严重损害（血清 ALT 升高或酶胆分离、A/G 倒置、丙种球蛋白升高）。

（3）高度乏力及明显食欲减退、恶心、呕吐、重度腹胀。

（4）可有明显的出血现象（对无腹水及明显出血现象者，应注意是否为本型的早期）。多于起病后 2 周～12 周内死亡，一部分患者可发展为坏死后肝硬化。

（三）慢性重型肝炎

临床表现同亚急性重型肝炎，但有慢性肝炎、肝硬化或乙肝表面抗原携带史、体征及严重肝功能损害，或虽无上述病史，但影像学、腹腔镜检或肝穿检查支持慢性肝炎表现者。根据临床表现，亚急性和慢性重型肝炎均可分为早、中、晚三期。

早期：符合急性肝衰的基本条件，如严重的周身及消化道症状，黄疸迅速加深，但未发生明显的脑病，亦未出现腹水。血清胆红素≥171μmol/L 凝血酶原活动度≤40%，或经病理证实。

中期：有Ⅱ度肝性脑病或明显腹水、出血倾向（出血或瘀斑），凝血酶原活动度≤30%。

晚期：有难治性并发症如肝肾综合征，消化道出血、严重出血倾向（注射部位瘀斑）、严重感染、难以纠正的电解质紊乱或Ⅱ度以上肝性脑病、脑水肿。凝血酶原活动度≤20%。

三、治疗

本型肝炎的病死率高，目前尚缺乏肯定有效的特效疗法，故应采取综合疗法。其原则是：支持疗法，减少肝细胞坏死，促使肝细胞再生，预防和治疗各种并发症，加强监护，千方百计维持患者生命，等待肝功能的恢复。

（一）支持疗法

卧床休息，饮食宜低盐、低脂肪、高糖，保证充足的热量，不能口服者可静脉滴注10%～25%葡萄糖溶液，同时给予小量胰岛素。补充足量的维生素 B 族和维生素 C 以及三磷酸腺苷、辅酶 A 等。保持水、电解质的平衡，保持口腔及皮肤的清洁。在昏迷期禁食蛋白，禁用含氨药物，慎用镇静剂、利尿剂。

（二）减少肝细胞坏死，促进肝细胞再生

（1）肝细胞生长刺激因子疗法：可静脉滴注促肝细胞生长素（HGF）。60～100mg，每日 2 次，至患者清醒或明显好转，一般一个月为一疗程。此药较安全，无过敏反应及其他毒副作用，剂量也可以再加大。

（2）前列腺素 E_1（PCG_1）：PGE_1 有扩张肝脏血管，增加肝血流量，促进肝细胞再生，稳定溶酶体膜，减少肿瘤坏死因子产生，减轻肝损伤的作用。但本药副作用大，常出现头痛、高热等。

（3）肾上腺皮质激素：在病程早期（出现精神症状之前或刚出现精神症状时），短期应用中等剂量可能有一定疗效，一般用 3～5 天。病程后期则禁用。在应用皮质激素的同时应用胸腺素 10～20mg，每日 1 次，静脉或肌内注射。

（4）胰高血糖素－胰岛素（G－I）疗法：一般可用胰高血糖素 1mg、胰岛素 10U，加入 10% 葡萄糖溶液 500ml 内，静脉缓慢滴注，如输注太快可有恶心。呕吐、心悸等不适，每日 1～2 次，有阻断肝细胞坏死和促进 DNA 合成作用，从而促使肝细胞再生。但慢性重型肝炎应慎用或不用此疗法。

（5）甘草酸：有类似皮质激素的非特异性消炎作用，而无加重继发感染的危险，唯效力较弱，不能用皮质激素者可应用，每日 100～120ml，静脉滴注。

（三）免疫调节疗法和抗病毒行疗法

（1）胸腺素：小牛胸腺素及猪胸腺素，均可应用。剂量每日 10～20mg，静脉滴注或肌内注射。

（2）新鲜血浆或新鲜血液可每日或隔日输入少量（血浆 50～100ml，血液 100～200ml）：此疗法的关键是新鲜，最好是采血当日，最迟不超过 3 天，只有新鲜血浆中才含有调理素和补体等免疫活性物质，不但可提高机体的防御功能：预防继发感染，而且可输入蛋白质及凝血因子，有利于肝细胞的恢复及出血倾向的减少。

（3）干扰素：目前对于急性重型肝炎是否应该使用干扰素认识不一。有人认为干扰素可以抑制病毒复制，有利于疾病的恢复。也有人认为暴发型肝炎的发病机制主要是超敏反应，在这种情况下应用干扰素不但无益，反而有害，因干扰素可增加肝细胞表面 HLA 的表达，可加重 TK 细胞对肝细胞的杀伤作用，不主张应用，在干扰素的疗效尚未十分肯定的情况下，比较多的临床工作者在抢救重症肝炎时不使用干扰素。

（四）对症疗法

重症肝炎常出现肝性脑病、出血、肝肾综合征、脑水肿、DIC 等症状，应分别积极治疗。

1. 肝性脑病的预防和治疗

（1）应注意出血倾向，防止凝血因子的衰减。

（2）避免并发细菌、真菌和其他病毒性感染。

（3）慎重放腹水，只有在大量腹水、压迫症状明显、循环障碍时作为配合治疗的一种措施。一般 1 次放腹水量不宜大多，以稍能缓解压迫症状为度。严防因放腹水导致腹腔感染、放腹水过急引起晕厥及入肝血骤降而加速肝细胞坏死，促发肝性脑病。可在放腹水前先注高渗葡萄糖、补充血浆白蛋白或输血。

（4）禁用麻醉安眠药：于肝性脑病前期烦躁时，可予异丙嗪，必要时可服水合氯醛，注射副醛或用水合氯醛灌肠。

（5）注意预防、清除和抑制微生物内毒素和肠道含氨物质的产生和吸收。

（6）禁用氯化铵、水解蛋白酶及乙酰唑胺等使氨增高的药物。

（7）有昏迷前期症状时，宜早期应用降低血氨和清除、取代假性神经介质的药物。

（8）积极纠正水、电解质和酸碱平衡的紊乱。

（9）供给足量葡萄糖、维生素与能量代谢药物。

（10）特别要防止缺氧、低血钾和脑水肿的产生。

2. 大出血的预防和治疗

（1）补充凝血物质可输注凝血酶原复合物，每次 1 瓶，每日 2 次～3 次。至凝血酶原活动度恢复或接近正常，亦可同时输新鲜血浆、新鲜血液，并同时注射维生素 K 及其他止血药物。

（2）活血药物给予低分子右旋糖酐、川芎哮、丹参注射液等活血药物。以预防 DIC 的发生。

（3）可用雷尼替丁 0.15g，每晚 1 次。亦可用西米替丁 0.2g 每日 3 次，口服，或静脉注射 0.4g，每日 2 次。亦可用奥美拉唑等质子泵抑制剂以预防呕血的发生。

（4）脑垂体后叶素适用于门脉高压所致的上消化道出血者。

3. DIC 的预防和治疗　应密切观察有无 DIC 的发生，如有，应根据血凝状态采取不同措施。

（1）如处于高凝状态，则以应用肝素为主 1mg/kg 加入葡萄糖溶液或其他液体如低分子右旋糖酐 250ml 中，静脉滴注，每 4～6 小时 1 次，使试管法凝血时间维持在 20～30 分钟为宜。

（2）当已发生纤溶时，则必须同时加用抗纤溶剂如 6－氨基己酸，首剂 4～6g，溶于葡萄糖溶液中，15～30 分钟滴完，以后每 6 小时可滴注 1g，可维持 12～24 小时，亦可用氨甲苯酸。

4. 脑水肿的预防和治疗　脑水肿是急性重型肝炎常见的重要的并发症，是致死的主要原因之一。必须密切观察，及时发现，积极治疗，常用20%甘露醇或25%山梨醇，每次，1~2g/kg，每4~6小时1次，静脉推注。

5. 肾功能不全的预防和治疗　过量利尿，消化道出血，大量多次放腹水，DIC、休克、严重感染、应用损伤肾肛的药物易诱发肾功能不全，应注意避免和及时处理，避免应用消炎痛、保泰松、阿司匹林等抑制前列腺素合成的药物，有人认为早期应用改善肾血流量的药物可能有预防和治疗作用。当出现少尿或无尿，应区别是血容量不足还是肾功能不全，如为肾功能不全则应鉴别是肾小管坏死还是肝－肾综合征。

（五）肝移植

肝移植治疗急性重型肝炎自1988年以来在西方日益增多，有人报告成活率达66.7%~80%。国内应设法开展。

（赵春虎）

第十节　重症急性胰腺炎

急性胰腺炎是多种病因导致胰酶在胰腺内被激活后引起胰腺组织自身消化、水肿、出血甚至坏死的炎症反应。临床以急性上腹痛、恶心、呕吐、发热和血胰酶增高等为特点。病变程度轻重不等，轻者以胰腺水肿为主，临床多见，病情常呈自限性，预后良好，又称为轻症急性胰腺炎（MAP）；少数重者的胰腺出血坏死，常继发感染、腹膜炎和休克等多种并发症，病死率高，称为重症急性胰腺炎（SAP）。急性胰腺炎常在饱食、脂餐或饮酒后发生。部分患者无诱因可查。其临床表现和病情轻重取决于病因、病理类型和诊治是否及时。

一、诊断

（一）症状

1. 腹痛　为本病的主要表现和首发症状，突然起病，程度轻重不一，可为钝痛、刀割样痛、钻痛或绞痛，呈持续性，可有阵发性加剧，不能为一般胃肠解痉药缓解，进食可加剧。疼痛部位多在中上腹，可向腰背部呈带状放射，取弯腰抱膝位可减轻疼痛。水肿型腹痛3~5天即缓解。坏死型病情发展较快，腹部剧痛延续较长，由于渗液扩散，可引起全腹痛。极少数年老体弱患者可无腹痛或轻微腹痛。腹痛的机制主要是：①胰腺的急性水肿，炎症刺激和牵拉其包膜上的神经末梢。②胰腺的炎性渗出液和胰液外溢刺激腹膜和腹膜后组织。③胰腺炎症累及肠道，导致肠胀气和肠麻痹。④胰管阻塞或伴胆囊炎、胆石症引起疼痛。

2. 恶心、呕吐及腹胀　多在起病后出现，有时颇频繁，吐出食物和胆汁，呕吐后腹痛并不减轻。同时有腹胀，甚至出现麻痹性肠梗阻。

3. 发热　多数患者有中度以上发热，持续3~5天。持续发热1周以上不退或逐日升高、白细胞升高者应怀疑有继发感染，如胰腺脓肿或胆道感染等。

4. 低血压或休克　重症胰腺炎常发生。患者烦躁不安，皮肤苍白、湿冷等；有极少数休克可突然发生，甚至发生猝死。主要原因为有效血容量不足，缓激肽类物质致周围血管扩张，并发消化道出血。

5. 水、电解质、酸碱平衡及代谢紊乱　多有轻重不等的脱水、低血钾，呕吐频繁可有代谢性碱中毒。重症者尚有明显脱水与代谢性酸中毒，低钙血症，部分伴血糖增高，并可发生糖尿病酮症酸中毒或高渗昏迷。

（二）体征

重症急性胰腺炎患者上腹或全腹压痛明显，并有腹肌紧张，反跳痛。肠鸣音减弱或消失，可出现移动性浊音，并发脓肿时可扪及有明显压痛的腹块。伴麻痹性肠梗阻者有明显腹胀，腹水多呈血性，其中淀粉酶明显升高。少数患者因胰酶、坏死组织及出血沿腹膜间隙与肌层渗入腹壁下，致两侧胁腹部皮肤呈暗灰蓝色，称 Grey - Tumer 征；可致脐周围皮肤青紫，称 Cullen 征。在胆总管或壶腹部结石、胰头炎性水肿压迫胆总管时，可出现黄疸。后期出现黄疸应考虑并发胰腺脓肿或假囊肿压迫胆总管或由于肝细胞损害所致。患者因低血钙引起手足搐搦者，为预后不佳表现，系大量脂肪组织坏死分解出的脂肪酸与钙结合成脂肪酸钙，大量消耗钙所致，也与胰腺炎时刺激甲状腺分泌降钙素有关。

（三）并发症

1. 局部并发症　①胰腺脓肿：重症胰腺炎起病 2 ~ 3 周后，因胰腺及胰周坏死继发感染而形成脓肿。此时高热、腹痛，出现上腹肿块和中毒症状。②假性囊肿：常在病后 3 ~ 4 周形成，系由胰液和液化的坏死组织在胰腺内或其周围包裹所致。多位于胰体尾部，大小几毫米至几十厘米，可压迫邻近组织引起相应症状。囊壁无上皮，仅见坏死肉芽和纤维组织，囊肿穿破可致胰源性腹水。

2. 全身并发症　重症胰腺炎常并发不同程度的多器官功能衰竭（MOF）。①急性呼吸衰竭。即急性呼吸窘迫综合征，突然发作、进行性呼吸窘迫、发绀等，常规氧疗不能缓解。②急性肾衰竭：表现为少尿、蛋白尿和进行性血尿素氮、肌酐增高等。③心力衰竭与心律失常：心包积液、心律失常和心力衰竭。④消化道出血：上消化道出血多由于应激性溃疡或黏膜糜烂所致，下消化道出血可由胰腺坏死穿透横结肠所致。⑤胰性脑病：表现为精神异常（幻想、幻觉、躁狂状态）和定向力障碍等。⑥败血症及真菌感染：早期以革兰阴性杆菌为主，后期常为混合菌，且败血症常与胰腺脓肿同时存在；严重病例机体的抵抗力极低，加上大量使用抗生素，极易产生真菌感染。⑦高血糖：多为暂时性。⑧慢性胰腺炎：少数演变为慢性胰腺炎。

（四）实验室和其他检查

1. 白细胞计数　多有白细胞增多及中性粒细胞核左移。

2. 血、尿淀粉酶测定　血清胰淀粉酶在起病后 6 ~ 12 小时开始升高，48 小时开始下降。持续 3 ~ 5 天。血清淀粉酶超过正常值 3 倍可确诊为本病。淀粉酶的高低不一定反映病情轻重，出血坏死型胰腺炎淀粉酶值可正常或低于正常；其他急腹症如消化性溃疡穿孔、胆石症、胆囊炎、肠梗阻等都可有血清淀粉酶升高，但一般不超过正常值 2 倍。尿淀粉酶升高较晚，在发病后 12 ~ 14 小时开始升高，下降缓慢，持续 1 ~ 2 周。胰源性腹水和胸水中的淀粉酶值亦明显增高。

3. 血清脂肪酶测定　血清脂肪酶常在起病后 24 ~ 72 小时开始上升，持续 7 ~ 10 天，对就诊较晚的急性胰腺炎患者有诊断价值，且特异性也较高。

4. C 反应蛋白（CRP） CRP 是组织损伤和炎症的非特异性标志物，有助于评估与监测急性胰腺炎的严重性，在胰腺坏死时 CRP 明显升高。

5. 生化检查 暂时性血糖升高常见，可能与胰岛素释放减少和胰高血糖素释放增加有关。持久的空腹血糖 >10mmol/L 反映胰坏死，提示预后不良。高胆红素血症可见于少数患者，多于发病后 4 ~7 天恢复正常。血清 AST、LDH 可增加。暂时性低钙血症（<2mmol/L）常见于重症急性胰腺炎，低血钙程度与临床严重程度平行，若血钙 <1.5mmol/L 提示预后不良。急性胰腺炎时可出现高甘油三酯血症，这种情况可能是病因或是后果，后者在急性期过后可恢复正常。

根据典型的临床表现和实验室检查，常可作出诊断。重症除具备轻症急性胰腺炎的诊断标准，且具有局部并发症（胰腺坏死、假性囊肿、脓肿）和（或）器官衰竭。由于重症胰腺炎病程发展险恶且复杂，国内外提出多种评分系统用于病情严重性及预后的预测，其中关键是在发病 48 小时或 72 小时内密切监测病情和实验室检查的变化，综合评判。区别轻症与重症胰腺炎十分重要，因两者的临床预后截然不同。有以下表现应当按重症胰腺炎处置：①临床症状为烦躁不安、四肢厥冷、皮肤呈斑点状等休克症状。②体征：腹肌强直、腹膜刺激征，Grey - Tumer 征或 Cullen 征。③实验室检查：血钙显著下降，<2mmol/L，血糖 >11.2mmol/L（无糖尿病史），血尿淀粉酶突然下降。④腹腔诊断为穿刺有高淀粉酶活性的腹水。

二、治疗

（一）内科治疗

1. 监护 如有条件应转入重症监护病房（ICU）。针对器官功能衰竭及代谢紊乱采取相应的措施，如密切监测血压、血氧、尿量等。

2. 维持水、电解质平衡，保持血容量 应积极补充液体及电解质（钾、钠、钙、镁等离子），维持有效血容量。重症患者常有休克，应给予清蛋白、鲜血或血浆代用品。

3. 营养支持 重症胰腺炎患者尤为重要。早期一般采用全胃肠外营养（TPN）；如无肠梗阻，应尽早进行空肠插管，过渡到肠内营养（EN）。营养支持可增强肠道黏膜屏障，防止肠内细菌移位引起胰腺坏死合并感染。

4. 抗菌药物 重症胰腺炎常规使用抗生素，有预防胰腺坏死合并感染的作用。抗生素选用应考虑：①对肠道移位细菌（大肠埃希菌、假单胞菌、金葡菌等）敏感的抗生素。②对胰腺有较好渗透性的抗生素：如亚胺培南或喹诺酮类等，并联合应用对厌氧菌有效的药物（如甲硝唑）；第二、三代头孢菌素也可考虑应用。

5. 减少胰液分泌 生长抑素具有抑制胰液和胰酶分泌，抑制胰酶合成的作用。生长抑素和其类似物八肽（奥曲肽）疗效较好，它还能减轻腹痛，减少局部并发症，缩短住院时间。首剂 100μg 静脉注射，以后用 250μg/h 持续静脉滴注，持续 3 ~7 天。虽疗效尚未最后确定，但目前国内学者多推荐尽早使用。

6. 抑制胰酶活性 仅用于重症胰腺炎的早期，但疗效尚有待证实。抑肽酶（aprofinin）可抗胰血管舒缓素，使缓激肽原不能变为缓激肽，尚可抑制蛋白酶、糜蛋白酶和血清素 20 万 ~50 万 U/d，分 2 次溶于葡萄糖液静脉滴注。氟尿嘧啶可抑制 DNA 和 RNA 合成，减少胰液分泌，对磷脂酶 A_2 和胰蛋白酶有抑制作用，每日 500μg，加入 5% 葡萄糖液 500ml 中静滴。加贝酯（FOY，gabexate）可抑制蛋白酶、血管舒缓素、凝血酶原、弹力纤维酶等，根据病情，开始每日 100～300mg 溶于 500～1 500ml 葡萄糖盐水，以 2.5mg/（kg·h）速度静滴，2～3 天后病情好转，可逐渐减量。

（二）内镜下 Oddi 括约肌切开术（EST）

对胆源性胰腺炎，可用于胆道紧急减压、引流和祛除胆石梗阻，作为一种非手术疗法，起到治疗和预防胰腺炎发展的作用。适用于老年人不宜手术者，需由有经验的内镜专家施行。

（三）中医中药

中医对急性胰腺炎有一定疗效。主要有柴胡、黄连、黄芩、枳实、厚朴、木香、白芍、芒硝、大黄（后下）等，随症加减。

（四）外科治疗

1. 腹腔灌洗　通过腹腔灌洗可清除腹腔内细菌、内毒素、胰酶、炎性因子等，减少这些物质进入血循环后对全身脏器的损害。

2. 手术手术适应证　①诊断未明确，与其他急腹症如胃肠穿孔难于鉴别时。②重症胰腺炎经内科治疗无效者。③胰腺炎并发脓肿、假囊肿、弥漫性腹膜炎、肠麻痹坏死时。④胆源性胰腺炎处于急性状态，需外科手术解除梗阻时。

（赵春虎）

第十一节　急性出血性坏死性肠炎

急性出血性坏死性肠炎是与 C 型产气荚膜芽孢杆菌感染有关的一种急性肠炎，病变主要在小肠，以肠壁出血坏死为特征。本病是临床上较常见的急性暴发性疾病，其主要临床表现为腹痛、便血、发热、呕吐和腹胀。严重者可有休克、肠麻痹等中毒症状和肠穿孔等并发症。

一、病因和发病机制

本病的病因尚未完全阐明。现认为本病的发病与感染产生 β 毒素的 C 型产气荚膜杆菌（Welchia 杆菌）有关，β 毒素可致肠道组织坏死，产生坏疽性肠炎。

C 型梭状芽孢杆菌在繁殖期可产生 β 毒素，是一种蛋白质外毒素，它能干扰肠黏膜表面绒毛的正常功能，使病原体得以黏附而致病。长期营养不良机体抵抗力下降或主食中缺乏蛋白质，当进食被 C 型梭状芽孢杆菌污染或已经变质的食物时，由于胰液和蛋白水解酶减少，不能分解破坏 β 毒素，而使细菌得以定植而致病。

另外，有研究表明，本病可能还与饮食习惯突然改变、蛔虫及其毒素所致的变态反应有关。

二、诊断步骤

（一）病史采集要点

1. 诱发因素　起病情况起病急，发病前多有摄入变质肉类等不洁饮食史。受冷、劳累、肠道蛔虫感染及营养不良为诱发因素。

2. 主要临床表现

（1）腹痛：起病急骤，突然出现腹痛，也是首发症状。病初常表现为逐渐加剧的脐周或中上腹阵发性绞痛，其后逐渐转为全腹持续性疼痛并有阵发性加剧。

（2）腹泻：便血腹痛发生后即可有腹泻。粪便初为糊状而带粪质，其后渐为黄水样，继之即呈白水状或呈赤豆汤和果酱样，甚至可呈鲜血状或暗红色血块，粪便少而且恶臭。无里急后重。便血是本病特征之一，约80%的患者有便血。出血量多少不定，轻者可仅有腹泻，或仅为粪便隐血阳性而无便血；严重者一天出血量可达数百毫升。腹泻和便血时间短者仅1～2天，长者可达1月余，且可呈间歇发作，或反复多次发作。腹泻严重者可出现脱水和代谢性酸中毒等。

（3）恶心呕吐：常与腹痛、腹泻同时发生。呕吐物可为黄水样、咖啡样或血水样，亦可呕吐胆汁。

（4）全身症状：起病后即可出现全身不适、软弱和发热等全身症状。发热一般在38～39℃，少数可达41～42℃，但发热多于4～7天后渐退，而持续2周以上者少见。休克患者体温可下降或正常。重症病例起病后1～2天腹痛、呕吐加剧，大量血便，高热抽搐，部分病例出现休克；或表现为明显腹胀，产生麻痹性肠梗阻。大量肠毒素吸收入血可致循环衰竭。血压下降又可加重肠段缺血、缺氧，微循环障碍，肠组织进一步坏死，毒素产生增加形成恶性循环。

3. 既往病史　可无特殊，也可以有体弱、营养不良、抵抗力下降。

4. 体格检查要点　腹部体征相对较少。有时可有腹部饱胀、见到肠型。脐周和上腹部可有明显压痛。早期肠鸣音可亢进，而后可减弱或消失。

（二）辅助检查

1. 血象　周围血白细胞增多，甚至高达 $50\times10^9/L$ 以上，以中性粒细胞增多为主，常有核左移。红细胞及血红蛋白常降低。

2. 粪便检查　外观呈暗红或鲜红色，或隐血试验强阳性，镜下见大量红细胞，偶见脱落的肠黏膜。可有少量或中等量脓细胞。

3. 尿常规　可有蛋白尿、红细胞、白细胞及管型。

4. X线检查　腹部平片可显示肠麻痹或轻、中度肠扩张。钡剂灌肠检查可见肠壁增厚，显著水肿，结肠袋消失。在部分病例尚可见到肠壁间有气体，此征象为部分肠壁坏死，结肠细菌侵入产气所引起；或可见到溃疡或息肉样病变和僵直。部分病例尚可出现肠痉挛、狭窄和肠壁囊样积气。

5. 其他检查　轻型病例腹腔镜检查可见肠管充血、水肿、出血、肠壁粗糙及粘连等。尿液淀粉酶升高。腹腔穿刺液淀粉酶值可大于5 000U/L。

三、诊断对策

（一）诊断

诊断主要根据临床表现。突发腹痛，腹泻、便血及呕吐，伴有中等度发热，或突然腹痛后出现休克症状，应考虑本病可能。腹部X平片对诊断有一定意义。

（二）鉴别诊断

1. 急性 Crohn 病　无明显季节性，腹痛及压痛多在右下腹，X 线表现病变在回肠及回肠末端，常呈节段性分布。便血少见，即使有便血，一般也较轻，休克亦少见。由于病变侵犯肠壁淋巴组织，因此易形成肉芽肿造成瘢痕狭窄、瘘管和右下腹包块。

2. 急性中毒性痢疾　腹痛常位于左下腹，有里急后重感，粪中脓多于血，粪细菌培养有痢疾杆菌生长。

3. 溃疡性结肠炎　疾病发展较慢，少有急性起病者。病变多在直肠、乙状结肠、降结肠，也可波及全结肠。腹部 X 线可有腊肠样特征，结肠镜见病变处肠黏膜弥漫性充血、糜烂、溃疡形成。

4. 绞窄性肠梗阻　先有腹痛，而后出现肠型、发热、肠鸣音亢进，有气过水声。

（三）临床类型

1. 胃肠炎型　见于疾病的早期，有腹痛、水样便、低热，可伴恶心呕吐。

2. 中毒性休克　出现高热、寒战、神志淡漠、嗜睡、谵语、休克等表现，常在发病 1～5 天内发生。

3. 腹膜炎型　有明显腹痛、恶心呕吐、腹胀及急性腹膜炎征象，受累肠壁坏死或穿孔，腹腔内有血性渗出液。

4. 肠梗阻型　有腹胀、腹痛、呕吐频繁，排便排气停止，肠鸣音消失，出现鼓肠。

5. 肠出血型　以血水样或暗红色血便为主，量可多达 1～2L，明显贫血和脱水。

四、治疗对策

（一）治疗原则

本病治疗以非手术疗法为主，加强全身支持疗法、纠正水电解质失常、解除中毒症状、积极防治中毒性休克和其他并发症。必要时才予手术治疗。

（二）治疗计划

1. 非手术治疗

（1）一般治疗：休息、禁食，腹痛、便血和发热期应完全卧床休息和绝对禁食。直至呕吐停止，便血减少，腹痛减轻时方可进流质饮食，以后逐渐加量。禁食期间应静脉输入高营养液，如 10% 葡萄糖、复方氨基酸和白蛋白等。过早摄食可能导致疾病复发，但过迟恢复进食又可能影响营养状况，延迟康复。腹胀和呕吐严重者可做胃肠减压。

（2）纠正水电解质紊乱：本病失水、失钠和失钾者较多见。可根据病情酌定输液总量和成分。儿童每日补液量约 80～100ml/kg，成人 2 000～3 500ml/d，其中 5%～10% 葡萄糖液约占 2/3～3/4，生理盐水约占 1/3～1/4，并加适量氯化钾。

（3）抗生素：控制肠道内感染可减轻临床症状，多联合应用。常用的抗生素有：氨苄西林 4～8g/d、头孢他啶 4g/d 或多粘菌素等，一般选二种联合应用。

（4）抗休克：迅速补充有效循环血容量。除补充晶体溶液外，应适当输血浆、新鲜全血或人体人血白蛋白等胶体液。血压不升者可配合血管活性药物治疗，如 α－受体阻滞剂、β－受体兴奋剂或山莨菪碱等均可酌情选用。

（5）肾上腺皮质激素：总原则为短期、大量、静脉给药。可减轻中毒症状，抑制过敏反应，对纠正休克也有帮助，但有加重肠出血和促发肠穿孔之危险。一般应用不超过3~5天；儿童用氢化可的松每天4~8mg/kg或地塞米松1~2.5mg/d；成人用氢化可的松200~300mg/d或地塞米松5~20mg/d，均由静脉滴入。

（6）对症疗法：腹痛可给予解痉剂，严重腹痛者可予哌替啶；高热、烦躁者可给予吸氧、解热药、镇静药或予物理降温。

（7）抗毒血清：采用Welchia杆菌抗毒血清42 000~85 000U静脉滴注，有较好疗效。

（8）驱虫治疗：疑为或诊断为肠蛔虫感染者在出血停止、全身情况改善后应施以驱虫治疗，可用左旋咪唑150mg口服，2次/日，连用2天，也可用其他咪唑类驱虫药。

2. 外科手术治疗　下列情况可考虑手术治疗：①肠穿孔；②严重肠坏死，腹腔内有脓性或血性渗液；③反复大量肠出血，并发出血性休克，内科治疗无效；④肠梗阻、肠麻痹；⑤不能排除其他急需手术治疗的急腹症。手术方法：①肠管内无坏死或穿孔者，可予普鲁卡因肠系膜封闭，以改善病变段的血循环；②病变严重而局限者可做肠段切除并吻合；③肠坏死或肠穿孔者，可做肠段切除、穿孔修补或肠外置术。

五、预后评估

本病死亡率为20%~40%，与死亡率有关的危险因素包括败血病、弥漫性血管内凝血、腹水、极低体重儿。

（王　阳）

第十二节　急性胃扩张

急性胃扩张（acute gastric dilatation）是指短期内由于大量气体和液体积聚，胃和十二指肠上段的高度扩张而致的一种综合征。其多由于胃运动功能障碍或者机械性梗阻所致，通常为某些内外科疾病或麻醉手术的严重并发症。尽早诊断和治疗对预防发生呼吸窘迫和循环衰竭有重要意义。本病的发病率目前无确切统计资料，但任何年龄均可发病，以21~40岁男性多见。

一、病因和发病机制

急性胃扩张通常发生于手术或创伤后，此外，短时间内进食较多、机械性肠梗阻、延髓型脊髓灰质炎等某些器质性疾病和功能性因素也可并发急性胃扩张。常见者归纳为三类：

（一）外科手术

创伤、麻醉和外科手术尤其是腹腔、盆腔手术及迷走神经切断术，均可直接刺激躯体或内脏神经，引起胃的自主神经功能失调，胃壁的反射性抑制，造成胃平滑肌弛缓，进而形成扩张。麻醉时气管插管，术后给氧和胃管鼻饲，亦可使大量气体进入胃内，形成扩张。

（二）疾病状态

胃扭转以及各种原因所致的十二指肠壅积症、十二指肠肿瘤、异物等均可引起胃潴留和急性胃扩张；幽门附近的病变，如脊柱畸形、环状胰腺、胰腺癌等偶可压迫胃的输出道引起急性胃扩张；躯体上部上石膏套后1~2天引起的所谓“石膏套综合征”（cast syn－drome），可引起脊柱的伸展过度，十二指肠受肠系膜上动脉压迫引起急性胃扩张；情绪紧张、精神抑郁、营养不良均可引起自主神经功能紊乱，使胃的张力减低和排空延迟；糖尿病神经病变、抗胆碱能药物的应用、水和电解质代谢失调、严重感染（如败血症）均可影响胃的张力和胃的排空，导致急性胃扩张。

（三）各种外伤产生的应激状态

尤其是上腹部挫伤或严重复合伤，其发生与腹腔神经丛受强烈刺激有关。暴饮暴食可导致胃壁肌肉过度牵拉而引发反射性麻痹，也可产生胃扩张。当胃扩张到一定程度时，胃壁肌肉张力减弱，使食管与贲门、胃与十二指肠交界处形成锐角，阻碍胃内容物的排出，膨大的胃可压迫十二指肠，并将系膜及小肠挤向盆腔，导致肠系膜上动脉压迫十二指肠，造成幽门远端的梗阻。唾液、胃十二指肠液和胰液、肠液的分泌亢进，均可使大量液体积聚于胃内，加重胃扩张。扩张的胃还可以机械地压迫门静脉，使血液淤滞于腹腔内脏，亦可压迫下腔静脉，使回心血量减少，最后可导致周围循环衰竭。由于大量呕吐、禁食和胃肠减压引流，可引起水和电解质紊乱。

二、临床表现

急性胃扩张的临床表现多样。常见症状有腹胀、上腹或脐周持续性胀痛，恶心和持续性呕吐。呕吐物为混浊的棕绿色或咖啡色液体，呕吐后症状并不减轻。随着病情的加重，全身情况进行性恶化，严重者可出现脱水、碱中毒，并表现为烦躁不安、呼吸急促、手足抽搐、血压下降和休克。极少数患者可并发胃局部缺血坏死、胃破裂、吸入性肺炎等严重并发症。本病突出的体征为上腹高度膨胀，为不对称性膨胀，可见毫无蠕动的胃轮廓，局部有压痛，叩诊过度回响，有振水声。脐右侧偏上出现局限性包块，外观隆起，触之光滑而有弹性、轻压痛，其右下边界较清，此为极度扩张的胃窦，称“巨胃窦症”，乃是急性胃扩张特有的重要体征，可作为临床诊断的有力佐证。本病可因胃壁坏死发生急性胃穿孔和急性腹膜炎。实验室检查可发现血液浓缩、低血钾、低血氯和碱中毒。严重者可有尿素氮增加，立位腹部 X 线片可见左上腹巨大气液平面和充满腹腔的特大胃影及左膈肌抬高。腹部 B 超可见胃高度扩张，胃壁变薄，若胃内为大量潴留液，可测出其量的多少和在体表的投影，但若为大量气体，与肠胀气不易区分。

三、诊断和鉴别诊断

根据病史、体征，结合实验室检查和腹部 X 线征象及腹部 B 超，诊断一般不难。手术后发生的胃扩张常因症状不典型而与术后一般胃肠症状相混淆造成误诊。此外，应和机械性肠梗阻、弥漫性腹膜炎、胃扭转、急性胃炎等作鉴别诊断。

四、治疗

暂时禁食，放置胃管持续胃肠减压，纠正脱水、电解质紊乱和酸碱代谢平衡失调。低血钾常因血浓缩而被掩盖，应予注意。对于不能长期肠外营养的患者，可留置小肠营养管以维持营养。胃扩张症状缓解 3～5 天后，可于胃管内注入少量液体，如无潴留，即可开始少量进食。以下情况发生为外科手术指征：①饱餐后极度胃扩张，胃内容物无法吸出；②内科治疗 8～12 小时后，症状改善不明显；③十二指肠机械性梗阻因素存在，无法解除；④合并有胃穿孔或出现大量胃出血；⑤胃功能长期不能恢复，静脉高营养不能长期维持者。

五、预后

急性胃扩张若治疗不及时，可并发脱水、电解质紊乱、酸碱失衡等甚至胃壁坏死、破、破裂等严重并发症。伴有休克、胃穿孔等者，预后较差，死亡率高达60%。近代外科在腹部大手术后多放置胃管，并多变换体位，注意水、电解质及酸碱平衡，急性胃扩张发生率及病死率已大为降低。

（王　阳）

第十三节　急腹症

一、急性阑尾炎

（一）概述

急性阑尾炎（Acute appendicitis）是一种常见的外科急腹症，表现多种多样。急性阑尾炎发病的主要原因是阑尾腔梗阻和细菌侵入阑尾壁。

（二）临床表现

1. 腹痛　典型的急性阑尾炎患者，腹痛开始的部位多在上腹痛、剑突下或脐周围，约经6～8h，下移，最后固定于右下腹部。腹痛固定后。这种腹痛部位的变化，临床上称为转移性右下腹痛。

2. 胃肠道的反应　恶心、呕吐最为常见，早期的呕吐多为反射性，晚期的呕吐则与腹膜炎有关。

3. 全身反应　部分患者自觉全身疲乏，四肢无力，或头痛、头晕。病程中觉发烧，体温多在37.5～38℃，化脓性和穿孔性阑尾炎时，体温较高，可达39℃左右，极少数患者出现寒战高热，体温可升到40℃以上。

4. 腹膜刺激征

（1）包括右下腹压痛，肌紧张和反跳痛。压痛是最常见的最重要的体征。

（2）腹部包块：化脓性阑尾炎合并阑尾周围组织及肠管的炎症时，大网膜、小肠及其系膜与阑尾炎可相互粘连形成团块；阑尾穿孔所形成的局限性脓肿，均可在右下腹触到包块。

5. 间接体征

（1）罗氏征（又称间接压痛）。

（2）腰大肌征。

（3）闭孔肌征。

6. 血常规检查　白细胞总数和中性白细胞有不同程度的升高，总数大多为1万～2万，中性为80%～85%。

7. 尿常规化验　多数患者正常，但当发炎的阑尾直接刺激到输尿管和膀胱时，尿中可出现少量红细胞和白细胞。

8. X 线检查 合并弥漫性腹膜炎时，为除外溃疡穿孔、急性绞窄性肠梗阻，立位腹部平片是必要的。

9. 腹部 B 超检查 病程较长者应行右下腹 B 超检查，了解是否有炎性包块及脓肿存在。

（三）诊断要点

（1）转移性右下腹痛转移性腹痛是急性阑尾炎的重要特点。

（2）右下腹有固定的压痛区和不同程度的腹膜外刺激征。

（3）化验检查：白细胞总数和中性白细胞数可轻度或中度增加，大便和尿常规可基本正常。

（4）影像学检查：立位腹部平片观察膈下有无游离气体等其他外科急腹症的存在。右下腹 B 超检查，了解有无炎性包块，对判断病程和决定手术有一定帮助。

（5）青年女性和有停经史的已婚妇女，对急性阑尾炎诊断有怀疑时，应请妇科会诊以便排除宫外孕和卵巢滤泡破裂等疾病。

（四）治疗方案及原则

1. 治疗原则

（1）急性单纯性阑尾炎：条件允许时可先行中西医相结合的非手术治疗，但必须仔细观察，如病情有发展应及时中转手术。经保守治疗后，可能遗留有阑尾腔的狭窄，且再次急性发作的机会很大。

（2）化脓性、穿孔性阑尾炎：原则上应立即实施急诊手术，切除病理性阑尾，术后应积极抗感染，预防并发症。

（3）发病已数日且合并炎性包块的阑尾炎：暂行保守治疗，促进炎症的尽快恢复，待 3 ~6 个月后如仍有症状者，再考虑切除阑尾。保守期间如脓肿有扩大并可能破溃时，应急诊引流。

（4）高龄患者，小儿及妊娠期急性阑尾炎，原则上应急诊手术。

2. 非手术治疗 主要适应于急性单纯性阑尾炎，阑尾脓肿，妊娠早期和后期急性阑尾炎，高龄合并有主要脏器病变的阑尾炎。

（1）基础治疗：包括卧床休息，控制饮食，适当补液和对症处理等。

（2）抗菌治疗：选用广谱抗生素和抗厌氧菌的药物。

3. 手术治疗 主要适应于各类急性阑尾炎，反复发作的慢性阑尾炎，阑尾脓肿保守 3 ~6 个月后仍有症状者及非手术治疗无效者。

二、急性肠梗阻

（一）概述

肠内容物不能正常运行、顺利通过肠道，称为肠梗阻，是外科常见的病症。肠梗阻不但可以引起肠管本身解剖与功能上的改变，还可导致全身性生理上的紊乱，临床表现复杂多变。

肠梗阻按发生的基本原因可以分机械性肠梗阻、动力性肠梗阻、血运性肠梗阻。又可按肠壁有无血运障碍，分为单纯性和绞窄性两类。

（二）临床表现

（1）腹痛：机械性肠梗阻发生时，由于梗阻部位以上强烈肠蠕动，表现为阵发性绞痛。如果腹痛的间歇期不断缩短，以致成为剧烈的持续性腹痛，则应该警惕可能是绞窄型肠梗阻的表现。

（2）呕吐：高位肠梗阻时呕吐频繁，吐出物主要为胃、十二指肠内容物；低位肠梗阻时，呕吐出现迟而少，呕吐物可呈大便样。呕吐物如呈棕褐色或血性，是肠管血运障碍的表现。麻痹性肠梗阻时，呕吐多呈溢出性。

（3）腹胀：一般梗阻发生一段时间后出现，其程度与梗阻部位有关。

（4）停止排气排便：某些绞窄性肠梗阻，如肠套叠、肠系膜血管栓塞或血栓形成，则可排出血性黏液样便。

（5）腹部膨隆，可见胃肠型及蠕动波。肠扭转时腹胀多不对称。

（6）单纯性肠梗阻可有压痛，无腹膜刺激征。绞窄性肠梗阻可有固定压痛及腹膜刺激征。

（7）绞窄性肠梗阻腹腔有渗液，移动性浊音可呈阳性。

（8）机械性肠梗阻肠鸣音亢进，麻痹性肠梗阻肠鸣音减弱或消失。

（9）由于失水和血液浓缩，白细胞计数、血红蛋白和血细胞比容都可增高。

（10）呕吐物和大便检查若有潜血阳性应警惕肠管有血运障碍。

（11）生化检查和血气分析可以了解电解质紊乱及酸碱平衡状态。

（12）X 线检查可见气胀肠襻和液平面。

（三）治疗方案及原则

（1）胃肠减压：降低肠腔内压力，减少肠腔内的细菌和毒素，改善肠壁血液循环。

（2）矫正水、电解质紊乱和酸碱失衡：输液所需容量和种类须根据呕吐情况、缺水体征、血液浓缩程度、尿排出量和比重，并结合血清钾、钠、氯和血气分析监测结果而定。

（3）防治感染：应用抗肠道细菌，包括抗厌氧菌的抗生素。

（4）伴有休克时积极抗休克治疗。

（5）经过保守治疗，排除麻痹性肠梗阻，结核性腹膜炎导致的肠梗阻，肠梗阻症状仍未见缓解者，需手术治疗。

（6）动态观察腹部体征和肠鸣音改变。

（四）处置

（1）肠梗阻的治疗方法，取决于梗阻的原因、性质、部位、病情和患者的全身情况。

（2）必要做胃肠减压以改善梗阻部位以上肠段的血液循环，纠正肠梗阻所引起的水、电解质和酸碱平衡的失调，以及控制感染等。

（五）注意

（1）积极的保守治疗，无论在单纯性肠梗阻还是在绞窄性肠梗阻都有极其重要的意义。

（2）在肠梗阻诊断过程中必须辨明以下问题：是否有肠梗阻，是机械性还是动力性梗阻，是单纯性还是绞窄性，是高位还是低位梗阻，是完全性还是不完全性梗阻，是什么原因引起梗阻。

（3）对于绞窄性肠梗阻，应争取在肠坏死以前解除梗阻，恢复肠管血液循环，正确判断肠管的生机十分重要。

三、胃十二指肠溃疡穿孔

胃十二指肠溃疡穿孔是活动期溃疡逐渐向深部侵蚀，穿透浆膜的结果，表现为严重急腹症，是溃疡病的常见并发症之一，常需手术处理。随着 H_2 受体拮抗剂（甲氰咪胍、雷尼替丁及法莫替丁等）和 $H^+ - K^+ -$ ATP 酶抑制剂（奥美拉唑等）等高效制酸药的出现，以及对幽门螺杆菌（Helicobacter pylori，HP）认识的深入，溃疡病的择期手术数量显著降低，但溃疡病并发症如溃疡穿孔的急诊手术数量无明显改变，甚至有上升的趋势。胃十二指肠溃疡穿孔的治疗方式的选择、患者穿孔时的一般状况及手术干预的及时与否都影响到患者的预后，因此，溃疡穿孔及其相关问题成为外科医生面临的新的挑战之一。

（一）病因及病理生理

1. 溃疡穿孔的病因

（1）HP 感染：早期认为，溃疡病的发生主要原因是胃酸分泌过多，因此胃迷走神经切除幽门切除、胃大部分切除、高选择性迷走神经切除联合幽门成形等术式被广泛采用。随着 Warren 和 Marshall 于 1983 年发现 HP，对溃疡病的认识及外科干预程度发生了根本性改变，HP 凭借其毒性因子作用，定植于胃黏膜或胃上皮化生的十二指肠黏膜中，诱发局部炎症和免疫反应，损害局部黏膜的防御修复机制，还可增加胃泌素及胃酸的分泌，最终导致溃疡病的形成。HP 感染还与胃十二指肠溃疡穿孔密切相关，Ng 等在一项前瞻性随机对照临床研究中指出，在 129 例十二指肠穿孔患者中，有 104 例感染 HP，占总数的 84%，术后行 HP 根除治疗患者较未实行 HP 根除治疗患者溃疡及溃疡穿孔的复发率显著降低，因此建议溃疡穿孔患者术后需常规实行 HP 根除治疗。

（2）非甾体抗炎药物（NSAIDs）：溃疡病患者中约 2% ~10% 并发穿孔，男女比例为 3 : 1 ~20 : 1，穿孔平均年龄为 55.4 岁，近年来，女性溃疡病穿孔的比例有上升的趋势，而且呈高龄化，这可能与 NSAIDs 的广泛应用有关。NDSIDs 损伤胃十二指肠黏膜的机制包括直接的局部作用和系统作用两方面。NSAIDs 在胃液中呈非离子状态，容易透过黏膜上皮细胞膜进入细胞，从而在细胞内聚集而对细胞产生损伤；NSAIDs 的系统作用主要通过抑制环氧合酶（COX）而产生，使胃肠道中经过 COX 途径产生的具有细胞保护作用的内源性前列腺素（PGs）合成减少，从而削弱胃肠道黏膜的保护作用机制。

（3）与胃十二指肠溃疡穿孔有关的其他因素：精神紧张、过度劳累、暴饮暴食、吸烟、酗酒及洗胃等均可为溃疡穿孔的诱因，这些因素可直接或间接造成胃十二指肠黏膜损伤，降低黏膜御酸能力，其他重大创伤、休克等应激状态可使溃疡恶化而导致穿孔或直接产生应激性溃疡穿孔。

2. 溃疡病穿孔的特点　胃十二指肠溃疡穿孔多位于前壁，十二指肠溃疡发生穿孔的概率高于胃穿孔；胃溃疡穿孔多位于胃窦小弯侧，而十二指肠穿孔位于球部前壁近幽门处。胃十二指肠穿孔的直径多小于0.5cm，占 75% ~80%；穿孔大部分情况下只有一处。在处理十二指肠穿孔时，基本不需考虑溃疡癌变的可能；而在处理胃溃疡穿孔时，则需注意溃疡癌变或胃癌本身的穿孔，因此术中需取活检或术后定期行胃镜检查。

3. 溃疡穿孔的病理生理改变　胃十二指肠溃疡穿孔的病理改变是一个动态过程，是胃肠黏膜的防御机制与破坏因子之间相互作用的结果。溃疡的发生、发展和缓解修复交替进行，这种长期作用改变了胃十二指肠的正常组织结构，正常腺体、肌层被纤维坏死组织代替，局部坏死或纤维化，随着病变的加重，最终形成溃疡穿孔。

胃十二指肠溃疡穿孔形成后，胃十二指肠内容物进入腹腔，其主要成分为食物、酸性胃液、碱性十二指肠液、胆汁、胰液、胰酶及多种肠道细菌，这些内容物具有强烈的化学腐蚀性，可迅速引起急性弥漫性腹膜炎，早期主要表现为化学性腹膜炎，产生剧烈疼痛及大量液体渗出，可导致血容量下降，严重者可导致低血容量休克。数小时后，胃十二指肠的消化液分泌受到抑制，漏出至腹腔的消化液也随之减少，由化学刺激导致的腹痛减轻，但此时细菌开始生长，逐渐向细菌性腹膜炎改变。致病菌为多种细菌混合感染，包括厌氧菌和需氧菌，以大肠杆菌最为常见，其次有拟杆菌、梭状芽孢杆菌及克雷伯菌等。随着感染加重，细菌产生的毒素吸收，患者可出现中毒性休克，严重者可导致多器官功能不全。

（二）临床表现

胃十二指肠溃疡穿孔患者约 75% 以上曾有典型的溃疡病史，可出现上腹隐痛、反酸、嗳气、消化不良等症状，部分患者溃疡病已得到上消化道钡餐和纤维胃镜等检查证实，有一半以上患者穿孔前溃疡症状加重；但有 10% 患者穿孔全无溃疡病史或相关症状，而是突发穿孔，这可能与长期服用 NSAIDs 有关，或为老年患者，病史叙述不清。

1. 症状

（1）腹痛：穿孔发生时，患者顿感上腹（多为剑突下）剧烈疼痛，呈撕裂样或刀割样疼痛，难以忍受，以致被迫卧床，即使轻微活动或者略深呼吸亦可加剧腹痛。早期腹痛与漏出液刺激有关，随着大量腹腔渗出液的稀释，腹痛可能减轻，但随着继发细菌性腹膜炎，腹痛可再次加剧。少数患者胃肠液漏出较少，可沿结肠旁沟往下流至右下腹和盆腔，表现为与急性阑尾炎类似的右下腹疼痛。如出现胃十二指肠的后壁穿孔，患者疼痛部位定位模糊，可出现上腹、腰背部疼痛，甚至肩背部疼痛。

（2）胃肠道症状：穿孔发生时，多数患者可以恶心、呕吐，早期为反射性呕吐，程度较轻；呕吐物为胃内容物，随着腹膜炎的加重，导致肠麻痹的出现，呕吐物可为肠内容物，量多，而且有粪臭味。合并出现时，呕吐物可为血性或出血黑便。

（3）休克表现：早期化学性腹膜炎可导致患者剧烈腹痛，腹膜受到应激后可引起神经源性休克，或由于化学刺激导致大量腹腔渗出，进而出现低血容量休克，患者主要表现为面色苍白、出冷汗、口干、心慌、脉搏细速及血压下降等。随着病情进展，继发细菌性腹膜炎后，患者可出现中毒性休克，表现为高热或体温不高，神志改变。

（4）老年患者因机体反应差，可不具备上述典型临床表现；小儿溃疡穿孔则难以获得准确描述，但溃疡的发生常与病毒感染有关，常有腹泻、发热、上呼吸道感染等前驱症状。空腹、穿孔小、漏出物不多时，周围组织、网膜可迅速粘连封堵，使病灶局限化，表现为局限性腹膜炎，腹痛较为局限。

2. 体征

（1）一般情况：溃疡病穿孔患者多呈重病容，面色苍白，表情痛苦，脱水貌，出冷汗，强迫仰卧位，呼吸浅速，病情严重者可出现四肢湿冷，脉搏细速，血压波动等早期休克表现。随着细菌性腹膜炎的出现，体温可逐渐升高。

（2）腹部体征：患者一般都表现为明显的腹膜炎体征，主要为因腹肌强烈收缩而腹式呼吸渐弱或消失，全腹压痛、反跳痛明显，上腹部更重；晚期因为肠麻痹可出现腹胀，随着消化道气体逸入腹腔，叩诊时肝浊音界可消失，腹腔积液超过500ml时，即可叩出移动性浊音，听诊肠鸣音减弱或消失。

3. 辅助检查

（1）X线检查：可为诊断溃疡病穿孔提供可靠的依据，80%以上穿孔患者腹部X线检查存在膈下游离气体。因游离气体量的不同，在立位腹部平片中可有不同的征象，如膈下小气泡状、条带状或新月形透亮影，边缘清楚。当存在大量游离气体时，则表现为膈胃、肝膈间距增宽。后壁穿孔时，气体进入网膜囊内，卧位腹平片可见脊柱旁透亮影，而立位腹平片可见气液平面。此外，X线腹部平片还可看出麻痹性肠梗阻、肠管扩张等急性弥漫性腹膜炎征象。在穿孔较小时或者慢性穿孔的情况下，腹部X线检查有时未能发现膈下游离气体，此时应注意动态检查或结合临床作出穿孔的诊断。

（2）实验室检查：白细胞计数在穿孔发生后数小时明显增高，以中性粒细胞增高为主，继发细菌性腹膜炎后，白细胞数量可进一步增高，达到 $20.0\times10^9/L$ 以上，可出现核左移；由于存在脱水，血红蛋白含量及红细胞计数有不同程度的升高，同时可能存在水电解质紊乱及酸碱失衡。

（3）诊断性腹腔穿刺：胃十二指肠穿孔穿刺液为黄色、混浊、含胆汁、无粪臭味，镜检时可见满视野白细胞或者脓球；测定氨含量较高时则说明存在胃穿孔。腹腔穿刺结果为阳性时，需鉴别有无急性胰腺炎、急性胆囊炎及其他原因引起的腹膜炎，因此腹腔穿刺不应作为常规检查。

（三）诊断与鉴别诊断

1. 诊断　典型的胃十二指肠穿孔患者大多既往有溃疡症状或溃疡病史，近期有溃疡病活动或加重症状。穿孔后剧烈腹痛和明显的腹膜刺激征。结合病史、临床表现及腹部X线检查发现膈下游离气体即能确定诊断。但X线检查未发现气腹时，亦不能排除溃疡穿孔，必要时重复X线检查或直接手术探查。

2. 鉴别诊断　胃十二指肠溃疡穿孔主要鉴别诊断包括：

（1）急性胰腺炎：两者都是由化学刺激而引起上腹剧烈疼痛，但急性胰腺炎以上腹或左上方持续性疼痛为主，呈阵发性加剧，可放射至左肩、左侧腰背部，腹肌紧张程度也较轻。X线检查发现膈下游离气体为两者鉴别诊断提供重要的依据。行B超、CT检查时可见胰腺肿大，边界模糊或存在胰腺假性囊肿，这些对急性胰腺炎的诊断具有较高的价值。血清淀粉酶、穿刺液淀粉酶活性在溃疡穿孔后也可升高，但没有急性胰腺炎时升高明显。

（2）急性阑尾炎：溃疡穿孔后漏出液沿结肠旁沟流至右下腹，可表现为与阑尾炎类似的右下腹疼痛。但溃疡病穿孔的腹痛以上腹部、剑突下为主，其临床症状及体征重于急性阑尾炎，X线检查提示存在膈下游离气体时可为鉴别诊断提供帮助；溃疡穿孔腹腔穿刺液多为黄色混浊，不臭，而急性阑尾炎则表现为脓性，有粪臭味。

（3）胆石症、急性胆囊炎：表现为上腹部剧烈绞痛，可向右肩背部放射，伴畏寒、发热。合并胆道梗阻时可出现黄疸；腹部体征主要表现为上腹部压痛及反跳痛，较为局限，腹肌紧张程度不如溃疡穿孔；有时可触及肿大的胆囊，莫菲氏征阳性。如血清胆红素显著增高，则可明确诊断。

(四) 治疗

根据患者病情及一般状况，治疗方案主要包括非手术治疗及手术治疗。

1. 非手术治疗　适用于一般状况较好，就诊时间早，穿孔小，腹腔渗出量少，腹膜炎局限或呈局限化趋势，腹痛有缓解的趋势，全身状况良好，无严重感染或休克，X 线检查未发现膈下游离气体，诊断未明确者；有严重心肺等重要器官并存疾病，无法耐受手术时也可采用保守治疗。在非手术治疗期间，早期一般处理必不可少，这些处理主要包括：有效的胃肠减压；根据有效循环血容量的高低，补充足够的液体，注意及时纠正电解质和酸碱平衡紊乱；根据感染的程度，合理选用抗生素，抗菌谱应包括抗消化道厌氧菌和需氧致病菌，一般采用头孢二代加甲硝唑，感染较重者可采用头孢三代。

2. 手术治疗

(1) 单纯穿孔修补缝合：单纯穿孔修补缝合术手术时间短，操作简单，创伤较轻，患者负担较小，手术风险较低，至今仍是治疗溃疡穿孔的主要手段。缝合方法为利用不可吸收线沿胃或十二指肠纵轴缝合浆肌层 2～4 针，然后覆盖大网膜打结，冲洗腹腔后即结束手术。此方法对腹膜炎和由腹腔感染引起的一系列并发症疗效显著，术后需服用 H_2 受体阻滞剂或质子泵抑制剂、奥美拉唑等制酸剂和进行 HP 的根除性治疗，约 1/3 患者穿孔缝合后，经上述内科治疗一段时间，溃疡可自行愈合，但仍有 2/3 患者溃疡症状反复发作，部分患者需二次手术行胃大部分切除术。

目前有文献报道在腹腔镜下行溃疡穿孔修补术具有创伤小，手术时间短，术后患者住院时间短等优点，可降低高危患者的手术死亡率，但目前缺少与开腹手术比较的大样本、多中心的随机临床试验，其手术效果尚未得到完全的肯定，而且只能在有条件的医院应用。

(2) 胃大部分切除术：随着手术操作技术的提高，施行急诊胃大部分切除术治疗溃疡穿孔的死亡率较平诊二次手术无显著差异，在具有适应证的患者中，行急诊胃大切较单纯穿孔修补缝合术的死亡率也无显著差异，此术式具有通过一次手术同时解决穿孔和溃疡两个问题的优点，减少患者因二次手术带来的痛苦与负担，但手术创伤大、时间长，术后可能出现较多的并发症，因此目前认为只在下列情况下可选择胃大部分切除术；溃疡病史长，症状重；既往有穿孔出血史，穿孔并发出血；存在幽门梗阻；怀疑有恶性病变的可能等。

(3) 迷走神经切断术：迷走神经切断术一般联合穿孔修补、胃窦切除等治疗溃疡穿孔，具有降酸确定，较为符合胃肠道解剖生理，术后并发症少，死亡率低的优点。但存在胃小弯瘢痕挛缩或炎症粘连严重时，迷走神经辨别困难，使手术难以进行；如果存在幽门梗阻时，则不适合采用迷走神经切断术；此外，迷走神经切断术还存在溃疡复发率高的缺点。

(4) 经皮穿刺引流术：经皮穿刺引流主要适用于一般状况较差，不能耐受手术打击的患者。这些患者一般具有如下情况：年龄较大，一般大于 60 岁；穿孔后就诊时间长，大于 72h；存在感染性休克或合并严重基础疾病，如心肌梗塞、冠心病及阻塞性气道疾病等。手术在局麻下进行，一般在右侧肋弓下取 1cm 皮肤切口，然后植入硅胶管，见到胃十二指肠液引出时则可固定，保持引流通畅。Rahman 等在 84 例高危患者中采用了经皮穿刺引流术，术后死亡率为 3.5%，显著低于单纯修补或其他定性手术 (8.9%)。

随着 H_2 受体阻滞剂或质子泵抑制剂的应用及有效的抗 HP 治疗，手术已不是胃十二指肠溃疡的首选方式，但胃十二指肠的并发症如出血、穿孔等，则需手术治疗。近来，溃疡穿孔患者的特点也有所改变，主要表现为老年及女性患者的比例增加，而且合并基础疾病的患者也不在少数，研究表明，穿孔后就诊时间的长短直接影响到预后，老年患者穿孔后就诊时间超过24h后，其死亡率增加6.5倍，术后并发症的发生率增加3.4倍。目前胃十二指肠溃疡穿孔的手术方式的选择仍存在较大的争议，急诊手术时外科医生一般喜欢采用单纯修补术，因为手术操作简单，风险较小，但是有研究表明，对于老年患者来说，胃大部分切除可带来更多的益处，甚至存在严重腹腔感染时，术后腹腔脓肿的形成及出血等并发症的发生率较单纯修补少见，因此，胃十二指肠溃疡穿孔特别是在不能排除恶性溃疡穿孔时可适当采用胃大部分切除术。

四、急性腹膜炎

（一）概述

腹膜炎是由细菌感染，化学刺激或损伤所引起的外科常见的一种严重疾病。按发病机制可分为原发性腹膜炎和继发性腹膜炎，根据病变范围分为局限性腹膜炎和弥漫性腹膜炎，根据炎症性质分为化学性腹膜炎和细菌性腹膜炎。临床常见继发性腹膜炎，源于腹腔的脏器感染，坏死穿孔、外伤等。其主要临床表现为腹痛以及恶心、呕吐、发热、白细胞升高，腹部压痛、反跳痛、腹肌紧张，严重时可致血压下降和全身中毒症状，如未能及时治疗可死于感染性休克和（或）严重脓毒症。部分患者可并发盆腔脓肿，肠间脓肿和膈下脓肿，髂窝脓肿及粘连性肠梗阻等。为此积极的预防腹膜炎的发生，发生后早期确诊和清除病灶，是十分重要的。

（二）临床表现

1. 腹痛　腹膜炎最主要的症状。疼痛程度随炎症程度而异，但一般较剧烈，难忍受，且呈持续性。深呼吸、咳嗽，转动身体时都可加剧疼痛。疼痛多自原发灶开始，炎症扩散后漫延及全腹，但仍以原发病变部位较为显著。

2. 恶心、呕吐　此为早期出现的常见症状。呕吐频繁可呈现严重脱水和电解质紊乱。

3. 发热　发病时体温可正常，之后逐渐升高。老年衰弱患者，体温不一定随病情加重而升高。脉搏通常随体温的升高而加快。如果脉搏增快而体温反而下降，多为病情恶化的征象，必须及早采取有效措施。

4. 感染中毒症状　病情进展后期，常出现高热、大汗，口干、脉快，呼吸浅促等全身中毒表现。后期患者则处于表情淡漠，面容憔悴，眼窝凹陷，口唇发绀，肢体冰冷，舌黄干裂，皮肤干燥、呼吸急促、脉搏细弱，体温剧升或下降，血压下降，内环境紊乱，凝血功能障碍。若病情继续恶化，终因感染性休克和（或）多器官功能衰竭而死亡。

5. 腹部体征

（1）表现为腹式呼吸减弱或消失，并伴有明显腹胀。腹胀加重常是判断病情发展的一个重要标志。

（2）压痛反跳痛是腹膜炎的主要体征，始终存在，通常是遍及全腹而以原发病灶部位最为显著。腹肌紧张程度则随病因和患者全身情况的不同而轻重不一。突发而剧烈的刺激，如胃酸和胆汁这种化学性的刺激，可引起强烈的腹肌紧张，甚至呈“木板样”强直，临床上称“板状腹”而老年人，幼儿，或极度虚弱的患者，腹肌紧张可以很轻微而被忽视。当全腹压痛剧烈而不易用叩诊的方法去辨别原发病灶部位时，轻轻叩诊全腹部常可发现原发病灶部位有较显著的叩击痛，对定位诊断很有帮助。

（3）腹部叩诊可因胃肠胀气而呈鼓音。胃肠道穿孔时，因腹腔内有大量游离气体平卧位叩诊时常发现肝浊音界缩小或消失。

（4）腹腔内积液多时，可以叩出移动性浊音，也可以用来为必要的腹腔穿刺定位。

（5）听诊常发现肠鸣音减弱或消失。

（6）直肠指诊时，如直肠前窝饱满及触痛，则表示有盆腔感染存在。

6. 化验及 X 线检查

（1）白细胞计数增高，但病情严重或机体反应低下时，白细胞计数并不高，仅有中性粒细胞比例升高或毒性颗粒出现。

（2）腹部 X 线检查可见肠腔普遍胀气并有多个小气液面等肠麻痹征象，胃肠穿孔时，多数可见膈下游离气体存在（应立位透视）。体质衰弱的患者，或因有休克而不能站立透视的患者，即可以行侧卧拍片也能显示有无游离气体存在。

（三）诊断要点

1. 明确发病原因是诊断急性腹膜炎的重要环节

（1）原发性腹膜炎常发生于儿童呼吸道感染期间、患儿突然腹痛呕吐、腹泻并出现明显的腹部体征。病情发展迅速。

（2）继发性腹膜炎的病因很多，应仔细询问病史，结合各项检查和体征进行综合分析常可诊断。

（3）腹肌的紧张程度并不一定反应腹内病变的严重性。

（4）诊断时需要进一步辅助检查。如肛指检查，盆腔检查，低半卧位下诊断性腹腔和女性后穹隆穿刺检查。根据穿刺所得液体颜色，气味、性质，及涂片镜检，或淀粉酶值的定量测定等来判定病因。

（5）一般空腔脏器穿孔引起的腹膜炎多是杆菌为主的感染。只有原发性腹膜炎是球菌为主的感染。

（6）如果腹腔液体在 100ml 以下，诊断性腹穿不易成功。为明确诊断，可行诊断性腹腔冲洗。

（7）对病因实在难以确定而又有确定手术指征的病例，则应尽早进行剖腹探查以便及时发现和处理原发病灶，不应为了等待确定病因而延误手术时机。

2. 需要仔细鉴别的疾病

（1）内科疾病：如肺炎、胸膜炎、心包炎、冠心病等都可引起反射性腹痛，有时出现上腹部腹肌紧张而被误认为腹膜炎。但详细追问疼痛的情况，细致检查胸部，加之腹部缺乏明显和肯定的压痛及反跳痛，即可作出判断。急性胃肠炎、痢疾等也有急性腹痛、恶心、呕吐、高热、腹部压痛等，易误认为腹膜炎。但饮食不当的病史、腹部压痛不重、无腹肌紧张、听诊肠鸣音增强等，均有助于排除腹膜炎的存在。其他，如急性肾盂肾炎、糖尿病酮中毒、尿毒症等也均可有不同程度的急性腹痛、恶心、呕吐等症状，而无腹膜炎的典型体征，只要加以分析，应能鉴别。

（2）急性肠梗阻：多数急性肠梗阻具有明显的阵发性腹部绞痛、肠鸣音亢进、腹胀，而无肯定压痛及腹肌紧张，易与腹膜炎鉴别。但如梗阻不解除，肠蠕动由亢进转为麻痹，临床可出现鸣音减弱或消失，易与腹膜炎引起肠麻痹混淆。除细致分析症状及体征，并通过腹部X线摄片和密切观察等予以区分外，必要时需作剖腹探查，才能明确。

（3）急性胰腺炎：轻症和重症胰腺炎均有轻重不等的腹膜刺激症状与体征，但并非腹膜感染；在鉴别时，血清淀粉酶或脂肪酶升高有重要意义，从腹腔穿刺液中测定淀粉酶有时能确定诊断。

（4）腹腔内或腹膜后积血：各种病因引起腹内或腹膜后积血，可以出现腹痛、腹胀、肠鸣音减弱等临床现象，但缺乏压痛、反跳痛、腹肌紧张等体征。腹部X线摄片、腹腔穿刺和观察往往可以明确诊断。

（5）其他：泌尿系结石症、腹膜后炎症等均由于各有其特征，只要细加分析，诊断并不困难。

（四）治疗方案及原则

急性腹膜炎的治疗可分为非手术治疗和手术治疗两种。

1. 治疗方法上的选择　非手术治疗应在严密观察及做好手术准备的情况下进行，其指征是：

（1）原发性腹膜炎或盆腔器官感染引起腹膜炎；前者的原发病灶不在腹腔内，后者对抗生素有效一般不需手术，但在非手术治疗的同时，应积极治疗其原发病灶。

（2）急性腹膜炎的初期尚未遍及全腹，或因机体抵抗力强，炎症已有局限化的趋势，临床症状也有好转，可暂时不急于手术。

（3）急性腹膜炎病因不明，病情也不重，全身情况也较好，腹腔积液不多，腹胀不明显，可以进行短期的非手术治疗进行观察（一般4～6h）。观察其症状，体征和化验，以及特殊检查结果等，根据检查结果和发展情况决定是否需要手术。

手术治疗通常适用于病情严重，非手术疗法无效者，其指征是：

（1）腹腔内原发病灶严重者，如腹内脏器损伤破裂、绞窄性肠梗阻、炎症引起肠坏死、肠穿孔、胆囊坏疽穿孔、术后胃肠吻合口瘘所致腹膜炎。

（2）弥漫性腹膜炎较重而无局限趋势者。

（3）患者一般情况差，腹腔积液多，肠麻痹重，或中毒症状明显，尤其是有休克者。

（4）经保守治疗（一般不超过12h），如腹膜炎症与体征均不见缓解，或反而加重者。

（5）原发病必须手术解决的，如阑尾炎穿孔、胃、十二指肠穿孔等。

2. 非手术治疗方法

（1）体位：无休克时，患者取半卧位，嘱患者经常活动两下肢，改换受压部位，以防发生静脉血栓形成和压疮。

（2）禁食：必须待肠蠕动恢复正常后，方可逐渐恢复饮食。

（3）胃肠减压：一旦肠蠕动恢复正常应尽早拔除胃管。

（4）静脉补充晶胶体液：轻症患者可输给葡萄糖液或平衡盐溶液，对休克患者在输入晶胶体液的同时加强监护，包括血压、脉搏、心电图、血气分析、中心静脉压，尿比重和酸碱度，血细胞比容、电解质、肾功能等，以及时调整输液的内容和速度及增加必要的辅助药物。感染性休克患者给予小剂量激素治疗。快速扩容后如血压仍不稳定可酌情使用多巴胺、去甲肾上腺素等血管活性药物。确诊后可边抗休克边进行手术。

（5）营养支持：急性腹膜炎患者代谢率为正常的140%，每日需要热量高达3 000～4 000kcal。对长期不能进食者应考虑深静脉高营养治疗。

(6) 抗感染治疗：早期即应静脉滴注大剂量广谱抗生素，之后再根据细菌培养结果加以调整。

(7) 镇痛：对于诊断已经明确的患者，适当地应用镇静止痛剂是必要的。但如果诊断尚未确定，患者还需要观察时，不宜用止痛剂以免掩盖病情。

3. 手术治疗

(1) 病灶处理：清除腹膜炎的病因是手术治疗的主要目的。感染源消除得越早，预后越好，原则上手术切口应该越靠近病灶的部位越好。

(2) 清理腹腔：在消除病因后，应尽可能的吸尽腹腔内脓汁、清除腹腔内之食物和残渣、大便、异物等，清除最好的办法是负压吸引。

(3) 引流：引流的目的是使腹腔内继续产生的渗液通过引流物排出体外，以便残存的炎症得到控制，局限和消失。防止腹腔脓肿的发生。弥漫性腹膜炎手术后，只要清洗干净，一般不须引流。但在下列情况下必须放置腹腔引流：坏疽病灶未能切除，或有大量坏死组织未能清除时。坏疽病灶虽已切除，但因缝合处组织水肿影响愈合有漏的可能时。腹腔内继续有较多渗出液或渗血时。局限性脓肿。

通常采用的引流物有烟卷引流、橡皮管引流、双套管引流、潘氏引流管、橡皮片引流、引流物一般放置在病灶附近和盆腔底部。

（五）处置

(1) 所有急性腹膜炎患者均应住院治疗。

(2) 急性腹膜炎患者病因未明时应在急诊行生命体征监护，完善辅助检查及术前准备，早期开始禁食、胃肠减压、补液及抗感染治疗。

(3) 合并感染性休克或严重脓毒症的急性腹膜炎患者应立即开始早期目标治疗（EGDT），加强呼吸、循环功能支持，尽快明确诊断，为手术赢得时间。

（王　阳）

第十四节　溃疡性结肠炎

溃疡性结肠炎（ulcerative colitis，UC）是一种慢性非特异性的结肠炎症性疾病。病变主要累及结肠的黏膜层及黏膜下层。临床表现以腹泻、黏液脓血便、腹痛和里急后重为主，病情轻重不一，呈反复发作的慢性过程。

一、流行病学

该病是世界范围的疾病，但以西方国家更多见，亚洲及非洲相对少见。不过，近年我国本病的发病率呈上升趋势。该病可见于任何年龄，但以20～30岁最多见，男性稍多于女性。

二、病因及发病机制

该病病因及发病机制至今仍不清楚，可能与下列因素有关。

(1) 环境因素：该病在西方发达国家发病率较高，而亚洲和非洲等不发达地区发病率相对较低；在我国，随着经济的发展，生活水平的提高，该病也呈逐年上升趋势，这一现象提示环境因素的变化在UC发病中起着重要作用。其可能的解释是：生活水平的提高及环境条件的改善，使机体暴露于各种致病原的机会减少，致使婴幼儿期肠道免疫系统未受到足够的致病原刺激，以至于成年后针对各种致病原不能产生有效的免疫应答。此外，使用非甾体抗炎药物，口服避孕药等均可促进 UC 的发生；相反，母乳喂养、幼年期寄生虫感染、吸烟和阑尾切除等均能不同程度降低 UC 的发病率。这些均提示环境因素与 UC 的发生发展有关。

（2）遗传因素：本病发病呈明显的种族差异和家庭聚集性。白种人发病率高，黑人、拉丁美洲人及亚洲人发病率相对较低，而犹太人发生 UC 的危险性最高。在家庭聚集性方面，文献报道 29% 的 UC 患者有阳性家族史，且患者一级亲属发病率显著高于普通人群。单卵双胎共患 UC 的一致性也支持遗传因素的发病作用。近年来遗传标记物的研究，如抗中性粒细胞胞质抗体（anti - neutrophil cytoplasmic antibodies，p - ANCA）在 UC 中检出率高达 80% 以上，更进一步说明该病具有遗传倾向。不过该病不属于典型的孟德尔遗传病，而更可能是多基因遗传病。近年对炎症性肠病易感基因位点定位研究证实：位于 16 号染色体上的 CARD 15/NOD_2 基因与克罗恩病的发病有关，而与 UC 的发病关系不大，提示遗传因素对炎症性肠病的影响，在克罗恩病中较 UC 中更为明显。

（3）感染因素：微生物感染在 UC 发病中的作用长期受到人们的关注，但至今并未发现与 UC 发病直接相关的特异性病原微生物的存在。不过，近年动物实验发现大多数实验动物在肠道无菌的条件下不会发生结肠炎，提示肠道细菌是 UC 发病的重要因素。临床上使用抗生素治疗 UC 有一定疗效也提示病原微生物感染可能是 UC 的病因之一。

（4）免疫因素：肠道黏膜免疫反应的异常目前被公认为在 UC 发病中起着十分重要的作用，包括炎症介质、细胞因子及免疫调节等多方面。其中，各种细胞因子参与的免疫反应和炎症过程是目前关于其发病机制的研究热点。人们将细胞因子分为促炎细胞因子（如 IL - 1、IL - 6、TNF - α 等）和抗炎细胞因子（如 IL - 4、IL - 10 等）。这些细胞因子相互作用形成细胞因子网络参与肠黏膜的免疫反应和炎症过程。其中某些关键因子，如 IL - 1、TNF - α 的促炎作用已初步阐明。近年采用抗 TNF - α 单克隆抗体（infliximab）治疗炎症性肠病取得良好疗效更进一步证明细胞因子在 UC 发病中起着重要作用。参与 UC 发病的炎症介质主要包括前列腺素、一氧化氮、组胺等，在肠黏膜损伤时通过环氧化酶和脂氧化酶途径产生，与细胞因子相互影响形成更为复杂的网络，这是导致 UC 肠黏膜多种病理改变的基础。在免疫调节方面，T 细胞亚群的数量和类型的改变也起着重要的作用，Th1/Th2 比例的失衡可能是导致上述促炎因子的增加和抗炎因子下降的关键因素，初步研究已证实 UC 的发生与 Th2 免疫反应的异常密切相关。（图 8 - 5）概括了目前对 UC 病因及发病机制的初步认识。

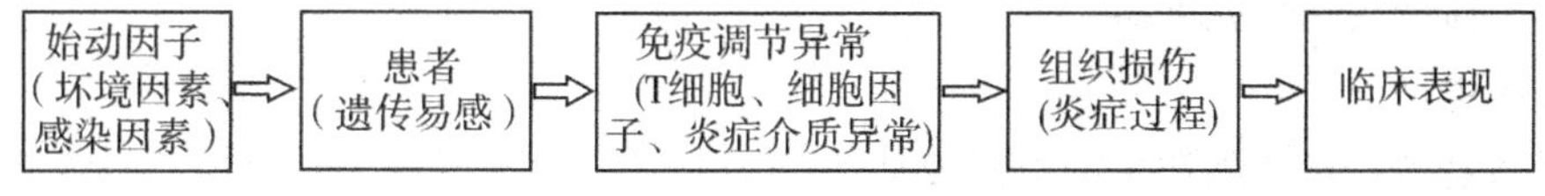

图 8 - 5 UC 病因及发病机制

三、病理

病变可累及全结肠，但多始于直肠和乙状结肠，渐向近端呈连续性、弥漫性发展及分布。

1. 大体病理　活动期 UC 的特点是：①连续性弥漫性的慢性炎症，病变部位黏膜充血、水肿、出血，呈颗粒样改变。②溃疡形成，多为浅溃疡。③假息肉形成，并可形成黏膜桥。

缓解期 UC 的特点为：黏膜明显萎缩变薄，色苍白，黏膜皱襞减少，甚至完全消失。

2. 组织病理学　活动期 UC 炎症主要位于黏膜层及黏膜下层，较少深达肌层，所以较少发生结肠穿孔、瘘管或腹腔脓肿等。最早的病变见于肠腺基底部的隐窝，有大量炎症细胞浸润，包括淋巴细胞、浆细胞、单核细胞等，形成隐窝脓肿。当数个隐窝脓肿融合破溃时，便形成糜烂及溃疡。在结肠炎症反复发作的慢性过程中，肠黏膜不断破坏和修复，导致肉芽增生及上皮再生，瘢痕形成，后期常形成假息肉。慢性期黏膜多萎缩，黏膜下层瘢痕化，结肠缩短或肠腔狭窄。少数患者可发生结肠癌变。

四、临床表现

（一）症状和体征

多数起病缓慢，少数急性起病，病情轻重不等，病程呈慢性经过，表现为发作期与缓解期交替。

1. 消化系统症状

（1）腹泻：见于大多数患者，为最主要的症状。腹泻程度轻重不一，轻者每天排便 3～4 次，重者可达 10～30 次。粪质多呈糊状，含有血、脓和黏液，少数呈血水样便。当直肠受累时，可出现里急后重感。少数患者仅有便秘，或出现便秘、腹泻交替。

（2）腹痛：常有腹痛，一般为轻度至中度，多局限于左下腹或下腹部，亦可涉及全腹，为阵发性绞痛，有疼痛 – 便意 – 便后缓解的规律。

（3）其他症状：可有腹胀、厌食、嗳气、恶心和呕吐等。

2. 全身症状　中重型患者活动期常有低热或中度发热，重度患者可出现水、电解质平衡紊乱，贫血、低蛋白血症、体重下降等表现。

3. 体征　轻中型患者或缓解期患者大多无阳性体征，部分患者可有左下腹轻压痛，重型或暴发型患者可有腹部膨隆、腹肌紧张、压痛及反跳痛。此时若同时出现发热、脱水、心动过速及呕吐等应考虑中毒性巨结肠、肠穿孔等并发症。部分患者直肠指检可有触痛及指套带血。

4. 肠外表现　UC 患者可出现肠外表现，常见的有骨关节病变、结节性红斑、皮肤病变、各种眼病、口腔复发性溃疡、原发性硬化性胆管炎、周围血管病变等。有时肠外表现比肠道症状先出现，常导致误诊。国外 UC 的肠外表现的发生率高于国内。

（二）临床分型与分期

1. 临床类型

（1）初发型：指无既往史的首次发作。

（2）慢性复发型：发作期与缓解期交替出现，此型临床上最多见。

（3）慢性持续型：症状持续存在，可有症状加重的急性发作。

（4）暴发型：少见，急性起病，病情重，血便每日 10 次以上，全身中毒症状明显，可伴中毒性巨结肠、肠穿孔、脓毒血症等。

上述各型可互相转化。

2. 严重程度

（1）轻度：腹泻每日 4 次以下，便血轻或无，无发热，脉搏加快或贫血，血沉正常。

（2）中度：介于轻度与重度之间。

（3）重度：腹泻每日6次以上，伴明显黏液血便，有发热（体温>37.5℃），脉速（>90次/分），血红蛋白下降（<100g/L），血沉>30mm/h。

3. 病情分期　分为活动期及缓解期。

4. 病变范围　分为直肠、乙状结肠、左半结肠（脾曲以远）、广泛结肠（脾曲以近）、全结肠。

（三）并发症

1. 中毒性巨结肠　见于暴发型或重度UC患者。病变多累及横结肠或全结肠，常因低钾、钡剂灌肠、使用抗胆碱能药物或阿片类制剂等因素而诱发。病情极为凶险，毒血症明显，常有脱水和电解质平衡紊乱，受累结肠大量充气致腹部膨隆，肠鸣音减弱或消失，常出现溃疡肠穿孔及急性腹膜炎。本并发症预后极差。

2. 结肠癌变　与UC病变的范围和时间长短有关，且恶性程度较高，预后较差。随着病程的延长，癌变率增加，其癌变率病程20年者为7%，病程35年者高达30%。

3. 其他并发症　有结肠息肉、肠腔狭窄和肠梗阻、结肠出血等。

五、实验室及其他检查

1. 血液检查　中重度UC常有贫血。活动期常有白细胞计数增高，血沉加快和C反应蛋白增高，血红蛋白下降多见于严重或病情持续病例。

2. 粪便检查　肉眼检查常见血、脓和黏液，显微镜下可见红细胞和白细胞。

3. 免疫学检查　文献报道，西方人血清抗中性粒细胞胞质抗体（p-ANCA）诊断UC的阳性率约为50%~70%，是诊断UC较特异的指标。不过对中国人的诊断价值尚需进一步证实。

4. 结肠镜检查　结肠镜检查可直接观察肠黏膜变化，取活检组织行病理检查并能确定病变范围，是诊断与鉴别诊断的最重要手段。但对急性期重度患者应暂缓检查，以防穿孔。活动期可见黏膜粗糙呈颗粒状，弥漫性充血、水肿、血管纹理模糊、易脆出血、糜烂或多发性浅溃疡，常覆有黄白色或血性分泌物。慢性病例可见假息肉及桥状黏膜、结肠袋变钝或消失、肠壁增厚，甚至肠腔狭窄。

5. X线检查　在不宜或不能行结肠镜检查时，可考虑行X线钡剂灌肠检查。不过对重度或暴发型病例不宜做钡剂灌肠检查，以免加重病情或诱发中毒性巨结肠。X线钡剂灌肠检查可见结肠黏膜紊乱，溃疡所致的管壁边缘毛刺状或锯齿状阴影，结肠袋形消失，肠壁变硬呈水管状，管腔狭窄，肠管缩短。低张气钡双重结肠造影则可更清晰地显示病变细节，有利于诊断。

六、诊断和鉴别诊断

（一）诊断

由于该病无特异性的改变，各种病因均可引起与该病相似的肠道炎症改变，故该病的诊断思路是：必须首先排除可能的有关疾病，如细菌性痢疾、阿米巴痢疾、慢性血吸虫病、肠结核等感染性结肠炎以及结肠克罗恩病、缺血性肠病、放射性肠炎等，在此基础上才能做出本病的诊断。目前国内多采用 2007 年中华医学会消化病分会制定的 UC 诊断标准，具体如下：

1. 临床表现　有持续或反复发作的腹泻、黏液脓血便伴腹痛、里急后重和不同程度的全身症状，病程多在 4～6 周以上。可有关节、皮肤、眼、口和肝胆等肠外表现。

2. 结肠镜检查　病变多从直肠开始，呈连续性、弥漫性分布，表现为：①黏膜血管纹理模糊、紊乱或消失、充血、水肿、易脆、出血和脓性分泌物附着，亦常见黏膜粗糙，呈细颗粒状。②病变明显处可见弥漫性、多发性糜烂或溃疡。③缓解期患者可见结肠袋囊变浅、变钝或消失以及假息肉和桥形黏膜等。

3. 钡剂灌肠检查　①黏膜粗乱和（或）颗粒样改变。②肠管边缘呈锯齿状或毛刺样，肠壁有多发性小充盈缺损。③肠管短缩，袋囊消失呈铅管样。

4. 黏膜组织学检查　活动期和缓解期的表现不同。活动期：①固有膜内有弥漫性、慢性炎症细胞和中性粒细胞、嗜酸性粒细胞浸润。②隐窝有急性炎症细胞浸润，尤其是上皮细胞间有中性粒细胞浸润和隐窝炎，甚至形成隐窝脓肿，可有脓肿溃入固有膜。③隐窝上皮增生，杯状细胞减少。④可见黏膜表层糜烂、溃疡形成和肉芽组织增生。缓解期：①中性粒细胞消失，慢性炎症细胞减少。②隐窝大小、形态不规则，排列紊乱。③腺上皮与黏膜肌层间隙增宽。④Paneth 细胞化生。

可按下列标准诊断：①具有上述典型临床表现者为临床疑诊，安排进一步检查。②同时具备以上条件 1 和 2 或 3 项中任何一项，可拟诊为本病。③如再加上 4 项中病理检查的特征性表现，可以确诊。④初发病例、临床表现和结肠镜改变均不典型者，暂不诊断为 UC，需随访 3～6 个月，观察发作情况。⑤结肠镜检查发现的轻度慢性直、乙状结肠炎不能等同于 UC，应观察病情变化，认真寻找病因。

（二）鉴别诊断

1. 急性感染性结肠炎　包括各种细菌感染，如痢疾杆菌、沙门菌、直肠杆菌、耶尔森菌、空肠弯曲菌等感染引起的结肠炎症。急性发作时发热、腹痛较明显，外周血白细胞增加，粪便检查可分离出致病菌，抗生素治疗有效，通常在 4 周内消散。

2. 阿米巴肠炎　病变主要侵犯右半结肠，也可累及左半结肠，结肠溃疡较深，边缘潜行，溃疡间黏膜多属正常。粪便或结肠镜取溃疡渗出物检查可找到溶组织阿米巴滋养体或包囊。血清抗阿米巴抗体阳性。抗阿米巴治疗有效。

3. 血吸虫病　有疫水接触史，常有肝脾肿大，粪便检查可见血吸虫卵，孵化毛蚴阳性。急性期直肠镜检查可见黏膜黄褐色颗粒，活检黏膜压片或组织病理学检查可见血吸虫卵。免疫学检查亦有助鉴别。

4. 结直肠癌　多见于中年以后，直肠指检常可触及肿块，结肠镜和 X 线钡剂灌肠检查对鉴别诊断有价值，活检可确诊。须注意 UC 也可引起结肠癌变。

5. 肠易激综合征　粪便可有黏液，但无脓血，镜检正常，结肠镜检查无器质性病变的证据。

6. 其他　出血坏死性肠炎、缺血性结肠炎、放射性肠炎、过敏性紫癜、胶原性结肠炎、白塞病、结肠息肉病、结肠憩室炎以及人类免疫缺陷病毒（HIV）感染合并的结肠炎应与本病鉴别。此外，应特别注意因下消化道症状行结肠镜检查发现的轻度直肠、乙状结肠炎，需认真检查病因，密切观察病情变化，不能轻易做出 UC 的诊断。

七、治疗

活动期的治疗目的是尽快控制炎症，缓解症状；缓解期应继续维持治疗，预防复发。

1. 营养治疗　饮食应以柔软、易消化、富营养少渣、足够热量、富含维生素为原则。牛乳和乳制品慎用，因部分患者发病可能与牛乳过敏或不耐受有关。对病情严重者应禁食，并予以完全肠外营养治疗。

2. 心理治疗　部分患者常有焦虑、抑郁等心理问题，积极的心理治疗是必要的。

3. 对症治疗　对腹痛、腹泻患者给予抗胆碱能药物止痛或地芬诺酯止泻时应特别慎重，因有诱发中毒性巨结肠的危险。对重度或暴发型病例，应及时纠正水、电解质平衡紊乱。贫血患者可考虑输血治疗。低蛋白血症患者可补充人血白蛋白。对于合并感染的患者，应给予抗生素治疗。

4. 药物治疗　氨基水杨酸类制剂、糖皮质激素和免疫抑制剂是常用于 IBD 治疗的三大类药物对病变位于直肠或乙状结肠者，可采用 SASP、5 - ASA 及激素保留灌肠或栓剂治疗。

在进行 UC 治疗之前，必须认真排除各种“有因可查”的结肠炎，对 UC 做出正确的诊断是治疗的前提。根据病变部位、疾病的严重性及活动度，按照分级、分期、分段的原则选择治疗方案。活动期 UC 治疗方案的选择见表 8 - 7。

表 8 - 7　活动期 UC 药物治疗的选择

病期、严重程度	部位	药物与给药方式
轻中度	远端结肠炎	口服氨基水杨酸类制剂
		氨基水杨酸类制剂或糖皮质激素灌肠（栓剂）
	近端或广泛结肠炎	口服氨基水杨酸类制剂或糖皮质激素
重度	远端结肠炎	口服/静脉注射糖皮质激素或糖皮质激素灌肠
	近端或广泛结肠炎	口服/静脉注射糖皮质激素
暴发型	广泛结肠炎	静脉注射糖皮质激素或免疫抑制剂
糖皮质激素依赖或抵抗型		加用免疫抑制剂

5. 手术治疗　手术治疗的指征为：①大出血。②肠穿孔。③肠梗阻。④明确或高度怀疑癌变。⑤并发中毒性巨结肠经内科治疗无效。⑥长期内科治疗无效，对糖皮质激素抵抗或依赖的顽固性病例。手术方式常采用全结肠切除加回肠造瘘术。

6. 缓解期的治疗　除初发病例，轻度直肠、乙状结肠 UC 患者症状完全缓解后可停药观察外，所有 UC 患者完全缓解后均应继续维持治疗。维持治疗时间目前尚无定论，可能是 3 ~5 年或终身用药。糖皮质激素无维持治疗的效果，在症状缓解后应逐渐减量，过渡到氨基水杨酸制剂维持治疗。SASP 和 5 - ASA 的维持剂量一般为控制发作剂量的一半，并同时口服叶酸。免疫抑制剂用于 SASP 或 5 - ASA 不能维持或糖皮质激素依赖的患者。

八、预后

初发轻度 UC 预后较好，但大部分患者反复发作，呈慢性过程。急性暴发型，并发结肠穿孔或大出血，或中毒性巨结肠者，预后很差，死亡率高达 20% ~50%。病程迁延漫长者有发生癌变的危险，应注意监测。

（王　阳）

第十五节 肠结核

消化道的结核杆菌感染多发生在小肠和结肠，故称为肠结核（tuberculosis of intestine）。理论上，结核病可以发生在消化道的任何部位，但是总体来说结核多发生于淋巴组织丰富的回盲部和空肠（75%），其次是升结肠、十二指肠、胃和食管，少数可能累及直肠/乙状结肠。

结核病一直是困扰发展中国家人民健康的一个重要疾病，虽然自异烟肼和利福平等能有效杀灭结核杆菌的药物发明以来，结核病在全球范围内得到了有效的控制，但从来没有被彻底消灭。由于近年来流动人口的增加及艾滋病在全球范围内的蔓延，结核病的发病率又有明显的升高。

一、概述

（一）病原学

绝大多数肠结核是由人型结核杆菌引起的，牛型结核杆菌导致的肠结核非常少见，主要来源于未经充分消毒的乳制品，在西方国家曾有少量病例报道。

肠结核绝大多数继发于肠外结核，主要是肺结核。研究显示，约50%肠结核患者有肺结核感染的病史，当含有结核杆菌的痰液被吞咽以后，即有可能引起消化道的结核杆菌感染，尤其是有空洞形成和痰结核杆菌涂片阳性的患者，约1/4可能合并有肠结核的发生。无肠外结核病灶者称为原发性肠结核，只占肠结核的10%以下。

（二）病理

在病理学上根据病变的肉眼表现，肠结核主要分为3种类型：溃疡型、增殖型和混合型。病理学类型表现可能与患者的免疫状态和结核杆菌的数量、毒力有关。

1. 溃疡型　大约60%肠结核患者为溃疡型，是较为严重的一种类型，多继发于肺结核，病变部位多在回盲部。由于结核杆菌被巨噬细胞吞噬后常会侵犯肠壁内的集合淋巴管和孤立淋巴滤泡，形成特异性结核小结节，之后由于病变组织局部血供变差而形成结节干酪样坏死，肠黏膜坏死脱落便会形成溃疡性病灶，随着病情进展，小溃疡可以逐渐增大融合形成大溃疡。因肠结核形成的溃疡沿着淋巴管的行走方向，所以呈环状，修复后瘢痕收缩可以形成环状狭窄。由于肠结核的溃疡形成过程较为缓慢，且常与周围组织粘连，故很少发生肠穿孔。溃疡局部的肠系膜多有增厚，伴有肠系膜淋巴结的肿大和淋巴结的干酪样坏死，甚至出现钙化灶。

2. 增殖型　大约10%患者由于机体免疫力较强、入侵结核杆菌量少或毒力较低而成为增殖型，表现为纤维结缔组织增生、瘢痕和结核性肉芽肿形成，多发生在回盲部和结肠，常会导致肠腔狭窄和梗阻，易被误诊为结肠癌。典型的结核性肉芽肿中心是干酪样坏死，外周有上皮样细胞包绕，Langhans巨细胞形成，最外层为单核细胞和淋巴细胞浸润。病变肠段的浆膜层可出现灰白色结核小结节，这也是腹腔镜检查时诊断肠结核的依据之一。

3. 混合型　大约30%患者在肠黏膜溃疡形成同时伴有结核性肉芽肿和瘢痕形成，则是混合型肠结核，该型肠结核发生肠腔狭窄和梗阻的概率更大。

二、临床表现

由于肠结核起病较为隐匿，早期症状也不明显，很少有特异性症状，故容易被漏诊。仅有少数患者会出现慢性腹痛、腹泻、便秘、便血，以及发热、消瘦等结核毒性症状，部分患者在右下腹可扪及肿块。

1. 腹痛　80% ~90% 患者存在非特异性慢性腹痛，疼痛部位与病变发生的位置有关，多为右下腹隐痛，也可有绞痛，进食可以诱发和加重腹痛，可能与进餐后肠蠕动节律增强有关。如果腹痛突然加剧，有可能并发肠梗阻或急性肠穿孔。

2. 腹泻与便秘　根据病变部位、类型和程度的不同，可以表现为腹泻、便秘或腹泻与便秘交替的症状，这一点与肠易激综合征较为相似。腹泻多见于溃疡型肠结核，常与腹痛伴随发生，排便每日 3 ~4 次，甚至 10 余次，糊状，常有黏液，便血少见。如果病变累及左半结肠，也会出现脓血便。增殖型肠结核较多出现便秘症状。混合型肠结核可有腹泻与便秘交替的现象。

3. 腹部肿块　大多数患者可扪及肿块，主要与结核性肉芽肿及纤维结缔组织增生后增厚的肠襻与周围组织粘连、肠系膜淋巴结肿大等有关。常见于右下腹，位置相对固定，质地偏硬，表面高低不平，可有压痛。

4. 全身症状　主要是结核毒血症如低热、盗汗、乏力、消瘦等。

三、并发症

主要有肠梗阻、肠穿孔、瘘管形成和肠出血。

1. 肠梗阻　为肠结核最多见的并发症。溃疡型的环形瘢痕收缩和增殖型的肠壁增厚均可引起肠腔狭窄、回盲瓣变形，肠结核炎性渗出导致的腹膜粘连，以及肠系膜瘢痕收缩导致的肠襻扭曲变形，都可能是肠梗阻的原因。

2. 肠穿孔　较为少见，多为慢性穿孔，形成腹腔脓肿。少数严重溃疡型肠结核和完全性肠梗阻可并发急性肠穿孔，这在抗结核治疗的过程中也可能发生，难以预防。

3. 瘘管形成　如果肠结核慢性穿孔发生在肠壁之间或肠壁和其他脏器之间，就会形成瘘管，很难自愈，可导致严重营养不良。

4. 肠出血　如果结核性溃疡侵及较大血管，可导致出血。病变累及左半结肠，也会出现脓血便。由于肠结核很少累及直肠，故里急后重较为少见。

四、辅助检查

（一）实验室检查

1. 血象　多数患者可有轻度贫血，但白细胞计数多为正常。

2. 血沉　多数患者血沉增快。

3. 粪便检查　大约 1/3 患者可在粪便中分离出结核杆菌，但是如果该患者同时存在活动性肺结核，则临床意义不大。

4. 结核菌素试验　旧结核菌素试验已经被纯结核菌素取代。纯结核蛋白衍生物（PPD）皮内试验结果强阳性，可提示有结核杆菌感染。但在临床应用中，PPD 试验对诊断几乎没有任何帮助。PPD 试验阳性结果并不能肯定诊断当前的结核杆菌感染状态，也可能只是存在过结核杆菌的感染。而大多数患者，尤其是年老体弱或合并存在其他感染（如艾滋病），由于机体免疫能力低下，可能导致PPD试验呈阴性反应。

5. PCR　应用PCR技术可以检测极微量的微生物核酸，可作为结核杆菌的快速、敏感和特异的诊断方法。但由于该技术可能因操作过程中的污染而导致假阳性结果，故目前临床应用较为谨慎。

（二）影像学检查

X线钡剂造影（或钡剂灌肠）检查对肠结核的诊断具有很高的应用价值，典型X线表现为盲肠－升结肠缩短、黏膜皱襞粗乱、肠壁增厚、溃疡形成、假息肉等。有时因病变部位肠蠕动加快且钡剂充盈不良、激惹状态，而病变两侧有钡剂充盈，出现跳跃征象（Stierlin征）。但是如果临床有肠梗阻的征象时，钡剂造影应该慎重，因钡剂可能加重肠梗阻。CT可以清晰地显示病变部位的病理性改变如肠壁增厚、节段性狭窄、梗阻，回盲瓣扭曲、变形、关闭不全，局部淋巴结炎，结核性肉芽肿，中央坏死组织等，甚至瘘管形成和局限性腹膜炎也不会遗漏，尤其是近年来开展的小肠CT成像技术对于肠结核的诊断大有帮助。腹部平片可以发现腹腔淋巴结钙化和肺部结核病灶，对肠结核的诊断也有一定帮助。

（三）结肠镜和小肠镜检查

内镜技术的发展日新月异，目前除了结肠镜可以对全结肠和末段回肠进行直观检查外，双气囊小肠镜的开展已经使内镜医生的视野覆盖了整个胃肠道，没有盲区。肠结核在内镜下可以表现为肠黏膜充血、水肿，环形溃疡，干酪样溃疡，虫噬样溃疡边缘，大小形态各异的炎性息肉等。通过内镜下活检取得组织进行病理学检查，如能找到结核杆菌或干酪样坏死性肉芽肿，即可确诊肠结核。

（四）腹腔镜检查

对于高度怀疑却难以确诊的肠结核患者，如果腹腔无广泛粘连，可以考虑行腹腔镜检查。对病变肠段浆膜面可能存在的灰白色小结节进行活检，可能发现典型的结核特征。

五、诊断与鉴别诊断

（一）诊断

肠结核的确诊主要依赖于病原学的诊断。目前可以应用的方法主要有：将得到的肠壁组织或肠系膜淋巴结直接进行抗酸染色，找到结核杆菌；病变组织的病理切片找到结核杆菌；对活检组织进行培养，得到结核杆菌，但时间较长，通常要4周以上（对活检组织进行PCR测定，48h左右可以得到结果，目前应用较多）；用活检组织进行动物接种后出现结核改变。以上4点只要有一项结果呈阳性结果就可以确诊，但是以上检查都依赖于取得的病变组织，必须通过内镜检查或手术探查才能得到。

因此，临床工作中可以根据肺结核等肠外结核的病史；腹痛、腹泻、腹部肿块或原因不明的肠梗阻症状；发热、盗汗、乏力、消瘦等结核毒性症状；典型的X线钡餐影像学改变或CT影像；结肠镜检查发现溃疡伴有结节样肉芽组织增生；诊断性抗结核治疗2～3周病情显著改善等，作出肠结核的临床诊断。

（二）鉴别诊断

1. Crohn病　同样可以表现为节段性肠炎，虽然典型的Crohn病内镜下表现和肠结核比较容易作出鉴别，但是临床常会遇到不太典型的病例，内镜下表现极其类似，需要作出全面谨慎的鉴别诊断（表 8-8），两者唯一可能的区别是病原菌的存在，因此微生物学检查对诊断大有帮助。

表 8-8 Crohn 病和肠结核鉴别诊断

项目	Crohn 病	肠结核
肠外结核病灶	无	有
瘘管形成和肠出血	多	少
单纯累及回盲部	少	多
溃疡形态	纵形，裂隙状	环形，虫蚀状
组织学改变	非特异性炎症，无结核杆菌	干酪样坏死组织，有结核杆菌
抗结核治疗	无效	有效
手术后复发率	高	低

2. 结肠癌　增殖型肠结核和结肠癌两者在影像学和结肠镜检查中有时也很难鉴别，组织学检查是唯一确切、可靠的确诊手段。

3. 肠恶性淋巴瘤　肠恶性淋巴瘤也可以有低热、贫血、消瘦、腹痛、腹部肿块等临床表现，影像学检查可以发现局部淋巴结肿大，结肠镜检查也可表现为溃疡和结节样肉芽组织增生。一般来说，淋巴瘤患者病程较短，病情发展更为迅速，但是鉴别诊断的主要依据还是组织学检查，必要时需要及早进行手术探查以明确诊断。

4. 耶尔森菌肠炎　与回盲部结核非常相似，耶尔森菌肠炎最常见的病变范围也在末端回肠，可导致肠壁充血水肿、增厚、溃疡形成、局部淋巴滤泡增生和肠系膜淋巴结肿大等，结肠镜表现也很容易混淆。但是耶尔森菌肠炎一般病程较短，且有自愈倾向，可以和肠结核作出鉴别。

5. 其他　其他非典型分枝杆菌感染（多见于艾滋病）、肠阿米巴病、梅毒性肠炎、性病淋巴肉芽肿等少见病，有时也要考虑鉴别。

六、治疗

1. 内科治疗　肠结核一旦确诊，除了休息和营养支持外，应尽快给予药物治疗，并注意贯彻联合、全程、规律、适量的原则。在治疗肠结核的同时，应一并治疗肠外结核。如果合并艾滋病或慢性肠穿孔导致的局限性脓肿和肠系膜淋巴结结核，则治疗时间应适当延长。

治疗药物与肺结核相同，主要有异烟肼（INH）、利福平（RFP）、乙胺丁醇（EMB）、吡嗪酰胺（PZA）、链霉素（SM）等。目前常用的治疗方案推荐包括 INH 和 RFP 在内的三联或四联治疗如 HRZ、SHR 或 EHRZ 等。常用剂量为 INH 300mg/d，RFP600mg/d，EMB 450mg/d，PZA 15 ~30mg/d，SM 750mg/d。

其中 SM 由于容易损害听觉神经和有肾脏毒性等副作用，目前已经很少应用，如果必须使用，也应该非常谨慎，须严密监测肾功能和尿常规，一有副作用的先兆就应该及时停药。对于老年患者应适当减少剂量，儿童每日 25mg/kg 左右。

喹诺酮类药物如氧氟沙星对结核杆菌也有杀灭作用，可作为耐药菌的二线治疗方案选用。常规疗程为 6 ~9 个月，包括 2 个月三联或四联治疗，4 ~7 个月二联治疗巩固并完成整个疗程。用药过程中应定期检测肝、肾功能和血象，如有异常，应及时调整用药。血沉和C反应蛋白的动态检测对判断病变的活动性很有参考价值。

2. 外科治疗　如果出现急性肠穿孔、窦道形成、完全性肠梗阻或内科治疗无效的慢性肠穿孔、粪瘘、肠出血和不完全肠梗阻等并发症，应该及时进行外科手术治疗。近期也有不少文献报道，腹腔镜手术对肠结核导致肠梗阻的治疗可以取得很好疗效。

（王　阳）

第十六节　肠易激综合征

肠易激综合征（Irritable bowel syndrome，IBS）为一种与胃肠功能改变有关，以慢性或复发性腹痛、腹泻、排便习惯和大便性状异常为主要症状而又缺乏胃肠道结构或生化异常的综合征，常与胃肠道其他功能性疾病如胃食管反流性疾病和功能性消化不良同时存在。临床上根据其症状可分为：①腹泻型。②便秘型。③腹泻－腹胀型。④腹泻－便秘交替型。以前两种为主。

一、流行病学

IBS在世界各地的发病率差别很大。据西方统计，IBS约占成年人群的14%～22%，男女比例1：1.1～1：2.6，其中只有50%的IBS患者就医。另有资料显示欧美人群的患病率约为7.1%～13.6%。在我国的发病率为0.8%～5.6%，18～30岁是高发患者群，目前认为与学习和工作压力过大、生活节奏过快有关，50岁以上发病率减少。其发病普遍女性多于男性；白种人发病高于有色人种，犹太人高于非犹太人。学生、知识分子和领导干部高于工人、农民，城市患者明显多于农村。

二、病因和发病机制

病因尚不明确，与精神神经因素、肠道刺激因素包括食物、药物、微生物（贺氏杆菌等）等有关。目前认为，IBS的病理生理学基础主要是胃肠动力学异常和内脏感觉异常，肠道感染后和精神心理障碍是IBS发病的重要因素。

（1）胃肠动力学异常：最近一些研究显示IBS患者结肠电慢波及小肠电慢波与正常人无显著差异，结肠电慢波主频率为3～5周次/min，小肠电慢波主频率为9～12周次/min。但是对IBS患者的肛门直肠测压结果显示IBS患者的直肠运动和压力有异常改变。腹泻型IBS（D－IBS）患者的直肠肛管静息压和最大缩榨压升高，便秘型IBS（G－IBS）患者的最大缩榨压降低，为IBS直肠动力异常提供了新的依据。

（2）内脏感知异常：IBS患者除腹泻便秘症状外同时可伴有腹痛及腹部不适，单纯用胃肠动力异常解释不了。IBS患者的结肠肌肉在轻微的刺激下就会发生痉挛，结肠敏感性以及反应性均比正常人高。

（3）精神因素：心理应激对胃肠运动有明显影响。大量调查表明，IBS患者存在个性异常，焦虑、抑郁积分显著高于正常人，应激事件发生频率亦高于正常人。

（4）分泌异常：IBS患者小肠黏膜对刺激性物质的分泌反应增强，结肠黏膜分泌黏液增多。

(5) 感染：愈来愈多的研究提示部分患者 IBS 症状发生于肠道感染治愈之后，其发病与感染的严重性与应用抗生素的时间有一定相关性。

(6) 脑 - 肠作用：近年来，对 IBS 更多的关注在脑肠轴研究方面，IBS 的发病机制是否与肠神经系统或中枢神经系统的生理或生化异常有关有报道 C - IBS 患者肠壁内一氧化氮能神经成分增加，D - IBS 患者减少；最近更发现感染后肠道肌层神经节数量减少，内分泌细胞增多，这种变化持续 1 年以上，并引起 IBS 的一系列症状。精神心理因素在 IBS 发病机制中的作用也被认为是 IBS 脑 - 肠作用机制的证据之一。

(7) 其他：约 1/3 患者对某些食物不耐受而诱发症状加重。

三、临床表现

(一) 肠道症状

(1) 腹痛、腹部不适：常沿肠管有不适感或腹痛，可发展为绞痛，持续数分钟或数小时，排气排便后可缓解。腹痛可为局限性或弥散性，多位于左侧腹部，以左下腹为重，无反射痛，患者多难以准确定位腹痛部位。腹痛不进行性加重，睡眠时不发作。

(2) 腹泻或不成形便：常于餐后，尤其是早餐后多次排便。亦可发生在其余时间，但不发生在夜间。大便最多可达 10 次以上。腹泻或不成形便与正常便或便秘相交替。

(3) 便秘：每周排便 1 ~2 次，偶尔 10 余天 1 次。早期多间断性，后期可持续性而需服用泻药。

(4) 排便过程异常：患者常出现排便困难、排便不尽感或便急等症状。

(5) 黏液便：大便常常带有少量黏液，偶尔有大量黏液或者黏液管型排出。

(6) 腹胀：肠道气体有 3 个可能的来源：①进食或嗝逆时吞入的气体。②肠道细菌产气，IBS 患者特殊的肠道菌群增多。③结肠黏膜吸收减少。腹胀白天明显，夜间睡眠后减轻，一般腹围不增大。

(7) 非结肠性胃肠道症状：包括消化不良、上腹烧灼样痛、胃灼热症、恶心呕吐等。

(二) 肠外症状

纤维肌痛综合征、非心源性胸痛、腰背痛、慢性疲劳综合征、痛经、尿频或排尿困难、性交困难、偏头痛等，特别是泌尿功能失调表现较突出，可用于支持诊断。以上症状出现或者加重与精神因素和一些应激状态有关。

(三) 体征

胃肠和乙状结肠常可触及，盲肠多呈充气肠管样感觉；乙状结肠常呈条样痉挛肠管或触及粪便。所触肠管可有轻度压痛，但压痛不固定，持续压迫时疼痛消失，部分患者肛门指检有痛感，且有括约肌张力增高的感觉。行肠镜检查时，患者对注气反应敏感，肠道极易痉挛而影响操作。在体查时，患者由于迷走神经紧张性增强而有乏力、多汗、失眠、脉快、血压升高等植物神经功能紊乱的表现。

四、辅助检查

(一) 实验室检查

粪便呈水样便、软便或硬结，可有黏液，无其他异常。

（二）X线钡剂灌肠检查

常无异常发现，少数病例因肠管痉挛出现“线征”，其他无特异性的表现，也有结肠袋加深或增多等。

（三）乙状结肠镜、纤维结肠镜检查

肉眼观察黏膜无异常，活检也无异常，但在插镜时可引起痉挛、疼痛，或在充气时引起疼痛，如疑有脾区综合征，也可在检查时慢慢注入100～200ml气体，然后迅速将镜拔出，嘱患者坐起，在5～10min后可出现左上腹痛，向左肩反射，这可作为脾区综合征的指标。

（四）测压检查

（1）肛管直肠测压：常见的方法有气囊法、导管灌注法和固态压力传感器法。目前临床应用较普遍的是Arndofer系统导管灌注法。

（2）结肠测压：这是目前应用最多的检测结肠运动功能的方法，可以采用液体灌注导管体外传感器法和腔内微型压力传感器法及气囊法进行检测，以前者最为常用。

（五）其他相关检查

（1）结肠转运试验：这是检验结肠动力异常第1线检查方法，通过将不被肠道吸收的物质引入到结肠内，随着结肠的蠕动而向前传送，在体外连续监测整个过程，计算局部或整段结肠通过时间，以评估结肠的运转和排空功能是否异常。

（2）结肠肌电图：这是间接反应结肠运动状况的功能性检查手段。因此在IBS患者的应用中需与结肠运转试验、直肠测压等检查方法配合。

（3）功能性脑成像：包括正电子体层扫描术（PET）和功能性磁共振成像技术（fMRI）。

（4）超声检查：由于IBS多发于女性，容易产生骨盆痛，可经阴道超声检查乙状结肠支持诊断IBS，这是新的IBS诊断方法。

五、治疗

治疗IBS应在以下前提下进行：①确诊。②患者诊疗程序的考虑。③药物与安慰剂均须经过严格的评估。④应用食物纤维。⑤持续照料。⑥分级治疗。

（一）心理治疗

心理学因素在本病发病中十分重要，且常是促使患者就诊的直接原因。亲切询问患者，可使问诊进入患者的生活，而为治疗提供重要线索。瑞典一项研究表明，心理治疗8个月后，患者的症状、躯体病态、心理状况的改善较对照组明显，且疗效可持续1年以上。而这种心理治疗无需特殊条件和心理医生的参与。可选用地西泮10mg 3次/d，或多虑平25mg 3次/d。

（二）调整食物中纤维素的含量

使用富含纤维类的食物治疗便秘应予重视。结合我国具体状况，市售燕麦片具有降脂、营养与促进肠蠕动的作用；水果中的香蕉、无花果，特别是猕猴桃富含维生素C，也有通便作用，亦可食用黑面包，杂粮面包，均应足量方有效。

（三）药物治疗

能治疗本病的药物很多，但总的说来并无过硬的证据证实任何药物在 IBS 总体治疗中有效。根据临床经验，一些药物在缓解患者各种症状、提高生活质量上有所裨益，主要是根据症状来选择药物，并尽量做到个体化。

（1）解痉药品：抗胆碱能药物：如阿托品 0.3mg 3～4 次/d 治疗以腹痛为突出症状者，有时也引起腹胀加重。钙通道阻滞剂：如匹维溴胺 40mg 3 次/d。选择性作用于胃肠道，可解除胃肠道平滑肌的痉挛，减弱结肠张力，对腹痛、腹泻、排便不畅、便急、排便不尽感和由于痉挛引起的便秘有效。吗啡衍生物：如曲美布汀，可松弛平滑肌，解痉止痛。

（2）胃肠动力相关性药物：西沙必利 5～10mg 3 次/d 通过对 5－HT_4 受体的激动增加肌间神经丛后纤维的乙酰胆碱释放，对全胃肠道动力起促进作用，对便秘型 IBS 治疗有效。红霉素强效衍生物，可能有类似西沙必利促动力作用。洛派丁胺又名易蒙停，此药作用于肠壁的阿片受体，阻止乙酰胆碱与前列腺素的释放，故不仅减缓肠蠕动，减少小肠的分泌，还增强肛门括约肌的张力，且不透过血脑屏障，如非假性腹泻，此药不会造成反应性便秘。成人开始剂量为 2 粒，5 岁以上儿童为 1 粒，以后调节维持量至每日解便 1～2 次即可。此药不宜用于 5 岁以下的儿童。一旦发生便秘、腹胀甚至不全性肠梗阻，应立即停药。对腹泻型 IBS 有效。

（3）激素和胃肠肽制剂：如生长抑素、CCK 拮抗剂、5－HT 受体拮抗剂等正在研究中，有报道可减慢运动，减轻疼痛等。

（4）消除胃肠胀气剂：如二甲基硅油和活性炭，可吸收气体，减轻肠胀气，大豆酶可有助于寡糖的吸收，减少某些碳水化合物产气。

（5）泻药：以便秘为主要症状的 IBS 患者，不主张用刺激性泻剂（如酚酞类、大黄、番泻叶等），因刺激肠道运动可加重便前腹痛，久用则肠道自主运动功能减弱，反而使便秘加重。高渗性泻药（如山梨醇、乳果糖）可加重腹胀。可选用液体石腊等润滑性泻剂以及中药麻仁丸、四物汤治疗。另吸附性止泻药思密达，具有双八面体蒙脱石组成的层状结构，有广阔的吸附面，可以吸附水分及致病菌并能提高肠道黏膜保护力，促进其修复，还能调整结肠运动功能，降低其敏感性，适用于腹泻伴腹胀患者，常用量为 3g，3 次/d。

（6）双歧因子：部分 IBS 患者存在肠道菌群紊乱，补充肠道主菌群的双歧杆菌，有时能收到好的疗效。对于腹泻型有一定疗效。

（7）精神药物：对有抑郁、精神紧张、焦虑等精神因素者，可给予三环类抗抑郁药（tricyclic antidepressant，TCA），即使腹痛不明显，合用此类药物也有好处。如阿密替林 25mg，睡前一次，每隔 4～5d 逐渐增加剂量直至出现疗效，一般很少超过 100mg，此药可出现抗胆碱能或镇静的不良反应，严重心脏病、高血压、前列腺肥大、青光眼患者禁用。TCA 药物由于不良反应较多，可选择使用选择性 5－羟色胺再摄取抑制剂（SSRI），代表药为盐酸氟西丁，商品名为百忧解，不良反应小。

六、预后

IBS 不是致命性疾病，但是会严重降低患者的生活质量，需积极治疗。

（王 阳）

第十七节　胃、十二指肠溃疡急性穿孔

胃、十二指肠急性穿孔是胃十二指肠溃疡常见的严重并发症。现在溃疡穿孔的发生率呈上升趋势，发病年龄也趋高龄化。十二指肠穿孔多见于男性患者的球部前壁，发生于后壁的穿孔向深部发展时，容易形成粘连，因而大多数表现为穿透性溃疡，并无急性腹膜炎症状。胃穿孔则多见于近幽门的胃前壁，多偏于胃小弯。溃疡穿孔直径一般在0.5cm左右，其中，胃溃疡穿孔较十二指肠溃疡穿孔略大。少数患者还会发生再次穿孔。溃疡发生穿孔后，食物、胆汁、胰液、胃酸、十二指肠液等流入腹腔引起化学性腹膜炎，导致腹部剧烈疼痛及大量腹腔渗液，6～8小时后细菌开始生长并逐渐转为细菌性腹膜炎，临床上多为大肠杆菌。

一、病因及发病机制

胃十二指肠溃疡的病程是一个动态过程，是胃十二指肠防御机制和损伤因子互相作用的结果。

1. 胃酸　胃酸分泌常与胃十二指肠溃疡发病密切相关。“无酸即无溃疡”的观点，早在1910年就由Shmattz提出。①神经性胃酸分泌：迷走神经兴奋通过两种机制刺激胃酸分泌，一是通过释放乙酰胆碱直接刺激胃壁细胞；二是作用于胃窦部黏膜促进胃泌素释放。②体液性胃酸分泌：由于进食后胃窦部黏膜释放胃泌素，胃泌素作用于胃壁细胞，促进胃酸分泌。当食物进入空肠上段时，也可促进释放胃泌素。二者都可促进胃酸分泌。

2. 胃黏膜屏障　胃黏膜屏障由胃黏液和黏膜柱状上皮细胞的紧密连接构成。胃黏膜上皮能阻止胃腔内的氢离子逆向弥散入黏膜细胞内。胃黏液具有润滑作用外，还有中和、缓冲胃酸的作用。胃壁缺血、营养不良、某些药物如肾上腺皮质激素、非甾体性抗炎药、酒精等。胃黏膜缺血时除黏膜损害外，血液循环障碍导致不能将氢离子及时清除。

3. 幽门螺旋杆菌（helicobacter，HP）　近年来，HP在胃十二指肠溃疡发病机制研究中倍受关注。在我国胃十二指肠溃疡患者的HP检出率分别为70%～90%。HP导致胃十二指肠溃疡的机制尚未完全清楚，可能与HP损伤胃十二指肠黏膜和黏膜屏障；氢离子逆向弥散入细胞，影响碳酸氢盐、胃泌素及胃酸分泌，胃血流改变等有关。

二、临床表现

大多数患者有胃十二指肠溃疡或上腹痛隐痛、返酸等溃疡病史。表现为突发的上腹疼痛，并瞬间波及全腹，伴恶心、呕吐等消化道症状，腹肌强直呈“板样腹”，全腹弥漫性压痛、反跳痛，肠鸣音减弱或消失；严重者可出现脉搏加快、呼吸急促、血压下降等。

三、诊断及鉴别诊断

十二指肠球部穿孔一般可不考虑是癌性穿孔，而在胃穿孔时，则要警惕溃疡是否已有癌变或就是癌性穿孔。多数患者以往有溃疡或溃疡病史，特别是近期内又有溃疡活动症状。典型表现为突发剧烈腹痛和明显的腹膜刺激征，一般诊断不难。X线检查80%患者可见膈下游离气体；腹穿可吸出混浊液体；白细胞计数及中性粒细胞总数均增加。

鉴别诊断方面，主要需和下列疾病相鉴别。①急性阑尾炎，溃疡穿孔后胃肠道内容物经

降结肠旁沟流至右下腹，引起转移性右下腹痛，需与急性阑尾炎相鉴别，但阑尾炎患者无溃疡病史，常有典型的转移性右下腹痛，发病时腹痛不剧烈，右下腹痛最重，下腹痛常较上腹为重，X 线检查常无膈下游离气体。②急性胆囊炎，疼痛以阵发性为主，压痛局限于右上腹，有时伴有黄疸，Murphy 征阳性，B 超发现胆囊炎、胆囊结石可予鉴别。③急性胰腺炎，有时根据临床症状较难鉴别，胰腺炎患者常有胆囊结石病史，疼痛常由轻转重，腹痛最重处在左上腹，血尿淀粉酶有明显增高，影像学检查可资鉴别。④胃癌穿孔，有时很难鉴别，因此在胃穿孔患者要警惕是胃癌引起，尤其是老年患者无溃疡病史，或溃疡病治愈多年，新近又有发作者，常有消瘦、贫血、消化不良、腹部饱胀不适等症状。

四、治疗

主要治疗手段有非手术及手术治疗。

非手术治疗适用于空腹发生穿孔；临床症状轻、腹膜炎较轻并局限；患者一般情况差，难以耐受手术者等情况可采取非手术治疗，穿孔可自行闭合。

非手术治疗方法有禁食，持续性胃肠减压；维持水电解质酸碱平衡紊乱；应用广谱抗生素；全身支持治疗。非手术治疗应密切注意患者生命征及腹部体征，如经积极非手术治疗后 6 ~8 小时，病情无缓解，腹膜炎范围扩大并无局限化趋势，还需及时中转手术以免延误病情。

手术治疗适应证有：①饱餐后发生急性穿孔。②估计破口较大。③常伴有弥漫性腹膜炎等严重症状者均需手术治疗。要求在发病 6 ~8 小时内紧急手术并根据病情选择术式。如病情危重选择单纯穿孔修补术，情况许可则可进行胃大部切除术。

手术方式有①单纯穿孔缝合术：穿孔修补术简便、安全、创伤小、手术时间短。适用于一般情况较差，腹腔炎症重，穿孔时间超过 12 小时，或伴有心肺功能障碍者，胃大部切除风险较大，可考虑穿孔修补术。目前除传统经腹修补外，现也可行腹腔镜穿孔修补术。②胃大部切除术适用于炎症较轻，穿孔时间在 12 小时内，一般情况较好的患者。创伤较大，但可以同时解决穿孔和日后溃疡复发的问题。

另外，除上述术式外，穿孔修补加高选择性迷走神经切断及穿孔修补加胃窦部切除或幽门成型术也可用作根治性手术。

（姚颖龙）

第九章 血液系统急症

第一节 溶血危象

在慢性溶血过程中，突然出现急性溶血，或具有潜在溶血因素的患者，在某些诱因作用下，使红细胞寿命缩短、破坏增加，突然出现寒战、高热、烦躁不安、全身不适、胸闷、头痛、极度疲乏、剧烈的腰背及四肢酸痛，甚至出现少尿或尿闭，血红蛋白可骤然或大幅度下降，贫血、黄疸等症状急剧加重，网织红细胞增加，可伴有肝脾明显肿大，称之为“溶血危象”。

一、病因与发病机理

溶血危象是在原有溶血性疾病的基础上，通过某种诱因而诱发。溶血性贫血的病因虽然很多，但引起溶血危象最常见的病因是血型不合输血、药物性溶血、红细胞 6－磷酸葡萄糖脱氢酶（G－6PD）缺乏症、自身免疫性溶血性贫血、阵发性睡眠性血红蛋白尿、严重感染及动植物毒素等。常见诱因有感染、创伤、外科手术、妊娠、过度疲劳、情绪波动、大量饮酒、服酸性药物及食物等。

本症的发病机理尚不十分明了。正常红细胞的平均寿命为 100～120 天，每天约有 1% 的红细胞被破坏，而骨髓则不断相应地生成并释放出新生的红细胞以维持动态平衡。如当平均红细胞寿命短于 20 天时，则红细胞破坏速度远远超过了骨髓的潜在代偿能力（正常的代偿能力为 6～8 倍），将出现溶血性贫血。溶血可以根据红细胞的破坏部位，分为血管内溶血和血管外溶血（表 9－1）。大量溶血使血浆中游离血红蛋白（正常为 1～10mg/L）急骤增加，超过单核－巨噬细胞系统处理血红蛋白的能力，则发生游离血红蛋白血症。如游离血红蛋白大于 0.7～1.4g/L 时，超过珠蛋白所能结合的能力，溶血 12h 后可以发生黄疸，并通过肾脏排泄而出现血红蛋白尿。溶血危象时，大量血红蛋白刺激和沉淀，可以导致肾血管痉挛和肾小管梗阻，以致缺血坏死，发生急性肾功能衰竭；又由于大量红细胞破坏，患者出现严重贫血，甚至发生心功能不全、休克、昏迷。严重贫血时，骨髓又将大量幼稚红细胞释放入血，溶血危象发生时末梢血象可见大量不成熟红细胞。

表 9－1 血管内溶血与血管外溶血的鉴别

鉴别项目	血管内溶血	血管外溶血
主要疾病	PNH、蚕豆病、伯氨喹啉型溶血性贫血、药物免疫性溶血性贫血、阵发性寒冷性血红蛋白尿、血型不符输血反应	遗传性球形细胞增多症、不稳定血红蛋白病、血红蛋白 H 病等

续 表

鉴别项目	血管内溶血	血管外溶血
病因与发病机理	由于细胞外在溶血因素或溶血介质或红细胞内在缺陷，使红细胞在血管内被破坏，多见后天获得性溶血性贫血	红细胞内在缺陷或红细胞存在溶血因素使红细胞在单核-巨噬细胞系统中尤其是脾脏内被吞噬破坏而致溶血，多见遗传性溶血性贫血
溶血部位	在血管系统主要是肾脏	单核-巨噬细胞系统，主要是脾脏
诱因	受寒过劳、感染、酸中毒（如PNH）、某些氧化物类药的作用	感染及其他外因、溶血引起脾亢
临床经过	一般为急性	一般为慢性，也有为慢性
黄疸	常明显	可轻可重
贫血	常明显	轻重不一
肝、脾	肿大不明显	肿大多显著
红细胞形态异常	少见	多见
血浆血红蛋白增高	明显	不明显
血红蛋白尿	明显	一般没有
血清结合球蛋白	明显降低	轻度或不降低
脾切除	无效	可能有效

二、诊断

有溶血性贫血的病因和（或）诱因存在。

（一）临床表现

起病急骤，突出的表现为严重的贫血、黄疸（间接胆红素增加），红细胞寿命缩短，网织红细胞增加，可伴有肝脾肿大。

1. 常有慢性溶血性贫血的原发病的临床症状与体征　如冷凝集素病患者出现雷诺现象、寒冷性荨麻疹及肢端麻木等；阵发性寒冷性血红蛋白尿症者，受冷后出现血红蛋白尿和黄疸；阵发性睡眠性血红蛋白尿常在睡眠后出现阵发性溶血等。此外，患者可有面色苍黄、不同程度的黄疸和贫血，亦可有肝脾肿大或轻度全身淋巴结肿大，尤其以脾大更为明显。

2. 溶血危象期的表现　其严重程度与不同的病因和病种及溶血方式、溶血的急慢程度等有关。①寒战与发热：大部分危象发生时，先有寒战，甚至很严重，患者全身肌肉颤抖，面色苍白，四肢发冷，继之体温上升，达39℃左右，少数可超过40℃。可有不同程度的烦躁不安、胸闷、谵妄、神志不清。发热可能与红细胞急剧破坏、血红蛋白大量释放有关，有的病例亦可能与危象的感染诱因并存。②四肢、腰背、腹部疼痛：患者多有全身骨痛及腰背酸痛，尤以双肩及两侧肾区疼痛最为显著，腰背疼可以发生在急性肾功能衰竭之前或之中，并且症状出现越早，肾脏损害越严重。与此同时患者常可伴有腹痛，严重者出现明显的腹肌紧张，酷似急腹症，亦可有恶心、呕吐、腹胀、肠鸣等消化道症状。③肾脏损害：可有少尿或尿闭、高钾血症、氮质血症等，以至发生急性肾功能衰竭。④血压下降：危象发生后常出现血压下降，甚至休克，同时伴有心率增快，呼吸急促。这与抗原－抗体反应所致的过敏性休克、血管舒缩功能失调有关，尤其在血型不合的输血所致的溶血危象时，血压下降常不易纠正。此外，可因骤然大量溶血，导致高钾血症、心肌缺血缺氧，可引起心律失常，甚至发生心力衰竭。⑤出血倾向与凝血障碍：大量红细胞破坏可以消耗血液内的凝血物质，发生去纤维蛋白血症综合征（deftlbrination syndrome），导致明显的出血倾向。部分患者常因感染、休克、肾功能衰竭、电解质紊乱、酸碱平衡失调并发 DIC 而使出血加重。⑥贫血加重、黄疸加深：患者贫血突然加重，全身乏力，心悸气短，危象发生 12 小时后，可见全身皮肤、黏膜黄疸急剧加深（因一次大量溶血，5～6 小时后血中的胆红素浓度可以达到最高峰，但仍需 5～6 天皮肤、黏膜才能黄染）。若溶血停止，一般在 2～3 天后黄疸消退，血中胆红素浓度恢复正常。⑦肝、脾肿大：溶血危象时，患者的肝脾均有明显肿大，尤其以脾大更为显著，这与贫血及黄疸轻重成正比。急剧肿大的肝、脾常有胀痛和压痛。因大量溶血，胆红素排泄过多，在胆道内沉积，易发生胆结石的并发症。部分溶血危象患者病程中严重的黄疸可能突然有所减轻，血中网织红细胞急剧减少甚至完全消失，血清胆红素与尿中尿胆原降到正常范围，骨髓涂片呈现红细胞系列增生完全停滞，骨髓中出现巨大的原始细胞，这提示患者发生了“急性骨髓再生障碍”危象。

（二）有溶血性贫血的实验室证据

1. 红细胞破坏增加的证据

（1）血红蛋白代谢产物增加的表现：①血清间接胆红素增高。②尿中尿胆原增加，每日可高达 5～200mg（正常为 0～3.5mg）。

（2）血浆血红蛋白含量增高的表现：①血浆游离血红蛋白含量增高：正常人含量为 0.001～0.01g/L（0.1～1mg/dl），大量溶血时，可高达 1g/L（100mg/dl）以上，使血浆颜色变为琥珀色、粉红色或红色。这是血管内溶血最早可观察到的表现。②血清结合珠蛋白降低或消失：血清结合珠蛋白是血液中一组 α_2 糖蛋白，作用似血红蛋白的转运蛋白质。它在肝脏内产生，正常血清中含量为 0.5～1.5g/L（50～150mg/dl）。血管内溶血后，1 分子的结合珠蛋白可结合 1 分子的游离血红蛋白，形成珠蛋白血红蛋白复合物，迅速被肝细胞摄取而从血中消失。大量溶血时，当血浆中游离血红蛋白过多，超过肝脏生成结合珠蛋白的能力，血清结合珠蛋白浓度降低，甚至消失。③血红蛋白尿：游离血红蛋白与结合珠蛋白相结合的产物，由于分子量大，不能通过肾小球排出，但当血浆中游离血红蛋白超过结合珠蛋白所能结合的量，多余的血红蛋白即可从肾小球滤出。经肾小球滤出的游离血红蛋白，在近端肾小管中可被重吸收。所以，所谓血红蛋白的“肾阈”，实际上代表结合珠蛋白结合血红蛋白的能力和肾小管重吸收功能的综合。一般血浆中游离血红蛋白量大于 1.3g/L（130mg/dl）时，临床出现血红蛋白尿，尿呈淡红色、红色、棕色或酱油色，尿隐血试验阳性。个别患者结合珠蛋白的表型与血红蛋白结合很差，结合量甚至低达 0.025g/L，因而一旦有轻度血管内溶血，很容易出现血红蛋白尿。④含铁血黄素尿：被肾小管重吸收的游离血红蛋白，在肾曲小管上皮细胞内被分解为卟啉、铁及珠蛋白。超过肾小管上皮细胞所能输送的铁，以铁蛋白或含铁血黄素形式沉积在上皮细胞内。当细胞脱落随尿排出，即成为含铁血黄素尿。血管内溶血后约数天含铁血黄素尿测定才转阳性，并可持续一阶段。⑤高铁血红素白蛋白血症（methemalbuminemia）：血浆中游离血红蛋白很易氧化为高铁血红蛋白，然后分解出高铁血红素和珠蛋白，高铁血红素与白蛋白结合成高铁血红素白蛋白，使血浆呈棕色。

(3) 红细胞寿命缩短：红细胞的寿命缩短是溶血的最可靠指标。当一般检查不能肯定时，红细胞寿命测定常能显示溶血，且可以估计溶血的严重程度以及鉴别溶血是由于红细胞内缺陷还是红细胞外缺陷，或二者均有缺陷。目前常用有^{51}Cr、3P－DFP或3H－DFP（二异丙基氟磷酸）标记红细胞法。

2. 红细胞系代偿性增生的表现　①网织红细胞增加：溶血性贫血时，因血红蛋白的分解产物刺激造血系统，导致骨髓幼红细胞代偿性增生，网织红细胞一般可达5%～20%，如有肯定溶血的患者而无网织红细胞增生者，要考虑有再生障碍性危象的可能性。②周围血液中出现幼红细胞：一般不多，1%左右，主要是晚幼红细胞。此外在严重溶血时尚可见豪－胶（Howeu－Jolly）小体和幼粒细胞。由于网织红细胞及其他较不成熟红细胞白骨髓中大量释至血液，故周围血液中大型红细胞增多。③骨髓幼红细胞增生：溶血性贫血时，幼红细胞显著增生，以中幼和晚幼红细胞最多，形态多正常。粒红比值明显降低或倒置。

（三）确定溶血性贫血的病因

引起溶血性贫血的原因很多，下列几点可供参考：①若有肯定的化学、物理因素的接触史或明确的感染史，一般病因诊断容易肯定。②抗人球蛋白试验阳性者，应首先考虑免疫性溶血性贫血，进一步探究原因，并用血清学方法以探索抗体的性质。③抗人球蛋白试验阴性，血片中发现大量球形细胞，患者很可能为遗传性球形细胞增多症，可进一步检查红细胞渗透性脆性试验及自体溶血试验，同时进行直系亲属的血象检查以肯定诊断。但球形细胞增多也可见于免疫性溶血性贫血及某些化学及感染因素所致者。④周围血片发现有特殊红细胞畸形者，如椭圆形细胞、大量红细胞碎片、靶形及低色素细胞，可相应考虑遗传性椭圆形细胞增多症、微血管病性溶血性贫血及海洋性贫血，并进行有关的各项检查以肯定之。⑤患者既无红细胞畸形而抗人球蛋白试验又阴性，可进行血红蛋白电泳以除外血红蛋白病；热变性试验以除外不稳定血红蛋白；高铁血红蛋白还原试验以除外红细胞葡萄糖－6－磷酸脱氢酶缺陷症。

三、治疗

（一）治疗原因、消除诱因

首先应尽量去除病因及各种诱因，迅速控制感染、切断过敏原，禁用易引起溶血的各种药物、食物，避免精神刺激因素。

（二）肾上腺皮质激素的应用

肾上腺皮质激素具有抑制单核巨噬系统合成抗体的作用，并能解脱致敏红细胞上的抗体，使用方便、安全、有效率高，应列为首选药物。主要用于自身免疫而引起的获得性溶血性贫血的溶血危象，对于阵发性睡眠性血红蛋白尿、蚕豆病、伯氨喹型药物性溶贫、药物免疫性溶贫、先天性球形细胞增多症等均有一定疗效。常用强的松40～60mg/d口服；重者用氢化可的松300～1 200mg/d或地塞米松20～40mg/d静滴，5～7天病情稳定后，改用口服。激素用药时间要长，原则上当Hb升至100g/L左右时，每周将强的松减少5～10mg，减至10～15mg/d时以此量维持1～2个月，最后以5～10mg/d再维持3个月。若在减量过程中，溶贫又加重，应将剂量恢复至最后一次减量前的水平。

（三）输血

主要用于急性溶血危象及严重贫血或体质虚弱的患者，目的在于度过危急难关，暂时改善严重贫血状态。一般输血后12～48小时病情即可好转；但输血补给补体及红细胞，有时反而加重溶血。因此，输血时应注意下列各点：①若因大量溶血发生休克、少尿、无尿、急性肾功能衰竭时，应先解决少尿、无尿，输入低分子右旋糖酐以改善微循环，纠正水、电解质失衡，待尿量增加、肾功能改善后，再进行输血。常需建立两条静脉通道，分别输液和缓慢输浓缩红细胞。②阵发性睡眠性血红蛋白尿接受输入的血浆可激活补体，诱发或加重溶血；严重贫血必须输血时，可谨慎输入经生理盐水洗涤的红细胞。③自体免疫性溶血性贫血患者体内抗体对正常供血者的红细胞易引起凝集现象，使输入的红细胞易于破坏，同时输血还提供了大量的补体，可使溶血加速，故应尽量避免输血。病情必须输血，应先用配血试验凝集反应最小的供血者血液或经洗涤后红细胞悬液。若病情危急，又急需输血，又无分离或洗涤红细胞的条件，只有在输血的同时应用大量肾上腺皮质激素，以抗补体和抑制抗体的生成。输血速度应十分缓慢，密切观察，如有反应，应立即停止输血。④伯氨喹型药物性溶血性贫血及蚕豆病需输血时，献血员应作G－6－PD过筛试验。

（四）预防急性肾功能衰竭

急性溶血发生少尿时，在纠正血容量后，为加快游离血红蛋白的排出，应尽早应用甘露醇，以增加肾血流量及尿量。先用20%甘露醇250ml于15～30min内快速静滴完毕，使尿量维持在100ml/h以上。若尿量仍少，应每4～6小时重复1次。24小时尿量应达1 500～2 400ml。若24小时内仍无尿或少尿，则应停用。速尿或利尿酸钠可以在用甘露醇的间歇期或甘露醇无效时应用。速尿剂量为40～80mg/次静脉注射，必要时可重复使用或加倍量，一日剂量可用至1 000～3 000mg。已发生急性肾功能衰竭时，治疗原则与其他原因引起的急性肾功能衰竭相同。既往处理溶血危象，强调补充碱性液体以碱化尿液，防止肾小管机械性阻塞。目前认为，溶血引起肾功能衰竭的原理是反射性的肾血管痉挛，肾血流量减少，肾小管上皮细胞缺血、缺氧、坏死所致；或认为抗原－抗体复合物能引起肾功能损害；或与DIC有关。因此，过多补碱，尤其在少尿或无尿时，有引起碱中毒的潜在危险，使血液pH值改变，导致氧解离曲线右移，更不利于组织的氧摄取，甚至可加速肺水肿的发生，故对碱化尿液防治肾功能衰竭的意义表示怀疑，认为不必列入常规治疗。但一般认为，有血红蛋白尿的患者，在利尿的基础上，适量给予碳酸氢钠来碱化尿液，仍是必要的。

（五）其他并发症

如休克、心力衰竭等，应早期防治。

（六）脾切除术

对某些溶血性贫血患者施行脾切除常可收到近期与远期效果，并能减少或防止溶血危象的发生，但须掌握脾切除适应证。对于遗传性球形红细胞增多症、地中海贫血综合征、丙酮酸激酶缺乏、不稳定血红蛋白病和原因不明的自身免疫性溶血性贫血所致的溶血危象，应用大剂量肾上腺皮质激素无效或因其严重副作用而不能耐受治疗，合并显著的脾功能亢进征象，甚至发生溶血危象而不易纠正者，可考虑脾切除术。

（范迎宾）

第二节 输血和输血反应

一、概述

输血（blood transfusion）是不同于药物治疗的一种特殊的重要的治疗方法，主要目的是补充血液成分的丢失、过多破坏或缺乏，以恢复和维持患者血液的正常携氧功能、有效循环血量、止血、凝血和抗凝特性以及抗感染能力。输血包括全血输注及血液成分输注（成分输血）。全血成分复杂，输注时应严格掌握其适应证。成分输血，包括用不同方法分离出的红细胞、粒细胞、血小板及血浆或血浆的不同成分的输入。

二、血细胞的抗原性

红细胞的表面抗原即血型，已知有数百种，根据红细胞表面抗原决定簇的结构类型分别属于15种以上的不同的血型系统，其中最重要的为1900年发现的ABO血型系统与Rh系统。ABO血型系统可分为A、B、AB与O型四种血型。其中O型红细胞不含A和B抗原，而血浆中则含抗A与抗B抗体；A型红细胞膜上有A型抗原，而血浆中含抗B抗体；B型红细胞膜上有B型抗原，而血浆中含抗A抗体。AB型红细胞膜上有A型、B型抗原，但血浆中无抗体存在，可接受任何ABO血型系的红细胞。Rh系统有40余种抗原，常见的是5种抗原，即C、c、D、E、e。含D抗原者称之为Rh阳性，不含者即Rh阴性。西方人Rh阴性者占15%，我国汉族阴性者仅占0.3%。A、B、O是最具有免疫原性的红细胞抗原。

白细胞膜上的抗原分三类，其中最重要的即人类白细胞抗原（human leukoeyte antigen, HLA），又称组织相容性抗原；其他还有白细胞本身特有的抗原和红细胞抗原。

血小板也携带ABO、HLA Ⅰ型和血小板特异性抗原（如PIA系统等）。

三、血制品的种类及应用

（一）全血

是采血后立刻与抗凝保存液混匀，并尽快放入4℃保存的一种血液。全血在医学发达国家中已很少使用。随着临床医生输血水平的提高，全血输注将进一步减少。

1. 适应证　①急性失血，尤其是当血容量减少大于20%时。②新生儿溶血患者的换血治疗。③体外循环和血液透析。④肿瘤放化疗后骨髓抑制或其他原因引起骨髓病变而致急性全血细胞减少。

2. 禁忌证　①有严重输血反应史者。②免疫性疾病所致贫血如PNH，此时患者红细胞对补体敏感，输入全血后可因输入补体而触发或加重溶血。③尿毒症、高钾血症、酸中毒患者。④贫血伴有心力衰竭者。⑤骨髓移植患者，在移植前应尽量避免输全血，以减少骨髓移植后的排斥反应率，提高移植的成功率。

对于非紧急手术的患者，可进行自体输血，即患者于术前经过一次或数次的采血，储于4℃冰箱中，于术中回输。此可避免供受者间的感染，无输血反应，也节约了血源。

（二）血液成分与应用

1. 红细胞　红细胞制品系通过红细胞自然沉降或离心沉淀，移去血浆层以及去除或不去除白细胞与血小板层制备。红细胞制品种类较多，主要用于贫血患者，尤其是当 Hb 低于 70g/L 时，心、肝等重要脏器可因供血不足导致功能障碍，是输注红细胞的主要适应证。

（1）浓集红细胞：全血自然沉降 24 小时或用低温离心沉淀移去血浆，红细胞比容 70% ~ 80%，含血浆量少，抗凝剂量小。

（2）少白细胞的红细胞：全血静置或离心移去血浆和血小板、白细胞，加 1/3 或等量代血浆，或加红细胞沉降剂经离心或过滤除去白细胞即成，此制品减少白细胞 50%、血小板 60%，可做全血代用品，又可减少输血反应。

（3）洗涤红细胞：将已移去血浆的红细胞用生理盐水洗涤后制成，以除去大部分残留的血浆、80% 的白细胞、90% 的血小板，再重新以生理盐水配制成适宜浓度而成。由于洗涤过程在开放系统中进行，所以洗涤红细胞必须在 24 小时内输注。

（4）冰冻红细胞：将红细胞悬液加保护剂（甘油、羟乙基淀粉）于 -65℃ ~ -85℃ 保存。使用前经解冻、洗涤、除去甘油和一些血浆。冰冻红细胞至少可保存 10 年。由于成本较高，现主要用于保存稀有血型的红细胞。

（5）年轻红细胞：用血细胞分离机的特殊程序对供血者连续约 4 小时单采，红细胞介于网织红细胞与成熟红细胞间。

适应证：①慢性贫血、贫血伴心衰、肾病、尿毒症、高血钾症宜选浓缩红细胞。②输血反应与 HLA 有关及器官移植者宜用少白细胞的红细胞。③有输血过敏史及与免疫有关的贫血者选用洗涤红细胞或冰冻红细胞。④年轻红细胞输入适用于骨髓功能不全、血细胞破坏严重而需长期输血者，如重症珠蛋白生成障碍性贫血。

禁忌证：ABO 与 Rh 血型不合者所致的急性溶血，尤其是血管内溶血后果严重的。非不得已时，不应将 O 型供血输给非 O 型受者。紧急情况下，亦应先检测供血者血浆中有无高滴度的抗 A 及抗 B 抗体。

2. 白细胞　主要经血细胞分离机分离法、过滤收集法和塑料袋收集血白膜法三种方法制备。曾用于短期内难以恢复的骨髓抑制，尤其当中性粒细胞 $<0.5\times10^9/L$，伴有严重感染，经强效抗生素治疗无效时。但目前已很少使用。

3. 血小板　采用全血两步离心分离法或血细胞分离机单采法制备。适应证：当血小板减少至 $15\times10^9/L$ 以下时，有自发性出血的危险，可输注血小板。外科手术时，血小板则应高于 $40\times10^9/L$。血小板减少主要见于：①非免疫作用所致短暂性血小板丧失（如大量输库存血、过长时间手术）。②血小板生成受抑（如恶性肿瘤的放化疗后）。需要强调的是，除血小板数量外，还应综合考虑患者的出凝血功能、有无动脉硬化等情况。

禁忌证：①多次输入 HLA 不相合之血小板已产生抗血小板抗体者。②证实为无效血小板输注，即输注血小板 1 小时回升值低于 30%，18 ~ 24 小时低于 20% 或血小板存活期 < 2 天。③严重免疫抑制或骨髓移植时发生移植物抗宿主病（graft versus host disease，GVHD）的患者。由于采集的血小板液中混有淋巴细胞，输注血小板可发生或加重 GVHD。

4. 血浆成分

（1）普通血浆：系由全血去除红细胞和白膜层后的全部血浆，有新鲜血浆和冷藏血浆两种。前者为采集后 6 小时内分出的血浆，后者为将新鲜血浆在 4℃ 冰箱内无菌保存半年之内的血浆，其中的补体、抗体与凝血因子等均有损失。常用于补充血容量、纠正低蛋白血症、行体外循环及血浆交换等。

（2）新鲜冰冻血浆：新鲜血浆6小时内冰冻，在-20℃下保存，可达2年，融化后输用与新鲜血浆质量类同。常用于先天性或获得性凝血因子缺乏所致大出血、大量输注库存血后及维持血容量。

（3）抗血友病球蛋白：即冷沉淀，是新鲜冰冻血浆融化后的沉淀物，主要含因子Ⅷ、纤维蛋白原。常用于血友病A、血管性血友病（von willebrand disease，VWD）、纤维蛋白原减少症。

（4）凝血酶原复合物：由新鲜血浆制得，含因子Ⅱ、Ⅶ、Ⅸ、Ⅹ、Ⅺ。常用于血友病B，因子Ⅱ、Ⅶ、Ⅹ、Ⅺ的降低或缺乏症。

（5）清蛋白：由血浆中提取。常用于血容量减少性休克、脑水肿、低清蛋白血症等。

（6）纤维蛋白原：由血浆中提取。常用于补充低或无纤维蛋白原血症。

（7）血清免疫球蛋白：由血浆中提取，主要为IgG。常用于预防或治疗病毒性肝炎、低球蛋白血症。近年来大剂量血清免疫球蛋白也用于特发性血小板减少性紫癜、自身免疫性溶血性贫血等免疫性疾病。

上述成分，均由专门的血液制品生产部门供应。

四、输血反应和处理

尽管输血治疗的意义不可忽视，但仍要严格掌握其适应证，并积极控制输血发生的并发症，避免不必要的输血。输血反应（transfusion reaction）发生率为2%～10%，应予以充分重视。

（一）发热反应

是输血反应最常见的一种，近来随输血器具的塑料化和一次性使用，其发生率有所下降。

1. 临床表现　常发生在输血后15～20min，或发生在输血后数小时呈现迟发反应。起始寒战，其后发热，体温可高达38～41℃之间。伴头痛、出汗、恶心、呕吐。皮肤发红，心跳、呼吸加快，约持续1～2小时体温开始下降，数小时后恢复正常。全身麻醉时发热反应常不显著。

2. 原因　①由所用器具或制剂不洁引入致热原所致。近年来由于输血用具及制剂的生产和使用条件的改善，此类原因所致的发热反应已日趋减少。②同种免疫作用。由于多次接受输血，受血者产生同种白细胞或血小板抗体，再次输血时发生抗原抗体反应引起。③误输被细菌污染的血制品。

3. 处理　首先鉴别输血反应的原因，以便做相应处理，视症状轻重而减慢输入速度或果断停止输血。寒战期予保暖，口服阿司匹林或给予抗组胺药物，必要时给异丙嗪或哌替啶25mg肌肉注射。高热时给予物理降温。

4. 预防　①尽可能输注少白细胞的浓集红细胞。②输血前半小时可给异丙嗪25mg，肌肉注射。③输血开始15min减慢速度。④阻绝致热原进入体内。

（二）过敏反应

也是输血反应中最常见的一种。

1. 临床表现　皮肤瘙痒或荨麻疹为常见表现，轻者发生皮肤潮红、广泛皮疹，重者出现血管神经性水肿、喉头痉挛、支气管哮喘乃至过敏性休克。

2. 原因　①过敏体质者。②IgA 缺陷患者。③多次输血产生抗血清免疫球蛋白抗体。

3. 处理　依严重程度选择处理，轻者可给抗组胺药，或肾上腺素（1 ∶ 1 000）0.5 ~ 1ml 皮下注射、静脉注射糖皮质激素。重者应立即中断输注，对喉头水肿和过敏性休克早期作相应抢救。

4. 预防　过敏体质者输血前半小时给抗组胺药。采血前 4 小时供血者应禁食，有过敏史者不宜献血。有抗 Rh 患者用洗涤红细胞。

（三）溶血反应

发生率虽低，但危险性大，尤其是急性溶血性输血反应，死亡率高。

1. 临床表现　起病缓急与血型及输血量有关。A、B、O 血型不合，输入 50ml 以下即可产生症状，输入 200ml 以上可发生严重溶血反应，甚至死亡。Rh 血型不合反应多出现在输血后 1 ~ 2 小时，随抗体效价升高亦可发生血管内、外溶血。轻型溶血出现发热、茶色尿或轻度黄疸，血红蛋白稍有下降。重者则出现寒战、发热、心悸、胸痛、腰背疼痛、呼吸困难，心率加快、血压下降、酱油色尿，甚至发生少尿、无尿、肾衰竭。并发 DIC 时预后不良。

2. 原因　①血型不合，最常见为 ABO 血型不合，其次为 Rh 系统血型不合或输入多位供者血，由于供血者之间血型不合等。②红细胞发生机械性损伤或破坏。③受者情况特殊，如 AIHA 患者体内的自身抗体可破坏输入的异体红细胞。

3. 处理　①立即停止输血，进行溶血有关检查，可采患者血 3 ~ 5ml，离心后观察血清如为淡红色即为溶血。②抢救工作务必积极。重点在于抗休克，维持有效循环，保护肾脏及防治或纠正 DIC。

4. 预防　①医务人员必须有高度的责任心，输血前严格执行配血操作规程，严格核对。②抗红细胞抗体效价低，配血时出现弱凝者要重视。③慎输或不输冷凝集血。

（四）细菌污染血的输血反应

较少见，但后果极为严重。

1. 临床表现　患者的反应程度取决于细菌种类、毒力和输入数量。轻者以发热为主。重者于输入少量血后，立即发生寒战、高热、烦躁、呼吸困难、恶心、呕吐、大汗、发绀。革兰阴性杆菌（如产气大肠杆菌或绿脓杆菌）内毒素所致的休克尤为严重，往往难以纠正。

2. 原因　在采血、贮血或输血全过程中任何一个环节未执行严格的无菌操作，均可导致细菌污染血液。

3. 处理　①立即停止输血，将剩血离心沉淀涂片染色检查细菌，同时作细菌培养。②及时以强有力的抗生素抗感染，菌种不明时宜选广谱抗生素。③积极纠正休克。

4. 预防　①在采血、贮血或输血的每一步中严格按无菌规程操作。②血液保存期内及输血前进行常规检查，疑有细菌污染，不得使用。

（五）输血相关性移植物抗宿主病（transfusion associated graft versus host disease）

本病是一种免疫反应，供血者的淋巴细胞在受血者体内植入并增殖，而受血者无能力辨认与破坏这种具有免疫活性的淋巴细胞。植入的细胞与受血者的组织发生反应，引起 GVHDC，该病多出现在输血后的 4 ~ 30 天。患者出现高热、皮肤潮红或红斑、恶心、呕吐、黄疸、腹痛、腹泻、全血细胞减少、肝功能异常或衰竭。死亡率高达 95%。此病多发生在有先天性或获得性免疫缺陷症者，如骨髓移植受者。以 γ 射线照射（15～30Gy）血液，可预防本病。

（六）传播疾病

常见的有以下几种：

1. 肝炎　输血可传播人乙型、丙型肝炎，由于对供血者检查方法的改进，发生率有所减少。但因乙肝病毒在微小剂量下仍可能传播，所以其发生率仍较为可观。

2. 获得性免疫缺陷综合征（acquired immune deficiency syndrome，AIDS）　输血与血液制品，尤其是浓缩凝血因子的输注是传播此病的途径之一。须对供血者做 HIV 抗体的测定。

3. 巨细胞病毒（CMV）感染　高危人群为早产、新生儿、婴儿、外科手术患者、器官移植受者，包括骨髓移植，血液患者如急性白血病、再障等。可静脉注射丙种球蛋白预防，也可预防性使用抗病毒药物。使用白细胞过滤器可去除血中白细胞而减少 CMV 感染机会。

其他还有疟疾、梅毒、弓形体病等，目前已少见。

（七）大量输血后的并发症

输血容量过大，速度过快亦增加心脏负荷而发生急性左心衰竭及肺水肿。尤其对于老年患者或原有心肺或肺部疾患、严重贫血、血浆蛋白过低或年迈体弱者，严重者导致死亡。预防在于掌握输血适应证，控制输入速度及血量。对有心肺疾患及老年患者，输血量一次不宜超过 300ml。严重贫血者应输适量浓集红细胞，可减轻循环负荷过重。一旦出现心肌负荷过重的征兆，立即停止输血，取半卧位并吸氧，迅速静注西地兰、呋塞米。

（八）铁超负荷

如果患者长期反复接受输血治疗，体内铁可明显增加，有发生血色病的可能。一个单位的红细胞（450ml 全血）含铁 200～250mg，约输注 50U 红细胞后，可引起输血后含铁血黄素沉着症。铁贮存在细胞线粒体中，最终可影响心、肝、内分泌腺体的功能。表现为皮肤色素沉着、糖尿病、肝大甚至肝硬化，心脏也可发生心律紊乱。预防措施是严格掌握输血适应证，尽量控制输血量，并根据血清铁含量，选用铁螯合剂如去铁胺。

（九）其他输血反应

大量输血后（一次或一日内输入 1 500ml 以上）亦可引起作为抗凝剂的枸橼酸中毒所致的低钙血症，需静脉补钙治疗。大量输注库存血可致高钾血症，并因库存血中血小板和凝血因子含量减少以及大量枸橼酸钠进入人体，干扰正常凝血功能而致输血后出血倾向。

（范迎宾）

第三节　急性弥散性血管内凝血

一、概述

弥散性血管内凝血（disseminated intravascular coagulation，DIC）是由多种致病因素导致全身微小血管内皮细胞损伤和血液凝固亢进、形成以血小板和纤维蛋白为主要成分的微血栓。在此过程中消耗了大量的血小板和凝血因子，并通过内激活途径激活了纤维蛋白溶解系统。临床上除有原发疾病的表现外，常有广泛性出血、循环衰竭（休克）、微血管栓塞性组织器官功能障碍以及微血管病性溶血性贫血等 DIC 表现。因此，DIC 是一个综合征，不是一个独立的疾病，是在各种致病因素的作用下，在毛细血管，小动脉，小静脉内广泛纤维蛋白沉积和血小板聚集，形成广泛的微血栓，导致循环功能和其他内脏功能障碍，消耗性凝血病，继发性纤维蛋白溶解，产生休克、出血、栓塞、溶血等临床表现。若不及早诊断和有效治疗死亡率极高。

本组疾病病因繁多，临床表现不一，但对其主要环节有如下要点。①发病速度：可分急性或慢性。②病情程度：可自轻度至重度。③病变部位：可分局部或全身，血管内或血管外。④病理生理：可是凝血障碍和/或纤溶亢进，也可因血小板减少和/或凝血因子减少。

诊断根据：

（1）存在易于引起 DIC 的基础疾病。

（2）有下列 2 项以上临床表现

1）多发性出血性倾向。

2）不易以原发病解释的微循环衰竭或休克。

3）多发性微血管的症状和体征，如皮肤、皮下黏膜栓塞、坏死及早期出现的肾、胆、肝等脏器功能不全。

4）抗凝治疗有效。

（3）实验室检查有以下三项以上异常

1）血小板低于 100×10^9/L（10 万/mm^3）或呈进行性下降［肝病 DIC 低于 50×10^9/L（5 万/mm^3）］。

2）纤维蛋白原低于 1.5g/L 或进行性下降，或高于 4.0g/L（肝病 DIC 低于 1.0g/L）。

3）3P 试验阳性或 FDP 高于 20mg/L（肝病 DIC 高于 60mg/L）。

4）凝血酶原时间缩短或延长 3s 以上或呈动态性变化，或 APTT 缩短或延长 10s 以上。

5）优球蛋白溶解时间缩短，或纤溶酶原减低。

6）疑难、特殊应有下列 1 项以上实验异常。因子Ⅷ：C 降低，vWF：Ag 升高，Ⅷ：C/vwF：Ag 比值降低；AT－Ⅲ含量及活性减低，血浆 B－TG 或 tXB2 升高，血浆纤维蛋白肽 A（FPA）升高或纤维蛋白原或纤维蛋白原转换率增速，血栓试验阳性。DIC 的防治主要是消除引起 DIC 的基础疾病。

二、病因

1. 感染性疾病　革兰阴性菌感染，暴发性流行性脑脊髓膜炎、伤寒、胆道感染、败血症。革兰阳性菌感染，严重肺炎球菌。病毒，甲型流感病毒、弥漫性单纯疱疹、流行性出血热、病毒性心肌炎、病毒性肝炎。原虫感染，恶性疟疾。真菌感染。

2. 肿瘤性疾病　急性或慢性白血病各种转移癌：前列腺癌、肺癌、胃癌、肠癌、胰腺癌、乳腺癌等。急性或慢性白血病肉瘤、恶性淋巴瘤等。

3. 性疾病　急性或慢性白血病、血性疾病、异常蛋白血症等、异型输血、移植后急性排斥反应。

4. 产科疾病　感染流产、死胎滞留、妊娠毒血症、羊水栓塞、胎盘早剥、妊娠中毒症、高渗盐水引产、宫内新生儿感染、暴发性紫癜。

5. 创伤及手术 严重组织创伤：组织损伤、大创伤（不可逆休克）、热卒中、严重软组织损伤、挤压伤综合征、大面积烧伤。手术：术后并发症、前列腺术后、体外循环。

6. 肝病 肝硬化、急性坏死性肝炎。

7. 其他 各种原因引起的休克，输血及输液反应，中暑，肾移植后排斥反应，蛇毒咬伤，中毒。

三、病理生理

（一）凝血酶原酶形成

1. 血管内皮广泛受损 细菌及内毒素、病毒、缺氧和酸中毒等均可损伤血管内皮细胞，使内皮下胶原纤维暴露，促使血小板聚集和Ⅻ因子激活，然后相继激活多种凝血因子，最终形成凝血酶原酶。因为参与反应的各种因子都存在于血浆中，因此这一凝血途径被称为内源性凝血系统。

2. 组织破坏 在严重创伤、烧伤、外科大手术、恶性肿瘤时，损伤和坏死组织可释放组织因子（或称Ⅲ因子）入血，形成凝血酶原酶。由于触发物质（Ⅲ因子）来源于组织，故被称为外源性凝血系统。目前认为组织因子释放引起的外源性凝血系统激活是造成 DIC 的主要途径。

3. 促凝物质释放 损伤的红细胞、白细胞和血小板可释放大量的促凝物质，如磷脂蛋白、血小板 3 因子（PF3），加速凝血过程。

（二）凝血酶形成

凝血酶原在凝血酶原酶的作用下形成凝血酶。

（三）纤维蛋白形成

在凝血酶作用下，纤维蛋白原首先形成纤维蛋白单体，进而形成稳定的不溶性的纤维蛋白。与凝血系统保持相对平衡的是纤维蛋白溶解系统，它的主要功能是将沉积在血管中的纤维蛋白溶解，去除由于纤维蛋白沉着引起的血管阻塞。纤维蛋白溶解过程大致分为两个阶段：首先是纤溶酶原被激活，形成纤溶酶。随后纤溶酶分解纤维蛋白（原），形成纤维蛋白（原）降解产物（FDP），随血流运走。

四、鉴别诊断

1. 重症肝病 因有多发性出血、黄疸、意识障碍、肾衰竭、血小板和纤维蛋白原下降，凝血酶原时间延长，易与 DIC 混淆。但肝病无血栓表现，3P 试验阴性，FDP 和优球蛋白溶解时间正常。

2. 血栓性血小板减少性紫癜 本病是在毛细血管广泛形成微血栓：具有微血管病性溶血、血小板减少性紫癜、肾脏及神经系统损害，极似 DIC。但本病具有特征性透明血栓，血栓中无红、白细胞，不涉及消耗性凝血，故凝血酶原时间及纤维蛋白原一般正常，有时亦可异常，病理活检可以确诊。

3. 原发性纤溶亢进 本病极罕见。链激酶和尿激酶治疗是典型实例。本病和 DIC 极难鉴别，因为：①两者可由同一病因同时诱发。②两者均有纤溶特点为出血，FDP 升高。两者区别主要是纤溶部位，DIC 继发纤溶是对血栓形成生理性反应，典型部位局限于微循环；原发纤溶是在大血管，内皮细胞释放致活因子。

五、DIC 的防治

（一）消除引起 DIC 的基础疾病

预防和去除引起 DIC 的病因是防治 DIC 的根本措施。对病理产科及时终止分娩，清除子宫内容物；对严重感染选择有效抗生素治疗；对肿瘤和白血病要及时进行化疗。某些轻度 DIC，只要及时去除病因，病情即可迅速恢复。

（二）改善微循环障碍

采用扩充血容量、解除血管痉挛等措施及早疏通阻塞的微循环。

（三）建立新的凝血与纤溶间的动态平衡

在高凝期可应用抗凝药物如肝素、低分子右旋糖酐、阿司匹林等阻止凝血过程的发动与进行，预防新血栓的形成。出血倾向十分严重的患者，可输血或补充血小板等凝血物质以及使用纤溶抑制剂。

1. 补充凝血因子和血小板　①新鲜冷冻血浆：除含有凝血因子外，还有抗纤溶酶，如 α_2 - 抗纤溶酶和 α_2 - 巨球蛋白，亦有抗凝血酶Ⅲ。②冷沉淀剂：每袋约含因子Ⅷ80～100U，纤维蛋白原 300mg。本制剂未对病毒进行灭活，目前已不生产。③血小板悬液：使用指征是有颅内出血先兆者，如头痛及血小板低（$<20\times10^9$/L），并有黏膜出血（鼻、牙龈出血等）。④纤维蛋白原制剂：每 1g 纤维蛋白原制剂可升高血浆纤维蛋白浓度 0.25g/L，一般用 2～4g/次，因半衰期 4d；故每隔 4d，重复使用，但有时用 1 次则可。

2. 肝素治疗　在 20 世纪 60～70 年代早期，推荐使用肝素。但近来成为争论的问题。不过对早期高凝状态、暴发性紫癜及经大量代替治疗无效者，均主张使用肝素。目前，临床上多倾向于应用低分子肝素（low molecular weight heparin，LMWH）。应用肝素酶、亚硝酸或高碘酸等对普通肝素分子进行裂解，成为分子量 10 000 以下的低分子量片段，即为 LWMH，它仍含 AT - Ⅲ的结合位点。由于列解的方式不同，所产生的 LMWH 常呈不均一性。LMWH 的抗因子 Xa 活性与抗凝血酶活性之比约 4∶1。在血液循环中，当 LMWH 的 2A 亚型分子与 AT - Ⅲ结合形成肝素 - AT - Ⅲ复合物中，变成为活性极强的丝氨酸蛋白酶的抑制物，主要抑制因子 Xa，对其他丝氨酸蛋白酶有较弱的抑制作用。除此之外，LMWH 可通过内皮细胞的介导作用，导致组织纤溶酶原激活物（t - PA）和前列腺素（PGI）的释放。然而，LMWH 也可作用于血小板、白细胞和血液流变学，以此达到抗血栓的目的，且此作用常持续 24h 以上，呈延迟性抗血栓作用。

（1）剂量：各种报道不一，可能是病因、病情、病程及临床经验差异。可有微量 10～15mg/d；小剂量 50～100mg/d，中剂量 121～120mg/d，大剂量 >300mg/d，超大剂量 >500mg/d。如下几种方案供临床参考：

1）小剂量肝素加代替治疗。首剂 30～40U/kg，维持剂量 10～15U/h。可防止纤维蛋白原下降、凝血时间延长及出血加重。以给新鲜冷冻血浆为宜，以补充抗凝血酶Ⅲ及抗纤溶酶。

2）小剂量肝素加抗凝血酶Ⅲ：两者剂量第一日为 1 000U，第 2、第 3 日为 500U。

3）经代替治疗后，纤维蛋白原仍 <0.5g/L、说明 DIC 病理过程仍继续进行，可给肝素

10～15U/（kg·h）。

4）流行性脑脊髓膜炎：首剂 0.5mg/d，10% 葡萄糖 20 静推，以后每 4～6h 静点 1 次，一般 2～3 次即见效；肝病或流行性出血热 50～100mg/d；暴发性紫癜首剂 5 000～10 000U，维持量 1 000U/h，用药后应给新鲜全血，血浆或凝血酶原复合物。

（2）疗效判断：除观察临床表现外，可监测纤维蛋白原水平、凝血酶时间，如治疗有效，一般以 24h 恢复正常。血小板数回升较慢，要数日或数十日才能恢复正常。FDP 恢复亦较迟缓。

（3）监测指征：维持凝血时间（试管法）或 KPTT 为正常 2 倍。如过量，用鱼精蛋白每 1mg 中和 1mg 肝素。每日查尿镜检、大便潜血，观察皮肤黏膜及气管分泌物有无出血。

（4）ATⅢ作用：肝素是抗凝血酶Ⅲ催化剂，若 ATⅢ <50%，肝素不能充分发挥作用。

（5）慎重或禁用：蛇毒所致 DIC，原有出血性疾病，近期有消化道出血或咯血，高血压（舒张压 >110mmHg），5d 内手术者。

3. 抗纤溶抑制治疗　它是抑制纤溶酶原致活因子，从而抑制纤溶过程。

（1）6－氨基己酸：首剂 4～6g 加入生理盐水或 5% 葡萄糖液 100ml 中，15～30min 内滴入；因排泄迅速，需用维持量 1g/h。

（2）氨甲苯酸（止血芳酸）：200～500mg/次，1～2 次/d，静脉注射。

（3）抑肽酶：具有抗纤溶和抗因子 Xa 作用，适用于 DIC 中、晚期，8 万～10 万 U/d，分 2～3 次，静脉滴注。

4. 其他　低分子右旋糖酐、丹参注射液、维生素 K 等可酌情使用。

（范迎宾）

第十章 内分泌系统急症

第一节 糖尿病酮症酸中毒

一、概述

糖尿病酮症酸中毒（diabetic ketoacidosis 简称 DKA）是糖尿病的常见急性并发症，其定义是指糖尿病患者在各种诱因的作用下，胰岛素绝对或相对缺乏，升血糖激素不适当升高，造成体内酮体生成过多和酸中毒。糖尿病患者尿中出现酮体或血酮超过正常即为酮症。在此基础上出现消化道症状即为酮中毒。如进展到血 pH 下降，有酸中毒，即为糖尿病酮症酸中毒。

糖尿病酮症酸中毒仍是年轻的 1 型糖尿病患者的主要死亡原因。其病死率在不同国家不同医院相差甚远，据统计资料显示，糖尿病酮症酸中毒的死亡率已从 20 世纪 60 年代以前的 9% 降至 80 年代的 2.7%。糖尿病酮症酸中毒的发病率，国内外资料显示亦有很大差别。

二、发病诱因

任何加重胰岛素绝对或相对不足的因素，均可成为糖尿病酮症酸中毒的发病诱因。其中感染是导致糖尿病酮症酸中毒的最常见的诱因，以呼吸道、泌尿道、消化道、皮肤的感染最为常见。此外，药物治疗不当，尤其是胰岛素的使用不当，突然减量或随意停用或胰岛素失效而导致糖尿病酮症酸中毒者。另外饮食失控及胃肠道疾病，如饮食过量或不足，摄入过多高糖、高脂肪食物、酗酒，呕吐及腹泻等均可加重代谢紊乱，甚至导致酮症酸中毒。还有精神创伤、过度激动或劳累，应激、外伤、手术、麻醉、妊娠、中风、心肌梗死、甲亢等亦可引起糖尿病酮症酸中毒。据统计，尚有 10% ~30% 的患者以酮症酸中毒的形式突然发病，原因不明。

三、病理生理

糖尿病酮症酸中毒发病机制较为复杂，近年来国内外大多数从激素异常和代谢紊乱两个方面进行描述，认为糖尿病酮症酸中毒的发生原因是双激素异常，即胰岛素分泌相对或绝对不足，高血糖不能刺激胰岛素的进一步分泌。另一方面是对抗胰岛素的升血糖激素分泌过多，造成血糖的进一步升高，并出现酮症或者酮症酸中毒。升血糖激素包括胰升血糖素、肾上腺素、糖皮质激素和生长激素。由于胰岛素及升血糖激素分泌双重障碍，促进了体内分解代谢、抑制合成，尤其是引起糖的代谢紊乱，能量的来源取之于脂肪和蛋白质，从而造成脂肪和蛋白质的分解加速，合成受到抑制，出现了全身代谢紊乱。引起一系列病理生理改变：

1. 高血糖 糖尿病酮症酸中毒患者的血糖呈中等程度的升高，常在 300 ~500mg/dl

（16.7～27.8 mmol/L）范围内。造成高血糖的原因包括胰岛素分泌能力的下降，机体对胰岛素反应性降低，升血糖素分泌增多，以及脱水、血液浓缩等因素。

2. 严重脱水　糖尿病酮症酸中毒时，血糖血酮明显升高，使血浆渗透压升高，细胞内液向细胞外转移，导致细胞内脱水；由于血糖血酮明显升高，使尿糖尿酮的排泄增多，导致渗透性利尿而脱水；此外，糖尿病酮症酸中毒时，患者过度通气及高酮血症引起患者的纳差、恶心、呕吐及腹泻加重脱水，失水量可达5～7L。

3. 代谢性酸中毒　发生的原因有：游离脂肪酸的代谢产物β－羟丁酸、乙酰乙酸在体内堆积；有机酸阴离子由肾脏排除时，与阳离子尤其是Na^+、K^+结合成盐类排出，使大量碱丢失，加重了酸中毒；蛋白质分解加速，其酸性代谢产物如硫酸、磷酸及其他有机酸增加。

4. 电解质代谢紊乱　糖尿病酮症酸中毒在严重脱水时Na^+、K^+均有丢失，如渗透性利尿、纳差、恶心、呕吐及腹泻等，造成低钠、低钾血症。但在脱水、酸中毒时可掩盖低钾血症。糖尿病酮症酸中毒时，由于细胞分解代谢增加，磷由细胞内释放，经肾随尿排出，导致机体缺磷。

5. 多器官病变　糖尿病酮症酸中毒早期，由于葡萄糖的利用障碍，能量来源主要为游离脂肪酸和酮体，而二者对中枢神经系统有抑制作用，可使患者出现不同程度的意识障碍、嗜睡、反应迟钝，以致昏迷，晚期可发生脑水肿。在严重脱水，周围循环障碍，渗透压升高，血容量减少，最终可导致低血容量性休克，血压下降。肾血流量下降，肾灌注不足，可引起急性肾功能不全。

6. 酮症　酮体在肝脏生成，是β－羟丁酸、乙酰乙酸和丙酮总称，是脂肪β氧化不完全的产物，前二者为酸性物质（图10－1）。正常时血中的β－羟丁酸占酮体总量的70%，β－羟丁酸/乙酰乙酸为1∶1。糖尿病酮症酸中毒时比值上升，可达10∶1或更高，经治疗后，β－羟丁酸迅速下降，而乙酰乙酸下降很慢。通常用硝基氢氰酸盐来检测酮体，酮症酸中毒时用此法只能测定乙酰乙酸，而无法测到占绝大多数的β－羟丁酸，而且常出现假阳性结果。尿酮体定性试验的方法较灵敏，但假阳性更高。近年来，采用尿酮体试纸试验，其对酮症酸中毒和酮症的酮血症诊断敏感性为97%～98%。丙酮占酮体量最少，呈中性，无肾阈，可从呼吸道排出。正常人血酮体不超过10mg/dl，酮症酸中毒时可升高50～100倍，尿酮阳性。

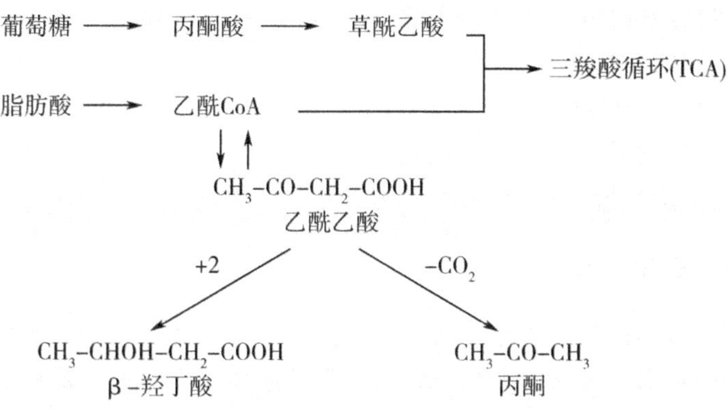

图10－1　酮体的生成

四、临床表现

（一）临床症状

糖尿病本身症状加重，口渴、多饮、多尿明显，乏力、肌肉酸痛、恶心、呕吐、食欲减退，可有上腹疼痛，腹肌紧张及压痛，似急腹症，甚至有淀粉酶升高，可能由于胰腺血管循环障碍所致。由于酸中毒，呼吸加深加快，严重时出现 Kussmaul 呼吸。酮体中的一种成分－丙酮可从呼吸道排出，使患者呼气中带有烂苹果味，此为糖尿病酮症酸中毒最特有的表现。神经系统可表现为头昏、头痛、烦躁，病情严重时可表现为反应迟钝、表情淡漠、嗜睡、昏迷。

（二）体征

皮肤弹性减退、眼球下陷、皮肤黏膜干燥等脱水症。严重时可表现为心率加快，血压下降，心音低弱，脉搏细速，四肢发凉，体温下降，呼吸深大，腱反射减退或消失、昏迷。

五、实验室检查

1. 血糖及尿糖　明显升高，多在 16.7～27.8mmol/L（300～500mg/dl）个别患者血糖可低于或高于上述范围。尿糖强阳性。

2. 血酮和尿酮　尿酮体强阳性。当肾功能严重损害时，肾小球滤过率减低，而肾糖阈及酮升高，尿糖及尿酮减少或消失，此时应以血糖血酮检测为主。若血酮定量 >5mmol/L 有诊断意义。由于尿酮体一般为血酮体的 5～10 倍，故而尿酮体阳性而血酮体可为阴性。正因为血酮和尿酮的不一致，故而不能仅以尿酮体作为反映病情和判断疗效的指标。酮体与 pH 值直接相关，酮体越多，酸中毒越重。

3. 血清电解质　血钠多数低于 135mmol/L 以下，少数可正常所有糖尿病酮症酸中毒患者体内均缺钾，但由于脱水和酸中毒，血钾可正常或升高，经治疗后，血钾又可以降至 3.5mmol/L 以下，应注意监测。

4. 血气分析及 CO_2 结合率　代偿期 pH 值及 CO_2 结合率可在正常范围，碱剩余负值增大，缓冲碱（BB）明显降低，标准碳酸氢盐（SB）及实际碳酸氢盐（AB）亦降低，失代偿期 pH 值及 CO_2 结合率均可明显降低 HCO_3^- 降至 15～10mmol/L 以下，阴离子间隙增大。若 pH 值小于 6.9，说明病情严重，预后不良。

5. 其他　血尿素氮、肌酐可因脱水而升高，经治疗后，尿素氮持续不降者，预后不佳。血常规白细胞升高，即使没有感染，中性粒细胞亦可升高。血红蛋白及红细胞压积升高。游离脂肪酸、甘油三酯亦可升高。血淀粉酶也可升高。血渗透压可高于正常。

六、诊断与鉴别诊断

糖尿病酮症酸中毒的诊断并不难。若具备典型的症状、体征，诊断较易明确。但有时这些表现被其他疾病所掩盖，关键在于想到糖尿病酮症酸中毒发生的可能性。对于有 1 型糖尿病病史的患者，如有可疑的临床症状或表现，应予以注意。此外，2 型糖尿病发生糖尿病酮症酸中毒的机会很少，但是，若没有及时有效的治疗或可能发病又没有明确诊断的患者，可在各种诱因的情况下，发生酮症酸中毒，故也应提高对此病的警惕性。糖尿病酮症酸中毒尚需与乳酸酸中毒、高渗性昏迷、低血糖昏迷、脑血管意外、尿毒症及肝昏迷等鉴别。有腹痛者应尽可能排除急腹症。通过详细询问病史，检查血糖、血浆 pH 及尿酮体等，是可以鉴别的。

糖尿病酮症酸中毒的诊断依据包括以下几条（诊断流程见图 10－2）：

1. 糖尿病的诊断。

2. 酮症的诊断。

3. 代谢性酸中毒的诊断。

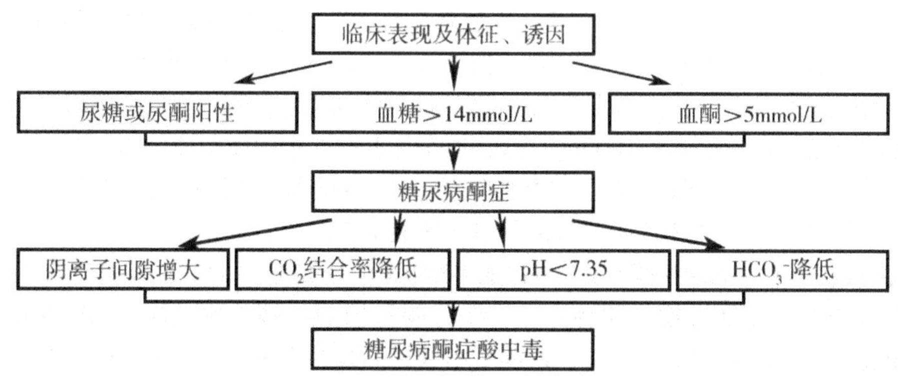

图 10－2 糖尿病酮症酸中毒的诊断流程

七、治疗

糖尿病酮症酸中毒是危及生命的急性并发症，一旦发现，即应积极抢救。糖尿病酮症酸中毒的治疗目的是：纠正代谢紊乱，消除酮症；预防并治疗感染等并发症。

1. 观察病情　基本内容包括体温、血压、心率、呼吸、意识、血糖、血 pH 值、血钾、钠、氯、尿素氮、肌酐，每小时胰岛素用量和总的胰岛素用量，液体的入量和种类，补液的速度和总量，补钾量、补碱量，尿量，特殊用药等。

2. 补充液体　酮症酸中毒时，患者均有脱水，脱水量约占体重的 10% 左右。所以，治疗酮症酸中毒的重要环节之一是纠正脱水。若不纠正脱水，由于循环血量不足，组织灌注不良，胰岛素的治疗效果将明显下降。如在补液之前给予胰岛素治疗，水分可随葡萄糖进入细胞内，更加重了低血容量。故只要诊断明确，不论是否有实验室检查报告，都应立即补液。

关于用何种液体纠正脱水目前仍有争议。从理论上讲，酮症酸中毒时丢失的是低渗液体。有些作者主张补充特殊的低渗液体，这在 20 世纪 50 年代曾流行使用。目前选用的液体多在等渗与低渗之间，以前一种液体为首选，因其能防止细胞外液渗透压改变过快。治疗前的高渗透压（320～400mmol/L）会随着血糖的下降而降低。若用低渗液体补液，则细胞外液的渗透压将下降得更快，这可导致细胞内外液体量变化过快和渗透压失去平衡，受此种变化影响最大的是中枢神经系统，可导致脑水肿的发生。

现在主张补液时，应首先考虑使用等渗盐水，且要注意补液的速度。开始时应快速输入盐水以补充血容量，恢复组织灌注。应于 40～60min 内补完 1 000ml，随后减少到 1 小时 500～1 000ml，在后 2 小时内补充 600～1 000ml，以后 4 小时内补充 600～1 000ml。此后应根据临床需要决定补充液体的量及速度。一般在治疗的头 12 小时内，补充的液体约 4 000ml，占补液总量的 2/3。一旦血糖降至 10～15mmol/L，改用 5%～10% 的葡萄糖溶液或葡萄糖生理盐水。如有心血管疾病、高龄等不利于快速输液的因素，可在测定中心静脉压的基础上，指导补液。如血钠高于150mmol/L，可补入低渗液体。因为血钠增高时，治疗时渗透压失衡的危险性很小，补入低渗液体相对安全。如无低渗盐水，可采用5%葡萄糖溶液。补充低渗液体时应注意血压，如血压过低，可给予输血，并减慢低渗液体输入的速度。

有两种情况要注意，一是血糖快速降至15mmol/L以下，而患者仍然有严重的脱水，应采用10%葡萄糖溶液，同时继续使用生理盐水。第二是患者有低血压，输入第一个1 000ml生理盐水后，血压未见上升，应给予补充胶体，如全血、血浆或血浆替代品400～500ml，仍无效，可静脉注射100mg氢化可的松，但要注意该药对糖代谢的影响。

对于顽固性低血压者要考虑是否合并败血症、心肌梗死、消化道出血等因素。

血糖若大于33.6mmol/L（600mg/dl），说明患者有严重的脱水或肾功能下降，单用补液的方法可以改善肾小球的滤过率，使血糖降至16.8mmol/L，该种情况临床上并不少见。但是，补液不能或难以纠正酮体生成过多所引起的酸中毒。

3. 胰岛素　治疗糖尿病酮症酸中毒患者胰岛素治疗是必须的。胰岛素治疗的主要目的是：①停止或减少脂肪分解和酮体产生。②抑制肝糖的过多生成。③使周围组织（肌肉）摄取糖和酮体增加，加快其代谢。前两项对小剂量的胰岛素很敏感，后者则需要较高水平的胰岛素。

早先认为，酮症酸中毒患者存在胰岛素抵抗，因此提倡大剂量胰岛素治疗。但这种治疗有引起低血钾和迟发性低血糖的危险。以后观察到尽管有部分酮症酸中毒患者存在胰岛素抵抗，但是仍然可采取小剂量胰岛素治疗。酸血症和拮抗胰岛素激素的增加是引起胰岛素不敏感的主要原因，但这是可逆的，可被高于生理剂量的胰岛素克服。对酮症酸中毒的早期治疗的关键在于如何减少氢离子的生成和肝糖的输出。应注意的是，补液后细胞外液的稀释和尿量恢复正常后尿糖的排出，均可使血糖下降，这种作用是不依赖胰岛素的。

正常人空腹血清胰岛素水平为4～100U/L，餐后胰岛素水平上升，可达20～50mU/L。门静脉的胰岛素水平要比此高2～4倍。一些研究表明，血胰岛素水平达80～120mU/L时，即可达到以上的治疗目的。每小时静脉滴注5～6U短效胰岛素可使血胰岛素保持在此水平。由于胰岛素的半衰期仅4～5min，故持续静脉滴注胰岛素才能达到上述作用。

此外还可采用间歇性皮下注射短效胰岛素。在给予20U的负荷胰岛素后，每小时皮下注射短效胰岛素5～6U，血中的胰岛素即可达到上述水平，此方法适用于周围组织灌注良好的患者。

上述两种方法治疗，血糖下降的速率在4～8mmol/（L·h）（72～144mg/dl）。如治疗2小时后，血糖下降的速率未能达到上述要求，应首先检查补液是否足够。如液体已补足，则应将皮下注射胰岛素改为静脉滴注，对原采用静脉滴注胰岛素者则应将胰岛素的剂量加倍。在尿尿酮体阳性期间，最好保持尿糖在±～++，以免出现低血糖。但是最好采用血糖检测，因为，有些老年人肾糖阈增高，其血糖≥13.9mmol/L，尿糖仍可阴性。

大多数患者对小剂量的胰岛素治疗反应良好，在开始治疗8～12小时后，病情明显好转，血糖降至14mmol/L左右。酮体消失大约需要10～14小时。有少数患者同时合并有感染或其他应激情况及体内存在有胰岛素抗体，所需胰岛素的剂量需要传统的大剂量方才有效

（胰岛素剂量常 >100U/天）。

小剂量的胰岛素治疗有许多优点：血钾下降较大剂量胰岛素治疗为慢；可较好估计血糖下降到理想水平所需的时间；很少发生迟发性低血糖；有感染或其他应激情况的患者，血糖下降虽然慢，但这不影响总的疗效；可节省胰岛素的用量。另外持续胰岛素皮下注射（胰岛素泵治疗 CSII）能使病情平稳，最适应于酮症酸中毒的抢救，并可避免严重的血糖波动，把血糖控制在安全的范围内，可避免“黎明现象”等并发症的发生。

4. 电解质补充　酮症酸中毒患者体内总钾量明显减少，但临床检测中可以出现血钾升高、正常或降低，所以检测的结果在酮症酸中毒的初期，有时并不能真实地反映体内总钾的情况。经过补液和胰岛素或纠酸治疗后，血钾可发生变化，一般为降低，主要是钾向细胞内转移和细胞外液稀释的缘故。如果治疗开始数小时后，血钾不下降或甚至上升，应注意患者有肾功能不全情况存在的可能。因此在治疗的过程中，应注意预防性补钾，尽可能使血钾维持在正常水平。如果治疗前正常或降低，则在输液和胰岛素治疗的同时即开始补钾；若治疗前血钾升高或尿量小于 30ml/h，最好暂缓补钾，待尿量增加，血钾不增高时，再开始补钾。

补钾通常采用 10% 的氯化钾，每 500ml 液体可加 10% 的氯化钾 15ml。补钾量：在开始头 2 ~4 小时通过静脉输液补钾，每小时补钾 1 ~1.5g（即 10% 的氯化钾 10 ~15ml），待病情稳定，患者能进食，则改为口服补钾，3 ~6g/天，应维持 4 ~7 天；或者每 2 ~4 小时作血钾监测及心电图监测，根据监测结果来补钾，这样的补钾不需要太大的调整，即可达到所需要的补钾量。

血钠低的患者可以用生理盐水来补充即可。另外酮症酸中毒患者体内可缺磷，但补磷的指征一般不明确，而且机体对磷的需要量小，故在治疗的初期，不需要补磷。糖尿病患者呈负镁平衡，并发酮症酸中毒时更明显，要注意补充。

5. 纠正酸中毒　对于轻症的酮症酸中毒，在给予补液及胰岛素治疗后，低钠及酸中毒可逐渐得到纠正，不必补碱。酸中毒时补碱应慎重，因为过度补碱，可伴有死亡率的增加，血钾降低及血红蛋白氧离曲线左移。所以要严格掌握补碱的指征：①血 pH <7.0 或 HCO_3^- <5.3mmol/L。②血钾 >6.5mmol/L 的严重高血钾症。③对输液无反应的低血压。④治疗过程中出现严重的高氯性酸中毒。补碱量：首次补给 5% 碳酸氢钠 100 ~200ml，可用注射用水稀释成等渗（1.25%），以后根据 pH 及 HCO_3^- 决定用量，当 pH 恢复到 7.1 以上，可停止补碱。对严重的酮症酸中毒患者是否使用碳酸氢盐一直有争议，因为补碱既有益处，也存在严重的治疗风险，所以临床上对酮症酸中毒的补碱应慎之又慎，严格把握补碱的适应证。

6. 其他　治疗糖尿病酮症酸中毒最常见的诱因是感染，所以一旦确定有感染，要注意抗生素的使用。抗生素使用的原则：早用、足量、有效，最好针对抗菌谱使用抗生素。其他常见的诱因还有创伤、中风、心肌梗死等，一旦发现，亦应立即予以处理。对于老人，或有心功能不全的患者，补液应注意不宜过多过快，要匀速补给，以防止肺水肿的发生。若有条件可在中心静脉压的监测下调整输液速度和整输量。由于脱水易并发急性肾功能衰竭，若经治疗后，血尿素氮，肌酐继续升高，必要时需要透析治疗。此外，降糖过快，补碱或低渗液体过多过快可诱发脑水肿，这尤其要注意，因为脑水肿一旦发生，其死亡率、致残率都很高，超过 50%，应注意避免。治疗上可予以脱水或利尿剂处理。如有胃潴留、意识不清或昏迷者应予以插胃管，持续吸取胃内容物，以免呕吐引起吸入性肺炎。

八、预防

在已诊断的糖尿病患者中，酮症酸中毒是可以预防的。因为酮症酸中毒发生的主要原因是1型糖尿病未能及时确诊；已确诊的患者未积极配合治疗；未能及早发现诱因并消除之。所以。医务人员及患者对此病的重视与治疗配合的程度非常重要。只要做到前面所提到的两点，糖尿病酮症酸中毒的发生是可以避免的。

（范迎宾）

第二节　高渗性非酮症高血糖昏迷综合征

一、概述

高渗性非酮症高血糖昏迷综合征（hyperosmolar noketotic hyperglycemic coma，HNKHC）是一种较少见的、严重的临床急性并发症。1957 年由 Sament 和 Schwartz 首先临床报道，此后才有大系列的病例相继见诸医学文献。其主要临床特征为严重的高血糖（血糖 >33mmol/L 或 600mg/dl）、严重脱水、血浆渗透压升高（有效渗透压≥320mmol/L）而无明显的酮症酸中毒。本综合征可由多种疾病引起，文献中有 1/3 患者无糖尿病史，且有该综合征在得到纠正后而无糖尿病发生的报道。另外国内外均有文献报道糖尿病酮症酸中毒的渗透压与本病的渗透压几乎相当，因此，有学者认为糖尿病的这两种急性并发症属于同一病谱，处于病谱的两端，两端之间尚有一些中间型。HNKHC 的发生率低于糖尿病酮症酸中毒，国内外文献报道 HNKHC 与 DKA 的发生率之比约为 1 ：6～1 ：10，多发生于老年 2 型糖尿病患者，无明显的性别差异，偶见于年轻的 1 型糖尿病患者。由于该病死亡率高，应予以足够的警惕、及时的诊断和有效的治疗。

二、病因与诱因

高渗性非酮症高血糖昏迷综合征的基本病因与 DKA 相同，仍是胰岛素相对或绝对缺乏，在此基础上，加上其他一些诱因才发病。常见的诱因如下：

1. 应激　各种应激如感染（特别是呼吸道及泌尿道感染）、外伤、手术、脑血管意外、心肌梗死、急性胰腺炎、胃肠道出血、中暑或低温等，均可诱发 HNKHC 的发生，尤以感染最常见。应激可使升高血糖的激素如儿茶酚胺和糖皮质激素分泌增加，后者还有拮抗胰岛素的作用，从而使患者血糖急剧升高。

2. 水摄入不足　是诱发 HNKHC 的重要因素，可见于口渴中枢敏感性下降的老年患者，不能主动进水的幼儿或卧床患者、精神失常或昏迷患者，以及胃肠道疾病患者等。

3. 失水过多　见于严重的呕吐、腹泻，以及大面积烧伤患者。

4. 糖负荷的增加　见于大量服用含糖饮料、静脉注射高浓度葡萄糖、完全性静脉高营养，以及含糖溶液的血液透析或腹膜透析等。值得提出的是，HNKHC 被误认为脑血管意外而大量注射高渗葡萄糖液的情况在急诊室内并不少见，结果造成病情加剧，危及生命。

5. 药物　凡是能抑制胰岛素释放和使血糖增高的药物包括各种糖类皮质激素、利尿剂

（特别是噻嗪类及速尿）、苯妥英钠、冬眠灵、心得安、甲氰咪胍、免疫抑制剂、硫唑嘌呤和甘油、钙通道阻滞剂和肾上腺素等，均可诱发本病。

上述诸因素均可使机体对胰岛素产生抵抗、升高血糖、加重脱水，最终导致 HNKHC 的发生。

三、病理生理

如前所述，本综合征发生的主要前提仍是胰岛素绝对或相对不足。起主要病理生理改变是：在各种诱因作用下，患者体内抗胰岛素激素明显升高，胰岛素的不足造成更加严重的高血糖、失水、肾功能损害及血浆渗透压升高所致的脑细胞功能障碍。由于胰岛素绝对或相对不足，从而使患者体内血糖增高，引起渗透性利尿，使水及电解质自肾脏大量丢失，导致失水和电解质紊乱。由于 HNKHC 患者多为老年人，其口渴感减退和抗利尿激素（ADH）的释放减少（正常口渴的阈值为 290～295mOsm/kgH_2O），使失水更为加重。失水可使血液浓缩，而且使肾血流量减少，加之高血糖引起渗透性利尿常为失水大于电解质丢失，从而使血糖和血钠尿中排泄减少，导致血糖和血钠在体内进一步的升高，两者使血浆渗透压进一步升高，从而引起恶性循环，导致本综合征的发生。

高渗性非酮症高血糖昏迷综合征尚可导致肾功能减退，主要是因为细胞内外严重脱水，血液浓缩，肾血流量减少所致肾功能不全。但肾功能可为肾性或肾前性，后者血尿素氮较血肌酐升高更为明显。

神经精神功能障碍与血浆渗透压升高导致脑细胞内失水有关，而与高血糖和可能存在的酸中毒无明显关系。对中枢神经系统的影响主要是有效渗透压升高，随着血浆渗透压的逐渐升高，患者的意识障碍也日益加重，直至昏迷。但中枢神经细胞的功能障碍是可逆的，在 HNKHC 纠正以后，一般可以恢复，而不留后遗症。

HNKHC 的发生主要病理变化是血浆渗透压升高，所以血浆有效渗透压或血液张力是非常有用的指标，渗透压的计算方法见表 10－1。

表 10－1 总渗透压和有效渗透压

总渗透压＝2×（Na^+＋K^+）（mmol/L）＋葡萄糖（mmol/L）＋BUN（mmol/L）
有效渗透压＝2×（Na^+＋K^+）（mmol/L）＋葡萄糖（mmol/L）

HNKHC 与 DKA 的基本病因基本相同，但是 HNKHC 患者多无显著的酮症酸中毒。造成这种区别的确切原因尚不清楚，目前有以下几种解释：①HNKHC 患者有相对较高的胰岛素分泌，足以抑制脂肪的分解和酮体的生成，但不能阻止其他诱因造成的血糖升高。②HONK 患者血浆生长激素和儿茶酚胺水平低于 DKA，这两种激素有促进脂肪分解和酮体生成的作用。③HNKHC 患者脱水比 DKA 严重，而严重的脱水不利于酮体的生成。④HNKHC 患者常有肝脏生酮作用的障碍和肾脏排糖能力的下降，使患者血糖很高而酮症较轻。⑤严重的高血糖与酮体生成之间有某种拮抗作用（图 10－3）。

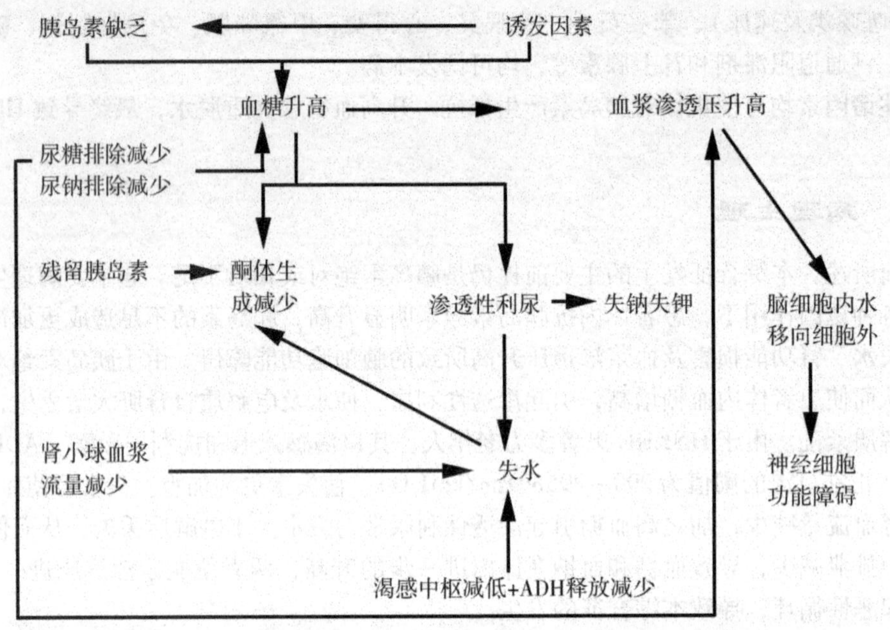

图 10－3　高渗性非酮症高血糖昏迷综合征的发病机制

四、临床表现

1. 病史　本综合征的发病无明显性别差异，患者多为 60 岁以上的老年人，半数以上患者过去有糖尿病病史，均属 2 型糖尿病。约 1/3 患者无糖尿病史。约 25% 的患者发生 HNKHC 与未能系统治疗有关。HNKHC 起病缓慢，但也有急性发病者。从开始发病到出现意识障碍约 1～2 周，在此期间，患者口渴、多饮、多尿，并逐渐加重。尚可出现乏力、头晕、食欲下降和呕吐等，但也只有多尿而无口渴和多饮者。患者常有感染症状，有资料显示感染为最常见的促发因素，占所有诱因的 30%～60%，尤其是呼吸道和泌尿道感染的症状。

2. 体格检查　有失水体征，表现为体重减轻、眼球凹陷、皮肤干燥、弹性差，血压偏低，脉搏细速。可有轻度发热，如高热者，应注意有无感染。随着病情加重，最后可发展为休克和急性肾功能衰竭。与其他原因引起的休克不同的是脱水严重，体检时可无冷汗。还有患者可因高渗状态出现胃麻痹导致胃扩张的体征，并可随高渗状态的纠正而好转。

3. 神经系统表现　患者常有显著的精神神经症状和体征，HNKHC 患者的意识障碍与否，主要决定于血浆渗透压升高的程度与速度。与血糖的高低也有一定关系，而与酸中毒的程度关系不大。国内外均有文献报道，当血浆渗透压超过 350msm/kg 患者常可有各种神经系统体征，这种紊乱可发生于从髓质到大脑皮质的各个水平，如局癫痫大发作、幻觉、反射亢进或减退、偏瘫、偏盲、失语、视觉障碍、上肢扑颤、四肢瘫痪、中枢性发热和阳性病理征等，经治疗后上述神经系统表现可完全消失。提示可能有因脱水、血液浓缩和血管栓塞而引起的大脑皮层或皮层下的损害。

4. 原有疾病与诱发疾病的表现　可见有原有疾病如高血压、心脏病、肾脏病变，诱发疾病如肺炎、泌尿系感染、胰腺炎，以及并发疾病如脑水肿、血管栓塞或血栓形成等的症状和体征。

五、实验室检查

1. 血糖与尿糖　高血糖严重，血糖多超过33.6mmol/L（600mg/dl）。尿糖多强阳性，患者可因脱水及肾功能损害而致尿糖不太高，但尿糖阴性者罕见。尿比重增高和渗透压升高，可有蛋白尿和管型，这与肾小管功能受损有关。

2. 血酮与尿酮　血酮多正常或轻度升高，用稀释法测定时，很少有血浆稀释至1∶4以上仍呈血酮阳性反应的。尿酮多阴性或弱阳性。

3. 水和电解质　HNKHC的特点是大量液体和电解质丢失。失水量多在4~5L以上，平均约9L。血Na^+正常或升高，有时也可降低。血K^+正常或降低，有时也可升高。血Cl^-情况多与血Na^+一致。血Na^+、K^+、Cl^-的水平取决于其丢失量、在细胞内外的分布情况及患者血液浓缩的程度。不论其血浆水平如何，患者总体Na^+、K^+、Cl^-都是丢失的。有人估计，HNKHC患者Na^+、K^+和Cl^-丢失分别为5~10、5~15、5~7mmol/kg，也就是说总体Na^+、K^+的丢失在300~500mmol左右。此外，不少患者还有Ca^{2+}、Mg^{2+}和磷的丢失。

4. 血尿素氮（BUN）和肌酐（Cr）　常显著升高，反映严重脱水和肾功能不全。BUN可达21~36mmol/L（60~100mg/dl），Cr可达124~663μmol/L（1.4~7.5mg/dl），BUN/Cr比值（按mg/dl计算）可达30∶1（正常人多在10∶1~20∶1）。有效治疗后BUN及Cr多显著下降。BUN与Cr进行性升高的患者预后不佳。

5. 酸碱平衡　半数患者有代谢性酸中毒，表现为阴离子间隙扩大。增高的阴离子主要是乳酸及酮酸等有机酸根，也包括少量硫酸及磷酸根。阴离子间隙的计算公式如下：

阴离子间隙＝$[K^+]+[Na^+]-[Cl^-]-[HCO_3^-]$（mmoL/L）。正常值为12~16mmol/L，患者可增高1倍左右。

HNKHC患者的酸中毒多为轻中度的，血HCO_3^-水平多高于15mmol/L，pH值多高于7.3。

6. 血浆渗透压显著升高　是HNKHC的重要特征及诊断依据。血浆渗透压可直接测定，也可根据血糖及电解质水平进行计算，公式如下：

总渗透压＝2×$(Na^+ + K^+)$（mmol/L）＋葡萄糖（mmol/L）＋BUN（mmoL/L）

有效渗透压＝2×$(Na^+ + K^+)$（mmol/L）＋葡萄糖（mmol/L）

正常人血浆渗透压为280~300mmol/L，如超过350mmoL/L则可诊为高渗。由于BUN能自由通过细胞膜，不能构成细胞外液的有效渗透压，故在计算时略去BUN，而计算血浆有效渗透压。

HNKHC患者血浆有效渗透压高于320mmol/L。

7. 其他　HNKHC患者白细胞计数常增多，血球比积常升高，反映脱水和血液浓缩。不少患者血清酶包括转氨酶、乳酸脱氢酶、磷酸肌酸激酶可以升高；血胆固醇和甘油三酯亦可升高。血及尿培养、胸透和心电图可有改变。

六、诊断与鉴别诊断

1. 诊断　HNKHC的诊断并不困难，根据病史、体征、实验室检查即可明确。关键问题在于提高对本病的认识。对每一个神志障碍或昏迷的患者，尤其是中老年患者，都应把本病列入鉴别诊断范围内。如果在体验中发现患者有显著的精神障碍和严重的脱水，而无明显的深大呼吸，则更应警惕本病发生的可能性。

关于 HNKHC 的实验室诊断依据，国外有人提出以下标准：①血糖≥33mmol/L（600mg/dl）。②血浆渗透压≥350mmol/L 或有效渗透压≥320mmol/L。③动脉血气检查示 pH≥7.30 或血清［HCO_3^-］≥15mmol/L。这个标准较为实用，可作为我们诊断 HNKHC 的实验室诊断依据。但值得注意的是 HNKHC 有并发 DKA 或乳酸性酸中毒的可能性。个别病例的高渗状态主要是由于高血钠，而不是高血糖造成的。因此尿酮体阳性，酸中毒明显或血糖低于 33mmol/L，并不能作为否定 HNKHC 诊断的依据。但 HNKHC 患者无一例外地存在有明显的高渗状态，如昏迷患者血浆有效渗透压低于 320mmol/L，则应考虑到其他可能引起昏迷的疾病的可能性。

2. 鉴别诊断　HNKHC 因多发生于老年人，在老年人中引起昏迷的常见疾病有低血糖昏迷、酮症酸中毒昏迷、脑血管意外和乳酸性酸中毒等。

（1）低血糖昏迷：老年人糖尿病在口服降糖药尤其是磺脲类降糖药或是应用胰岛素治疗过程中，易发生低血糖昏迷，特点是：发病突然，从发病到昏迷之间的时间短；血糖低，尿糖阴性；血浆渗透压正常，故很容易鉴别。

（2）脑血管意外：老年人发生脑血管意外，可因应激有血糖升高，且可诱发本综合征的发生。鉴别诊断要点为：脑血管意外发病突然，且很快进入昏迷状态；血糖可有升高，但低于 33mmol/L；因脑溢血发病时血压明显升高，脑血栓形成者血压可正常，而本综合征常为低血压；脑血管意外血浆渗透压正常，本综合征明显升高；腰椎穿刺测颅内压升高，而本病降低；脑溢血者脑脊液为血性，而本病正常。

（3）四种常见糖尿病急症的鉴别诊断见表 10－2。

表 10－2　四种常见糖尿病急症的鉴别诊断

项目	酮症酸中毒	HNKHC	乳酸性酸中毒	低血糖昏迷
病史	有或无糖尿病史，有酮症酸毒的诱因，中断治疗，胰岛素剂量不足，感染等	有或无糖尿史，多为老年人，有限制饮水、呕吐、腹泻、感染、静脉注射高渗葡萄糖或使用糖皮质激素、噻嗪类利尿剂等	有感染、失血、休克、缺氧、饮酒或大量使用降灵，多为原有心血管、肝肾疾病者	多有大量注射胰岛素或服用过量降糖药，或用药后延迟进食及过度体力活动史
起病	慢，2~3日	慢，数日	较急	急，数小时
症状	厌食、恶心、吐、口渴多尿、神经症状、昏睡等	神志障碍，躁动，局灶症状、抽搐、瘫痪、昏迷等	厌食、恶心、气短、乏力、昏睡眩晕等症状	饥饿感、多汗、心悸、乏力、手抖
体征				
呼吸	深大，有酮味	正常	深大	正常
皮肤	干燥失水，弹性差	干燥，失水	可失水	苍白，潮湿，多汗
反射	迟钝	亢进或消失	迟钝	加强，Babinski 征可阳性
化验				
尿糖	（++）~（+++）	（++）~（++++）	阴性~（+++）	阴性~（+）
尿酮	（+）~（+++）	阴性~（+）	阴性~（+）	阴性

续 表

项目	酮症酸中毒	HNKHC	乳酸性酸中毒	低血糖昏迷
血糖	显著升高	显著升高，多≥33mmol/L	正常或升高	显著降低
血 Na^+	降低或正常	正常或显著升高	降低或正常	正常
血 pH	降低	正常或降低	降低	正常
血浆渗透压	正常或稍升高	显著升高 350mmol/L	正常	正常
血乳酸	稍升高	正常	显著升高	正常

七、治疗

HNKHC 的治疗原则与 DKA 相同，包括积极地寻找并消除诱因，严密观察病情变化，因人而异地给予有效的治疗。HNKHC 一旦诊断确立，应积极进行抢救，否则易致死亡。治疗方法包括补液、使用胰岛素、纠正电解质紊乱和酸中毒及其他治疗等。

（一）一般处理

（1）询问病史、进行体检，注意血压、体温及神志情况。

（2）查血糖，血 Na^+、K^+、Cl^-、BUN、Cr、CO_2 CP、Ca^{2+}、Mg^{2+}、磷、血常规，尿常规，尿糖，尿酮体，胸透，ECG，必要时做动脉血气分析、血及尿培养。

（3）病情观察每小时测量血压、脉搏、呼吸，并记录出入量 1 次；每小时测尿糖、尿酮体或末梢血血糖 1 次；每 2～4 小时测静脉血血糖、Na^+、K^+、BUN、CO_2CP 1 次，并计算血浆渗透压。神志不清或排尿不畅者放置导尿管，呼吸困难者给氧；放置胃管，如有呕吐、腹胀、肠鸣音消失或大便潜血阳性时抽取胃内容物；有感染的征兆时给予抗生素；有血栓栓塞性并发症的可能性者，可给予肝素抗凝治疗。

（二）补液

积极的补液在 HNKHC 的治疗中至关重要，往往对患者的预后起着决定性的影响。有人认为，有的患者可单用补充液体及电解质的方法得到满意的疗效，而在未充分补液即大量使用胰岛素时，则可因血浆渗透压急剧下降，液体返回细胞而导致休克的加重。

HNKHC 患者失水多比 DKA 严重，失水量多在发病前体液的 1/4 或体重的 1/8 以上，根据患者体内水占体重的 60%，可估计患者的失水量约为：病前体重（kg）×0.6×（0.125～0.25）×1 000＝失水毫升量。考虑到在治疗过程中将有大量液体自肾脏、呼吸道及皮肤丢失，在 HNKHC 治疗过程中，补液总量可多达 6～10L，略高于估计的失液总量。为了及时纠正低血容量休克，补液总量的 1/3 应于入院后 4 小时内输入，其余的 2/3 则应在入院后 24 小时输入。补液速度应先快后慢，快的前提是患者无心脏病。在静脉输液的同时，应尽可能通过口服或胃管进行胃肠道补水，此法有效而且简单和安全，可减少静脉补液量，从而减轻大量静脉输液引起的副作用。在输液中，应注意观察患者的尿量、颈静脉充盈度并进行肺部听诊，必要时测量中心静脉压和红细胞比积，用以指导补液。

对于静脉输液的种类，各医疗单位的主张不尽相同。一般主张，在治疗开始，化验结果尚未回报时，在血压低而且血 Na^+ ≤150mmol/L 时，以及在治疗过程中血浆渗透压降至 330mmol/L 以下时，均应使用等渗盐液（308mmol/L）；在无明显的低血压而血 Na^+ >

150mmol/L 时，应使用半渗溶液，如 0.45% NaCl 溶液（154mmol/L）或 2.5% 葡萄糖溶液（139mmol/L）；如患者血压低，收缩压 < 10.7kPa（80mmHg）时，可使用全血、血浆或 10% 右旋糖酐生理盐水 500～1 000ml 予以纠正，如同时又有高血 Na^+（$Na^+ \geq 150mmol/L$）时，则可同时使用全血（或血浆）及半渗溶液，有人甚至主张全血（或血浆）与 5% 葡萄糖溶液联合使用；在治疗过程中，当血糖下降至 14mmol/L（250mg/dl），应使用 5% 葡萄糖溶液（278mmol/L）或 5% 葡萄糖生理盐水（586mmol/L），以防止血糖及血浆渗透压过快下降。

（三）胰岛素

HNKHC 患者一般对胰岛素比 DKA 敏感，在治疗中对胰岛素需要量相对较少。有人主张在治疗的前 2L 输液中不用胰岛素，有人主张采用皮下或肌内注射普通胰岛素（RI）。现在倾向于治疗一开始，即采用静脉滴注小剂量胰岛素法。这种方法灵活，血浆胰岛素水平平稳，不受吸收能力的影响，血糖下降平稳，副作用较小，减少低血糖发生的危险。

HNKHC 治疗过程中，应一律使用普通胰岛素（RI），开始可用 RI 10～16U 一次静脉注射作为基础量，以后按 0.1U/（kg·h）持续静脉滴入，常用量 4～6U/h，使血糖以 3.3～5.5mmol/（L·h）（60～100mg/dl·h）的速度下降，尿糖保持在“+”～“++”为宜。在治疗的前 12 小时，最好每 2 小时测血糖 1 次，如前 4 小时中每小时的血糖水平下降不足 2mmol/L（36mg/dl），应将胰岛素量增加 50%～100%。在治疗过程中，当血糖降至 14～17mmol/L（250～300mg/dl）时，在改用 5% 葡萄糖溶液的同时，应将 RI 减为 0.05U/（kg·h），常用量 2～3U/h 静脉滴注或 3～4U/h 肌内注射。经过一段时间的稳定后，可进一步改为每日数次 RI 肌内或皮下注射，最后逐步恢复为 HNKHC 发病前的治疗。

（四）纠正电解质紊乱

HNKHc 患者常有明显的 Na^+ 及 K^+ 的丢失。Ca^{2+}、Mg^{2+} 和磷也可有不同程度的丢失。Na^+ 丢失可通过补充含 NaCl 的液体而得到纠正，故纠正电解质紊乱主要补钾。国外有主张用含钾的醋酸或磷酸盐（当血磷不高时）而不用。KCl 的，认为后者可能加重高氯血症，但国内仍多用 KCl。如最初血钾高于 5mmol/L，应在补液后 2～4 小时开始补钾。最初血钾正常或降低者，则应在治疗开始时即行补钾，一般用 KCl 3g 加入 1 000ml 液体中于 4～6h 内输入，24 小时内可给 KCl 4～6g。病情允许时，应尽量辅以口服补钾，如口服枸橼酸钾溶液，以减少静脉补钾量。多数患者在抢救成功后应继续口服补钾 1 周。在静脉输钾过程中，应注意监测血钾及心电图的改变，以防止高血钾或低血钾的发生。尿量过少时输钾有导致危险的高血钾的可能，因此，当尿量少于 50ml/h 时静脉补钾应慎重。如患者有低血钙、低血镁或低血磷时，可酌情补以葡萄糖酸钙、硫酸镁或磷酸钾缓冲液。

（五）纠正酸中毒

轻度酸中毒常可随足量补液和 RI 治疗而纠正，不需使用碱性溶液。当 CO_2CP 低于 11mmol/L（25Vol/dl）时，可使用 1.4% $NaHCO_3$ 溶液 200～400ml，4～6 小时后复查，如 CO_2CP 已恢复到 11～14mmol/L（25～30Vol/dl）或更高，则停止补碱。高渗 $NaHCO_3$ 可使血浆渗透压升高，乳酸钠可加重乳酸性酸中毒，在 HNKHC 的治疗中不宜使用。

（六）其他措施

包括去除诱因、支持疗法和严密的病情观察。

八、预后

HNKHC 病死率高，多数文献报告在 50% 左右，也有报道病死率为 10% ~17% 者。年老及合并其他重要器官的严重疾病可能是病死率较高的重要原因。多数患者死于原有疾病或诱发疾病，其余的死于脱水、低血容量休克或肺栓塞等血管栓塞性疾病。HNKHC 患者死于治疗过程中出现的脑水肿、肺水肿及心力衰竭者并不常见。随着诊治水平的提高，HNKHC 的预后将大大改善。

（范迎宾）

第三节　甲状腺功能亢进危象

甲状腺功能亢进危象（crisis of hyperthyroidism）又称甲状腺危象（thyroidstorm or thyroid crisis），是甲亢最严重的并发症。通常发生于甲亢未得到良好控制的患者，病前多有明显的诱发因素。临床表现为高热、大汗、心血管系统异常以及神经精神和胃肠道症状。

一、病因与发病机理

1. 诱因

（1）甲亢手术：术前准备不充分，机体处于高代谢状态，加上麻醉的影响，使患者易于发生甲状腺危象。一般而言，危象大多出现在术后 1 ~2 天内，并发感染时，则促使危象的发生。

（2）应激状态：见于精神刺激、外伤、手术、分娩、过度疲劳、糖尿病酮症酸中毒以及严重的心血管疾病等情况。

（3）感染：为最常见的诱因。各种感染均可导致甲状腺危象，尤其是急性上呼吸道感染和胃肠道感染。此时，患者出现高热和水电解质紊乱，感染应激又可使大量甲状腺激素释放入血，肾上腺皮质激素分泌也明显增加。由于甲亢患者肾上腺处于高负荷状态，其功能多有减退，感染时，肾上腺皮质功能相对不足更为显著，由此诱发甲亢危象。

（4）放射性碘治疗：甲亢接受放射性碘治疗后，5% ~10% 患者出现放射性甲状腺炎，使甲状腺激素大量释放，从而导致危象的发生。这一情况大多出现在同位素治疗 1 周左右。

（5）其他：停用抗甲状腺药物或甲状腺过度挤压等因素均能够诱发甲状腺危象，对病情控制不良的患者尤然。

2. 发病机理　目前认为，甲状腺危象的发生是由综合因素引起的，其中，起主导作用的有三个方面。

（1）大量甲状腺激素释放入血：甲亢手术、放射性碘治疗或甲状腺挤压时，大量甲状腺激素迅速释放进入血，使循环中甲状腺激素含量突然增加，由此导致甲状腺危象。

（2）儿茶酚胺活性增强：各种应激状态均可使机体交感肾上腺髓质活性增加，分泌大量儿茶酚胺，而甲状腺激素对此类激素受体又具有上调作用，产生儿茶酚胺反应增强的效应，心脏及神经组织的反应尤其明显。

（3）肾上腺皮质功能减退：甲亢患者肾上腺糖皮质激素的代谢加速，肾上腺皮质负担过重，日久以后，有肾上腺皮质储备不足的倾向。应激时，肾上腺皮质不能代偿地分泌更多的糖皮质激素，以抵消其消耗，结果产生肾上腺皮质功能衰竭。

近年的研究发现，甲状腺危象发生时如肿瘤坏死因子α（TNF-α）及白细胞介素-6（IL-6）等亦同时增加，提示细胞因子在甲状腺危象的发病机制中扮演重要角色，但其具体作用途径尚待进一步阐明。

二、临床表现

危象的发作多为突然起病，少数则起病较缓。有些患者在典型的症状与体征出现前，已有危象前期的临床表现。

1. 发热　是甲状腺危象的主要症状之一，常常达到39℃以上。患者可表现为皮肤潮红和大汗淋漓。

2. 心血管表现　心动过速是危象典型的表现，一般在140~240次/分之间。心率超过140次/分，往往是危象的早期特点。部分患者出现心律不齐或心衰。患者血压变化与甲亢相同，常见脉压差增大，少数严重病例出现休克症状。

3. 胃肠道症状　食欲减退、恶心、呕吐及腹泻是常见的临床表现，患者可因此而出现严重失水。25%患者伴有黄疸和肝功能损伤。

4. 神经精神症状　也是甲状腺危象的典型表现之一。烦躁不安、激动、定向力异常、焦虑和幻觉等十分常见，严重者可出现谵妄和昏迷。有些易被误诊为精神病。

值得注意的是，少部分患者并无上述典型的临床症状与体征，而以嗜睡、衰弱和淡漠等为主要表现。患者极为衰弱，反应迟钝，木僵甚至昏迷。可有恶心、呕吐、黄疸以及血压降低。体温轻度升高，正常或低于正常。心率不快，可有房室传导阻滞。此一状况称为淡漠型危象（apathetic crisis）。

三、辅助检查

1. 血象　一般无明显变化。伴发感染的患者可有白细胞升高，但部分患者即使感染仍无血象的异常。

2. 甲状腺激素谱　同一般的甲亢患者，即血清总T_3、T_4升高、TSH降低，但危象患者血游离甲状腺激素升高更为显著。

3. 电解质　可有血钠、血氯、血钙减低，部分患者血磷与血钾升高。

4. 其他　肝功能检查可见黄疸指数升高及转氨酶异常，患者可有血清胆固醇降低。少部分患者血清尿素氮升高。

四、诊断与鉴别诊断

甲状腺危象的诊断并无统一的标准，应结合病史、临床表现和相关辅助检查。其中，最为关键的指标是高热和心动过速。甲亢患者在前述诱因影响下，出现：①极度不安。②高热达39℃以上。③心率异常升高与体温升高不相对应，在160次/min以上。④大汗淋漓。⑤腹泻等交感神经过度兴奋和代谢旺盛的表现，一般可以肯定诊断为甲状腺危象。对淡漠型危象，应该给予高度警惕，诊断困难时，应注意检查甲状腺激素谱。

临床上常把那些甲状腺功能亢进症状加重尚未进入危象期者称之为危象前期或危象先兆。此时，患者心率虽加快，但在160次/min以下，体温升高而不足39℃，较少发生谵妄、昏迷等。因此，危象先兆仅为临床工作提出警告，提示危象可能发生，此时必须加强治疗，二者之间无严格的界定标准。

本病应与引起高热、心动过速、胃肠炎和精神症状的其他疾病相鉴别。临床上尤其重要的是区别感染、心血管疾病和嗜铬细胞瘤等。

甲状腺危象患者出现下列情况时，提示病情危重：①过高热。②惊厥、昏迷。③严重心律失常和心衰。④休克。⑤体温不升。⑥极度衰竭。

五、治疗

1. 减少甲状腺激素的合成与分泌

（1）抑制甲状腺激素的合成：立即口服或鼻饲他巴唑或丙基硫氧嘧啶。由于丙基硫氧嘧啶吸收快，用药后 50 分钟血中浓度达峰值。而且，本药可以抑制组织中 5′－脱碘酶的活性，阻断 T_4 向生物活性更强的 T_3 转化，故为首选制剂。一般使用丙基硫氧嘧啶 600～1 200mg/日或他巴唑 60～120mg/日，分 3～4 次口服。此疗法可使 T_3 浓度在 24 小时后下降 50%。

（2）阻止甲状腺激素的释放：采用碘制剂可抑制蛋白水解酶，使甲状腺球蛋白上的甲状腺激素不被水解，从而减少甲状腺激素向血中释放。可选用 Lugol's 液（含碘 5%，碘化钾 10%），口服或经胃管灌入。首剂 60 滴，然后每 6h 再给 30 滴，24h 后可逐渐减量。亦可给予碘化钠 1g，溶于 500～1 000ml10% 葡萄糖液中，24h 静脉滴入 1～3g。或口服或胃管灌注碘化钾溶液 5 滴（40mg/滴），每 8h1 次。一般在治疗 24h 后开始减量，危象缓解后 3～7 天可停用，原则上，碘剂的最长疗程不超过 2 周。目前认为，在治疗危象中，碘制剂的疗效迅速而有效，其重要性比使用抗甲状腺药物抑制甲状腺激素的合成更为显著。因此，为有效控制病情，碘剂可以同抗甲状腺药物同时应用。

2. 清除已分泌至体循环中的甲状腺激素　此方法主要用于那些经过常规治疗症状仍不缓解者。临床上可以根据病情以及医疗条件，选择血液净化疗法或换血疗法。不过，此类方法临床使用的概率极少。

3. 降低周围组织对甲状腺激素和儿茶酚胺的反应性

（1）β－受体阻滞剂：一般使用心得安 20～80mg，每 4～6 小时口服一次，或者在心电监护下，静注心得安 1～2mg，2～5 分钟重复一次，总剂量可用至 5～10mg。本药不仅能够有效地降低外周组织对儿茶酚胺和甲状腺激素的反应性，而且可以减少 T_4 向 T_3 的转化。

（2）利血平：为肾上腺素能阻滞剂，并耗竭组织中的儿茶酚胺。可以口服或肌注 1～2mg/次，每 4～6 小时一次。本药能够引起意识障碍，临床上应给予重视。

4. 合理使用肾上腺糖皮质激素　甲状腺危象患者处于肾上腺皮质功能相对不足状态，而糖皮质激素可以抑制甲状腺激素的分泌以及 T_4 向 T_3 的转化，减轻外周组织对甲状腺激素的反应，并具有退热、抗毒与抗休克等作用。因此，推荐使用肾上腺皮质激素，如可的松 50mg，每日 3 次，或氢化可的松 200～400mg/日，也可使用地塞米松 10～30mg/日静滴，待病情好转后逐步停用。

5. 对症治疗　对于高热的患者，应该积极采用物理或药物降温的方法，使体温恢复正常。危象治疗过程中，应注意防治电解质紊乱。

（张　睿）

第四节　甲状腺功能减退危象

甲状腺功能减退危象（hypothyroid crisis）又称黏液性水肿昏迷（myxedemacoma），是甲状腺功能减退严重而罕见的并发症。通常发生于冬季，见于未经治疗或病情控制欠佳的患者，老年患者好发。病前多有应激等诱发因素。

一、病因与发病机理

甲状腺功能减退可分为原发性、继发性、三发性和甲状腺激素抵抗综合征四类。危象多见于原发性甲减患者。其基本的病理基础是甲状腺激素缺乏。如果未经妥善处理，甲状腺功能减退可以自发进展到危象状态，某些诱因则促使本病的发生。

1. 常见诱因

（1）感染：是最常见的诱因。各种感染均可诱发昏迷，肺部感染尤然。

（2）应激：外伤、手术、心脑血管意外如心肌梗死、充血性心衰和脑血管意外等。

（3）药物：应用镇静剂和麻醉药等。

（4）其他：如寒冷、低温。

2. 发病机理　甲状腺功能减退危象的发生是由综合因素介导的。其中，体温过低、大脑酶系统功能障碍、二氧化碳潴留和糖代谢异常等起关键作用。

（1）能量代谢障碍：甲状腺激素不足时，细胞的氧化磷酸化过程出现障碍、ATP 生成减少而不能供给足够的能量，使细胞的各种代谢活动受到抑制。体内脂质和粘蛋白分解代谢减慢，出现高脂血症和黏液性水肿。粘蛋白亲水力很强，沉积在各组织细胞间隙吸附大量水分，使组织肿胀、细胞受压、引起细胞功能障碍。水肿物质沉着于下丘脑以及甲减时基础代谢率降低，可能是体温下降的原因。胃肠消化吸收减退，肝糖复合成减少，以及肾上腺皮质功能下降可能与低血糖有关。低体温对已糖激酶的抑制，加上低血糖，可进一步加重脑细胞供能障碍。脑组织的黏液水肿、变性、和能量不足均可使脑细胞丧失正常的功能，大脑皮质进入抑制状态，引起意识障碍，最后出现昏迷。

（2）缺氧和二氧化碳潴留：由于黏液性水肿时的肥胖、胸肌虚弱、肠麻痹、胸腹腔积液、心力衰竭以及中枢神经系统抑制，导致肺活量、肺泡换气减低，血二氧化碳张力增加、氧分压下降，引起脑缺血、缺氧和二氧化碳麻醉，从而产生意识障碍。

（3）水电解质紊乱：甲状腺功能低下时，肾血流量减少、肾脏对水的清除能力降低，容易造成水中毒和稀释性低钠血症，患者可出现神志恍惚、思睡、谵妄、抽搐甚至昏迷等神经系统表现。

（4）脑细胞凋亡：甲状腺激素是维持脑细胞发育和生存的必需激素，甲状腺激素缺乏将导致大脑发育障碍和脑细胞凋亡增加。近年来研究发现，甲状腺激素可促进抗凋亡相关蛋白 Bcl－2 的表达，从而抑制脑细胞的凋亡过程。甲减时，甲状腺激素水平显著减低，使得脑细胞凋亡明显增加。

二、临床表现

1. 早期表现　畏寒、皮肤干燥、便秘、虚弱、嗜睡、抑郁、体重增加和月经紊乱等。

患者可有肌肉痉挛、感觉异常、感情淡漠、共济失调和精神障碍等症状。体检可见典型黏液性水肿外貌，甲状腺往往增大或有颈部手术疤痕。

2. 晚期表现

（1）昏迷：在诱因作用下，患者从嗜睡、意识不清，逐渐进入昏迷状态。昏迷一旦发生，常常难以恢复。

（2）低体温：见于80%以上的患者，是甲状腺功能减退危象的突出表现，一般在36℃以下。一些患者在昏迷前即有体温下降，若予足够重视并采取有效的治疗措施，可以防止发展为昏迷。

（3）低血糖：主要与甲状腺激素不足，肝糖原生成减少有关。若患者伴有肾上腺皮质激素相对不足，则促进低血糖的发生。

（4）低血压：约50%患者出现血压降低，甚至休克。

（5）低血钠与水中毒：主要缘于低甲状腺激素状态对肾脏的直接影响以及血中抗利尿激素升高。

（6）呼吸抑制：呼吸浅而快，呈低换气状态，氧分压降低，二氧化碳分压升高，出现脑缺氧和呼吸性酸中毒。

（7）出血倾向：与毛细血管脆性增加有关。出血部位以皮肤、消化道黏膜和牙龈为主。

（8）其他：患者可因神经肌肉张力降低，出现尿潴留和麻痹性肠梗阻。晚期患者尚可有少尿、无尿表现。感染的症状与体征常常被严重的代谢紊乱所掩盖。

如果昏迷持续时间长，患者合并感染，而体温在34°C以下，或者合并明显的呼吸循环功能衰竭等，则提示病情危重。

三、辅助检查

1. 血象　可有贫血的血象特点。

2. 甲状腺激素谱　患者一般显示血清甲状腺激素水平降低。对于继发性或三发性甲减，血清促甲状腺激素也明显低于正常或测不出，而原发性甲减者，促甲状腺激素显著升高。

3. 血气分析　可见低氧血症、高碳酸血症、呼吸性或混合性酸中毒等。

4. 血生化指标　血脂和磷酸肌酸激酶升高，肝功能可有异常，少部分患者伴有尿素氮增高。血糖大多在正常范围，病情严重者可见血糖降低。有时出现低钠血症。

5. 心电图　心动过缓，各导联低电压，T波低平或倒置，有时伴有传导阻滞。

6. 影像学检查　超声心动图可以发现心包积液，胸部X线显示心影扩大。蝶鞍CT或MRI可有鞍体增大的表现。

四、诊断与鉴别诊断

本病具有典型的病史、临床症状与体征。结合甲状腺功能减退的病史、确切的诱发因素以及相应的辅助检查，一般可以明确诊断。

临床上，当患者出现下述特点时，需要考虑甲减危象的存在：①有甲状腺功能低下或甲状腺疾病如桥本甲状腺炎，或有甲状腺手术或放射性碘治疗病史。并有感染、寒冷、应激等诱发因素。②存在甲状腺功能低下的特征性表现如面部四肢肿胀、皮肤干燥粗厚、面色苍白、唇厚舌大等。③意识障碍缓慢进展，逐渐由嗜睡、昏睡直至昏迷。伴有心动过缓、低体温、低血钠、低血糖，以及呼吸性酸中毒等表现。此时，宜抽血检查甲状腺激素谱以及TSH水平进行确诊。但是，由于这些检查项目不能迅速得出结果，临床上应在抽血送检的同时，详细鉴别除外一些类似病症后立即按本症给予抢救，以免延误治疗。

本病需与垂体危象、低血糖昏迷、肾功能不全和某些心脏疾患相鉴别。

五、治疗

1. 常规治疗

（1）纠正低血压与抗休克：首先给予适当补液，一般每天600～1 000ml，电解质溶液占总液量的1/2～1/3。休克者应给予输血。如果血压不回升可酌情选用升压药物，可首选胰高血糖素，其次可选用多巴胺，间羟胺，宜小剂量使用，以防心律失常。

（2）纠正水电解质紊乱和低血糖：稀释性低钠血症约占本症的70%，轻度低钠血症无须特殊处理，经甲状腺激素治疗后即可恢复。血钠低于110mmol/L时，可给予少量2.5%～3.0%高渗氯化钠液。低血糖者当天可给予50%的葡萄糖液40ml每6～8h1次静脉注射，以后根据血糖情况和病情恢复状况酌情经静脉、鼻胃管或口服供给能量。

（3）保暖复温：患者应住在室温21～24℃的病房中，并覆盖毛毯或棉被等保暖，避免体温进一步散失。经甲状腺激素治疗后大部分患者的体温可在1～2d内逐渐回升，无须再给予特殊复温治疗。少数严重低温（体温＜30℃）昏迷者，可用电热毯或热水袋放置在患者周围复温。复温一定要慢，一般以每小时增加0.5℃为宜，过快地复温可使耗氧量迅速增加，周围血管扩张，导致加温性休克和严重心律失常。因此，复温过程中要进行心电监护，做好用药物和电除颤治疗心律失常的准备。

（4）其他：去除诱因，防治感染，治疗心律失常。避免使用镇静剂和麻醉药。

2. 特殊治疗

（1）甲状腺激素替代疗法：最好使用T_3制剂，剂量为25～50μg，每12小时一次。也可给予左旋甲状腺素，首次静注0.3～0.4mg，以后每日0.1mg。当患者病情改善后，可以口服给药。如无T_3或左旋甲状腺素，可以口服或鼻饲甲状腺片40～80mg/次，每日2～3次。对于有明确肾上腺皮质功能减退者，应该首先给予糖皮质激素，而后再应用甲状腺激素制剂。

（2）糖皮质激素的应用：甲减患者往往伴有肾上腺皮质功能不足，应用甲状腺激素后，此现象更加明显。所以，在甲状腺功能减退危象治疗中适当应用糖皮质激素是可取的。可静滴氢化考的松100～200mg/日。如果合并休克、低血糖和低血钠，糖皮质激素的应用更为必要。

（3）改善肺泡换气，纠正缺氧和高碳酸血症轻症患者可给予鼻导管吸氧或面罩供氧，密切观察动脉血气变化，如果病情无好转，可采取经口咽或鼻咽通气道进行声门前高频喷射通气，或经气管导管给氧，二氧化碳潴留和缺氧显著的重症患者应尽早行气管切开插管，使用呼吸机进行间歇正压呼吸。贫血较重者，尤其是血细胞比容小于0.30者应输入红细胞，以增加血液的携氧量，改善组织的供氧。

（张　睿）

第五节 肾上腺危象

肾上腺危象（adrenal crisis）亦称急性肾上腺皮质功能减退症（acute adrenocorticalhypofunction）或艾迪生危象（Addisonian crisis），是由于肾上腺皮质功能急性衰竭，皮质醇和醛固酮绝对或相对分泌不足引起的以体循环衰竭为主要表现的临床综合征，是临床急诊抢救时经常遇到的一种内分泌危象。其病情凶险、死亡率高，临床上缺乏特异性表现，容易误诊或漏诊。

一、病因与诱因

由于肾上腺皮质严重破坏致肾上腺皮质激素绝对不足，或慢性肾上腺皮质功能减低，患者在某种应激情况下肾上腺皮质激素相对不足所致。

1. 原发性肾上腺皮质急性破坏　是导致肾上腺危象的常见原因。临床引起肾上腺急性破坏的病因有：①严重感染败血症合并全身和双侧肾上腺出血，如流行性脑脊髓膜炎合并的Waterhause－Friderichsen综合征（华－弗综合征）。②全身性出血性疾病如血小板减少性紫癜、DIC、白血病等，以及抗凝药物治疗引起的肾上腺出血。③癌瘤的肾上腺转移破坏。④外伤引起肾上腺出血或双侧肾上腺静脉血栓形成。

2. 诱发因素　有原发性和继发性慢性肾上腺皮质功能不全的患者，下列情况可诱发肾上腺危象：①感染、劳累、外伤、手术、分娩、呕吐、腹泻和饥饿等应激情况。②长期激素替代治疗患者突然减停激素。③垂体功能减低如希恩综合征，在未补充激素情况下给予甲状腺素或胰岛素时也能诱发肾上腺危象。

二、发病机制

正常人在应激情况下皮质醇分泌较基础水平增加10倍，但慢性肾上腺皮质功能减低、肾上腺皮质破坏的患者则不能相应地增加，导致肾上腺皮质激素严重不足。皮质激素不足引起肾小管 Na^+ 重吸收障碍，大量失钠伴失水使血容量急剧减少，血压下降，休克，导致肾上腺危象的发生。糖皮质激素不足还使糖原异生减弱导致低血糖。

三、临床表现

肾上腺危象可因皮质激素绝对分泌不足或严重应激而骤然发病（急性型）；也可以呈亚急性型，主要是由于部分皮质激素分泌不足或轻型应激所造成，临床上发病相对缓慢，但疾病晚期也表现为严重的急性型。发生危象时，既有共同的临床表现，也可因原发病不同而表现出各自的特点。

1. 肾上腺危象的共同表现　肾上腺危象时，多同时有糖皮质激素及盐皮质激素缺乏所致的共同症状。典型表现：

（1）循环系统：在原有血压偏低、心音低钝的基础上，突发脉搏细弱、心率加快、血压下降甚至休克。

（2）消化系统：食欲不振、厌食、恶心、呕吐，腹痛、腹泻、腹胀。部分患者的消化道症状特别明显，出现严重腹痛、腹肌紧张、反跳痛，酷似外科急腹痛。

(3) 神经系统：软弱无力、萎靡嗜睡、意识障碍和昏迷。发生低血糖者常有出汗、震颤、视力模糊、复视，严重者精神失常、抽搐。

(4) 泌尿系统：合并肾功能减退时，出现少尿或无尿，血肌酐、尿素氮增高。

(5) 全身症状：极度乏力，严重脱水，绝大多数有高热，或出现低体温。

2. 不同病因/诱因所致肾上腺危象的特征性表现

(1) 手术所致肾上腺危象：多在术后即刻发生，因失盐、失水有一个过程，常常在48小时后症状明显。

(2) 难产分娩：若有肾上腺出血也常在分娩后数小时至1~2天内发生危象。

(3) DIC所致：常有严重的感染、休克、出血倾向、缺氧、发绀及多器官栓塞等表现，凝血机制检查有异常发现。

(4) 华-弗综合征：多有高热，头痛、呕吐、颈强、意识障碍，血压下降或休克，皮肤广泛出血点或大片瘀斑等症状和体征。

(5) 慢性肾上腺皮质功能减退症：常有明显色素沉着、消瘦、低血压、反复昏厥发作等病史。

(6) 长期应用肾上腺皮质激素：有向心性肥胖、多血质、高血压、肌肉消瘦、皮肤菲薄等表现。

四、辅助检查

1. 实验室检查　特点是“三低”（低血糖、低血钠、低皮质醇）、“两高”（高血钾、高尿素氮）和外周血嗜酸性粒细胞增高。

(1) 血常规检查：白细胞计数多数正常，嗜酸性粒细胞可升高达$0.3\times10^9/L$。

(2) 生化检查：血钠低、血氯低，血清钾和尿素氮偏高，血$Na^+/K^+<30$；空腹血糖低，口服葡萄糖耐量出现低平曲线。

(3) 激素测定：是肾上腺皮质功能低下或肾上腺危象最有特异性诊断意义的指标，典型患者常有如下改变：①血皮质醇降低。②24小时尿皮质醇及17-羟皮质类固醇下降。

2. 腹部X线片及肾上腺CT　某些Addison病患者腹部X线片及肾上腺CT可发现肾上腺区钙化，或因结核、真菌感染，出血、肿瘤转移等引起的双侧肾上腺增大。

五、诊断与鉴别诊断

1. 诊断　肾上腺危象如发生在原已诊断慢性肾上腺皮质功能减退的基础上，一般诊断不难；对尚未明确诊断的患者，发生危象时诊断较为困难，易发生漏诊或误诊。在临床急诊工作中，若患者有导致肾上腺危象的原因和诱因，又出现下列情况之一时就应考虑到肾上腺危象的可能：①不能解释的频繁呕吐、腹泻或腹痛。②发热、白细胞增高，但用抗生素治疗无效。③顽固性低血压、休克。④顽固性低血钠（血$Na^+/K^+<30$）。⑤反复低血糖发作。⑥不能解释的神经精神症状。⑦精神萎靡、明显乏力、虚脱或衰弱与病情不成比例，且出现迅速加深的皮肤色素沉着。

简而言之，凡有慢性肾上腺皮质功能减退、皮质醇合成不足的患者，一旦遇有感染、外伤或手术等应激情况时，出现明显的消化道症状、神志改变和循环衰竭即可初步诊断为肾上腺危象；如血、尿皮质醇或尿17-羟皮质类固醇降低即可确诊。

2. 鉴别诊断

（1）与其他病因引起的昏迷鉴别：由于大多数肾上腺危象患者表现有恶心、呕吐、脱水、低血压、休克、意识障碍和昏迷，必须与其他病因的昏迷鉴别，如糖尿病酮症酸中毒昏迷、高渗性昏迷、急性中毒及急性脑卒中等，此类患者血糖高或正常，嗜酸性粒细胞数不增加，而本症表现为血糖和皮质醇低、嗜酸性粒细胞增加等可助鉴别。

（2）与急腹痛鉴别：由急性双侧肾上腺出血和破坏引起的肾上腺危象患者，半数以上有腹痛、肌紧张并伴有恶心、呕吐、血压低和休克，因此必须和内、外科急腹痛，如胃肠穿孔、急性胆囊炎、急性重症胰腺炎、肠梗阻等鉴别。若患者同时有血 K^+ 高、嗜酸性粒细胞增高和血、尿皮质醇减低，则提示有肾上腺危象的可能。

六、治疗

治疗原则：立即补充肾上腺皮质激素，纠正水和电解质紊乱、抗休克，去除诱因与病因，对症支持治疗。

开始治疗前，首先要取血做相应的检查（血电解质、血糖、BUN、皮质醇等），然后立即给予静脉补液治疗。主要措施如下：

1. 补充糖皮质激素　立即静脉补充氢化可的松 100mg，然后每 6 小时给予 100mg，在第一个 24 小时总量 400mg。若病情改善则第二天改为每 6 小时给予 50mg。当患者一般状态改善、血压稳定后，可按每日 20% ~30% 的速度逐渐减量。但应强调：如患者的诱因和应激状态未消除，则不能减量过快。当病情稳定能进食后，糖皮质激素改为口服，并逐渐减至维持量（醋酸可的松 25 ~75mg/d）。

2. 纠正水和电解质紊乱　补液量应根据失水程度、呕吐等情况而定，一般第一日需补 2 500 ~3 000ml 以上，以 5% 葡萄糖盐水为主，有显著低血糖时另加 10% ~50% 葡萄糖液，以后根据血压、尿量等调整入量。补液时需注意电解质平衡，若治疗前有高钾血症，当脱水和休克纠正，尿量增多，补充糖皮质激素和葡萄糖后，一般都能降至正常；若起始血清钾大于 6.5mmol/L 或同时心电图有高血钾引起的心律失常，则常需给予碳酸氢钠。呕吐、腹泻严重者，经大量补葡萄糖液和皮质激素后应密切注意补钾。

3. 抗休克　经补液及激素治疗仍不能纠正循环衰竭时，应及早给予血管活性药物。

4. 去除诱因与病因　原发病与抗感染治疗等，体温升高者，应予降温治疗。

5. 对症治疗　给氧、使用镇静剂，但禁用吗啡、巴比妥类药物。给予肝素防治 DIC。

（张　睿）

第六节　低血糖症和低血糖性昏迷

一、概述

低血糖症是指血糖低于正常低限引起相应的症状与体征这一生理或病理状况，它不是一种独立的疾病，而是多种病因引起的血葡萄糖浓度过低综合征。临床上比较常见。各地报道的低血糖的发病率不一，发病率高低主要与社会经济和卫生普及的程度有关。根据 Davidson 提出的低血糖的定义是：空腹时血浆血糖低于 3.36mmol/L（60mg%），全血血糖低于

2.80mmol/L（50mg%），进食或摄糖后血浆血糖低于2.8mmol/L，全血血糖低于2.24mmol/L（40mg%）。Smith认为过夜空腹后正常男性全血血糖不低于2.80mmol/L，女性不低于2.24mmol/L（血浆糖浓度比全血约高15%）。凡是因某种原因使血糖下降至正常值以下，引起了以交感神经兴奋和中枢神经系统功能障碍为突出表现的一组临床表现，称为低血糖症。本症严重时可导致昏迷。由于低血糖的标准是人为制定的，而且每个人低血糖的阈值也不同，所以临床上应注意区别低血糖症、低血糖、低血糖反应，这三者是从不同的临床角度作出定义。

二、病因、发病机制和分类

正常人血糖浓度变化受多种因素影响，但在神经、内分泌和肝脏等调节下，可使机体空腹血糖保持在3.9～5.6mmol/L，餐后血糖一般不超过7.8～8.3mmol/L，为机体提供足够的能量来源。脑细胞几乎没有储存能量的功能，全靠血中葡萄糖来提供，低血糖无疑会影响中枢神经系统的功能。血糖的动态平衡有赖于调节血糖的胰岛素和对抗胰岛素的反调节激素的相互作用，相互制约。如果这两方面失去动态平衡，前者分泌和作用过强，或后者分泌和作用减弱，均可导致低血糖的发生。

糖尿病患者在低血糖时自身的防御机制明显减弱，1型糖尿病胰岛素绝对缺乏，发病5年内即有胰升血糖素反应减低，故低血糖引起的主要表现为肾上腺素分泌增加，甚至因没有肾上腺素分泌而呈现低血糖无预感，而有严重反复的低血糖发作。2型糖尿病尚有胰岛素和胰升血糖素分泌反应，可有低血糖后高血糖应答，严重低血糖相对少见。

引起低血糖症的原因很多，故分类方法也很多。按病因可分为器质性和功能性，也可分为外源性、内源性和功能性；按发病机制可分为血糖利用过度和血糖生成不足；根据临床表现可分为空腹（10～14h）餐后（3h内）或吸收后（餐后5～6h）低血糖；根据外表状态可分为健康、病态表现、住院患者；临床上可根据低血糖发生的时间、促发因素、发生原因和发病机制，通过病史、体检和实验室有关资料进行综合分析，从而进行分类。

三、病理生理和临床表现

低血糖常呈发作性，发作时间及频度随病因不同而异。其临床表现可归纳为两个方面：

1. 自主神经过度兴奋症状　低血糖发作时，交感神经兴奋，肾上腺髓质释放大量肾上腺素，临床上表现为出汗、颤抖、心悸、心率加快、紧张、焦虑、软弱无力、面色苍白、饥饿、流涎、肢体湿冷、收缩压轻度增高等。

2. 中枢神经系统缺糖症状　葡萄糖为脑细胞活动的主要能源，但脑细胞糖储量有限。每克脑组织约2.5～3μmol，仅能维持脑细胞活动数分钟，虽然脑组织在缺糖时尚能利用酮体，但酮体的形成需要一定的时间，因此利用酮体不是抵御急性低血糖的有效保护措施。发生低血糖时，中枢神经每小时还需要5g左右的葡萄糖，当葡萄糖持续得不到补充，肝糖原全部耗尽时，就会出现神经症状。而神经系统各部对低血糖敏感性是不一致的，以大脑皮质、海马、小脑、尾状核和苍白球最敏感，丘脑、下丘脑、脑干、脑神经核次之，最后为脊髓各水平的前角细胞及周围神经。

低血糖症状的严重程度取决于下列几种情况：①血糖下降的速度和程度。②低血糖持续的时间。③机体对低血糖的反应性和耐受性。临床表现可呈多样化。

低血糖对机体来说是一强烈的应激，低血糖一旦发生即可有脑功能障碍。表现为精神不振、头晕、思维迟钝、视物不清、步态不稳，可有幻觉、躁动、行为怪癖、舞蹈样动作、肌张力增高性痉挛、昏迷，甚至“植物人”。尽管临床上有血糖偏低而无低血糖表现，若反复发作或血糖降低程度较重且历时较长，脑细胞亦可发生不可逆的病理改变，如点状出血、脑水肿、坏死、软化等。对于年老体弱者尤其要注意，该类患者常常会出现未察觉的低血糖，而迅速陷于昏迷或惊厥，甚至出现休克。

四、诊断和鉴别诊断

（一）诊断及鉴别诊断

传统使用低血糖的诊断标准是 1938 年 Whipple 制定和后来修订的标准：①低血糖症状。②发作时血糖低于 3.0mmol/L。③给予葡萄糖后症状缓解（Whipple 三联征）。

低血糖的诊断过程中，首先应明确患者是否是糖尿患者，仔细询问病史，寻找可以证明患糖尿病的资料（如有些患者腕部、颈部、佩戴或携带有疾病卡片，或带有降糖药物等），这对常见低血糖是很好的参考。

发作时患者的临床表现、对治疗的反应及血糖测定结果是低血糖急诊时的三个重要内容。血糖检查固然重要，但测定需要一段时间，而低血糖处理不容久等，如果临床怀疑有低血糖可能，可从以下几方面进一步考虑：①对有糖尿病病史者，先考虑降糖药物过量引起。要注意与酮症酸中毒和非酮症高渗昏迷的鉴别。对同时并有神经性膀胱的患者，有尿潴留时，尿糖检查可呈阳性，应当注意。②很多胰岛素瘤患者表现为空腹及慢性低血糖，而缺少儿茶酚胺增多的征象，仅有性格改变、记忆力减退、精神症状。这种情况可存在数年不被注意，往往在一次严重发作时送来急诊。③反应性低血糖其血糖值常下降不多，很少低于 2.24mmol/L，为餐后发病，多数缺乏中枢神经系统受损表现。④肝功能不全患者有意识障碍时，考虑肝性脑病的同时，应想到有低血糖的可能。低血糖多在空腹时发生，在等待血糖结果同时，试行注射 50% 葡萄糖 40 ~ 60mL，如症状很快改善，对低血糖诊断是有力的支持。⑤升糖激素缺乏（Addison 病、垂体前叶功能减退等）引起的低血糖在空腹时发生，主要为脑功能障碍表现。根据病史、原发病表现及有关的实验室检查、不难明确诊断。⑥乙醇中毒时，如果患者长时间不能进食，可从酒精中毒性昏迷转为低血糖昏迷。这种转化，患者往往无任何意识好转期。⑦低血糖症的临床表现是多种多样的，忽视了这一点就可能延误诊断时机。

仔细观察患者也非常重要。中度低血糖（血糖 1.68 ~ 2.80mmol/L）患者，可以没有心动过速、出汗、皮肤潮湿，如果有这些表现是有价值的诊断低血糖的线索。肾上腺素能阻断剂能阻止这些低血糖早期表现的出现。这种类型患者发作时面及手部常有感觉异常，容易兴奋，并有饥饿感。严重的低血糖（血糖低于 1.68 ~ 1.96mmol/L），主要表现为中枢神经系统功能障碍，包括有精神紊乱及奇怪动作、癫痫、昏迷，大多无 Kussmaul 呼吸及轻度体温降低（32 ~ 35℃），后者常见，也是有价值的诊断线索。

（二）评价低血糖症的实验室检查

1. 血浆胰岛素测定　低血糖发作时，应同时测定血浆葡萄糖、胰岛素和 C 肽水平，以证实有无胰岛素和 C 肽不适当分泌过多。若低血糖确定而血浆胰岛素值≥36pmol/L（6mU/L）

[免疫荧光技术≥18pmol/L（3mU/L）]，则可疑及有胰岛素介导的低血糖症。如能排除药物、严重器质性疾病，无非B细胞肿瘤或没有特殊激素缺乏，应考虑为内源性高胰岛血症。低血糖时胰岛素分泌不降低，血浆胰岛素、胰岛素原和C肽水平仍然偏高，见于胰岛素瘤。其标准可参考 Marks 和 Teale 诊断标准：血糖 < 3.0mmol/L（< 54mg/dl），胰岛素 > 30pmol/L（5mU/L），C肽 > 300pmol/L（900pg/mL），胰岛素原 > 200pmol/L，血浆胰岛素 pmol/L 比 C肽 pmol/L 的比值为0.2。非胰岛素介导的低血糖症时，血浆胰岛素水平应≤30pmol/L。胰岛素瘤患者血浆胰岛素原比总胰岛素值应大于20%，可达30%～90%，说明肿瘤可分泌较多胰岛素原，但临床上一般不常规使用。

2. 48～72h 饥饿测试　应在观察下进行，开始及每6h测血糖、胰岛素和C肽，若血糖≤3.3mmol/L，应将取血标本改为每1～2h一次。若有低血糖症状，血糖≤3.0mmol/L，即可终止试验，但要先取血标本，测定血糖、胰岛素、C肽和β-羟丁酸浓度（必要时测皮质醇和生长激素）。然后，静脉注射胰升血糖素1mg，每10min测血糖，共3次。胰岛素介导的低血糖症，其血浆β-羟丁酸浓度应 < 2.7mmol/L；若不是由胰岛素介导的低血糖症，则见酮体形成增加而β-羟丁酸浓度升高。饥饿试验期应鼓励患者活动，可饮不含糖和热卡的饮料，以便促发低血糖症。

3. 胰升血糖素兴奋试验　静脉注射胰升血糖素1mg后，每5min测血浆胰岛素水平，共3次。若血浆胰岛素水平 > 810pmol/L，提示胰岛素瘤。仅50%呈阳性反应，也有非胰岛素瘤患者呈现高胰岛素血症（假阳性结果）。

总之，由于低血糖症的症状和体征常为非特异性表现，且引起低血糖的原因复杂多样，所以在诊断时需注意鉴别。

五、治疗

由于在临床中，有许多低血糖症是因药物引起的，所以要加强合理用药和少饮酒。对于反复发作的严重低血糖，要及早识别，以避免发生不可逆的脑损害。低血糖症的防治包括两个方面：一是解除神经缺糖症状，二是解除和纠正导致低血糖症的各种潜在原因。

（一）低血糖发作的处理

轻症或神志清醒的患者可经口给予糖水、含糖饮料，或饼干、面包、馒头等含碳水化合物的食品，即可缓解。对怀疑有低血糖昏迷的患者应及时检测毛细血管的血糖值，甚至不等检查结果，及时给予处理，如快速静脉注射50%葡萄糖60～100ml。已经昏迷者，在给予上述处理，神志清醒后又陷入昏迷的，应持续静脉滴注10%葡萄糖液，直到病情稳定，神志清醒后改为口服进食，同时要留院观察至少12～24h。如果静注葡萄糖对低血糖昏迷效果不明显，皮下或肌注胰高血糖素1mg，通常10～15min后患者意识可以恢复。但仅适用于有足够肝糖原贮备而无肝病者。另外，静脉滴注肾上腺糖皮质，可促进肝糖异生和输出，使血糖增加，对低血糖的纠正有辅助作用。长时间严重的低血糖可以造成脑水肿，使昏迷不易纠正，可以加用脱水剂，如20%甘露醇静注或氟美松静点。如果低血糖严重，持续时间较长，脑细胞功能也可能不能完全恢复。

（二）病因治疗

对已患者，在处理低血糖的同时，要积极寻找引起低血糖的原因，并进行对因治疗。如药物引起者，应停药或合理调整用药；若因胰岛素瘤引起的低血糖，术前明确定位并手术切除肿瘤，大多数预后良好。乙醇中毒引起的低血糖，患者不能进食时，应保证每小时输入10g左右葡萄糖，以防止发生低血糖，因为人的大脑每小时需消耗葡萄糖5~6g。对反应性低血糖，主要以改变生活方式，减轻体重，应用药物（α-葡萄糖苷酶抑制剂、餐时血糖调节剂），可缓解糖尿病的发生。

（三）其他处理

对已经确诊低血糖昏迷同时存在休克的患者，要注意观察生命体征的变化如体温、呼吸、脉搏、血压、血糖等，气道是否通畅，必要时做相应处理。有癫痫发作时须防止舌部损伤。

大量静脉注射葡萄糖液可能引起低血钾等，在临床处理时都要注意。

（范迎宾）

第七节　垂体卒中

一、概述

垂体卒中一般系指垂体瘤的梗死、坏死或出血。绝大多数作者报道的病例是包括生长激素（GH）、催乳素（PRL）、促皮质素（ACTH）、黄体生成素（LH）/卵泡刺激素（FSH）及无内分泌功能的垂体腺瘤的卒中。但某些作者将非瘤体（nonadenomatous pituitary）的梗死和出血称为垂体卒中，包括正常垂体产后梗死（Sheehan' s necrosis）、糖尿病性梗死、抗凝治疗所致垂体出血及其他部分位于鞍内的肿瘤如颅咽管瘤的出血。因此可以认为，广义的垂体卒中包括带瘤垂体及非瘤垂体的梗死、坏死或出血，狭义的垂体卒中则仅限于垂体瘤的上述病变。一些作者认为"垂体卒中"一词使用不当，建议改为更具描述性的术语"急性腺瘤内垂体卒中"，有些作者甚至以"垂体血管意外"（pituitary vascular accident）取代"垂体卒中"。总而言之，目前垂体卒中的定义是不够确切的。我们认为将带瘤垂体卒中称为垂体瘤卒中为宜，非瘤垂体卒中可谓之"垂体血管意外"。

二、临床症状及分型

垂体卒中的临床表现，因垂体或垂体瘤坏死及出血的程度和范围而异。病变范围广、出血量多的病例常有下述几方面症状。

1. 肿瘤扩大产生的压迫症状　如剧烈头痛、呕吐，视神经、视交叉及视束受压致视力急剧减退及各种类型的视野缺损。少数病例因大脑中动脉、大脑前动脉受压可出现肢体瘫痪。下丘脑受压则可有意识障碍、尿崩症或体温改变。

2. 脑膜刺激征　瘤内容物或血液进入蛛蛛膜下腔引起发热、颈强直及其他脑膜刺激症状。

3. 垂体瘤及（或）正常垂体组织破坏所致内分泌功能改变　如垂体瘤分泌过多激素引起的症状、体征的缓解或消失，在库欣综合征和肢端肥大症患者，可表现为体重减轻、血压下降、糖耐量改善、毳毛减少、紫纹消失。正常垂体组织严重破坏，可出现垂体前叶功能低减。病变范围小、出血量较少的病例，可无上述急性神经系统及视野改变的症状，仅有内分泌功能改变的临床表现。

北京协和医院内分泌科报告8例暴发型肢端肥大垂体卒中患者的首发症状均为突发性剧烈头痛。其中2例未经治疗，头痛于5～7天，自动缓解；3例有呕吐，分别持续3～5天；4例有高烧，其中1例高热至40℃共5天；4例有视力急剧下降，其中1例因卒中致失明；2例曾出现眼神经或滑车神经麻痹，4例有视野缺损；3例有明显的颈部抵抗；出现单侧肢体轻瘫及轻度意识障碍者各1例。

本病目前尚无一致公认的分型。有些作者根据临床表现将其分为暴发型和寂静型，或急性型、亚急性型及寂静型。暴发型主要症状为突发剧烈头痛、呕吐伴急剧视力恶化、眼肌麻痹，或急性垂体功能改变。寂静型则无此急性症状，仅由垂体手术、尸检、患者头颅X线检查包括CT扫描、激素测定或随诊时病情进步或消失做出诊断。急性型症状时限为1天～1周，亚急性型为2～12周。寂静型新近出血者垂体解剖所见为血性囊肿、果肉样或坏死性改变，陈旧性寂静型出血者则可见含黄色液体之囊肿或瘤内含铁血黄素沉着。国内沙氏报告409例垂体嫌色细胞瘤，临床诊断卒中者仅6例，但做垂体手术的305例中瘤内有出血的达59例之多。前述协和医院8例暴发型肢端肥大症垂体卒中的资料，显示患者卒中后下丘脑－垂体hGH轴功能可分为两组（表10－3）。①垂体hGH功能储备低减组（例1～4），卒中后血清hGH基础水平在正常低限或测不出，刺激后也不升高。②垂体hGH分泌功能亢进改善组（例5～8），卒中后血清hGH基础值降至正常或仍比正常值稍高，葡萄糖抑制试验hGH水平未抑制至正常范围，hGH刺激试验有正常反应。

表10－3　8例肢端肥大症垂体卒中前后血清hGH水平变化

序号	性别	年龄	距卒中时间	血清hGH水平（μg/L）		
				基础值	抑制试验最低值	刺激试验峰值
			前7.1时	4.1	1.4	
1.	女	43	后2月	<0.2	<0.2	
2.	女	46	后3年	<0.2	<0.2	
3.	男	47	后2月	2.3	4.1	0.4（左）<0.2（胰）
4.	男	35	后9月	<0.2	3.8	<0.2（左）1.0（精）
5.	女	28	后1年	1.05	2.1	0.5（胰）
6.	男	35	后7年	5.5	3.7	26.5（左）
7.	女	38	后10天	4.0	110.0	14.0（胰）
8.	女	41	前	14.7	4.8	6.0（左）21
			后1年	5.4	13.0	
			后5年	5.6	6.2	
			前	102.5		
			时	10.5		
			后3年	7.5		
			后4年	6.0		

注：（左）指左旋多巴，（胰）指胰岛素低血糖，（精）指盐酸精氨酸刺激试验。

上述4例卒中后垂体hGH储备功能减低的患者，体重有明显下降，其中3例原有临床糖尿病者，卒中后1例空腹血糖由17.55mmol/L（316mg/dl）降至5.72mmol/L（103mg/dl）；1例停用口服降糖药后空腹血糖仍能维持在正常水平；另1例未追查。2例之血压分别由卒中前的17.3/12.0kPa（130/90mmHg）及18.7/12.0kPa（140/90mmHg）降至卒中后的14.7/10.7kPa（110/80mmHg）及12.0/9.3kPa（90/70mmHg）。另4例卒中后垂体hGH分泌功能亢进未完全恢复正常者卒中后体重、血压及血糖均无明显改变。这种情况表明垂体卒中除按临床表现可分为暴发型及寂静型外，根据卒中时瘤体破坏程度尚可将垂体瘤卒中分为瘤体完全破坏型及瘤体部分破坏型。前者垂体瘤全部被破坏，hGH的异常分泌停止，其病情已不活动。后者垂体瘤虽已遭破坏，但仍有部分残留，瘤的hGH分泌亢进状态有所缓解，但未恢复正常。本组例1～4为瘤体完全破坏型，而例5～8属瘤体部分破坏型。这种分类国外文献尚未见有明确提出。

三、发病率

本病的发病率统计与确切的临床病理诊断标准有关。某些作者（Ebersold）只将暴发型病例称为垂体卒中，摒弃无临床症状者。另一些作者（Symon）则计入全部病理证实垂体瘤有坏死或出血（包括陈旧性出血）的病例，故发病率统计差别很大，前者为1.4%（13/940），后者为18.1（58/320）。但一般认为发病率在5%～10%，其中寂静型卒中居多，暴发型仅占少数。我们从文献中统计了2 574例垂体瘤，其中暴发型卒中发病率仅2.6%（68/2 574）。另Mohr，Pelkonen，Symon三组经病理检查的共1 054例垂体瘤中有垂体瘤出血、坏死及囊变的病例为140例，总发病率为13.3%，其中暴发型及寂静型发病率分别为2.8%（29/1 054）及10.5%（111/1 054）。肢端肥大症垂体卒中病例在国外文献报道中迄今未逾50例。协和医院的335例肢端肥大症患者中，暴发型及寂静型垂体卒中发病率分别为2.4%及3.0%；4例垂体ACTH症有垂体卒中者，3例是暴发型，1例是寂静型，有功能腺瘤的卒中发病率一般高于无功能腺瘤者，尤以肢端肥大症者为著，可能与该病患者多同时伴有糖尿病有关。

四、发病机制

多数认为本病的发病机制为垂体瘤生长过快，其血液供应相对不足，或瘤体鞍上扩展，其营养血管垂体上动脉分支小梁动脉在鞍膈垂体柄切迹处受压，致垂体瘤缺血坏死。然“垂体上动脉压迫说”显然不适用于无鞍上扩展之微腺瘤，而且也与有关垂体供血系统解剖学研究所见不符。Leclercq对50例正常人垂体供血系统进行研究，发现垂体上动脉大部血液流向视交叉、视神经和视束的前部，而不向垂体前叶供血。从底部入鞍窝的垂体下动脉，却是鞍内直径最大的动脉，该动脉起源于较垂体上动脉及垂体中动脉更低处，其升、降支及动脉环是垂体腺供血最重要的血管，这就大大降低了“垂体上动脉压迫说”的说服力。认为有功能腺瘤卒中率高者，强调肿瘤迅速生长的代谢需要超出供血能力，是有功能腺瘤易发生卒中的一个原因。库欣综合征垂体卒中常发生于双侧肾上腺切除之后不久，以及Nelson综合征易发生垂体卒中，都支持这种说法。在Mohr组64例垂体瘤卒中当中，有功能腺瘤者共45例，无功能腺瘤者19例，有功能腺瘤组瘤为鞍内型者36例，鞍上扩展者仅9例。无功能腺瘤组瘤为鞍内型者3例，有鞍上扩展者16例，表明无功能腺瘤卒中多发生于有鞍上扩展的垂体瘤，而有功能腺瘤卒中则多见于瘤体尚无鞍上扩展者。我们可以推测，有功能腺瘤代谢旺盛，即使瘤体较小，仅限鞍内，鞍内压力不甚高也可因相对缺血发生卒中。而无功能腺瘤代谢率较低，瘤体尚小，鞍内压力不甚高时不易发生卒中，多在瘤体较大，鞍内压力很高（鞍上扩展是鞍内压力高的标志之一，垂体供血系统包括从鞍底入鞍窝的垂体下动脉严重受压时，才发生缺血性坏死。此外还有不少作者发现垂体瘤之血管异常，呈窦状（sinusoidal type)，壁薄而脆，易破裂出血，认为系垂体瘤卒中原因之一。所以本病确切发病机制，尚不十分明瞭，可能系垂体瘤生长过度或营养血管受压引起瘤体缺血、坏死及继发性出血，但亦不排除原发性出血的可能。

五、诱发因素

垂体卒中大多数为自动发生。有诱因者以垂体放射治疗后发生率最高。Lawrence 统计 30 例肢端肥大症垂体卒中病例，其中 20% 发生于放射治疗后。Weisberg 组 14 例中 8 例与放射治疗有关，其中 5 例发生于垂体放射治疗过程中。推测其原因可能是放疗损伤了瘤的新生血管。瘤体囊变部分压迫实质部分使之缺血缺氧，对放射治疗不敏感，更易招致出血性坏死。其他如颅内压增高，气脑造影，抗凝治疗，咳嗽、喷嚏所致静脉充血，妊娠，使用口服避孕药、绒毛膜促性腺激素、溴隐亭，糖尿病酮症酸中毒，以及人工呼吸等均有报告致垂体卒中者。

六、内分泌功能改变

部分性或完全性垂体功能低下是垂体卒中常见的后果。这种功能低下可为暂时性，也可为永久性。Velahuis 等统计文献中 14 组共 66 例神经外科手术证实的垂体瘤卒中病例，其卒中后 hGH、ACTH、T_4 低于正常者分别为 88%、66% 及 42%。有功能垂体卒中后垂体激素水平，取决于瘤体及正常垂体组织破坏的程度。但这些研究多数仅有卒中后激素水平测定。研究较多的肢端肥大症垂体卒中病例，其卒中前后均测定垂体激素者迄今只有 6 例，故实际上有关卒中产生的垂体功能确切改变所知甚少。北京协和医院的 8 例暴发型肢端肥大症垂体卒中患者的下丘脑 - 垂体 - 靶腺功能是：1 例 T_4 降低并 TSH 对 TRH 刺激反应差；查 24h 尿游离皮质醇（UFC）的 4 例中，3 侧降低，作肾上腺 ACTH 刺激试验的 1 例，UFC 升高，符合继发性肾上腺皮质功能低减；查 24h 尿 17 酮排量的 5 例均低于正常。卒中后抗利尿激素减少发生率很低，文献报告不到 5%。

关于垂体卒中造成垂体功能损害的机制，目前尚无定论。一般认为病变水平在垂体，即卒中使垂体组织遭到破坏从而导致垂体功能低减。但某些卒中后垂体激素基础值低的病例，仍保留对下丘脑释放激素的正常反应，故有些作者推测病变水平也可能在垂体以上。他们认为这些病例垂体卒中使下丘脑控制中枢的血管受损、或下丘脑释放激素通过门脉系统，向残余垂体组织的输送中断，致垂体不能获得足够的下丘脑激素以维持其正常功能。然某些报告已表明以促性腺激素释放激素（Gn - RH）试验鉴别下丘脑性及垂体性功能低减是不可靠的。故只有直接测定垂体门脉内内源性下丘脑激素水平的变化及更详细的垂体卒中后垂体门脉微血管解剖的研究，才能最终揭开这个谜。

七、诊断

暴发型垂体卒中者有典型临床症状，加之常规头颅 X 线检查，常能确诊。有功能腺瘤如GH或ACTH瘤患者有特征性外貌，如未经治疗，其瘤体分泌的激素测定值不高甚或低于正常，或前、后两次测定之激素水平明显下降，也常能表明有寂静型卒中的发生。近年来CT扫描的出现，为垂体卒中的诊断提供了又一有力武器，使术前诊断更加容易。Ebersold组11例做颅脑CT检查的垂体卒中病例，全部结果均不正常，其中2例示垂体明显出血，余9例于病变处出现斑状混合密度区。Symon甚至以CT值判断出血发生的久暂：急性出血CT值为40~80HV，亚急性及慢性出血CT值分别为20~40HV及8~24HV。

八、治疗

一些报道强调本病的病死率高，认为凡确诊为垂体卒中者，均应当做神经外科急症手术治疗以减低鞍内外压。另一些报告则认为其中某些无严重视力障碍者，可给予内科保守治疗。Pelkonen组9例，无1例手术治疗，均未有严重后果。关于手术减压的途径，早年为经额途径居多，近年则以经蝶途径居多。Weisberg组11例经额途径减压，10例术后视力进步，复视及眼肌麻痹迅速改善。Ebersold组11例经蝶手术减压，全部病例之视力、视野损害及眼肌麻痹均有改善，其中8例完全恢复正常。经蝶途径手术创伤较小，应为首选。眼科学家认为手术后视力恢复是否完全，不依赖于发病时视力丧失的程度，如视乳头正常，发病时间尚短，视力常可恢复。协和医院报告的病例保守治疗者较多，无严重后遗症。其经验是垂体瘤卒中后有严重视力或意识障碍者，宜及早手术减压，以挽救生命及保存视力。如无上述严重表现，而临床有肾上腺皮质功能低减征象，可即补充地塞米松，然后边测定垂体激素（包括做必要的刺激及抑制试验）边观察，根据血瘤体分泌激素水平，判定垂体瘤破坏的程度。如血瘤体分泌激素水平已降至正常或低于正常，hGH抑制试验反应正常，对刺激试验无反应则表明瘤体已完全破坏，无需再手术。此类病例若出现其他垂体靶腺功能减低，均应长期补充相应的激素，以维持正常的生理机能。若血瘤体分泌的激素水平卒中后仍高于正常，抑制试验未能抑制到正常水平，对刺激试验有反应，则表明瘤体仅部分破坏，此类病例如观察中病情又活动，亦应考虑手术治疗。暴发型垂体卒中病例，卒中后补充肾上腺皮质激素，并短期酌用甘露醇等脱水剂治疗，头痛于数日内消失，视力减退及眼肌麻痹多在1~2周内恢复。自1974年Berti报道经蝶穿刺抽吸行鞍内减压术以来，很多作者均提倡此种方案，认为应首先试行此法，然后再行经蝶手术切除垂体瘤。文献中还有少数卒中后做垂体放射治疗的报告，认为症状可改善，但一般认为卒中后发生坏死的垂体瘤，放射治疗反应差，而且放疗过程中易出血，有潜在的危险，故多数学者主张垂体放疗列为禁忌。手术减压后行垂体放疗，效果较好。

（范迎宾）

第十一章　泌尿系统急症

第一节　肾脏损伤

一、概述

肾脏深藏于肾窝，受到周围结构较好的保护：其后面上部与膈肌接触，并借膈肌和第11、12肋相邻；下部和腰大肌、腰方肌相邻；两肾顶端都有肾上腺覆盖，两肾的前面各不相同，右肾前面上部紧贴肝右叶下面，下部与结肠肝曲相邻，内侧与十二指肠降部相邻，左肾前上部与胃底及脾脏相邻，中部有胰尾横过，下部与空肠及结肠脾曲相接。正常肾脏有1~2cm的活动度，故肾脏不易受损。但从另一方面观察，后面的骨质结构也可以引起肾损伤，如下位肋骨骨折的断端可穿入肾实质；肾脏被挤于脊柱和其横突之间而受到损伤。

肾损伤的发病率不高。肾损伤常是严重多发性损伤的一部分。在一组意外伤亡的326例尸解中，发现肾损伤36例（11%）。国内报道腹部损伤病例中，肾损伤占14.1%；腹部穿透伤中，肾损伤为7.5%。但实际上肾损伤的发病率要比这些数字所表示的高，因为严重的多发性损伤病例常忽视了肾损伤，而轻微的肾损伤常不伴有严重症状而被漏诊。

肾损伤大多见于20~40岁的男性。这与从事剧烈体力劳动和体育活动有关。男女病人数之比约4∶1。但婴幼儿的肾损伤比较常见。这与解剖特点有关：①婴幼儿肾脏相对较大，位置较低。②保护性的肾周脂肪较少，肌肉也不发达。③具有缓冲作用的肾周筋膜发育不全，肾脏直接依靠着相当紧张的腹膜。④有时患者有先天性肾积水、肾胚胎瘤等疾病而易发生损伤。有人统计，每2 000例住院儿童中即有1例肾损伤，而15岁以下的儿童占所有肾损伤病例的20%。在婴幼儿中性别对肾损伤发病机会的影响不明显。肾损伤大多是闭合性损伤，占60%~70%。可由直接暴力（如撞击、跌打、挤压等）或间接暴力（如对冲伤）所致。开放性损伤多见于战时和意外事故。无论是由冷兵器还是火器所致，常伴有其他脏器的损伤，后果严重。偶然医疗操作如肾穿刺、腔内泌尿外科检查或治疗时也可发生肾损伤。

（一）发病原因

（1）直接暴力：肾区受到直接打击，躯体跌倒在坚硬的物体上，或被挤压于两个外来暴力的中间。

（2）间接暴力：高处跌落时，双足或臀部着地，由于剧烈的震动而伤及肾脏。

（3）穿刺伤：常为贯通伤，可以损伤全肾或其一边，一般均伴发腹腔或胸腔其他内脏损伤。

（4）自发破裂：肾脏也可无明显外来暴力而自发破裂，这类“自发性”的肾破裂常由肾脏已有的病变如肾盂积水、肿瘤、结石和慢性炎症等所引起。

（二）发病机制

1. 闭合性肾脏损伤的机制

（1）直接暴力打击：外伤的着力点很重要，如果直接打击腹部，肾损伤发生率为10.0%～20.1%，腰部受到打击则为60%左右。致伤原因以撞击为主，其次为跌落、交通事故等。国外以交通事故居首，占50%以上，最高可达80%。体育运动时除被他人或球类撞击受伤外，身体突然旋转或强烈的肌肉收缩也可以引起肾损伤。此类损伤以镜下血尿多见，即所谓的运动性血尿，右肾多见。Fancz等曾利用计算机模拟肾脏的二维模型，研究肾脏受到打击时肾脏内能量的传导和压力的分配，他们发现最大压力点出现在肾实质边缘，而且该压力点的压力还受肾盂内的静水压以及肾实质内是否存在肾囊肿的影响，当肾盂内的静水压较高或肾实质内存在肾囊肿时，在同样的外力打击下肾实质边缘最大压力点的压力也随之提高。这与临床所见的在受到腹部钝性打击时肾脏损伤多出现在肾脏表面，以及梗阻积水的肾脏和伴有肾囊肿的肾脏更易出现肾损伤相符。

（2）减速伤：多见于从高处跌下足跟或臀部着地以及发生交通事故身体突然减速时，肾脏由于惯性作用，继续下降或猛烈的撞击肋骨或腰椎造成肾脏实质或肾蒂的损伤。由于肾脏急剧移位，肾蒂受到猛烈的向上或向下的牵拉，血管外膜及肌层被伸张，但无弹性的内膜则发生不同程度的挫伤或断裂，导致内膜下出血，管腔狭窄或血栓形成。较严重的损伤可使血管肌层和外膜破裂导致血管撕裂或断裂。

（3）冲击伤：冲击伤所致的肾脏损伤较少见且相对较轻，但其合并存在的心、肺、肝、脾、肠、胰腺损伤却很常见且较重。肾脏的损伤主要表现为包膜下或实质的斑块状出血，偶见有小的撕裂或梗死。其产生的损伤主要是由冲击波超压和动压的作用所致，负压也可能有一定的作用。它造成肾脏损伤的学说包括：

1）碎裂效应，亦称剥落效应：当压力波自较致密的组织传导至较疏松的组织时，在两者的界面上会引起反射，致使较致密的组织因局部压力突然增高而引起损伤。

2）惯性效应：致密度不同的组织，其压力波传递的速度有所不同，疏松的组织中传递较快，致密的组织中传递较慢，因而两者易造成分离性损伤。

3）近年来在冲击波致伤机制研究方面最主要的进展就是试图用生物力学阐明原发冲击伤的发生机制。美国Stuhmiller等提出机体对冲击波响应的物理过程包括3个阶段：①体表对冲击波负载的迅速响应，冲击波作用于体表力的大小称之为冲击载荷，朝向冲击波源的体表受力最大，组织结构的几何形状可使冲击波发生绕射或聚焦，在部分开放的结构内所受的冲击载荷较自由场中大得多。②冲击载荷作用于机体后，组织器官会发生变形，组织内产生应力。③组织应力和损伤，一定的应力可造成组织出血或破裂。

（4）挤压伤：多见于交通事故，致伤原因复杂，直接打击或挤压于腹部，引起腹内压急剧升高造成肾损伤。

2. 开放性肾脏损伤的机制

（1）现代火器伤：低速投射物穿入组织时，其作用力沿着弹道的轴线前进。在其前进过程中，直接离断、撕裂和击穿弹道上的组织，形成所谓的残伤道或原发伤道。高速投射物穿入组织不仅具有前冲力，形成原发伤道，而且还产生很大的能量和速度，并向四周扩散，迫使原发伤道的组织迅速向四周压缩与移位，由此形成一个比原发伤道或投射物直径大数倍甚至数十倍的椭圆形空腔，同时质轻、高速的枪弹进入人体内遇阻后易发生反跳，从而改变前进的方向，由此造成多脏器损伤。曾有高速枪弹击中臀部后急剧改变方向，穿过胸、腹腔造成胸、腹腔脏器多处损伤的报道。

（2）刺伤：利器所造成的肾脏开放性损伤在平时战时均可见到，可使利器刺入伤道所经过的器官组织发生直接损伤。因此，从身体不同部位刺入并造成肾脏损伤时，常合并不同组织、器官的损伤，其中以结肠、肝、脾的合并伤最常见。

（3）医源性损伤

1）对肾脏及其邻近组织、器官施行手术及行内腔镜检查、治疗时。如行肾盂或经肾窦肾盂切开取石术，或行经皮肾镜取石术等手术时造成的损伤。

2）行体外震波碎石术（ESWL）时所造成的肾损伤。早期肾损伤主要是肾小球和肾间质出血、肾小管坏死、肾小球滤过率下降和肾周血肿等，其机制尚不明确，可能与 ESWL 产生的高能震波通过产生空化效应所致。国内外亦有不少报道肾结石行 ESWL 治疗时并发肾包膜下血肿、肾裂伤、肾周血肿，乃至行开放性手术处理这些并发症，甚至肾切除。

（三）病理改变

肾损伤可分为闭合性损伤（如肾挫伤和肾裂伤）和贯通伤（如枪弹伤、刺伤）两类。根据肾损伤的严重程度可以分为以下几类：

（1）肾脏轻度挫伤：损伤仅局限于部分肾实质，形成实质内瘀斑、血肿或局部包膜下小血肿，亦可涉及肾集合系统而有少量血尿。由于损伤部位的肾实质分泌尿液功能减低，故甚少有尿外渗，一般症状轻微、愈合迅速。

（2）肾挫裂伤：是肾实质挫裂伤。如伴有肾包膜破裂，可致肾周血肿；如肾盂肾盏黏膜破裂，则可见明显的血尿。但一般不引起严重尿外渗。内科治疗大多可自行愈合。

（3）肾全层裂伤：肾实质严重挫伤时外及肾包膜，内达肾盂肾盏黏膜，此时常伴有肾周血肿和尿外渗。如肾周筋膜破裂，外渗血尿可沿后腹膜外渗。血肿如破入集合系统，则可引起严重血尿。有时肾脏之一极可完全撕脱，或肾脏严重裂伤呈粉碎状——粉碎肾。这类肾损伤症状明显，后果严重，均需手术治疗。

（4）肾蒂损伤：肾蒂血管撕裂时可致大出血、休克。如肾蒂完全断裂，伤肾甚至可被挤压通过破裂的横膈进入胸腔。锐器刺伤肾血管可致假性动脉瘤、动静脉瘘或肾盂静脉瘘。对冲伤常使肾动脉在腹主动脉开口处内膜受牵拉而破裂，导致肾动脉血栓形成，使伤肾失去功能。

（5）病理性肾破裂：轻度暴力即可使有病理改变的肾脏破裂，如肾肿瘤、肾积水、肾囊肿、脓肾等。有时暴力甚至不被觉察，因而称之“自发性”肾破裂。

二、临床表现

肾损伤的临床表现颇不一致，有其他器官同时受伤时，肾损伤的症状可能不易觉察。其主要症状有：休克、出血、血尿、疼痛、伤侧腹壁强直和腰部肿胀等。

1. 休克　其程度依伤势和失血量而定。除血尿失血外，肾周筋膜完整时，血肿局限于肾周筋膜；若肾周筋膜破裂，血液外渗到筋膜外形成大片腹膜后血肿；如腹膜破裂，则大量血液流入腹膜腔使病情迅速恶化。凡短时间内迅速发生休克或快速输血两个单位后仍不能纠正休克时，常提示有严重的内出血。晚期继发性出血常见于伤后 2～3 周，偶尔在 2 个月后亦可发生。

2. 血尿　90%以上肾损伤的患者有血尿，轻者为镜下血尿，但肉眼血尿较多见。严重者血尿甚浓，可伴有条索状或铸型血块和肾绞痛，有大量失血。多数病例的血尿是一过性的，开始血尿量多，几天后逐渐消退。起床活动、用力、继发感染是继发血尿的诱因，多见于伤后2～3周。部分病例血尿可延续很长时间，甚至几个月。将每小时收集的尿液留在试管中分别依次序排列在试管架上比较尿色深浅，可以了解病情进展情况。没有血尿不能排除肾损伤的存在，尿内血量的多少也不能断定损伤的范围和程度。肾盂遭受广泛性的损伤，肾血管受伤（肾动脉血栓形成、肾蒂撕脱），输尿管断裂或被血块或肾组织碎片完全堵塞导致血液流入腹腔，以及血和尿同时外渗到肾周围组织等损伤情况时，尽管伤情严重，但血尿可不明显。

3. 疼痛与腹壁强直　伤侧肾区有痛感、压痛和强直，身体移动时疼痛加重，但轻重程度不一，这种痛感是由于肾实质损伤和肾被膜膨胀所引起。虽然腹壁的强直会影响准确的触诊，但在某些病例仍可在腰部扪到由肾出血形成的肿块。疼痛可局限于腰部或上腹，或散布到全腹，放射到背后、肩部、髋区或腰骶部位。如伴腹膜破裂而有大量尿液、血液流入腹腔，可致全腹压痛和肌卫等腹膜刺激征象。当血块通过输尿管时可有剧烈的肾绞痛。腹部或腰部的贯通伤常有广泛的腹壁强直，可由腹腔或胸腔内脏的损伤引起，但亦可为肾区血肿或腹腔内出血所致。

4. 腰区肿胀　肾破裂时的血或尿外渗在腰部可形成一不规则的弥漫性肿块，如肾周筋膜完整，则肿块局限；否则在腹膜后间隙可造成一广泛性的肿胀，以后皮下可出现瘀斑，这种肿胀即使在腹肌强直时也往往可以扪及。从肿胀的进展程度可以推测肾损伤的严重程度。为缓解腰区疼痛，患者脊柱常呈侧突，有时尚需与脾、肝包膜下出血所形成的肿块相鉴别。

三、诊断与鉴别诊断

（一）影像学检查

1. X线检查　对肾损伤的诊断极为重要，应尽可能及早进行，否则可因腹部气胀而隐蔽肾脏阴影的轮廓。

（1）腹部平片：腹部平片上，肾阴影增大暗示有肾被膜下血肿，肾区阴影扩大则暗示肾周围出血。腰大肌阴影消失、脊柱向伤侧弯曲、肾阴影模糊或肿大、肾活动受到限制以及伤侧横膈常抬高并活动幅度减小则更可表示肾周组织有大量血或尿外渗。由于肠麻痹而可见肠道充气明显。另外尚可能发现有腹腔内游离气体、气液平面、腹腔内容变位、气胸、骨折、异物等严重损伤的证据。

（2）排泄性尿路造影：能确定肾损伤的程度和范围。轻度的肾损伤可无任何迹象或仅为个别肾盏的轻度受压变形或在肾盏以外出现囊状的局限阴影。血块存在于肾盂、肾盏内表现为充盈缺损。在断层片上可见肾实质有阴性阴影。广泛肾损伤时，一个弥漫不规则的阴影可扩展到肾实质的一部分或肾周，造影剂排泄延迟。集合系统有撕裂伤时可见造影剂外溢。输尿管可因血尿外渗而受压向脊柱偏斜，肾盂输尿管连接处向上移位和肾盏的狭窄等，排泄性尿路造影亦可反映两肾的功能。先天性孤立肾虽极少见，但应想到这一可能。休克、血管痉挛、严重肾损伤、血管内血栓形成、反射性无尿、肾盂输尿管被血块堵塞等原因可导致肾脏不显影。故首先必须纠正休克，使收缩血压高于12kPa（90mmHg）后才进行排泄性尿路造影。大剂量排泄性尿路造影（50%泛影葡胺2.2ml/kg＋150ml生理盐水快速静脉滴入）

可得到比一般剂量更好的效果，并且可避免压腹引起的疼痛。

(3) 膀胱镜逆行尿路造影：膀胱镜逆行尿路造影可了解伤肾破裂情况，但由于可引起逆行尿路感染，尽可能不采用此检查。

(4) 主动脉和选择性肾动脉造影：主动脉和选择性肾动脉造影应在伤后 2h 以后进行，以避免受外伤引起的早期血管痉挛的影响。肾轻度损伤时肾动脉造影可完全正常。肾实质裂伤时可见肾实质边缘典型的开裂，有时须与胚胎性分叶肾区别。根据包膜动脉和肾盂动脉的引长或移位，可以诊断较小的周围血肿。典型的肾内血肿表现为叶间动脉的移位或歪斜以及局部肾实质期显影度降低。如其周同为均匀的正常显影表示血供良好，而周围呈斑点状不均匀的显影或显影度降低应考虑周围肾组织外伤性血管栓塞或严重而持久的血管痉挛。这些伤员常易发生迟发性出血或腹膜后尿液囊肿形成。无血管区限于小范围肾实质时说明伤情轻、预后好。肾动脉血栓形成表现为肾主动脉或其分支为一盲端，呈切断现象。并常伴有动脉近端的球状扩张，相应肾实质显影不良；在肾静脉期时静脉不显影。外伤性肾动静脉瘘则表现为肾静脉过早显影，于动静脉之间有一囊状结构的通道。动静脉瘘较大时，由于血流动力学改变，动静脉瘘的虹吸作用引起相应肾实质缺血，显影减低。肾动脉造影还能提供肾皮质梗死后是否有侧支存在。如伴有其他内脏损伤，尚可行选择性相应脏器的血管造影。电子计算断层扫描（CT）对一些小的肾裂伤和其他内脏损伤也可能做出诊断。

2. B 型超声波　超声可以随访血肿的大小和进展也可用于鉴别肝、脾包膜下血肿。放射性核素肾扫描时受伤区呈核素低浓度之“冷区”，肾轮廓不整齐。该方法安全、简便，不受肠内容物干扰，尤其适用于排泄性尿路造影显影不佳时。

3. CT 检查　CT 在肾损伤的诊断及随访中均具有十分重要的价值。在患者全身情况允许的情况下，应作为首选的检查。它不仅可以准确了解肾实质损伤的程度、范围以及血、尿外渗的情况，还可同时明确有无其他腹腔脏器的损伤。单纯包膜下血肿大多只是肾实质的轻微损伤，一般不累及收集系统，除非临床血尿明显。CT 影像诊断肯定，如爪字形高密度改变，可见实质损伤达髓质区，薄层扫描利于清楚显示；肾周血肿常合并包膜下血肿，多有集合系统的损伤，因尿液的渗入 CT 图像显示血肿密度不均匀；单纯肾挫裂伤相对少见，也可合并集合系统损伤致临床血尿，一般 CT 影像表现为肾实质内点状或条状高密度模糊区，增强扫描不强化，临床血尿阳性；严重肾损伤 CT 影像表现肾实质横断、碎裂，可伤及肾血管蒂，合并肾周及包膜下血肿，集合系统损伤肯定存在，尿液外渗；牵拉所致肾盂输尿管移行段（UPJ）撕脱伤，常仅限于儿童，当有大量尿液外渗，且位于内侧而非通常的肾后外侧的肾周间隙部，加上输尿管不显影时，高度提示输尿管或肾盂破裂。血块堵塞输尿管或发生肾蒂断裂时可无血尿，但后者临床急性全身失血征明显，CT 扫描显示腹膜后腔大量积血，密度不均匀，增强扫描或静脉肾盂造影（IVP）检查患侧肾盂输尿管不显影。肾损伤的治疗力求保守治疗，保守治疗无效、严重肾损伤及肾盂输尿管断裂时需及时手术，术中力求保存肾组织，除非对侧肾功能正常、患肾破碎不堪难以保存时才做肾切除。CT 平扫及增强扫描，必要时 IVP 检查补充可为临床诊疗提供充分的依据。

CT 检查迅速、安全，评估肾损伤的程度、范围准确度高，分类细致全面，是临床诊疗依据及时可靠的信息来源，具有重要的地位。条件允许时，特别是对开放性损伤，CT 检查宜作为首选。

4. 放射性核素扫描　对肾损伤的诊断及随诊检查也有一定帮助，扫描方法简单而安全，可根据情况采用。

（二）诊断要点

根据受伤史、临床表现及尿液检查即可对肾损伤做出初步诊断。血尿为诊断肾损伤的重要依据之一，对不能自行排尿的伤员，应导尿进行检查。腹部 X 线平片（KUB）、静脉尿路造影（IVU）可了解骨折、肾实质破裂及肾周围血肿情况。B 超可初步了解肾实质的伤情。CT 为无创性检查，可精确了解肾实质损伤及血、尿外渗情况，并能及时发现合并伤。肾损伤出现典型腹膜刺激症状或移动性浊音时，应警惕合并腹内脏器损伤的可能。腹腔穿刺有一定的诊断价值。

（三）鉴别诊断

1. 腹腔脏器损伤　主要为肝、脾损伤，有时可与肾损伤同时发生。表现为出血、休克等危急症状，有明显的腹膜刺激症状；腹腔穿刺可抽出血性液体；尿液检查无红细胞；超声检查肾无异常发现；IVU 示肾盂、肾盏形态正常，无造影剂外溢情况。

2. 肾梗死　表现为突发性腰痛、血尿、血压升高，IVU 示肾显影迟缓或不显影。逆行肾盂造影可发现肾被膜下血肿征象。肾梗死患者往往有心血管疾患或肾动脉硬化病史，血清乳酸脱氢酶、谷氨酸草酰乙酸转氨酶及碱性磷酸酶升高。

3. 自发性肾破裂　突然出现腰痛及血尿症状，体检示腰腹部有明显压痛及肌紧张，可触及边缘不清的囊性肿块。IVU 检查示肾盂、肾盏变形和造影剂外溢。B 超检查示肾集合系统紊乱，肾周围有液性暗区。一般无明显的外伤史，既往多有肾肿瘤、肾结核、肾积水等病史。

四、并发症

肾损伤后并发症分为早期和晚期两类。所谓早期并发症是指损伤后 6 周之内所发生的那些威胁患者生命，或者使损伤的肾脏丧失的情况，如继发性出血、尿外渗、肾周围脓肿、急性肾小管坏死、尿瘘等。晚期并发症包括高血压、肾积水、结石、慢性肾盂肾炎、慢性肾功衰竭、动静脉瘘等。这两类并发症大都发生于严重肾损伤之后，个别例外。

高血压是晚期并发症中最常见的，发病率为 0.7% ~33%。主要原因是由于肾缺血引起肾素－血管紧张素系统活性增加，如肾蒂周围血肿、肾周围血肿、肾被膜下血肿机化、肾实质广泛瘢痕形成、肾内假性动脉瘤等对肾实质压迫造成供血不足，导致近球细胞及颗粒斑分泌肾素增多而继发肾素性高血压，对此应长期随诊观察。

五、治疗

（一）非手术治疗

肾脏损伤者大多数可以通过非手术治疗而保留肾脏，约 74% 获得成功，肾脏损伤患者经过积极的保守治疗和密切的临床观察，其中大部分患者病情可以渐趋平稳，血尿停止、肿块缩小、并发症少，一般无重大后遗症，在一组 186 例外伤性肾损伤报道中，非手术治疗的肾切除率为 3%，而手术治疗肾脏切除率高达 20%。Mansi 等报道 108 例肾损伤中，Ⅲ级肾损伤非手术治疗，结合及时穿刺引流或腔镜治疗，不仅能保留肾组织而且少有晚期并发症发生。而肾脏探查和修补术后并发症发生率高达 3% ~20%，可见有效的保守治疗不仅可降低肾脏切除率，而且能有效地减少并发症。

非手术治疗包括紧急处理和一般治疗，紧急处理包括迅速的输血、输液、复苏。对严重肾损伤患者，即使血压在正常范围，亦应采取防止休克的治疗，并密切观察血压、脉搏等生命体征变化及腹部肿块大小、血尿颜色等变化，对伴有休克的患者应在休克被纠正后，尽快进行必要的检查，以确定肾脏损伤的程度和范围，便于选择下一步的治疗方案。一般治疗包括：

1. 绝对卧床休息　卧床休息的时间因肾脏损伤的程度而异，肾脏裂伤应卧床休息 4 ~ 6 周，2 ~ 3 个月不宜参加体力劳动和竞技运动。

2. 止血、镇静　应立即给予有效的止血药物，以减少继续出血的可能，由于肾损伤出血引起肾周血肿、肾纤维膜，以及肾周筋膜受牵拉而出现腰部胀痛或出血进入集合系统，血凝块引起输尿管梗阻，出现肾绞痛，故肾损伤患者多有明显的疼痛表现，而疼痛又会引起患者烦躁、不安、活动，进而加重肾脏出血。因此，应给予必要的镇静处理。

3. 感染的防治及补液　应给予广谱抗生素预防感染，防止血肿感染形成脓肿，并注意补入足够的能量、血容量，维持水、电解质平衡，及时补充机体在非常态下的代谢需要。

4. 保持两便通畅　严重肾损伤患者应立即给予保留导尿，一方面有利于观察尿液颜色变化，另一方面能防止患者排尿时加重肾脏损伤。必要时给予缓泻剂帮助患者通便。防止用力排便增加腹压，引起继发性出血可能。

非手术治疗的注意事项：①密切注意生命体征变化，在肾损伤的非手术治疗过程中，特别是第 1 周，应严密观察患者血压、脉搏、呼吸等生命体征。②绝对卧床休息，对于防止再出血至关重要。③观察尿液颜色变化，如果尿液逐渐转清，局部症状逐渐改善，提示出血停止；若尿液突然转清，但出现腹部疼痛加重，可能是由血凝块堵塞输尿管所致，不能盲目认为出血停止。④观察局部包块大小，对于可触及肿块的患者，入院时及时给予标记肿块范围，并观察其大小的变化。

（二）介入治疗

肾动脉栓塞疗法：通过选择性动脉造影的检查注入栓塞剂可达到满意的止血效果。常用的栓塞剂为可吸收的自体血块和明胶海绵碎片。如先注入少量肾上腺素溶液使正常肾血管收缩，可达到使栓塞剂较集中于受伤部位的目的。

（三）手术治疗

1. 适应证　肾损伤的大部分患者可以通过保守治疗而获治愈，但部分肾损伤患者应及时给予手术治疗，否则会引起更严重的后果。对于保守治疗的患者，在非手术治疗过程中应密切观察病情的变化，做必要的手术治疗准备。在下列情况下应采用手术治疗：

（1）开放性肾损伤或贯通肾损伤患者应急诊手术，术中不仅需要修补损伤的肾脏，还应注意其他脏器的损伤情况以及有无异物的存在等。

（2）合并有胸、腹腔脏器损伤者。

（3）严重休克经大量输血补液仍不能矫正或血压回升的短期内又下降，提示有大出血可能者。

（4）非手术治疗过程中，肾区肿块不断增大，肉眼血尿持续不减，患者血红蛋白逐渐下降，短期内出现贫血者。

（5）静脉尿路造影或 CT 增强扫描显示造影剂明显外渗等。

（6）经较长时期的非手术治疗，仍反复出现血尿或合并感染或继发性高血压等。

2. 手术方式

（1）肾部引流：肾损伤的患者早期手术常可达到完全修复的目的，引流只是作为整个手术的一部分。但在尿外渗伴感染、肾周血肿继发感染、病情危重而又不了解对侧肾脏情况时，则只能单作引流术。如发现腹膜破裂，应吸尽腹腔内的血液和尿液，然后修补腹膜裂口，在腹膜外放置引流，引流必须彻底。引流不彻底常是肾周感染不能控制、大量纤维瘢痕形成的原因。如能放置硅胶负压球引流，则效果最佳。术后引流至少留置 7 天，每日引流量少于 10ml，连续 3d 后才能拔除。如肾脏损伤严重而患者处于危险状态时，经积极而快速输血和输液后应及时行肾切除术。

（2）肾修补术或部分肾切除术：肾实质裂伤可用丝线缝合。修补集合系统裂口应用可吸收缝线。如垫入脂肪块或肌肉块可防止缝线切割。失去活力的破碎组织应清创。如无明显感染，一般不必留置内支架或造瘘。创面应彻底引流。在平时的闭合性肾损伤中，这些方法的疗效是良好的。但在战时有感染的贯通伤，结果多不满意。因肾实质感染、坏死和晚期出血等常需第二次手术，甚或被迫切除全肾。

（3）肾切除术：肾损伤后的处理应尽一切力量保留伤肾，但在病情危重时则需行肾切除。此时必须在了解对侧肾功能良好后进行，肾切除适应于：①无法控制的大出血。②广泛的肾裂伤，尤其是战时的贯通伤。③无法修复的肾蒂严重损伤。④伤肾原有病理改变且无法修复者，如肾肿瘤、肾脓肿、巨大结石和肾积水。肾错构瘤易发生破裂出血，但属良性，且肿瘤常为多发并可能侵犯双肾，故应尽量争取做部分肾切除。

（4）肾血管修复手术：肾动脉是终末分支，结扎其任一支动脉即可致相应肾实质梗死。而肾静脉分支间有广泛交通，只要保留其一条较粗的分支通畅即不影响肾功能。左肾静脉尚通过精索静脉（或卵巢静脉）和肾上腺静脉等分支回流。故可在这些分支的近腔静脉端结扎肾静脉主干而不影响肾血液循环。因此，在肾静脉损伤时左肾有较多的挽救机会。对冲伤引起的肾动脉血栓形成，一旦经动脉造影证实即应手术取栓。文献有报告伤后 9d 仍取栓成功的病例，故应积极争取。动静脉瘘和主动脉瘤应予修补，如在肾实质内则可行部分肾切除。

目前国内外已可用冷冻的肾脏保存液灌注肾脏并冷冻保存 72h 而不影响肾功能的恢复，故有可能经工作台仔细修复伤肾后冷冻保存，待患者情况稳定后再行植入髂窝。

3. 肾损伤伴腹腔其他脏器伤的处理

（1）伴胰腺损伤：为了避免术后发生并发症，既往肾切除率高达 33%。如处理得当，则能最大限度地保留肾组织。手术时应注意：①严密缝合肾脏集合系统，且张力不能过大。②将大网膜、筋膜或结肠置于肾和胰腺之间。③充分引流，而且两个引流分别从不同部位引出。

（2）伴结肠损伤：肾损伤与结肠同时损伤约占全部肾损伤患者的 2.5%，处理不当极有可能发生感染性尿囊肿和肾周围脓肿。目前所采取的处理原则：①75% 由开放伤所致，故应积极手术探查。②术前影像学检查难以对肾损伤做出分类时应当剖腹探查，既可了解肾损伤的真实情况，又可使结肠损伤得到及时治疗。③肾损伤的处理原则与通常无异，即便有粪便污染依然如此，包括去除无生机的组织，止血、缝合集合系统，覆盖创面，肾被膜不能应用时可以大网膜片或腹膜片作覆盖材料。结肠伤和肾脏伤较近者，应以大网膜片将其隔开。血管损伤者，并不因结肠伤而放弃修补。④放置引流。

(3) 伴腔静脉损伤：这些伤员伤势极其严重，往往由于致命出血而死亡。为了挽救患者生命，关键在于各级抢救成员从受伤地点起就应积极复苏，尽快送往附近医院。一旦患者入院，在积极抢救休克之同时经腹进行探查，靠近肾门处切开后腹膜，直达肾蒂血管或腔静脉，迅速控制出血，清理手术野，依据伤情给予修补。

（范迎宾）

第二节 尿道损伤

一、概述

尿道损伤是泌尿系统常见的损伤，占整个泌尿系损伤10% ~20%。由于男女尿道解剖、生理等各方面的差异，尿道损伤多见于男性青壮年。尿道外暴力闭合性损伤约占其他原因引起尿道损伤的85%以上，其中最主要的是会阴部骑跨伤引起的球部尿道损伤及骨盆骨折并发的后尿道损伤。近年来，与医源性因素有关的尿道损伤呈逐渐上升趋势，不规范的导尿管引流、尿道腔内暴力性的器械操作以及各种化疗药物的尿道内灼伤使尿道损伤及之后出现的尿道狭窄等并发症的处理越发棘手。因此，如何根据尿道损伤时的情况以及患者的情况选择正确的处理方法，将直接关系到尿道狭窄、勃起功能障碍、尿失禁等并发症的发生率。

男性尿道损伤可根据损伤部位的不同分为前尿道（阴茎部及球部尿道）损伤和后尿道（尿道膜部及前列腺部）损伤。由于男性尿道解剖上的特点，使其较易遭受损伤，同时不同部位的尿道损伤其致伤原因、临床表现、治疗方法均不相同，至今临床上仍有许多处理意见不尽一致。尿道损伤后可能产生的尿外渗、感染、狭窄、尿失禁、勃起功能障碍等并发症的发生率也会因早期处理的正确与否而有所影响。

女性尿道短而直，一般很少受到损伤，但严重骨盆骨折和移位，并且同时发生膀胱颈部和阴道撕裂的情况下，尿道也会发生损伤。国外报道在骨盆骨折的患者中，6%的女性并发尿道损伤。女性尿道损伤通常是尿道前壁的部分撕裂，很少发生尿道近端或远端的完全断裂。

（一）分类和病因

尿道损伤的分类，如根据受伤性质的不同可分为开放性和闭合性损伤两类，而根据损伤部位的不同又可分为前尿道和后尿道损伤两类。近年来则根据致伤原因的不同分为以下四类：

(1) 尿道内暴力伤：绝大多数为医源性损伤，另外较为少见的是将异物如发夹、电线等放入尿道为满足快感而损伤尿道。医源性损伤常由粗暴的尿道腔内器械操作或操作不当所致，如暴力导尿、尿道超声、尿道扩张和各种内镜操作如膀胱镜、输尿管镜、TURP、TURBt、DVIU等，尿道内有病变如狭窄、炎症、结石时更易发生，损伤大多为黏膜挫伤，严重时可穿破尿道伤及海绵体甚至进入直肠。

(2) 尿道外暴力闭合性损伤：尿道外暴力闭合性损伤主要由会阴骑跨伤和骨盆骨折所致。会阴骑跨伤是由高处摔下或滑倒时会阴部骑跨于硬物上，使球部尿道挤压于硬物与耻骨联合下方之间所致。损伤的程度取决于受暴力的程度，在严重的暴力下尿道可能完全断离，但在大多数情况下尿道只是部分断离。

有些性交时的阴茎海绵体折断伤也可伴有尿道的损伤，其发生率大约为20%。一些使用阴茎夹控制尿失禁的截瘫患者由于阴茎感觉的降低和缺失会引起阴茎和尿道的缺血性损害。

骨盆骨折常见于交通事故、高处坠落伤或挤压伤。尿道损伤的程度取决了膀胱尿道的移位，可能导致尿道挫伤、裂伤、断裂，当耻骨前列腺韧带断裂，膀胱和前列腺往往悬浮于血肿上，拉长了膜部尿道，尿道断裂最常发生。但大多数患者在一段时间后，随着血肿的机化或吸收，膀胱或后尿道会逐渐下降，只发生一小段管腔闭锁。对于儿童患者，由于前列腺发育不良，尿道损伤更容易向膀胱颈延伸，因此儿童尿道损伤后尿失禁的发生率高于成人。严重的骨盆骨折不仅发生尿道损伤，而且离断的骨折片可刺破膀胱和直肠并发膀胱破裂或直肠损伤。外伤性骨盆骨折不仅造成尿道损伤，同时有可能损伤周围的血管神经，这是阴茎勃起功能障碍发生的原因之一。

（3）尿道外暴力开放性损伤：多见于枪击伤或锋利的器械伤，一般同时伤及海绵体，偶发生于牲畜咬伤、牛角顶伤等，常合并阴囊、睾丸的损伤，病情较为复杂。

（4）非暴力性尿道损伤：主要包括化学药物烧伤、热灼伤、放射线损伤等，近年来较为多见的是膀胱肿瘤术后采用尿道内直接灌注化疗药物而导致的长段尿道损伤。

（二）病理

1. 损伤程度　根据尿道损伤程度可分为三种类型：挫伤、裂伤和断裂。尿道挫伤损伤程度最轻，仅为尿道黏膜水肿和出血，部分伴海绵体损伤；尿道裂伤表现为部分尿道全层断裂，同时尚有部分尿道壁完整，借此保持尿道的连续性；尿道断裂为整个尿道的完全离断，尿道的连续性丧失。由于这种分类比较笼统，目前针对后尿道损伤的程度主要采用 Steven 提出的4型分类法：

（1）尿道牵拉伤，逆行尿道造影无造影剂外渗。

（2）前列腺膜部尿道部分或完全断裂，但尿生殖膈保存完好，造影剂局限于尿生殖膈上。

（3）前列腺膜部尿道和尿生殖膈均受累，损伤可延伸到球部尿道，造影剂扩展至尿生殖膈上下。

（4）损伤累及膀胱颈及前列腺部尿道。

2. 病理分期　将损伤后不同时期的病理变化分为三期：损伤期、炎症期和狭窄期。这是因为尿道从损伤至组织愈合，不同阶段的病变具有不同的特点，治疗原则也有所区别。闭合性尿道损伤后72h内为损伤期，此期的病理生理改变主要是出血及创伤引起的创伤性休克；尿道创伤处的缺损、组织挫伤、尿道失去连续性所引起的排尿困难和尿潴留；以及膀胱过度充盈后不断排尿使尿液经尿道破损处外溢于组织内而发生的尿外渗。在此期，创伤局部无明显感染，亦无明显创伤性炎症反应。因尿道血液循环丰富，故在此期内应争取进行尿道修补、吻合或其他恢复尿道连续性的手术，效果较为满意。尿道闭合伤超过72h，或开放伤虽未超过72h但已有感染者，均称为炎症期。此期可出现组织水肿、细胞浸润、血管充血，尿外渗由于未经引流可出现发热、白细胞增高等一系列全身症状。此期治疗应以控制感染为主，辅以尿外渗的引流、耻骨上膀胱造口等。若能妥善处理，炎症感染可迅速控制，然后再做进一步治疗。必须强调此期内不宜进行任何尿道手术及机械操作，否则，因创伤部位炎症水肿、组织脆弱，不仅尿道修补不能愈合，而且还将导致感染范围扩大，局部坏死，并向周围蔓延或穿破，形成窦道、瘘管；有骨盆骨折者，极易发生骨髓炎，尿道感染亦最终不可避免；部分患者可发生败血症甚至死亡。尿道创伤后3周，局部炎症逐渐消退，代之以纤维组织增生和瘢痕形成，致尿道狭窄，故称为狭窄期。尿道狭窄的程度视尿道损伤程度以及是否合并感染而定。除尿道挫伤外，尿道破裂和断裂均可导致不同程度的尿道狭窄，临床上出现排尿困难。

3. 尿外渗及血肿　尿道破裂或断裂后，尿液及血液经裂损处渗至周围组织内，形成尿外渗及血肿。其蔓延的区域、方向、范围与局部解剖有密切关系。由于盆底及会阴部筋膜的限制，不同部位的尿道破裂或断裂，尿外渗和血肿的部位及蔓延方向各不相同。

（1）阴茎部尿道：如尿道海绵体破裂而阴茎筋膜完整时，尿外渗及血肿仅局限于阴茎筋膜内，呈现阴茎普遍肿胀、紫褐色，极似一大圆紫色茄子。如阴茎筋膜同时破裂，则尿外渗及血肿范围同球部尿道破裂。

（2）球部尿道：如阴茎筋膜破裂，则尿外渗及血肿先聚积于阴囊内，使阴囊普遍肿胀。尿外渗进一步发展，可沿会阴浅筋膜向上蔓延至腹壁浅筋膜的深面，使耻骨上区、下腹部皮下亦发生肿胀。由于尿生殖膈完整，故盆腔内无尿外渗。

（3）膜部尿道：尿生殖膈由尿生殖三角肌和两层坚韧的筋膜组成。膜部尿道破裂所引起的尿外渗和血肿蔓延范围因尿生殖膈的破裂程度而异。一般膜部尿道破裂多有尿生殖膈上筋膜破损，故尿外渗与前列腺部尿道破损所致的尿外渗相同。如尿生殖膈完全破裂，不但有膀胱周围尿外渗，尿液亦可通过破裂的尿生殖膈进入阴囊内，同时产生与球部尿道破裂相同的尿外渗范围。

（4）前列腺部尿道：尿外渗向耻骨后膀胱周围间隙内蔓延，甚至可沿腹膜后向上扩散。因尿生殖膈完整，血液及尿液不能进入会阴浅袋，故体表看不到尿外渗和血肿。

二、临床表现

尿道损伤的临床表现往往根据损伤部位、损伤程度以及是否合并有骨盆骨折和其他损伤而定。

1. 休克　并不少见，尤其是儿童患者，当同样的损伤程度作用于儿童时，发生休克的可能性大大增加。其次，在严重尿道损伤，特别是骨盆骨折后尿道断裂的同时合并其他内脏损伤者，常发生休克。

2. 尿道出血　为前尿道损伤的最常见症状。损伤后尿道口鲜血流出或溢出，如尿道连续性尚存在，排尿时为血尿。后尿道损伤时若无尿生殖膈破裂，可于排尿后或排尿时有鲜血滴出。尿道流血或肉眼血尿是尿道损伤的有力证据。

3. 疼痛　主要发生于损伤部位及骨盆骨折处。如血肿或尿外渗蔓延，疼痛部位也会扩散至下腹部，并出现肌紧张。有些患者因尿潴留又无法排尿而造成腹部胀痛，以及排尿疼痛并向阴茎头和会阴部放射。

4. 排尿困难和尿潴留　排尿困难、尿潴留和尿道外口出血被称为尿道破裂三联征。尿道挫伤时即使尿道连续性存在，但因伤后疼痛导致括约肌痉挛，发生排尿困难；如损伤严重导致尿道完全断裂者伤后即不能排尿，出现急性尿潴留。

5. 局部血肿 骑跨伤时常在会阴部、阴囊处出现血肿及皮下瘀斑、肿胀等。典型的局部血肿如“蝴蝶样”会阴血肿可能并不常见。后尿道损伤如尿生殖膈未破裂，血肿往往局限于盆腔内，如出血严重，血肿可蔓延至膀胱和腹壁。

6. 尿外渗 尿道破裂或完全断裂后如患者用力排尿，尿液及血液可从破口或近端裂口渗入周围组织内，形成尿外渗及血肿。其蔓延的区域、方向、范围与局部解剖有密切关系。尿外渗如未及时处理，会导致广泛皮肤及皮下组织坏死、感染及脓毒血症，并可形成尿瘘。

三、诊断

在诊断尿道损伤时应注意解决以下问题：①确定尿道损伤的部位。②估计尿道损伤的程度。③有无其他脏器合并伤。

1. 病史和体检 大多数患者有明确的会阴部骑跨伤或骨盆骨折史，对于无意识及全身多发伤的患者，检查者往往容易忽视下尿路损伤的存在，这就需要进行详细的体检，如发现尿道口有滴血，患者有排尿困难或尿潴留时，首先要想到尿道损伤。如膀胱同时损伤，则尿潴留和膀胱膨胀不会出现。直肠指检对判断后尿道损伤，尤其是并发骨盆骨折、直肠穿孔时，诊断意义较大。当后尿道断裂后，前列腺窝被柔软的血肿所替代，前列腺有浮动感，手指可将前列腺向上推动，或仅能触到上移的前列腺尖部，甚至有时前列腺可埋入血肿之中，触诊有一定困难。若前列腺位置仍较固定，说明尿道未完全断裂。

2. 诊断性导尿 仍有争议，因为对尿道损伤尤其是有撕裂伤的患者而言，盲目的试插导尿管可使部分尿道损伤变成完全性尿道损伤，并有可能加重出血或使血肿继发感染。但多数医生仍建议使用，因为它可判断尿道损伤的程度，而且绝大部分患者只为尿道挫裂伤，若一次试插成功则可免于手术。因此有指征时应在严格无菌条件下轻柔地试插导尿管，若成功，则可保留导尿管作为治疗；若失败，则不可反复试插；若高度怀疑为尿道破裂或断裂者，则不宜使用。如果导尿量少或导出血性液体，可能是由于尿道完全断裂导尿管进入盆腔血肿内，也可能是休克少尿或膀胱破裂导致膀胱空虚。

3. 尿道造影 所有怀疑尿道损伤的患者均有指征行逆行尿道造影。可先摄前后位的骨盆平片以确定有无骨盆骨折、骨移位或有无异物，再置患者于25°～45°斜位，将25ml水溶性造影剂从尿道外口注入，此时尿道逐渐呈扩张状态，斜位可显示全部的尿道和任何部位的尿外渗，如有破口，可发现造影剂从破口处外溢。女性患者怀疑尿道损伤时，很难获得较为满意的尿道造影片，可使用尿道镜检查代替尿道造影。

4. 尿道镜检查 曾被认为是急性尿道损伤的相对禁忌证，因为盲目的器械操作和冲洗液的注入有可能使破口扩大、外渗加重和盆腔感染。但近年来对怀疑有球部尿道部分损伤的患者行微创尿道镜下尿道会师术，使诊断和治疗融为一体，在有条件的单位可考虑在开放手术前尝试。

四、治疗

首先进行休克的防治，并注意有无骨盆骨折及其他脏器的合并损伤。尿道损伤治疗的原则是：①尽早解除尿潴留。②彻底引流尿外渗。③恢复尿道连续性。④防止尿道狭窄的发生。

（一）急诊处理

新鲜的尿道创伤，应根据尿道创伤的程度、伴发损伤的情况以及当时的条件，采取适当的治疗措施，难以强求一律。治疗原则是先控制休克及出血，处理严重的危及生命的并发损伤，后处理尿道的问题。如果伤情严重无法进行复杂的修复手术或需转院时，均应采取最简单的方法解决尿潴留的问题。轻微损伤、能通畅排尿者，不需要特殊处理；较严重的损伤，可选用下列六种处理方法：

（1）留置导尿管：诊断时试插的导尿管如成功进入膀胱者，应留置2周左右作为尿道支撑和引流尿液之用。如试插导尿管不成功者，有时需考虑尿道括约肌痉挛的可能，此时不可反复试插以免增加尿道创伤，待麻醉后括约肌松弛再轻轻试插，有时会成功。

（2）耻骨上膀胱造瘘术：尿道创伤后，如诊断性插管失败，在患者伤情较重或不便进行较复杂的尿道手术时，为避免伤口被尿液浸渍及尿道吻合口漏尿，同时解决患者尿液引流的通畅，需进行膀胱造瘘术。一旦后尿道断裂采取耻骨上膀胱造瘘，就必须接受不可避免的尿道狭窄或闭锁，待损伤后至少3个月行延迟尿道修复。Morehouse报道最初尿道修复和延迟尿道修复的结果显示，尿道狭窄的发生率分别为14%和6%，尿失禁发生率分别为21%和6%，勃起功能障碍的发生率分别为33%和10%，表明延迟性尿道修复使尿道狭窄、尿失禁和勃起功能障碍的发生率降低。从创伤角度看，耻骨上膀胱造瘘并不是一种姑息性消极的治疗手段，这种处理避免了患者在严重创伤的基础上接受尿道内器械的操作。然而，对于严重的球膜部尿道的错位，膀胱颈为主的撕裂伤及伴有盆腔血管或直肠损伤，仍建议在情况稳定时进行探查，以避免因膀胱造瘘或内镜尿道恢复连续性后发生复杂性尿道狭窄和其他严重并发症。

（3）尿道镜下尿道会师术：当会阴部发生骑跨伤时，绝大多数患者尿道为部分损伤，由于球部尿道宽大且固定于尿生殖膈前方，目前较提倡采用尿道镜下尿道会师术恢复尿道连续性。此手术微创、操作简单、成功率高，但由于破裂口并没有进行黏膜间的吻合，破口间的组织愈合仍依靠瘢痕填充，以后拔除导尿管发生尿道狭窄不可避免。当发生骨盆骨折后尿道损伤时，由于患者无法摆放截石位，且损伤的后尿道在盆腔内活动空间较大，很难通过尿道镜下完成会师术。因此，原则上尿道镜下尿道会师术只适合于球部尿道部分损伤的患者。

（4）尿道修补或尿道端端吻合术：尿道镜下尿道会师术失败或球部尿道完全断裂时，如患者伤情不重，需立即进行尿道修补术或尿道端端吻合术。清除血肿后，通过探杆找到裂口所在，修剪裂口中失去活力的组织，并进行修补。如尿道断裂后近端尿道口无法找到，可经膀胱将探杆插入后尿道，显示近端黏膜，进行远、近端尿道无张力吻合。

（5）开放性尿道会师术：骨盆骨折后尿道损伤的早期治疗包括抗休克、抗感染、治疗危重脏器，基本原则应当在可能条件下争取早期恢复尿道的连续性。但开放性尿道会师术只是通过膀胱和尿道外口插入的探杆完成尿道内导尿管的留置，此种操作会加重尿道的损伤，而且并不能清除坏死组织及血肿，离断的尿道是依靠局部导尿管牵拉完成对合，并不是黏膜间的吻合，因此最后形成尿道狭窄的机会甚多，难免需进行延期尿道修复重建术。尽管尿道会师术可能不能防止尿道狭窄的发生，但因为把前列腺和尿道拉的更近，所以可以降低开放性后尿道成形术的难度。

（6）早期后尿道端端吻合术：后尿道损伤早期是否可行尿道端端吻合术目前仍存在争论。从理论上讲，一期后尿道端端吻合术能达到满意的解剖复位，效果最为理想。但这些患者往往有骨盆骨折及盆腔内出血，手术术野深，难度大，创伤更大；而且骨盆骨折时根本无法摆放截石位，因此更明智的方法是根据损伤的程度和伴发周围组织损伤来决定治疗的方法和时间。

（二）复杂性尿道损伤

尽管尿道损伤很难用单纯性和复杂性加以区分，但复杂性尿道损伤的概念越来越受到重视，我们将以下一些情况下的尿道损伤定义为复杂性尿道损伤：

（1）女性尿道损伤：对于骨盆骨折导致尿道破裂的女性患者，大多数学者建议行及时的一期修补，或至少通过留置导尿管行尿道复位，从而避免尿道阴道瘘和尿道闭锁的发生。同时发生的阴道撕裂也应及时闭合，避免阴道狭窄的发生。延期重建对于女性患者而言并不合适，因为女性尿道太短，如包埋在瘢痕内，其长度不足以进行吻合修补。对严重骨盆骨折导致尿道破裂，甚至合并其他脏器损伤时，急诊一期修复的难度很大，可先行膀胱造瘘，待患者稳定后行尿道重建和瘘口修补手术。

（2）儿童尿道损伤：儿童一旦发生骨盆骨折尿道断裂，绝大多数属于复杂性尿道损伤，这是因为在和成人相同创伤外力的作用下，儿童的损伤往往更严重，甚至危及生命。儿童的骨盆环及前列腺部尿道周围韧带未发育完全，尿道断裂部位绝大多数位于前列腺部尿道，膀胱上浮后位置极高，后期修复远较成人困难。

（3）尿道损伤合并直肠破裂：尿道损伤的同时如合并直肠破裂，无论是高位还是低位的直肠破口，急诊一期修复的难度都很大，比较统一的处理方法是膀胱和肠道分别做造瘘，待患者稳定后行尿道重建和瘘口修补手术，3 个月后患者的病情已成为复杂性后尿道狭窄。

（4）膀胱抬高、上浮或伴随膀胱颈撕裂伤：创伤后发现伤及膀胱颈部或膀胱被血肿抬高、上浮，如不处理，远期尿道发生长段闭锁或严重尿失禁的可能性极大，颈部如处理不及时或不准确，后期即使尿道修复成功，也很难完成正常的排尿。

（范迎宾）

第三节　尿路结石

尿路结石是肾、输尿管和膀胱等结石的总称。其中肾和输尿管结石称为上尿路结石；膀胱和尿路结石称为下尿路结石。尿路结石是泌尿系的常见病，多见于青壮年。我国近年来，小儿膀胱结石明显减少，但成人上尿路结石却逐渐增多：上尿路结石左右侧的发生率无明显差别，双侧结石约占 10% ~20%，同一器官内有多个结石者约 20%，不同部位多发结石者约占 17%。

一、病因和发病机理

七十年代以来，应用物理化学的理论和方法对尿路结石形成机制进行了较深入的系统研究，如对比正常人和屡发结石者的尿，研究了离子（Na^+、K^+、Ca^{2+}及 NH_4^+ 等）及 PH 等对草酸钙、磷酸钙和磷酸镁铵等饱和程度的影响。又对尿中某些抑制结石形成物质（镁、枸橼酸、焦磷酸、葡胺聚糖及 RNA 类物质）和促进尿石形成物质（聚合的尿粘蛋白等）对结石形成的作用进行了分析，认为任何增加尿石成分过饱和度、减弱抑制物、增强促进活性以及导致颗粒滞留的因素均可成为尿石症的病因。目前较普遍认为尿石症是由多因素（包括环境因素、个体因素和尿路因素）促成的。

1. 环境因素

（1）自然条件：热带地区天气炎热，出汗较多，增加尿浓缩程度，日照时间长，人体维生素 D 形成旺盛也是结石形成促因。但人的适应能力极为重要，如热带土著居民较移民的发病率低。

（2）经济条件：社会经济发展状况对结石发生有着深刻的影响，经济落后营养水平低的地区下尿路结石发生率高。相反，随着营养水平提高，下尿路结石减少，上尿路结石却明显增多。

2. 个体因素

（1）种族、遗传、饮食习惯等：如各种种族的人都可患尿石症，但患病率有所差异。一般认为黑色人种结石病发生率低；某些与结石有关的病如胱氨酸尿症、肾小管性酸中毒等均与染色体显性或隐性遗传所致的肾小管功能障碍有关；原发性高草酸尿症，高嘌呤尿症和某些高尿酸血症也与先天性的酶欠缺有关。饮水少，尿易浓缩；进食肉类过多，因嘌呤含量大，尿尿酸增高，PH 降低，易于形成尿酸结石，蔬菜（尤其是菠菜）含草酸多过食增加尿中草酸排泄，易于形成草酸盐结石等。

（2）疾病：甲状旁腺机能亢进、痛风、制动综合征（截瘫或外伤等引起的长期卧床）等均可因高尿钙、高尿酸症、继发感染等促使结石形成。

3. 尿路因素　尿路梗阻致尿流不畅是结石形成最重要的局部因素。感染和尿中异物都是促使结石形成的重要因素。

二、病理及病理生理

近年按结石的主要成因，将结石概括地分为原发（代谢性）和继发（感染性）结石两大类。代谢性结石多为尿酸盐、草酸盐、胱氨酸和黄嘌呤结石。感染性结石多为磷酸盐结石。不论结石成因和部位，均可引起下述三方面的病理及病理生理变化。

1. 局部机械性损伤　结石可引起尿路黏膜充血、水肿、形成溃疡及出血。黏膜长期受刺激偶可引起鳞状细胞癌。周围组织可发生炎症及纤维化，造成炎症性狭窄及继发性憩室。

2. 尿路梗阻　无论任何部位的结石均可造成梗阻及梗阻以上部位积水。肾和输尿管结石可造成肾及输尿管积水，膀胱及尿道结石可致排尿困难或尿潴留。长时间梗阻最终均将合并感染及梗阻性肾病。

3. 感染　结石使尿液瘀滞易并发感染，以大肠杆菌最多见，重者可导致积脓和肾周围炎。

三、临床表现

1. 肾和输尿管结石　肾结石位于肾盏和肾盂中，较小者常聚于肾下盏。输尿管结石绝大多数来自肾脏，常停留于肾盂输尿管交界处，输尿管越过髂血管处和输尿管的膀胱壁段等三个解剖狭窄处。主要症状为疼痛和血尿。极少数患者可长期无症状。

（1）疼痛：肾结石疼痛多位于肾区或小腹部。疼痛性质多为隐痛或钝痛，系较大结石在肾盂或肾盏内压迫、摩擦或引起肾积水所致。较小结石在肾盏或输尿管中移动，引起平滑肌痉挛，可致突发绞痛，绞痛沿输尿管向下腹部、外阴部和大腿内侧放射，有时可导致血压下降。输尿管末端结石可引起尿频、尿急、排尿终末疼痛和里急后重等症状。

（2）血尿：系结石损伤黏膜所致。多发生于绞痛之后。出血程度与损伤严重度有关。可为肉眼血尿，亦可为镜下血尿。

（3）脓尿：继发感染时，尿中可出现大量脓细胞。

（4）肾积水及梗阻性肾病病症：如肾积水时除有肾区疼痛症状外，可扪及肿大肾脏。梗阻性肾病严重时，肾功能减退。

2. 膀胱结石　多见于10岁以下男孩和患前列腺增生的老人。主要症状为膀胱刺激症状（如尿频、尿急、排尿终末疼痛等），活动时更明显，睡眠时减轻。典型症状是排尿时突然尿流中断，并发生剧烈疼痛，疼痛向会阴及阴茎头部反射，改变体位后疼痛缓解，且可继续排尿。结石损伤黏膜时，可致终末血尿、合并感染时，出现脓尿。

3. 尿道结石　结石绝大多数来自膀胱和肾脏，极少数在尿道憩室内或尿道狭窄的近端形成。主要症状为尿痛、尿线变细，血尿等，也可引起急性尿潴留。合并感染时，出现脓尿。

四、诊断

1. 根据临床病征　凡伴疼痛的血尿都应考虑本病。偶有尿中排石者，可确诊。

2. X线平片　90%以上结石可在X线平片上显影，其显影程度与结石含钙成分多少有关。以水为1，各类结石的X线致密度：磷酸钙结石为22.0，草酸钙结石为10.8，磷酸镁铵结石为4.1。胱氨酸和尿酸结石常为不显影的阴性结石。可用尿路造影证实。

3. 静脉尿路造影　对了解肾盏肾盂形态及肾功能状态有较大帮助，阴性结石在显影的肾盂内表现为透明区，类似占位性病变。

4. 膀胱镜检查及逆行造影　此检查有一定的痛苦，并有继发感染可能，故不作常规检查，但对静脉尿路造影仍难以诊断的病例，可考虑此检查；以协助诊断。

5. B型超声波检查　可发现X线不显影的结石，并有助于发现肾盂积水。

6. CT检查　对诊断困难者可配合诊断。

7. 寻找引起结石的原因　除常规的血、尿生化检查外，有条件的单位应进行甲状旁腺激素（PTH）测定及钙负荷试验等，以找出病因。

五、防治原则

尿路结石治疗原则不仅是解除病情，保护肾功能，而且尽可能消除病因，防止结石复发。

1. 去除病因　积极寻找及确定病因，给予积极特效治疗。如摘除甲状旁腺瘤等。

2. 去除已有结石　包括排石、溶石、碎石及手术取石等。

（1）排石：主要用于输尿管结石，结石横径在0.6cm以下，且无较重积水者。方法为清晨服排石汤（主要成分为金钱草、石苇、车前子、滑石），然后服双氢克尿塞25～50mg，饮水1 500ml。一小时后再饮水1 500ml，稍后皮下注射吗啡10mg。再两小时，针刺三阴交、肾俞、关元等穴位，并皮下注射新斯的明0.5mg。在半小时后皮下注射阿托品0.5mg，然后排尿。上述方法各地区不尽一致，但原则是利尿、解痉。本法忌用于老年、体弱、心功能不良、青光眼、肾功能减退及结石过大和肾积水明显者。

（2）溶石：对某些种类的结石有效。纯尿酸结石可采用碱化尿液法，尿PH达5～6时，尿内尿酸溶解度增加6倍，PH达7时，增加达36倍。口服法首选枸橼酸钾。静脉法可用5%碳酸氢钠或1/6M乳酸钠溶液（含钠167mmol/L）。有人报道每天静脉持续24小时滴注

1/6M 乳酸钠 2 000ml 3 ~5 天，尿酸结石均可被溶解；纯胱氨酸结石亦可采用局部灌注溶石法治疗。常用药物一类为碱性药物，如碳酸氢钠及 THAM - E 等，以 THAM - E 效果最好。另一类为硫醇类药物，包括 α - 青霉胺、α - MPG 及乙酰半胱氨酸等。有报告将 THAM - E 溶液 PH 调至 8.0，再加入硫醇类物，效果更佳。

（范迎宾）

第四节　尿路梗阻

一、概述

通过肾脏实质的血液，经肾脏的过滤作用，将血液中新陈代谢产生的废物和一部分水分形成尿液，经肾盂、输尿管、膀胱、尿道排出体外。通常说的尿路，即指从肾盂到尿道外口这一段尿液引流和排出的途径。在这途径的任何部位的各种病变，使尿液的引流和排出受到影响，就会造成尿路的梗阻。

二、病因

泌尿系统的各种疾病以及邻近尿路其他脏器的病变，都可在尿路的不同部位造成梗阻。

1. 尿道病变　尿道口狭窄、尿道狭窄、后尿道瓣膜、前列腺肥大或前列腺癌、尿道损伤、尿道异物、尿道结石等。

2. 膀胱病变　神经性膀胱——先天性脑脊膜膨出造成的神经损伤、后天性神经损伤、药物的影响，膀胱结石，膀胱颈部肿瘤，输尿管膨出，膀胱内血块阻塞，膀胱颈挛缩等。

3. 输尿管病变　输尿管结石、肿瘤、外伤、手术时误结扎，腹膜后广泛纤维性病变等。

4. 肾脏病变　肾结石、肾盂肿瘤、肿瘤出血形成的血块阻塞、肾盂输尿管交界处的先天性狭窄等。

5. 泌尿系统以外的病变　对尿路造成的梗阻如腹膜后或盆腔肿物对输尿管的压迫，子宫颈癌浸润至膀胱后壁，造成单侧或双侧输尿管进入膀胱部位的梗阻。

三、梗阻部位不同所致不同病理生理变化

（一）膀胱以上的梗阻

对肾脏影响更直接。膀胱以下的梗阻，由于有膀胱作为缓冲，短期内不至影响肾脏。但如果梗阻长期得不到解决，最终仍能影响肾脏。因为尿液的形成是以肾小球过滤的物理作用开始，过滤作用依靠肾小球毛细血管内的血压和血浆胶体渗透压及肾管体阻力之间的差别，即所谓滤过压。通常肾毛细血管中流体静压为 10.7kPa（80mmHg），胶体渗透压约为 3.33kPa（25mmHg），肾小球的管体阻力约为 3.33kPa（25mmHg）；因而肾小球的过滤压为 4.00kPa（30mmHg）。所以当尿路内压增高到一定程度时，Bowman 囊中压力增高，肾小球过滤压降低，因而肾小球的过滤率也降低，甚至可以使过滤停止。同时，尿路梗阻所产生的压力对肾小管的分泌和再吸收的功能也有很大影响。在完全性输尿管梗阻的动物实验，肉眼可见到肾盂扩大和肾实质变薄，组织学检查显示肾单位萎缩和间质组织纤维化。

（二）膀胱以下的梗阻

包括膀胱颈部和尿道的病变，梗阻必然影响排尿功能。膀胱既是一个排尿器官，又是一个暂时贮尿的器官。正常膀胱容量约为250～300ml。排尿时，膀胱口的括约肌松弛，而膀胱的逼尿肌收缩，在排尿时膀胱内压力上升达6.67～8.00kPa（50～60mmHg），逼尿肌可维持其最大收缩力达20s。此后，肌肉因疲劳而需松弛一段时间，以恢复再次收缩的能力。所以在正常排尿时，膀胱收缩一次即应能将贮尿排空，而当有梗阻存在时，不仅尿流变细、缓慢、无力，而且往往需分段排出。如梗阻继续存在，逼尿肌逐渐增生，膀胱壁变厚，出现小梁，甚至形成憩室，排尿内压显著升高，可达13.3kPa（100mmHg）以上。膀胱内压的增加，最终必然会影响上尿路的功能，特别是减损肾功能，表现在肾小球过滤和肾血浆流速减低，肾小管浓缩能力降低。由于双侧肾脏均受影响，所以最后出现肾功能衰竭，导致尿毒症。

尿路梗阻使尿液的引流和排出迟缓甚至滞留，这是导致尿路感染的重要条件。在梗阻之上细菌较易生长，感染得以发生、发展。感染又可使肾盂和输尿管壁松弛，出现纤维组织增生，进一步加重了尿路梗阻。在治疗泌尿系感染时，应十分注意有无梗阻因素存在。如有梗阻，则必须去除梗阻原因，否则无论采用何种抗生素都难以控制感染。尿的滞留也有利于结石的形成，而结石本身又可引起更重的梗阻，两者互为因果。

由于造成梗阻的病因和梗阻部位的不同，临床病变也可完全不同。膀胱以上的梗阻如系由于肾或输尿管结石，则以疼痛为主；如系先天性狭窄，则往往以泌尿系感染出现；而肿瘤则多表现为间歇性无痛血尿；膀胱颈部及膀胱以下的梗阻则必然出现排尿的变化，如排尿费力，尿线细、无力，不能一次排空膀胱的贮尿，需分段排出，甚至形成急性尿潴留。

四、尿路梗阻造成的急诊情况

（一）排尿困难

膀胱以上的急性梗阻多由于结石引起；膀胱以下的梗阻造成排尿困难，甚至完全不能排尿，是泌尿外科最常见的急诊情况。在老年男性多由于前列腺增生症；在中青年多由于尿道外伤或尿道炎症，特别是淋球菌尿道炎，治疗不当引起的尿道狭窄而出现排尿困难，也是常见的急诊。

（二）前列腺增生症

多发生于50岁以后，前列腺移行带的腺组织、结缔组织和平滑肌组织逐渐增生而形成多发性圆球状结节，逐渐阻塞后尿道。在早期，患者排尿时不能立即排出，需等待一些时间逐渐用力才能排出，尿线细而无力，射程不远。当增生的结节不断生长，尿道的阻塞更为明显，此时患者排尿更感费力，膀胱中的尿液不能一次排空，需经数次分段排出，且往往有排尿不尽的感觉。膀胱不能完全排空时，剩余尿的存在使膀胱的有效容量减少，同时由于患者膀胱颈部及三角区黏膜常有充血，刺激膀胱，遂使排尿次数增加，出现尿频及尿急，排尿次数的增加在夜间更易被注意，患者诉说夜尿增多。在较晚期，尿不能成线，而呈滴沥状，此时实际已有慢性尿潴留，膀胱残余尿量已相当大，有时由于膀胱过度膨胀，内压很高，尿液可以自行溢出，成为假性尿失禁。由于尿液引流不畅，易于导致感染，炎症使膀胱颈部及后尿道黏膜水肿、充血，进一步加重梗阻而使尿完全不能排出，成为急性尿潴留。

（三）尿道狭窄

多系尿道长期慢性炎症或外伤后处理不当所致。淋病性尿道炎，在我国绝迹30年后，目前发病又有增加之势。在急性期如得不到彻底的治疗，由于淋球菌侵犯长段尿道黏膜，形成的狭窄因之很长，治疗更为困难。尿道狭窄的症状主要为排尿不畅、费力，而由于引流不畅又有继发炎症出现，炎症的纤维组织增生可使狭窄日渐发展，同时，尿道黏膜的充血、水肿又加重了梗阻的程度，所以也会出现急性尿潴留。

五、临床表现

急性尿潴留患者在急诊就医时，表情极为痛苦，病史可提示发病的病因。体检可见下腹胀满，叩诊为浊音，有时膀胱底可达脐平面。检查阴茎、尿道口及尿道有无硬的呈索条状的尿道疤痕组织以除外尿道狭窄。直肠指检可摸知前列腺的大小，正常的前列腺外形如栗子，底在上而尖向下，底部横径约4cm，纵径3cm，前后径2cm，而两侧叶之间可摸得一凹陷，即所谓中央沟。当前列腺增生时，不仅腺体增大，中央沟亦变浅平。在急性尿潴留时，受胀满膀胱的影响，往往摸到的前列腺比其实际大小要大一些。应在设法排空膀胱之后，再次检查前列腺，核对是否真正增大，以免诊断失误。

六、鉴别诊断

应考虑到神经性膀胱的可能，详细的神经系统检查是必要的。有些药物，如抗组胺类药酚噻嗪，神经节阻滞类药如胍乙啶、利血平，抗胆碱类药物如普鲁本辛、654－2等，在某些患者中也引起排尿障碍，甚至尿潴留。在老年患者，前列腺可能已有增大，这些药物很可能诱发急性尿潴留。

七、急诊处理

在急性尿潴留时，膀胱胀满，患者异常痛苦，首先应解除尿的潴留。最常用的方法是在无菌操作下，从尿道试插入导尿管。前列腺增生引起的梗阻，当导尿管前端进至后尿道感到有阻力时，稍加推力，一般可以通过。而尿道狭窄则由于疤痕组织硬且不光滑，尤其外伤引起的疤痕狭窄，受伤尿道的断端有错位时则很难通过橡皮导尿管。一般在橡皮导尿管不能通过梗阻时，换用金属导尿管。对于没有受过泌尿专业训练的医师应十分小心，不然不仅不能通过梗阻，反而造成更多的创伤。使用金属导尿管时，不应细于Fr16号，过细的金属导尿管会在梗阻处穿破尿道而形成假道，使以后的处理更加困难。

导尿管如能通过梗阻进入膀胱，即可将潴留尿排出，暂时解决患者的痛苦，尿液送常规化验及细菌培养。对过胀的膀胱，引流要缓慢一些，避免膀胱内压突然减小而引起出血。导尿管放入膀胱后，不要轻易撤出，因为造成梗阻的原发病变尚未得到治疗，再次形成尿潴留的可能性极大，应将导尿管保留在膀胱内。

如导尿管不能通过梗阻，可在下腹部经皮肤穿刺膀胱。由于膀胱已胀满，覆盖膀胱前壁上部的腹膜已被推向上，胀大的膀胱直接位于腹壁之下，穿刺是安全的。按常规下腹部皮肤灭菌后，铺无菌巾，操作者戴无菌手套，在下腹正中，耻骨联合上缘3～4cm处，局部浸润麻醉后，用普通20号腰椎穿刺针，直接通过皮肤穿刺膀胱，吸出尿液。穿刺针不能保留，所以最好用套管针穿刺，然后通过套管，放入导尿管，即可保持引流。

如果前列腺增生症已存在较长时期，并已影响双肾功能，患者情况又不允许做前列腺摘除手术时，可在急诊时即作永久性耻骨上膀胱造瘘。如前列腺增生症并发急性尿潴留，而全身情况良好，可在必要的检查后，行前列腺摘除手术或经尿道前列腺电切术治疗。

因尿道狭窄而发生急性尿潴留者，如狭窄可能经手术修复，可先作膀胱穿刺，保留耻骨上引流导管，以后再行修复手术。如狭窄部分过长，经多次修复手术未能成功，也可考虑永久性耻骨上膀胱造瘘。如系前段尿道狭窄，也可行会阴部尿道皮肤造口术。

（范迎宾）

第五节　急性肾功能衰竭

一、概论

急性肾功能衰竭（以下简称急性肾衰）是由各种原因引起的肾功能在短时间（几小时至几天）内突然下降而出现的临床综合征。肾功能下降可发生在原来无肾功能不全的患者，也可发生在原已稳定的慢性肾脏病者，突然有急性恶化。急性肾衰主要表现为氮质代谢产物积聚和水、电解质和酸碱平衡紊乱，从而出现急性肾衰竭的临床综合征。不同病因、病情和病期所致的急性肾衰发病机理不同，临床表现不同、治疗及预后亦不同。本综合征如能早期诊断、及时抢救和合理治疗，多数病例可逆。

急性肾衰常伴少尿或无尿，但这并不是诊断的必要条件，近来已认识到，由于同时存在的肾小管功能损害程度变化很大，故尿量有很大不同。有很多的急性肾衰患者仍能维持每日1 000 ~2 000ml 尿量。

急性肾衰的病因很多，临床上分为肾前性、肾后性、肾性三大类。

（一）肾前性

任何病因引起的休克（至少 4 小时以上）或有效血容量剧烈减少，使肾脏低灌注而致严重缺血而导致的急性肾衰。常见的肾前性急性肾衰病因列举如下。

1. 有效血容量减少　①各种原因引起的大出血和休克，如创伤、外科手术、消化道出血及产后出血等。②剧烈呕吐、胃肠减压、各种因素引起的剧烈腹泻，致丧失消化液。③烧伤、创伤时大量渗液，过度出汗，脱水引起的大量体液丧失。④垂体或肾性尿崩症及利尿剂过度应用。⑤胰腺炎、挤压综合征及低蛋白血症等引起的第三体腔积液。

2. 心输出量减少　由于心源性休克、心肌梗死、严重心律失常、充血性心力衰竭、心包填塞及急性肺梗死等所致。

3. 全身血管扩张　见于药物（如血管扩张剂、麻醉药等）所致的血管扩张而诱发的低血压休克。

4. 肾血管阻塞　由于肾静脉或肾动脉的血栓栓塞及动脉粥样硬化斑块所致。

5. 肾血管动力学的自身调节紊乱　由于肾血管紧张素转化酶抑制剂、非甾体抗炎药、前列腺素抑制剂、环孢素 A 等可引起急性肾衰。

（二）肾后性

肾后性急性肾衰比较少见，临床上常出现突然的尿闭。引起肾后性急性肾衰的常见原因如下：

（1）尿道阻塞、尿道狭窄、膀胱颈阻塞、前列腺肥大。

（2）神经性膀胱、神经病变、神经节阻断剂。

（3）输尿管阻塞、结石、血块、结晶（如磺胺、尿酸）、盆腔手术时无意结扎输尿管、腹膜后纤维化。

（三）肾性

直接或间接损害肾实质的各种肾脏疾病均可导致急性肾衰，是急性肾衰的常见病因。

1. 肾小球肾炎　急性链球菌感染后肾炎、急进性肾炎、狼疮性肾炎、过敏性肾炎等。此类病例大都有原发病伴肾小球肾炎的临床表现。

2. 肾血管病变　恶性高血压诱发的肾小动脉纤维素样坏死，常可导致急性肾功能恶化；弥散性血管内凝血可导致双肾皮质坏死，硬皮病如累及肾血管病变，可使肾脏供血急剧下降；肾动脉栓塞或血栓形成。

3. 间质及小血管病变　急性肾盂肾炎常伴肾小管及间质炎症；病毒感染如流行性出血热、恶性疟疾及药物过敏反应所致急性间质性肾炎；肾移植后的排斥反应所致急性肾衰常见为间质和小血管病变。

4. 肾乳头坏死　糖尿病或尿路梗阻伴有感染时，可发生双侧肾乳头坏死；镰形细胞贫血急性发作时，乳头部供血不足亦可出现双侧乳头坏死，导致急性肾衰。

5. 药物　肾毒性药物、化学物质、药物过敏。

6. 其他　妊娠高血压综合征、羊水栓塞、产后不明原因的急性肾衰；各种原因引起的急性溶血性贫血等。

急性肾衰的原因甚多，本文重点讨论因缺血、血管内溶血、肾毒性物质所致的急性肾衰，通常称为急性肾小管坏死。

二、急性肾小管坏死

（一）病因

1. 上述各种导致肾前性肾功能衰竭的因素　如持续作用或发展使肾脏长期缺血、缺氧，而造成肾小管坏死。

2. 血管内溶血　如血型不合输血；自身免疫性溶血性贫血危象；药物如伯氨喹宁、奎宁及磺胺；感染如黑尿热；毒素如蛇毒、蜂毒；物理化学因素如烧伤等诱发的急性溶血，产生大量的血红蛋白及红细胞破坏产物，后者使肾血管收缩，血红蛋白在肾小管腔中形成管形，阻塞管腔，引起急性肾小管坏死。挤压伤及大范围肌肉损伤时的肌红蛋白及肌肉破坏产物的释出，可损害肾小管，造成和溶血相似的肾损害。

3. 药物及中毒　可引起急性肾小管坏死的药物有：①金属类：如汞、钾、铬、镉、铅等。②有机溶剂：如甲醇、甲苯、四氯化碳、氯仿等。③抗生素：如新霉素、卡那霉素、庆大霉素、甲氧苯青霉素、头孢噻吩及头孢噻啶、二性霉素、利福平等。④其他药物：如对乙酰氨基酚、保泰松、甲氰咪胍、有机磷及近年来碘造影剂诱发的急性肾衰日益增多，尤其是老人失水和原有肾功能不全的患者。⑤生物毒素：如蜂毒、蛇毒、毒蕈等。⑥感染性疾病：除各种细菌、病毒所致的感染性休克引起的急性肾衰外，流行性出血热、钩端螺旋体病引起的急性肾小管坏死较常见。

（二）病理变化

肉眼观肾脏外形肿大、水肿、质软。皮质肿胀、苍白，髓质色深充血、呈暗红色，有时伴小出血点。典型的缺血性急性肾衰竭光镜检查见肾小管上皮细胞片状和灶性坏死，从基底膜上脱落，肾小管管腔管型堵塞；管型由未受损或变性的上皮细胞、细胞碎片、Tamm－Horsfal 蛋白和色素组成。肾缺血者，基底膜常遭破坏。如基底膜完整性存在，则肾小管上皮细胞可迅速地再生，否则上皮细胞不能再生。组织学检查，肾脏病变可随病因、病程而异，分为两型。

1. 缺血型　在休克、创伤所致的急性肾衰早期，肾小球常无变化，近曲小管有空泡变性，其后小管上皮细胞纤毛脱落。病变严重则出现细胞坏死，一般呈灶性坏死，在坏死区周围有中性和嗜酸粒细胞、淋巴细胞及浆细胞浸润；肾小管管腔扩张，管腔中有管型，有溶血及肌肉溶解者可见色素管型。肾小管基底膜可因缺血而崩溃断裂，尿液流入间质，使间质发生水肿，进一步对肾小管产生压迫作用，因此患者出现少尿甚至无尿。由于肾小管管壁基底膜断裂，故上皮细胞再生复原较慢。

2. 中毒型　肾毒性物质进入人体时，由于血液中毒性物质经肾小球滤过到达肾小管后，首先抵达近曲小管，经浓缩后毒性增加，引起上皮细胞损伤，故肾小管细胞坏死主要在近曲小管。中毒型病变之肾小管上皮细胞坏死一般仅伤害上皮细胞本身，小管基底膜仍完整，坏死发生 3～4 天后，可见上皮细胞再生。坏死的上皮细胞脱落，阻塞小管腔，患者发生少尿甚至无尿。肾间质有水肿及炎性细胞浸润，后者常累及血管，但肾小球则保持完整，不受毒物影响。坏死的肾小管上皮细胞通常在 1 周左右开始再生，2 周左右复原。

（三）发病机理

急性肾小管坏死的发病主要是肾缺血和毒素两种因素综合作用的结果，它们的共同特点是有效血容量急剧减少，全身性微循环灌注显著降低，导致组织缺血、代谢障碍及各器官功能不全。尿量减少常被视为组织血流灌注不足的指征。当尿量持续减少在 17ml/h 以下，提示肾缺血已引起肾实质损害。在组织持续缺血的情况下，内源性肾毒性逐渐增多，加重了肾损害，导致急性肾衰。目前经过大量的临床和实验室研究认为急性肾小管坏死的发病机制有 5 种学说。

1. 肾小管损伤学说

（1）肾小管阻塞：变性坏死的肾小管上皮细胞脱落进入肾小管腔，与管腔内液中的蛋白质形成管型而阻塞肾小管。

（2）尿液反流：肾小管上皮细胞变性、坏死，肾小管内液返流入间质而引起间质水肿。

上述改变使管腔内压力增加，肾小球内有效滤过压降低，肾小球滤过率降低。

2. 缺血－再灌注肾损伤学说　动物实验表明肾缺血后如使肾血流再通时，可见细胞的损伤继续加重称为缺血再灌注性肾损伤，主要与细胞内钙负荷增加和氧自由基的作用有关。

3. 细胞能量代谢障碍的细胞损伤学说　缺氧使肾小管上皮细胞代谢紊乱，导致细胞水肿，细胞内质网肿胀扩张，蛋白质合成停止，细胞内钙及氧自由基增加，引起细胞破坏及死亡。

4. 肾血流动力学变化学说　肾缺血和肾毒素作用致使血管活性物质释放，引起肾血流动力学变化，致使肾血流灌注量减少、肾小球滤过率下降而致急性肾衰。如继发性肾素－血管紧张素系统、儿茶酚胺、前列腺素、内皮素、抗利尿激素、血管内皮源舒张因子、心房肽尿钠、肿瘤坏死因子及血小板活化因子分泌可引起肾血流灌注量减少，最后导致肾小球滤过率下降。

5. 管－球反馈学说　肾小管损伤后对钠、氯离子重吸收减少，到达致密斑处的肾小管液内钠、氯的含量上升，而激活肾素－血管紧张素系统，可使肾血管收缩、阻力增加，肾小球滤过率下降。

（四）病理生理

正常肾小球滤过率为100ml/min，即每分钟由肾小球滤出100ml的原尿，24h滤出原尿为100ml×60×24＝144 000ml。原尿经肾小管和集合管后，99%的水被回吸收，仅有1%水排出，故每24小时排尿量为144 000ml×1%＝1 440ml（每日约排尿1 500ml）。在急性肾小管坏死时，肾小球滤过率骤减至1ml/min，故24小时由肾小球滤出原尿仅为1ml×60×24＝1 440ml。由于肾小管坏死，使其回吸收水的功能减退，由99%降至80%，20%水排出，故24小时尿量为1 440ml×0.2＝288ml（即少尿期）。由于肾小管浓缩功能减退，使尿比重降低，尿渗透压降低。少尿期后，肾小管功能逐渐恢复，但远较肾小球滤过功能恢复为慢。如肾小球滤过功能由1ml/min恢复到20ml/min，则24小时滤出原尿为20ml×60×24＝30 000ml，此时如肾小管对水的重吸收功能由80%恢复到90%，则24小时排尿量为30 000ml×0.1＝3 000ml，即多尿期。

非少尿型急性肾衰与少尿型急性肾衰无本质区别，但肾小管病变较轻，肾小球滤过功能亦较好，肾小球滤过率可达4ml/min以上，故每日滤出原尿为4ml×60×24＝5 760ml，如此时肾小管水回吸收降至85%，则24小时尿量为5 760ml×0.15＝864ml，故不表现为少尿。由于肾小球滤过率仅为4ml/min，故仍出现血尿素氮升高，血肌酐升高及尿毒症表现。

（五）临床表现

先驱症状可历数小时或1～2天后出现典型的急性肾衰表现。按尿量可分为两型：少尿－无尿型和多尿型。

1. 少尿－无尿型急性肾衰　占大多数。少尿指每日尿量少于400ml，无尿指每日尿量少于50ml。完全无尿者应考虑有尿路梗阻。少尿型的病程可分为三期：少尿期、多尿期、功能恢复期。

（1）少尿期：通常在原发病发生后1～2天内即可出现少尿，亦有尿量渐减者。少尿期平均每日尿量约在150ml，但在开始的1～2天，可能低于此值。这时由于肾小球滤过率骤然下降，体内水、电解质、有机酸和代谢废物排出障碍。一般少尿期持续2～3天至3～4周，平均10天左右，其主要临床表现如下。

1）尿毒症：因尿少致各种毒素在体内蓄积引起全身各系统的中毒症状。患者往往首先出现消化系统症状如食欲不振、恶心、呕吐、腹泻等。呼吸系统可出现呼吸困难、咳嗽、憋气、胸痛等尿毒症肺炎症状，还可因肺水肿而合并感染。循环系统因严重贫血、高钾血症、酸中毒、毒素蓄积、尿少、容量负荷过重及高血压而致心力衰竭和（或）心律失常。尿毒症脑病可表现为嗜睡、昏迷、抽搐等中枢神经受累症状。血液系统受累则表现为出血和贫血。

2）电解质及酸碱平衡紊乱：①高钾血症：高钾血症是患者在第1周内死亡的最常见原因。主要由于肾脏排泄能力减低和大量钾离子从细胞内移至体液内的两方面因素造成的。当血钾浓度高于6.5mmol/L及（或）心电图示高钾改变时，必须立即救治。②高镁血症：急性肾衰少尿期镁浓度常升高，严重高镁血症可影响神经肌肉系统的功能，出现反射迟钝，肌力减弱，甚至呼吸麻痹或心脏停搏，故少尿期要避免用含镁药物。③低钠血症：急性肾衰时常伴低钠血症，并常伴有低氯血症。低钠和低氯临床上除一般胃肠道症状外，常伴神经系统症状，无力、淡漠、嗜睡、视力模糊、抽搦、晕厥和昏迷。④酸中毒：急性肾小管坏死患者体内积聚酸性代谢产物。脂肪大量分解产生很多酮体，因此酸中毒出现较早，可在氮质血症显著升高前即已明显。临床上出现呼吸深或潮式呼吸，嗜睡以及昏迷，甚至出现心律失常。

3）水平衡失调：在急性肾衰的病程中发生的水肿，大多数由于不注意出入液量的平衡，给患者过多的液体引起的。病程中组织分解代谢增加，内生水生成增多亦为引起水平衡失调原因之一。临床表现为全身浮肿，血压升高，若出现肺水肿、脑水肿及心力衰竭常危及生命。

4）内分泌及代谢异常：低钙血症可使甲状旁腺激素分泌增加，从而抑制肾脏1，25－$(OH)_2D_3$的产生。急性肾功能衰竭时降钙素的降解减少，因而降钙素水平升高。其他如甲状腺素、性激素、肾素－血管紧张素－醛固酮等均有变化。急性肾衰早期糖耐量降低，出现胰岛素抵抗现象。由于肾功能减退使胰岛素、胰高血糖素的降解减少导致上述激素的水平升高。

少尿期可长可短，短者只持续几小时，亦有长达数周者，一般持续1～2周。如少尿期超过4周，则应重新考虑急性肾小管坏死之诊断。少尿期长者预后差，多尿期亦长；少尿期短者预后好，多尿期亦短。少尿期多死于高血钾、急性肺水肿、脑水肿或感染。

（2）多尿期：患者度过少尿期后，尿量超过400ml/天即进入多尿期，这是肾功能开始恢复的信号。随着病程的发展，尿量可逐日成倍地增加，通常可达4 000～6 000ml/天。多尿期开始时，由于肾小球滤过率仍低，且由于氮质分解代谢增加，患者血肌酐和尿素氮并不下降，而且可继续增高。当肾小球滤过率增加时，这些指标可迅速下降，但不是很快地恢复到正常水平。当血尿素氮降到正常时，也只是意味着30%的肾功能得以恢复。

随着尿量的增加，患者的水肿消退，血压、血尿素氮、肌酐及血钾逐渐趋于正常，尿毒症及酸中毒症状随之消除。多尿期一般持续1～3周。多尿期4～5天后，由于大量水分、钾、钠的丢失，患者可发生脱水、低血钾、低血钠症。患者出现四肢麻木、恶心、肌无力，甚至瘫痪。腹胀肠鸣音及肌腱反射减弱。心电图出现典型的低血钾表现，Q－T间期延长，T波平坦、倒置或增宽，有U波出现，可引起心律失常，甚至停搏导致死亡。约有1/4患者死于多尿期。

（3）恢复期：由于大量损耗，患者多软弱无力、消瘦、肌肉萎缩，多于半年内体力恢复。3～12个月后患者的肾功能逐渐改善。绝大多数患者最终能恢复到正常健康人水平。约有2/3的患者在一年或更长时间内，肾小球滤过率低于正常的20%～40%，许多患者肾小管浓缩功能受损。老年患者恢复的情况较年轻人差。但经长期随诊，并未发现高血压的发生率增加。罕有发生进行性肾功能减退者。

2. 非少尿型急性肾衰　此型急性肾衰患者肾小管回吸收能力受损，远较肾小球滤过率降低为甚。因小球滤过液不能被小管大量回吸收，结果尿量反而增多或接近正常。但由于肾小球滤过率实际上是降低的，所以尿素氮等代谢产物仍然积储在体内，产生氮质血症以致尿毒症。

既往报道急性肾小管坏死患者约20%为非少尿型。近来发现急性肾衰患者尿量超过400ml/天者占30%～60%。原因为：①对本病的认识提高。②氨基糖类抗生素应用增多。③早期合理使用利尿剂（如速尿）及血管扩张剂（如多巴胺）。④纠正了由于严重外伤、大出血、失液引起的低血容量状态。

非少尿型急性肾衰的临床表现较少尿型者为轻。

（六）诊断和鉴别诊断

1. 诊断条件　①有引起急性肾小管坏死的病因。②突然出现少尿或无尿（部分为非少尿型）。③尿检异常，尿蛋白＋＋～＋＋＋，镜检有红、白细胞，肾小管上皮细胞管型及（或）粗大管型，尿比重低，等渗尿，尿钠含量增加。④血尿素氮、肌酐逐日升高，每日血肌酐绝对值平均增加44.2μmol/L或88.4μmol/L；或在24至72小时内血肌酐值相对增加25%～100%。⑤有尿毒症症状。⑥B超显示肾脏体积增大或呈正常大小。⑦肾活检，凡诊断不明均应作肾活检以明确诊断，决定治疗方案及估计预后。

2. 鉴别诊断　急性肾衰诊断前应首先排除慢性肾衰及在慢性肾功能不全基础上的急性肾衰。面对一个急性肾衰综合征的患者，必须排除肾前性、肾后性和其他肾实质性（如肾脏血管性疾患、肾小球肾炎、间质性肾炎）急性肾衰，才能诊断为急性肾小管坏死。因为上述疾患与急性肾小管坏死有相似的临床表现，都由急骤的肾功能衰竭引起。但在治疗上，肾前性、肾后性和其他肾实质性急性肾衰和急性肾小管坏死是不同的。故必须作好鉴别诊断。

（1）肾前性急性肾衰：是由各种肾外因素引起肾血流灌注不足，导致肾小球滤过率减少，因而发生氮质血症。如严重休克，则有可能发生急性肾小管坏死，区别其仅为肾前性急性肾衰抑或已发生急性肾小管坏死是很重要的。因为在治疗上，前者要补充血容量而需大量补液，后者大量补液会导致患者死于急性左心衰竭。现将肾前性急性肾衰与急性肾小管坏死的鉴别归纳于表11－1。

表11－1　肾前性急性肾衰与急性肾小管坏死的鉴别诊断

项目	肾前性急性肾衰	急性肾小管坏死
尿比重	>1.018	<1.015
尿渗透压（mOsm/L）	>500	<350
尿钠（mmol/L）	<20	>40
钠排泄分数（%）	<1	>2
尿肌酐/血肌酐	>40	<20
肾衰指数（mmol/L）	<1	>1
尿常规	可正常	尿蛋白＋～＋＋，可见较多颗粒管型，坏变的肾上皮及红、白细胞

注：肾衰指数＝尿钠÷（尿肌酐÷血肌酐）

钠排泄分数＝（尿钠÷血钠）÷（尿肌酐÷血肌酐）。

如一时不能判断，可采用下列方法。

1）输入5%葡萄糖液500ml，1小时内输完。如患者为肾前性急性肾衰，尿量增多的同时，尿比重降低。

2）静滴20%甘露醇200ml，15min内滴完，观察尿量，如不足40ml/h，可以重复一次，如仍不足40ml/h，则急性肾小管坏死的诊断可能性大。

3）经用补液及甘露醇后仍无尿量增加者，可静滴速尿500mg，如无效，于2小时后重复一次，仍无效则为急性肾小管坏死。

作补液试验或利尿剂试验时，首先应依靠中心静脉压判断血容量的高低程度。

（2）肾后性急性肾衰：肾后性急性肾衰表现为突然无尿，去除梗阻因素后病情好转，尿量迅速增多。B超检查示两肾肿大及肾盂积水，尿路平片可以确定有无不透X线结石引起的尿路梗阻及观察肾阴影，如肾脏阴影缩小，提示慢性萎缩性病变；肾阴影增大，则应考虑尿路梗阻。同位素肾图示分泌段持续增高，呈高抛物线状，15min不下降，快速补液或使用甘露醇后无变化，则提示尿路梗阻。

（3）肾脏病变或肾血管病变所致的急性肾衰

1）急性间质性肾炎：常由药物过敏引起。尿中出现无菌性白细胞尿，尿沉渣瑞氏染色可见嗜酸粒细胞。患者可有发热、皮疹、全身淋巴结肿大、血嗜酸粒细胞增多、血IgE增高等全身过敏表现。

2）肾小球肾炎：急性肾小球肾炎、急进性肾炎、慢性肾小球肾炎急性发作均可发生少尿性急性肾衰。这些患者往往在少尿的同时具有全身浮肿、高血压，尿蛋白常在++以上，尿检红细胞甚多，或出现红细胞管型，无严重创伤，低血压或中毒病史。

3）肾血管病：变恶性高血压、妊娠高血压综合征、肾静脉血栓形成可造成急性少尿性肾衰。恶性高血压和妊高征发生急性肾衰之前往往有严重高血压史，继之突然出现少尿。肾静脉血栓形成多于高凝状态下发生。

（七）治疗总则

1. 消除病因 治疗原发病。

2. 针对发病机理的主要环节 引起急性肾衰的主要环节是交感神经兴奋，儿茶酚胺大量释放，肾缺血，肾实质损害，最后发生肾功能衰竭。因此，预防措施应包括消除病因和控制发病环节。

（1）及时纠正血容量：补足血容量、改善微循环。①快速补液试验后1~2小时内有尿量排出，而比重在1.025以上或尿渗透压在660kPa以上，应继续补液，直至尿量达到40ml/h以上，尿比重降至1.015~1.020之间。②经补液后测定中心静脉压，如仍在0.588kPa（$6cmH_2O$）以下，提示血容量不足，应继续补液。中心静脉压增高至0.784~0.981kPa（$8\sim10cmH_2O$）之后，减慢补液速度。如中心静脉压不再下降，说明补液已足，应停止补液，以免导致心力衰竭及肺水肿。

（2）解除肾血管痉挛：血管扩张药多巴胺（60~80mg）或654-2（10~20mg）或罂粟碱（90mg）或酚妥拉明（20~40mg）加入5%葡萄糖中静滴。

（3）解除肾小管阻塞：20%甘露醇100~200ml静滴，速尿40~100mg，每4~6小时一次静滴，可有利尿、冲刷肾小管及解除肾小管阻塞的作用。如血容量高时，可用速尿；但血容量低时，速尿可增加肾损害，应在补足血容量后再用，血容量高时应用甘露醇易诱发急性左心衰竭，应慎用；血容量正常时，可速尿和甘露醇合用。

（4）伴DIC者：应用肝素625~1 250U加入10%葡萄糖内静滴，每日一次，监测凝血时间，不宜超过20min。

若急性肾小管坏死已经形成，则根据病情积极治疗。

3. 少尿期治疗　主要是调整体液平衡，避免高血钾症，积极防治尿毒症和代谢性酸中毒，治疗感染。

（1）严格限制入液量：必须严格控制液体的摄入，量出为入，防止水中毒。每日入量＝前一天液体排出量（包括尿量，大便量，呕吐物，创口渗出量等）+500ml（为不显性失水减去代谢内生水量）。为判断每日入量正确与否，下列指数可供参考：①每日测量体重，若体重每日减轻0.3～0.5kg，表示补液量适宜。②血钠保持在130～140mmol/L。③水肿与血压增高，中心静脉压增高，颈静脉怒张等，表示容量负荷过重，应立即纠正。

（2）饮食疗法：在急性肾衰时，必须注意饮食治疗，因适宜的饮食治疗，可以维持患者的营养，增强抵抗力，降低机体的分解代谢。胃肠道反应轻，无高分解代谢者，可给予低蛋白，每日摄入蛋白质量宜在0.5g/kg以下，应给优质蛋白，足够热量，以减少负氮平衡；饮食耐受差，有恶心、呕吐、气胀等反应者，则采用静脉补给，每日至少给予葡萄糖100g以上，以阻止发生酮症；烧伤、严重创伤、重症感染等高分解代谢者，应给予高热量（10 464J/天以上），若进食不足，可用全静脉营养疗法。

（3）防治高钾血症含钾高的食物、药物和库血均应列为严格控制的项目。积极控制感染，纠正酸中毒，彻底扩创，可减少钾离子的释出。当出现高钾血症时，可用下列液体静滴：10%葡萄糖酸钙20ml，5%碳酸氢钠200ml，10%葡萄糖液500ml加正规胰岛素12U。疗效可维持4～6小时，必要时可重复应用。严重高血钾应做透析治疗。

（4）纠正酸中毒：供给足够的热量，控制蛋白质摄入以减少分解代谢，预防感染可防止酸中毒的发生。一般认为，只有当严重酸中毒出现明显症状，即二氧化碳（CO_2）结合力降至38容积%（或17mmol/L）时，才有必要输入适当的碱性药物。碳酸氢钠补充量可按下列方法之一计算：①体重（kg）×0.026×（38－测得的CO_2结合力体积%）＝碳酸氢钠（g）。②（17－测得的CO_2结合力mmol/L）×0.2×体重（kg）＝碳酸氢钠（mmol）。③5%碳酸氢钠5ml/（kg·次）。

用法：按公式计算的碳酸氢钠，以4%～7%溶液先输入计算量的1/2量，4～6小时后再酌情决定补充与否。

（5）积极治疗感染：一般不主张预防性应用抗生素，以避免在患者抵抗力低下时有抗药性细菌侵入繁殖，致治疗困难。感染发生时宜选用无肾毒性抗生素如青霉素、红霉素、氯林可霉素、氯霉素以及除头孢噻啶、头孢噻吩外的头孢菌素等。

（6）早期预防性透析治疗：急性肾衰的病死率很高，第一次世界大战期间病死率达90%，自20世纪50年代起，血液透析方法应用于急性肾衰后，病死率降低，但仍高达25%～65%，早期预防性透析治疗是降低病死率提高存活率，减少并发病的关键措施，早期预防性透析是指在出现并发症之前即开始透析，主要作用为：①尽早清除体内过多的水分，以免发生急性肺水肿或脑水肿。②尽早清除体内过多的代谢废物，使毒素所致的各种病理生理变化、组织细胞损伤减轻，以利于细胞修复。③治疗、预防高钾血症及酸中毒，稳定机体内环境。④在并发症出现之前作早期预防性透析，可以使治疗简单化。

持续性动－静血滤疗法是近年来治疗急性肾衰有严重水中毒、急性肺水肿、多脏器功能衰竭的新措施，脱水效果好。

4. 多尿期治疗　当24小时尿量超过400ml时，即可认为开始多尿期，表示肾实质开始修复，肾小管上皮细胞开始再生，肾间质水肿开始消退，但并不预示脱离了危险。在利尿早期，因肾功能尚未恢复，部分患者病情反而加重，机体抵抗力极度降低，若放松警惕，不及时处理，仍可死亡。

（1）加强营养：急性肾衰患者，在利尿期以前蛋白质的负平衡十分严重。至多尿期，营养失调相当显著。故此期应充分营养，给予高糖、高维生素、高热量饮食，并给予优质蛋白，必需氨基酸制剂（肾安干糖浆）等。一切营养尽可能经口摄入。

（2）水及电解质平衡：入水量不应按出水量加不显性失水量来计算，否则会使多尿期延长。一般主张入水量为尿量的2/3，其中半量补充生理盐水，半量用5%～10%葡萄糖液。尿量超过2 000ml/天时应补充钾盐。经常监测血清钾、钠、CO_2结合力、尿素氮及肌酐等，并结合临床随时调整。

（3）防治感染：此期由于蛋白质的负平衡，机体抵抗力差，极易招致感染，故应鼓励患者早期下床活动，加强营养。感染时应尽量给予肾毒性低的抗生素。

5. 恢复期治疗　增强体质，加强营养，适当锻炼，以促进机体早日恢复，应尽量避免一切对肾脏有害的因素，如妊娠、手术、外伤及对肾脏有害的药物。定期查肾功能及尿常规，以观察肾脏恢复情况。一般休息半年可恢复原有体质，但少数患者，由于肾脏形成不可逆损害，转为慢性肾功能不全，则应按慢性肾功能不全予以处理。

（范迎宾）

第十二章　儿科急症

第一节　新生儿急救

在儿童的生命中，出生后30d内十分依赖父母及医护人员。在子宫内，胎儿的新陈代谢通过胎盘这一特殊的解剖学关系与母体相连。分娩后，母体的代偿作用无以为继，新生儿必须自己维持生命，若某些先天性疾病存在，生命就会面临威胁。除了肺部的扩张，还有其他一些生理变化随着胎儿的出生逐渐出现。因此，与某些先天性疾病相关的临床症状出生后数小时甚至几周才出现，或者直到离开暖箱回家时才出现。因为新生儿自身行为活动能力有限，表现的症状也不典型。意识水平的变化、呼吸窘迫、拒食便秘或反常活动，是家长将患儿送至急诊室的原因。遗憾的是，婴儿临床症状往往不典型，通常与原发病的病理无关，这时就需急诊医师做出诊断，找出导致该表现的原发病。本章节将讨论有关急症表现及对急诊患者的处理。由于目前针对新生儿这方面内容的研究甚少，所以研究报告有各种各样的评估标准。新生儿来急诊时应检测血糖及血氧分压，其他如全血细胞计数，钠、钾、钙、尿素氮(BUN)、葡萄糖、碳酸氢根等生化测定，血培养，尿常规，尿培养，X线胸片，腰穿，心电图，脑电图也应列入辅助检查项目。

一、心、肺疾病

在子宫中，所有氧气通过胎盘传递。在胎儿期，即使有心肺的解剖异常也不会表现出临床症状，因为胎儿只需一个心室来完成血液中氧气的循环。心脏内虽有多个“异常”血液通路，有些路径不起作用。含氧丰富的血液通过胎盘进入左心房，与来自上、下腔静脉的血液混合，虽然没有解剖上导向分流，含氧丰富的胎盘血优先通过卵圆孔进入左心房，而腔静脉血通过右房室瓣（三尖瓣）流入右心室。此外，在肺动脉及主动脉之间通过动脉导管发生血液分流及混合。

出生时，卵圆孔功能性关闭，动脉导管将解剖性关闭，这个过程在出生后7～10d完成，与此同时，最初的高肺血管阻力逐渐降低。一些患有心、肺缺陷的儿童最初因存在卵圆孔及动脉导管开放可不表现任何临床症状，随着心脏的左右心之间的通路关闭才出现相应的临床症状。

临床上常用解剖结构、人名及综合征来命名先天性心脏缺陷。患儿只有矫正解剖结构异常才能根治，但在急诊室监测患儿氧合情况、肺血流及左心室功能非常重要。表12－1列出了几种较常见的心脏疾病类型。

表 12－1　生后 1 个月内表现出来的心脏病变类型

类型	心脏疾病
发绀型	法洛四联症（TOF）
	大动脉转位（TGA）
	三尖瓣闭锁（TA）
	完全性肺静脉异位引流（TAPVR）
	严重肺动脉狭窄（PS）
肺多血型	房间隔缺损（ASD）
	室间隔缺损（VSD）
	动脉导管未闭（PDA）
	心内膜垫缺损（AV Canal）
左心室流出道狭窄或闭锁	主动脉瓣狭窄（AS）
	主动脉缩窄
	左心发育不全综合征（HLHS）

有发绀的患儿往往存在肺血流量不足，或者血液到达肺循环及体循环受阻。除了大血管异常，肺静脉异位引流也会引起肺血流量减少。这种患者仅仅给氧一般不能改善组织缺氧，但可作为诊断新生儿是否存在解剖结构异常的依据。所谓纯氧试验，是获得基准动脉血氧分压后，供给患儿 100% 氧气 10min，再测定动脉血氧分压。如果是肺部病变的原因导致缺氧，纯氧试验后，动脉血氧分压至少可提高 10%；而心脏疾病纯氧试验后，动脉血氧分压不会改变。为了测试准确，纯氧试验需要合适的动脉穿刺点来直接测定动脉血氧分压，最好选择右臂动脉。然而，在急诊室很少应用纯氧试验，一般监测双上肢和一侧下肢经皮血氧饱和度作为判断心脏解剖结构异常的初步检查。

新生儿心脏疾病另一表现是肺血流量增加，所谓左向右分流，是血液从周围循环不断向肺循环转移，这些患儿会表现出充血性心力衰竭（CHF）的症状，反而从某种程度上能改善缺氧征象。

先天性心脏病患者，如果不进行手术治疗，部分病例最后引起肺动脉压力增高，出现肺动脉高压，另有些患者则出现左心室梗阻性病变。一些主动脉缩窄或主动脉梗阻性病变最后会进展至充血性心力衰竭（CHF），左心室梗阻严重者，甚至出现休克表现。

这些患者存在解剖结构畸形，畸形不同，出现的症状和体征也不同，临床上根据相应的症状和体征，对先天性心脏病进行分类，如法洛四联症、大动脉转位的患者可表现为发绀，主动脉缩窄和大型室间隔缺损者容易出现心力衰竭，或者休克。

有心脏病的患儿可以表现为活动能力下降，喂养困难，以及可能出现发绀，甚至出现面色晦暗，这种现象对黑种人很难鉴别。但不管肤色如何，监测动脉血氧饱和度可以进行鉴别。监测右上肢血氧饱和度可获得准确、真实的动脉氧合状况，右上肢血氧饱和度读数与左臂或足趾读数的比较，可以判断动脉导管未闭的程度，即肺动脉与主动脉血液混合的程度。充血性心力衰竭（CHF）的患儿可能有青紫，但更常表现为因低血氧饱和度引起的呼吸急促及心动过速。体格检查可闻及典型的啰音、哮鸣音或干啰音。尽管大多数新生儿都有颈部血管扩张情况，但这类患儿经常会出现肝大或颈静脉怒张。左心室流出道梗阻的患儿有休克表现：皮肤苍白或苍灰，毛细血管充盈时间延长或充盈障碍，动脉血氧饱和度降低。

新生儿先天性心脏病在急诊室的初步处理往往是经验性治疗，没有必要先弄清楚具体解剖的病变再进行治疗，因为不同解剖部位的异常变化，多有类似的病理结果。对发绀并有休克的患儿，治疗方案是通过重新开放动脉导管来重建胎儿循环，通过开放肺循环及体循环之间的解剖和（或）生理通路让分流的氧合血与未氧合血混合，让混合的血液同时流向肺循环及体循环。重新开放动脉导管可通过连续输注前列腺素 E_1（PGE_1）［0.05～0.1μg/(kg·min)］完成。很多新生儿科及儿童心血管科医师强烈建议针对任何一个高氧测试失败或严重急性心力衰竭的患儿可经验性连续输注前列腺素。前列腺素可能立即产生作用，但通常需要15min才能起效。呼吸暂停是这种药物常见的不良反应，需要转运这种患者时都推荐预防性插管，极少数患儿使用前列腺素后可能出现病情加重，所以急诊医师需要随时监测这类患者，一旦出现血氧饱和度下降应立即停药。

该年龄组的充血性心力衰竭（CHF）患儿也可通过动脉导管开放得到好处，因为大部分CHF与某种形式的心脏畸形有关，如主动脉缩窄。如果患儿对前列腺素 E_1 不敏感，就需要多巴胺或多巴酚丁胺等增强心肌收缩力的药物。一些研究表明，该年龄组患儿心肌拟交感神经药物受体少，新生儿对这种药物的反应较差，基于这个原因，磷酸二酯酶抑制药如米力农，可能是这个年龄组治疗CHF的更佳选择。地高辛被证实对CHF的患儿效果好，然而，由于起效时间慢，限制了在急诊室的使用。

肺部疾病急诊：大多数原发的先天性肺部疾病在出生时或生后不久就出现症状，因此往往在出婴儿室之前就被发现。婴儿先天性肺气肿偶尔没有症状会安排出院。只有当痰液堵塞支气管之后或黏液栓导致了肺过度扩张时才出现症状，气管插管通常会加速出现这种结果。其他肺部膨胀性病变，如囊性腺瘤样病变通常有相应滞后的表现。而在新生儿中，最常见的是肺部病毒或细菌的感染所引起的支气管炎或肺炎，对于这些患儿的处理与新生儿下呼吸道感染的处理相似，包括鼻部病毒筛查呼吸道合胞病毒、百日咳杆菌和衣原体，及血培养、脉搏血氧饱和度检测、胸部X线摄片。与新生儿心脏疾病不同的是，这些患者给氧后血氧饱和度会明显上升。治疗上，如有呼吸衰竭，须进行气管插管。抗生素可选择氨苄西林加第三代头孢菌素或氨基糖苷类等抗生素，使用哪种药物取决于病原体感染的类型。

二、内分泌和代谢性疾病

通过血液循环，母体可以代偿大部分胎儿的内分泌和代谢异常，因此许多激素和酶系统缺陷的患儿刚出生时无异常表现，直到出生后几天或几个月才出现临床症状。有明确临床症状的代谢性疾病（IEMs），由于相关的生理性异常可以早期辨认。而单一激素或酶的缺陷可能难以发现，直到有害代谢物在体内积累到一定程度、电解质异常或发生内分泌危象时才出现症状。

先天性肾上腺皮质增生症（CAH）与IEM相比有更多的内分泌异常变化，它是肾上腺激素合成通路中一个酶的缺乏引起。最常见的是21－羟化酶的异常所引起的醛固酮和皮质醇的丢失，盐皮质激素的缺乏会导致严重低钠血症和高钾血症。雄激素前体在体内堆积，出现女性基因型患儿的性器官畸形。11－羟化酶异常是先天性肾上原皮质增生症（CAH）的另一种常见形式，但是与21－羟化酶异常不同，11－羟化酶异常没有盐皮质激素缺乏的相关表现。其他形式的CAH分别会出现不同程度的失盐和生殖器异常的临床表现。

这些患儿的初步治疗，需要建立血管通路和常规实验室检查，此外，应留取额外的血标本做后期 IEM 的特殊检查。

儿童先天性肾上腺皮质增生症最常见的急诊表现：包括脱水、低血糖、低钠血症及高钾血症，高钾血症严重者甚至可高达 10mmol/L，部分患儿可很好地耐受，急诊初步处理，通常是 20mL/kg 的生理盐水溶液快速补液，1h 内完成，应用纠正脱水的方法可以治疗患儿显著的高钾血症。低血糖时，用 10% 葡萄糖推注或静滴治疗，D_{50} 和 D_{25} 高浓度溶液应避免在新生儿中使用。纠正低钠血症一般采用盐水输注和给予盐皮质激素，如果出现惊厥发作或其他中枢神经系统异常，需要用 3% NaCl 溶液缓慢输注纠正低钠血症，1mL/kg 可提高血清钠 1mmol/L，急诊室的目标主要是控制惊厥发作或提高血钠至 125mmol/L，假如过快纠正低钠血症，个别患者会发生渗透性脱髓鞘综合征，建议尽可能缓慢纠正低钠。如果有可能，应早期使用氢化可的松 25mg/m^2。

先天性代谢疾病：虽然 IEM 的个体患病率很低，但作为整体发病率，IEMS 可高达 1/2 000。由于受影响的体内代谢途径多种多样，IEM 临床症状可以出现在生命中任何阶段，从围生期，出生时，出生后几天甚至到成人期。这些儿童临床上经常被误诊为败血症，感染性疾病。

代谢性疾病有多个分类系统，然而对急诊医师而言，根据主要症状的病变系统分类似乎是最合适的。对这些疾病的相关研究结果总结，见表 12－2。代谢性疾病一般与小分子代谢产物的积累，导致中枢神经系统分子分离和急性代谢性脑病有关。目前，一小部分 IEMs 主要影响肝脏，出现黄疸、肝大及凝血异常。长链脂肪酸氧化障碍的 IEMs 表现为心肌疾病、心律失常，甚至猝死。还有一部分的 IEMs 表现为脑病，以惊厥为突出表现。IEMs 经典综合征伴有特殊面容和先天性畸形。存在过氧化物酶异常的新生儿多伴随广泛的肌张力低下，神经系统受损和典型的脸部异常。最后，胎儿水肿通常与产前血型不合有关，但也可能由 IEMs 造成，如 Gaucher 病Ⅱ型或尼曼匹克综合征 C 型。

表 12－2　先天性代谢性疾病

类型	特有表现
急性代谢性脑病	乳酸酸中毒
	有机酸中毒
	低血糖
	高血氨
黄疸—严重肝脏	半乳糖血症
功能障碍	酪氨酸血症Ⅰ型
	果糖不耐受症
心脏疾病	长链脂肪酸氧化障碍
惊厥发作的脑病	非酮性低血糖（非酮性高甘氨酸血症）
表现型异常的疾病	溶酶体病
	糖基化障碍
严重的肌张力低下	过氧化物酶病
	非酮性高甘氨酸血症

续 表

类型	特有表现
	先天性乳酸性酸中毒
	先天性糖基化障碍
非免疫性胎儿水肿	溶酶体贮积症

大多数引起 IEM 的原因源于分解代谢障碍，主要是由于患儿不能有效地处理代谢底物所致。尽管对 IEMs 的筛查已经越来越多在婴儿室开展，有许多患儿在筛选结果反馈之前已经出现症状被送至急诊室。如有心脏疾病表现，急诊医生一般必须在等待相关辅助检查的过程中先进行经验性治疗。此外，具有潜在感染的新生儿须进行以下检测，采集血标本进行静脉血气、肝功能、血氨的分析。如果可能，格思里血滴卡片（Guthrieblood spot cards）可用于分析氨基酸和酰基肉碱代谢异常。

因 IEM 引起急性中毒的急诊处理目的是补液纠正脱水和促使患儿从分解代谢到合成代谢状态的转化。开始用 10% 葡萄糖与电解质的混合溶液滴注，并停止所有肠内喂养。补液过程中可能出现代谢性酸中毒，有人建议如果血清碳酸氢盐浓度小于 15mEq/L，须补充碳酸氢盐。苯甲酸钠和丁酸苯酯钠可应用于高血氨症，使氨转变为铵盐而更容易排出体外。

三、胃肠道疾病

从食管到肛门的胃肠道（GI）任何部位都有发生先天畸形或闭锁可能，大多数畸形在新生儿出生后所在婴儿室里即有症状，有少数至出院也没有临床表现。

新生儿消化道畸形最常见的临床表现是呕吐。虽然大多数新生儿呕吐是由于过度喂养造成的溢奶，但真正的新生儿呕吐应引起重视。婴儿胃排空快，因此呕吐物中含有胆汁是不祥的征象，必须考虑是急诊事件，除非被证实是其他原因引起。这类患儿中，大于 20% 需要外科急诊手术治疗，在明确诊断前需请外科急会诊。

新生儿呕吐胆汁样物最严重的潜在疾病是先天性肠旋转不良，伴或部分伴有肠扭转，这些患儿在胚胎期肠子没有出现正常的旋转，导致进入腹腔错误的位置，从而造成肠扭转。如果发生肠扭转，不仅会发生肠梗阻，而且会出现肠系膜血液供应障碍，从而导致整个肠子缺血坏死或梗死。其他引起胆汁性呕吐的原因包括：不同部位的消化道闭锁，这种疾病所致的临床症状会随着肠内喂养的开始而出现。其他畸形，如腹膜系带压迫、十二指肠前静脉的畸形、环状胰腺、先天性巨结肠症也能出现这些症状。

除了常规地纠正脱水和血液检查，这些患儿需行急诊上消化道造影，如果造影剂不能通过腹正中线，就符合肠旋转不良的诊断。其他的处理一般根据外科会诊的意见，往往建议留置胃管进行上消化道引流。

呕血是另一个高危征象，与胆汁性呕吐一样，都需积极处理。母乳喂养的新生儿例外，他们呕血的原因可能只是从母亲破裂或发炎的乳头吸食含有母血的母乳造成。通过 Apt 试验可以将胎儿和母血进行鉴别，即将一小部分的呕吐物与 5mL 的水混合在离心机里离心后，再将 1% 的氢氧化钠添加到部分血性溶液中，如果是母亲的血，那么溶液会变成棕色；如果是新生儿的血，溶液颜色不变仍为粉红色。除非被证实是母血，否则需急诊检测患儿血常规、血型、血电解质、肝功能等。

血性大便也表明消化道存在潜在的出血。血便可能与呕血是相同的病因，良性的食物过敏也会引起便血。

幽门狭窄在5周龄内的患儿中很罕见，但可以发生在新生儿期。这些患儿有持续性喷射性呕吐的典型临床表现，通过腹部超声可以确诊。幽门狭窄的患儿电解质紊乱特点通常表现为低氯血症、低钾血症、代谢性碱中毒及明显的脱水貌。

黄疸是非常普通的新生儿期临床表现。

四、惊厥

在新生儿时期，惊厥较常见，其发作模式比年龄较大的儿童更细微、更不典型。此外，因为新生儿兴奋性（谷氨酸）受体比率高于抑制性（γ-氨基丁酸，GABA）受体，癫痫发作阈值较低。

新生儿惊厥发作通常分为四类：小发作、阵挛发作、强直发作和肌阵挛发作。惊厥小发作是最常见的发作类型，占新生儿所有惊厥发作的50%。不同惊厥类型发作时其行为和身体累及的部位不同。如：患儿可呈现牙关紧闭，接着四肢强直，随后双眼凝视。一般认为，新生儿出现任何刻板、重复动作应该被看成是一种潜在的惊厥发作。

阵挛发作呈现的是肌肉重复快速收缩和缓慢松弛这两个时相的运动。强直发作的一个典型特点是一个阶段的肌肉持续收缩，这种发作形式早产儿比足月儿更常见。而肌阵挛发作表现为快速的无节律的肌肉收缩运动。因为新生儿中枢神经系统发育不成熟，临床可以表现为各种各样的自主活动样症状，包括眨眼，甚至短暂的吸吮动作。

引起新生儿惊厥发作的主要原因是脑缺氧或者缺血，围生期窒息是导致这些损伤最常见的原因。外伤是新生儿惊厥第二常见的原因，占所有情况的20%，而颅内出血占10%。大部分新生儿颅内出血的部位是蛛网膜下隙，而早产儿多见脑室内出血。因为抽搐多见于新生儿脑室内出血，应该常规头颅CT扫描，它优先于腰椎穿刺，如果不能及时CT扫描，应该经验性地使用抗生素，且抗菌谱能够覆盖中枢神经系统感染的细菌和病毒。其他新生儿抽搐的原因包括中枢神经系统的感染、电解质紊乱、先天性代谢性异常。

除了常规血液检查，对抽搐患者，必要时应检查尿液中的某些药物浓度。另外，母亲的患病情况也应该考虑。

抽搐新生儿的管理目标是既要控制抽搐的发作，同时要纠正任何潜在的代谢异常。苯巴比妥（20mg/kg）是治疗新生儿惊厥的首选药物，但是很多临床医师根据临床用药经验，喜欢用氯羟安定（0.05mg/kg）。苯妥英钠可用于难治性的病例。在任何情况下都应该注意患儿的呼吸状况，因为大部分抗惊厥药物治疗都会产生呼吸抑制。低血糖时应该用10%的葡萄糖2~4mL/kg，静脉慢慢推注；低钙血症时用5%葡萄糖酸钙4mL/kg；低镁血症时用50%硫酸镁0.2mL/kg。新生儿低钠血症抽搐时最好用3%氯化钠盐溶液1mL/kg纠正，直到抽搐终止。

五、外科急症事件

父母可能注意到小孩子的腹股沟处有一肿块，尤其是早产儿或者男性患儿，疝是最常见原因，在低出生体重儿中占5%~30%。疝的存在本身不是一个严重问题，但腹腔内容物常常进入疝囊，引起嵌顿，这点很重要。在男性新生儿要特别小心，因为睾丸本身可能就位于腹股沟，而女性患儿卵巢常包含在疝囊内。疝内容物经常疝入的那些孩子常被作为决定外科手术的依据。

值得注意的是，新生儿阶段是睾丸扭转的高发期。如果急性发作，这些患儿会出现阴囊红肿痛的表现，这种肿胀可一直延续到腹股沟区，很难与腹股沟斜疝鉴别。大约70%的睾丸扭转发生在子宫内，而这种扭转往往使阴囊呈现一种固定的、无痛的状态。睾丸扭转可通过超声检查协助诊断。急性扭转是外科突发事件，需要立刻手术治疗。相反，患儿出生前的睾丸扭转通常睾丸已经坏死，不需要立即手术治疗。

（范迎宾）

第二节　新生儿发热或败血症的表现

新生儿时期发生严重细菌感染（SBI）病情最危险。一些权威机构提出，对发育不成熟的早产儿来说要充分考虑到实际年龄，即纠正日龄。1993年首次出版的临床实践指南中已提出有关新生儿不明原因发热的一些指导意见，在新生儿早期，定植在鼻咽部的细菌是引起血源性播散性感染最常见的病原菌，细菌随时都可能通过咽都进入血液系统，尤其是有病毒前驱感染的前提下更易发生。急诊科医师对新生儿发热的处理原则应该一致，发热新生儿继发败血症的可能性很大，对收住入院患儿应给予48～72h的抗生素治疗。治疗时间的长短取决于原发灶的部位和患儿的病情。由于抗生素的广泛使用，以及医源性问题日益严重，在引起新生儿发热的诸多因素中，发生SBI的概率相对较低，目前，正在研究针对低热新生儿在未使用抗生素和住院观察过程中，通过某些特定的辅助检查来协助诊断该患儿是否为SBI。虽然有研究已经表明，符合低风险标准的发热新生儿可以暂不予抗生素和住院治疗，仅需密切观察病情变化，但符合该标准的患儿毕竟是少之又少。关于新生儿败血症，最近统一认为应将新生儿分为0～7d和7～28d两个阶段分别进行研究处理。

引起新生儿发热或败血症样表现的疾病包括脑膜炎、尿路感染、肺炎及败血症。最常见的细菌病原体是：铜绿假单胞菌、大肠埃希菌、李斯特菌，其他病原体包括嗜血流感杆菌、金黄色葡萄球菌、脑膜炎奈瑟菌和沙门菌。引起新生儿严重疾病的病毒有：单纯疱疹病毒（HSV）和非小儿麻痹肠病毒。过去的1年里，作者已经发现流感在小于4周的婴儿身上容易进展为严重的败血症。而非感染性因素包括先天性心脏病和先天性代谢性异常。

下面讨论新生儿发热的临床表现和病原学以及急诊科医师该如何处理，急诊科医师在处理此类患者时须做出的决定。

一、发热

发热是指肛温≥38℃或100.4°F，这一定义已渐渐被接受。其他的测体温方式有腋温、耳温，虽然这两种测温方式不甚准确，但如有升高，亦可称发热。无论用哪种测温方式测得体温正常时，须复测体温，因为我们经常碰到有些父母测体温时，已经自行使用了解热药，此时体温正常，并不代表患儿体温一直正常。不管用什么方式测量体温，对曾经有过发热的新生儿，即便就诊时没有发热，不管是否使用过解热药，仍应按发热处理。少数高热患儿是由“捂热引起”，因此，必须对新生儿进行密切观察及发热评估。

在新生儿期，低温实际上比发热更常见，低温的新生儿应按败血症处理，低温的标准是直肠温度不超过 36°C 或 96.8°F。

二、临床表现

评估新生儿身体状况，首先是观察新生儿的生命体征。当有发热时，临床表现往往很明显，但是新生儿败血症的临床表现多种多样，那些发热不明显的患儿甚至可能感染更严重。反之，一个低温患儿进入急诊室时要引起重视，须注意观察各项生命体征，除非是由低温环境引起。心动过速或心动过缓都可能是败血症的表现。

无论是易激惹、昏睡或者家长诉患儿有行为改变时，即使患儿并没有任何痛苦表现，都应密切观察。一个没有食欲或拒食的患儿须警惕存在严重疾病，腹胀、呕吐或腹泻也可能提示潜在的感染。许多疾病会表现出呼吸系统症状，如咳嗽、气促、喘息、打鼾或呼吸暂停等。很多患儿有皮肤异常表现，其中一些可能为某些疾病的前驱症状或不典型临床表现。

三、细菌感染

引起新生儿感染最常见的细菌是：铜绿假单胞菌、大肠埃希菌等革兰阴性肠道细菌，以及李斯特菌、肺炎链球菌、流感嗜血杆菌、金黄色葡萄球菌、脑膜炎奈瑟菌和沙门菌。在 20 世纪 70 年代的美国，铜绿假单胞菌一直是引起败血症及脑膜炎最常见的细菌。30% 以上的孕妇阴道或者直肠里有铜绿假单胞菌定植，虽然高达 50% 新生儿的母亲有铜绿假单胞菌定植，但是只有 1% 的患儿会出现严重的细菌感染性疾病（如败血症、脑膜炎、肺炎或者尿路感染）。铜绿假单胞菌感染分为早发（出生≤7d）及晚发感染（出生 >7d）。对受感染的母亲产时采取预防措施，可减少早发铜绿假单胞菌感染率，但不能保证完全不发生感染，早发铜绿假单胞菌感染症状往往不典型，而晚发铜绿假单胞菌感染多出现典型发热。大肠杆菌等革兰阴性肠道细菌是引起新生儿脑膜炎的第二位常见细菌，该细菌更多的是引起尿路感染。李斯特菌是引起新生儿感染的第三位常见细菌，致死率达 45%。一项研究表明，呼吸窘迫是败血症最常见的初发症状，其次是发热、惊厥、呼吸暂停、皮疹或紫癜。李斯特菌与铜绿假单胞菌一样，有早发及迟发感染，出生 1 周内发病，往往与母亲的疾病和早产有关，由于早发型李斯特菌感染的可能性较大，在使用抗生素时，氨苄西林仍然是经验性用药的首选药物之一。

四、病毒性感染

新生儿时期，引起病毒性脑炎最常见的病毒是疱疹病毒（HSV-2，尽管 HSV-1 近来感染率呈上升趋势）及肠道病毒。90% 的新生儿疱疹病毒感染与母亲生殖道疱疹病毒感染有关。新生儿疱疹病毒感染的临床表现不典型，皮肤出现疱疹是单纯疱疹病毒感染最有意义的征象，但是高达 40% 的病例中不出现疱疹。单纯疱疹病毒感染偶尔有 3 种临床表现同时存在：脑膜炎，散发或局部的皮肤，眼睛、口腔感染，以及出现肝炎及凝血功能异常，但往往没有发热。单纯疱疹病毒的全身播散性感染占总病例的 25%，早发型感染的病死率高达 85%。HSV 脑炎病死率为 50%，即使存活，基本上遗留神经系统后遗症。虽然目前正在研制新的抗病毒药物，阿昔洛韦仍然是抗单纯疱疹病毒 1 和 2、水痘带状疱疹首选的药物。推荐的剂量为 60mg/d，疗程 14d，如并发其他部位播散感染或为中枢神经系统疾病，疗程延长到 21d。

出生后第1个月，非小儿麻痹肠病毒（Nonpolioenterovirus）亦为感染因素之一。临床上无论是无症状脑炎还是败血症，都有可能是该病毒感染引起。某一项研究显示，肠道病毒感染是8～29日龄的新生儿感染最常见的病原体，该病毒感染与母亲围生期发热或家庭其他成员发热有关。临床症状往往不典型，发热或体温过低都可能伴有非特异性皮疹。该病毒感染与肠道病毒感染相似，疾病过程可分为两个阶段，初期症状轻微，后期却表现很严重。严重时包括败血症、脑膜脑炎、心肌炎、肺炎、肝炎或凝血功能障碍，通过PCR检测可明确是否存在肠道病毒感染。肠道病毒感染与其他引起发热和（或）败血症的病毒一样，最初均可用阿昔洛韦治疗，也可用免疫球蛋白支持治疗，目前正在研发特定的抗病毒治疗。一般的支持治疗如上所述。

五、评估

新生儿首先是评估其一般情况。血流动力学稳定的患儿，要进行系统的检查，注意是否有感染迹象，如中耳炎、肺炎等。一些明显的感染迹象早期往往很少存在，所以体格检查时要注意更多微细的变化，包括患儿对外界的反应，对饮食、声音的兴趣程度，以及是否易激惹。必须注意每个新生儿皮肤变化，一些出现在臀部的瘀斑往往容易被忽视，非特异性皮疹通常热、烫。斑丘疹、疱疹可能为疱疹病毒感染征象，大疱代表脓疱病，出现蜂窝组织炎或脓肿提示存在严重感染，瘀斑和紫癜也是疾病严重的征象，四肢色斑是败血症早期的迹象。

有发热，但一般情况良好的新生儿，如何评估，见表12－3。基本的实验室检查数据仍然是反映感染程度的可靠指标，应该做全血细胞计数及血培养。尿液应该在无菌环境下收集（导尿或耻骨上膀胱穿刺），不管尿常规结果如何，都应做尿培养，因为新生儿尿常规正常并不代表没有尿路感染。

表12－3 发热新生儿检查项目及评价

全血细胞计数（CBC）
血培养
尿常规及尿培养（中段尿）——通过导尿管
腰穿与细胞分类和计数、培养、生化
脑脊液PCR以区别疱疹或肠道病毒感染
X线胸片（当有特别征象时）
代谢功能检查（电解质、血糖、肝功能测试）
粪培养和白细胞计数（伴有腹泻时）
C反应蛋白（CRP）
前降钙素

必要时做腰椎穿刺，如果样本有血液污染，须复查，同时行脑脊液培养。腰椎穿刺获取的脑脊液如果是血性，可能为损伤静脉血管所致，也可能本身是血性脑脊液，通过一个简单的方法可以加以鉴别，将一滴穿刺液滴在一张无菌试纸上，如果试纸上出现两个环，就说明混有血液。由于这些新生儿已接受经验性抗生素治疗，讨论是否血性脑脊液不如大年龄组儿童重要，具有重要意义的是如何用脑脊液单纯疱疹病毒聚合酶链反应（CSF－HSV－PCR）来诊断HSV感染。虽然不建议每个新生儿进行脑脊液单纯疱疹病毒测定，但高危新生儿应测定单纯疱疹病毒。血清转氨酶升高，皮肤起疱疹的无热败血症新生儿，通常会出现病情骤

变，这种患儿脑脊液血细胞计数往往增高，尤其是单核细胞增多。

X 线胸片可以反映是否伴有呼吸道感染或胸部异常，其他引起败血症的疾病，如先天性心脏病伴感染也需要考虑 X 线胸片检查。

一些病毒检测［如肠病毒、流感 A 和 B、轮状病毒和呼吸道合胞病毒（RSV）］有一定季节流行特点。有人认为，在病原学方面与已经确诊的发热新生儿相比，没有确诊的严重感染患儿往往存在更大的风险。

一些其他的检测方法已被推荐应用于临床，但是这些检测方法更多的是用来作为患儿是否须住院及确定抗生素治疗的指标，并很少在有关新生儿文章中提及，其重要性可能不大。C 反应蛋白（CRP）是一种急性时相蛋白，感染急性期在肝脏中通过白细胞介素 -6、白细胞介素 -1β 以及肿瘤坏死因子来调节合成，CRP 在感染后 6h 开始上升，36h 到达高峰，可用于鉴别病毒和细菌感染。虽然 CRP 不能决定何时开始使用抗生素，但在已使用抗生素，而血培养结果不是很有意义时，该指标在决定抗生素疗程上具有非常重要的作用。如果 CRP 和白细胞同时升高，将具有更大的实际意义，最近的研究，包括对新生儿的研究发现，CRP 用于鉴别细菌及病毒感染很有价值。对于新生儿败血症的诊断，其他早期阶段炎症反应物正在研究中，包括前降钙素、白细胞介素 -6 和白细胞介素 -8、肿瘤坏死因子 -α、白细胞表面抗原等。

六、治疗

对有发热或败血症样表现的新生儿，首要任务是保证血流动力学稳定，保持足够的通气量，维持正常的体温（对于低体温患儿）。辅助检查可以同时进行，但腰椎穿刺应在孩子病情稳定时进行。建立静脉通道并查血糖，如果有低血糖，立即予以纠正，因为低血糖对婴儿造成的损伤与休克的影响相差不大。其余辅助检查，见表 12 -3。在此期间，保持婴儿体温稳定至关重要，虽然防止体温不升并非关键因素，但低体温可以是疾病的表现或医源性所致，必须适当保温，低体温对新生儿是一种打击，当出现低体温时须警惕休克发生。

当患儿有休克的迹象，如心动过速、皮肤花纹、呼吸暂停或毛细管充盈时间延长，必须立即积极液体复苏，假如补液不能纠正休克，须使用升压药。在有细菌学培养结果后，可根据药敏选用相应的抗生素（表 12 -4）。如果患儿因病情不能耐受腰穿，则要推迟腰穿时间。

表 12 -4　发热或败血症样表现新生儿抗生素选择

	出生体重 1 200 ~2 000g	出生体重 >2 000g
小于 1 周的新生儿（mg）		
庆大霉素 IV，IM	2.5，q12h	2.5，q12h
头孢噻肟 IV，IM	50，q12h	50，q8h 或 q12h
头孢曲松 IV，IM	50，q24h	50，q24h
氨苄西林 IV，IM	20 ~50，q12h	20 ~50，q8h
万古霉素 IV	10 ~15，q12 ~18h	10 ~15，q8 ~12h
克林霉素 IV，IM，PO	5，q12h	5，q8h
红霉素 PO	10，q12h	10，q12h

续 表

	出生体重 1 200 ~ 2 000g	出生体重 > 2 000g
7 ~ 28d 的新生儿（mg）		
庆大霉素 IV，IM	2.5，q8h 或 q12h	2.5，q8h
头孢噻肟 IV，IM	50，q8h	50，q8h 或 q12h
头孢曲松 IV，IM	50，q24h	50 ~ 75，q24h
氨苄西林 IV，IM	20 ~ 50，q8h	20 ~ 50，q6h
万古霉素 IV	10 ~ 15，q8 ~ 12h	10 ~ 15，q6 ~ 8h
克林霉素 IV，IM，PO	5，q8h	5 ~ 7.5，q6h
红霉素 PO	10，q8h	10，q8h

七、类似新生儿败血症、症状体征不典型的疾病

1. 百日咳　尽管现在都已接种百日咳疫苗，但仍有部分新生儿患百日咳，一些百日咳的患儿往往症状、体征不典型，相对儿童而言，新生儿百日咳的病死率较高，2000 年有报道小于 4 个月的婴儿若患有百日咳，几乎全部死亡，高危因素包括早产及未成年母亲。百日咳是由百日咳杆菌，一种革兰阴性杆菌感染引起，人类是该细菌唯一的宿主，百日咳通过呼吸道传播，分 3 个经典阶段：呼吸道卡他症状、阵发性咳嗽、久咳不愈。因为在新生儿时期，呼吸道卡他症状不明显或维持时间短，所以临床上常常不能早期确诊百日咳，在阵发性咳嗽阶段，通常没有喘息，患儿经常因剧烈咳嗽引起呕吐，从而导致脱水。症状和体征经常不典型，可表现为缺氧、拒食、呼吸暂停及惊厥发作。特殊实验室检查，如血常规示白细胞分类不是以淋巴细胞分类为主。确诊百日咳，须有鼻咽部分泌物病原学培养阳性结果，但通常只在卡他症状早期能得到阳性结果，因为病原体存在于鼻咽部的时间很短，故得到阳性培养结果的概率很小。其他实验室检查有鼻咽部标本的直接免疫荧光法和 PCR，PCR 测试的结果更为可靠。X 线胸片可呈现各种各样的表现。处理上除了上述这些检查项目外，还应包括抗生素治疗，首选红霉素，有时候需要呼吸支持。

2. 先天性心脏病　先天性心脏病，在出生后任何时间都能出现症状及体征，部分患儿可能与败血症有类似的表现。

3. 先天性代谢异常　先天性代谢异常有 400 多种疾病。

4. 衣原体感染　通常不会引起严重感染，沙眼衣原体感染一般发生在生后 1 个月内。除了淋病奈瑟菌，沙眼衣原体感染是新生儿眼炎的原因之一，患儿表现为眼部大量脓性分泌物，需要静脉抗生素治疗，新生儿眼炎通常同时或先于衣原体肺炎出现，衣原体肺炎表现为阵发性咳嗽、气促、肺部啰音，一般没有发热，X 线胸片显示双侧肺间质和肺泡渗出。血常规可见嗜酸粒细胞增多，诊断可通过 ELISA 法和沙眼衣原体 IgM、IgG 抗体直接检测或检测抗原。治疗方法：使用红霉素 14d 或使用阿奇霉素 5d。衣原体肺炎经常误诊为支气管炎。

5. 脐炎　因为新生儿相对抵抗力弱，新生儿脐炎在没有发热和败血症的情况下，也同样需要积极处理，脐炎是脐残端的细菌性感染，感染有向脐周血管及腹部其他部位蔓延的可能，由于耐甲氧西林金黄色葡萄球（MRSA）感染的增多，须在细菌培养及药敏试验指导下使用抗生素。

6. 新生儿头颅血肿 头颅血肿伴感染不常见，一般发生在分娩时使用负压吸引、羊膜炎、胎心监护、分娩时间过长、胎膜早破长时间未予处理。由于这些感染通常是多种病原体混合引起，故须使用广谱抗生素。

（范迎宾）

第三节 新生儿呼吸窘迫综合征

新生儿呼吸窘迫综合征（respiralory distress syndrome，RDS），又称肺透明膜病（hyaline membrane disease，HMD）。由于缺乏肺表面活性物质，呼气末肺泡萎陷，导致生后不久出现进行性加重的呼吸窘迫和呼吸衰竭。肺表面活性物质由肺泡Ⅱ型细胞产生，胎儿20～24周时开始产生，35周后迅速增多，生后2～3d继续生成。HMD是新生儿呼吸衰竭最常见的病因，几乎都发生于未成熟儿，发病率与胎龄成反比。出生时或生后不久即有呼吸窘迫表现，通常在生后4h，24～48h达高峰，72h后症状缓解，自然过程3～5d。由于肺发育不成熟，其产生或释放表面活性物质不足，引起广泛的肺泡萎陷和肺顺应性降低，是HMD最主要的病理生理特点。

一、病因与发病机制

1. 早产 被确认为是最重要的危险因素。国外资料不同胎龄的发病率：28～30周发病率>70%，31～32周发病率为40%～55%，33～35周发病率为10%～15%，>36周发病率为1%～5%。出生体重<2 500g者10%～15%发生HMD，其中<1 500g者发病率较高。

2. 围生期窒息 是增加HMD发病率和影响其严重度的重要因素，围生期窒息可能影响肺泡表面活性物质的产生和肺动脉痉挛。

3. 糖尿病母亲的婴儿 HMD的发病率为无糖尿病母亲的同胎龄婴儿的5～6倍。糖尿病母亲的胰岛素水平升高，具有拮抗肾上腺皮质激素的作用，可延迟胎儿的肺发育成熟。

4. 其他的危险因素 正常分娩的子宫收缩可是肾上腺皮质激素水平升高，促进肺发育成熟，剖宫产缺乏这种刺激。

二、病理生理

1. 通气和换气功能不足 婴儿肺缺乏肺泡表面活性物质时，肺泡逐渐萎陷，肺变得僵硬，引起肺顺应性较正常低。约为正常的25%，胸腔气体总容量减少，无效腔及无效腔/潮气量比例增加，血流进入肺脏不能进行充分气体交换，通气不足引起低氧血症及呼吸性酸中毒。

2. 继发于低氧血症的病理生理改变 肺动脉压力仍维持在胎儿水平，动脉导管开放，存在右向左分流。低血压、低氧血症使心肌收缩力降低，周围血管舒缩反应减弱，酸中毒和低血容量也可使血压降低。严重代谢性酸中毒系由葡萄糖无氧代谢、乳酸堆积所致。低血压促使乳酸血症和低氧血症加重，三者形成恶性循环。因二氧化碳在体内潴留，形成混合性酸中毒。组织的血流灌注及氧合作用降低，脏器功能受损。例如肾脏受损使水和H^+排出减少；肠道受损使肠蠕动减弱甚至出现麻痹性肠梗阻，肠黏膜受损产生坏死性小肠结肠炎；中枢神经系统受损可产生缺氧缺血性脑损伤和（或）颅内出血。

三、病情分析

1. 症状　主要是呼吸困难。多见于早产儿，通常在生后4h内出现呼吸困难，呈进行性加重，呼吸急促，可达80～100次/min，伴鼻翼扇动，吸气时出现锁骨下、剑突下和肋间凹陷，提示肺顺应性下降，需要用力吸气，方能使肺泡扩张。呼气性呻吟是早期症状，是呼气时声门部分关闭，使一部分气体停留在肺泡内，以保留一定的功能残余气量和呼气末正压，严重时患儿呼吸反而减慢，继之呼吸不整，出现呼吸暂停，是病情恶化的早期征候。当PaO_2降至4.7kPa（35mmHg）以下时出现发绀。

2. 体征　听诊两肺呼吸音减弱，若出现啰音，提示已并发肺水肿、肺出血或肺炎等。由于缺氧、高碳酸血症和酸中毒不断加重，可出现脑和心肌受累表现。患儿反应迟钝，四肢松弛，体温不升；心率先增快而后变慢，心音由强变弱并可听到收缩期杂音，血压也下降。心力衰竭可引起肝脏增大，四肢末端出现水肿。

3. 羊水检查

（1）产前羊水或气管内分泌物检查：正常卵磷脂/鞘磷脂≥2或卵磷脂≥0.05mmol/L（3.5mg/dl），提示肺成熟；1.5～2可疑；<1.5示肺未成熟。

（2）泡沫试验：因产后6h内胃液主要为羊水，可于生后半小时内取胃液或咽部吸出物1mL加无水酒精1mL，震荡15s后静置15min，沿管壁周围有一圈泡沫者为阳性，可排除本病，阴性提示可能为本病。

4. X线表现　典型的X线表现是细小网状及颗粒状阴影分布于两肺野，最主要的是肺充气不足，肺野透亮度普遍减弱，无代偿性肺气肿。重症HMD的胸片，可见颗粒状阴影融合形成两侧对称大片状密度增高均匀暗影，同时有典型的支气管充气征。通常将HMD的X线所见分为四级。

Ⅰ级全肺呈细小颗粒网状阴影，心影清楚，支气管充气征不明显。

Ⅱ级全肺可见较大密集的颗粒网状阴影，肺充气不佳，透亮度减弱，两侧膈肌位置抬高，位于第7后肋以上，可见支气管充气征。

Ⅲ级全肺透亮度丧失，呈毛玻璃样，横膈及心界部分模糊，支气管充气征明显。

Ⅳ级肺野全部一致性密度增高，完全变白，所谓“白肺”，心影看不清，支气管充气征不明显。

病情轻者生后最初6h症状不明显，以后呼吸困难逐渐加重，于第2～3d达顶峰，72h后逐渐恢复。病情重者如无机械辅助通气，多死于数小时至3d内。如能生存3d以上而无并发症，则肺泡Ⅱ型细胞可产生足够的表面活性物质，使病情逐渐好转，经数日可愈。

四、诊断要点

（1）本病绝大多数见于早产儿，生后4h内出现呼吸困难和呻吟，应考虑为HMD。可做产前羊水试验和生后分泌物泡沫试验协助诊断。临床确诊需依靠胸片，有时早期改变不明显，需连续摄片做动态观察，方能确诊。

（2）鉴别诊断 HMD需与围生期引起呼吸困难的其他疾病鉴别，如吸入综合征、湿肺、宫内肺炎、膈疝和肺出血等。通过病史、临床症状和胸片不难区别。此类引起呼吸困难疾病大多见于足月儿。可测定胃液或气管分泌液的卵磷脂/鞘磷脂的比值，如果比值小于1.5，则考虑为 HMD。

1）早产儿宫内感染性肺炎：早期 X 线胸片很难区别。下述症状提示婴儿有肺炎：①胎膜早破超过 24h。②发热或持续有低体温；四肢体肌张力减弱，反应低下。③生后 12h 内出现黄疸。④早期出现呼吸暂停和持续性低血压。可抽取胃液检菌协助诊断。

2）发绀型先天性心脏病：先心病体格检查有异常体征，胸片可见心影增大，肺血增多或减少。

五、抢救要点

1. 表面活性物质替代治疗　预防性给药为早产儿生后 15min 内给药，目前主张预防性给药仅限于确有表面活性物质缺乏可能的早产儿，如胎龄 <30 周，产前羊水 L/S 检查示有肺不成熟者。确诊为 HMD 时应立即用药。

用胃管或细塑料管插入气管插管顶端，将药液分成二等分或四等分，转动左、右或上、下体位将药液注入，尽可能使药液均匀分布于两肺。每次注药时间为 3 ~5s，注入后即机械或手控通气 1min。常用剂量每次为 50 ~200mg/kg，首次给药后 8 ~12h 可重复使用，一般给药 2 ~3 次即可。也可在不间断机械通气情况下通过气管插管与呼吸机管道间特殊连接器的侧孔注入药液。还可用超声雾化或呼吸机雾化。近年来认为雾化法亦能将药液均匀分布于二肺，且能减少用药剂量。

用药前必须胸片确认气管插管位置正确，并尽可能吸净气道分泌物。用药时可发生一过性发绀及血氧饱和度下降或有药液反流，为给药时气道暂时性阻塞及脱离呼吸机有关，加压给氧后症状可消失，给药后除非有气管阻塞症状，原则上 1 ~6h 内不做气管内吸引以免药物吸出。药液注入后应持续用血氧饱和度监测，0. 5h 应取血气，根据血氧饱和度及以后定期的血气监测指导，及时调整呼吸机参数尤其气道压力，以免发生气压伤及氧中毒。

2. 一般治疗

（1）护理：维持正常体温，相对湿度 40% ~50%，保持呼吸道通畅，根据病情选择喂养方式，必要时可用静脉营养。患儿在生后最初 2 ~3d 内禁止经口喂养，因大多患儿因缺氧而有麻痹性肠梗阻或肠蠕动减弱，应静脉滴注葡萄糖和电解质溶液以维持营养需要和液体平衡。第 3d 后，如胎粪排出，并可听到肠鸣音，可经鼻饲胃管喂奶。

（2）营养支持和水、电解质、酸碱平衡：如患儿不能承受经口喂养，则应考虑静脉高营养。加用氨基酸溶液和脂肪乳，使每日摄入热量达到 232J/kg（60cal/kg）以上。HMD 患儿对水的耐受很差，过多的水分摄入，可产生肺间质水肿，使缺氧更难纠正。控制液体摄入量在 60 ~80mL/（kg·d）（不包括经口喂养），生后第 2d 给 Na^+ 2 ~4mmol/（kg·d），第 3d 给 K^+ 1 ~2mmol/（kg·d）。此类患儿常有低钙血症，若血钙 <1. 5mmol/L，可加入 10% 葡萄糖酸钙 2mL/kg，4 ~5d 停药。当血浆蛋白低于 20 ~25g/L 时，可产生水肿。必要时输血浆或白蛋白 0. 5 ~1. 0g/kg。需根据血气结果纠正酸碱紊乱。有窒息和严重缺氧患儿常有代谢性酸中毒，如代酸程度很重，而呼吸困难不重，应考虑并发败血症或颅内出血。呼酸可用呼吸器治疗，不应给碱性药，因可增加 $PaCO_2$。通常在 pH >7. 25 时，不需用碳酸氢钠纠正酸中毒。

（3）维持血压和血容量：密切监护血压。低血压可由失血、败血症或酸中毒引起，也可见于某些严重并发症如肺出血、坏死性小肠结肠炎等。可输全血、血浆或白蛋白，补充血容量后，血压仍低，可给正性肌力药物如多巴胺或多巴酚丁胺，剂量分别为2～10μg/（kg·min）和5～10μg/（kg·min），要求收缩压维持在5.33kP（40mmHg）以上。

（4）抗生素：宫内肺炎易与HMD混淆，且常急剧恶化。在经气管内插管机械通气时，可使呼吸道黏膜损伤而发生感染。因此，所有HMD均应用抗生素治疗，待痰培养结果回报后，再选用对致病菌敏感的抗生素。

3. 氧疗　目的为防止无氧代谢，减轻肺血管痉挛，维持动脉氧分压（PaO_2）在6.6～10.6kPa（50～80mmHg）。常用持续气道正压（CPAP），可提供持续的气道扩张压，使萎陷的肺泡重新张开，并在呼气末保持正压，增加功能残气量，增加肺泡的气体交换面积，减少肺内分流，改善氧合。在HMD的早期应用CPAP可以缩短高浓度氧的应用时间及减少机械通气的可能性。出生体重1 500g以上，X线胸片为Ⅰ级或Ⅱ级改变的患儿，可用鼻塞作CPAP治疗。据国内外报道，此类轻症患儿用CPAP治疗，成功率在80%左右。体重<1 500g患儿用CPAP治疗，50%～70%失败，病死率为70%～80%。因此，对1 500g以下的患儿应及早用机械通气治疗。

应用呼吸机治疗HMD的指征为：①反复发作呼吸暂停。②严重2型呼吸衰竭，$PaCO_2$ >9.33kPa（70mmHg）。③X线胸片显示病变在Ⅲ级及以上。④应用鼻塞CPAP治疗，当压力>0.78kPa（8cmH_2O），氧浓度为80%时，PaO_2 <6.67kPa（50mmHg）。

呼吸机参数的初调值常为：FiO_2 0.6～0.8，PIP 1.96～2.45kPa（20～25cmH_2O），PEEP 0.139～0.49kPa（4～5cmH_2O），呼吸频率30～40次/min，吸/呼比1∶1～1∶1.2。呼吸机治疗后复查血气，如果PaO_2，偏低，应先提高FiO_2，后提高PIP，因机械通气的并发症如支气管肺发育不良的产生，与压力关系比氧浓度更密切。通常FiO_2不超过0.95，尽量避免用纯氧，必要时可提高压力，不要长期应用高浓度氧。

六、预防

1. 预防早产　加强对高危妊娠和分娩的监护，准确测量双顶径和羊水中L/S值，判断胎儿大小和肺成熟度。

2. 促进胎肺成熟　对孕24～34周需提的分娩的胎儿，出生前48h给孕母肌注地塞米松，可明显降低RDS的发病率。

3. 预防性应用PS　对胎龄<28～30周的早产儿，力争在生后30min内常规使用，如无条件争取在生后24h内使用。

（范迎宾）

第四节　小儿癫痫

一、概述

癫痫为小儿最常见的神经系统疾病，全球约有1 050万活动性癫痫儿童及青少年，而在中国估计有超过500万的儿童及青少年患有癫痫。在过去十五年间，随着临床与脑电图诊断、病因诊断水平的不断提高，特别是随着影像学技术的不断发展，小儿癫痫的诊断和治疗水平不断提高。

据估计世界范围内15岁以下儿童占全球癫痫人群的25%，热性惊厥占到了所有儿科疾病的2%。每年新发癫痫病例350万，40%为15岁以下，且80%在发展中国家。人口流行病学资料显示发展中国家癫痫年发病率为61/10万人~124/10万人，发达国家为41/10万人~50/10万人，出生第一年发病率150/10万，至9岁以后发病率持续下降，直至15岁为止，累积有1.0%~1.7%的儿童有过至少1次惊厥。0.8%为反复惊厥发作。

在儿童，经历首次不明原因的全身性或部分性惊厥发作的患儿，经过8年的随访，其累积复发率为42%，而其中5年后的复发率仅为3%。多因素研究显示，复发的危险因素包括症状性原因、脑电图异常、清醒状态下发作、有热性惊厥史及发作后瘫痪。抗癫痫治疗不能改变复发率，约64%有惊厥发作史的儿童在成人时可以自行缓解，在这些患者中，仅16%的患儿仍在继续服药。若除外特殊的癫痫综合征和病因，约75%的患者在服用抗癫痫药物之后可以得到缓解，控制3年后撤药后的复发率为25%，且不同的癫痫综合征的复发率差异很大：颞部-中央区良性局灶性癫痫为0%，儿童失神12%，症状性局灶性癫痫29%，青少年肌阵挛则为80%。

二、诊断思路

（一）病史要点

病史采集很重要，须根据年龄和神经系统状态进行综合采集，包括发育历程、用药史、患儿及家庭惊厥史；对大一些的患儿，直接对其询问将更能了解其主观症状。惊厥的描述应首先关注发作的起始表现，包括整个发作过程以及发作后的表现，发作的环境及其促发因素等。可让患儿家长模仿发作或用家庭摄像机记录发作，临床体检还须包括神经系统、皮肤、头围、视听觉检查等。

（二）查体要点

1. 全身性癫痫　原发性全身性癫痫在小儿常见，常于婴儿期和青少年期起病，与遗传有关。神经影像检查正常，且不存在皮质形态学异常，由于不同原发性全身性发作之间相互重叠，所以各种表现都包含在内，且社会适应力正常，仅少数病例有行为或学习困难。

惊厥主要表现失神、肌阵挛、强直-阵挛，发作间期脑电图可出现两半球弥漫对称同步发放3Hz/s的棘慢波或多棘慢波。

儿童失神占到儿童癫痫的12%，起病多在5~7岁，与遗传有一定关系。发作频繁（每天可上百次），持续10s左右，伴有两半球弥漫对称同步发放3Hz/s的棘慢波或多棘慢波。90%，的儿童失神常于进入成年之前消失，并不伴其他发作类型。如果失神持续存在，则会出现全身性强直-阵挛性发作，早发和晚发（4岁或9岁）、首选药物耐药、光敏感癫痫提示预后不佳。青少年失神于10~12岁起病，部分与青少年肌阵挛重叠，在清醒状态下发作，睡眠剥夺常促发全身强直-阵挛性发作（80%），光敏感性发作20%，长期预后不清楚。

肌阵挛站立不能性癫痫，是指一类原发性全身性癫痫伴有显著地肌阵挛发作，这些患儿在发作前为健康儿童。肌阵挛发作占儿童癫痫的20%，多在2~6岁起病，肌阵挛发作和失张力跌倒发作每日发作数次，并常出现非惊厥性持续状态和全身强直-阵挛发作。起初发作间期脑电图可正常，之后出现异常。预后不定。几个月或几年后可缓解，且不影响认知能力，即使是前期发作严重的病例，但有30%的儿童会发展成为癫痫性脑病，而留有长久的认知功能损害且发作不能控制。

一小部分肌阵挛站立不能癫痫有 SCNLA 和 GABRG2 基因的突变，父母有热性惊厥附加症，有全身性发作。但肌阵挛站立不能癫痫遗传性很复杂，没有临床对照性研究。

2. 部分性癫痫　原发性部分性癫痫为儿童期最常见的癫痫综合征，病程与年龄密切相关，并且家庭中其他成员也可发病，抗癫痫药物治疗效果好但不清楚是否能改变疾病预后。卡马西平和丙戊酸为首选。

中央区 - 颞中部棘波的良性儿童癫痫占儿童癫痫的 8% ~ 23%，多在 3 ~ 13 岁期间起病，预后很好，青少年时期达到缓解。典型发作为睡眠中一侧脸部收缩、口齿不清、流涎伴呼噜音，可不伴有意识丧失，有时累及同侧肢体抽搐，可并发继发性全身性发作，发作间期脑电图示典型的双相中央区 - 颞叶棘波，睡眠中可为双侧，发作频率不定，一些患儿常常可以避免药物治疗。有时脑电图不典型，常与伴发失张力发作或其他并发情况同时发生，如由卡马西平治疗脑电图加重等。儿童良性枕叶癫痫发作为原发性部分性癫痫，起病年龄在 6 ~ 17 岁之间，伴有视觉症状，发作后常有头痛，发作间期脑电图表现单侧或双侧枕叶棘慢波发放，闭眼时易诱发，这种发作类表现不到 1%，这一类型在儿童更多表现在 2 ~ 8 岁起病，很少与睡眠相关，眼强直伴头向一侧歪斜，呕吐及半侧阵挛抽搐，须与急性症状性癫痫、急腹症及枕叶癫痫相鉴别，大多数患儿不需特殊治疗。

症状性部分性癫痫占儿童癫痫的 40%，根据惊厥症状来确定起源部位，有时与多个脑叶有关，惊厥可表现单一症状，或多种症状表现，发作表现可与发作起源和泛化后波及的部位相关，初期的发作往往来自于癫痫起源病灶，意识改变是判断复杂部分性发作的要素，在简单部分性发作中无意识障碍，亦可为惊厥进一步泛化而无明确定位。发作后嗜睡为儿童癫痫发作后的常见表现，有利于鉴别诊断，头皮脑电图有时会误诊，当神经影像检查正常时，明确癫痫起源十分困难，除非有一系列特征性发作症状出现。

中颞叶癫痫最容易明确，大多数有症状的患儿均有海马硬化，并在 MRI 上有表现，40% 的患儿幼时有长程热性惊厥史。典型表现多为 5 ~ 10 岁起病或更早，有腹部上涌的感觉，伴有恐惧、口部自动症（咀嚼、吞咽、咋唇等），并有意识障碍如凝视、发作后混沌。当累及主大脑半球时，还可表现失语。在婴幼儿，动作减少可能是最突出的症状，可没有明显的自动症（运动减少性惊厥）。发作间期脑电图可以表现正常或单侧或双侧颞叶异常，药物耐受常见，前颞叶切除术或其他选择性切除术，在 80% 的患儿中治疗有很好的疗效。额叶癫痫在儿童中相对常见，惊厥持续时间短（数秒至数分钟），并与睡眠有关，同一患者发作形式单一，表现从梦中惊醒，继而睁眼，受惊吓样表情常为发作起始表现，不同程度的意识模糊但很快恢复。主观症状很难确定，在躯体不对称强直之后随即出现运动发作或运动亢进性自动症，许多患儿表现近端肢体的一系列动作（运动过度性惊厥）。癫痫样夜间胡言乱语可在睡眠醒来后持续 2 ~ 3min，并可伴有尖叫或逃逸的动作。在清醒状态下，额叶癫痫发作可引起患儿剧烈的跌倒发作，发作间期及发作期脑电图常可正常，或表现单侧或局限性异常。

在儿童，枕叶癫痫起源难以诊断，因惊厥泛化而掩盖了起始症状，发作初起的幻视（有色团状物、闪光）与周围视野缺损（偏盲）为典型发作，眼球向一侧侧向运动时有发生，围生期缺氧缺血损伤和皮质发育畸形是常见病因，其他病因包括 Sturge - Weber 综合征、腹部疾病、Lafora 病及线粒体病等。发作间期脑电图在闭眼时容易诱发。

3. 癫痫性脑病 癫痫性脑病是指由于惊厥或（和）癫痫样发作所导致的大脑功能的进行性减退。儿童常见的癫痫性脑病见表 12 - 5。出生后 3 岁之前的所有癫痫中癫痫性脑病约占 40%。癫痫性脑病的诊断有利于癫痫综合征的分类和诊断，一些癫痫综合征如婴儿痉挛、严重肌阵挛癫痫、睡眠持续棘慢波发放癫痫、Lennox - Gastaut 综合征等，无论病因如何或脑电图异常严重程度如何，常常表现为癫痫性脑病；而一些癫痫综合征则预后良好，如良性运动性癫痫，病情也可能发生进展，当出现睡眠严重的棘慢波发放时，则会出现如学习和语言功能障碍。同样，局灶性持续性棘慢波发放与相应部位大脑皮质功能障碍有关。肌阵挛 - 站立不能型癫痫很难预测其是发展为癫痫性脑病，抑或是很快缓解不伴有任何认知问题，不管其一开始时的临床和脑电图表现如何。目前还不清楚是哪些因素（包括临床和脑电图）与这类病例病情预后有关系。最后，儿童癫痫性脑病的一些特定情况，具有高致痫性癫痫活动扩散至远端皮质，导致这些区域的大脑皮质功能受损。

虽然对癫痫性脑病在早期即给予积极的治疗，大多数病例仍需要长期治疗，也主要根据经验选择药物，手术治疗只对选择的适合病例有效。仅仅对一些癫痫综合征在早期药物治疗有效时可以判断其长期预后。对大多数病例来说，潜在病因比单纯确定认知功能要重要得多。

（1）婴儿痉挛（West 综合征）：典型的婴儿痉挛通常在婴儿期起病，常常对传统抗癫痫药物耐药，并伴有发育迟滞或进行性减退，脑电图表现为高峰失律。在 West 综合征中，这些表现集于一身，而婴儿痉挛则不一定有典型脑电图表现或发育迟滞。在美国，累积发病率活产儿为 2.9/万，10 岁时年龄特异性患病率为 2.0/万。癫痫痉挛发作在较大年龄儿童中少见，婴儿痉挛表现为频繁而短暂（0.5 ~2s）的丛集性发作，以颈部屈曲或伸展伴上肢外展或内收，每天重复发作数次或成串发作，数次发作后伴疲倦、嗜睡。不对称性发作往往提示一侧大脑病损，单侧病损有时也可表现对称性发作。可伴有其他发作类型，70% 的患儿在发作前即有发育迟滞，环境适应和应人能下降，缺乏视觉跟踪，其病时常能观察到孤独性退缩表现。

表 12 - 5 儿童常见的癫痫性脑病

婴儿痉挛 West syndrome and Infantile spasms
大田原综合征 Ohtahara syndrome
婴儿严重肌阵挛癫痫 Dravet'S syndrome
获得性癫痫性失语 Landau—Kleffner syndrome
Lennox Gastaut 综合征
慢波睡眠持续性棘慢波癫痫综合征（CSWS）
半侧惊厥偏瘫癫痫综合征（H—H—E 综合征）
婴儿恶性迁移性局灶性惊厥 malignant migrating focal seizures in infancy
严重部分性发作 severe focal epilepsies
非进展性脑病肌阵挛状态 myoctonie status in non—progressive eneephalopathy
半侧巨脑回 hemimeg alencephaly
Surg e—Weber 综合征（三叉神经脑面血管瘤病）
特殊的染色体异常综合征 specific chromosomal abnormality syndromes
吡哆醇依赖 pyridoxine dependency

在严重脑病变的患儿，脑电图中常缺乏典型的高峰失律表现，如结节性硬化、无脑回畸

形。临床常误诊为肠痉挛、惊恐、拥抱反射或耸肩等，痉挛发作的延续时间差别很大，取决于治疗效果和缓解趋势以及演变为其他发作类型等因素，自发性缓解罕见，约50%患儿在3岁之前发作停止，90%的患儿5岁之前发作停止。

原发性或隐源性痉挛可出现在看似正常的婴儿，症状性痉挛见于发育迟滞或有脑部病变的婴儿，特别是缺氧缺血脑病和大脑发育畸形。家族聚集性发作罕见。预后更多取决于病因而非治疗。预后不良因素包括：症状性、起病早（出生3个月内）、已有其他惊厥发作、脑电图为非对称性表现和治疗后复发。预示预后良好的因素包括：隐源性、头颅MRI正常、典型高峰失律、药物治疗很快控制、起病后无明显发育减退。约80%的患儿留有认知或行为障碍，而在隐源性婴儿痉挛病例中仅有1/3。约50%伴有其他的发作类型。文献报道死亡率在5%～31%，累积死亡率或长期随访的患者死亡率更高。

婴儿痉挛需与一些早期发作预后不佳的少见疾病相鉴别，如早期婴儿癫痫性脑病、早期肌阵挛性脑病。

（2）Lennox－Gastaut综合征：临床主要表现强直发作、失张力发作、不典型失神发作，脑电图显示广泛棘波和慢波发放。占所有儿童癫痫的2.9%，发病高峰年龄在3～5岁，认知能力和精神障碍常见，30%的病例起病前发育正常，多由神经移行性疾病和缺氧性脑损伤引起。约40%的患儿之前有婴儿痉挛发作，睡眠中强直性发作常见，清醒时可因强直发作和失张力发作而跌倒，不典型失神可呈非惊厥持续状态，认知能力进行性减退。80%的患儿发作持续终身，为症状性，起病越早，预后越差。长期随访研究报道死亡率在17%以上。

（3）Dravet综合征：也叫婴儿严重肌阵挛癫痫，占儿童癫痫的1%，起病表现为发热情况下出现重复和长程单侧或全身性阵挛发作，生长发育可以正常，之后出现无热发作，并可表现不典型失神、肌阵挛发作或部分性发作。约25%的病例为光敏感性癫痫或自我诱发。认知能力进行性减退在起病后的第二至第三年出现，最终停滞。大多数患儿没有语言功能，并有注意力缺陷和多动。神经影像学可以正常，EEG开始可以正常，之后表现全面或多灶性异常，死亡率在16%左右，猝死和意外为主要死因。惊厥可持续至成人，60%的患儿有SCNlA基因突变。

（4）获得性癫痫性失语（landau－kleffner综合征）：为少见但严重的致残性疾病，常隐匿起病或突然起病，丧失语言理解能力（听觉性认识不能），随后出现进行性或波动性语言表达能力，起病年龄在3～7岁之间，60%的患儿以部分性发作作为首发症状，但有25%没有惊厥发作，在儿童期常被忽视，EEG主要表现在双侧或一侧颞顶部异常，EEG异常放电干扰正常听觉诱发电位，提示癫痫导致听觉功能障碍，关于失语的预后尚不确定，5岁之前起病、听觉区EEG持续异常则提示预后不良。患儿语言功能可恢复或遗留永久的轻到重度缺陷。尽管有少量病损报道，但确切病因尚不清楚。

（5）慢波睡眠持续性棘慢波癫痫综合征（CSWS）：对于慢波睡眠持续性棘慢波癫痫综合征，EEG表现睡眠相关的持续痫样放电，可持续数月至数年，认知能力进行性减退，可见于原先正常的患儿或生长发育迟滞的患儿，大脑病损，特别是多小脑回畸形和脑穿通畸形可见于30%～50%的病例。起病隐匿，3～5岁始出现惊厥，表现夜间局限性发作，类似于运动性发作，数月后，持续性棘慢波发放伴有不典型失神或失张力失神。智能水平显著下降，伴有注意力缺陷和多动，有时可伴有语言障碍和孤独症表现。长期随访癫痫发作可以改善，但大多数患儿认知功能持续异常。长程的慢波睡眠持续棘慢波发放为预后不良的主要因素，良性不典型部分性癫痫综合征与该综合征表现相似。

4. 光敏感性癫痫　是由环境光刺激促发的惊厥，发病年龄高峰为 11 岁，光敏感性仅仅指利用光刺激诱发脑电图异常，在 4% 的健康儿童或青少年亦可发生，光诱导性失神发作、肌阵挛发作，以及全身强直－阵挛性发作，可见于原发性全身性癫痫和 Dravet 综合征，在打游戏机或看电视时（特别是 50Hz 屏幕时）发生单次或重复发作，可以没有既往发作病史。发作可呈全身强直－阵挛性发作或长时间的视觉症状和呕吐，有时可有自我感应，表现在光源前凝视或眨眼，或在对比度大的图像前出现发作，可以是失神发作或肌阵挛发作。

对视觉刺激过于敏感，是与视皮质不能通过正常的皮质放大控制来对高亮度或对比度大的信号传入进行处理所致的。对发作不频繁的患儿只需给予预防即可，在观看 50Hz 屏幕电视时，可通过调亮周围环境光线，并距离 2.5m 观看以降低其刺激，100Hz 屏幕电视较少促发。视频游戏应避免，若需治疗，可选用丙戊酸，偏光眼镜或屏幕滤光器对严重发作的患儿有帮助。

5. 热性惊厥　是指在急性发热情况下出现的惊厥，在 3 个月至 5 岁的发病率为 2%～4%，遗传方式涉及常染色体显性遗传和多基因遗传。大多数热性惊厥患儿伴有急性呼吸道感染。另外，在注射白喉－百日咳－破伤风三联疫苗后 24h 以及接种麻疹、腮腺炎、风疹后 8～14d，亦可出现惊厥。

当热性惊厥为单次全身性发作，惊厥持续时间 <15min 时，称为单纯性热性惊厥，若惊厥为部分性发作、反复发作、惊厥持续 15min 以上，则称为复杂性热性惊厥，常伴有神经系统异常，今后发生癫痫的危险性大，对脑膜刺激征阳性或 18 个月以下的婴幼儿应行腰穿检查，对发作后长时间无反应或有局限异常表现的患儿应做神经影像学检查，绝大多数热性惊厥发作时间短暂，对于发作持续时间较长的患儿，应给予地西泮（安定）肛栓止痉，热性惊厥复发率为 30%～40%，预防性治疗仅限于长程发作的病例，新发病例首先采用地西泮肛栓，继而给予丙戊酸或苯巴比妥。不提倡发热期的预防用药。3%～6% 的热性惊厥会发展为癫痫，主要为原发性全身性癫痫。

6. 进行性肌阵挛性癫痫　是指一组癫痫综合征，包括：拉夫拉病、翁－伦病、肌阵挛癫痫伴破碎红纤维综合征、蜡样脂褐质沉积症及唾液酸沉积症。临床表现为多灶或全身性肌阵挛、全身强直－阵挛发作或阵挛－强直－阵挛发作，光敏感性、认知功能减退及小脑或锥体外系体征。不同综合征的确定依据起病年龄、进展快慢而定，多数可发现基因异常。

7. 癫痫持续状态　为儿科急症，是指惊厥反复发作持续 30min 以上，发作间期中枢神经系统基本功能不能恢复。70% 的患儿以癫痫持续状态为首发，超过 27% 的患儿有 1 次以上发作。根据发作有无运动表现将癫痫持续状态进行分类（表 12－6），以利患病率和治疗选择的判断。惊厥性癫痫持续状态主要表现全身性或部分性惊厥状态，即使仅有局限性的抽搐或眼球的痉挛也较部分性发作严重。病因决定癫痫持续状态的预后，不同年龄病因有所不同，热性惊厥状态（20%～30% 的病例）常发生于婴儿和小年龄儿童，无惊厥史或中枢神经系统感染。原发性癫痫持续状态（16%～40% 的病例）发生在无任何病损的原发性癫痫患儿。症状性癫痫持续状态（14%～23% 的病例）常发生在儿童，伴有皮质发育不良或癫痫性脑病。急性症状性惊厥性癫痫持续状态（23%～50% 的病例）常伴发有急性中枢神经系统病变，占了 1 岁以下癫痫持续状态的 75% 和 3 岁以上的 28%。急性症状性癫痫持续状态死亡率可高达 20%，在发展中国家，小婴儿中枢神经系统感染引发的癫痫持续状态常被忽视，其次为外伤、缺氧缺血脑损害、代谢性疾病、电解质紊乱等。突然撤药也常诱发癫痫持续状态。同样，药物选择不当或异常反应亦可导致癫痫持续状态。部分性癫痫持续状态以部分性运动发作，发作不易控制，常常因脑部病变引发，如皮质发育不良。Rasmussen 综合征，一种慢性大脑半球炎症，表现进行性癫痫部分发作持续状态和半侧偏瘫伴张力障碍和认知功能减退，一侧大脑出现萎缩。

表 12-6　癫痫持续状态分类

惊厥性癫痫持续状态	非惊厥性癫痫持续状态
全身性	失神发作
强直	典型失神
强直—阵挛	不典型失神
阵挛	部分性发作状态
肌阵挛	伴发感觉症状
部分性	伴发精神症状
部分性发作	复杂部分性发作持续状态
部分性发作继发全身性发作	慢波睡眠持续棘慢波癫痫
部分性发作持续状态	

代谢或中毒所导致的惊厥性癫痫持续状态与神经系统损伤有关，特别是在海马 CA1 区和 CA3 区、杏仁核、小脑皮质、丘脑和大脑新皮质。

若癫痫持续状态不能通过临床病史明确原因，或表现局限性体征，则应做头颅 CT 检查。发热病例应考虑中枢神经系统感染，应做腰穿检查。对婴儿期原发性的耐药的癫痫持续状态应常规使用 100mg 吡哆醇。由于单侧大脑畸形所致的癫痫持续状态应予以手术治疗。

全身性非惊厥性癫痫持续状态主要表现完全的意识丧失或反应下降、流涎及不能维持步态平衡（不典型失神状态），多见于癫痫性脑病，被认为是昏迷的原因之一，约占昏迷患者的 8%，临床无惊厥发作，在儿童，特别是发育障碍的患儿，常常不被认识，EEG 往往显示持续的、弥漫性的棘慢波发放。部分性非惊厥性癫痫持续状态不常见，可以表现为意识改变伴精神症状，有时很难与全身性非惊厥性癫痫持续状态相鉴别。EEG 对诊断至关重要，在 Angelman 综合征和环状 20 号染色体综合征中，可以表现特殊的非惊厥性癫痫持续状态。非惊厥性癫痫持续状态虽然不常危及生命，但仍需在脑电图监护下给予迅速有效的治疗，并除外有可能危及生命的病因。

总的死亡率在 6%，而惊厥性癫痫持续状态为 16%，急性症状性癫痫持续状态以及持续状态并发进行性癫痫脑病为死亡的主要原因。在急性症状性癫痫持续状态后癫痫继续发作的危险性为 41%，特别是在以癫痫持续状态为首发症状或症状性的患儿，应给予维持治疗。

（三）辅助检查

1. 常规检查

（1）脑电图检查：脑电图可能提示发作性异常，脑电图有发作性的棘波或尖波、棘慢波或尖慢复合波、高幅波等，但应注意在 5% ~8% 的健康儿童中可以出现发作间期脑电图异常。睡眠脑电图可以将常规脑电图 60% 的阳性率提高至 90%。间歇性光刺激和过度换气试验在儿童脑电图检查中是必要的，视频脑电图配合实时肌电图、心电图和眼动电流图，对于鉴别各类临床复杂情况具有重要价值。长程动态脑电图对捕捉惊厥发作以及量化发作具有重要意义。当临床有明确发作史时，正常发作间期脑电图并不能排除癫痫诊断，因头皮电极仅能反映近头皮的浅表皮质的电活动，而不能描述颞中叶或深部皮质的电活动。

(2) 影像学检查：CT 扫描可显示小的钙化、骨质和结构，急诊 CT 指征包括惊厥持续状态、了解头颅外伤等，虽然小儿单纯性热性惊厥和典型的原发性癫痫不需要 MRI 检查，但对于非原发性部分性癫痫是做 MRI 的指征。惊厥症状学和脑电图检查可指导影像学检查。

皮质发育异常是引起儿童症状性癫痫最常见的原因，在出生后前 6 个月里，需要做 T_2 加权像来明确有无皮质发育异常，而 T_1 加权像主要对发现大脑成熟度更有帮助，如了解髓鞘形成的情况。高 T_1 加权像强化反差显像以及水抑制反转显像，可在随访和判断预后方面有帮助。选择 1.5mm 3D 序列显像对海马结构和皮质发育区域有帮助。

功能性神经影像主要针对癫痫需手术的患儿，并以尽量减少创伤性检查为目的，特别是颅内脑电图检查和异戊巴比妥钠（wada）试验，氕磁共振质子波谱能显示异常 N－乙酰天冬氨酸和肌酐比值或两者的值，可发现神经元功能不良和神经胶质增生。功能 MRI 可用于显示皮质功能区，并研究与癫痫起源病灶的关系，这一技术因需要良好的技术和配合，因此只能用于 7～8 岁以上的患儿。

2. 其他检查　正电子体层扫描（PET），通过 2－脱氧－2（18F）荧光－D－葡萄糖测定大脑葡萄糖和氧代谢。局灶性低能量可能与癫痫起源病灶相一致，这在磁共振中不能看到，利用 PET 追踪氟奋乃静，后者能与 GABAA 亚单位受体结合，从而更为敏感且清晰地显示癫痫起源灶。

SPECT（单光子发射计算体层扫描），利用^{99m}Tc 测定局部脑血流，癫痫起源病灶在发作期显示血流增加，而在非发作间期显示血流减低。

（四）诊断标准

1. 癫痫的诊断分为四个步骤　首先是判断临床发作是否为癫痫发作。许多非癫痫性的发作在临床上需与癫痫发作相鉴别（表 12－7）。

第二步是在诊断为癫痫发作的基础上根据临床发作和脑电图表现，对癫痫发作类型进行分类。在进行脑电图和影像学检查后，有 2/3 病例可在早期进行分类，余下 1/3，在起病 2 年内可以进行分类。

表 12－7　儿童常见的非癫痫性发作

躯体性	心理性
晕厥/猝倒	心理障碍
脑血管病（TIA，偏头痛）	情感性擦腿，屏气发作
阵发性内分泌障碍	发作性习惯性抽动，
睡眠障碍：夜惊，梦魇，梦游，遗尿	发怒，惊恐
睡病	癔病性发作
呼吸暂停	头痛，腹痛，过度换气
多发性抽动	精神病性发作
胃食管反流	非癫痫性强直发作

第三步是就患儿的临床发作、脑电图特征、神经影像学、年龄、预后等因素，对癫痫的

病因进行分析，并对癫痫综合征、癫痫相关疾病及癫痫性脑病等进行诊断；最后还应对患儿的全身发育和相关脏器功能及心理、生长发育等进行检查和整体评估。国际抗癫痫联盟将诊断划为5个部分或5个诊断轴：描述发作期症状（轴1）；描述癫痫发作的类型（轴2）；癫痫综合征（轴3）；与癫痫或癫痫综合征相关的常见疾病（轴4）；WHO国际功能、残障与健康分类标准对损伤状况进行评估（轴5）。

2. 病因诊断　引起癫痫的病因很多，临床分为原发性、继发性和隐源性。

（1）原发性（特发性）癫痫：致病原因尚未发现或仅与遗传相关。

（2）继发性（症状性）癫痫：为具有特殊病因的癫痫，其癫痫发作为器质性脑损伤的症状之一。其中局部和脑部疾病包括：①先天性异常，如结节性硬化、脑三叉神经血管瘤病、神经纤维瘤病、脑发育缺陷（如脑积水、脑膨出、小头畸形、巨脑畸形、脑穿通畸形）等，多在婴儿和儿童期起病。②外伤：产伤、新生儿颅内出血及任何年龄的颅脑外伤。③炎症：包括各种原因的宫内感染，颅内细菌、病毒、真菌、寄生虫感染。④母孕期疾病：母亲孕期用药、中毒、放射损害等。⑤颅内原发性或继发性肿瘤。⑥脑血管病：脑动脉瘤、脑动静脉畸形、脑动脉炎、脑梗死、脑出血等。⑦变性性疾病、胆红素脑病、各种原因引起的脑萎缩。全身或系统性疾病包括：①脑代谢障碍：低血糖、低血钙、苯丙酮尿症、甲状旁腺功能减退、半乳糖血症、脂质代谢病等，严重水电解质紊乱、尿毒症、肝性脑病、维生素缺乏和依赖。②各种全身感染所致的中毒性脑病、脑水肿、颅内压增高等。③中毒：金属中毒、药物中毒、食物中毒、一氧化碳中毒等。

（3）隐源性癫痫：指怀疑有病因，但通过现有的检测未能明确的。

（五）诊断步骤

诊断步骤见图12－1。

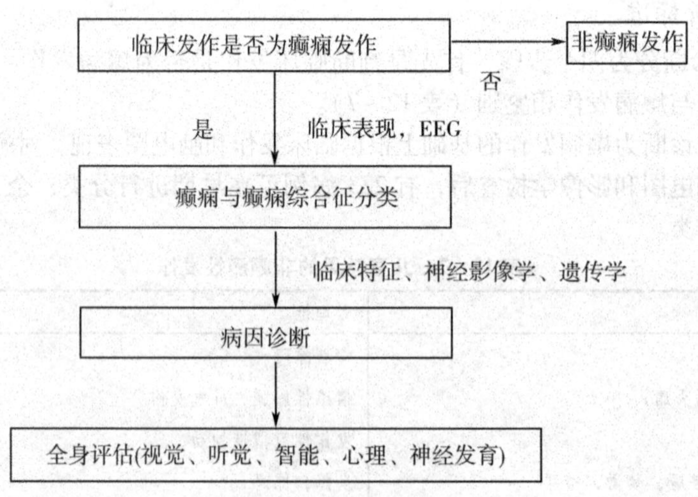

图12－1　癫痫诊断流程图

（六）鉴别诊断

1. 屏气发作　婴幼儿较多见，多发生在6～18个月，有自限性，4～5岁自行缓解。发作必须有诱因，如发怒、哭闹、疼痛刺激、跌倒。本病有青紫型和苍白型两种发作形式。屏气发作时很像强直－阵挛发作，有的甚至可出现角弓反张、尿失禁，发作后一切正常，发作时脑电图也正常。

2. 晕厥　多发生在持久站立、排尿或咳嗽时，发作有短暂意识丧失及上肢短促阵挛，须与失神发作鉴别。晕厥发作前有自主神经系统功能不稳定的症状如出虚汗、苍白、头昏和黑朦，脑电图正常。血管抑制性晕厥多发生在持久站立后，平卧后恢复。由平卧体位迅速转成直立体位可有一过性低血压变化而晕厥。

3. 睡眠障碍　夜惊多发生在3～5岁的儿童入睡后不久，眼球运动处于快动相时，外界的弱刺激可引起强反应，惊醒、突然坐起，呈恐怖相，次日不能回忆，有自限性，进入学龄期而自行缓解。

4. 习惯性阴部摩擦　小儿在无意中下肢交叉摩擦外生殖器引起快感，日后形成习惯，主动频繁摩擦，可出现两颊潮红，两眼凝视，额部微微出汗。多发生在单独玩耍时。女孩较男孩多见。脑电图正常，须与颞叶癫痫的早期相鉴别。

5. 低血糖发作　多发生于早晨空腹，面色苍白、多汗、恶心、饥饿感，严重者可抽搐。婴幼儿低血糖发作很少有典型表现，但肌张力低。口服糖水并平卧后恢复。空腹血糖低，脑电图正常。

6. 癔病性抽搐　发作与精神因素刺激有关，昏厥时慢慢倒下不受伤，四肢抽动杂乱无规律，虽然呼之不应但意识清楚，给予恶劣气味、针刺后可大声喊叫，无神经系统阳性体征，脑电图正常。

三、治疗措施

癫痫治疗的目的是控制或减少发作、消除病因，减少脑损伤，维持正常的神经精神功能。

（一）一般治疗

应尽量保证癫痫患儿的正常的日常生活，饮食与正常儿童相同，保证充足睡眠，允许入学并参加各种正常活动，对有智力低下或行为障碍的患儿应进行特殊安排和教育。对发作未完全控制的患儿，应限制爬高、骑车、游泳等，应避免各种诱发因素，如饮食过量、睡眠不足、过度兴奋或劳累、情绪波动等。对婴幼儿癫痫患儿，一般可按时进行预防接种，但对发作频繁未能很好控制的，则需在医生指导下进行。

（二）药物治疗

对大多数抗癫痫药物来说，其临床作用谱已基本明确，但机制尚不完全清楚，中枢神经系统兴奋性神经传导递质为谷氨酸，通过三种受体发挥作用：N－甲基－天门冬氨酸、红藻氨酸盐/α－氨基羟甲基恶唑丙酸AMPA、促代谢型受体。主要的抑制性神经递质有：γ－氨基丁酸，通过两种受体起作用：激活GABA－A受体可激活氯离子通道，产生膜电位超极化和快速抑制反应，GABA－A受体对苯二氮䓬类和苯巴比妥敏感，可调节离子通道开放的频率和时间。GABA－B受体兴奋则激活促代谢受体使钾离子通透性增加，从而减慢传导。动物实验已证实了抗癫痫药物GABA能强化作用以及谷氨酸能的致痫作用，使得GABA能药物不断发展，但癫痫起源神经网络的神经解剖组织学还不清楚，这也许能解释为什么同一种药物对不同癫痫类型起相反作用。

应根据不同综合征选择抗癫痫药物。了解抗癫痫药物的主要的作用机制和作用谱，对癫痫综合征进行正确的诊断，才能正确指导选择药物。药物的疗效和安全性的研究提供了不同的证据，然而由临床试验所获得的结果难以解读，不同的癫痫综合征以及不同病因交织在一起，临床试验的设计很难做到，在对两种或多种药物的比较中发现药物作用差别不大，不能排除所有药物均无效的可能性，以及发作自行缓解或不断改善等结局。抗癫痫药物在儿童中的安全性缺乏足够的研究，常常在成人药物应用明确之后，因此在儿童中的应用常常滞后。对于分类不清的患儿，广谱而又价格低廉的药物如丙戊酸、卡马西平推荐作为首选。新的抗癫痫药物在安全性较好而疗效相当，需要进一步研究其安全性、药动学和药物监测等，并与传统药物相比较。

当开始单药治疗后出现药物耐药时，可更换另一种药物单药治疗或添加另一种抗癫痫药物，由单药治疗相互转换的过程中需要一定的药物调整期。

决定开始治疗需因人而异，许多患儿单次不明原因的惊厥、热性惊厥、良性部分性发作或青春期孤立发作等，并不增加之后发生惊厥的危险性，因此不必治疗。同样，患儿伴有明显的发育障碍，而癫痫发作轻微，对整个疾病病程无明显影响，而药物治疗增加了不良反应，则也不必抗癫痫治疗。惊厥性癫痫持续状态或症状性癫痫有发育畸形时，很容易再发，需积极治疗。由于严重癫痫发作所导致的死亡应该重视，特别是在神经系统受损时。在惊厥持续状态初期，静脉用劳拉西泮被认为是最佳选择，因为其作用时间长、安全且心肺抑制危险性小，很多常规提出即使是癫痫持续状态发作得以控制，也需要后续给予抗癫痫药物治疗，如静脉应用磷苯妥英，1.5mg 的磷苯妥英相当于 1mg 的苯妥英，如果惊厥持续 30 ~ 50min，则应在 ICU 监护下给予全身麻醉。并进行 EEG 监护。咪达唑仑在治疗顽固性癫痫持续状态方面有优势。

当临床出现细小发作或临床下发作造成认知能力下降时，亦应积极治疗。对于对药物敏感的癫痫发作和耐药的复杂癫痫来说，治疗目的可能完全不同，对于药物敏感性癫痫来说，以达到惊厥控制并且无明显不良反应、单药治疗、所花费用最低为目标，药物选择差别不大。而对复杂且耐药的癫痫的治疗，其主要目的并非惊厥完全控制，否则将会出现多药联合治疗并大大增加不良反应，这种不良反应和对患儿造成的不良影响则远远大于惊厥本身。多药联合治疗也可能加剧惊厥发作的可能性。减少惊厥发作仅作为疗效的结果之一，更重要的是生活质量的改善，因此要平衡好药物不良反应与惊厥发作程度与频率之间的关系。

临床治疗随访主要观察药物镇静等不良反应，血药浓度监测并不作为常规随访监测内容，但有专家指出一些特定药物或特定情况下应进行血药浓度监测，特别是对于了解苯妥英钠（非线性代谢）、卡马西平（治疗指数窄），血药浓度监测同样可以评估并发症、临床怀疑药物中毒和药物之间相互作用。在儿童，若单药治疗临床无惊厥发作情况下，即使血药浓度水平在有效治疗范围以下，也不必调整药物剂量。相反，对难治病例，药物剂量有时可以调整到耐受范围以上，而不必考虑血药浓度。有时血药浓度对某些药物没有临床价值，并很难说明问题，特别是在药物相互作用、不同蛋白结合率、药物本身对代谢的诱导作用等。

通常，发生在儿童中的认知损害，原因之一可能与抗癫痫药物有关，大量与剂量相关的认知方面的影响，均来自与自身对照研究，儿童中很少进行对照研究，在对苯巴比妥治疗的儿童研究发现：认知影响大多表现在智商降低以及 P300 波潜伏期增加，电生理研究提示认知信息处理的速度减慢，但这些作用在停药后可以恢复，学习能力改善，提示治疗期用药并非影响后期的智能认知水平。

卡马西平并不影响智商，但对儿童的记忆有轻微影响，苯妥英钠可轻度影响智商，但对学习的影响尚不清楚。丙戊酸对记忆的影响较苯妥英和卡马西平轻微，但还需深入研究。在儿童，尚无很好的针对新型抗癫痫药物对神经心理方面影响的研究。在一项对照研究中，丙戊酸可以改善脾气暴躁和情绪不稳。拉莫三嗪、加巴喷丁、左依拉西坦有促使攻击行为发生的危险性，特别是对于有认知障碍的患儿，但还需要做有效的前瞻性对照研究。

对临床症状缓解的病例进行撤药，其最佳时机很难确立，随机对照临床试验的结果表明，治疗持续至惊厥控制至少需要 2 年以上，而对于特殊的癫痫综合征，因其缓解率低，另外部分性发作的患儿脑电图异常或减量后脑电图又出现异常，将增加复发的危险性。目前，尚无足够的证据来确定全身性发作患儿的撤药时机。对于容易发生撤药癫痫复发的药物，如苯二氮草类、苯巴比妥，减量过程至少需要 3～12 个月以上。

（三）酮源饮食治疗

在两项有关酮源饮食治疗儿童癫痫的开放性前瞻性研究表明，酮源饮食对于难治性癫痫有效，但尚无对照研究的资料。没有对特殊癫痫综合征治疗有效的证据，需要对其疗效和安全性进行进一步评价。酮源饮食治疗的机制尚不清楚，富含脂肪、长期维持酮症、维持高的酮体水平与惊厥的控制有关。由于饮食严格限制，因此会导致腹泻、维生素缺乏、肾结石等不良反应，严重者可引起致死性心肌病。

（四）手术治疗

一些对药物耐药的难治性癫痫应用手术治疗可能有效，手术治疗包括切除治疗和迷走神经刺激术。目前主张早期手术评估和干预。切除手术旨在切除癫痫起源病灶，而姑息性或功能性手术则主要为了预防或局限惊厥活动的扩散而非控制发作。

手术治疗必须确定药物治疗无效，而且是在合理选择和应用的基础上，根据每个患儿的临床资料，惊厥相关的病变必须进行完整的评估，一旦明确，即应尽快进行术前评估。

1. 切除性手术　手术切除的范围和程度应根据癫痫起源病灶，包括癫痫发作期病灶（如神经电生理获得的惊厥起始皮质），但这不一定与癫痫起源病灶相符，切除致癫痫源性病灶，可以使大部分患儿惊厥控制，描记并切除整个致癫痫区，或至少切除发作期起源灶。会提高病灶切除的疗效，当 MRI 摄片显示正常时，只有在欲切除区域以外无独立的致癫痫区，或不导致其他神经系统损害时方能进行手术。通过临床表现、视频脑电图监测、神经心理评估、高分辨率 MRI 可以对癫痫起源进行定位。在选择病例中，MRI 光谱、EEG 实时功能磁共振显像、发作期和发作间期 SPECT 检查、PET 检查，可为手术方案制定提供有利依据。发作间期脑电图描记在定位有疑问或决定切除范围时有帮助。植入深部电极或硬膜下网格电极可以在术前进行癫痫起源和扩散的评估。

儿童癫痫手术效果取决于合适病例的选择和疗效的评判指标和方法。许多癫痫中心仅仅采用简单的惊厥改善评分。而儿童手术疗效的判断应包括运动发育状况、认知能力、行为等诸多方面，以及术后需要用药的情况。虽然近期有关于大脑半球切除术后认知水平和行为能力的研究报道，但没有疗效方面的统一标准和最佳指标。在小儿，颞叶切除后惊厥控制无发作占 78%，而颞叶外或多病灶切除的术后惊厥控制率仅 54%，儿童肿瘤切除后癫痫无发作率在 82%，皮质发育异常的术后无发作率在 52%，对于术前资料有限、无明确病灶的儿童，手术预后不佳，对继发性获得性病灶，半侧大脑半球切除术后惊厥控制可达 82%，而进展性疾病仅50%惊厥能得以控制，发育畸形仅为31%，有报道手术可部分改善认知和行为能力。对一些术前已有偏瘫和视觉障碍的患儿，虽然绝大多数患儿最终无法改善，甚至加剧，但一些患儿中偏瘫症状仍能得到不同程度的改善。

2. 姑息性手术　胼胝体切除术为大脑中线切断，主要为了抑制由于大脑半球间的惊厥传播所导致的双侧大脑半球同步电发放，为了避免断开综合征，常常只切断胼胝体的前2/3，只有在前部胼胝体切除无效时才考虑完全切除术。术后可发生部分性发作，但跌倒发作可以减少。

多处软脑膜下横切术已成功应用于位于大脑皮质重要区域的局灶惊厥，特别是当癫痫电活动扩散导致邻近或远端皮质区功能障碍时，例如，若癫痫活动扩散至水平纤维，正常皮质功能通过垂直神经元柱起作用，则经多处软脑膜下横切术后，使水平纤维切断，从而保证垂直柱结构的完整性。

迷走神经刺激术作为联合治疗药物难治性癫痫，刺激电极放置于皮下，并置于左侧迷走神经，对于儿童来说，严重癫痫且没有手术指征的患儿可以应用，但对癫痫综合征的疗效较好，不良反应包括声嘶、咳嗽和疼痛，一般可以忍受。

（五）心理治疗

癫痫除了注意其体格健康，更应注意其心理健康，包括精神活动和情绪反应，对患儿采取不歧视、不溺爱，不应让其产生自卑心理，并作好长期治疗的准备。同时对治疗过程之中出现的心理问题应予以高度关注，及时诊治。

四、预后

绝大部分癫痫儿童的预后可分为四类：

1. 良性癫痫　如良性运动性癫痫（占20%～30%），这类患儿在几年后常可自行缓解，甚至不需要药物治疗。

2. 药物敏感性癫痫　绝大多数儿童为失神癫痫（占30%），这类患儿药物控制容易，几年后可自行缓解。

3. 药物依赖性癫痫　如青少年肌阵挛以及许多症状性部分性癫痫（占20%），这类患儿药物治疗可以达到发作控制，但撤药后易复发，需要终身治疗。

4. 药物耐药性癫痫　为难治性癫痫，预后不佳（占13%～17%），药物耐药可通过对选择合理的首选药物耐药而早期预测。

虽然良性癫痫和绝大多数药物敏感性癫痫在起病早期即可确定，但对于许多部分性症状性癫痫或怀疑为症状性癫痫的患儿，以及一些原发性全身性癫痫而言，药物敏感或耐药的确立常常是回顾性的。药物应用初期3个月，发作达到75%～100%控制，可以作为提示预后良好的预测指标。另外，原发性或隐源性癫痫的缓解率是症状性癫痫的3倍。

（任　重）

第五节　儿童心律失常

正常心脏激动起源于窦房结，并按一定的频率、速度及顺序传导到结间传导束、房室结、房室束、左右束支及蒲肯野纤维网而到达心室肌，此称窦性心律。如激动的频率、起源或激动传导不正常，都可构成心律失常（cardiac arrhythmia）。

一、期前收缩

（一）概述

期前收缩又称过早搏动（prematurebeat），简称早搏，由心脏异位兴奋灶发放的冲动所引起，为小儿时期最常见的心律失常。根据异位起搏点的部位不同可分为房性、房室交界性及室性期前收缩。期前收缩常见于无器质性心脏病的小儿，可由疲劳、精神紧张、自主神经功能不稳定等引起，也可发生于先天性心脏病、心肌炎。此外，药物及毒物中毒、电解质紊乱、心导管检查等均可引起期前收缩。健康学龄儿童有1% ~2%有期前收缩。

（二）诊断思路

1. 病史要点　小儿症状较轻，常缺乏主诉。个别年长儿可述心悸、胸闷、胸部不适。既往可有发作病史。

2. 查体要点　扪测脉搏或心脏听诊可检测到早搏，早搏次数因人而异，同一患儿在不同时间亦可有较大出入。某些患儿于运动后心率增快时早搏减少，但也有反而增多者。后者提示可能同时有器质性心脏病存在的可能。

3. 辅助检查

（1）常规检查

1）常规12导心电图：在发作时检查能确诊。

2）24h动态心电图：监测1d内的心律，诊断阳性率及意义较大。

（2）其他检查

1）窦房结心电图：可进一步明确房性/交界性早搏及窦房结功能。

2）二维超声心动图：了解有无心内结构异常或器质性病变。

4. 诊断标准

（1）诊断依据

1）心脏听诊可听到提前的心搏之后有较长的间隙。

2）心电图特点

A. 房性早搏：①P′波提前，可与前-心动的T波重叠，形态与窦性P波稍有差异，但方向一致。②P′-R>0.10s。③早搏之后代偿间隙不完全。④P′波之后的QRS波形态与窦性相同，如发生室内差异性传导，则QRS波可呈宽大畸形；P′波之后如无QRS波，称为阻滞性早搏。

B. 交界性早搏：①QRS-T波提前，形态、时限正常，亦可出现室内差异性传导。②提前的QRS波前或后有逆行P′波，P′-R<0.10s，R-P′<0.20s，P′有时可与QRS波重叠。③代偿间隙不完全。

C. 室性早搏：①QRS波提前，形态异常、宽大，QRS波>0.10s，T波与主波方向相反。②代偿间隙完全。③有时在同一导联出现形态不一，配对时间不等的室性早搏，称为多源性早搏。

5. 鉴别诊断　根据室性早搏发生的基础，临床上又将室性早搏分为功能性早搏（良性早搏）和病理性早搏（器质性早搏）两类。

（1）功能性早搏：其特点是：①多为偶发性。②无器质性心脏病，即通过查体和X线检查、超声心动图及有关的化验均未发现其他异常。③运动后早搏减少或消失，休息或卧床时早搏可增加。④心电图除有早搏外，无其他异常。⑤早搏多起源于右室，QRS波呈左束支传导阻滞图形。

（2）病理性早搏：其特点是：①心电图上QRS波形态宽大畸形特别明显，其时限可 > 0.16s。②早搏频发（≥8次/min），心电图上在同一导联其形态多变，呈多源性或多形性，多呈二联律、三联律或四联律。③联律间期不等或甚短或并行心律性早搏。④有时提前出现的QRS波落在T波上，此称R－on－T现象，可致室性心动过速或心室颤动。⑤早搏后常继以ST段或T波的改变。⑥运动后早搏增加。⑦心电图上有QRS波低电压或几种类型的早搏同时存在。⑧早搏伴Q－T间期延长或P－R间期改变。⑨早搏多起源于左室，QRS波呈右束支传导阻滞图形。⑩通过查体、X线检查、超声心动图或有关化验检查，多发现有心脏病的基础。应用洋地黄类药物出现早搏时，应考虑药物中毒，应予停药。

（三）治疗措施

1. 经典治疗

（1）一般治疗：生活规律，睡眠充足，避免过累或紧张，停用可疑药物，避免接触毒物。必须针对基本病因治疗原发病。

（2）基本药物治疗

1）室上性（房性及交界性）早搏：大多数发生于无明显其他症状的小儿，一般不须治疗。如果有以下情况则须进行治疗：①器质性心脏病伴室上性早搏增多。②虽无器质性心脏病但有较重自觉症状。③室上性早搏触发室上性心动过速。治疗可选用以下药物之一：①普罗帕酮（心律平）：用于心功能正常者，每日8～15mg/kg，分3次口服。②β_1受体阻滞剂：适用于活动、情绪激动或窦性心律增加时易发的早搏。普萘洛尔（心得安），每日1mg/kg，分3次口服。③上述药物疗效不佳者，可口服地高辛，或地高辛与普萘洛尔联合用药，亦可选用维罗帕米（异搏定）、奎尼丁、胺碘酮等。

2）室性早搏：无明显其他症状、无器质性心脏病者一般不需治疗。如果以下两种情况并存，有可能发生室速与室颤而须用药物治疗：①有器质性心脏病（风湿性心脏病、心肌炎）证据。②出现复杂的室性早搏，如多源、成对或起始于T波或U波上的早搏。③早搏次数 > 10次/min，有自觉症状。常用药物有普萘洛尔，每日1mg/kg，分3次口服；普罗帕酮每日8～15mg/kg，分3次口服，也可选用美西律（慢心律），每日10mg/kg，分3次口服；胺碘酮每日10mg/kg，7～10d后减为每日5mg/kg；莫雷西嗪（乙吗噻嗪）每次2～6mg/kg，每8h一次口服。如为洋地黄中毒者，除停用洋地黄外，首选苯妥英钠，每次3～5mg/kg，每日3次口服；并口服氯化钾每日75～100mg/kg。心脏手术后发生的室性早搏也可用苯妥英钠。Q－T间期延长综合征发生的室性早搏需长期服较大剂量的普萘洛尔，并避免用延长Q－T间期的药物如胺碘酮、奎尼丁。

（四）预后

本病预后取决于原发疾病。有些无器质性心脏病的患儿早搏可持续多年，不少患儿早搏最终消失，个别患儿可发展为更严重的心律失常，如室性心动过速等。应该指出，小儿时期绝大多数早搏预后是良好的。

（五）预防

避免诱发因素，如疲劳、紧张；对可能引起早博的心脏病，如风湿性心脏病、心肌炎要积极治疗和预防，注意电解质紊乱或药物的影响。

二、阵发性室上性心动过速

（一）概述

阵发性室上性心动过速（paroxysmal supraventricular tachycardia）简称室上速，是由心房或房室交界处异位兴奋灶快速释放冲动所产生的快速心律失常。可发生于任何年龄，但初次发作多见于1岁以内的婴儿，有反复发作倾向，是对药物反应良好的儿科急症之一，若不及时治疗易致心力衰竭。该心律失常多发生于无器质性心脏病的小儿，可由疲劳、精神紧张、过度换气、呼吸道感染等诱发，但也见于器质性心脏病的患儿，如先天性心脏病、心内膜弹力纤维增生症、预激综合征、病毒性心肌炎、扩张型心肌病、风湿性心瓣膜病等，也见于心脏手术时和手术后及心导管检查等。

（二）诊断思路

1. 病史要点

（1）现病史：询问患儿有无发作性烦躁不安、面色青灰、皮肤湿冷、呼吸增快、脉搏细弱现象。询问在上述发作时有无伴发干咳或呕吐现象。对年长儿询问有无心悸、心前区不适、头晕等症状，并注意询问是否有突然发作和突然停止特点，每次治疗后发作持续时间多久。发作前有无疲劳、精神紧张、过度换气等。

（2）过去史：询问有无先天性心脏病、心内膜弹力纤维增生症、预激综合征、病毒性心肌炎、扩张型心肌病、风湿性心瓣膜病、洋地黄中毒、呼吸道感染、心脏手术、心导管检查等病史。

（3）个人史：询问出生时是否是早产儿，询问自幼是否有喂养困难现象。

（4）家族史：询问直系亲属中有无类似心动过速发作史，有无心脏病史。

2. 查体要点

（1）一般表现：发作时患儿突然表现烦躁不安，面色青灰，口唇发绀，皮肤湿冷、多汗，呼吸增快，脉搏细弱。

（2）心脏检查：室上性心动过速以阵发性、突发突停、心率加速、心律绝对匀齐为特点。心率突然增快在160～300次/min，第一心音强度完全一致。每次发作可持续数秒至数日。发作停止时心率突然恢复正常，如发作时间超过24h，可查见肝大等心力衰竭体征。

3. 辅助检查

（1）常规检查：常规12导心电图或24h动态心电图，心电图特点见下述，在室上性心动过速发作间歇期部分患儿可有预激综合征的心电图表现。

（2）其他检查

1）X线胸片及二维超声心动图（2－DE）检查取决于原来有无器质性心脏病变和心力衰竭。透视及2－DE下可见心脏搏动减弱。

2）原发病为病毒性心肌炎、先天性心脏病、心内膜弹力纤维增生症、风湿性心瓣膜病、感染时各有相应的实验室检查表现。

4. 诊断标准

（1）临床表现：心动过速突发突止。发作时患儿突然出现面色苍白、烦躁不安、口唇发绀、呼吸急促；儿童心率 >160 次/min，婴儿心率 >230 次/min，心音强弱一致，心律绝对规则。每次发作时持续数秒、数分或数小时，然后突然终止。

（2）心电图表现

1）P－R 间期绝对匀齐，心室率婴儿 230～325 次/min，儿童 160～220 次/min。

2）QRS 波形态同窦性，若伴有室内差异性传导则呈右束支阻滞型。

3）P 波常与前－心动的 T 波重叠，无法分辨。若 P 波出现，房性心动过速 P－R 间期 >0.10，交界性心动过速 P 波呈逆行性，PⅡ，PⅢ，PavF 倒置，PavR 直立，P′－R 间期 <0.10s。

4）发作时间较久者可有暂时性 ST－T 波改变，发作终止后仍可持续 1～2 周。

5. 鉴别诊断

（1）窦性心动过速：与室上性心动过速的鉴别见表 12－8。

表 12－8　室上性心动过速与窦性心动过速鉴别

项别	室上性心动过速	窦性心动过速
病史	既往有反复发作史	多由哭闹、发热、运动、缺氧引起
心率	心率快而匀齐，心率多在 200 次/min 左右	心率快，有时有窦性心律不齐，心率 <160～180 次/min
刺激迷走神经	可使发作突然终止	仅使心率减慢
心电图	P 波显示不清或形态变异，R－R 间期均匀	正常窦性 P 波，R－R 间期不均匀

（2）室性心动过速：与室上性心动过速的鉴别见表 12－9。

表 12－9　室上性心动过速与室性心动过速鉴别

项别	室上性心动过速	室性心动过速
病史	常有反复发作，多无器质性心脏病史	较少反复发作，多在严重心脏病的基础上发生
查体	心率快而匀齐，心音强度一致，颈静脉搏动与心率一致	心率多 <230 次/min，不匀齐，心音不一致，颈静脉搏动与心率不一致
刺激迷走神经	有效	无效
心电图	P－R 间期正常，QRS 波正常 P 波形态异常，发作开始可先有房性或交界性早搏	QRS 波宽大畸形，P 波消失或呈房室分离

（三）治疗措施

1. 经典治疗

（1）一般治疗

1）潜水反射法：可提高迷走神经张力。用 4～5℃的湿毛巾敷患儿面部，每次 10～15s，隔 3～5min 可重复再用，一般不超过 3 次，此法适用于新生儿、小婴儿。对年长儿可令其吸气后屏气，再将面部浸入 5℃冷水中，未终止者可停数分钟后重复 1 次。

2）压迫颈动脉窦法：用于年长儿，可提高迷走神经张力。患者仰卧，头略后仰、侧颈。在甲状软骨水平触到右侧颈动脉搏动后，用大拇指向颈椎横突方向压迫，以按摩为主，每次5～10s，一旦转律，立即停止，如无效，再试压左侧，禁忌两侧同时压迫。

3）刺激咽部：以压舌板或手指刺激患儿咽部，使之产生恶心、呕吐。

4）屏气法：用于较大儿童，让患儿深吸气后屏气10～20s。

（2）药物治疗

1）洋地黄类药物：平均复律时间2h。用于发作>24h、病情较重或并发心力衰竭者。禁忌证：①室性心动过速或洋地黄中毒引起的室上性心动过速者。②逆传型房室折返性心动过速。低血钾、心肌炎、伴房室传导阻滞者慎用。一般采用快速饱和法。毛花苷C（西地兰）饱和量，<2岁者0.03～0.04mg/kg，>2岁者0.02～0.03mg/kg；地高辛饱和量，<2岁者0.05～0.06mg/kg，>2岁者0.03～0.05mg/kg，总量不超过1.5mg/kg。均先以半量静脉推注，余量每6～8h后分2次静脉推注。12h内完成饱和量。

2）普罗帕酮（心律平）：平均复律时间8min。剂量为每次1～1.5mg/kg，溶于10mL葡萄糖溶液中，静脉缓慢推注10～15min。无效者可于10～20min后重复1～2次。有效时可改为口服，剂量每次5mg/kg，每6～8h 1次。有心力衰竭、房室传导阻滞者禁用。

3）β_1受体阻滞剂：可用于预激综合征或自律性室上性心动过速。常用普萘洛尔，小儿静脉注射剂量为每次0.05～0.2mg/kg，以5%葡萄糖溶液稀释后缓慢静脉推注，时间5～10min，可每6～8h重复一次。重度房室传导阻滞，伴有哮喘症及心力衰竭者禁用。

4）维拉帕米（异搏定）：剂量为每次0.1mg/kg，静脉滴注或缓慢静脉推注，每分钟不超过1mg，最大量<3mg。有心力衰竭、低血压、逆传型房室折返性心动过速、新生儿和3个月以下的婴儿禁用。

5）三磷酸腺苷（ATP）：平均复律时间20s。有房室传导阻滞及窦房结功能不全者慎用。剂量0.1mg/kg，在3～5s内快速静脉推注，如无效，3min后可重复第2剂，每次按0.05～0.1mg/kg递增，直至最大量0.25～0.3mg/kg。不良反应有面色潮红、恶心呕吐、头痛、窦性心动过缓、房室传导阻滞等，多持续数秒钟消失。若心动过缓不消失，可用氨茶碱解救，剂量5～6mg/kg，静脉推注。

6）奎尼丁或普鲁卡因胺：奎尼丁口服剂量开始为每日30mg/kg，分4～5次，每2～3h口服1次，转律后改用维持量。普鲁卡因胺口服剂量为每日50mg/kg，分4～6次口服；肌内注射用量为每次6mg/kg，每6h 1次，至心动过速停止或出现中毒反应为止。

7）胺碘酮：主要用于顽固性病例，尤其是用于普罗帕酮治疗无效者或疗效较差者。1mg/kg，用5%的葡萄糖稀释后静脉推注，或每分钟5～10μg/kg静脉滴注，注意避光。口服每日10mg/kg，分3次口服，7d后减量为每日5mg/kg，分2次口服，每周服5d，停2d。注意甲亢或甲减、心动过缓、低血压等。

（3）其他治疗：对药物疗效不佳者可考虑用同步直流电击复律，或心房调搏治疗。近年来对发作频繁、药物难以满意控制的室上性心动过速、房室旁道折返心动过速采用射频消融术治疗取得成功。

（四）预后

阵发性室上性心动过速属于对药物反应好、可以完全治愈的儿科急症之一，若不及时治疗易致心力衰竭。本病急性发作期，经治疗终止发作，发作终止后口服药物预防复发，对反复发作或并发心力衰竭者，发作终止后可口服地高辛维持量6～12个月。对预激综合征患者奎尼丁或普萘洛尔预防复发的效果较好，可持续用半年至1年。部分患儿随年龄增长而自愈。如治疗效果不理想，应注意导致室上性心动过速的原因，改用确切药物治疗。对反复发作患儿而且确诊为房室旁道折返所致，应进行射频消融术治疗。经射频消融术治疗后随访3年无复发且无器质性心脏病者为治愈。

（五）预防

避免诱发因素，如疲劳、精神紧张、过度换气、呼吸道感染等，对可能引起发作的器质性心脏病如先天性心脏病、预激综合征、病毒性心肌炎、风湿性心瓣膜病等，应积极治疗，对心脏手术时和手术后、心导管检查中可能引起的发作也应积极处理。

三、阵发性室性心动过速

（一）概述

阵发性室性心动过速（paroxysmal ventricular tachycardia）简称室速，是由心室异位兴奋灶快速释放冲动所产生的以连续发生3个或3个以上的室性早博为特征的快速心律失常。室速可导致严重的心排血量不足，也可为室颤的前奏。多发生于器质性心脏病如心肌炎、扩张型心肌病、先天性心脏病、心肌浦肯野细胞瘤等，也见于心脏手术、心导管检查、药物中毒、抗心律失常药的作用、酸中毒、感染、缺氧、电解质紊乱等患儿，小儿时期较少见。

（二）诊断思路

1. 病史要点

（1）现病史：询问患儿在发作前有无诱因，如有无感染、缺氧及电解质紊乱等。询问患儿发作时有无烦躁不安、面色苍白、呼吸急促等。对年长儿询问有无心悸、心前区痛、胸闷，有无晕厥、休克及心力衰竭等表现。

（2）过去史：有无心肌炎、先天性心脏病、扩张型心肌病、心肌浦肯野细胞瘤病史，有无接受心脏手术、心导管检查病史。有无接受抗心律失常药治疗。

（3）个人史：询问患儿出生时及生长发育时有无心率过快或过慢现象。

（4）家族史：询问患儿父母及其他亲属中有无类似发作史，有无心脏病史。

2. 查体要点

（1）一般表现：注意患儿有无面色苍白、气促、烦躁不安等情况。注意有无原发病的表现。

（2）心脏检查：听诊时注意在患儿体温正常及安静时心率是否增快，常 >150 次/min，节律整齐或稍有不齐，心音可有强弱不等。对发作持续24h以上者注意有无肝脏肿大等心力衰竭体征。

3. 辅助检查

（1）常规检查：常规12导心电图或24h动态心电图，心电图特点见下述。

（2）其他检查

1）X线胸片及二维超声心动图：（2 - DE）检查取决于原来有无器质性心脏病变和心力衰竭。透视及2 - DE下可见心脏搏动减弱。

2）原发病为病毒性心肌炎、先天性心脏病、扩张型心肌病、酸中毒、感染、缺氧、电解质紊乱时各有相应的实验室检查表现。

4. 诊断标准

（1）临床表现：起病快，在原有心脏病的基础上突然烦躁、心悸、气促、胸闷、头晕，严重者可引起心力衰竭、心源性脑缺血综合征（阿－斯综合征），甚至猝死。心率150～250次/min，婴儿可达300次/min，稍有心律不齐，第一心音强弱不等。

（2）心电图表现

1）QRS波畸形宽大，时间>0.10s，T波与QRS波主波方向相反。

2）心室率150～250次/min，R－R间期略不齐。

3）P波频率较QRS波为慢，P波与QRS波之间无固定关系。

4）可出现心室夺获及室性融合波。

5. 鉴别诊断

（1）室上性心动过速伴室内差异性传导：常发生于无明显器质性心脏病患儿，一般情况相对较好，有反复发作史，刺激迷走神经可终止发作。心电图T波中可发现P波，QRS呈右束支阻滞型，R－R匀齐，心率多>200次/min。

（2）非阵发性室性心动过速：心室率100次/min左右，心室率与窦性心律相近或稍快，无症状。

（三）治疗措施

（1）一般治疗：立即卧床休息，吸氧。针对病因治疗原发病。

（2）药物治疗：注意分析室速病因，选用恰当药物治疗，以免发展为室颤，如治疗后仍有反复发作者可在治疗原发病同时试用射频消融治疗。

1）利多卡因：为首选药物，用于无血流动力学障碍者。剂量为1mg/kg静脉滴注或缓慢静脉推注。必要时可每10～15min重复，总量不超过5mg/kg。控制心动过速后，以每分钟20～50μg/kg静脉滴注。该药剂量过大能引起惊厥、传导阻滞等毒性反应，少数患者对此药有过敏现象。

2）美西律（慢心律）：1～2mg/kg加入5%葡萄糖溶液20mL静脉推注。必要时20min后重复使用，不超过3次。见效后改为每分钟5～10μg/kg静脉滴注或口服。对心肌疾病及心功能不全者亦较安全。有严重心动过缓及传导阻滞者禁用。

3）苯妥英钠：3～5mg/kg溶于生理盐水20mL缓慢静脉推注，一次量不宜超过150mg。有效后改为口服。对洋地黄中毒引起的室性心律失常治疗效果较佳。该药为强碱性，不可溢出静脉外。

4）普罗帕酮：1～1.5mg/kg溶于5%葡萄糖20mL静脉推注，数分钟起作用，必要时20min可再用。有效后改口服。有心功能不全者联合应用地高辛。

5）普萘洛尔：0.1～0.15mg/kg加入5%葡萄糖10～20mL，于10min缓慢静脉推注，一次量不超过3mg。注射后2～5min起作用，必要时6～8h可重复注射。有效后改为口服。此药对Q－T间期延长综合征及二尖瓣脱垂引起的室性心律失常治疗效果好。

6）异丙肾上腺素：0.5～1mg溶于5%葡萄糖200mL静脉滴注，每分钟0.1～0.25μg/kg，用于Q－T间期延期综合征并发的尖端扭转型室性心动过速。

7）胺碘酮：2.5～5mg/kg加入5%葡萄糖溶液20mL静脉推注。可重复2～3次。

（3）其他治疗

1）同步直流电击复律：对急性重症病例、有血流动力学障碍者、药物治疗无效者可应用同步直流电击复律。禁用于洋地黄中毒者。术前静脉推注地西泮（安定）0.2～0.5mg/kg，或氯胺酮0.7～1.0mg/kg，再用利多卡因1mg/kg静脉滴注。开始放电，电能量2J/kg，无效时隔20～30min重复电击，不宜超过3次。个别患儿采用射频消融治疗获得痊愈。

2）手术治疗：心肌浦肯野细胞瘤须手术切除。

（四）预后

本病的预后比室上性心动过速严重，同时有心脏病存在者病死率可达50%以上，原先无心脏病者可发展为心室颤动，甚至死亡。所以必须及时诊断，予以适当处理。对重症病例首选同步直流电复律。药物治疗首选利多卡因。室性心动过速经治疗消失后，如随访3年无复发且无器质性心脏病者为治愈。肥厚型心肌病者可服用普萘洛尔或维拉帕米（异搏定）预防复发。心肌炎、扩张型心肌病及缺血性心肌病可口服普罗帕酮、莫雷西嗪、胺碘酮、美西律预防复发。先天性心脏病者可口服苯妥英钠、胺碘酮预防复发。

（五）预防

对可能引起发作的器质性心脏病如心肌炎、扩张型心肌病、先天性心脏病、心肌浦肯野细胞瘤等，应积极治疗，对心脏手术时和手术后、心导管检查中可能引起的发作也应积极处理。

四、房室传导阻滞

（一）概述

房室传导阻滞（atrioventricular conduction block）是由于房室传导系统某部位的不应期异常延长，致使激动传导延缓或部分甚至全部不能下传所发生的缓慢性心律失常。按其阻滞程度不同，在心电图上分三度：第Ⅰ度：全部激动能下传到心室，但速度减慢；第Ⅱ度：部分激动不能下传到心室；第Ⅲ度，全部激动不能达到心室，又称完全性房室传导阻滞。常见的病因有：①药物作用：以洋地黄作用最为常见，过量的奎尼丁或普鲁卡因酰胺也可产生Ⅰ度或Ⅱ度阻滞。②各种感染：以风湿性心脏炎最为常见。病毒性或原因不明的心肌炎、急性感染也可引起房室传导阻滞。③先天性心脏病：房间隔或室间隔缺损最常见。④原因不明的心肌病，特别是扩张型心肌病。⑤其他：迷走神经张力过高、心脏手术对传导系统的创伤，先天性完全性房室传导阻滞可见于母亲患系统性红斑狼疮的婴儿。

（二）诊断思路

1. 病史要点

（1）现病史：询问患儿有无乏力、气短、胸闷、心悸、眩晕和晕厥，甚至发生阿－斯综合征现象，可突然意识丧失、抽搐。询问婴儿有无嗜睡、拒奶、无力。询问有无发热、关节疼痛、环形红斑、舞蹈病等风湿热表现及病毒性心肌炎表现。询问是否在服用强心药或某些抗心律失常药物。

（2）过去史：询问自幼患儿体质如何，有无先天性心脏病、风湿性心脏炎、心肌炎、心肌病、心内膜弹力纤维增生症、低血钙、酸中毒、白喉病史。是否接受过心脏手术。

（3）个人史：询问患儿有无按时接受预防接种。

（4）家族史：询问家属中有无类似患者。询问母亲在妊娠早期有无先兆流产、感染、接触放射线等病史。母亲有无系统性红斑狼疮或其他自身免疫性疾病病史。

2. 查体要点

（1）一般表现：注意有无意识改变、血压改变，有无心力衰竭表现，如肝大、水肿等。

（2）心脏检查：注意有无心界扩大。注意有无第一心音低钝、强弱不齐，有无第三或第四心音，有无心律不齐、搏动脱漏。心底部是否有喷射性收缩期杂音。先天性完全性房室传导阻滞者生后心率缓慢，有时心房与心室同时收缩使第一心音增强呈“大炮音”，心脏多无畸形。

3. 辅助检查

（1）常规检查：常规 12 导心电图或 24h 动态心电图，心电图特点见下述。

（2）其他检查

1）X 线胸片及二维超声心动图（2 - DE）检查取决于原来有无器质性心脏病变和心力衰竭。

2）可有原发病的表现如血沉增快、ASO 或心肌酶谱升高等。

4. 诊断标准

（1）临床表现

1）Ⅰ度房室传导阻滞：多无自觉症状，仅第一心音较低钝。

2）Ⅱ度房室传导阻滞：亦可无症状，有时有头晕、乏力、心悸，剧烈运动时可由Ⅱ度转为Ⅲ度房室传导阻滞而引起心源性脑缺血综合征。

3）Ⅲ度房室传导阻滞：有头晕、乏力、心悸、气急，亦可无症状，剧烈运动诱发心源性脑缺血综合征时，有休克表现。心率慢而规则，心率多在 40 次/min 左右，第一心音强弱不一，有时可闻及第三心音或第四心音。大部分患儿在心底部可听到Ⅰ～Ⅱ级喷射性杂音。

（2）心电图表现

1）Ⅰ度房室传导阻滞：P - R 间期延长超过正常最高值，小儿 >0.18s，成人 >0.20s。每个 P 波后面均有 QRS 波。

2）Ⅱ度房室传导阻滞：①Ⅱ度一型（莫氏一型，又称文氏现象）：P - R 间期逐渐延长，R - R 间期逐渐缩短，直至发生 1 次心室漏搏。脱漏前后两个 R 波距离小于最短 R - R 间期的 2 倍。②Ⅱ度二型（莫氏二型）：P - R 间期正常或延长而固定，P 波规律出现，部分 P 波后无 QRS 波，房室阻滞的比例为 2 ∶ 1 或 3 ∶ 1。脱漏前后两个 R 波距离为 R - R 间期的简单倍数。

3）Ⅲ度房室传导阻滞：P 波与 QRS 波之间无固定关系，P - P 间隔与 R - R 间隔各有其固定的规律，心房率比心室率快，心室心律为交界性或心室自身节律。

5. 鉴别诊断

（1）迷走神经张力过高：小儿无任何自觉症状，一般在静卧后、按压颈动脉或眼球后 P - R 间期延长，但在直立或运动后P - R 间期常缩短至正常。

（2）Ⅱ度窦房传导阻滞：Ⅱ度房室传导阻滞中，心室漏搏中无 QRS 但仍有 P 波，Ⅱ度窦房传导阻滞的漏搏中无 QRS 也无 P 波。

（三）治疗措施

1. 经典治疗

（1）一般治疗：对病因明确者应积极治疗病因。根据原发病及临床症状给予对症处理。

（2）药物治疗

1）Ⅰ度和Ⅱ度一型房室传导阻滞：无须特殊治疗。

2）Ⅱ度二型房室传导阻滞：心动过缓者（<60 次/min）可试用阿托品，每次 0.01～0.03mg/kg，每日 3～4 次口服或皮下注射。也可用山莨菪碱，或小剂量异丙肾上腺素 5～10mg，每日 2～3 次，舌下含化。如症状明显或发生阿－斯综合征，可静脉滴注异丙肾上腺素，每分钟 0.1～0.25μg/kg，同时吸氧、纠正酸中毒。

3）Ⅲ度房室传导阻滞：先天性无症状者，一般不需使用药物治疗，但应跟踪随访，每年复查动态心电图。发生阿－斯综合征或心力衰竭可静脉滴注异丙肾上腺素、吸氧、纠正酸中毒。后天性如重症心肌炎患儿，应使用糖皮质激素、异丙肾上腺素、阿托品等药物，如效果仍不佳时应装临时起搏器，直至炎症被控制、阻滞减轻或消失后停用。

（3）其他治疗：安置人工起搏器适应证如下：①阿－斯综合征或心力衰竭。②伴频发或多源性室性早搏或室性心动过速。③房室传导阻滞在房室束以下，QRS 波畸形宽大。④中度或重度活动受限。⑤婴儿心室率持续<55 次/min，1 岁以上低于 40 次/min；并发先天性心脏病者<60 次/min。⑥急性心肌炎或心内手术后发生严重完全性房室传导阻滞。⑦新生儿期伴有呼吸窘迫综合征。可先装临时起搏器，如 2 周内仍未恢复，则安置永久起搏器。

（四）预后

本病预后不一，非手术引起的获得性者，可能完全恢复，手术引起者预后较差。先天性Ⅲ度房室传导阻滞，尤其是不伴有其他先天性心脏病者预后较好；Ⅰ，Ⅱ度房室传导阻滞经治疗去除病因及诱发因素，心室率正常，无低心排血量症状或心源性脑缺氧综合征，心电图正常，随访 3 年无复发且无器质性心脏病者为治愈。

（五）预防

对可能引起发作的器质性心脏病、感染以及药物影响，应积极监测和治疗，对心脏手术时应尽量减少对房室传导区的创伤。

（范迎宾）

第六节　小儿急腹症

患儿主诉腹部不适，包括了一些与消化道病变无关的疾病，如果以胃肠道疾病来急症科就诊，医生有责任准确地评估患者的病情并做出正确的诊断。详细询问病史，包括：目前症状的性质及发展过程，主要症状、既往病史，询问病史的过程有助于对幼儿的疾病做出正确的诊断。没有完整语言表述能力的患儿，监护人的观察很重要，但是也可能有误导倾向。因此，腹部四项检查（望、触、叩、听）在婴幼儿疾病的诊断中起着更为重要的作用。

有少数非外伤性腹部疾病也可表现为“急腹症”。经治医生必须尽快区分一些需要外科手术治疗的患者，并立即着手处理。一些实验室检查、影像学检查，有助于临床诊断，并给外科医生提供基本依据。

需要手术治疗的急腹症都有类似的病史及体征。呕吐是急腹症中最容易引起监护人及急诊医生关注的症状，呕吐物的性质（血性、胆汁样、粪汁样）具有决定意义。有无腹部疼痛可以缩小鉴别诊断的范围。通过观察患者的一般表现以及望、触、叩、听所获得的详尽的腹部体检，也能进一步缩小鉴别诊断的范围。以下着重就梗阻性疾病、腹内感染、胃肠道异物以及赫希施普龙病等方面进一步叙述。

一、梗阻性疾病

（一）肠旋转不良伴中肠扭转

正常胚胎期消化道旋转停滞会导致部分肠管发育异常，包括由于索带压迫所造成的血运障碍。肠旋转不良可能产生以下三种结果：少于 10% 的肠旋转不良的患者可能一辈子都不表现出任何症状（可能性最小）；其次是旋转异常会产生轻微的胃肠道症状，诸如生长发育迟缓、反复发作的慢性腹胀、间歇性发作无痛性呕吐或者不明原因的腹泻；最有可能的是绞窄性肠扭转导致出现严重的症状，尤其是十二指肠、小肠和横结肠中部（中肠）旋转不良的患者。男性发病率是女性的 2 倍。近 50% 的患者在生后第 1 周内出现症状，2/3 的患者在生后 1 个月内出现症状，超过 90% 的患者在生后第 1 年内出现症状。

中肠扭转的新生儿及婴儿有特征性的胆汁性呕吐，患儿会有阵发性哭闹，甚至很剧烈，部分患儿可能没有腹部不适的临床表现，但大多数患儿不能排便或者便秘。当出现罕见的肠系膜上动脉受压时，患儿排出血便可能提示肠坏死。

肠扭转患者的体格检查具有易变性及年龄依赖性的特点。近 90% 的新生儿在首次呕吐后短时间内身体状况仍表现良好，腹部平软，腹肌不紧张。另外 10% 的患儿存在肠系膜血管受压，表现出病态及痛苦貌，有面色苍白以及血容量不足的表现，这些患儿可能会有很明显的腹胀，剖腹探查可以看到肠管已坏死变色。所有年龄段的儿童，如果长期缺血或婴儿早期即有肠扭转，都容易出现肠管扩张、腹肌紧张以及全腹压痛。大便常规检查隐血阳性。

腹部正侧位片可能显示肠管积气，平片更能显示存在肠梗阻及明确梗阻的部位。

十二指肠梗阻的患者可以在扩张的胃部看到液气平面，十二指肠部也有少量气体（即双泡征），其余肠管无气体。

更远端肠管完全性梗阻的典型征象是可见到多个扩张并有液气平面的肠襻，梗阻远端肠管无气体。不完全性肠梗阻的肠管可能气体显示正常，有必要做进一步的影像学检查。腹部超声能显示肠系膜上动脉和肠系膜上静脉之间的异常解剖关系，或者显示肠系膜上静脉绕着肠系膜上动脉形成血管环，即“漩涡征”。超声影像学还提供其他的显示肠梗阻的证据，如肠壁水肿和肠间积液。造影检查可提供确诊依据，上消化道连续造影更有诊断价值。中肠扭转，包括十二指肠水平部梗阻，以及屈氏韧带没有正常固定在脊柱左侧，位于脊柱右侧的十二指肠降部肠管的梗阻，有特定病理意义。另外，中肠扭转引起梗阻的远端肠管在肠系膜上静脉周围缠绕形成“螺钉征”。

患儿肠梗阻需要胃肠减压，血容量不足者给予补液，条件允许可术前输血，有中毒症状的患者要预防性使用抗生素。及时手术和必要的护理对于挽救肠管是关键，疗效也最可靠。

（二）幽门狭窄

幽门狭窄是满月后的婴儿出现肠梗阻最常见的病因。患儿出现呕吐的时间差别较大，早则生后 1 周内，晚则出生后 3 个月才出现呕吐，典型的在生后第 2 周到第 6 周出现症状。早产儿出现症状的时间相对较晚。男女比为 4 ∶ 1，有认为兄弟姐妹中的老大更易患此病，梗阻症状是由幽门环肌肌纤维肥厚所引起。

初起症状多突发、不频繁的喷射性呕吐，渐渐地，呕吐变得越发频繁和剧烈，最后发展为不停呕吐。发病第1周，非胆汁性、餐后即发生的喷射性呕吐是共有的症状，如果同时伴有胃炎则胃内容物中含有血性。患儿不厌食，大便次数不多，每次量少，脱水会引起小便次数减少，由于患儿实际进奶量减少，体重不断下降。

幽门狭窄的患儿脂肪组织减少，皮肤弹性变差，尤其在脱水的情况下，呕吐长期存在脱水将会很严重。如果没有电解质紊乱和血容量不足，患儿看上去会很健康，饥饿感明显，喂养时无吞咽困难。在呕吐之前可看到中腹部的胃肠蠕动波，1/4～1/2的患儿上腹部触及圆形的橄榄样肿块，部分胃扩张会改变幽门的位置，使肿块不易触及。患儿呕吐后，或胃肠减压后，使患儿处于卧姿时更容易触摸到肿块，即使腹部肿块不能触及，通过影像学检查也可以确诊。

普通的腹部平片显示胃腔扩张以及胃壁肥厚。

超声直接测量幽门肌层厚度，显示幽门括约肌延长和肥厚，可看到增厚的黏膜突入胃窦中（胃窦乳头征）。如果不能进行超声检查或者超声不能确诊，可行上消化道造影，钡剂造影可以显示屈曲、延长和狭窄的幽门管（线征）。

频繁呕吐会导致钾离子和氢离子丢失，从而引起特征性的低钾低氯血症以及代谢性碱中毒。当患儿存在幽门狭窄时要插鼻胃管并且及时补充电解质以及维持血容量。该病一旦确诊，都要行幽门环肌切开术治疗。

（三）肠套叠

肠套叠是指某段肠管的近端部分套入远端邻近肠管，是3个月至5岁年龄儿童肠梗阻的最常见病因。肠套叠在早产儿、婴儿、成人中均有发生。超过60%发生在1岁以内，其中以5～9月最多见，近来，有更多的超过5岁小儿的病例报告。一般而言，肠套叠发生在营养发育良好的儿童中，男女之比为2∶1。

典型肠套叠表现临床三联症：痉挛性腹痛、呕吐、血便。典型病例中，有突然发作的剧烈腹痛，可持续几分钟，一个无症状的间歇期后，腹痛反复发作使患儿再次哭闹不止，胸膝位或者双臂抱着肚子会舒服些。超过50%的患儿首先表现为腹痛，疼痛发作的间歇性和两次发作间有静止期是一个重要的诊断依据。呕吐可能伴随着腹痛出现，患儿一般有数次排便，成型便或稀便。12～24h出现凝胶状、黏液样大便，大便中的血量从少到多。

少于1/3的患者表现为肠套叠经典三联症：间歇、剧烈、绞窄性腹痛、呕吐、血便。85%～92%的儿童表现绞窄性腹痛，60%～80%的患儿表现为呕吐。40%～50%的患儿血便，大便呈血性，暗红色、黏液性大便出现晚，占血便的少数。

相关研究表明表现为典型的三联症多见，但也可能仅仅单独出现一个症状，仅限制在腹部，望诊表现为舟状腹，右下腹空虚（Dancesign），腹肌紧张或腹胀一般不常见，肠鸣音可正常、减弱或缺失。腊肠样包块可能被发现，逐渐进展、边界不清且易误诊。胃纳差普遍存在而不是特有的症状，完全性肠梗阻近7%～10%的病例可能出现腹泻，而约40%不全性肠梗阻病例有腹泻。偶尔患儿因表情淡漠或精神萎靡逐渐受到关注，肠套叠神志改变可能出现在病程后期，也可作为疾病最初表现，精神状态的改变可能伴随严重脸色苍白，类似休克样表现。

患儿临床表现多变，从兴奋和活泼到嗜睡和休克，水电解质紊乱或血液丢失的重症病例，可能出现低反应性状态，肠道症状病史短的患儿病情缓和。除非患者有基础性疾病如过敏性紫癜或囊性纤维病，阳性体征一般有触痛的包块可在腹部任何部位或在直肠指检时触及，严重的血便可能在直肠指检时被发现，或者出现大便隐血。

正侧位腹部平片检查，了解是否肠套叠。平片提示肠套叠征象包括液气平、小肠肠管扩张、肠道内气体减少，结肠内粪内容物极少，看不到肝缘或肿块影。

有时，平片上可以看到肠管内肠套叠的头部，可以确诊。要注意腹部平片不能排除肠套叠的诊断，因为在25% ~30%的肠套叠病例中腹部平片可能正常，腹部平片第二个作用是发现钡剂灌肠的禁忌证，当平片提示完全性肠梗阻、腹腔积气、腹水，或肠壁积气时不应当进行钡剂灌肠造影。

腹部B超在肠套叠的诊断中很有价值，腹部B超在病史不典型、腹部症状正常的不典型患者中更有实用性，肠套叠横切面的超声影像表现包括很多如牛眼征、靶征，在纵切面影像表现为圆筒征或假肾脏征。这些异常的边缘都代表肠套叠的头部，可以建议最合适的复位方式。对诊断困难的病例，也可以应用螺旋CT检查。

螺旋CT影像表现为肠管扩张、水肿，肠管壁增厚，肠管内可见偏心的新月形或楔形、低密度肿块，肿块可能是套入的肠系膜。

无中毒和脱水症状的儿童，一旦被诊断为肠套叠都应禁饮禁食，有脱水症状的儿童除禁饮禁食外，应先给予一剂生理盐水，再根据血电解质情况静脉输离子液体。插肛管，需明确有无非手术复位的禁忌证。无禁忌证的患儿，放射科和外科医生可以决定行空气灌肠或钡剂灌肠，当气体压力或液体压力无法复位肠套叠，可选择多次非手术复位。非手术治疗失败后，应行手术治疗。

（四）嵌顿疝

疝是器官组织通过异常开口的突出。在儿童中，疝发生在脐、腹股沟区、阴囊、腹白线、腹直肌外侧缘，发生率依次降低。由于肌筋膜层、腹膜外脂肪变薄，腹部或盆腔脏器包括小肠、大肠、卵巢、输卵管、睾丸，睾丸附件可能通过薄弱部位突出来。当被钳闭的疝内容物不能回纳入腹腔，会导致囊内容物组织绞窄和坏死。男孩子发生疝的概率大于女孩子，比例为8 ：1~10 ：1。6个月内的患儿发生绞窄的风险最高，随着年龄的增长，绞窄的机会越来越小。在8岁以后的儿童发生绞窄的概率很小。

儿童疝的特点是无症状的异常突起，并随着腹压的增大肿块更突出，如在用力排便、哭闹、咳嗽或大笑时。一般疝长期存在，在发生绞窄前可能已被家长或医生发现，极少情况下，首发即表现为绞窄疝。

婴儿绞窄疝表现为突然烦躁不安，出现痉挛性疼痛时儿童不一定能说出疝的准确位置。婴儿发生绞窄疝时短时间内即会出现胃纳差或拒奶，大龄儿童可能表现为厌食或恶心呕吐，偶尔非胆汁性呕吐可进展为胆汁性呕吐。如果绞窄长期存在，可能表现为肠绞窄时的粪性呕吐。

当儿童被完全暴露，做出嵌顿疝的诊断不难，所有嵌顿疝的儿童都表现烦躁不安。根据嵌顿的组织不同，腹部症状也不同，嵌顿的网膜、生殖器官或肠的包块通常无触痛、有波动感。随着时间推移，当内脏的活动力受压制时，肿块变得固定伴有触痛。在视诊时嵌顿疝的体征很明显。

很少需要X线证实，腹部平片可以显示部分或完全性肠梗阻，在腹股沟斜疝中，可在阴囊内发现含气组织。早产儿可以应用超声辨别嵌顿疝的内容物。

在美国嵌顿疝非手术复位治疗通常由急诊医生完成。禁食禁饮、镇静，用冰覆疝囊一段时间，然后双手施压回纳可提高成功率。当怀疑肠坏死或急诊手法复位失败时需要外科手术治疗。

二、腹腔感染

（一）未穿孔的阑尾炎

阑尾炎可发生在任何年龄段，儿童时期以小学高年级段发病率最高。急性阑尾炎随着年龄减小发病率逐渐下降，尤其小于2岁的儿童发病非常少见（<2%），性别比例无差别。病变可能起因于阑尾腔内感染或阑尾腔梗阻，肿大的淋巴组织、肠内寄生虫、异物或者粪石可造成阑尾腔梗阻，60%～75%的病例有典型的感染过程。

阑尾炎三联征：腹痛、呕吐及低热，如全部具备则高度提示阑尾炎，腹痛是首要临床表现，开始在上腹部或脐周，钝痛，不剧，当阑尾腔阻塞加重时，腹痛将变得更剧烈和持续，病程超过1～12h，累及部分盲肠腹膜时，疼痛转移并局限于右下腹，大多数病例，疼痛位于从髂前上棘到脐连线的3～5cm处（麦氏点）。盲肠后或耻骨上区的盆腔阑尾炎，疼痛可放射至腰或背部，回肠后位可放射至睾丸。炎症过程可引起反射性幽门痉挛产生呕吐，90%的患者有1～2次无胆汁性呕吐，父母可能不注意腹痛的表现，直至出现呕吐才引起重视。75%～80%患儿体温明显升高。系统回顾发现15%～50%的患儿有上呼吸道感染症状、食欲缺乏、恶心或便秘。阑尾炎，尤其是盲肠后位，可能引起大便次数增加，约15%患儿有里急后重，大便量少次数频繁，5%～15%患儿出现排尿困难。这些不典型的表现在临床上经常导致误诊。

未穿孔阑尾炎患儿体温在38～39℃，生命体征改变很小，能步行，但动作缓慢或右足跛行，需要帮助才能爬上检查台。如果阑尾位于盲肠后位或与骨盆肌肉相连，抬高和后伸右大腿抵抗检查者的外力会引起疼痛（髂腰肌试验）。另外，患者仰卧位，使右大腿屈曲与躯干成直角，然后被动向内旋转，引起下腹痛者为阳性（闭孔内肌试验），足跟叩击会出现腹痛加重。肠鸣音可正常或减弱，无腹张，患者可能不自主地轻轻按住全腹或右下腹。麦氏点常有压痛，按压降结肠引起麦氏点痛（Rovsing征，结肠充气试验阳性）。不能触及腹部包块，阑尾炎经肛门直肠指检发现右下部触痛但是没有包块，典型阑尾炎，不需肛门直肠指检。

血细胞计数升高，但临床诊断意义不确切，大多数阑尾炎患儿，白细胞计数升高超过15 000/mm^3或中性粒细胞数超过10 000/mm^3，尤其是症状超过48h才采血化验的患儿，近7%小儿阑尾炎患者血白细胞计数正常。

典型阑尾炎不需放射和其他影像技术检查，而影像检查对可疑病例的诊断可能有帮助。

首选腹部平片，结果只能参考而非特异性，阑尾炎平片可提示保护性腰椎侧弯、盲肠和末端回肠部有局限性液气平、右腹膜外脂肪线消失、右骶髂关节模糊、右腰大肌影消失和粪石。临床症状不典型患儿可进行超声检查，超声诊断小儿阑尾炎与操作者经验密切有关，报道显示超声敏感性75%～89%，特异性86%～100%。超声可提示与盲肠相连的低回声、管状、远端为盲端的长条状结构，在横切面，阑尾表现为靶状病变，阑尾发炎后，阑尾肿胀，管壁厚度大于2mm，直径大于6mm。

当阑尾炎诊断困难时，可选择静脉和口服造影剂进行常规 CT 检查，敏感性 53% ~ 100%，特异性 83% ~100%。螺旋 CT 聚集阑尾扫描具有高精确度，检查方法：经直肠注入水溶性造影剂后，右下腹 CT 连续 5mm 扫描。

急诊内科医师处理可疑小儿阑尾炎的目的，是在患儿阑尾炎穿孔前请外科医师进行阑尾切除术，及时会诊、送手术室或转另外一个医学中心是关键。完成病史与体格检查后，初步诊断为阑尾炎，立即请外科医师会诊，以免延误治疗。

（二）急性阑尾炎穿孔

急性阑尾炎发展过程中，年龄是决定穿孔与否的最重要因素。年龄小的患儿，尤其是小于 2 岁的幼儿，转移性右下腹痛和剧烈腹痛可能不出现。年幼患儿的症状可能会误导诊断，烦躁不安、嗜睡、拒绝合作、腹泻、无痛性呕吐、食欲缺乏、不能解释的哭闹或腹胀可能会掩盖急性阑尾炎的早期症状。由于这些不确定的症状，1 周岁以内患儿明确诊断时穿孔率已近 100%，小于 2 周岁者 94%，小于 6 周岁和大于 2 周岁者为 60% ~65%，大于 6 周岁者 30% ~40%。年幼患儿阑尾壁薄，盲肠不能扩张，无法有效地为发炎的阑尾减压，因此和年龄较大者相比，坏死、坏疽和穿孔会出现更早。有报道学龄前儿童阑尾炎进展快，症状出现后 6 ~12h 阑尾已穿孔。

一般来说，阑尾炎患者直到穿孔前腹痛会逐渐加剧，而穿孔后疼痛可能减轻或消失。年龄将影响穿孔后的临床过程，阑尾穿孔后，少量脓液排出，1 岁以内的孩子，大网膜短而薄，不能包裹感染灶，几小时或几天内出现弥漫性腹膜炎而不是局部脓肿。儿童或幼儿阑尾炎穿孔后往往会包裹播散的脓液，患儿在几天或几周表现为模糊的腹痛。脓肿最常见于阑尾周围区域，但也有膈下脓肿或积脓的报道，因此阑尾穿孔的特异性征象会有所不同。

阑尾穿孔患者表现为急性重病状态，生命体征异常，心动过速和发热常见，穿孔后体温更高，通常在 39 ~40℃。重度脱水或并发败血症，出现明显的心动过速、低血压、组织灌注减少。穿孔的患者对去急诊室路上的所有颠簸表现出极不舒服，他们希望从汽车上被抬到检查台，如果只能步行，患儿则拖着脚、弯着腰行走；不能自己爬上检查台；当仰卧时，他们仍然保持右小腿屈曲的固定体位。腹胀可能很明显，尤其是婴儿，肠鸣音减弱或消失，患儿自主或不自主地抱着肚子。即使有腹部肿块也很难发现，腹部触诊广泛压痛，右下腹反跳痛最明显。髂腰肌试验和闭孔内肌试验可能阴性，直肠指检触痛明显，但不一定能触到肿块。

不管阑尾炎穿孔与否，血常规检查无明显不同，近 75% 患者白细胞计数增加，但穿孔患者带状核计数比例高，尽管有所区别，但不能区分是否穿孔。

影像检查，未穿孔的阑尾炎腹部平片可以见到脊柱侧弯、阑尾粪石、右腰大肌影消失、腹膜外脂肪线中断和异常肠管积气。提示阑尾炎伴穿孔的征象包括侧腹壁厚度增加、右下腹下方存在单个气泡、游离的腹腔积液或气腹。超声检查除提示肿大的阑尾外，还可能发现阑尾周围积液。

静脉和口服造影，或经直肠造影 CT 扫描同样有助于诊断阑尾炎穿孔，包括脓肿的范围和病程。

穿孔性阑尾炎术前首要的处理包括以下措施：卧床，床头抬高 45° ~60°；禁食；胃肠减压；镇静；静脉注液；给予广谱抗生素；备血；必要时吸氧；物理降温、温水海绵擦身、风扇或冷却毯。

（三）自发性腹膜炎

导致儿童腹膜炎的最常见疾病依降序如下排列：

（1）阑尾穿孔。

（2）肠梗阻。

（3）嵌顿性腹股沟疝。

（4）炎症性肠病。

（5）先天性巨结肠。

（6）创伤后（包括仪器操作和异物）。

（7）自发性腹腔脏器穿孔（梅克尔憩室、胆管、结肠和回肠炎症）。

（8）坏死性小肠结肠炎。

在上述情况下，正常无菌的腹膜腔受到腹腔内源性污染。有10%～15%腹腔积脓来自于腹腔外，细菌性腹膜炎被认为来自于菌血症或泌尿生殖系统感染的细菌感染。自发性腹膜炎可能发生在健康的儿童，但有脑室腹膜分流术、免疫力缺乏（包括脾切除及HIV感染）以及由肝硬化和肾脏疾病引起腹水的患者感染概率增加。罕见情况下，自发性细菌性腹膜炎可能是不明原因的肾病综合征的首发表现。无论什么诱因，原发性腹膜炎更常发生于女性，以5～10岁多见。

自发性腹膜炎患者有急性和隐匿性的腹痛发作，腹痛弥漫性，在几小时到几天时间内，腹痛逐渐加重，随后出现非胆汁性呕吐、腹泻和发热。

受累患儿表现烦躁及重病状，通常生命体征异常，体温波动于39～40.5℃之间，心动过速。呼吸浅快伴有呼气末呻吟声，肠鸣音消失，全腹弥漫性膨胀。腹水时，叩及移动性浊音，全腹弥漫性压痛和肌紧张，反跳痛阳性，直肠指检有压痛但未触及肿块。

腹膜炎的腹部平片特征：包括大小肠管明显积气扩张，可能存在多个液平面，肠襻分离，邻近部分变得更加模糊。腹膜渗出物形成局限性大脓肿时，肠团可能远离炎症包块部位。

在术前怀疑自发性腹膜炎，要进行腹腔穿刺，腹水革兰染色和细菌培养，然后决定是否需要剖腹探查术。如果术前不能确定诊断，则需要剖腹探查。

（四）坏死性小肠结肠炎（NEC）

在围生期，新生儿出现肠管扩张、功能性肠梗阻、糜烂性肠黏膜受损，都是坏死性小肠结肠炎的特点，末端回肠和结肠是病理改变最常见的部位，表现为黏膜水肿到伴有穿孔的全层坏死。早产儿经历各种应急状态如心血管系统的急性失血、短暂的低血压，出生时窒息或者需要中心静脉置管都增加了发生NEC的风险。接近10%的病例出现在成熟儿，大部分患儿在原来的医院已被诊断，在他们出生1个月内，急诊内科医师都可能接诊NEC患儿。

NEC是一个从自限性的短暂过程到潜在致命性的疾病，临床症状开始有局限的胃肠不适到全身性的表现，食欲减退、胃扩张、非胆汁性呕吐，腹泻，疾病进展可见血便。症状如不能自发恢复，可能出现意识改变和严重生命体征紊乱，呼吸暂停、心动过缓、低血压和血流动力学不稳定。

患儿表现面色苍白，常有中毒貌，腹部膨隆，弥漫性或局灶性结肠扩张至惊人的程度，可能触及多个扩张肠襻或局限性扩张肠襻。广泛性腹部压痛与肌紧张，肠鸣音消失，直肠指检显示肉眼血便或颗粒状大便隐血试验阳性。

腹部平片，肠管扩张是最常见的体征，扩张肠管可发生在孤立的、病态的和无梗阻的结肠段。反之，多个远端小肠和大肠的肠襻扩张提示部分梗阻，集中的肠襻向腹部中央聚集、平片不透明度增加是腹水的征兆。肠壁积气（肠壁囊样积气症）可能局限于分散的结肠段，出现肝内门静脉积气和气腹则预后不良。

侧位、平卧及直立位的组合 X 线摄片，可提高诊断效果，当临床 X 线片结果模棱两可时，钡剂灌肠可能提供结肠炎重要证据，包括小肠溃疡、黏膜不规则及钡剂从肠腔外渗。NEC 超声仅仅在检测到门静脉积气时才有价值。

治疗包括禁食、肠外营养、鼻胃管减压及肠外或腔内使用抗生素。没有出现肠穿孔、腹膜炎和肠管坏死者，不需外科手术。

三、胃肠道异物

在儿科胃肠道异物的发病率较高，临床症状与摄入异物的大小、形状、质地、化学成分有关，须结合患者的年龄及解剖特点，细小 <15 ~ 20mm、圆形、椭圆形和没有锐利边缘突出的异物影响最少，坚硬、狭长纤细的物体通过肠道也许没有困难，但易于引起并发症。误摄入单颗磁铁一般不出现症状，但是摄入多颗磁铁，可通过磁铁间的吸引引起肠壁压迫性坏死或肠穿孔。药用凝胶、反复摄入毛发或是植物性物质如种子、叶子、茎和纤维能形成胃石，大量致密的异物造成肠道内破坏。摄入的电池滞留在食管、胃、阑尾或是梅克尔憩室内可出现严重的后果。患儿如果存在纵隔结构先天异常、炎症性疾病会增加消化道异物堵塞的风险。小于 1 岁的消化道异物主要是由误食引起，由于他们消化道管径较小，出现并发症的风险明显增加。

消化道异物的并发症可以在误食后很快出现，也可以几个月后出现，包括肠梗阻和肠道各部位的穿孔、腹膜炎、腹腔脓肿、肝脓肿或是腹膜外脓肿。其他的消化道并发症包括肠瘘或出血。少见而高病死率的食管异物引起的并发症包括：气道梗阻、纵隔炎及大血管的腐蚀出血。

患儿消化道异物出现的症状千差万别，异物梗阻部位多见于喉咽部、胸廓入口、胃贲门食管连接处。

异物卡在喉咽部的患者常伴有持续性作呕和口腔分泌物增多、上颈部特别疼痛，患儿往往不能说话，吞咽困难。异物位于主动脉弓疼痛可局限在胸骨上切迹，也表现吞咽困难和多涎，但无发音困难。异物位于食管末端出现模糊的胸腔不适及吞咽困难或吞咽痛。梗阻部位下降至肠道可出现间断性腹部疼痛伴或不伴呕吐，远端梗阻部位易在幽门部、十二指肠襻、屈氏韧带及回盲瓣。误食异物造成胃肠道梗阻的患儿，阳性体征不明显，患儿生命体征平稳，一般腹部平软，无触痛，除胃石外大部分异物不能触及。肠鸣音正常或高亢，肠鸣音增加或许与腹部疼痛保持一致，个别肠鸣音减弱或消失。使用金属探测器对于年轻医生很有价值，是一种可免于放射性诊断肠管异物的工具，如果患者发现有金属异物位于横膈下，就不再需要摄片检查，如果没有这种便携的仪器，胸腹前后位平片对金属异物的定位起重要作用，食管异物的患儿拍摄颈部侧位片可明确停留在食管的硬币数目，超声和 CT 扫描仅对异物造成穿孔的患者有意义。

没有潜在食管疾病的食管异物患儿，如果只有一枚硬币，滞留 <24h，位于食管的任何

部位，很可能自动进入胃，如果患儿不并发呼吸困难，可禁食观察12h，提供静脉液体支持，等待异物自然通过食管。当异物处于接近食管上段或中段时需对患儿进行镇静，除严密观察等待外，可采用充气球囊外拉或食管镜取物。当异物是有潜在腐蚀性的电池，不管它存在于食管的哪个部位，应该采用以上两种处理方法中任何一种治疗患儿，该方法也适用于处理那些误食锐利或狭长异物的患儿。

异物摄入患者出院后，父母亲没有必要按照医嘱检查粪便排泄物，可减少不必要的麻烦，但父母亲需要被告知，患儿存在迟发性肠梗阻可能，并注意肠梗阻的体征和症状。

四、巨结肠

溃疡性结肠炎和crohn病是儿童和青少年常见的炎症性肠道疾病，前者病变主要在直肠和结肠黏膜，后者为透壁性病变，局限于末端回肠，男、女患病风险相似。肠道外表现：发育滞后、发热、贫血、关节炎、关节痛、口腔溃疡、结节性红斑、化脓性坏疽、肝脏功能异常和葡萄膜炎，这些症状在以上两种疾病中常见，肠道外表现可出现在胃肠道症状之前。多数儿童，主要症状是持续腹泻伴有黏液血便，一般情况下，腹泻起始比较隐匿，但一小部分可表现为急性、暴发性过程伴有明显的细菌性脓毒败血症及大量血性腹泻。

一些患儿因慢性疾病恶化或是疾病的急性发作，患者可出现结肠中毒性扩张（巨结肠），横结肠最常受累，出现透壁性的炎症、结肠段巨大的扩张和蠕动停止，明显的出血症状和多处微小穿孔预示着腹膜炎及严重败血症。

巨结肠患者表现体温波动、全身乏力和食欲减退。腹痛和腹胀在几个小时至1d以上，有大量明显的血便排出，患者也可嗜睡。对存在中毒和血容量不足的患者，注意体温升高和心动过速，肠鸣音减弱，腹胀、叩诊为鼓音伴有触痛，肠穿孔时可出现肌紧张和反跳痛。除非慢性炎症性肠病，其他患者肛门指检一般无触痛，无色块、窦道或瘘管，患儿血便明显。

中毒性巨结肠的放射学特征：仰卧位X线片见横结肠扩张，直径≥6～7cm。

肠穿孔可使巨结肠病情变得复杂，腹部直立位或仰卧位X线片有利于发现腹腔游离气体。超声检查对诊断肠穿孔更有效，通过横结肠的超声探测可发现结肠壁水肿和炎症浸润，CT检查可起确诊作用。

中毒性巨结肠初期治疗包括补充液体，必要时输清蛋白或输血；给予大剂量皮质类固醇激素使患者处于类固醇化；请外科会诊期间，放置胃肠减压管，静脉途径使用抗生素控制感染。

（范迎宾）

实用急诊医学

（下）

王　阳等◎主编

吉林科学技术出版社

第十三章　神经系统急症

第一节　脑神经疾病

一、三叉神经痛

三叉神经痛是一种病因和发病机制尚不完全清楚的三叉神经分布区内的短暂、突发和反复发作的剧烈疼痛，又可称为原发性三叉神经痛。

（一）解剖学基础

三叉神经也称为第Ⅴ对脑神经，是混合神经。感觉纤维来自位于颞骨岩尖三叉神经压迹处、颈内动脉外侧、海绵窦的后方的三叉、神经半月节（trigeminal ganglion）。其周围支随眼支、上颌支、下颌支分布于头皮前部和面部皮肤以及眼、鼻、口腔内黏膜；中枢支进入脑桥后，触觉纤维终止于感觉主核，痛觉和温度觉纤维循三叉神经脊束下降，终止于三叉神经脊束核，然后分别由感觉主核及脊束核的二级神经元发出纤维交叉至对侧成三叉丘系上升，与脊髓丘脑束一起止于丘脑外侧核群中的腹后内侧核，换神经元后发出纤维经内囊后肢，最后终止于大脑皮质中央后回的下 1/3 区。眼支支配颅顶前部头皮、前额、鼻背、上睑、眼球、鼻腔上部的黏膜以及额窦。还支配小脑幕以上的硬脑膜，所以许多脑内病变累及硬脑膜和静脉窦时，可产生额部疼痛。上颌支（maxillary nerve）通过海绵窦外侧壁后，经圆孔出颅腔，穿过翼腭窝，经眶下孔（裂）至面部，支配上颌部的皮肤、上唇、上部牙齿和牙龈、硬腭和软腭、扁桃体窝之前部、鼻腔下部、上颌窦以及鼻咽部黏膜等。下颌支（mandibular nerve）与运动支并行，经卵圆孔出颅后，分布于下颌、舌前 2/3、口腔底部、下部牙齿和牙龈以及外耳道和耳鼓膜等处之皮肤及黏膜。

（二）病因和发病机制

目前尚不完全清楚。以往认为原发性三叉神经痛通常无明确的原因和特殊的病理改变。有学者认为三叉神经痛是一种感觉性癫痫发作，发放部位可能在丘脑 - 皮质和三叉神经脊束核。近年来在感觉根切除术活检时发现部分神经纤维有脱髓鞘或髓鞘增厚、轴索变细或消失等改变，推测发作性疼痛可能与三叉神经脱髓鞘后产生的异位冲动发放或伪突触传递有关。部分患者影像学或手术发现后颅窝有小的异常血管团或动脉硬化斑块压迫三叉神经根或延髓外侧面，后者手术治疗效果较好。部分患者手术后症状可复发，因此以上原因难以解释。

（三）临床表现

1. 发病年龄　以中老年人多见，70% ~80% 在 40 岁以上。女性略多于男性，男：女为（2 ：3） ~ （1 ：2）。发病率为 4. 3/10 万。

2. 疼痛的分布　大多数为单侧 1 支或 2 支，以第三支受累最多见，其次是第二支，第一支受累最少见。3 支同时受累者极为罕见。

3. 疼痛的性质　三叉神经分布区内突发的剧烈的放射样、电击样、撕裂样或刀割样疼痛而无任何先兆，突然出现突然停止，每次持续数秒至 1 ~ 2min。口角、鼻翼、上下颌以及舌等部位最明显。轻触即可诱发，故称为“触发点”或“扳机点”。严重者洗脸、刷牙、说话、咀嚼和哈欠等均可诱发，以至于不敢做以上动作，导致面部不洁和疼痛侧皮肤粗糙。每天可发作数次，持续数天、数周或数月不等。疼痛可引起反射性面肌抽搐，称为“痛性抽搐”。严重者伴有面部肌肉的反射性抽搐，口角牵向患侧，并可伴有面部发红、皮温增高、结膜充血和流泪等。严重者可昼夜发作，夜不成眠或睡后痛醒。部分患者可伴有抑郁和情绪低落。

4. 病程　每次发作期可为数日、数周或数月不等；缓解期也可数日至数年不等。病程愈长，发作愈频繁、愈重；很少自愈。

5. 体征　神经系统检查一般无阳性体征。

（四）辅助检查

影像学检查和脑脊液检查等并非三叉神经痛诊断的必须手段，检查的目的是除外多发性硬化、延髓空洞症、桥脑小脑角肿瘤及转移瘤等原因引起的继发性三叉神经痛。

（五）诊断和鉴别诊断

1. 诊断　主要根据疼痛的部位、性质、发作特点及伴有“扳机点”等，而神经系统检查无客观的阳性体征即可确诊。

2. 鉴别诊断

（1）继发性三叉神经痛：多表现为持续性疼痛，神经系统检查可发现面部感觉减退、角膜反射迟钝、咀嚼肌无力萎缩以及张口下颌偏斜等三叉神经麻痹的体征，常合并其他颅神经受累的症状和体征。常见的原因有多发性硬化、延髓空洞症、桥脑小脑角肿瘤及转移瘤等。脑脊液、颅底 X 线平片、头部 CT 或 MRI 检查可有相关疾病的发现。

（2）舌咽神经痛：是局限在舌咽神经分布区内的发作性剧烈疼痛，主要部位在咽喉部、舌根和扁桃体窝，有时可累及外耳道。讲话和吞咽等动作可诱发疼痛的发作。疼痛性质和发作持续时间与三叉神经痛相似。两者在临床上难以鉴别时可用 1% 的丁卡因喷涂于咽喉壁，对鉴别诊断有帮助，舌咽神经痛可获得暂时缓解。

（3）牙痛：临床上极易误诊为三叉神经痛，部分患者因拔牙后仍然疼痛不止而确诊。牙痛多为持续性钝痛，局限在牙龈部，对冷热食水和食物刺激较敏感，局部 X 线检查有助于诊断。

（4）不典型面痛：又称 Sluder 病。疼痛位于颜面的深部，表现为持续性钝痛，程度较三叉神经痛轻；疼痛的范围明显超出三叉神经分布的区域，可集中于面部的中央区、眼眶和头后部，甚至影响背部。发作时可以伴有鼻塞和流涕。通常伴有精神因素。服用三叉神经痛的药物治疗通常无效，甚至可以加重。用棉签蘸以 1% 丁卡因或 4% 可卡因填塞于鼻中甲后部，可获得止痛效果，有助于诊断和鉴别诊断。

（六）治疗

治疗原则对症处理以止痛为目的。首先选用药物治疗，无效时可用神经阻滞疗法或手术治疗。

1. 药物治疗

（1）抗痫药物

1）卡马西平（carbamazepine）和奥卡西平（oxcarbazepine）：卡马西平是临床常用的抗惊厥药之一，作用于网状结构－丘脑系统，可抑制三叉神经系统（脊核－丘脑）的病理性多神经元放电或反射。服用方法：首服0.1g，每天2次；以后可每天增加0.1g，直至疼痛停止后逐渐减量，并采用最小有效量维持。一般为每天0.6～0.8g，最大量可达每天1.0～1.2g。70%～80%有效。不良反应有头晕、嗜睡、口干、恶心、皮疹、消化道障碍和血白细胞减少等，停药后可恢复正常。如出现眩晕、走路不稳、再生障碍性贫血、肝功能障碍等严重不良反应则需立即停药。孕妇忌用。奥卡西平是卡马西平的替代药，前者的一片剂量相当于后者的1/3多，首次服用可从300mg起始，隔日增加300mg直到疼痛减退或消失。服用期间应注意低钠血症等不良反应。

2）苯妥英钠（phenytoin）：是最早用于治疗三叉神经痛的抗癫痫药物。单独用药的有效率约为25%～50%。每次0.1g，每天3次，如果无效可加大剂量，每日增加0.1g，最大量不超过每天0.6g，疼痛消失1周后逐渐减量。不良反应有头晕、嗜睡、齿龈增生及共济失调等。

3）氯硝西泮（clonazepam）：上述两药影响睡眠时可选用该药。每次2mg，每天4～6mg，或2mg睡前服用。40%～60%病例有效，症状可以完全控制，25%显著减轻。主要不良反应特别是老年人应注意嗜睡、共济失调及短暂性精神错乱等，停药后可消失。

（2）巴氯芬（baclofen）：是临床较常用的抗痉挛或痛性痉挛的药物，可能通过抑制三叉神经核的兴奋性递质而发挥抗三叉神经痛的作用。一般起始剂量5～10mg口服，每天3次。隔日增加10mg，直到疼痛消失或不良反应出现。通常的维持量是每天50～60mg。由于它的半衰期相对较短，对难以控制的疼痛患者，可每隔4h服药1次。巴氯芬与卡马西平或苯妥英钠合用比单独应用更有效，主要用于单药治疗无效的患者。最常见的不良反应是嗜睡、头晕和胃肠道不适。约10%的病例不能耐受不良反应而停药。长期服药后突然停药可偶尔出现幻觉和癫痫样发作，应在10～14d的时间里逐渐减量至停药。

（3）其他治疗用药：扶他捷、阿司匹林及泰诺等。

（4）大剂量维生素B_{12}：国外文献曾报告大剂量维生素B_{12}肌肉注射，可以使多数患者疼痛明显减轻和完全缓解。近年国内文献也有类似的报道，但机制尚不清楚。肌肉注射的剂量为每次1 000～3 000μg，每周2～3次，连用4～8周为1个疗程。如果复发重复使用，剂量和疗程与以往的用法相同。

2. 神经阻滞疗法　将药物注射到三叉神经的分支、半月节、三叉节后感觉根，以达到阻断其传导作用。并非治疗的首选或常规的方法。适应证为药物治疗无效或不能耐受其不良反应者；拒绝手术治疗或身体健康情况不适合手术者；作为过渡治疗为手术创造条件等。注射的药物有无水乙醇、酚、甘油、维生素B_{12}等。目前因甘油疗效持久，故都推荐甘油。方法为将注射药物直接注射到三叉神经分支或半月神经节内，使之凝固性坏死，阻断神经传导，使注射区面部感觉缺失而获得止痛效果。但疗效并不持久，仍不能解决疼痛的复发。

3. 经皮半月神经节射频热凝疗法　在X线监视下或在CT导向下将射频针经皮插入三叉神经半月节处，用射频发生器加热，使针头处加热至65～75℃，维持1min。可选择性破坏半月节后无髓鞘的Aδ及C细纤维（传导痛温觉），保留有鞘的Aα及β粗纤维（传导触觉)，疗效可达90%以上。适于年老健康状况差不能耐受药物治疗和手术的患者。部分患者治疗后可出现面部感觉异常、角膜炎、咀嚼肌无力、复视和带状疱疹等并发症。长期随访复发率为21%~28%，但重复应用仍然有效。

4. 手术治疗　早年采用的经典手术是三叉神经节后感觉根部分切断术，止痛效果肯定。近年来三叉神经微血管减压术因其创伤小止痛效果好而逐渐在临床得到推广。手术暴露脑桥入口处的三叉神经感觉根及压迫该处神经的异常走行或扭曲的血管，将此血管分开，并用涤纶薄片、涤纶棉、不吸收海绵或纤维等将两者隔开，即可达到良好的止痛效果。近期疗效可达80%以上，长期随访复发率约为5%。并发症有听力减退或消失、气栓、眼球活动障碍(暂时性)、面部感觉减退和带状疱疹等。

5. 立体定向放射治疗　近年来国内外开展γ刀照射治疗三叉神经痛，适于药物和神经阻滞治疗无效、手术治疗失败或复发、身体情况不适合手术者，能较有效地缓解疼痛发作，远期疗效有待于大样本的研究和追踪。

二、特发性面神经麻痹

特发性面神经麻痹（idiopathic facial palsy）又称为面神经炎或贝尔麻痹（Bell palsy)，是茎乳孔内面神经急性非特异性炎症所致的面神经麻痹。

（一）解剖学基础

面神经（facial nerve）即第Ⅶ对脑神经，为混合性神经。其中包括：①特殊内脏运动纤维，自脑桥尾端被盖腹外侧的面神经核发出，向后近中线绕过展神经核（内膝)，向前下行，于脑桥下缘近听神经处穿出，在听神经上方进入内耳孔，再经面神经管下行，横过膝状神经节，最后出茎乳孔。面神经支配除咀嚼肌和上睑提肌以外的面肌以及耳部肌、枕肌、颈阔肌、镫骨肌等。支配面上部肌肉的神经元接受双侧皮质延髓束的控制，支配面下部肌肉的神经元单独接受对侧皮质延髓束的控制。②一般内脏运动纤维，发自脑桥上涎核，属副交感节前纤维，经中间神经、舌神经，至下颌神经节，节后纤维支配舌下腺、颌下腺和泪腺。③特殊内脏感觉纤维即味觉纤维，其胞体位于面神经管内膝状神经节（geniculate ganglion)，周围支沿面神经下行，在面神经管内，离开面神经向前形成鼓索支，加入舌神经，中止于舌前2/3味蕾。中枢支形成面神经的中间支进入脑桥，与舌咽神经之味觉纤维一起，终止于孤束核。

（二）病因及病理

尚不完全清楚。部分患者通常在风吹或受凉以及病毒（带状疱疹病毒）感染后发病。可能与局部营养神经的血管痉挛，导致面神经缺血、水肿及在面神经管内受压等有关。早期病理改变主要为面神经水肿和不同程度的髓鞘脱失，在茎乳孔内和面神经管内最明显，严重者可有轴索变性。

（三）临床表现

(1) 通常急性或亚急性起病，数小时内可达高峰。任何年龄均可发病，以中年人多见；男性略多于女性。大多数患者表现为单侧受累，双侧通常是Guillain-Barre综合征的表现。

(2) 症状和体征：大部分患者在起病前几天或病初有同侧耳后、耳内和乳突区疼痛或不适感。患侧面神经受累表现：额纹消失，皱额蹙眉困难；眼裂闭合不全或闭合不能，闭眼时患侧眼球向上外方转动，显露角膜下缘的白色巩膜，称为 Bell 征；患侧鼻唇沟变浅或消失，口角低，示齿时口角偏向健侧；口轮匝肌瘫痪时鼓气和吹口哨不能或漏气；颊肌受累可导致食物残渣滞留于患侧的齿颊之间。面神经在发出鼓索神经支前受累可出现舌前 2/3 味觉丧失；如在发出镫骨支以上受累可出现味觉障碍和听觉过敏。病变在膝状神经节时，还可有患侧乳突疼痛、耳郭和外耳道感觉减退或异常外耳道或鼓膜出现疱疹。称为 Hunt 综合征。

（四）辅助检查

1. 神经电生理检查

（1）肌电图：病变早期在面神经支配的肌肉可见自发电位，继之可出现运动单位时限增宽、波幅增高以及募集电位明显的失神经等神经源性损害的表现。

（2）运动末端潜伏期的测定：主要异常表现为运动末端潜伏期延长、复合肌肉动作电位波幅降低或消失，该检查除了有助于诊断外，还可帮助判断预后。波幅明显降低或消失者预后较差。

2. 影像学检查　头颅 CT 或 MRI 检查的目的是除外其他原因导致的继发性面神经麻痹。乳突的 X 线检查有助于判断是否同时伴有乳突炎。

（五）诊断和鉴别诊断

根据起病的特点、周围性面瘫的症状和体征即可确诊。但应与以下几种主要的疾病鉴别。

1. 急性 Guillain－Barre 综合征　面瘫多为双侧性，同时伴有肢体对称性下运动神经元损害的症状和体征，EMG 和 NCV 可提示周围神经传导速度减慢伴有或不伴有波幅降低、F 波出现率降低、潜伏期延长或消失等异常表现；脑脊液常规检查可见蛋白－细胞分离现象。

2. 耳源性面神经麻痹　通常由局部的炎症所致，通常包括中耳炎、乳突炎、迷路炎、腮腺炎或腮腺肿瘤、下颌化脓性淋巴结炎等。详细的询问病史和原发病相应的症状和体征有助于诊断。影像学检查特别是头颅 MRI 可为原发病的诊断提供客观依据。

3. 后颅窝病变　桥脑小脑角肿瘤、转移瘤、颅底脑膜炎等均可引起周围性面瘫，影像学检查和脑脊液的结果有助于诊断。

（六）治疗

治疗原则是减轻水肿、抑制炎症反应和促进神经功能恢复。

1. 药物治疗

（1）泼尼松：急性期可用 1～2 周；剂量 20～40mg 口服，每天 1 次或 10mg，每天 2～3 次，逐渐减量至停药。

（2）阿昔洛韦（acyclovir）：急性期可连续服用 3～7d，5mg/kg，每天 3 次，适用于带状疱疹感染引起的 Hunt 综合征。

（3）维生素 B_1 100mg、维生素 B_{12} 500μg，每天 1 次，肌肉注射或按常规剂量口服。

2. 理疗　急性期在茎乳孔附近可行超短波透热疗法、热敷和红外线照射等，有助于水肿减轻和炎症的消退。恢复期做碘离子透入疗法、针灸和电针治疗等。

3. 康复治疗　康复师指导下，或自我功能训练，可面对镜子练习皱眉、闭眼、鼓腮、吹口哨和皱额等动作，还可自我面部肌肉按摩，每日数次，每次 5～10min。

4. 手术治疗　严重面瘫患者，经 2 年或 2 年半以上治疗仍未恢复者，可行面部整容手术。

5. 眼部并发症的预防　如患者不能闭目和瞬目，可采用眼罩、点眼药水或涂眼药膏等方法预防并发症。

（七）预后

大多数面神经麻痹患者的预后良好，通常与以下因素有关：①不完全性面瘫者起病后1～3周开始恢复，1～2个月内逐渐恢复正常。②轻度面瘫和年轻患者预后好。③有受凉史，面瘫1周后镫骨肌反射仍存在者预后较好。④老年人伴有糖尿病、高血压及动脉硬化者预后较差。⑤完全性面瘫不恢复或不完全恢复时，可产生面肌痉挛和联带运动等并发症，而且通常遗留不同程度的后遗症。

三、偏侧面肌痉挛

偏侧面肌痉挛指仅限于一侧面部的阵发性、不自主的阵挛性抽搐。通常无神经系统其他阳性体征。偏侧面肌痉挛也可以是特发性面神经麻痹的暂时性或永久性后遗症。

（一）病因和发病机制

病因和发病机制目前尚不清楚。可能与面神经的异位兴奋点传导所致有关。部分患者是由于面神经进入脑干处被异常微血管袢、动脉硬化斑块压迫所致，减压手术可收到明显的疗效。少数患者可由椎－基底动脉系统的动脉瘤或桥脑小脑角肿瘤压迫所致。

（二）临床表现

起病隐袭，大多数中年以后发病，女性较男性多见。大多数为单侧受累。早期多从眼轮匝肌开始，表现为间歇性轻度抽搐，发作逐渐频繁，程度逐渐加重，而且缓慢地扩散到一侧面肌，口角肌肉最易受累，口角抽搐最易引起注意。严重者可累及同侧的颈阔肌。抽搐的程度轻重不等，精神紧张、情绪激动、劳累和自主运动均可使抽搐加重，入睡后症状消失。神经系统检查除面部肌肉不自主抽搐外，通常无其他阳性体征。

（三）辅助检查

1. 影像学检查　头颅CT或MRI检查的目的是除外其他原因导致的继发性面肌痉挛，如脑干异常微血管袢和动脉硬化斑块、椎－基底动脉系统的动脉瘤或桥脑小脑角肿瘤等，为减压手术提供客观依据。

2. 神经电生理检查　常规肌电图和神经传导速度出可见运动单位不自主发放外，其余正常。瞬目反射个波潜伏期正常，但可见波幅增高。

（四）诊断和鉴别诊断

根据本病发作的特点、面肌痉挛的表现和神经系统检查无其他阳性体征即可确诊。但需与以下疾病鉴别。

1. 继发性面肌痉挛　各种原因所致的脑干病变、桥脑小脑角肿瘤、延髓空洞症和颅脑外伤等均可出现面肌抽搐。局限性面肌抽搐也可是部分性运动性癫痫的表现。详细的神经系统检查、头颅CT和MRI及脑电图检查有助于鉴别。

2. Meige综合征　也称眼睑痉挛－口下颌肌张力障碍综合征。好发于老年女性，通常伴有双侧眼睑痉挛、口舌和喉肌张力障碍。

3. 功能性眼睑痉挛　好发于老年女性，通常仅累及双侧眼睑，而颜面下部通常不受累。

4. 习惯性面肌抽搐　常见于儿童和青壮年。与精神因素有关，通常表现为双侧短暂的面部肌肉收缩。

5. 药物所致的面肌运动障碍　奋乃静、三氟拉嗪等三环类抗精神病类药物及甲氧氯普胺等可导致面肌不自主运动。服药史是确诊的依据。

（五）治疗

1. 药物治疗　原则是对症治疗，试以最小的剂量取得最佳的效果。

（1）氯硝西泮：最常用的治疗肌张力障碍药物之一，口服 0.5mg，每天 2 ~ 3 次，逐渐增加剂量至发作控制或出现不良反应，国外成人最大剂量可达 20mg。

（2）卡马西平：口服 0.1g，每天 3 次，剂量逐渐增加至每天 0.8 ~ 1.2g，70% 左右的患者有效（不良反应见三叉神经痛的治疗）。

（3）苯妥英钠：口服 0.1 ~ 0.2g，每天 3 次（不良反应见三叉神经痛的治疗）。

（4）巴氯芬（Baclofen）：小剂量开始服用，可逐渐加至每天 30 ~ 40mg。

2. A 型肉毒毒素（botulinum toxin type A，BTX）　局部注射。在选择的肌肉终板处根据病变的程度选择小剂量 BTX。平均疗效可维持 3 ~ 6 个月。常见的并发症是暂时性眼睑下垂、口角下垂；偶尔可见一过性吞咽困难。

3. 手术治疗　以上治疗无效者可行手术治疗，主要的术式有：①面神经主干或分支切断术，其目的是破坏面神经的传导功能，使其支配的肌肉瘫痪，而达到疗效，但也有复发的病例报告。②微血管减压手术，治愈率可达 60%。

四、舌咽神经痛

舌咽神经痛是一种局限于舌咽神经分布区的短暂的、反复发作的剧烈疼痛。本病首先由 Weisenburg 于 1910 年报道，1927 年 Dandy 采用舌咽神经根切断术治疗本病获得了成功，因而开始被视为一个独立疾病。

（一）解剖学基础

舌咽神经为混合神经，感觉神经元在颈静脉孔内的岩神经节和上神经节，周围支传导外耳道、鼓膜后侧的痛、温觉，咽壁、软腭、悬雍垂、扁桃体、鼓室、耳咽管、乳突气室、舌后部、颈动脉窦、颈动脉体的感觉及舌后 1/3 的味觉，除外耳道的痛、温觉纤维进入三叉神经的延髓脊髓束核外，其他纤维都进入孤束核。副交感纤维起自延髓的下泌涎核，节前支通过岩小浅神经核耳神经到达耳节，节后支支配腮腺。舌咽神经与迷走神经的运动支配有些交错，无绝对界限。孤束核的核上纤维交叉到对侧的内侧丘系上行，经丘脑至大脑感觉皮质区，味觉的核上纤维与面神经的味觉纤维上行通路相同。

（二）病因和发病机制

舌咽神经痛分为原发和继发两种。部分原发性舌咽神经痛的病因可能为椎动脉或小脑后下动脉压迫于舌咽神经及迷走神经上，解除压迫后症状可缓解。而部分病例并无明确的原因，可能与局部无菌性炎症或其他理化刺激有关。舌咽及迷走神经的脱髓鞘性变引起舌咽神经的传入冲动与迷走神经之间发生"短路"，引起舌咽神经痛，受损的神经膜对去甲肾上腺素变得敏感，诱发伤害性冲动，引起发作性疼痛。继发性舌咽神经痛指在舌咽神经通路上由任何刺激性因素所造成的舌咽神经痛，占舌咽神经痛的 15% ~ 25%。可继发于外伤、局部感染、肿瘤、过长的茎突或骨化的茎骨舌骨韧带。

（三）临床表现

1. 原发性舌咽神经痛　起病年龄多在35岁以后，男性较女性为多见，多数仅累及单侧。疼痛的性质与三叉神经痛相似。疼痛位于扁桃体、舌根、咽、耳道深部，可因吞咽、谈话、呵欠、咳嗽而发作，伴有喉部痉挛感，心律紊乱如心动过缓甚至短暂停搏等症状，少数患者在发作时或发作后短暂时间内出现晕厥。间歇发作，每次持续数秒至数分钟。间歇期相对较长，多数间歇期在0.5～9年间。神经系统检查，舌咽神经的运动、感觉功能均属正常。在同侧咽喉、舌根、扁桃体窝等部位可有痛的触发点，吞咽、与食物或液体接触均可触发。将表面麻醉药可卡因涂于患侧的扁桃体及咽部，可暂时阻止疼痛的发作。间歇期检查无异常。

2. 继发性舌咽神经痛　除有以上特点外，还有疼痛时间长和无明显间歇期等特点。可卡因涂于患侧的扁桃体及咽部不能减轻疼痛或阻止疼痛发作。仔细查体可发现其他脑神经如迷走神经、舌下神经等损害的体征。影像学检查常可发现舌咽神经附近病灶。

（四）诊断和鉴别诊断

根据本病的临床特点诊断并不困难。确定诊断后应确定是原发性还是继发性舌咽神经痛。若疼痛持续，则需与鼻咽癌侵及颅底以及耳咽管肿瘤、扁桃体肿瘤相鉴别。此时，除仔细查体外，可进行颅底摄片、颈静脉孔像、CT及MRI检查，必要时行脑脊液检查及鼻咽部活检。

1. 三叉神经痛　两者的疼痛部位及触发因素不同。三叉神经痛多发生在第Ⅱ、Ⅲ支分布区，舌咽神经痛多发生在咽喉部、舌根部、扁桃体区、耳深部、下颌角下方。三叉神经痛患者面部特别是口周区轻度触觉刺激可以诱发疼痛发作，说话、咀嚼、刷牙、洗脸均可诱发三叉神经痛；舌咽神经痛多由吞咽和与食物及液体接触而诱发。有时讲话、呵欠、咳嗽、喷嚏亦可诱发，故患者多不敢咽下口水。但有少数舌咽神经痛患者并发三叉神经痛。三叉神经痛发病以老年为主，舌咽神经痛发病以中年为主。

2. 颞下颌关节痛　20～40岁女性常见，临床表现为颞下颌关节咬合运动时出现疼痛、运动异常、弹响或杂音等三大主症。关节处可有压痛，X线检查可见颞下颌关节间隙变窄或增宽、髁状突畸形增生、骨质破坏和运动受限或过大等。

3. 非典型面痛　多见于青壮年，疼痛的部位多由颜面开始，向颞部、顶部、枕部和颈肩部扩散。疼痛较深在、弥散和不易定位，讲话、咀嚼和吞咽等并不诱发，无扳机点。疼痛发作缓慢，持续时间较长，轻重不一，多为钝痛，也可为刺痛或烧灼痛。发作时常伴有同侧自主神经症状，如流泪、颜面潮红、鼻塞等。

（五）治疗

治疗原发性三叉神经痛的药物亦可应用于本病，卡马西平每次100mg，每日2～3次口服，可使疼痛发作次数减少，疼痛减轻或消失。最有效及彻底的治疗方法为经颅内切断病侧的舌咽神经根及迷走神经的最上端的1～2根丝。有人主张，如在术中发现有血管压迫舌咽神经，做微血管减压术以解除压迫，亦可有效。

（任　重）

第二节 脊神经疾病

一、单神经病及神经痛

单神经病（mononeuropathy）是单一神经病损产生与该神经分布一致的临床症状。神经痛（neuralgia）是受损神经分布区疼痛，分为特发性与症状性两类。特发性神经痛是受损神经分布区的特发性疼痛，通常神经传导功能正常，无病理形态学改变；症状性神经痛是多种病因所致神经病的早期症状，可以无明显感觉及运动功能缺失，需要仔细查找脊椎或神经通路上邻近组织的病变。

（一）病因

单神经病主要由于创伤、缺血、物理性损伤和肿瘤浸润等局部病因所致，也可由全身代谢性或中毒性疾病引起。

（1）创伤：是单神经病最常见的原因。外伤过程中的骨折、脱位、穿通伤及压迫性麻痹均可引起单神经病。急性创伤多为机械性，根据临床表现和病理所见可分为：①神经失用（neurapraxia）：是神经外伤导致的暂时性神经传导阻滞，可分为两种，一种为神经短暂缺血而无解剖改变，引起轻度短暂传导阻滞；另一种为节段性脱髓鞘，轴索正常，症状可在2～3周内恢复。②轴索断伤（axonotmesis）：轴索断离使远端发生华勒变性，围绕轴索的Schwann细胞和基底层、神经内膜结缔组织正常，轴索可再生恢复功能。③神经断伤（neurotmesis）：轴索和周围结缔组织支架均断离，仅少部分轴索可再生达到原靶器官，大多数轴索芽支因迷走而形成神经瘤，故恢复慢而不完全。

（2）嵌压综合征（entrapment syndrome）：可以引起单神经病。压迫神经病是因为肿瘤、骨痂、滑膜增厚和纤维带等的压迫所致的周围神经损伤。在上下肢的神经通路中可能通过骨性神经纤维间隙，或纤维间隙、肌肉间隙等，这些间隙由于先天、后天的，或绝对的、相对的狭窄，以及某些动力学因素可造成神经的嵌压。轻微压迫引起脱髓鞘，严重者导致轴索变性。神经通过狭窄的解剖通道并经历反复缩窄性压迫可导致脱髓鞘，称为嵌压性神经病（entrapment neuropathy）。这类疾病常见的有腕管综合征，胸腔出口综合征，肘管综合征，前骨间神经、后骨间神经麻痹，腓管、跗管综合征以及梨状肌综合征等。

（3）肿瘤浸润：多指恶性肿瘤侵犯周围神经，如肺尖肿瘤造成的臂丛神经的压迫称为Pancost综合征，卵巢癌造成的坐骨神经痛等。

（4）血管炎：可导致神经的营养血管循环障碍，引起缺血性神经病。如结节性多动脉炎、系统性红斑狼疮等。

（5）炎性致病因子：如细菌、病毒、寄生虫等均可侵犯周围神经。

（6）免疫机制引起的神经脱髓鞘性传导阻滞，如多灶性运动神经病（multifocal motor neuropathy，MMN），伴有神经节苷脂周围神经抗体GM1的存在。

（7）原因不明的单神经病。

（二）治疗

单神经病因病因而异，可根据神经外伤程度和性质选择治疗，神经断伤需进行神经缝合，疤痕压迫做神经松解术，急性压迫性神经病出现感觉刺激症状，无麻痹体征可保守治疗。神经外伤急性期应用皮质类固醇如泼尼松30mg/d以及维生素B族、神经生长因子等有助于恢复。

1. 桡神经麻痹　桡神经由$C_{5\sim8}$组成，支配上肢肱三头肌、肘肌、肱桡肌、旋后肌、指伸肌及拇长展肌等，主要功能是伸肘，伸腕和伸指。

(1) 病因：桡神经上段紧贴于肱骨中段背侧桡神经沟，由上臂内侧行至外侧，肱骨干骨折时极易损伤，或骨折后骨痂形成压迫受损；睡眠时以手臂代枕，手术时上臂长时间外展，上臂放置止血带不当等均可导致损伤，铅中毒和乙醇中毒也可选择性损害桡神经。

(2) 临床表现：运动障碍典型症状是垂腕，损伤部位不同，表现各异。

1) 高位损伤：桡神经在腋下发出肱三头肌分支以上受损产生完全性桡神经麻痹症状，上肢各伸肌完全瘫痪，肘、腕和掌指关节均不能伸直，前臂伸直时不能旋后，手掌处于旋前位；肱桡肌瘫痪使前臂在半旋前位不能屈曲肘关节；垂腕时腕关节不能固定使握力减低，伸指和伸拇肌瘫痪。

2) 在肱骨中1/3处发出肱三头肌分支以下受损时，肱三头肌功能完好。

3) 若损伤肱骨下端或前臂上1/3时，肱桡肌、旋后肌、伸腕肌功能保存。

4) 前臂中1/3以下损伤仅伸指瘫痪而无垂腕。

5) 接近腕关节的损伤由于各运动支均已经发出，可不产生桡神经麻痹症状。

桡神经感觉支分布于上臂、前臂、手和手指背面，但由于临近神经的重叠，感觉手背拇指和第一、第二掌间隙极小的区域。

桡神经再生功能良好，治疗后可恢复功能，预后良好。

2. 正中神经麻痹　正中神经由$C_6\sim T_1$组成，支配旋前圆肌、桡侧腕屈肌、各指屈肌、掌长肌、拇对掌肌及拇短展肌。主要功能是前臂旋前和屈腕、屈指。该神经位置较深，一般不易损伤。

(1) 病因：正中神经损伤常见的原因是肘前区静脉注射药物外渗，以及腕部被利器割伤，肱骨或前臂骨折及穿通伤，腕管综合征压迫所致。

(2) 临床表现：运动障碍表现为握力和前臂旋前功能丧失。

1) 上臂受损时，正中神经支配的肌肉完全麻痹，前臂旋前完全不能，屈腕力弱，拇指、食指、中指不能屈曲，握拳无力；拇指、食指也不能过伸，拇指不能对掌和外展，大鱼际肌萎缩，状如猿手；因手指功能受到严重损害，持物困难。手指大部分感觉丧失，表明手的伤残很重。

2) 损伤位于前臂中1/3或下1/3时，旋前圆肌、腕屈肌、指屈肌功能仍可保存，运动障碍仅限于拇指外展、屈曲和对掌。

感觉障碍区主要在桡侧手掌及拇指、食指、中指的掌面，无名指的桡侧一半和食指、中指末节的背面。正中神经富于交感神经纤维，故损伤后易发生灼性神经痛。

腕管综合征（carpal tunnel syndrome）的压迫可致正中神经麻痹，腕管由腕屈肌支持带与腕骨沟围成，正中神经走行其间，受压可发生桡侧三指的感觉障碍及麻木、疼痛和鱼际肌瘫痪。多见于中年女性，右侧多见。劳动后加剧，休息后减轻。治疗应局部制动，掌侧用夹板固定腕关节于中间位，可服用吲哚美辛、布洛芬等非类固醇抗炎剂。严重者可在腕管内注射泼尼松龙0.5ml加2%普鲁卡因0.5ml，每周1次。两次以上无效时，并肌电图显示鱼际肌呈失神经支配宜手术治疗。

3. 尺神经麻痹　尺神经由 $C_8 \sim T_1$ 组成，支配尺侧腕屈肌、指深屈肌尺侧一半、小鱼际肌、拇收肌及骨间肌等；并支配小指和环指尺侧及尺侧一半手背的感觉。

（1）病因：尺神经损害可见于压迫、外伤、麻风等，它在肱骨内上髁后方及尺骨鹰嘴处最表浅，刀伤或骨折易受累；肱骨内上髁发育异常及肘外翻畸形、长期以肘支撑劳动易损伤之。肘管综合征也很常见，在上肢单神经病的发病率仅次于腕管综合征。

（2）临床表现：尺神经损伤的典型表现是手部小肌肉运动功能丧失，影响手指的精细动作。

1）尺侧腕屈肌麻痹而桡侧腕屈肌有拮抗作用，使手向桡侧偏斜。

2）拇收肌麻痹而拇展肌有拮抗作用，使拇指处于外展状态。

3）由于伸肌过度收缩，使手指的基底节过伸，末节屈曲，小鱼际平坦，骨间肌萎缩凹陷，手指分开、合拢受限，小指动作丧失，呈外展位，各指精细动作丧失，第 4 ~ 5 指不能伸直呈屈曲位，状如爪形手。

4）尺神经在前臂中 1/3 和下 1/3 受损时，仅见手部小肌肉麻痹。

感觉障碍在手背尺侧一半、小鱼际、小指和无名指尺侧一半。尺神经、正中神经、肌皮神经和肱动脉的起始段彼此紧密地连在一起，成为一血管神经束，常合并受伤。

（3）治疗：肘管综合征处理包括：肘部用夹板固定，并用非类固醇抗炎剂，如 3 ~ 4 个月后无效，应考虑手术减压。

4. 腓总神经损害　腓总神经由 $L_4 \sim S_3$，组成，在大腿下 1/3 从坐骨神经分出，在腓骨头处转向前方，分出腓肠外侧皮神经分布于小腿的侧面，然后形成腓浅神经和腓深神经，前者支配腓骨长肌和腓骨短肌，后者支配胫骨前肌、拇长伸肌、拇短伸肌和趾短伸肌。可使足背屈、足外展及内收、伸拇趾等。

（1）病因：腓浅神经和腓深神经可因外伤、牵拉受损。腓总神经绕过腓骨颈部最易受损，可因穿通伤腓骨头骨折、铅中毒、各种原因的压迫，如石膏固定，盘腿坐、跪位和蹲位的时间过久等引起。

（2）临床表现：腓总神经麻痹（common peroneal nerve palsy）的临床特点是：①足和足趾不能背屈，足下垂，步行时举足高，足尖先落地，呈跨阈步态；不能用足跟行走。②感觉障碍在小腿前外侧和足背。

（3）治疗：腓神经麻痹内翻垂足可行局部封闭，2% 普鲁卡因 5 ~ 10ml 加的士宁 1mg 在腓骨小头前方阳陵泉穴封闭，或用加兰他敏 2.5mg 封闭，促使肌力恢复。针灸、理疗及药物离子透入等也可应用。严重内翻垂足可带小腿矫形器或穿矫形鞋，完全麻痹保守治疗无效者可行手术矫正。

5. 胫神经损害　胫神经由 $L_4 \sim S_3$ 组成，胫神经支配小腿三头肌、腘肌、跖肌、趾长屈肌、胫骨后肌和足底的所有短肌。

（1）临床表现

1）足和足趾不能背屈、足尖行走困难，足内翻力弱。

2）感觉障碍主要在足底。

（2）治疗：腓总神经和胫神经麻痹的治疗包括：

1）急性期可用肾上腺皮质激素，如泼尼松每次 10mg，每日 3 次；地塞米松 5 ~ 10mg 静脉滴注或局部封闭，每日 1 次；神经营养药可用维生素 B 族、神经生长因子等。

2）垂足内翻严重者可行局部封闭，用 2% 普鲁卡因 5 ~ 10ml，加士的宁 1mg 在腓骨小头前侧阳陵泉穴位封闭；也可用加兰他敏 2.5mg 封闭，以促使肌力恢复；也可采用针灸、理疗及药物离子透入等。

3）腓神经麻痹产生内翻垂足，可带小腿矫形器或穿矫正鞋；完全麻痹保守治疗无效者可行手术矫正。

6. 枕神经痛　枕大神经、枕小神经和耳大神经分别来自 $C_{2\sim3}$ 神经，分布于枕部，该分布区内的神经痛统称枕神经痛（occipital neuralgia）。

（1）病因：可为上段颈椎病、脊柱结核、骨关节炎、脊髓肿瘤、硬脊膜炎、转移性肿瘤等，也可由上呼吸道感染或扁桃体炎引起，或病因不明。

（2）临床表现

1）枕神经痛以一侧较多，起于枕部，可向头顶（枕大神经）、乳突部（枕小神经）或外耳（耳大神经）放射，呈持续性钝痛，可有阵发性加剧，也可呈间歇性发作，头颈部活动、咳嗽、喷嚏时可加剧，在枕外隆凸下常有压痛。

2）枕神经分布区可有感觉过敏或减退。

（3）治疗：除针对病因外，可用止痛剂、局部封闭、理疗等对症治疗。

7. 臂丛神经痛　臂丛由 $C_5 \sim T_1$ 脊神经的前支组成，主要支配上肢的感觉和运动。受损时可产生其支配区的疼痛，称为臂丛神经痛（brachial neuralgia）。

原发性臂丛神经痛或称臂丛神经炎（brachial neuritis），泛指肩胛带及上肢疼痛、肌无力和肌萎缩综合征，又称“神经痛性肌萎缩”。其病因未明，多认为是一种变态反应性疾病，可能与感染和疫苗接种有关。

臂丛神经痛的诊断要点是：

（1）有感染或异种血清、疫苗接种史，多见于成年人。

（2）急性、亚急性起病，病前及发病早期多伴有发热及全身症状。

（3）病初以肩和上肢疼痛为主，继之出现肌无力和肌萎缩。

继发性臂丛神经痛的病因多为臂丛邻近组织病变压迫。神经根压迫可因颈椎病，颈椎间盘突出，颈椎的结核、肿瘤、骨折、脱位，颈髓肿瘤及蛛网膜炎等引起。压迫神经干者有胸腔出口综合征、颈肋及颈部肿瘤、腋窝淋巴结肿大（如转移性癌肿）、锁骨骨折、肺沟瘤等，或因臂丛神经外伤引起。各种原因所致臂丛神经痛的临床表现是：肩部及上肢不同程度的疼痛，呈持续性或阵发性加剧；夜间及活动肢体时疼痛明显。臂丛范围内有感觉障碍、肌萎缩和自主神经障碍，腱反射减低。治疗和预后因病因而异。

颈椎病是由于椎间盘退行性病变和椎体骨质的增生性病变，压迫颈神经根和/或脊髓引起的临床综合征。其临床表现主要有三，即颈痛和强迫头位、臂神经痛及脊髓压迫症状；三种症状可单独或先后合并发生，其中尤以臂神经痛为多见，也是臂神经痛最常见的原因。随着年龄的增长，椎间盘髓核逐渐脱水，髓核周围的纤维环变性而弹性减少，椎间盘退行性变最终可致纤维环破裂而髓核脱出，椎间盘内压力减低而椎间隙变窄，引起前和/或后纵韧带宽松，脱出的髓核使韧带与骨膜分离并嵌入其间，以后逐渐纤维化、钙化而形成骨赘，椎体两侧后外方的 Luschka 关节也可有骨赘形成，最后可影响整个椎体的周围。理论上任何脊椎都可发生骨赘，但与支持重力和活动程度有关，故以下颈及腰椎体后侧最明显。

由于胸椎比较固定，紧接其上的下颈椎（颈椎4、5、6）的活动范围及损伤机会最大。除年龄因素外，较长时间的颈部不正确姿位，如颈部过仰或过屈（喜卧高枕或某些职业），颈部肌肉紧张（某些职业或睡眠不良、精神紧张等）、上呼吸道感染等可为颈椎病的诱因。髓核脱出和骨赘形成的结果，椎间孔及椎管变小、变形，使经过椎间孔的神经根和/或椎管内脊髓受压，后者参见脊髓压迫症。

由于颈椎病主要影响 $C_{4\sim5}$ 及 $C_{5\sim6}$ 椎间隙，主要表现为压迫 C_5 及 C_6 神经根引起的臂神经痛。压迫感觉神经根时产生根性神经痛，压迫运动神经根产生肌痛性疼痛。根性神经痛为发麻或触电样疼痛，位于上肢远端，大多在前臂桡侧及手指，与神经根支配节段的分布一致，相应区域可有感觉减退。肌痛性疼痛常在上肢近端、肩部和/或肩胛等区域，表现为持续性钝痛和/或短暂的深部钻刺样不适感。大部分病例因疼痛而使肩部运动受限，病程较长者可致凝肩。病程较短者常有肩部附近肌腱压痛。肱二、三头肌反射可减低。

颈椎病常在40～50岁起病，男性较多见，病程较缓慢，常可反复发作。诊断主要依据病史及体征，颈椎X线平片对诊断有帮助，但X线改变与临床症状可不一致，有时神经症状明显而X线检查可正常，也可相反。并需与肩周炎及脊柱转移性肿瘤鉴别。颈椎病引起的臂神经痛以保守治疗为主。头颈部位置应予纠正，平时避免颈部过伸过屈，头位固定在某一位置的时间不宜太久，平卧时枕头不宜过高，其位置应垫及部分肩部，以免颈部过屈。

药物可先试用消炎止痛剂如酮洛芬50mg，合并肌肉松弛剂如艾司唑仑1mg，每日3～4次。也可用2%普鲁卡因及泼尼松龙各0.5～1ml痛点局部封闭治疗。颈痛和/或强迫头位和肩部痛可试用理疗。用颈托支架或吊带牵引，以减少颈部活动或有帮助。

8. 肋间神经痛　肋间神经痛（intercostals neuralgia）是指肋间神经支配区内的疼痛综合征。原发性者罕见，多为继发性病变。

（1）病因：有胸腔疾病如胸膜炎、肺炎和主动脉瘤等；胸椎及肋骨外伤继发骨痂形成或骨膜炎，胸椎及肋骨肿瘤或畸形，胸髓肿瘤或炎症等；带状疱疹性肋间神经痛在相应肋间可见疱疹，疼痛可出现在疱疹之前，消退之后仍可存在相当长的时间。

（2）临床表现

1）疼痛位于一个或几个肋间，多呈持续性，可有阵发性加剧。

2）呼吸、咳嗽和喷嚏等可加剧疼痛。

3）可有相应肋间的皮肤感觉过敏和肋骨边缘压痛。

（3）治疗

1）病因治疗：如切除肿瘤、抗感染治疗等；常见为带状疱疹病毒，可选用阿昔洛伟（acyclovir）静脉滴注，或α－干扰素肌肉注射等。

2）对症治疗：可用止痛剂、镇静剂、B族维生素和血管扩张剂地巴唑、烟酸和654－2等。

3）胸椎旁神经根封闭、胸椎旁交感神经节封闭和肋间神经封闭等。

9. 股外侧皮神经病　股外侧皮神经病（lateral femoral cutaneous neuropathy）或感觉异常性股痛（meralgia paresthetica）是最常见的一种皮神经炎。

（1）病因：主要病因是受压或外伤、各种传染病、乙醇及药物中毒、动脉硬化、糖尿病、肥胖、腹部肿瘤和妊娠子宫压迫等，有的病因不明。该神经为单纯感觉神经，由 L_2、L_3 神经组成，通过腹股沟韧带下方，在离髂前上棘以下5～10cm处穿出大腿的阔筋膜，分布于股前外侧皮肤。

（2）临床表现

1）男性多于女性，约为3∶1，常发生于一侧，可有家族倾向。

2）主要症状是大腿外侧面感觉异常，如蚁走感、烧灼感、麻木针刺感等，或出现局部感觉过敏、感觉缺失、疼痛；常呈慢性病程，预后良好。

（3）治疗

1）治疗糖尿病、动脉硬化、感染和中毒等全身性疾病，肥胖者减肥后症状可减轻或消失。

2）可用维生素B 100mg加654－2 10mg，或2%普鲁卡因5～10ml，在腹股沟下5～10cm该神经穿过阔筋膜部位行浸润封闭，可有较好效果。

3）疼痛严重者可给予口服止痛剂、镇静剂及抗痫药苯妥英钠、卡马西平，或神经营养药如维生素B族。

4）理疗、针灸、推拿和按摩等可能有效。

5）疼痛严重、保守治疗无效者可考虑手术治疗，切开使该神经受压的阔筋膜或腹股沟韧带。

10. 坐骨神经痛　坐骨神经痛（sciatica）是沿坐骨神经通路及其分布区内的疼痛综合征。坐骨神经是由L_4～S_3，神经根组成，是全身最长最粗的神经，经臀部分布于整个下肢。

（1）病因及分类：病因可分为原发性和继发性两大类。原发性坐骨神经痛或坐骨神经炎，原因未明，可能因牙齿、鼻窦、扁桃体等感染病灶，经血流而侵犯周围神经引起间质性神经炎；继发性坐骨神经痛是因坐骨神经在其通路上受周围组织或病变的压迫所致。按病变的部位可分为根性和干性坐骨神经痛。

1）根性者主要是椎管内和脊椎病变，远较干性者多见；最常见为腰间盘脱出症，其他如腰椎肥大性脊柱炎、腰骶段硬脊膜神经根炎、脊柱骨结核、椎管狭窄、血管畸形、腰骶段椎管内肿瘤或蛛网膜炎等。

2）干性者主要是椎管外病变，常为腰骶丛和神经干邻近病变，如骶髂关节炎、骶髂关节结核或半脱位、腰大肌脓肿、盆腔肿瘤、子宫附件炎、妊娠子宫压迫、臀部肌肉注射不当或臀部受伤、感染等。

（2）临床表现

1）常见于成年人，青壮年多见。沿坐骨神经径路的典型放射性疼痛为其特点，病变多为单侧性。疼痛位于下背部、臀部，并向股后部、小腿后外侧、足外侧放射，呈持续性钝痛，并有阵发性加剧，为刀割或烧灼样痛，夜间常加重。

2）行走、活动或牵拉坐骨神经可诱发或加重疼痛，患者常采取减痛姿势，如患肢微屈并卧向健侧；在仰卧起立时病侧膝关节弯曲；坐下时先是健侧臀部着力；站立时脊柱向患侧方侧凸。

3）沿坐骨神经的压痛局限于L_4、L_5棘突旁、骶髂点、臀点、股后点、腓点、腓肠肌点、踝点等。坐骨神经牵拉试验引发的疼痛为牵引痛，如直腿抬高试验（Lasegue征）、交叉性直腿抬高试验等；还可发现轻微体征，如患侧臀肌松弛、小腿萎缩、小腿及足背外侧感觉减退、踝反射减弱或消失等。压颈静脉试验（压迫两侧颈静脉至头内感发胀时）亦可激发或加剧下肢疼痛。干性坐骨神经痛的压痛以臀部以下的坐骨神经径路明显，一般无腰椎棘突及横突压痛，压颈静脉及颏胸试验阴性。

（3）诊断和鉴别诊断：根据疼痛的分布、加剧及减轻的诱因、压痛部位、Lasegue 征阳性、感觉和踝反射减退等，诊断不难。临床上需与腰肌劳损、臀部纤维组织炎、髋关节炎等鉴别，因这些病损也可引起下背部、臀及下肢疼痛，但其疼痛和压痛都在局部，无放射、感觉障碍及肌力减退、踝反射减退等。为明确病因应详细询问有关病史，检查时注意脊柱、骶髂关节及骨盆内器官的情况；并区别根性与干性坐骨神经痛。必要时可进行脑脊液、X 线摄片、CT 或 MRI 等检查。

（4）治疗：首先应针对病因。腰椎间盘突出和坐骨神经痛的急性期应卧硬板床休息，使用止痛剂，对严重病例可静脉滴注地塞米松 10～15mg/d，7～10d；一般口服泼尼松 10mg，每日 3～4 次，10～14d 为 1 个疗程；也可用 1%～2% 普鲁卡因或加泼尼松龙各 1ml 椎旁封闭。可配合针灸及理疗，腰椎间盘突出经保守治疗大多可缓解；疗效不佳时可用骨盆牵引或泼尼松龙硬脊膜外注射；个别无效或慢性复发病例可考虑手术治疗。

11. 股神经痛　股神经由 $L_{2\sim4}$ 神经组成，是腰丛中最大的分支，股神经受到刺激可产生股神经痛（femoral neuralgia），又称 Wassermann 征。

（1）病因：股神经及其分支的损伤可见于枪伤、刺割伤、骨盆骨折、股骨骨折、中毒、传染病、骨盆内肿瘤和炎症、静脉曲张和股动脉动脉瘤等。

（2）临床表现

1）股神经损伤时步态特殊，患者尽量避免屈曲膝部，行走时步伐细小，先伸出健脚，然后病脚拖拉到一起，不能奔跑和跳跃。皮支损伤可产生剧烈的神经痛和痛觉过敏现象。

2）令患者俯卧位，检查者向上抬其下肢，则在大腿的前面及腹股沟部出现疼痛；如患者蹲坐在两脚上也可引起疼痛而需伸直，膝腱反射消失；感觉障碍在大腿前面及小腿内侧，可伴有水肿、青紫和挛缩等营养性改变。

（3）治疗

1）去除病因：如神经离断伤需行神经缝合，瘢痕等压迫应行神经松解术，盆腔肿瘤、股动脉瘤应行手术切除，解除对神经的压迫；神经外伤可用肾上腺皮质激素消除局部水肿和粘连，有助于外伤恢复；与止痛剂合用有明显的止痛作用。

2）神经营养药：如维生素（B_1、B_6、B_{12}），ATP、地巴唑和神经生长因子等。

3）镇痛药：如索米痛片、阿司匹林和布洛芬等。

二、多发性神经病

多发性神经病（polyneuropathy）以往称为末梢神经炎，主要表现为四肢远端对称性感觉障碍、下运动神经元瘫痪和/或自主神经障碍的临床综合征。

（一）病因和发病机制

四肢周围神经的轴突变性、神经元病及节段性脱髓鞘病变都可表现为多发性神经病。其机制以轴突变性最常见也最为典型，通常轴突变性从远端开始，逐渐向近端发展，故称远端轴突病（distalaxonopathy）。引起多发性神经病的原因很多，其共同特点是这些病因都是全身性的。常见病因如下：

1. 各类毒物中毒

（1）药物：如呋喃类、异烟肼、磺胺类、氯霉素、链霉素、两性霉素、乙胺丁醇、呋喃唑酮、甲硝唑、苯妥英钠、长春新碱、顺铂、肼苯达嗪、戒酒硫、保泰松、甲巯咪唑和丙米嗪等，长期服用异烟肼可干扰维生素 B_6 的代谢而致多发性神经病。

（2）化学品：如二硫化碳、三氯乙烯、丙烯酰胺等。

（3）有机磷农药和有机氯杀虫剂。

（4）重金属：如铅、砷、汞等中毒。

（5）白喉毒素等。

2. 营养缺乏和代谢障碍　如B族维生素缺乏、慢性乙醇中毒、妊娠、慢性胃肠道疾病或手术后等；代谢障碍性疾病也可继发营养障碍，如糖尿病、尿毒症、血卟啉病、黏液性水肿、肢端肥大症、淀粉样变性和恶病质等所致的代谢障碍。

3. 继发于胶原血管性疾病　如结节性多动脉炎、系统性红斑狼疮（SLE）、硬皮病、肉瘤病、类风湿性关节炎（RA）等，多由于血管炎而致病。

4. 自身免疫性　如吉兰－巴雷综合征、急性过敏性神经病（血清注射或疫苗接种后神经病）等，以及各种结缔组织病并发的多发性神经病，多为血管炎性；炎症性病变如白喉性、麻风性及莱姆病（Lvmedisease）引起的多发性神经病。

5. 遗传性　如遗传性运动感觉性神经病（hereditary motor sensory neuropathy，HMSN）、遗传性共济失调性多发性神经病（Refsum 病）、遗传性自主神经障碍（hereditary dysautomonia）等。

6. 其他　如淋巴瘤、肺癌和多发性骨髓瘤等引起的癌性远端轴突病、癌性感觉神经元病、亚急性感觉神经元病、麻风和 POEMS 综合征。

（二）病理

主要病理改变是轴突变性及节段性脱髓鞘，均以周围神经病远端最明显。轴突变性由远端向近端发展，表现为逆死性神经病。

（三）临床表现

其临床表现可因病因而不同，可为急性、亚急性和慢性经过，但多数经过数周至数月的进展过程，病情发展由肢体远端向近端，病情缓解则由近端向远端。也可见复发的病例。

可发生于任何年龄。神经损害的共同特点是肢体远端对称性分布的感觉、运动和/或自主神经障碍。

1. 感觉障碍　表现为肢体远端对称性各种感觉缺失，呈手套袜子形分布，也可有感觉异常、感觉过度和疼痛等刺激症状。

2. 运动障碍　为肢体远端下运动神经元性瘫痪，表现为肌无力、肌萎缩和肌束颤动等，远端重于近端；下肢肌萎缩以胫前肌、腓骨肌，上肢以骨间肌、蚓状肌、大小鱼际肌为明显；可有手、足下垂和跨阈步态，晚期因肌肉挛缩而出现畸形。

3. 四肢腱反射减弱及消失　为疾病早期的表现，以踝反射明显，并较膝反射减弱出现得早。

4. 自主神经障碍　可有肢体远端皮肤发凉，多汗或无汗，指/趾甲松脆，皮肤菲薄、干燥或脱屑，竖毛障碍，高血压及体位性低血压等，膀胱传入神经病变可出现无张力性膀胱，也可有阳痿、腹泻等。

（四）实验室检查

脑脊液除个别患者可有蛋白含量轻度增高外，一般均为正常；肌电图和神经传导速度测定有助于本病的神经源性损害与肌源性损害的鉴别，也有利于轴突病变与节段性脱髓鞘病变的鉴别，轴突病变表现为波幅降低，而脱髓鞘病变表现为神经传导速度变慢；神经组织活检对确定神经病损的性质和程度可提供较准确的证据。

（五）诊断

多发性神经病的诊断主要依据临床特点，如肢体对称性末梢型感觉障碍、下运动神经元性瘫痪和/或自主神经障碍。神经传导速度测定对亚临床型病例的早期诊断以及鉴别轴突与节段性脱髓鞘变性很有帮助，纯感觉或纯运动性的轴突性多发性神经病提示为神经元病。

本病的病因诊断颇为重要，因其决定患者的病因治疗。可根据病史、病程、特殊症状及有关实验室检查进行综合分析判定。

1. 药物性多发性神经病　以呋喃类药如呋喃妥因以及异烟肼最常见。尿路感染并有肾功能障碍患者应用呋喃类药易致血药浓度增高而发病，症状常出现于用药后 1～2 周内，为感觉、运动及自主神经功能合并受损，尤以疼痛和自主神经功能障碍最明显。长期服用异烟肼的患者因干扰维生素 B_6 的代谢而致本病，每日剂量 300mg 时本病发生率约 2%，每日剂量 400mg 时为 17%；以双下肢远端感觉异常和感觉减退为主；服异烟肼的同时并用维生素 B_6（剂量为异烟肼的 1/10）可有预防作用。

2. 中毒性多发性神经病　如在一群体或工厂中群集性发病时，应考虑重金属或化学品中毒的可能。砷中毒可从患者尿、头发、指甲等测定砷含量以确诊。

3. 糖尿病多发性神经病　发生率与年龄和病程有关，初诊的糖尿病患者为 8%，25 年病程者可达 50%。可表现为感觉性、运动性、自主神经性或混合性，以混合性最多见，但感觉障碍通常较运动障碍为重。如主要损害小感觉神经纤维则以疼痛为主，夜间尤甚；主要损及大感觉纤维引起感觉性共济失调，并可因反复的轻微外伤、感染和血供不足而发生无痛性溃疡和神经元性骨关节病。也有的病例以自主神经损害表现突出。

4. 尿毒症多发性神经病　尿毒症的毒素或代谢物潴留也可引起多发性神经病，约占透析患者的半数，典型症状与远端性轴突病相同，初期多表现为感觉障碍，下肢较上肢早且严重，透析后可好转。

5. 营养缺乏性多发性神经病　多见于慢性乙醇中毒、慢性胃肠道疾病、妊娠和手术后等。

6. 恶性肿瘤　对周围神经的损害多为局部压迫或浸润，多发性神经病也可见于副肿瘤综合征和 POEMS 综合征（表现为多发性神经病、脏器肿大、内分泌病变、M 蛋白及皮肤损害）。

7. 感染后多发性神经病　如吉兰－巴雷综合征及疫苗接种后多发性神经病可能是一种变态反应。各种结缔组织病并发的多发性神经病多为血管炎引起的多数性单神经病发展而来，病史及全身症状可提供线索，周围神经活检也有帮助。白喉性多发性神经病系因白喉外毒素通过血循环作用于血－神经屏障较差的后根神经节及脊神经根，引起 Schwann 细胞中毒而致脱髓鞘，多为感觉运动性，常起病于白喉病后 8～12 周，多可于数天或数周内恢复。麻风性多发性神经病系麻风杆菌感染引起，潜伏期长，起病缓慢，特点是周围神经增粗而常可触及，肢体营养障碍较明显，可发生大疱、溃烂和指骨坏死，周围神经活检可确诊。

8. 遗传性多发性神经病　特点是起病隐袭，呈慢性进行性发展，并可有家族史。

（六）治疗

1. 病因治疗

（1）中毒性多发性神经病的治疗原则：积极采取措施阻止毒物继续进入人体，加速排出和使用解毒剂；药物引起者应立即停药，如病情需要继续用异烟肼者可用较大剂量维生素 B_6；重金属和化学品中毒应立即脱离中毒环境，急性中毒应大量补液，促进利尿、排汗和通便，以尽快排出毒物；重金属砷中毒可用二硫基丙醇（BAL）3mg/kg 肌肉注射，每4～6h1 次，2～3d 后改为每日 2 次，连用 10d；铅中毒用二巯丁二酸钠，每日 1g，多加入 5% 葡萄糖液 500ml 静脉滴注，5～7d 为 1 个疗程，可重复 2～3 个疗程；也可用依地酸钙钠每日 1g，稀释后静脉滴注，3～4d 为 1 个疗程，停 2～4d 后再重复，一般可用 3～4 个疗程。

（2）营养缺乏及代谢障碍性多发性神经病的治疗原则：积极治疗原发病；糖尿病性应严格控制血糖，尿毒症性可采用血液透析和肾移植治疗，黏液性水肿性用甲状腺素有效，肿瘤并发的行肿瘤切除后可缓解，砜类药物对麻风性神经病有效，胶原血管性疾病如 SLE、硬皮病和 RA 及变态反应如血清注射或疫苗接种后神经病可用皮质类固醇治疗。

2. 一般治疗　急性期应卧床休息，特别是累及心肌者，如维生素 B_1 缺乏和白喉性多发性神经病；各种原因引起的均可用大剂量维生素（B_1、B_6、B_{12}）等，重症病例可并用辅酶 A、ATP 及神经生长因子等；疼痛明显者可用各种止痛剂，严重者可用卡马西平和苯妥英钠。恢复期可采用针灸、理疗、按摩及康复治疗等。

3. 护理　重症患者应做好护理，四肢瘫痪者应定时翻身，并维持肢体的功能位，有手足下垂者应用夹板和支架以防瘫痪肢体的挛缩和畸形。

三、急性炎症性脱髓鞘性多发性神经病

急性炎症性脱髓鞘性多发性神经病（acuted inflammatory demyelinating polyneu rovathies，AIDP）又称吉兰－巴雷综合征（Gnillain－Barre syndrome，GBS），是以周围神经和神经根的脱髓鞘及小血管周围淋巴细胞及巨噬细胞的炎性反应为病理特征的自身免疫性周围神经病。

（一）流行病学

GBS 的年发病率为 0.6～1.9/10 万人，男性略高于女性，各年龄组均可发病。白种人的发病率高于黑种人。美国的发病高峰在 50～74 岁，发病年龄有双峰现象，即 16～25 岁和 45～60 岁出现两个高峰，欧洲国家发病趋势与之相似。我国尚无大规模系统的流行病学资料，以儿童和青壮年多见。国外多无明显的季节倾向，但我国 GBS 的发病似有地区和季节流行趋势，在我国河北与河南交界地带的农村，多在夏、秋季节有数年一次的流行趋势。1974 年在甘肃的张掖、临泽地区，1986 年在河北的清河地区有 GBS 的丛集性发病的报告。国外曾报告过丛集发病的情况，如美国 1977—1978 年的丛集发病与注射流感疫苗有关；约旦的丛集发病主要前驱因素为腹泻，少数为伤寒和肝炎，患者大多为青年。

（二）病因和发病机制

GBS 的病因还不清楚。GBS 患者病前多有非特异性病毒感染或疫苗接种史，最常见为空肠弯曲菌（campylobacter jejuni，CJ），约占 30%，此外还有巨细胞病毒（CMV）、EB 病

毒、肺炎支原体、乙型肝炎病毒（HBV）和人类免疫缺陷病毒（HIV）等。以腹泻为前驱感染的 GBS 患者 CJ 感染率可高达 85%，CJ 感染常与急性运动轴索型神经病（AMAN）有关。CJ 是一种革兰阴性微需氧弯曲菌，有多种血清型，GBS 常见的血清型为 2、4 和 19 型，我国以 Penner 19 型最常见；CJ 感染潜伏期为 24 ~ 72h，最初为水样便，后变为脓血便，高峰期为 24 ~ 48h，1 周左右恢复，GBS 发病常在腹泻停止之后，故分离 CJ 较困难。也有白血病、淋巴瘤和器官移植后应用免疫抑制剂出现 GBS 的报告，系统性红斑狼疮和桥本甲状腺炎等自身免疫病可合并 GBS。

分子模拟（molecular mimicry）机制认为，GBS 的发病是由于病原体某些组分与周围神经组分相似，机体免疫系统发生错误的识别，产生自身免疫性 T 细胞和自身抗体，并针对周围神经组分发生免疫应答，引起周围神经髓鞘脱失。

周围神经髓鞘抗原包括：

1. P_2 蛋白　是分子量 15kD 的碱性蛋白，因其致神经炎的作用最强，常作为诱发实验性自身免疫性神经炎（experimental autoimmune neuritis，EAN）的抗原。

2. P_1 蛋白　是分子量 18.5kD 的碱性蛋白，它相当于 CNS 的髓鞘素碱性蛋白（MBP），用 P1 免疫动物可同时诱发 EAN 和实验性自身免疫性脑脊髓炎（EAE）。

3. P_0 蛋白　是分子量 30kD 的糖蛋白，是周围神经中含量最多的髓鞘蛋白，致神经炎作用较弱。

4. 髓鞘结合糖蛋白（MAG）　是分子量 110kD 的糖蛋白，CNS 也存在。而神经节苷脂是一组酸性糖脂，由酰基鞘氨醇和寡糖链构成，分布于神经元和轴索的质膜上，尤其在 Ranvier 结及其周围的髓鞘，抗原性较弱。

GBS 的实验动物模型 EAN 可用牛 P_2 蛋白免疫 Lewis 大鼠诱发，病理可见神经根、神经节、周围神经节段性脱髓鞘及炎性反应，严重者可累及轴索；用 EAN 大鼠的 P_2 蛋白抗原特异性 T 细胞被动转移给健康 Lewis 大鼠，经 4 ~ 5d 潜伏期也可出现 EAN，与脱髓鞘为主的 AIDP 相似。

（三）临床表现及分型

1. 临床表现

（1）多数患者可追溯到病前 1 ~ 4 周有胃肠道或呼吸道感染症状，或有疫苗接种史。

（2）多为急性或亚急性起病，部分患者在 1 ~ 2d 内迅速加重，出现四肢完全性瘫痪及呼吸肌麻痹，瘫痪可始于下肢、上肢或四肢同时发生，下肢常较早出现，可自肢体近端或远端开始，多于数日至 2 周达到高峰；肢体呈弛缓性瘫痪，腱反射减低或消失，发病第 1 周可仅有踝反射消失；如对称性肢体无力 10 ~ 14d 内从下肢上升到躯干、上肢或累及脑神经，称为 Landry 上升性麻痹。

（3）发病时多有肢体感觉异常如烧灼感、麻木、刺痛和不适感，可先于瘫痪或与之同时出现；感觉缺失较少见，呈手套袜子样分布，震动觉和关节运动觉障碍更少见，约 30% 患者有肌肉痛。也可始终无感觉异常，有的患者出现 Kernig 征和 Lasegue 征等神经根刺激症状。

（4）有的患者以脑神经麻痹为首发症状，双侧周围性面瘫最常见，其次是延髓麻痹，眼肌及舌肌瘫痪较少见，因数日内必然要出现肢体瘫痪，故易于鉴别。

（5）自主神经症状常见皮肤潮红、出汗增多、手足肿胀及营养障碍，严重患者可见窦性心动过速、体位性低血压、高血压和暂时性尿潴留。

（6）所有类型 GBS 均为单相病程（monophasecourse），多于发病 4 周时肌力开始恢复，恢复中可有短暂波动，但无复发 - 缓解。

2. 临床分型　Griffin 等（1996 年）根据 GBS 的临床、病理及电生理表现分成以下类型：

（1）经典吉兰 - 巴雷综合征：即 AIDP。

（2）急性运动轴索型神经病（AMAN）：为纯运动型。主要特点是病情重，多有呼吸肌受累，24 ~48h 内迅速出现四肢瘫，肌萎缩出现早，病残率高，预后差。国外学者将中国发现的这种急性软瘫称作"中国瘫痪综合征"。

（3）急性运动感觉轴索型神经病（AMSAN）：发病与 AMAN 相似，病情常较其严重，预后差。

（4）Fisher 综合征：被认为是 GBS 的变异型，表现为"眼外肌麻痹、共济失调和腱反射消失（ophthalmopleda - ataxia - areflexia）"三联征。

（5）不能分类的 GBS：包括"全自主神经功能不全"和复发型 GBS 等变异型。

（四）辅助检查

（1）脑脊液蛋白细胞分离，即蛋白含量增高而细胞数正常，是本病的特征之一；起病之初蛋白含量正常，至病后第 3 周蛋白增高最明显，少数病例 CSF 细胞数可达（20 ~ 30）$\times 10^6$/L。

（2）严重病例可出现心电图异常，以窦性心动过速和 T 波改变最常见，如 T 波低平，QRS 波电压增高，可能是自主神经功能异常所致。

（3）神经传导速度（NCV）和 EMG 检查对 GBS 的诊断及确定原发性脱髓鞘很重要。发病早期可能仅有 F 波或 H 反射延迟或消失，F 波改变常代表神经近端或神经根损害，对 GBS 诊断有重要意义；脱髓鞘电生理特征是 NCV 减慢、远端潜伏期延长、波幅正常或轻度异常；轴索损害以远端波幅减低甚至不能引出为特征，但严重的脱髓鞘病变也可表现波幅异常，几周后可恢复；NCV 减慢可在疾病早期出现，并可持续到疾病恢复之后，远端潜伏期延长有时较 NCV 减慢更多见；由于病变的节段性及斑点状特点，运动 NCV 可能在某一神经正常，而在另一神经异常，因此异常率与检查的神经数目有关，应早期做多根神经检查。

（4）腓肠神经活检发现脱髓鞘及炎性细胞浸润可提示 GBS，但腓肠神经是感觉神经，GBS 以运动神经受累为主，因此活检结果仅可作为诊断参考。

（五）诊断和鉴别诊断

1. 诊断　可根据病前 1 ~4 周有感染史，急性或亚急性起病，四肢对称性弛缓性瘫，可有感觉异常、末梢型感觉障碍、脑神经受累，常有 CSF 蛋白细胞分离，早期 F 波或 H 反射延迟、NCV 减慢、远端潜伏期延长及波幅正常等神经电生理改变。

2. 鉴别诊断

（1）低血钾型周期性瘫痪：本病为遗传因素引起的骨骼肌钠通道蛋白的 α 亚单位突变所致的钾离子转运异常，表现为四肢肌肉的发作性、弛缓性瘫痪，发作时伴有血清钾的改变及相应的心电图的异常，低钾型最常见，一般发作持续 2 ~7d，低钾型给以补钾治疗，效果好。

（2）脊髓灰质炎：多在发热数天之后，体温尚未完全恢复正常时出现瘫痪，常累及一侧下肢，无感觉障碍及脑神经受累；病后3周CSF可有蛋白细胞分离现象，应注意鉴别。

（3）急性重症全身型重症肌无力：可呈四肢弛缓性瘫，但起病较慢，无感觉症状，症状有波动，表现晨轻暮重，疲劳试验、腾喜龙试验阳性，CSF正常。

（4）中毒性神经炎：包括药物、重金属以及其他化学物品中毒，此类患者常有突出的感觉症状及体征以及明显的植物营养性障碍，运动障碍不如GBS重，亦不如感觉障碍明显。

（5）卟啉病：又称血紫质症，是卟啉代谢障碍引起的疾病，为常染色体显性遗传的亚铁血红素生物合成酶的缺陷引起卟啉在体内的聚集。可表现为以运动障碍损害为主的多神经疾病，急性发作，女性多见，常有腹痛。除周围神经病外，患者可有头痛、癫痫发作、精神症状（特别是谵妄）。患者尿液在日晒后呈紫色，血卟啉及尿卟啉阳性。

（六）治疗

主要包括辅助呼吸及支持疗法、对症治疗、预防并发症和病因治疗。

1. 辅助呼吸　呼吸肌麻痹是GBS的主要危险，抢救呼吸肌麻痹是治疗重症GBS的关键。密切观察患者呼吸困难程度，当出现缺氧症状，肺活量降低至20～25ml/kg体重以下，血气分析动脉氧分压低于70mmHg，应及早使用呼吸器；通常可先行气管内插管，如1天以上无好转，则进行气管切开，用外面围有气囊的导管插管，外接呼吸器。

呼吸器的管理非常重要，需根据患者的临床情况及血气分析资料，适当调节呼吸器的通气量和压力，通气量不足或过大均影响气体正常交换，甚至危及患者生命；需加强护理，预防并发症，保持呼吸道通畅，定时翻身拍背、雾化吸入和吸痰，使呼吸道分泌物及时排出，预防肺不张。

对气管阻塞发生肺不张的患者，可用纤维气管镜取出黏稠的痰块，及时发现及处理患者的憋气、烦躁、出汗和发绀等缺氧症状，一旦出现，应及时检查呼吸器及连接处有无漏气或阻塞，呼吸道有无分泌物阻塞；适当应用抗生素预防呼吸道感染。

患者有恢复迹象后可暂时脱离呼吸器，观察是否有心动过速和发绀，如能长时间脱离呼吸器，可阻塞气管插管观察1～2d，确定是否适合拔管；拔管前需了解患者的咳嗽反射是否恢复，否则拔管后不能咳嗽，则有痰液窒息危险。呼吸器的湿化和吸痰通常是保证辅助呼吸成功的关键。

2. 对症治疗

（1）重症患者入院后即进行持续心电监护，直至开始恢复；窦性心动过速常见，通常不需治疗；心动过缓可能与吸痰有关，可用阿托品或吸痰前给氧预防；严重心脏传导阻滞和窦性停搏少见，如发生需立即植入临时性心内起搏器。

（2）高血压可能与失神经支配后β受体上调有关，可用小剂量β受体阻断剂；低血压可补充胶体液或调整患者体位治疗。

3. 预防长时间卧床的并发症

（1）坠积性肺炎和脓毒血症可用广谱抗生素治疗。

（2）保持床单平整和勤翻身以预防褥疮。

（3）可穿弹力长袜预防深静脉血栓形成及并发的肺栓塞。

（4）早期进行肢体被动活动防止挛缩，用夹板防止足下垂畸形。

（5）不能吞咽的应尽早鼻饲，进食时和进食后30min取坐位，以免误入气管引起窒息。

(6) 尿潴留可做下腹部加压按摩，无效时则需留置导尿，便秘者可用番泻叶代茶或肥皂水灌肠；一旦出现肠梗阻迹象应禁食，并给予肠动力药如西沙必利。

(7) 疼痛很常见，常用非阿片类镇痛药，或试用卡马西平和阿米替林，有时短期应用大剂量激素有效。

(8) 对焦虑和抑郁应及早识别并适当处理，可用百忧解（氟西汀，Fluoxetine）20mg，每日1次口服；并应始终对患者进行鼓励。

4. 病因治疗　目的是抑制免疫反应，消除致病性因子对神经的损害，并促进神经再生。

(1) 血浆交换（plasma exchange，PE）：可去除血浆中致病因子如抗体成分，每次交换血浆量按40ml/kg体重或1～1.5倍血浆容量计算，血容量复原主要靠5%白蛋白，可减少使用血浆的并发症，临床试验表明，接受PE的患者获得良好的疗效；轻度、中度和重度患者每周应分别做2次、4次和6次PE；主要禁忌证是严重感染、心律失常、心功能不全及凝血系统疾病。

(2) 静脉注射免疫球蛋白（intravenous immunoglobulin，IVIG）：已证实IVIG治疗AIDP是有效的，应在出现呼吸肌麻痹前尽早施行，成人为0.4g/kg·d，连用5d；近年国外的临床试验比较了IVIG、PE及二者联合治疗，疗效无差异，故推荐单一治疗。禁忌证是免疫球蛋白过敏或先天性IgA缺乏患者，先天性IgA缺乏患者使用后可造成IgA致敏，再次应用可发生过敏反应；发热和面红等常见的不良反应，可通过减慢输液速度而减轻。有个别报告发生无菌性脑膜炎、肾衰和脑梗死，后者可能与血液黏度增高有关；近来发现IVIG可引起肝功能损害，但停用1个月后即可恢复。

(3) 皮质类固醇（eorticosteroids）：研究认为，无论在GBS早期或后期用皮质激素治疗均无效，并可产生不良反应。故目前不主张应用皮质类固醇激素治疗。

总之，IVIG和PE是AIDP的一线治疗方法，PE需在有特殊设备和经验的医疗中心进行，而IVIG在任何医院都可进行，且适合于各类患者。但两种疗法费用都很昂贵。

5. 康复治疗　可进行被动或主动运动，针灸、按摩、理疗及步态训练等应及早开始。

（七）预后

预后取决于自然因素如年龄、病前腹泻史及CJ感染，以及人为因素如治疗方法和时机，应强调早期有效治疗的意义，支持疗法对降低严重病例的死亡率也很重要，及时合理的使用辅助呼吸至关重要。大部分GBS患者可完全恢复或遗留轻微的下肢无力，约10%患者可出现严重后遗症，多发生在病情严重、进展快、轴索变性和需长期辅助通气的患者。疾病早期的主要死因是心跳骤停、成人呼吸窘迫综合征或辅助通气意外，后期是肺栓塞和感染。条件完备医院的GBS死亡率已降至3%～5%。

四、Guillain－Barre综合征变异型

Guillain－Barre综合征变异型（variant form of GBS）包括：①复发型急性炎症性脱髓鞘性多发性神经病。②Miller－Fisher综合征。③急性运动轴索型神经病。④急性运动感觉轴索型神经病。⑤纯感觉型Guillain－Barre综合征。⑥多数脑神经型Guillain－Barre综合征。⑦全自主神经功能不全型Guillain－Barre综合征。⑧GBS伴一过性锥体束征或小脑性共济失调等。

（一）复发型急性炎症性脱髓鞘性多发性神经病

复发型急性炎症性脱髓鞘性多发性神经病（relapsing type of AIDP）是AIDP患者发病数周或数年后再次出现GBS的临床表现。研究发现约有5%～9%的患者可能复发，其中50%的患者可能复发2次以上。病理表现与单相病程的GBS不同，同时可见脱髓鞘与再生以及洋葱头样改变。该型的临床表现与第一次发作基本相同，但进展缓慢，对治疗反应较好。仅少数持续进展或不完全缓解，转变成慢性型。

（二）Miller－Fisher综合征

Miller－Fisher综合征（MSF）或称Fisher综合征，临床少见。本病以男性青壮年发病率较高，急性或亚急性发病，病前常有上呼吸道或消化道感染史，经数日或数周出现神经系统表现。眼外肌麻痹、共济失调及腱反射消失是其典型表现，称为三联征。但需注意的是个别患者可以出现腱反射活跃。该综合征患者均有抗GQ1b抗体存在，具有病理生理学意义。CSF蛋白轻度或中度增高，病后2周最明显，可出现寡克隆带，细胞数正常，呈蛋白－细胞分离。电生理检查可见原发性脱髓鞘及轴索损害，四肢周围感觉神经损害及脑运动神经损害为主。腓肠肌神经活检节段性脱髓鞘与轴索损害并存。

MSF的诊断主要依据眼外肌麻痹、共济失调及腱反射消失三联征表现以及CSF蛋白－细胞分离。应该与引起眼外肌麻痹的其他疾病相鉴别。治疗可参考AIDP的治疗。MSF是一种良性病程，纯Fisher综合征预后较好，大多数患者可以自愈，病后2～3周或数月内完全恢复。

（三）急性运动轴索型神经病

急性运动轴索型神经病（acute motor axonal neuropathy，AMAN）为纯运动性，以肢体瘫痪为主。AMAN的病因不明，CJ感染常与此病相关。AMAN失神经病变主要发生在神经末梢的远端。其临床表现是病前腹泻史，血清学检查证实CJ感染，粪便中分离出CJ。病情重，以肢体瘫痪为主，24～48h内迅速出现四肢瘫，多合并呼吸肌受累，无感觉症状，可早期出现肌萎缩。预后差。

（四）急性运动感觉轴索型神经病

急性运动感觉轴索型神经病（acute motor sensory axonal neuropathy，AMSAN）也称爆发轴索型GBS，临床不常见。AMSAN与AMAN的起病方式相似，症状较AMAN重，恢复慢，预后差。其电生理表现为运动、感觉神经兴奋性降低及重度失神经改变。诊断主要依据病前CJ感染史、临床特征及电生理检查，确诊需病理资料。治疗与AIDP相同，研究认为IVIG可能要好于PE。本病预后较差，功能恢复缓慢而不完全。

（五）纯感觉型Guillain－Barre综合征

纯感觉型Guillain－Barre综合征（pure sensory Guillain－Barre syndrome）主要表现为四肢对称性感觉障碍和疼痛，深感觉障碍较突出。临床特点为起病快，四肢呈对称性感觉障碍，深感觉损害重，可伴有疼痛，无明显瘫痪或仅有轻瘫，腱反射可减弱。CSF蛋白增高，细胞少或无，呈蛋白－细胞分离，神经电生理检查符合脱髓鞘性周围神经病改变，恢复较完全。本病的治疗主要为去除病因，给予神经营养治疗。

（六）多数脑神经型Guillain－Barre综合征

多数脑神经型Guillain－Barre综合征（multi－cranial nerve type of Guillain－Barre syndrome）是 GBS 伴有多数脑神经受累。主要累及单侧或双侧的脑运动神经，面神经、舌咽及迷走神经多见，其次为动眼、滑车和外展神经，舌下神经也可受累。脊神经受累较轻，可有一过性肢体无力，有的病例表现为颈 - 臂 - 咽肌无力变异性型。

（七）全自主神经功能不全型 Guillain - Barre 综合征

全自主神经功能不全型 Guillain - Barre 综合征（pandysautonimia type of Guillain - Barre syndrome）是急性单纯型自主神经功能不全，表现为急性或亚急性发作的全自主神经系统功能失调。本病的临床表现是患者在病前可完全健康，部分有上呼吸道或其他病毒的感染史，病前数日已恢复正常。表现周身无汗，皮肤、鼻腔、口腔干燥，泪腺、唾液腺分泌减少，便秘及排尿困难、直立性低血压、瞳孔不等大、对光反射消失、阳痿、失张力性膀胱。无感觉障碍和瘫痪，腱反射减弱。约 40% 的患者出现 CSF 蛋白 - 细胞分离现象，肌电图为神经源性损害。腓肠肌活检可见脱髓鞘和部分轴索变性，Schwann 细胞增生和胶原纤维增多，巨噬细胞及单个核细胞浸润等。本病预后良好，呈单相病程，经治疗后数月可完全或基本恢复。

（八）GBS 其他变异型的诊断

GBS 的其他变异型主要表现为临床症状或体征以部分孤立的形式出现、非对称性表现等。如单纯性眼肌麻痹，病变先累及颅神经或上肢后才出现下肢等的受累。目前有学者认为，无论任何 GBS 的变异型均呈急性或亚急性发病的单相病程，常伴 CSF 蛋白 - 细胞分离，电生理及病理表现符合 GBS 的基本特点为特征。临床需注意与某些特殊病因所致的 GBS 相鉴别，如继发于钩端螺旋体病的 GBS。

五、慢性炎症性脱髓鞘性多发性神经病

慢性炎症性脱髓鞘性多发性神经病（chronic inflammatory demyelinating polyneuropathy, CIDP）是周围神经的慢性复发性疾病，也称慢性吉兰 - 巴雷综合征。CIDP 主要特点是：①慢性进行性或慢性复发性病程。②起病隐袭，很少发现有前驱因素。③病理上炎症反应不明显，脱髓鞘与髓鞘再生可同时并存，Schwann 细胞再生，出现“洋葱头样”改变。④激素的疗效较肯定。

（一）病因和发病机制

CIDP 发病机制与 AIDP 相似而不同。CIDP 的动物模型是用半乳糖脑苷酯与蛋白酶制成，CIDP 患者目前只发现微管蛋白抗体、髓鞘结合糖蛋白（MAG）抗体，而无髓鞘素蛋白、GMI 及其他神经节苷脂的自身免疫证据，也没有针对 CJ 及巨细胞病毒（CMV）等感染因子反应的证据。

（二）临床表现

（1）CIDP 发病率低，国内报告占 GBS 的 1.4% ~4.7%；男女患病比率相似；各年龄均可发病，但儿童很少。

（2）隐袭发病，多无前驱因素，进展期数月至数年，平均 3 个月；其自然病程有阶梯式进展、稳定进展和复发 - 缓解等 3 种形式，最初病情迅速进展可与 AIDP 相似，当进展超过 4 周时，其慢性特征就变得明显了。

（3）常见对称分布的肢体远端及近端无力，自远端向近端发展，腱反射减弱或消失；从上肢发病的罕见，躯干肌、呼吸肌及脑神经受累少见，偶见复视、构音障碍和吞咽困难

等；大多数患者同时存在运动和感觉障碍：可有痛觉过敏、深感觉障碍及感觉性共济失调，走路蹒跚，容易踩空；肌萎缩较轻，部分患者可较严重；少数病例可有 Horner 征、原发性震颤、尿失禁和阳痿等。

（三）辅助检查

（1）CSF 可见蛋白细胞分离，但蛋白量波动较大，部分患者寡克隆带阳性。

（2）NCV、远端潜伏期、F 波潜伏期等异常通常均较 AIDP 严重，病程不同时间的电生理检查显示脱髓鞘及继发轴索损害的程度不同。

（3）因感觉神经受累较常见，故腓肠神经活检常可发现炎症性节段性脱髓鞘，典型洋葱头样改变高度提示 CIDP；但此改变并非 CIDP 的特异性改变，也可见于 Deierine - Sottas 病、Charcot - Marie - Tooth 病、炎症性局限性肥大性单神经病、神经束膜瘤、创伤性神经瘤和神经纤维瘤等。如怀疑糖尿病性周围神经病并发 CIDP，活检发现炎症性脱髓鞘反应更有确诊意义。

（4）MRI 在病程较长的 CIDP 患者可发现神经增粗，强化扫描有助于发现活动性病变。

（四）诊断和鉴别诊断

1. 诊断　CIDP 是一种比 AIDP 更具异质性的疾病，其慢性特点及不对称型 CIDP 使诊断更困难。CIDP 的诊断主要根据临床症状和体征、电生理及 CSF 检查，有时需神经活检来确诊。

2. 鉴别诊断

（1）复发型 GBS：与 GBS 相似，多在 1 个月内进展至高峰，并常有面神经及呼吸肌受累；而 CIDP 的进展平均为 3 个月；复发型 GBS 多有前驱感染因素，而 CIDP 少见。

（2）结缔组织病：如系统性红斑狼疮、血管炎和干燥综合征等由于小血管炎影响周围神经血液供应，而造成慢性进行性多发性神经病，结节病可浸润神经根导致慢性多发性神经病。

（3）异常蛋白血症：合并周围神经病是一组异质性神经病，多伴发于意义不明的良性单克隆丙种球蛋白血症（MGUS），少数患者有潜在的恶性浆细胞增生性疾病、Waldenstrom 巨球蛋白血症、POEMS 综合征等。

（4）多灶性运动神经病（multifocal motor neuropathy，MMN）：是仅累及运动神经的脱髓鞘性神经病，表现为不对称性，节段性 NCV 减慢或阻滞，激素疗效不佳，多需用环磷酰胺治疗。

（5）副肿瘤性神经病（paraneoplastic neuropath）：可见于临床发现肿瘤前，多为纯感觉性或感觉运动性，感觉症状明显，可出现感觉性共济失调。部分患者随肿瘤治疗好转，神经病也有好转。

（6）淋巴瘤和白血病可浸润神经根造成慢性多神经病，淋巴瘤可以多神经病为首发症状。

（7）遗传性感觉运动性神经病（HSMN）：家族史及手足残缺、色素性视网膜炎、鱼鳞病和弓形足等体征可帮助诊断，确诊需依靠神经活检。

（8）中毒性周围神经病有长期暴露于可引起周围神经病的药物或毒物病史。

（9）CIDP 可继发于代谢性疾病，应检查肝、肾和甲状腺功能；常与糖尿病性神经病同时存在，电生理有助于鉴别；皮肤活检及用刚果红染色标本可发现原发性和继发性淀粉样蛋白沉积所致神经病；维生素缺乏性神经病可见皮肤及黏膜溃疡、消化及 CNS 症状；CIDP 可与这些疾病同时存在。

（五）治疗

泼尼松是治疗 CIDP 最常用的药物，随机对照试验已证实有效。CIDP 患者应长期口服泼尼松 100mg，每日 1 次，连用 2～4 周；后逐渐减量，大多数患者平均在 2 个月时临床出现肌力改善。隔日用药及隔日减量方案可能减轻皮质类固醇不良反应。一种每 2 周减量 15% 及转换隔日用药方案见表 13－1。

表 13－1　泼尼松早期转换为隔日用药方案

剂量（dayl/day2）	治疗的周数	用此剂量的周数
60/60	0	4
60/45	4	2
60/30	6	2
60/15	8	2
60/0	10	2
50/0	12	2
45/0	14	2
40/0	16	2
30/0	18	4
25/0	22	2
20/0	24	4
15/0	28	4
10/0	32	4
7.5/0	36	4
5/0	40	6 或更多

注：初始剂量 60mg，每日 1 次，连用 4 周，逐渐减量每 2 周 1 次。早期转换为隔日方案首先是次日减量。

近来采用地塞米松 40mg 静脉滴注，连续冲击 4 天；然后用 20mg/d，12d；10mg/d，12d；28d 为 1 个疗程，经 6 个疗程后均有缓解，疗效可保持 15～23 个月。地塞米松抗炎作用强、不良反应轻，在易出现激素不良反应的患者可考虑应用；因含氟，故伴有风湿性疾病患者慎用。

血浆交换（PE）取静脉注射免疫球蛋白（IVIG）CIDP 患者可每周接受 2 次 PE，连用 3 周，3 周时疗效最明显，但多数患者的反应是暂时的，可多次或定期进行 PE。随机对照试验已证明 IVIG 有效，0.4g/（kg·d），连续 5d。IVIG 与 PE 短期疗效相近，但 IVIG 疗效维持时间较长，与小剂量激素合用疗效维持时间更长。虽然费用较高，但如条件许可时仍不失为可选择的治疗方法。

免疫抑制剂如环磷酰胺冲击治疗、硫唑嘌呤、环孢素 A 及全淋巴系统照射通常在其他治疗无效时使用。难治性患者的治疗始终具有挑战性，目前尚无指导性的成功方案。

（六）预后

Dyck 等对 52 例 CIDP 进行长期观察，发病后 2～19 年因各种并发症死亡为 11%，3 例死于其他疾病。包括最终死亡病例在内，完全恢复者占 4%；有轻度神经系统症状，能正常工作和生活的 60%；有中度症状，仍能步行，但不能正常工作和生活的 8%；卧床不起或需坐轮椅的 28%。

（任　重）

第三节　吉兰－巴雷综合征

一、定义

急性炎症性脱髓鞘性多神经炎（acute inflammatory demyelinating polyneuropathy，AIDP）又称吉兰－巴雷综合征（Guillain－Barre's syndrome，GBS），是一种自身免疫性疾病。其主要病理改变为周围神经系统的广泛性炎性脱髓鞘。临床上以四肢对称性弛缓性瘫痪为其主要表现。

二、病因与发病机制

目前尚未清楚。近年认为与空肠弯曲菌感染后所致的免疫障碍有关。体液免疫在该病的发病和发展中起主要作用。

三、病理

病变部位主要在脊神经根，也可累及脑神经。病理特点为节段性脱髓鞘和炎性细胞浸润（主要是淋巴细胞），轴索损害相对较轻。脊神经前根较后根受损较重，近段较远端重（图 13－1，图 13－2）。

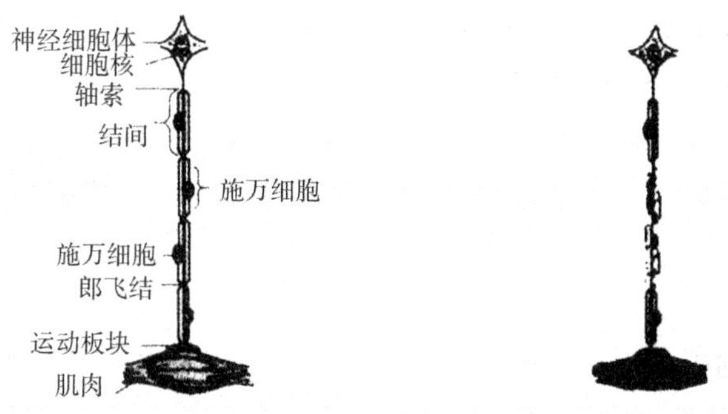

图 13－1　正常周围神经　　图 13－2　周围神经节段性脱髓鞘

四、临床表现

(一) 发病情况

任何年龄均可发病，但以青壮年男性多见。四季均有发病，夏、秋季多见。多呈急性或亚急性发病。起病前有前驱感染史（腹泻或上感）。

(二) 四肢无力

对称性下运动神经元性瘫痪。四肢肌张力低下，腱反射减弱或消失，无病理征。瘫痪一般近段较重。通常在1~2周内发展到高峰。起病2~3周后可有肌萎缩。

(三) 呼吸肌麻痹

少数患者可出现呼吸肌麻痹，是GBS的严重状态，处理不及时可危及患者生命，应严密监护，必要时行气管切开、呼吸机辅助呼吸。

(四) 脑神经麻痹

约半数患者可有脑神经损害，以两侧面神经、舌咽、迷走神经双侧受累多见，其次是动眼神经、滑车神经和外展神经。

(五) 感觉障碍

常为首发症状，以主观感觉障碍为主，多为四肢末端的麻木、针刺感。客观检查可有手套、袜套样感觉减退，也可无感觉障碍体征。

(六) 自主神经功能障碍

初期或恢复期常有多汗（交感神经受刺激）。部分患者可出现血压不稳、心动过速和心电图异常等。

五、临床分型

本病的临床分型如下几种。

(1) 急性炎症性脱髓鞘性多神经炎（acute inflammatory demyelinating polyneuropathy，AIDP）。

(2) 急性运动轴索神经病（acute motor axon neuropathy，AMAN）。

(3) 急性运动感觉轴索神经病（acute motor－sensory axon neuropathy，AMSAN）。

(4) Fisher综合征（Fisher syndrome）。

(5) 不能分类的吉兰－巴雷综合征。

六、辅助检查

(一) 脑脊液

多表现为蛋白增高而细胞数正常或接近正常的蛋白－细胞分离现象。蛋白常升高在发病2~3周后达高峰。

(二) 血象及血沉

白细胞总数增多和血沉增快，多提示病情严重或有肺部并发症。

（三）肌电图检查

其改变与病情的严重程度及病程有关。典型改变为神经传导速度减慢、F 波或 H 波反射消失、出现率下降或潜伏期延长。

七、诊断与鉴别诊断

（一）诊断要点

（1）急性或亚急性起病。

（2）四肢对称性下运动神经元性瘫痪，感觉障碍较轻或缺如。

（3）脑脊液有蛋白－细胞分离现象。

（4）电生理检查：神经传导速度减慢，F 波或 H 波反射消失、出现率下降或潜伏期延长。

（二）鉴别诊断

1. 急性脊髓灰质炎　为急性起病的肢体迟缓性瘫。但有明显发热，肢体瘫痪为节段性、不对称，无感觉障碍，脑脊液细胞及蛋白均升高。

2. 急性脊髓炎　颈膨大以上损害，早期可有四肢迟缓性瘫痪，但有传导束型感觉障碍、二便障碍。随病情发展，肌张力逐渐增高、腱反射亢进，可引出病理反射，脑脊液蛋白、细胞正常或轻度升高。

3. 全身型重症肌无力　有四肢迟缓性瘫痪，但病情逐渐加重，症状呈波动性，多有晨轻暮重，疲劳试验及新斯的明试验阳性，脑脊液正常。

4. 低血钾型周期性麻痹　多有反复发作史，无感觉和脑神经损害，脑脊液正常，发作时有低血钾和低钾心电图改变，补钾后症状迅速好转（见表 13－2）。

表 13－2　GBS 与低血钾型周期性麻痹的鉴别

鉴别点	GBS	低血钾型周期性麻痹
病因	多种病前感染史和自身免疫反应	低血钾、甲亢
病程	急性或亚急性起病，进展不超过 4 周	起病快（数小时至 1d）恢复快（2～3d）
肢体瘫痪	四肢瘫常自双下肢开始，近端较明显	四肢迟缓性瘫痪
呼吸肌麻痹	可有	无
脑神经受损	可有	无
感觉障碍	可有（末梢型）、疼痛	无感觉障碍及神经根刺激症
脑脊液	蛋白－细胞分离	正常
电生理检查	早期 F 波或 H 波反射延迟，运动 NCV 减慢	EMG 电位幅度降低，电刺激可无反应
血钾	正常	低，补钾有效
既往发作史	无	常有

八、治疗

1. 严密观察呼吸功能　出现呼吸肌麻痹时尽早行气管切开、呼吸机辅助呼吸。

2. 加强护理　保持呼吸道通畅，监测生命体征，翻身拍背，肢体置于功能位，吞咽困难者尽早行鼻饲，预防肺炎、压疮、下肢静脉血栓形成。

3. 免疫治疗　血浆交换或静脉滴注大剂量免疫球蛋白。

4. 应用激素　治疗尚有争议。主要用于急性进展期患者。

5. 促进神经修复　维生素 B_1、B_{12}等。

6. 康复治疗　尽早进行康复训练。

九、预后

（1）大多数患者经积极治疗后预后良好，轻者多在1～3个月好转，数月至1年内完全恢复。

（2）部分患者可有不同程度的后遗症，如肢体无力、肌肉萎缩和足下垂等。

（3）重症患者常因呼吸肌麻痹或肺部并发症死亡。

（任　重）

第四节　血管炎性神经病

一、概述

血管炎是指血管壁炎症、坏死，导致管腔闭塞，血管支配区缺血的一组疾病。血管炎可损害单一或多个器官系统，常累及周围神经系统。系统性血管炎累及中小动脉，因常累及神经表面的动脉，故常引起神经病；而主要累及微血管或大血管的血管炎不常引起神经病。可影响周围神经系统的中小血管炎分为两大类（表13－3）。

表13－3　损害周围神经系统的血管炎分类

系统性血管炎
结节性多动脉炎
变态反应性血管炎（Churg－Strauss综合征）
韦格纳肉芽肿病
系统性红斑狼疮
风湿性关节炎
干燥综合征
非系统性血管炎

系统性血管炎又可分为两类：①原发性系统性血管炎，是指没有已知原因的系统性血管炎，包括结节性多动脉炎、变态反应性血管炎、韦格纳肉芽肿病。②继发性系统性血管炎，由病毒、药物或结缔组织病所引起的血管壁炎症，结缔组织病包括系统性红斑狼疮、风湿性关节炎及干燥综合征等。系统性血管炎与非系统性血管炎的一个重要区别是非系统性血管炎常常不致命，但两者在早期不易鉴别，有10%的患者在病初似非系统性血管炎，最后为系统性血管炎。

结节性多动脉炎为最常见的血管炎，特征为中小动脉坏死性炎症，累及肾、骨骼肌、肠道、皮肤、周围及中枢神经系统，50%～75%的患者可出现周围神经系统损害。变态反应性血管炎典型表现为哮喘、嗜酸性细胞增多及肺受累，播散性中小血管炎，累及周围神经系统的概率也为50%～75%。韦格纳肉芽肿病影响上下呼吸道，伴肾小球肾炎及坏死性血管炎，10%～20%的患者累及周围神经系统，11%的患者有脑神经和眼外肌麻痹。风湿性关节炎是血管炎性神经病的最常见原因。

经活检证实的血管炎性神经病患者中有 1/3 缺乏系统性疾病或肯定的结缔组织疾病，仅影响周围神经及骨骼肌，为非系统性血管炎性神经病。最常见的临床表现为多数性单神经病，其次为非对称性神经病或远端多神经病。起病隐袭，缓慢进展，症状的轻重存在个体差异。诊断需依靠神经及肌肉活检，病理改变与结节性多动脉炎相同，影响肌肉神经的中小动脉。

系统性血管炎患者除全身症状（发热、不适及体重减轻）外，有多系统症状体征。累及周围神经系统者大多以周围神经病作为首发表现。所有血管炎性周围神经病的表现相同，临床上表现为多数性单神经病及远端对称性神经病，感觉运动均受累。最常受累的神经是腓神经（91%），其次为腓肠神经（47%）、胫神经（44%）、尺神经（43%）、正中神经（30%）、桡神经（19%）。

二、诊断

怀疑为血管炎的患者的辅助检查应着重于明确潜在的疾病或寻找血清学异常以确定特定的血管炎综合征。检查内容包括：血沉、全血细胞及嗜酸性粒细胞计数、肾功能、尿液分析、肝酶、风湿因子、抗核抗体、可溶出性核抗原（ENA）、血清补体、抗中性粒细胞胞浆抗体、冷球蛋白、乙肝抗原及抗体、丙肝抗体。抗中性粒细胞胞浆抗体对诊断变态反应性血管炎、韦格纳肉芽肿病及显微镜下多血管炎有帮助（80% 以上的患者有增高）。

电生理检查有助于了解神经损害类型及损害的对称性，肌电图可提示失神经损害，传导速度相对正常。

脑脊液检查常正常。

血管炎的肯定性诊断需依靠皮神经活检（有时需结合肌肉活检）证实有血管病变，血管炎表现为穿透血管壁的单核炎性细胞浸润（主要为 T 淋巴细胞及巨噬细胞）和血管壁的坏死。通过免疫染色方法，80% 以上的患者可发现免疫球蛋白、补体及膜攻击复合物沉积于血管。神经表现为轴索变性及神经纤维缺失。

三、发病机制

血管炎的发生与免疫机制有关，但导致血管损害的确切的免疫过程尚不完全清楚。免疫复合物沉积于血管壁及 T 淋巴细胞介导的细胞毒性反应是引起血管壁破坏的两个基本的免疫机制，也可能涉及抗体介导的免疫机制。产生血管炎性神经病的最终途径都是因 50～300μm 的神经血管广泛闭塞致神经缺血所引起，神经缺血导致轴索变性，可伴轻度继发性节段性脱髓鞘。

四、治疗

（一）系统性血管炎

对系统性血管炎需立即抑制疾病活动，以限制进一步的器官和神经损害。治疗方法为泼尼松（首选），泼尼松剂量为每天 1.0mg/kg，每日早餐后顿服。严重患者可先给予甲泼尼龙（500～1 000mg/d，3～5d），再应用泼尼松口服。临床症状缓解后，泼尼松应在 4～6 周后减为 1mg/kg，隔日 1 次。获得最佳改善后，泼尼松再逐渐减量。对韦格纳肉芽肿病或危及生命的结节性多动脉炎及变态反应性血管炎（累及心、胃肠道或中枢神经系统）患者，应采用泼尼松加细胞增殖抑制剂（常用环磷酰胺）。环磷酰胺剂量为每天2mg/kg（最大剂量为150mg/d），每日早餐后顿服。环磷酰胺应在疾病活动消失后维持1年时间。

通过以上治疗，系统性血管炎及韦格纳肉芽肿病的缓解率可达80%～90%。神经恢复比较慢，改善率在半年为60%，在1年为86%。

环磷酰胺的恶心、呕吐不良反应可给予甲氧氯普胺（10mg，qid）或5－HT_3受体拮抗剂（如昂丹司琼8mg，bid），严重不良反应有骨髓抑制、泌尿系统毒性、性腺毒性、致癌性及致畸性。

在治疗期间应密切监测全血细胞计数，并通过调节环磷酰胺剂量使淋巴细胞绝对计数维持在$0.75\times10^9/L$左右，白细胞总数在$3.0\times10^9/L$以上，中性粒细胞总数在$1.5\times10^9/L$以上。注意血小板及红细胞计数不要过低。

出血性膀胱炎及移行细胞癌是最严重的泌尿系统毒性。约有一半患者因膀胱炎而出现血尿，血尿是环磷酰胺所致膀胱损伤的敏感指标。膀胱损伤是由于环磷酰胺的代谢产物丙烯醛分泌进入尿液的毒性作用所致，多饮水可减少出血性膀胱炎的发生。移行细胞癌几乎总是发生于血尿后，因此应每3～6个月进行一次尿检，包括停药后，因移行细胞癌可发生于停药后数十年。

血浆置换对危重患者有益，但并不能改善生存率。其他免疫抑制剂的有效证据不多，有时可选择性应用，剂量为：甲氨蝶呤10～25mg/周，硫唑嘌呤100～250mg/d，环孢素2～5mg/（kg·d），霉酚酸酯1～3mg/（kg·d），免疫球蛋白500mg/（kg·d），连用4d。

（二）非系统性血管炎性神经病

非系统性血管炎性神经病常随时间出现自发恢复，因此，如患者症状轻或在改善中则不治疗。如疾病处于活动期（症状加重或有新症状出现），则需免疫抑制治疗。常采用单一的泼尼松治疗。用法为：40～60mg/d，症状改善后快速减量至低剂量（常为10mg/d），以后为隔日疗法。

也可应用硫唑嘌呤，常在泼尼松减量中应用。开始剂量为1mg/（kg·d）（分次餐后服用以减少恶心反应），以后每月增加50mg至剂量达到2～2.5mg/（kg·d）。硫唑嘌呤的起效时间可能长达8个月。其不良反应参见重症肌无力章节。

也可应用小剂量泼尼松加小剂量甲氨蝶呤。甲氨蝶呤的开始剂量为每周7.5mg，逐渐增加至每周15mg。

主要血管炎性神经病的治疗摘要见表13－4。

表13－4　主要血管炎性神经病的治疗要点摘要

血管炎类型	一线治疗药物	不敏感者的二线选择
非系统性血管性神经病（NSVN）		
重（进展快，运动缺陷为主）	诱导（标准疗法） 静脉注射MP 15mg/（kg·d），共3～5d； 口服CYC 2.0mg/（kg·d） PRD 1.0mg/（kg·d）；2～4周后改为qod； 维持（缓解后） 继续口服CYC，共6～12个月 PRD超过6～12个月逐渐减量	①口服或静脉注射，MTX 15～25mg，qw，共18～24个月 ②IVIg，0.5g/（kg·d），共4d，然后每3～4周0.5g/（kg·d），共6～12个月

续 表

血管炎类型	一线治疗药物	不敏感者的二线选择
轻（进展慢，感觉障碍为主）	PRD 1.0mg/（kg·d），减量同上	
ANCN 相关性血管炎（WG，MRA）	诱导（标准疗法） 应用 MP、CYC 和 PRD 同 NSVN； 维持（缓解后） ①继续口服 CYC，2.0mg/（kg·d），共 12 个月，然后每 2～3 个月减少 25mg ②将 CYC 改为 AZA，1.5～2.0mg/（kg·d），共 18～24 个月 ③将 CYC 改为 MTX，口服或静脉注射，15～25mg/周，共 18～24 个月	①将口服 CYC 改为脉冲静脉注射 CYC，每 3～4 周，0.5～1.0g/m²，共 12～24 个月 ②将 CYC 改为 MTX，口服或静脉注射，15～20mg/周，共 24 个月 ③IVIg，参见 NSVN ④血浆置换 6～12 次
结节性多动脉炎和变态反应性血管炎（CSS）	①患者有两个以后预后不良因素（肌酐 > 1.58mg/dl，蛋白尿 > 1g/d；中枢神经系统，胃肠或心脏受累）：治疗同 ANCN 相关性血管炎 ②患者少于一个预后不良因素：单用 PRD，同标准疗法	参见 ANCN 相关性血管炎，INF－α 用于不敏感型 CSS

注：ANCN 为抗中性粒细胞胞质抗体；AZA 为硫唑嘌呤；CYC 为环磷酰胺；IVIg 为静脉注射免疫球蛋白；MPA 为显微镜下多血管炎；MP 为甲泼尼龙；MTX 为甲氨蝶呤；PRD 为泼尼松；WG 为韦格肉芽肿病。

（任　重）

第五节　药物性周围神经病

药物介导的周围神经病大多以感觉性周围神经病的表现为主，多数情况下存在剂量依赖性的特点，常见于短期大剂量应用或长期应用某种药剂后。以下几种临床常用药物较易诱发药物性周围神经病。

一、抗肿瘤药物

约半数应用顺铂或卡铂化疗的患者，在化疗开始数周后，即可出现周围神经病的症状。周围神经粗大的纤维成分最易受累，甚至可累及后索而出现 Lhermitte's 征。患者深感觉、触觉受累较痛温觉为著，常常自远端开始，指/趾尖可有麻木、疼痛，而后逐渐向近端发展，有时自主神经也能受累，出现指尖疼痛及颜色改变。病理研究发现，神经纤维发生轴索变性，神经组织中存在铂盐沉积，其中脊神经节的沉积较为明显。可给予神经营养药物治疗，关键在于开始化疗前，医生应对铂剂的周围神经毒性作用予以重视，出现症状后及时减量或减少用药频率。

长春新碱是另一种临床上常用的抗肿瘤药物，应用药物数周后可出现周围神经受损的症状，患者主观感觉异常较重，查体时则客观感觉障碍较少，早期即可出现跟腱反射的减弱或消失，肌无力发生较早，通常累及四肢末端的伸肌肌群，出现不能伸指/趾，严重时肌无力向近端发展，远端症状更为明显，甚至出现足下垂。自主神经可以受累，偶尔也可出现颅神经症状。本病的剂量依赖性较强，通常停药或减量后自行恢复，但恢复较慢。可给予神经营养药物对症治疗。

紫杉萜与紫杉醇常用以对卵巢肿瘤及乳腺癌的化疗，长期或过量应用亦可导致周围神经病的发生，其症状与铂剂的症状相近，多以感觉障碍的症状为著，病理表现为远端轴索变性，以大纤维为主。本型疾病多为剂量依赖性，停药或减药后多可自行恢复。

二、抗生素类药物

服用异烟肼抗痨治疗时，可诱发周围神经损伤。表现为四肢末端对称性的感觉异常，如麻木、疼痛、烧灼感等。继续发展，可出现感觉减退、四肢远端肌无力等症状，力弱以下肢为著，同时可伴有四肢腱反射减退。其发病机制为干扰周围神经的吡哆醇的磷酸化代谢，使酶的活性减低。故临床应用异烟肼时给予维生素 B_6 预防其周围神经损害。

呋喃类抗生素也可诱发周围神经的损害。病理可见周围神经的轴索变性，感觉神经根尤为明显。患者早期表现为下肢末端的感觉异常，随着病情的发展逐渐波及上肢，严重时出现感觉运动功能的损害。合并肾功能不全时，该药物的周围神经损伤更为明显。

（任　重）

第六节　癫痫持续状态

癫痫持续状态（SE）或称癫痫状态，是癫痫连续发作之间意识未完全恢复又频繁再发，或发作持续 30min 以上不自行停止。长时间癫痫发作，若不及时治疗，可因高热、循环衰竭或神经元兴奋毒性损伤导致不可逆的脑损伤，致残率和病死率很高，因而癫痫状态是内科常见的急症。各种癫痫发作均可发生持续状态，但临床以强直 - 阵挛持续状态最常见。全身性发作的癫痫持续状态（SE）常伴有不同程度的意识、运动功能障碍，严重者更有脑水肿和颅内压增高表现。

一、病因

（1）热性惊厥占小儿 SE 的 20% ~30%。

（2）主要发生于癫痫患儿突然撤停抗癫痫药物、不规律服药、睡眠严重缺失或间发感染时。

（3）急性疾病中惊厥发作的各种病因均可引起症状性 SE。

二、临床表现

（一）全面性发作持续状态

全面强直 - 阵挛发作（GTCS）持续状态：是临床常见的危险的癫痫状态，强直 - 阵挛发作反复发生，意识障碍（昏迷）伴高热、代谢性酸中毒、低血糖休克、电解质紊乱（低血钾及低血钙等）和肌红蛋白尿等，可发生脑、心、肝、肺等多脏器功能衰竭，自主神经和生命体征改变。

（二）强直性发作持续状态

强直性发作持续状态多见于 Lennox Gastaut 综合征患儿，表现不同程度意识障碍，间有强直性发作或非典型失神、失张力发作等。

（三）阵挛性发作持续状态

表现阵挛性发作持续时间较长，伴意识模糊甚至昏迷。

（四）肌阵挛发作持续状态

肌阵挛多为局灶或多灶性表现，节律性反复肌阵挛发作，肌肉呈跳动样抽动，连续数小时或数天，多无意识障碍。特发性肌阵挛发作（良性）病人很少出现癫痫状态，严重器质性脑病晚期，如亚急性硬化性全脑炎、家族性进行性肌阵挛癫痫等较常见。

1. 单纯性肌阵挛状态　见于失神发作和强直－阵挛发作患儿。

2. 症状性肌阵挛状态　较多见，常合并退行性脑病如 Ramsay Hunt 肌阵挛性小脑协调障碍，进行性肌阵挛性癫痫如肾性脑病、肺性脑病和中毒性脑病等。

（五）失神发作持续状态

表现意识水平降低，甚至只表现反应性学习成绩下降，临床要注意识别。

（六）部分性发作持续状态

单纯部分性运动发作持续状态：表现身体某部分如颜面或口角抽动、个别手指或单侧肢体持续不停抽动达数小时或数天，无意识障碍。发作终止后，可遗留发作部位 Todd 麻痹，也可扩展为继发性全面性发作。

（七）边缘叶性癫痫持续状态

又称精神运动性癫痫状态，常表现意识障碍（模糊）和精神症状，如活动减少、呆滞、注意力丧失、定向力差、缄默或只能发单音调，以及焦虑不安、恐惧、急躁、幻觉、妄想等持续数天至数月，常见于颞叶癫痫。

（八）偏侧抽搐状态伴偏侧轻瘫

多发生于幼儿，表现一侧抽搐，病人通常意识清醒，伴发作后一过性或永久性同侧肢体瘫痪。

（九）自动症持续状态

少数患者表现自动症，意识障碍可由轻度嗜睡至木僵、昏迷和尿便失禁，如不及时治疗常发生全身性发作，可持续数小时至数天，甚至半年，患者对发作不能回忆。

（十）新生儿期癫痫持续状态

表现多样，不典型，多为轻微抽动，肢体奇异的强直动作，常由一个肢体转至另一肢体或半身抽动，发作时呼吸暂停，意识不清。

三、诊断

（一）实验室检查

1. 血常规检查　可除外感染或血液系统疾病导致症状性持续状态。

2. 血液生化检查　可排除低血糖、糖尿病酮症酸中毒、低血钠，以及慢性肝肾功能不全。

（二）辅助检查

1. 常规 EEG、视频 EEG 和动态 EEG 监测　可显示尖波、棘波、尖 – 慢波、棘 – 慢波等癫痫性波型，有助于癫痫发作和癫痫状态的确诊。

2. 心电图检查　可排除大面积心肌梗死、各种类型心律失常导致广泛脑缺血、缺氧后发作。

3. 胸部 X 线检查　可排除严重肺部感染导致低氧血症或呼吸衰竭。

（三）病史

根据癫痫病史、临床特征、常规或视频 EEG 检查等，GTCS 持续状态发作期间意识丧失才能诊断；部分性发作持续状态可见局部持续性运动发作长达数小时或数天，无意识障碍；边缘叶癫痫持续状态、自动症持续状态均有意识障碍，可伴精神错乱等。

四、治疗

（一）常用药物

（1）地西泮（安定）是成人或儿童各型癫痫状态的首选药。

（2）10% 水合氯醛，加等量植物油保留灌肠。

（3）氯硝西泮（氯硝安定）药效是安定的 5 倍，对各型癫痫状态均有效。

（4）劳拉西泮（氯羟安定）作用较安定强 5 倍。

（5）异戊巴比妥（异戊巴比妥钠）静脉注射，速度不超过 0.05g/min，至控制发作为止。

（6）利多卡因，用于安定注射无效者。

（7）苯妥英（苯妥英钠）能迅速通过血脑屏障，用负荷剂量在脑中迅速达到有效浓度，无呼吸抑制和降低觉醒水平副作用，对 GTCS 持续状态效果尤佳。

（8）丙戊酸钠（德巴金）可迅速终止某些癫痫持续状态，如部分性运动发作持续状态。

（9）苯巴比妥主要用于癫痫控制后维持用药，用安定等控制发作后，可续用苯巴比妥。

（10）副醛：作用强，患呼吸系统疾病者忌用。

如上述方法均不能控制发作，可用硫喷妥钠静脉注射或乙醚吸入麻醉。

（二）对症处理

1. 防治脑水肿　可用 20% 甘露醇快速静脉滴注，或地塞米松 10 ~ 20mg 静脉滴注。

2. 控制感染　避免患者在发作时误吸，可酌情预防性应用抗生素，防治并发症。

3. 相关检查　检查血糖、电解质、动脉血气等，有条件可行 EEG 监测。

4. 物理降温　纠正发作引起代谢紊乱，如低血糖、低血钠、低血钙、高渗状态和肝性脑病，纠正水、电解质及酸碱平衡失调，并给予营养支持治疗。

五、护理

（1）迅速建立静脉通路，立即按医嘱缓慢静脉注射地西泮，速度不超过每分钟 2mg，必要时可在 15 ~ 30min 内重复给药；也可用地西泮 100 ~ 200mg 溶于 5% 葡萄糖或生理盐水中，于 12h 内缓慢静脉滴注；用药中密切观察病人呼吸、心律、血压的变化，如出现呼吸变浅、昏迷加深、血压下降，宜暂停注射。异戊巴比妥钠 0.5g 溶于注射用水 10mL 静注，速度不超过每分钟0.1g，每日限量为1g，用药时注意有无呼吸抑制和血压下降。

（2）严密观察生命体征、意识、瞳孔等变化，监测血清电解质和酸碱平衡情况，及时发现并处理高热、周围循环衰竭、脑水肿等严重并发症。

（3）保持病室环境安静、光线较暗，避免外界各种刺激。床旁加床档，关节、骨突处用棉垫保护，以免病人受伤。

（4）连续抽搐者应控制入液量，按医嘱快速静滴脱水剂。并给予氧气吸入，以防缺氧所致脑水肿。

（5）保持呼吸道通畅和口腔清洁，24h以上不能经口进食的病人，应给予鼻饲流质，少量多次。

（吉伟丽）

第七节　超高热危象

超高热危象是指体温升高至体温调节中枢所能控制的调定点以上（>41℃），同时伴有抽搐、昏迷、休克、出血等。

一、病因

1. 感染性因素

（1）细菌感染。

（2）病毒感染。

（3）螺旋体感染，可见于钩端螺旋体病、回归热等。

（4）其他：如霉菌感染、恶性疟疾等。

2. 非感染性因素

（1）体温调节中枢功能受损。

（2）无菌性坏死物质的吸收。

（3）变态反应性发热。

（4）内分泌疾病。

二、临床表现

发热前寒战伴有淋巴结肿大、结膜充血、关节肿痛、出血、皮疹、肝脾肿大、神经系统症状、腹痛等。

三、治疗

1. 一般处理

（1）卧床休息，注意病室环境。

（2）保持呼吸道通畅，吸氧。

（3）严密观察病情：监测生命体征和神志变化，观察与高热同时存在的伴随症状，观察末梢循环情况。

（4）口腔护理、皮肤护理、饮食护理。

2. 降温措施　迅速而有效地将体温降至38.5℃左右是治疗高热危象的关键。

（1）物理降温

1）适应证：高热而循环良好患者。

2）方法：①冰袋；②擦浴：温水擦浴、酒精擦浴；③冰水浸浴；④体内降温。

（2）药物降温：药物可以防止肌肉震颤，减少集体分解代谢，扩张周围血管，从而将减少产热和利于散热。但注意，药物降温必须与物理降温同时使用。常用药物阿司匹林、地塞米松等，用药时应防止病人虚脱，若上述措施不能使体温降至38℃以下，可加用人工冬眠药物（哌替啶100mg、异丙嗪50mg、氯丙嗪50mg）全量或者半量静脉滴注，注意该药物可以引起血压下降，使用前应补足血容量，纠正休克，使用中检测血压变化。

四、护理

对患者严密观察病情、降温，积极寻找病因、加强基础护理、对症护理。

（吉伟丽）

第八节　昏迷

昏迷是完全意识丧失的一种类型，是临床上的危重症。昏迷的发生，提示患者的脑皮质功能发生了严重障碍。主要表现为完全意识丧失，随意运动消失，对外界刺激的反应迟钝或丧失，但患者还有呼吸和心跳。

一、病因

昏迷可以由多种情况造成，其病因分类也因不同的角度而异。临床上将其主要分为颅内病变及颅外病变两大类。

二、临床表现

临床上完全的意识丧失大致有3种情况，即昏迷、晕厥和心脏停搏。晕厥是短暂的意识丧失，患者多在数分钟内清醒。而心脏停搏是最严重的情况，这种状态称为“临床死亡”，如果患者不能在数分钟内得到抢救，将发生不可逆转的生物学死亡。因此当意识丧失发生后，需要立即鉴别患者到底是昏迷，还是晕厥或心脏停搏。对后者必须立即就地开展心肺复苏，以拯救患者的生命。医学上将昏迷的程度分为以下几种。

（一）轻度昏迷

轻度昏迷患者的意识及随意运动丧失，可偶有不自主的自发动作。被动体位，对外界事物、声、光刺激无反应，可偶有不自主的自发动作及眼球转动。对强烈刺激如掐大腿内侧或压迫眶上孔可出现痛苦表情，用针划足底可有防御反射性屈曲或躲避运动，不能回答问题和执行简单的命令。各种反射及生命体征无明显改变。轻度昏迷时患者的各种反射（如吞咽反射、咳嗽反射、角膜反射及瞳孔反射等）都存在，同时呼吸、脉搏、血压大多正常。部分患者有大小便潴留或失禁。

（二）中度昏迷

中度昏迷患者对各种刺激均无反应，眼球无转动，各种反射减弱（这是与轻度昏迷的区别），有大小便潴留或失禁。呼吸、脉搏、血压可有改变，并可出现病理反射。

（三）重度昏迷

重度昏迷患者肌肉松弛，无任何自主动作，可有去大脑强直现象，对外界一切刺激均无反应。角膜反射、瞳孔反射、咳嗽反射及吞咽反射均消失；各种浅深反射和病理反射消失。生命体征不稳定，大小便失禁。

（四）过度昏迷

过度昏迷患者在深昏迷的基础上出现体温低而不稳，脑干反射功能丧失，瞳孔散大固定，自主呼吸功能丧失，需要以人工呼吸器维持，血压亦需用升压药维持，脑电图呈电静息，脑干诱发电位消失。过度昏迷是“脑死亡”的临床表现。

三、诊断

（一）辅助检查

确认是否昏迷的检查并不困难，只要给予患者一定的刺激，如反复轻拍患者，同时呼唤其名，如果患者无反应，同时有呼吸心跳的表现，就可以做出昏迷的诊断。确认导致昏迷的病因检查繁多，要根据具体情况实施和甄别。

1. 脑膜刺激征　其主要表现为颈项强直、凯耳尼格征（克氏征）和布鲁斤斯基征（布氏征），阳性者见于蛛网膜下腔出血、脑膜炎、脑疝。检查昏迷患者有无脑膜刺激征是急救者必须进行的操作步骤之一，但注意有时患者肌张力呈高度增强（角弓反张）时，有时可与脑膜刺激征混淆，此外在深昏迷患者，有时脑膜刺激征可以消失。

2. 瞳孔检查　双侧瞳孔缩小呈针尖样：常见于有机磷、吗啡、安眠药中毒和桥脑出血。

（1）双侧瞳孔散大见于乙醇、阿托品类物质及氰化物中毒、低血糖昏迷、癫痫发作、脑室出血和晚期脑血肿以及过度昏迷；瞳孔时大时小见于脑水肿或早期脑疝。

（2）双侧瞳孔不等大见于脑疝。但要注意询问患者有无青光眼史、白内障史、眼部手术史及安装义眼史等，以免造成误解和虚惊。

3. 反射检查

（1）脑干反射：角膜反射、下颌反射、瞳孔对光反射、掌颏反射、眼心反射等。

（2）浅反射：角膜反射、咽反射、腹壁反射、提睾反射和肛门反射等。

（3）深反射：桡骨膜反射、肱二头肌及肱三头肌反射、霍夫曼征（Hoffmann）、膝及跟腱反射。

（4）病理反射：巴彬斯基氏征（Babinski）、欧氏征（Oppenheim）、戈登氏征（Gordon）等。

4. 其他检查　心电图、血氧饱和度、血糖测定等，对昏迷的诊断有一定的帮助，应充分加以利用。

（二）病史

1. 昏迷的发生率　急慢性脑血管病、中毒和低血糖是院外昏迷发生率最高的疾病。

2. 起病的缓急　突然起病：急性脑血管病、中毒、低血糖、脑外伤及癫痫等；缓慢起病：脑肿瘤、感染及代谢障碍性疾病，如尿毒症、肺性脑病、肝性脑病等。

3. 根据患者既往病史判断

（1）高血压和动脉硬化史，急性脑血管病。

（2）糖尿病史：低血糖、酮症酸中毒、高渗性昏迷。

（3）其他疾病史：癫痫、慢性肾病、肝病、肺部疾病、颅内占位性疾病等，都可发生各自的昏迷。

4. 根据伴随情况的判断

（1）发热多见于感染、甲亢危象、中暑、脑性疟疾等。

（2）气味：大蒜味见于有机磷中毒，烂苹果味见于酮症酸中毒、尿臭味见于尿毒症、肝臭见于肝昏迷、酒味见于酒精中毒等。

（3）抽搐：多见于癫痫及脑血管病。

（4）头痛：多见于颅内疾病。

（5）低血压：多见于休克、阿－斯综合征、甲状腺功能减退症、糖尿病、肾上腺皮质功能减退、镇静剂或安眠药中毒等。

（6）高血压：急性脑血管病、高血压脑病等。

（7）脑膜刺激征：颅内感染、蛛网膜下腔出血。

（8）神经系统定位体征，急性脑血管病。

（9）肤色：皮肤潮红多见于感染与酒精中毒；樱桃红色多见于 CO 中毒；发绀多见于缺氧性疾病，如心、肺疾病及亚硝酸盐中毒；苍白多见于贫血、失血、休克；黄染多见于肝胆疾病或溶血。

四、治疗

昏迷一旦发生，无论是何原因，都提示病情危重，患者必须尽快得到有效的现场急救。

（一）昏迷的现场急救原则

（1）所有患者均需要去医院做进一步诊治，故应尽快将患者送医院，留在家中或社区观察治疗将不利于患者。

（2）保持患者呼吸道通畅，及时清理气道异物，对呼吸阻力较大者使用口咽管，亦可使患者采用稳定侧卧位，这样即可防治咽部组织下坠堵塞呼吸道，又有利于分泌物引流，防止消化道的内容反流导致的误吸。因此，侧卧位是昏迷患者入院前必须采取的体位。

（二）支持疗法及对症治疗

供氧，建立静脉通道，维持血压及水电平衡，对呼吸异常者提供呼吸支持（面罩气囊人工呼吸、气管插管、呼吸兴奋剂等），对抽搐者给予地西泮类药物，对于颅内压增高患者给予脱水药物等。

（三）病因治疗

根据导致昏迷的原发疾病及原因采取有针对性的治疗措施，如针对感染采用抗生素治疗、针对缺氧性昏迷的供氧措施、针对低血糖的补充糖类措施等。

五、护理

1. 密切观察病情变化　包括昏迷过程、昏迷程度、体温、脉搏、呼吸及神经系统症状、体征等。观察有无偏瘫、颈强直及瞳孔变化等。

2. 体位及肢体护理　病人绝对卧床、平卧位、头转向一侧以免呕吐物误入气管。翻身采用低幅度、操作轻柔、使肌肉处于松弛状态，以免肢体肌关节挛缩，以利功能恢复。

3. 呼吸道护理　病人肩下垫高，使颈部伸展，防止舌根后坠，并保持呼吸道通畅。应准备好吸痰器、吸氧用具等。

4. 注意营养及维持水、电解质平衡　应鼻饲富有营养的流质，每次250mL为宜，每日6～8次，注意鼻饲护理。

5. 口腔护理　去除假牙、每日清洁牙齿两次；防止因吞咽反射差、分泌物聚积引起感染；黏膜破溃处可涂溃疡膏；口唇干裂有痂皮者涂石蜡油；张口呼吸者致呼吸道感染，应将消毒纱布沾湿温水盖在口鼻上。

6. 眼睛护理　眼角有分泌物时应用热毛巾或1%～2%温硼酸液泡的脱脂棉擦净。眼闭合不全者应每日用生理盐水洗眼一次，并涂抗生素眼膏，再用消毒凡士林纱条覆盖加以保护。

7. 皮肤护理　昏迷病人不能自己转动体位，最易发生褥疮，应定时翻身、按摩，每2h一次。保持皮肤的清洁干燥，有大小便失禁、呕吐及出汗等应及时擦洗干净，不可让病人直接卧于橡胶及塑料床单上，应保持床铺清洁干燥、平整、无碎屑，被褥应随湿随换。使用的便盆不可脱瓷，盆边要垫上布垫。已有褥疮可用0.5%洗必泰擦拭，保持疮面干燥，可局部照射紫外线等。

8. 泌尿系护理　长期尿失禁者酌情留置导尿管，定期开放和更换，清醒后及时拔除，诱导自主排尿。应保持会阴部清洁、干燥，防止尿路感染和褥疮发生。

9. 大便护理　昏迷病人出现便意时往往有不安的表情和姿势，可试用大便器；便秘3天以上的病人应及时处理，以防因用力排便，引起颅内压增高；大便失禁，应注意肛门及会阴部卫生，可涂保护性润滑油。

10. 抽搐的护理　避免坠床，不可强力按压肢体，以免骨折。

（吉伟丽）

第十四章　感染性急症

第一节　脓毒症

一、识别

（一）病因和定义

感染是指致病性或潜在致病性病原微生物浸入正常无菌的组织、组织液或体腔引起的病理过程；脓毒症（Sepsis）是机体对感染的全身性反应，它是指有明确证据的感染或疑似感染伴有炎症反应的症状和体征；严重脓毒症（Severe sepsis）是指脓毒症伴有器官功能障碍；脓毒症休克（Septicshock）是除脓毒症外无法用其他原因解释，指严重脓毒症伴有虽经充分容量管理仍持续动脉血压过低为特征的急性循环衰竭。在美国，严重脓毒症发生率达240/10万，每年有约75万严重脓毒症病例，ICU住院患者中约有35%合并脓毒症，脓毒症死亡率达29%。引起脓毒症感染的部位也不断发生变化，1990年以前，主要是腹腔感染所致，近年来主要感染来自肺部。肺炎相关的脓毒症约占40%，腹腔感染所致者约20%，导管相关性和原发感染约15%，泌尿道感染约10%。

脓毒症的致病菌也不断变化，以往革兰阴性菌是最常见的致病原因，近年来，革兰阳性菌在严重脓毒症和脓毒症休克患者中不断分离出来，目前引起脓毒症的细菌中，革兰阳性和阴性菌比例相当。真菌或寄生虫感染也会引起脓毒症。1/3的脓毒症患者无法确认病原体，究其原因，通常要么无法获取标本（如一些社区获得性肺部感染但无咳痰），要么是标本采集前已用抗生素致使培养阴性。

（二）病理生理

脓毒症的病理生理机制是一个极为复杂的过程，它涉及细胞活化导致前炎介质的释放，如细胞因子，活化中性粒细胞、单核细胞、微血管内皮细胞，涉及神经内分泌反射和补体活化、凝集、纤溶系统。开始是由于已知的微生物可溶性分子或受体或细胞结合识别分子或受体，如CD_{14}和Toll－Iike受体（TLRs），通过核因子－kB介导机制，活化诱导炎症和免疫反应基因转录，导致一系列内源性介质释放。有促炎或抗炎特性的细胞信号传导肽家族类细胞因子，是已知了解和研究最多的与脓毒症多器官系统功能障碍相关的内源性介质。活化的CD_{14}细胞程序性分泌细胞因子，1型Th辅助细胞（Th_1）分泌炎症性细胞因子如TNFA、γ干扰素、白介素－2（IL－2），2型Th辅助细胞（Th_2）分泌抗炎介质如IL－4和IL－10，这些炎性因子和抗炎因子失衡，促进脓毒症产生，但它们之间如何维持这种平衡尚不完全清楚。

与脓毒症关系最密切的两种细胞因子是肿瘤坏死因子α（TNF－α）和白介素－1（IL－1）。TNF－α于1975年得到确认，具有白细胞黏附，参与局部炎症，促进中性粒细胞活化，产生发热，抑制红细胞生成，降低脂肪酸合成和抑制白蛋白合成等效应。最近研究发现循环 TNF－α 水平放大与患者预后有相关性，而动物注射 IL－1 或 TNF－α 会产生严重脓毒症和器官功能衰竭的所有血流动力学变化和生化特性，如此关键性的研究证明这些细胞因子参与严重脓毒症。深入研究表明，严重感染模型注射 TNF 和 IL－1 可有效阻止其发生发展，并能改善其预后。HMGB1（high－mobility group box1）、蛋白、全身炎症反应的后期因子和巨噬细胞移动抑制因子（MIF）等也是与脓毒症有重要关系的细胞因子或促炎介质。革兰阴性细菌释放的内毒素和其他细胞毒素如黏肽或脂磷壁酸也会诱导脓毒症相关性炎症介质的产生。

脓毒症休克对心血管方面主要起 3 方面作用：血管扩张、血流分布不均和心肌抑制。前炎因子和其他代谢产物如前列腺素引起内皮源性一氧化氮（NO）增加，使细胞膜转运机制和细胞内因子发生改变，导致细胞内钙下降，继发血管扩张，且对血管加压药失去反应性。引起血管反应性缺失有 3 个主要机制：低氧使细胞内能量（ATP）产生减少，致使 ATP 敏感性钾通道活化，导致细胞膜超极化，抑制除极和钙离子流入细胞内，促进细胞内 H^+ 和乳酸浓度增加，抑制血管扩张；诱导型 NO 合酶增加，引起 NO 浓度增加，NO 是促进血管扩张和低血压的主要介质，它能直接舒张血管；循环加压素（缩血管剂）水平降低。血流分布不均是由于部分血管阻力降低，血管扩张，而另一些血管（特别是小动脉）乃保持收缩功能所致；炎症介质和内皮素（脂多糖，LPS）引起多形核白细胞失去变形能力，结合在内皮细胞上引起微血管闭塞，导致组织灌注不足，内毒素和前炎因子也刺激内皮细胞损伤，胶原暴露、释放组织因子，引起内、外源性凝血途径活化，微血栓形成，继发出血，即产生 DIC，使微血管阻塞，进一步使血流分布不均，产生组织缺氧。另外，内毒素和 TNF－α 使血栓调节蛋白和内皮细胞蛋白 C 受体减少，影响蛋白 C 活化，增加纤溶酶原活化抑制因子合成，影响抗凝因子如蛋白 C 和蛋白 S、抗凝血酶Ⅲ和组织因子途径抑制剂的合成和分泌，纤溶过程受损，加重血凝过程。内毒素和各种炎症性细胞因子、心肌供氧障碍等，引起心肌抑制，导致心肌舒张功能障碍。后期由于血管反应性降低、淋巴细胞减少、低氧血症和医院内获得性感染等，使宿主免疫反应受到严重抑制，进一步加重脓毒症。致炎因子、活化的 B 细胞和 T 细胞、循环激素水平、TNF－α、LPS 等均启动细胞凋亡过程，诱发肺泡细胞、肠上皮细胞、血管内皮细胞等凋亡，更加加重病情进展。

简言之，脓毒症是病原微生物和宿主免疫反应、炎症和抗炎、凝血和抗凝反应相互作用产生的。宿主反应和感染均影响脓毒症的预后，器官功能障碍主要由于宿主对感染反应不充分所致。

（三）临床表现

1. 脓毒症的表现　往往与基础病和原发感染表现相重叠，不同患者有较大差异，有些患者血流动力学正常，有些为低动力表现，儿童、老年人、尿毒症或酗酒患者常无明显发热等。早期常有通气过度、定向力障碍、意识混乱和其他脑功能障碍表现，特别是老年和有神经系统病变基础病者更为明显，有局灶性神经功能障碍者可能出现加重表现，但新发神经定位性损害多不明显。低血压和 DIC 可诱发手足发绀和外周组织缺血坏死。皮肤或软组织的细菌或真菌感染，如发生血源性播散会引起蜂窝组织炎、脓肿、脓疱或出血性损害。有时一些皮损有助于提示特异性致病菌感染，如脓毒症伴有皮肤瘀点或紫癜，提示脑膜炎双球菌感染（少见流感嗜血杆菌感染）；全身性红斑往往提示金葡菌或化脓性葡萄球菌感染所致的中毒性休克综合征。胃肠道表现常有恶心、呕吐、腹泻和肠梗阻提示急性胃肠炎；应激性溃疡会产生上消化道出血。容量不足或肾功能损伤可表现为少尿、无尿。

2. 血流动力学表现　早期临床研究确定为高动力型和低动力型休克，分别称为暖休克或冷休克，甚至有研究认为这与感染病原体相关，如革兰阳性菌引起暖休克或阴性菌引起冷休克。最近液体复苏研究证明脓毒症休克是高动力型。低动力型者仅发生于充分的液体复苏前，或少数心肌严重抑制的患者如某些脑膜炎菌血症患者。

（四）实验室检查

早期发生白细胞核左移，10% ~30% 患者血小板减少，部分患者有白细胞减少，中性粒细胞有中毒颗粒，细胞质空泡现象等，随着病情加重，血小板减少不断明显，常伴凝血酶时间延长，纤维蛋白原降低，及 D – 二聚体阳性，有助于 DIC 诊断（血小板 $<50\times10^9/L$），发生 DIC 的患者多有微血管病性血涂片改变。肾脏损害者出现氮质血症、蛋白尿；肝损者 ALT 升高，血清胆红素增高；溶血提示梭状芽孢杆菌感染或疟疾、药物反应或 DIC。早期血气分析可发现呼吸性碱中毒表现（通气过度所致），以后随着乳酸积聚可表现为代谢性酸中毒，氧供障碍发生血氧分压降低等。血糖可升高，有糖尿病基础者易发生酮症酸中毒，低血糖少见。白蛋白可以正常，但随着病情加重、消耗增加或病情延长，白蛋白会不断降低。血培养有助于发现致病菌。

胸片可表现出为正常或发现肺炎改变，容量负荷过度可表现为充血性心衰样肺纹理增粗或片状渗出影响，弥漫性浸润影提示 ARDS。

ECG 可正常，或心动过速，部分病原体感染会出现非特异性 ST – T 波异常。

（五）诊断与鉴别诊断

1. 脓毒症诊断　脓毒症反应无特异性的诊断试验标准，明确感染或疑似感染包括发热或低体温，心动过速、呼吸急促、白细胞减少或增加，急性意识改变，血小板减少，或低血压等有助诊断。脓毒症诊断包括明确感染或疑似感染伴以下部分或全部表现。

（1）一般情况：发热（中心体温 >38℃）；低热（中心体温 <36℃）；心动过速（>90T/min）；呼吸急促（>24T/min）；意识改变；明显水肿或液体正平衡（24h 正平衡的液量 >20ml/kg）；高血糖［非糖尿病者血糖≥6.67mmol/L（120mg/dl）］。

（2）炎症变化：白细胞增多症（WBC $>12\times10^9/L$）；白细胞减少症（WBC $<4\times10^9/L$）；白细胞正常，但幼稚细胞计数 >10%。

（3）血流动力学变化：低动脉血压［收缩压（SBP）<90mmHg，平均动脉压（MAP）<70mmHg 或 SBP 下降 >40mmHg］；中心静脉血氧饱和度（SvO_2）<70%；心脏指数（CI）>3.5L/min·m^2。

（4）器官功能障碍：低氧血症（$PaO_2/FiO_2<300$）；急性少尿［尿量［UOP］<0.5ml/kg/h］；肌酐升高 >0.5mg/dl；凝血异常（INR >1.5 或 APTT >60s）；肠梗阻（肠鸣音消失）；血小板减少症（$<100\times10^9/L$）；高胆红素血症（血浆总胆红素 >4mg/dl）。

（5）组织灌注变化：高乳酸血症（>1mmol/L）；毛细血管再充盈降低或皮肤出现斑纹。

2. 脓毒症及相关名词定义及简易判断方法

（1）全身炎症反应综合征（systemic inflammatory response syndrome，SIRS）：有感染性与非感染性原因，符合以下 2/4 项者：发热（T >38℃）或低热（T <36℃）；呼吸急促（>24T/min）；心动过速（>90T/min）；WBC $>12\times10^9/L$，或 $<4\times10^9/L$。

（2）脓毒症（sepsis）：IRS + 感染（或疑似感染）。

（3）严重脓毒症（severe sepsis）：严重脓毒症是指感染继发急性器官功能障碍，即 Sepsis + 以下一项或以上。①心血管：BP≤90mmHg 或 MBP≤70mmHg，对静脉补液有效。②肾脏：尿量 <0.5ml/（kg·h），经静脉输液仍持续至少 1h。③呼吸：PaO_2/FiO_2≤250mmHg，如肺是唯一的功能障碍器官时，PaO_2/FiO_2≤200mmHg。④血液：血小板（PLT）<80×10^9/L 或近 3d 下降 50%。⑤不明原因代酸：pH≤7.30 或 BE≤－5mEq/L，血乳酸 >1.5 倍正常上限值。⑥充分液体复苏：PAWP≥12mmHg 或 CVP≥8mmHg。

（4）脓毒症休克（Sepsis shock）：脓毒症伴低血压（SBP <90 mmHg 或比基础血压下降 40mmHg），经液体复苏持续 1h 或以上；或需要缩血管药方能维持 SBP≥90 或 MBP≥70。

（5）难治性脓毒症休克（refractory septic shock）：脓毒症休克持续 >1h，且对液体复苏或缩血管药无反应。

（6）多器官功能障碍综合征（multiple organ dysfunction syndrome，MODS）：一个以上器官功能障碍，需要干预方能维持内环境平衡。

二、处置

脓毒症的处理流程可参考（图 14－1）。

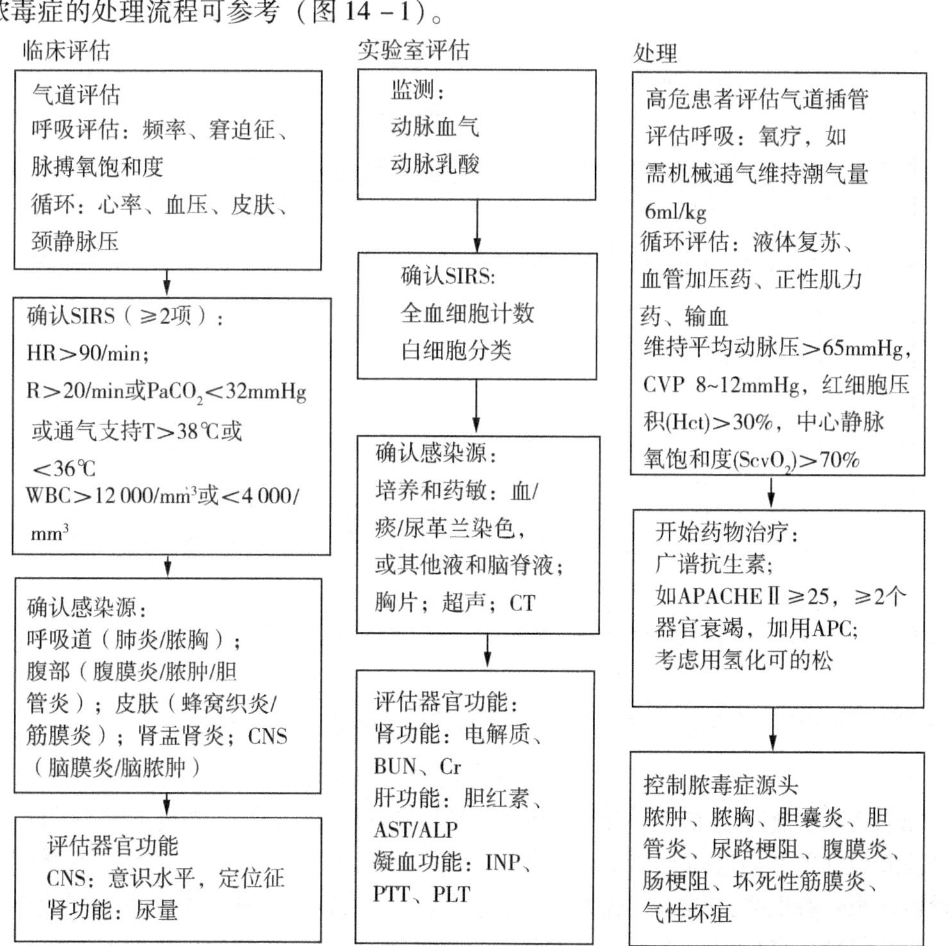

图 14－1 脓毒症简易处理程序图

（一）早期目标治疗

脓毒症急症处理的里程碑是早期目标治疗（Early goal - directed therapy），加上肺保护通气策略、广谱抗生素使用和可能的活化蛋白 C 治疗。早期目标治疗流程图（图 14 - 2）。

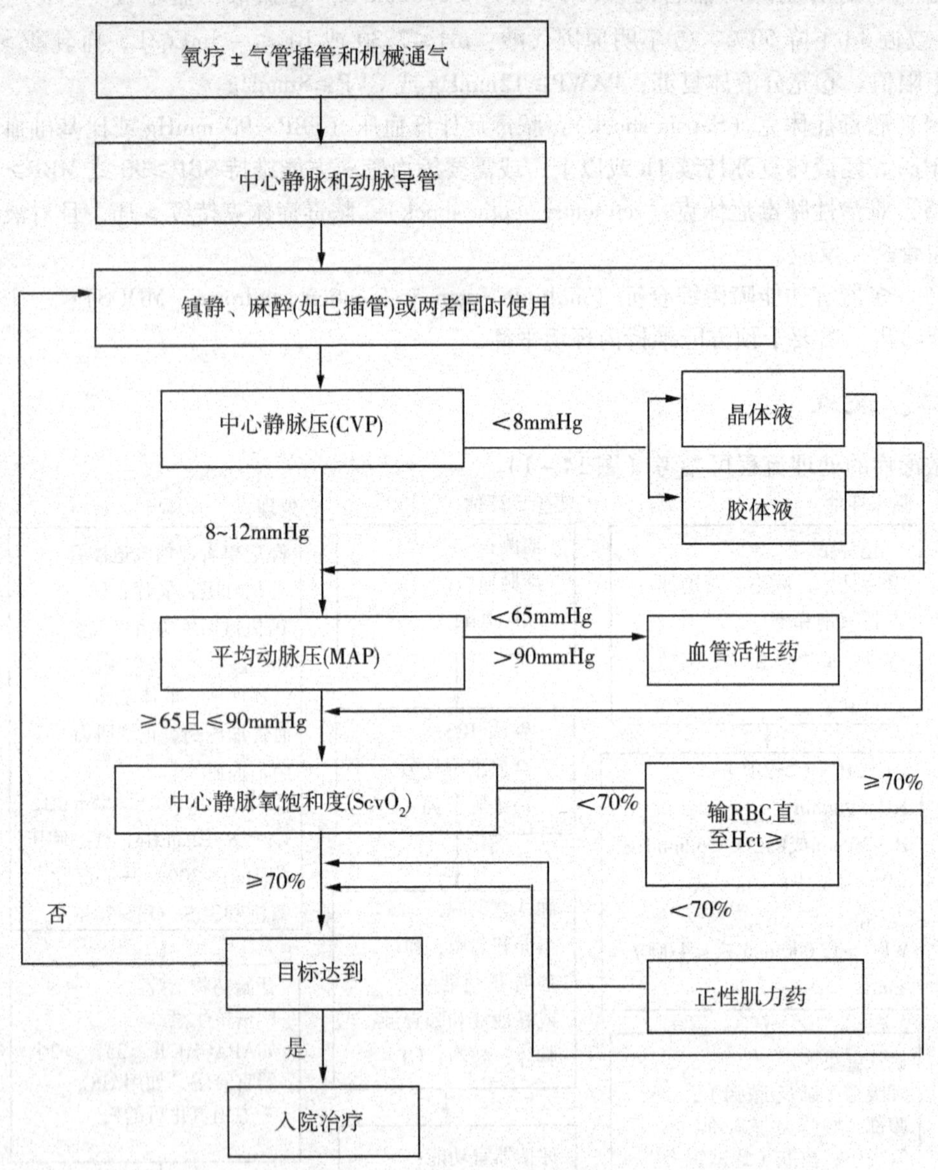

图 14 - 2 早期目标治疗流程图

1. 液体复苏　脓毒症低灌注患者［低血压或乳酸性酸中毒（血清乳酸 > 4mmol/L）］应在识别诊断后立即开始液体复苏治疗，不要因为等待入住 ICU 而延迟治疗，乳酸浓度升高对非低血压患者有低灌注风险。低灌注的脓毒症休克患者前 6h 液体复苏应达到以下 4 个目标。①中心静脉压（CVP）：8 ~ 12mmHg（机械通气或原有心室顺应性降低的患者 CVP 目标值为 12 ~ 15mmHg）。②平均动脉压（MAP）≥65mmHg。③尿量≥0. 5ml/（kg · h）。④中心静脉血氧饱和度：上腔静脉血氧饱和度（$ScvO_2$）≥70%或混合静脉氧饱和度≥60%。急诊早期目标治疗能提高有低血压的脓毒症休克患者存活率，6h内达到目标可降低28d死亡率。虽然多种原因可引起心率加快，但充分液体复苏后，心率下降是容量改善的有效指标。

严重脓毒症或脓毒症休克患者前6h液体复苏期间，如CVP达到8～12mmHg而$ScvO_2$＜70%者，应继续液体复苏，或输注浓缩红细胞（PRBC），使其红细胞压积（Hct）≥30%，和（或）使用多巴酚丁胺［最大可达20μg/（kg・min）］以达此目标，这种治疗方案与提高存活率有相关性。

液体复苏时所用液体可以是晶体液或胶体液，两者作用相当（考虑价格原因，晶体液可能更为经济和方便）。如果合并低血容量，在最初30min应输入500～1 000ml晶体液或300～500ml胶体液（5%白蛋白），其后液体量和输液速度根据治疗反应和心肺功能确定。对有静脉扩张和（或）毛细血管渗漏的患者，前24h应持续输液，补液量明显多于出量，此时出/入量评估无多大意义。

2. 确认诊断　在开始抗生素治疗前应采集标本送微生物培养。为获取理想的培养结果，至少应送2份血培养，一份直接经皮抽血，另一份经静脉置管或相关静脉管道（除非导管置入时间＜48h）。必要时在用抗生素前还应送其他部位的标本做培养，如尿液、脑脊液（CSF）、创口组织或分泌物、呼吸道分泌物或其他体液。最好是各静脉管道处均送一份血培养。如果两份标本培养结果一致，则这种微生物是致病菌的可能性明显提高。另外，如果静脉装置处所获标本培养阳性结果早于外周静脉（如提前＞2h），提示此血管装置为感染源。其他有关检查也应及时进行，如影像学检查，但有时患者极为严重，无法转运到ICU之外进行检查者，可作床边检查如超声检查。

3. 抗生素治疗　在明确严重脓毒症诊断1h内，采集必要的培养标本后，应开始静脉使用广谱抗生素治疗。严重脓毒症或脓毒症休克患者第一优先的是建立静脉通道进行液体复苏，但尽早使用抗生素也是极为重要的策略，往往需建立第2条静脉通道输注。开始抗生素使用是经验治疗，应选择针对当地社区获得性或医院感染最常见致病菌的抗生素，包括1种以上对可疑致病菌有效的抗生素（抗细菌或真菌）。

经验抗生素选择很复杂，至少应考虑病史（包括患者耐药性）、基础病、临床情况和当地致病菌谱等。目前真菌、革兰阳性菌、高耐药性革兰阴性杆菌、耐甲氧西林金葡菌、耐万古霉素肠球菌、耐青霉素肺炎球菌越来越多，应尽量选择足以覆盖可能考虑到的所有致病菌的广谱抗生素。每种抗生素均应足量使用。使用48～72h后，应根据临床情况重新评估抗生素的有效性，如果已有阳性培养结果，按照药物敏感结果调整抗感染方案。有效治疗方案通常应维持7～10d，并根据临床状况确定治疗反应，对铜绿假单孢菌多数专家建议联合用药。严重脓毒症或脓毒症休克患者伴中性粒细胞减少症者也主张联合抗感染，而且此类患者中性粒细胞未恢复前均应使用广谱抗生素维持治疗。

如果确定临床综合征并非感染引起的，要及时停止抗感染治疗，以防继发耐药菌或超级感染如念珠菌、难辨梭状芽孢杆菌或耐万古霉素屎肠球菌等。

4. 感染灶处理　任何严重脓毒症患者均应寻找局部感染灶，如脓肿引流、局部坏死组织清除、感染相关装置拔除或清除周围感染源等。选择控制感染源的方法应权衡处置方式的利弊，因为清除感染源可能引起出血、瘘管或引起其他器官损伤，尽可能采用最简便有效的方法。如果严重脓毒症或脓毒症休克感染灶需外科处理，如腹腔内脓肿、胃肠穿孔、化脓性胆管炎或肠缺血等，应在充分液体复苏后即进行处理。如果静脉等装置引起的感染，在建立新的静脉通路后便应拔除。以下是部分处理方法和要求。①适于引流者：如腹腔内脓肿、脓胸、脓毒性关节炎、肾盂肾炎。②适于清创术者：如坏死性筋膜炎、感染坏死性胰腺炎、肠梗阻、纵隔炎。③需要拔除装置者：如血管内导管感染、导尿管、气管内导管感染、宫内节育器感染。④限期处理者：如憩室炎切除术、坏疽性胆囊炎胆囊切除术、气性坏疽截肢术。

5. 血管升压药　充分的液体冲击后，血压和器官灌注仍不恢复者，应开始使用血管加压药或升压药。致命性低血压者，在液体复苏的同时，应暂时加用升压药。脓毒症休克的首选升压药是去甲肾上腺素或多巴胺（尽可能通过中心静脉导管给药），其次考虑苯肾上腺素和肾上腺素。苯肾上腺素很少产生心动过速；多巴胺增加平均动脉压（MAP）和心输出量（主要是心搏出量和心率增加）；去甲肾上腺素产生缩血管作用增加 MAP，很少增加心率，心搏出量增加量不及多巴胺；对脓毒症休克者，去甲肾上腺素升压作用强于多巴胺；对有心脏收缩功能降低者，多巴胺更有效，但易合并心动过速及产生致心律失常作用。低剂量多巴胺（2～4μg）/（kg·min）对严重脓毒症者无肾脏保持作用。如条件许可，所有需要使用升压药者均应考虑放置动脉导管监测。经上述液体复苏和升压药处理后表现为难治性休克的患者，可考虑使用血管加压素（Vasopressin），它能扩张肾脏、肺、脑和冠状动脉，短期（一般数小时）低剂量后叶加压素（0.01～0.04U/min），可升高血压、增加尿量、增强肌酐清除率、减少其他升压药的用量（如无此药，可用垂体后叶素替代）。后叶加压素的不利风险在于能增加肠缺血、降低心输出量、皮肤坏死甚至有心脏骤停风险，尤其大于 0.04U/min 时更易发生。

各种升压药常用剂量：多巴胺 5～20μg/（kg·min）；去甲肾上腺素 2～20μg/min 或 0.01～3.0μg/（kg·min）；苯肾上腺素 40～300μg/min；后叶加压素 0.01～0.04U/min（一般不用高剂量如 0.06～0.18U/min），肾上腺素 1～10μg/min 或 0.1～0.8μg/（kg·min），各药均应从低剂量开始，逐渐增量，直至达到目标血压水平。

6. 正性肌力药　经充分液体复苏仍低心输出量时，加用多巴酚丁胺，用法：2.5～5μg/（kg·min）开始，每 20～30min 增加 2.5μg/（kg·min），直至达到目标值。为减少氧耗量，应避免心动过速，一般使心率控制在 <100 次/min。心率过快者，可考虑米力农作为替代。

7. 糖皮质激素　脓毒症休克经充分液体复苏仍需升压药维持者或持续 ARDS 者可加用激素治疗。氢化可的松 200～300mg/d，持续静脉滴注或分 3～4 次使用，连用 7d，氢化可的松较地塞米松对下丘脑－垂体－肾上腺皮质轴的抑制更小，应作优选激素，如无氢化可的松，可选择口服氟氢可的松（50μg/d）。经治疗临床情况改善后激素减量、提前停药、使用促肾上腺皮质激素（ACTH）或改为口服均无更多益处。但如无须升压药可维持血流动力学稳定者，可考虑停用激素。激素的用量不必 >300mg/d，否则可能会增加不良反应。脓毒症无休克者，不必使用激素，原已使用激素者可给予激素冲击治疗。激素治疗的不良反应包括神经肌病、高血糖、降低淋巴细胞数量、免疫抑制、促进肠上皮细胞凋亡等。

8. 重组人活化蛋白 C（rhAPC）　rhAPC 适用于死亡风险极高，如急性生理学和慢性健康评估Ⅱ（APACHE Ⅱ）≥25、脓毒症诱发多器官衰竭、脓毒症休克、脓毒症诱发 ARDS 者，这些患者可提高存活率，改善器官功能障碍，对低危患者作用不大。用法：24μg/（kg·min）×96h。rhAPC 有增加出血风险（高出血风险是指出血 2d 内需输注浓缩红细胞≥3U者），其禁忌证包括：活动性出血；近3个月出血性中风；近2个月颅内或椎管内手术，或严重头部创伤；近12h创伤有增加致命性出血风险者；有硬膜外导管者；颅内肿瘤或大面积损伤或小脑疝形成者；PLT＜30×10^9g/L者。

9. 血制品使用 一旦组织低灌注纠正，CVP恢复，但$ScvO_2$＜70%，血红蛋白（Hb）＜70g/L，应输注浓缩红细胞使红细胞压积≥30%或Hb达到70～90g/L，其他特殊情况如心肌缺血、严重低氧血症、急性出血、紫绀型心脏病或乳酸性酸中毒时，应维持Hb于更高水平（＞90g/L）。脓毒症性贫血可能是由于TNF－α和IL－1β等介质抑制促红细胞生成素基因和蛋白的表达所致，但此类贫血临床上一般不用促红细胞生成素，因为它需数天至数周方能起效，且未提高存活率，除非合并慢性肾病引起贫血等。对无出血或未做有创操作的凝血异常者，不必常规输注新鲜血浆。脓毒症和脓毒症休克患者一般不用抗纤维蛋白酶，因为它并不降低死亡率，且对使用肝素者还有增加出血风险。对严重脓毒症伴血小板（PLT）＜5×10^9/L者，不论有无出血均应考虑输注血小板；PLT（5～30）$\times10^9$/L且有严重出血风险者，应考虑输注PLT；需行外科手术或有创操作者，应保证PLT≥50×10^9/L。

10. 机械通气治疗 脓毒症诱发急性肺损伤（ALI）/急性呼吸窘迫综合征（ARDS）者应避免高潮气量（VT）通气，否则会加重ALI/ARDS。ALI/ARDS患者不必常规行肺动脉导管监测。开始1～2h的VT 6ml/kg，以后酌情调节，以维持平台压≤30cmH_2O，允许适当的高碳酸血症（即容许性高碳酸血症），为防止肺泡萎陷，可以加用呼气末正压（PEEP），也有助于提高氧合能力。有条件的医院，ARDS患者可考虑作俯卧位通气治疗。通气时应采取半卧位（床头抬高45°，或维持于30°～45°），有助于防呼吸机相关性肺炎，除非有禁忌证。少数轻中度低氧性呼吸衰竭的ALI/ARDS患者，可考虑给予无创通气治疗，条件是：患者维持血流动力学稳定、处于舒适状态、易唤醒、有气道保护或清洁能力、预期可很快恢复。自主呼吸能力较强的患者，符合以下条件者，可考虑自主呼吸试验（SBT）：①患者易唤醒。②血流动力学稳定而未用升压药。③无新的其他严重并发症。④仅需低水平通气支持（包括低PEEP）。⑤吸入氧浓度（FiO_2）在安全水平（≤35%～40%），可以过渡到面罩或鼻导管吸氧。自主呼吸试验包括低水平的压力支持（PSV），一般在5～8cmH_2O。

（二）其他对症治疗

1. 脓毒症的镇静、止痛和肌松剂使用 机械通气患者为保证充分有效通气的进行，给予适当镇静有时是必不可少的，可以持续静脉镇静或间断给予镇静剂以达到镇静要求。每日间断镇静法，使患者白天处于清醒状态，有利于降低氧耗、减少通气时间和缩短ICU住院时间。神经肌肉阻滞剂（肌松剂）应尽量避免使用，但为保证开始几小时通气的有效进行，镇静剂效果欠佳者，可考虑间断或持续静脉输注肌松剂。长时间使用肌松剂不利于患者恢复。

2. 体温控制 脓毒症者体温控制仍有争议。但高热患者显然会增加氧耗量，加快能量代谢和消耗，降低体温有助于减少氧耗。使用冰敷或降温毯等物理降温可起到有效控制发热的作用。但布洛芬等药物治疗虽可改善氧耗，并未改善存活率。且体温控制后热休克蛋白的保护作用减少。

3. 血糖控制 严重脓毒症患者有效控制血糖可降低ICU死亡率，尤其是入住ICU≥5d者，还能降低以下发生率：延长通气患者的通气时间，肾脏替代治疗、周围性神经肌肉功能障碍、菌血症。维持血糖＜8.3mmol/L（150mg/dl），理想的血糖浓度是4.4～6.1mmol/L

(80~110mg/dl)。为保证能量供给可在使用葡萄糖时加用胰岛素，初始控制阶段，需每1~2h测血糖1次，待血糖稳定于<8.3mmol/L后，每4h测定1次，以免发生低血糖。控制血糖过程中，应同时考虑营养支持方案，尽可能经胃肠营养。

4. 肾脏替代治疗　急性肾功能衰竭患者，血流动力学稳定者，可作持续静脉-静脉血液滤过或间断血液透析，二者疗效相当，血流动力学不稳定的患者，连续血液滤过有利于维持液体平稳。

5. 碳酸氢钠使用　对低灌注诱发乳酸性酸中毒患者，如pH≥7.15，一般不用碳酸氢钠，但对严重酸中毒患者，使用碳酸氢钠有助于维持血流动力学稳定和减少升压药的使用。

6. 深静脉血栓预防　严重脓毒症患者应同时进行深静脉血栓（DVT）预防，如无禁忌，可使用普通肝素或低分子肝素。目标是使INR维持在1.5~2.5。对有肝素禁忌者（如血小板减少症、严重凝血障碍、活动性出血、近期颅内出血等），可考虑使用机械装置预防DVT，或使用间断按摩装置（有外周血管病者禁用）；对严重脓毒症有DVT史的患者，可联合使用肝素和机械滤过装置。

7. 应激性溃疡预防　所有严重脓毒症者均应预防应激性溃疡。H_2受体拮抗剂或质子泵抑制剂可有效预防应激性溃疡，硫糖铝不及H_2受体拮抗剂。是否使用制酸剂预防上消化道出血，应权衡呼吸机相关性肺炎的发生风险而灵活确定。

（三）有潜在好处的治疗

超级抗原和甘露糖是细菌代谢物，可能有潜在治疗作用。组织因子抑制剂可缓解过多的前凝血剂活性；有免疫抑制者早期使用免疫增强剂可改善预后；γ-干扰素可增强巨噬细胞功能，甚至提高存活率；抗凋亡治疗在实验模型中可提高脓毒症存活率；脂肪乳可结合及中和LPS（内毒素），可通过抑制LPS调节天然免疫作用。

（四）无效治疗

抗内毒素治疗无效，可能是应用较晚或抗体缺乏中和LPS的能力；多个阻断致炎性细胞因子的治疗均失败，可能是抗因子谱过窄，而炎症因子作用途径过多，或细胞因子本身有助于宿主防御，阻断后产生过度免疫抑制；布洛芬、血小板活化因子乙酰水解酶、缓激肽拮抗剂和其他治疗并未改善脓毒症的存活率。

（袁　卫）

第二节　破伤风

一、概述

破伤风是由破伤风杆菌入侵人体，在伤口内繁殖并分泌外毒素所致的急性特异性感染。临床上以全身或局部肌肉持续收缩和阵发性痉挛为特征。现代治疗破伤风的进展主要是药物治疗上的突破。

破伤风杆菌广泛分布于自然界，如灰尘、土壤和人畜粪便中，是一种革兰厌氧性芽孢杆菌。破伤风杆菌及其毒素均不能经正常的皮肤和黏膜侵入人体内，而必须通过皮肤或黏膜的伤口才能侵入人体，并在缺氧的环境中生长繁殖才能致病。当人体一旦发生损伤，如火器伤或其他各种创伤，甚至细小的伤口如木刺、锈钉、污秽的擦伤，均可导致破伤风的发生；也可发生于新生儿未经消毒的脐带残端、冻伤、产褥感染、虫蛇咬伤及消毒不严的人工流产等；还偶可发生在胃肠道手术后或摘除留在体内多年的金属异物后。

破伤风杆菌进入人体后并不一定能致病，只有当破伤风杆菌在伤口内生长繁殖产生外毒素后才引起。外毒素有痉挛毒素和溶血毒素两种，痉挛毒素对神经有特别的亲和力，是导致肌肉紧张、痉挛的唯一病因；溶血毒素可引起组织的局部坏死和心肌损害。外毒素作用于中枢神经，与脊髓灰质中突触小体膜的神经节甙脂结合，使其不能释放抑制性神经递质，以致运动神经系统对传入刺激的反射强化，引起特征性的横纹肌痉挛和惊厥。毒素还可影响交感神经和神经内分泌系统，导致血压升高、心跳加快、大汗、外周血管收缩及心律不齐等症状。

二、诊断

（一）临床表现

（1）潜伏期24小时、数天、数月、甚至数年不等，一般是7~8天。

（2）前驱期最初为张口受限、牙关紧闭、乏力、头晕、头痛、反射亢进、烦躁、局部疼痛、肌肉牵拉感、抽搐及强直。

（3）发作期主要表现为肌肉持续收缩。最初是咬肌，表现为咬肌紧张，有刺痛、咀嚼不便，后出现咬肌强直、张口困难、牙关紧闭。面部表情肌群收缩、蹙眉，口角向外下方收缩，呈“苦笑”面容。咽喉部肌肉痉挛，导致吞咽和呼吸困难。颈项、腹背肌肉同时收缩、强直而形成“角弓反张”。

在有上述表现的基础上，任何刺激，如声、光、震动、吞咽、注射等，均可诱发阵发性痉挛。痉挛抽搐发作时表现为头不停地后仰，手足搐搦不止，大汗，紫绀，呼吸急促，表情痛苦，流涎或吐白沫。发作间隙期，始终存在肌肉强直。发作时间持续数秒或数分钟不等。发作间隙期愈短、持续时间愈长，提示病情愈重。病程一般3~4周，严重者可达6周以上。

并发症：可出现肺炎和肺不张，严重者出现窒息，是患者死亡的主要原因。还可因强烈的肌肉痉挛而致肌肉撕裂、出血、骨折、关节脱位和舌咬伤等。

（二）诊断及病情评估

破伤风诊断并不困难，根据有外伤史，妇女产后或流产后，新生儿的土法接生；出现乏力、头晕、焦躁等症状，无一般感染现象，若出现典型的张口困难、“苦笑”面容，颈项强直和其他部位肌肉强直，甚至全身痉挛发作；新生儿不能吸乳、啼叫无力和肢体活动减少，而肌肉僵硬明显，严重时呼吸困难和昏迷不醒，即可诊断为本病。

诊断破伤风关键是辨别病情的轻重。下列情况属重症。

（1）潜伏期过短，不足48小时。

（2）全身性痉挛发作较早，从局部症状（如张口困难）出现起不过24小时。

（3）痉挛发作持续时间超过1分钟，或发作即造成窒息，或发作虽短暂但频频发作。

（4）出现高热、肺部感染、心动过速或神志不清等。

（5）用一般镇静剂难以缓解的痉挛发作。

（三）鉴别诊断

破伤风发病初期仅有某些前驱期症状，确诊比较困难，对此应提高警惕，注意观察随访，同时还应与以下疾病相鉴别：

1. 化脓性脑膜炎　亦有“角弓反张”、颈项强直等症状，但无阵发性痉挛。患者常有剧烈头痛、高热、喷射状呕吐，有时有神志改变，脑脊液检查压力升高，白细胞计数增多等可资鉴别。

2. 低钙性抽搐　主要影响上肢，血清钙较低，注射钙剂能缓解抽搐。

3. 狂犬病　可有与破伤风相似的肌肉紧张、抽搐等。但狂犬病有被疯狗、猫咬伤史，早期有流涎、咽肌痉挛、吞咽困难等症状，但很少出现牙关紧闭，而且患者听到水声或看见水，咽肌会立即发生痉挛、剧痛。脑脊液中淋巴细胞数增高。

4. 士的宁中毒　症状与破伤风相似，但在抽搐的间隙期肌肉松弛，而破伤风则是在肌肉持续紧张的基础上发生抽搐。

5. 其他　还应与颞颌关节炎、子痫、癔症，以及精神病等相鉴别。

三、治疗

治疗原则是：清除毒素来源，中和游离毒素，解除肌肉痉挛，保持呼吸道通畅，预防并发症。

（一）控制和解除肌肉痉挛

是治疗破伤风的中心环节，其目的是要使患者安静，以减少对外界刺激的敏感性而控制痉挛发作。

（1）患者住专门病室，保持安静，防避声、光和震动等刺激。

（2）病情较轻者，可使用一般镇静剂，减少对刺激的敏感性。选用：①地西泮（安定）10mg 静脉注射，每日 3～4 次。②苯巴比妥钠 0.1～0.2g，肌肉注射，与 10% 水合氯醛 20～30ml 直肠内注入交替，每 4～6 小时 1 次。③氯丙嗪 50～100mg，肌肉注射，每 6 小时 1 次。

（3）病情较重者，可以给予冬眠合剂哌替啶 100mg，氯丙嗪和异丙嗪各 50mg 加入于 5% 葡萄糖溶液 250ml，静脉缓慢滴入，每日 2～3 次。

（4）抽搐频频发作，不能用上列方法缓解者，可用硫喷妥钠 0.1～0.2g，加入 25% 葡萄糖溶液 20ml 静脉注射；或 0.5～1.0g 加于 5% 葡萄糖溶液 1 000ml 中，以 1 分钟 20～25 滴速度静脉滴注。也可用三溴乙醇 15～25mg/kg 体重保留灌肠，每 1～4 小时 1 次；如仍不能控制则应使用肌肉松弛剂，如筒箭毒碱、琥珀酰胆碱、氨酰胆碱、粉肌松及戈拉碘铵等，均经静脉给药，同时须行气管插管或气管切开人工控制辅助呼吸。

（二）清除毒素来源

目的是使局部伤口内不利于破伤风杆菌生长繁殖，以清除产生毒素的来源。新鲜伤口应彻底清除坏死组织和异物，并用 3% 的过氧化氢溶液或 1∶5 000 的高锰酸钾溶液冲洗和湿敷。伤口内有脓液或引流不畅，应将伤口敞开并用氧化剂湿敷。清创术需在注射破伤风免疫球蛋白（HIG）或破伤风抗毒素（TAT）1 小时后进行，以便中和清创时可能释出的破伤风毒素。

（三）中和游离毒素

人体破伤风免疫球蛋白（HIG）和破伤风抗毒素（TAT）均不能中和已与神经组织结合的毒素，而仅能中和游离的毒素，故应尽早使用，以减少毒素和神经组织的进一步结合。

（1）破伤风抗毒素（TAT）：首次肌肉注射精制 TAT10 万～20 万 U，或 5 万 U 加入 5%葡萄糖 500～1 000ml 中静脉滴注，以后每日肌肉注射 5 000～10 000U，直至症状好转，用前须做过敏试验。伤口周围可常规注射 5 000～10 000U，新生儿破伤风可做脐周注射。

现国内已开展蛛网膜下腔注射 TAT 的方法治疗破伤风，并取得较为满意的效果，用法 TAT5 000～10 000U 做蛛网膜下腔注射；如同时加用肾上腺皮质激素泼尼松 12.5mg，可减轻 TAT 对局部引起的水肿和炎症反应。

（2）人体破伤风免疫球蛋白（HIG）：一般为初次肌肉注射 500～10 000U，另用1 000U 注射于伤口附近，以后每天肌肉注射 500U；若症状持续 2 周以上，再肌肉注射 3 000U。HIG 须做深部肌肉注射，因可引起高血压，故不可做静脉注射。

（四）预防并发症，加强监护

首要的是保持呼吸道通畅，及时吸除口内唾液和痰，特别要重视防治窒息。若气管内分泌物不易咯出，阵发痉挛持续时间较长或间歇期短，应及时做气管切开，并给予氧治疗。抢救窒息若来不及做气管切开，应做环甲膜粗针穿刺。为防自我咬伤，可用牙垫（纱布卷或胶垫）。帮助患者定时翻身，但要轻巧操作。高压氧治疗可减少并发症。

（五）抗生素应用

注射大剂量青霉素，能杀灭破伤风杆菌，并能防治其他感染，日剂量 640 万～1 000 万 U，静脉滴入。治疗肺部或伤口感染，还可选用其他抗菌药物。

（六）全身支持疗法

由于反复的痉挛和持续的肌肉收缩常导致人体严重损耗，故应给予高蛋白、高热能、高营养饮食，补充足够的维生素 B、维生素 C、水分和电解质，注意纠正酸碱失衡，必要时给予输血或血浆、白蛋白等。若患者不能进食或进食少，应给予鼻饲或全静脉内高营养。

（七）新生儿破伤风治疗

（1）静脉滴注 TAT 1 500U 加等渗盐水 100ml。

（2）静脉滴注青霉素 40 万 U/d。

（3）细管鼻饲乳制品。

（4）不用镇静剂，而应用尼可刹米（可拉明）125mg 和山梗茶碱（洛贝林）10mg，交替肌肉注射，每 6 小时 1 次，以改善病儿呼吸。

（5）置于氧气罩下。

（6）适当保温。

（八）药物治疗进展

1. 甲硝唑　甲硝唑对试管内和生物体内所有厌氧菌均有杀灭作用，对破伤风杆菌的最低抑菌浓度（MIC）为 0.01μg/L。其机理即是抑制破伤风杆菌的生长，从而阻止外毒素的产生。早期应用能起到预防作用。对于已产生和已与机体蛋白质结合的破伤风外毒素则无对抗作用，仍需用 TAT 镇静和良好的护理等综合措施。甲硝唑用量成人 1.6～2.6g/d，儿童为 50mg/（kg·d），分 3～4 次口服。

2. 地西泮　现主张大剂量用于破伤风的治疗。因药理试验证明，地西泮在低剂量下能抑制中脑网状结构神经元的电发放，较大剂量对脊髓多突触反射亦有直接抑制作用，而对呼吸循环功能均无明显影响，且毒性低，安全范围大，很少有积蓄作用。用量如下：

（1）轻型：1～2mg/（kg·d），分4～6次肌肉注射或缓慢静脉滴注，连用3～5天。

（2）中型：3～6mg/（kg·d），缓慢静脉滴注，连用6～8天逐渐减量。

（3）重型：8～10mg/（kg·d），24小时内缓慢静脉滴注，连用8～10天，逐渐减量。

3. 普鲁卡因　目前应用于解除肌肉痉挛。方法：普鲁卡因10mg/kg一次加入葡萄糖液内静注，每日1～3次。此法对新生儿破伤风疗效较好，尚无成人应用报道。

4. 东莨菪碱　系M胆碱受体阻滞剂，可阻断大脑皮层的胆碱系统，直接影响乙酰胆碱维持大脑皮层的醒觉激活，对皮层及皮层下结构有抑制作用，故有良好的镇静、解痉效果；且其解痉作用与其他止痉药物相比，无呼吸抑制的副作用，相反因其对呼吸中枢的兴奋作用，有利于减少因痉挛所致的缺氧窒息现象；同时因其对脑循环的改善作用，可减轻脑水肿，故疗效明显优于氯丙嗪类药物及硫喷妥钠。用量：一般重症患者0.04～0.06mg/kg，严重者0.08mg/kg，静脉滴注。

5. 酚妥拉明　破伤风外毒素能导致心动过速，血压升高，心律不齐，周围血管收缩，大量出汗，高碳酸血症，尿中儿茶酚胺排出增多等交感神经活动亢进的表现；而酚妥拉明能阻断交感神经兴奋引起的血管收缩，降低外周血管阻力，使心脏后负荷降低，左心室舒张末期压力下降，减轻心衰和肺水肿，同时能扩张冠状动脉，兴奋心脏β_2受体，使心搏出量增加。用量：每次酚妥拉明1mg/kg，间羧胺每次0.5mg/kg，静脉滴注，每日1～4次。

6. 维生素B_6　破伤风毒素主要作用于γ-运动神经元突触部分或其邻近的突触神经末梢，通过抑制其对神经传递有抑制作用的化学物质γ-氨基丁酸（GABA）和甘氨酸的释放而激发痉挛。维生素B_6能促进谷氨酸在神经末梢合成GABA，而呈现抗痉挛作用。用量：维生素B_6 120mg/d；新生儿每日100mg，肌肉注射。

四、预防

破伤风重在预防，可采取下列措施。

1. 彻底清创　对战伤、污染严重及有泥土或其他异物的伤口要及时清创，严重污染的闭合性伤口要敞开，用3%过氧化氢、1∶5 000高锰酸钾液冲洗伤口并外敷。严禁土法接生。

2. 自动免疫

（1）破伤风类毒素：基础注射需皮下注射3次，第一次0.5ml，以后每次1ml，每次间隔4～6周。第二年再注射1ml，作为强化注射，以后每5～10年重复强化注射1ml，凡10年内做过自动免疫者，伤口只需注射类毒素0.5ml就能起到预防作用。

（2）伤口污染严重，可在注射类毒素3～4小时后，于其他部位肌肉注射破伤风抗毒血清或免疫球蛋白。

3. 被动免疫　用于未注射过类毒素而有下列情况之一者：①任何较深的伤口。②伤口虽表浅，但沾染严重或沾染人畜粪便者。③医院外的急产或流产，未经消毒处理者。④陈旧性创伤异物摘除术前。

方法：伤后12小时以内，皮下或肌肉注射破伤风抗毒素（TAT）1 500U（1ml）。超过12小时者，剂量应加倍。成人与儿童剂量相同。因TAT为动物（如马）血清制品，注射前要常规做过敏试验；阳性者采用脱敏注射法。TAT过敏试验：抽TAT0.1ml，加等渗盐水0.9ml稀释，取稀释液0.1ml在前臂屈侧做皮内注射；另侧注同量等渗盐水作对照。观察15

分钟。若注射 TAT 处出现直径超过 1cm 的红肿硬块，为阳性，应用脱敏注射法。

TAT 脱敏注射法：将 TAT 1 500 U（1ml）用等渗盐水 9ml 稀释（10 倍）后，分次做皮下注射，首次剂量为 1ml，以后依次为 2ml、3ml、4ml，每次间隔 30 分钟。每次注射后注意观察有无过敏反应。如出现面色苍白、荨麻疹或皮肤瘙痒、打喷嚏、咳嗽、关节疼痛，甚至休克，应停止继续注射，并立即皮下注射肾上腺素 1mg。

被动免疫也可用人体破伤风免疫球蛋白（HIG），效能较 TAT 大，一般无过敏反应，其预防剂量为 250～500U，深部肌肉注射。

（袁 卫）

第三节 脏器功能障碍综合征

多器官功能障碍综合征（multiple organ dysfunction syndrome，MODS）是指机体受到严重感染、创伤、烧伤等打击后，同时或序贯发生两个或两个以上器官功能障碍以致衰竭的临床综合征。具有高发病率、高死亡率、高耗资和持续增加的特点，是当前重症患者中后期死亡的主要原因。近 20 年来的研究显示，MODS 的死亡率仍高达 70% 左右，而其病情进一步发展为多器官功能障碍（multiple organ failure，MOF）后，死亡率可达 90% 以上，MODS 及 MOF 是当前重症医学所面临的最大挑战。MODS 的发病机制复杂，但失控的炎症反应是其病情发生和发展的根本原因。控制原发病、改善氧代谢是 MODS 的重要治疗手段，针对导致炎症反应的不同环节，制订相应的治疗策略以调控炎症反应则是 MODS 治疗的关键。

一、MODS 的分类

根据 MODS 器官功能障碍发生的主要原因以及 SIRS 在器官功能损伤中的地位，可将 MODS 分为原发性 MODS 和继发性 MODS。

原发性 MODS 是指某种明确的损伤直接引起器官功能障碍，即器官功能障碍由损伤本身引起，在损伤早期出现。如严重创伤后，直接肺挫伤导致急性呼吸衰竭，横纹肌溶解导致肾脏功能衰竭，大量出血补液导致凝血功能异常。在原发性 MODS 的发病和演进过程中，SIRS 在器官功能障碍发生中所占比重较低。

继发性 MODS 并非是损伤的直接后果，而与 SIRS 引起的自身性破坏关系密切。损伤引起 SIRS，而异常的炎症反应继发性造成远距离器官发生功能障碍。所以，继发性 MODS 与原发损伤之间存在一定的间歇期，易合并感染。在继发性 MODS 中，SIRS 是器官功能损害的基础，全身性感染和器官功能损害是 SIRS 的后继过程。SIRS 全身性感染 MODS 就构成一个连续体，继发性 MODS 是该连续体造成的严重后果。

对于原发性 MODS 患者，当机体发生原发性器官功能损害后，如能够存活，则原发性损伤与原发性器官功能损害将刺激机体免疫炎症反应，导致全身性炎症反应，又可进一步加重器官功能障碍或引起新的严重器官功能损伤，实际上，MODS 就从原发性转变为继发性。

二、MODS 的临床特征

MODS 的临床表现复杂，个体差异很大，在很大程度上取决于器官受累的范围及损伤是由一次打击还是由多次打击所致。一般情况下，MODS 病程 14～21d，并经历四个阶段，包括休克、复苏、高分解代谢状态和器官衰竭阶段（表14－1）。

表14－1　多器官功能障碍综合征的临床分期和特征

	第1阶段	第2阶段	第3阶段	第4阶段
一般情况	正常或轻度烦燥	急性病容，烦躁	一般情况差	濒死感
循环系统	容量需要增加	高动力状态，容量依赖	休克，心输出量下降，水肿	血管活性药物维持血压，水肿、SvO_2下降
呼吸系统	轻度呼碱	呼吸急促，呼碱、低氧血症	严重低氧血症，ARDS	高碳酸血症、气压伤
肾脏	少尿，利尿剂反应差	肌酐清除率下降，轻度氮质血症	氮质血症，有血液透析指征	少尿，血透时循环不稳定
胃肠道	胃肠胀气	不能耐受食物	肠梗阻，应激性溃疡	腹泻，缺血性肠炎
肝脏	正常或轻度胆汁瘀积	高胆红素血症，PT延长	临床黄疸	转氨酶升高，严重黄疸
代谢	高血糖，胰岛素需要量增加	高分解代谢	代酸，高血糖	骨骼肌萎缩，乳酸酸中毒
中枢神经系统	意识模糊	嗜睡	昏迷	昏迷
血液系统	正常或轻度异常	血小板降低，白细胞增多或减少	凝血功能异常	不能纠正的凝血障碍

每个阶段都有其典型的临床特征，且发展速度极快，患者可能死于MODS的任一阶段。

MODS患者处于高应激状态，大量促炎细胞因子具有强烈的促分解作用，导致蛋白质分解、脂肪分解和糖异生明显增加，但糖利用能力和外源性营养底物利用明显降低。机体出现以高分解代谢为特征的代谢紊乱，但同时并存能源利用障碍。高代谢令患者短期内大量蛋白质被消耗而陷入重度低蛋白性营养不良，组织器官和各种酶的结构和功能全面受损；而外源性营养利用障碍则延缓和阻碍器官和组织细胞的功能维护和组织修复，导致MODS的进展和病情恶化。

MODS发生功能障碍的器官往往是直接损伤器官的远隔器官。对于多发性创伤患者，多数患者经早期清创处理后基本稳定，而创伤早期发生的低血压或创伤后继发性感染，均可导致远隔器官发生不同程度的缺血再灌注损伤和炎症反应失控，从而产生远隔器官功能障碍或衰竭。由于原发疾病各异，个体差异明显，MODS各器官功能障碍的始发时间不一致，一般无固定发病顺序。但首先发生功能衰竭的以呼吸系统较为常见。而对于外科急诊手术后并发感染的患者发生MODS，器官功能障碍的顺序似乎有规律可循。通常术后首先发生呼吸系统功能障碍，出现全身性感染的时间几乎与此一致，于术后2.6d出现。之后依次发生肝脏、胃肠道和肾脏功能障碍或衰竭。认识MODS发生器官损伤特点及器官损伤出现的时间有助于临床医师早期认识和预防可能发生的器官功能障碍。

三、MODS的治疗

所有MODS患者均应进入ICU，但MODS患者的监测和治疗应由专科医师和ICU专职医师共同完成。尽管MODS的病因复杂、涉及的器官和系统多、治疗中往往面临很多矛盾，但MODS的治疗中应遵循以下原则。

（一）控制原发病

控制原发疾病是 MODS 治疗的关键。治疗中应早期去除或控制诱发 MODS 的病因，避免机体遭受再次打击，对于存在严重感染的患者，必须积极的引流感染灶和应用有效抗生素。若为创伤患者，则应积极清创，并预防感染的发生。患者出现腹胀、不能进食或无石性胆囊炎时，应采用积极的措施，保持肠道通畅，恢复肠道屏障功能，避免肠源性感染。而对于休克患者，则应争分夺秒地进行休克复苏，尽可能地缩短休克时间，避免引起进一步的器官功能损害。

严重全身性感染是导致 MODS 的最主要原因之一。积极寻找并处理感染病灶、及时抗生素治疗是控制感染及 MODS 病情进展的根本措施。因此一旦明确诊断为严重全身性感染，应尽快查找感染部位，并在症状出现后 6h 内确认。当感染灶来源明确，如腹腔内脓肿、胃肠穿孔、胆囊炎或小肠缺血已经明确为感染源，应该尽可能在液体复苏治疗开始的同时控制感染源。如果感染来自胰周坏死，应尽可能推迟手术。同时，明确诊断为严重全身性感染后，ICU 应在 1h 内采用广谱抗生素治疗，并积极寻找病原学证据。每天应对抗生素的使用效果进行评估。经验性的抗生素联合治疗应 <3 ~5d，然后根据细菌的敏感性行降阶梯治疗，并尽可能使用单一抗生素。抗生素常规治疗为 7 ~10d，但如果对治疗反应差、感染源未确定或合并粒细胞减少症，可适当延长用药。

（二）改善氧代谢，纠正组织缺氧

氧代谢障碍是 MODS 的特征之一，纠正组织缺氧是 MODS 重要的治疗目标。改善氧代谢障碍、纠正组织缺氧的主要手段包括增加全身氧输送、降低全身氧需、改善组织细胞利用氧的能力等。

1. 增加氧输送　提高氧输送是目前改善组织缺氧最可行的手段。氧输送是单位时间内心脏泵出的血液所携带的氧量，由心脏泵功能、动脉氧分压/血氧饱和度和血红蛋白浓度决定，因此，提高氧输送也就通过心脏、血液和肺交换功能 3 个方面来实现。

支持动脉氧合：提高动脉血氧分压或动脉血氧饱和度是提高全身氧输送的三个基本手段之一。氧疗、呼吸机辅助通气和控制通气是支持动脉氧合的常用手段。

至于支持动脉氧合的目标，不同类型的患者有不同的要求。对于非急性呼吸窘迫综合征或急性呼衰患者，支持动脉氧合的目标是将动脉血氧分压维持在 80mmHg 以上或动脉血氧饱和度维持在 94% 以上。但对于急性呼吸窘迫综合征和急性呼衰患者，将动脉血氧分压维持在 80mmHg 以上常常是困难的，往往需要提高呼吸机条件、增加呼气末正压水平或提高吸入氧浓度，有可能导致气压伤或引起循环干扰，因此，对于这类患者，支持动脉氧合的目标是将动脉血氧分压维持在高于 55 ~60mmHg 水平以上或动脉血氧饱和度高于 90% 以上。之所以将动脉血氧分压维持在 55 ~60mmHg 以上，与动脉血氧离曲线的 S 型特征有关，当动脉血氧分压高于 55 ~60mmHg 水平时，动脉血氧饱和度达到 90%，进一步提高动脉血氧分压，呼吸和循环的代价很大，但动脉血氧饱和度增加却并不明显，氧输送也就不会明显增加。

大量肺泡塌陷是急性呼吸窘迫综合征患者的病理生理特征，机械通气是促进和维持塌陷肺泡复张的重要手段，为防止呼吸机相关肺损伤，机械通气时应采用小潮气量通气，并限制气道平台压不高于 30cmH_2O。如果没有低灌注证据，应对患者采取限制液体输入的补液策略。

支持心输出量：增加心输出量也是提高全身氧输送的基本手段。保证适当的前负荷、应用正性肌力药物和降低心脏后负荷是支持心输出量的主要方法。

调整前负荷是支持心输出量首先需要考虑的问题，也是最容易处理的环节。若前负荷不足，则可导致心输出量明显降低。而前负荷过高，又可能导致肺水肿和心脏功能降低。因此，调整心脏前负荷具有重要的临床意义。当然，对于重症患者，由于血管张力的改变以及毛细血管通透性的明显增加，往往使患者的有效循环血量明显减少，也就是说，前负荷减少更为常见。监测中心静脉压或肺动脉嵌顿压，可指导前负荷的调整。液体负荷试验后或利尿后，观察肺动脉嵌顿压与心输出量的关系（心功能曲线）的动态变化，比单纯监测压力的绝对值更有价值。补充血容量，可选择晶体液和胶体液，考虑到重症患者毛细血管通透性明显增加，晶体液在血管内的保持时间较短，易转移到组织间隙，应适当提高胶体液的补充比例。

支持血液携带氧能力：维持适当的血红蛋白浓度是改善氧输送的重要手段之一。由于血红蛋白是氧气的载体，机体依赖血红蛋白将氧从肺毛细血管携带到组织毛细血管，维持适当的血红蛋白浓度实际上就是支持血液携带氧能力。但是，并非血红蛋白浓度越高，就对机体越有利。当血红蛋白浓度过高时（如高于140g/L），血液黏滞度明显增加，不但增加心脏负荷，而且影响血液在毛细血管内的流动，最终影响组织氧合。一般认为，血红蛋白浓度的目标水平是80～100g/L以上或血细胞比容维持在30%～35%。

改善组织灌注和氧代谢是MODS的重要治疗目标，对于严重全身性感染患者，应遵循早期目标指导治疗（EGDT）：一经临床诊断，应尽快进行积极液体复苏，6h内达到以下复苏目标：①中心静脉压（CVP）8～12mmHg。②平均动脉压≥65mmHg。③每小时尿量≥0.5ml/kg。④$ScvO_2$或SvO_2≥70%。机械通气和腹高压可导致患者胸腔内压增高，使CVP升高，因此对于这类患者，可以将CVP 12～15mmHg作为复苏目标。若液体复苏后CVP达到目标值，而$ScvO_2$或SvO_2仍未达到70%，需输注浓缩红细胞使血细胞比容达到30%以上。若$ScvO_2$或SvO_2仍未达到70%，应给予多巴酚丁胺［最大剂量20μg/（kg·min）］以达到复苏目标。

2. 降低氧需　降低氧需在MODS治疗中常常被忽视。由于组织缺氧是氧供和氧需失衡的结果，氧需增加也是导致组织缺氧和MODS的原因之一，降低氧需对MODS的防治具有重要意义。

导致重症患者氧需增加的因素很多，针对不同原因进行治疗，就成为防治MODS的重要手段。体温每增加1℃，机体氧需增加7%，氧耗可能增加25%。因此，及时降温，对于发热的患者就很必要。可采用解热镇痛药物和物理降温等手段。物理降温时，要特别注意防止患者出现寒战。一旦发生寒战，机体氧需将增加100%～400%，对机体的危害很大。疼痛和烦躁也是导致机体氧需增加的常见原因。有效的镇痛和镇静，使患者处于较为舒适的安静状态，对防止MODS有益。抽搐导致氧需增加也十分明显，及时止痉是必要的。正常情况下，呼吸肌的氧需占全身氧需的1%～3%，若患者出现呼吸困难或呼吸窘迫，则呼吸肌的氧耗骤增，呼吸肌的氧需可能增加到占全身氧需的20%～50%。呼吸氧需的明显增加，势必造成其他器官的缺氧。采取积极措施，如机械通气或提高机械通气条件，改善患者的呼吸困难，能明显降低患者呼吸肌氧需。

3. 改善内脏器官血流灌注　MODS和休克可导致全身血流分布异常，肠道和肾脏等内脏器官常常处于缺血状态，持续的缺血缺氧，将导致急性肾衰竭和肠道功能衰竭，加重MODS。改善内脏灌注是MODS治疗的重要方向。

在传统的血管活性药物应用中，关于药物对内脏器官灌注的影响认识十分模糊，甚至被忽视。我国临床医学中最常应用小剂量多巴胺，以提升血压，改善肾脏和肠道灌注。但多巴胺扩张肾脏血管和改善肠系膜灌注的作用缺乏实验和理论依据。最近十年的研究显示，多巴胺实际上加重肾脏和肠道缺血。而去甲肾上腺素曾被认为可以引起严重的血管痉挛，减少组织和内脏器官灌注，引起组织和内脏器官缺血缺氧。但越来越多研究证实，感染性休克的治疗中，去甲肾上腺素并不引起内脏组织的缺血，与多巴胺相比，反而有助于恢复组织的氧供需平衡。感染性休克患者外周血管阻力降低，应用去甲肾上腺素可明显提高血压，在保证心脏和脑等重要脏器血液灌注的同时，能改善内脏血流灌注。多巴酚丁胺是强烈的β受体激动剂，增加心输出量和全身氧输送的同时，同比例改善胃肠道血流灌注。因此，去甲肾上腺素是有效治疗感染性休克的血管活性药物，可提高血压、改善组织灌注。在合并心功能障碍时应联合应用多巴酚丁胺。

（三）代谢支持与调理

MODS使患者处于高度应激状态，导致机体出现以高分解代谢为特征的代谢紊乱。机体分解代谢明显高于合成代谢，蛋白质分解、脂肪分解和糖异生明显增加，但糖的利用能力明显降低。Cerra将之称为自噬现象（Autocannibalism）。严重情况下，机体蛋白质分解代谢较正常增加40%～50%，而骨骼肌的分解可增加70%～110%，分解产生的氨基酸部分经糖异生作用后供能，部分供肝脏合成急性反应蛋白。器官及组织细胞的功能维护和组织修复有赖于细胞得到适当的营养底物，机体高分解代谢和外源性营养利用障碍，可导致或进一步加重器官功能障碍。因此，在MODS早期，代谢支持和调理的目标应当是试图减轻营养底物不足，防止细胞代谢紊乱，支持器官、组织的结构功能，参与调控免疫功能，减少器官功能障碍的产生。而在MODS的后期，代谢支持和调理的目标是进一步加速组织修复，促进患者康复。

1. 代谢支持　代谢支持（Metabolic support）是Cerra1988年提出的，指为机体提供适当的营养底物，以维持细胞代谢的需要，而不是供给较多的营养底物以满足机体营养的需要。与营养支持的区别在于，代谢支持既防止因底物供应受限影响器官的代谢和功能，又避免因底物供给量过多而增加器官的负担，影响器官的代谢和功能。其具体实施方法：①非蛋白热卡＜35kcal/（kg·d）（1kcal＝4.18kJ）（注：下文同），一般为25～30kcal/（kg·d），其中40%～50%的热卡由脂肪提供，以防止糖代谢紊乱，减少二氧化碳生成，降低肺的负荷。②提高氮的供应量［0.25～0.35g/（kg·d）］，以减少体内蛋白质的分解和供给急性反应蛋白合成的需要。③非蛋白热卡与氮的比例降低到100kcal∶1g。严格控制血糖是代谢支持的重要组成部分。研究证实，控制严重全身性感染或感染性休克患者血糖水平在80～110mg/dl（4.4～6.1mmol/L）之间可改善预后；与较高水平相比，不超过150mg/dl（8.3mmol/L）也可改善预后。后者可减少低血糖血症的发生。因此，对于严重全身性感染和感染性休克患者，应控制血糖＜150mg/dl，接受胰岛素控制血糖的患者应以葡萄糖作为能源，1～2h测量1次血糖，直到稳定后改为4h 1次。

尽管代谢支持的应用，对改善MODS的代谢紊乱有一定的疗效，但并不能避免或逆转代谢紊乱。

2. 代谢调理　代谢调理是代谢支持的必要补充。由于MODS患者处于高分解代谢状态，虽根据代谢支持的要求给予营养，仍不能达到代谢支持的目的，机体继续处于高分解代谢状态，供给的营养底物不能维持机体代谢的需要。因此，1989年Shaw提出从降低代谢率或促进蛋白质合成的角度着手，应用药物和生物制剂，以调理机体的代谢，称为代谢调理（Metabolic intervention）。

主要方法包括：①应用布洛芬、吲哚美辛等环氧化酶抑制剂，抑制前列腺素合成，降低分解代谢率，减少蛋白质分解。②应用重组的人类生长激素和生长因子，促进蛋白质合成，改善负氮平衡。

代谢调理的应用明显降低了机体分解代谢率，并改善负氮平衡，但代谢调理也不能从根本上逆转高分解代谢和负氮平衡。

根据MODS患者代谢特点，利用代谢支持和代谢调理对机体继续调控和治疗，可望进一步提高营养代谢支持的疗效，改善MODS患者的预后。

（四）抗凝治疗

MODS易于合并凝血功能的紊乱，尤其对于严重全身性感染及由此导致MODS的患者。病程早期阶段的炎症反应表现为促凝活性，伴随高凝的发展，血小板、各种凝血因子和抗凝物质均被严重消耗。凝血功能紊乱推动MODS病情的进一步进展和恶化。因此抗凝治疗十分必要。人体活化蛋白C（APC）是一种内源性抗凝物质，同时还具有抗炎特性。大规模、多中心、随机对照研究证实，rhAPC以24μg/（kg·h）剂量连续静脉泵注，可以明显降低患者28d死亡率。亚组分析显示，获益的主要是APACHEⅡ≥25的高危患者。但rhAPC具有诱发出血的较高风险，该研究显示，与对照组相比，应用rhAPC患者严重出血发生率为2.0%到3.5%（$P=0.06$）。其后另一项研究也获得与上述研究相似的疗效，但严重出血发生率达到6.5%。因此，对于APACHEⅡ≥25的严重全身性感染导致的MODS患者使用rhAPC，APACHEⅡ<20或单器官衰竭的患者不推荐应用rhAPC。

（五）免疫调节治疗

基于炎症反应失控是导致MODS的本质性原因这一认识，抑制SIRS有可能阻断炎症反应发展，最终可能降低MODS死亡率。免疫调控治疗实际上是MODS病因治疗的重要方面。当前，对机体炎症反应认识的深入，取得了阶段性的成果，但要对MODS治疗发挥指导性作用，尚有待时日。

1. 炎症反应失控的评估和MODS治疗策略　正确判断MODS患者SIRS/CARS失衡方向，是进行临床干预、恢复SIRS与CARS平衡的前提。虽然目前尚无快速、准确的指标应用于临床，但有关外周血单核细胞表面HLA-DR表达量及T辅助细胞TH_1/TH_2功能的研究，可判断SIRS/CARS的失衡方向，从而为指导免疫调控治疗带来曙光。

外周血单核细胞表面HLA-DR表达量是反映细胞免疫功能状态的客观指标之一。Bone提出HLA-DR的表达量低于30%则可诊断CARS。Kox选择10例严重感染伴MODS的CARS患者，给予IFNγ-1b，结果在3d内全部患者的单核细胞HLA-DR的表达量显著增加，而且释放TNFa和IL-1的能力也明显恢复，提示IFNγ可逆转CARS。当然，HLA-DR表达>30%时是否反映机体以SIRS为主，尚难以确定。因此，HLA-DR的表达量仅能粗略反映机体免疫功能状态，尚难以用于评价SIRS/CARS失衡方向。

TH_1/TH_2 细胞功能改变也能够反映机体的免疫功能状态，TH_1/TH_2 漂移方向则有助于反映 SIRS/CARS 的失衡方向和程度。根据 TH 细胞所分泌的不同淋巴因子及其功能，将 TH 细胞分为 TH_1 和 TH_2 细胞两种类型，TH_1 细胞以产生 IL－2、IFNγ、TNFβ 等促炎介质为特征，增强炎性细胞细胞毒性作用，介导细胞免疫应答。TH_2 细胞可产生 IL－4、IL－5、IL－10、IL－13 等细胞因子，以抗炎症反应为主，促进抗体生成，介导体液免疫应答。可见，TH_1 和 TH_2 细胞实际上分别反映促炎和抗炎反应，两者的失衡则反映了 SIRS 和 CARS 是否失衡，是 MODS 免疫失衡的重要环节。

感染、创伤时 TH_1 向 TH_2 漂移，说明机体发生细胞免疫功能低下，CARS 占优势。此时免疫调控的重点应放在通过促进 TH_0 向 TH_1 分化，同时对前列腺素（PGE_2）－TH_2 通道进行下调，重建细胞免疫功能，恢复 SIRS 和 CARS 的平衡。Mannick 对烧伤动物的研究显示，外源性补充 IL－12 促进 TH_0 向 TH_1 细胞分化，增强动物的抗感染能力，结果动物死亡率显著降低到 15%（对照组为 85%）。Kox 应用 IFNγ－1b 促进单核细胞分泌 IL－6 和 TNFα，以对抗 CARS，而且 IFNγ 通过抑制单核细胞释放 IL－10，阻止 PGE_2 的释放，从而对 PGE_2－TH_2 通道进行下调。尽管 IFNγ 等能够有效促进 TH_2 向 TH_1 漂移，但是否能够恢复机体免疫功能，降低 MODS 患者的死亡率，尚有待进一步的临床观察。

感染、创伤时也存在 TH_1 未向 TH_2 漂移，以炎症反应占优势，免疫调控治疗的方向就应以抑制 SIRS 为主，如应用 IFNγ 则可能是有害的。动物实验研究显示给予 IL－10 等抗炎介质可能是有益的。

当然，TH_1/TH_2 的漂移并不能直接测定，需分别测定 TH_1/TH_2 表达或释放的细胞因子，以两者比例改变反映漂移方向。因此，临床上还难以迅速捕捉到 SIRS/CARS 失衡方向。寻找准确、快速的炎症反应失衡判断方法，仍然是当前临床研究的重要方向。

2. 炎症介质基因表达的多态性与 MODS 治疗策略　细胞因子的基因型不同，免疫炎症性反应不同。特别值得注意的是，基因表达的多态性对介质表达、感染易感性和重症患者预后具有明显不同的影响。可见，基因多态性与感染患者炎症反应的差异有关。极富挑战性的是，哪些炎症相关基因具有多态性的特征，目前尚不清楚。炎症相关基因多态性的研究日益受到重视，通过对 MODS 动物和患者炎症相关基因多态性的分析，试图寻找与感染及 MODS 的相关基因，弄清细胞因子基因多态性对炎症反应程度和患者预后的影响，并为进一步的基因调控治疗和个体化的免疫调控治疗奠定基础。

（袁　卫）

第四节　气性坏疽

一、概述

气性坏疽是由梭状芽孢杆菌所引起，病变主要是肌肉广泛坏死，通常发生于开放性骨折，深部肌肉挫裂伤、伤口内有异物存留，或因血管损伤致局部组织血液供应不良的患者。

气性坏疽致病菌常由产气荚膜杆菌（又称魏氏杆菌）、恶性水肿杆菌、腐败杆菌和溶组织杆菌等致病，且都有两种以上的感染，常混合其他的化脓性细菌。梭状芽孢杆菌类广泛存在于泥土和人、畜粪便中，但沾染伤口后并不一定致病，与伤口及人体抵抗力的情况有关，若伤口较深，有肌肉组织挫裂伤，或血管损伤，使用止血带时间过长等，加上血容量过少或休克，使沾染的致病菌进入缺氧环境，就容易发生气性坏疽。

本病的致病菌在局部伤口生长繁殖，分泌多种外毒素和酶。可以引起溶血，并可损害心肝和肾等器官。一部分酶有较强的分解糖和蛋白质的作用，糖类分解可产生气体，蛋白质分解可产生硫化氢。坏死组织和毒素的吸收，可引起严重的毒血症。

二、诊断

（一）临床表现

潜伏期可短至6小时，长至6天，一般为1~4天。

1. 局部表现

（1）伤部剧痛为最早的症状，呈特殊的“胀裂样”剧痛，用一般镇静药不能缓解。

（2）患部进行性肿胀。伤口周围皮肤水肿、紧张、苍白、发亮，继而变为紫红、紫黑，并可出现大小不等的水泡，含暗红色泡液。

（3）伤口内流出恶臭的血性或浆液性液体；伤口内肌肉坏死，呈暗红或土灰色，失去弹性，切开后不收缩，也不出血，犹如熟肉。

（4）轻压伤口周围皮肤有捻发音，或可见气泡从伤口边缘溢出。

（5）由于血管血栓形成及受压、淋巴回流受阻，肢体可发生水肿、变色、厥冷和坏死。

2. 全身表现　患者极度软弱，表情淡漠或烦躁不安，有时谵妄。体温可高达40℃以上。面色苍白，可出冷汗，脉搏加快，脉率 >100 次/min，呼吸急促。晚期血压下降，神志昏迷，还可出现黄疸、尿少等；严重者出现休克，甚至多器官功能衰竭。

（二）实验室检查

血常规示进行性贫血，红细胞计数迅速降到（1.0~2.0）$\times 10^{12}$/L，血红蛋白可明显下降。白细胞计数一般不超过15.0 $\times 10^{9}$/L。伤口渗液涂片检查可见革兰染色阳性粗大杆菌，厌氧培养可见荚膜芽孢杆菌。

（三）诊断注意事项

早期诊断和及时治疗是保存伤肢和挽救生命的关键。由于病变进展迅速，稍有耽误将会造成严重后果。诊断时注意以下几点有助于本病的诊断：

（1）创伤或手术后，伤口突然剧烈胀裂样痛，局部肿胀迅速，有明显的中毒症状。

（2）伤口周围触诊有捻发音。

（3）渗液细菌涂片有革兰染色阳性粗大杆菌。

（4）X线平片检查发现肌群内有积气。

三、治疗

（一）手术治疗

诊断一经确立，迅速及时的清创是抢救生命的关键。切除已失活的肌肉组织，清除异物，伤口用氧化剂冲洗。如果肢体损伤甚为严重，或全身中毒严重，为了挽救生命，应考虑截肢术，伤口全部开放，用氧化剂湿敷包扎。

1. 术前准备　术前静脉滴注青霉素 G 800 万 U，或注射头孢菌素，或克林霉素，并给予补液、输血 400 ~ 800ml。手术应在全麻下进行。

2. 手术方式　应将病变区做广泛、多处纵向切开，直达正常健康的组织为止。对已发生坏死的肌肉、碎骨片及异物等，应彻底清除，敞开伤口，用3% 过氧化氢或1∶5 000 高锰酸钾溶液反复冲洗和湿敷。若肢体损毁严重，动脉搏动已消失，并有严重的全身中毒症状，为挽救患者生命，应施行高位截肢术，残端创口敞开，用氧化剂冲洗和湿敷。

（二）抗生素治疗

术前、术中、术后均应给予静脉滴注大剂量青霉素 G，每日 1 000 万 U 和四环素 2. 0g，如青霉素过敏，则选用红霉素，每日 1. 5 ~ 1. 8g 。必要时可选用新一代头孢菌素，常可获得满意的效果。

（三）高压氧疗

患者在高压氧舱内吸入相当于 3 个大气压的纯氧，可抑制甚至杀灭厌氧菌，使其不能产生毒素。方法：第 1 天 3 次，第 2 天和第 3 天各 2 次，共 7 次，每次 2 小时，间隔 6 ~ 8 小时。清创在第一次高压氧治疗后进行。这种治疗目前已得到充分重视，可起到保留患肢的作用。

四、预防

彻底清创是预防创伤后气性坏疽的主要方法。对开放性创伤，特别是泥土较重和软组织挫伤严重者，都应及时进行彻底清创，清除异物和失活组织。污染严重的伤口可用 3% 过氧化氢液冲洗，并应开放引流。对疑有气性坏疽的伤口，立即拆除缝线，敞开伤口。

对气性坏疽患者要严格隔离，患者用过的一切衣物、敷料、器材等要单独收集，严格消毒，以防发生交叉感染。

（袁　卫）

第五节　风疹

风疹（rubella，German measles）是由风疹病毒引起的急性出疹性传染病，临床上以前驱期短、低热、皮疹、耳后和枕部淋巴结肿大为特征。一般病情较轻，病程短，预后良好。但孕妇感染风疹，将会导致胎儿严重损害，引起胎儿风疹综合征（congential rubella syndrome，CRS）。

一、病原学

风疹病毒（rubella virus，RV）是单股正链 RNA 病毒，为披膜病毒科风疹病毒属中的唯一成员，与其他披膜病毒科成员不同，RV 的唯一自然宿主是人。风疹病毒外形呈球形，直径为（58 ± 7）nm。主要有外层囊膜和内层的核衣壳 2 部分构成，包含 3 种结构蛋白即 E_1、E_2 和 C。E_1 和 E_2 为包膜糖蛋白，以异二聚物的形式分布在外层囊膜上，核衣壳直径为（33 ± 1）nm，由病毒的 RNA 和 C 蛋白组成。在 E_1 蛋白上具有与 RV 的血凝活性（HA）、溶血活性（HL）和诱导中和抗体反应有关的抗原决定簇，并在 RV 免疫中起主要作用。

1962 年，Parkman 等利用猴肾细胞分离出 RV。RV 的抗原结构相当稳定，只有一种血清型。RV 可在兔肾、乳田鼠肾、绿猴肾、兔角膜等细胞培养中生长，能凝集鸡、鸽、鹅和人“O”型红细胞。RV 可在胎盘或胎儿体内以及出生后数月甚至数年生存增殖，产生长期、多系统的慢性进行性感染。病毒在体外生活力较弱，对紫外线、乙醚、氯仿、甲醛敏感，pH＜6.8 和 pH＞8.1 均不易生长，pH＜3 可将其灭活。RV 不耐热，56℃30min、37℃ 90min 均可将其杀灭。在 －60～－70℃可保持活力 3 个月，干燥冰冻下可保存 9 个月。

二、流行病学

1. 传染源　患者是唯一的传染源，包括亚临床型和隐性感染者。在发病前 5～7d 和病后 3～5d 均有传染性，起病前一日和当日传染性最强。患者口、鼻、咽部分泌物以及血液、大小便等均可分离出病毒。

2. 传播途径　主要通过空气飞沫经呼吸道传播，人与人之间密切接触也可经接触传染。胎内被感染的新生儿，咽部可排病毒数周、数月甚至 1 年以上，因此通过污染的奶瓶、奶头、衣被、尿布及直接接触等感染家庭成员、医务人员或者引起婴儿室中传播。风疹病毒亦可通过胎盘传给胎儿，引起流产、死产、早产或有多种先天畸形的 CRS。

3. 人群易感性　人群普遍易感，高发年龄在发达国家为 5～9 岁，在发展中国家为 1～5 岁，可在集体机构中流行。四季均可发病，冬春季高发。

在疫苗问世前，风疹呈世界性分布，周期性流行，一般间隔 5～7 年。这与人群的流动、免疫水平的升降和易感人群的增加有关。

英国在 1978—1979 年流行高峰时，孕妇流产最多，对此次流行中分娩婴儿追踪随访，发现可于生后 2～3 年才出现某些症状。日本 1986—1988 年风疹大流行之后发生 CRS 及致聋 5 例。

我国的发病情况尚缺乏全面的资料分析，但从目前所掌握的情况来看，风疹在我国的发病情况非常严重，不仅呈周期性流行，有时局部地区甚至发生大规模的暴发。风疹在中国列入丙类传染病，2004 年全国报告风疹病例 24 015 例，死亡 1 例；2005 年 25 446 例，死亡 1 例；2006 年 37 019 例。1993—1994 年北京和沈阳市都发生了风疹流行，流行年份发病率达 100/10 万～200/10 万。1990—2006 年上海市共报告风疹病例 60 673 例，报告发病率最低为 0.15/10 万，最高为 451.57/10 万。1993 年上海市发生了风疹暴发，是风疹报告发病最高的年份，共报告风疹病例 58 104 例，较 1992 年同期增加 143 倍，平均发病率 451.57/10 万，风疹发病率最高年龄组是 10～14 岁组，为 2 753.94/10 万。在 1995—2006 年，风疹发病率最高的年龄组是 0～4 岁组，为 4.56/10 万，平均发病率 0.64/10 万，但是 25～29、30～34 岁年龄组 1.12/10 万和 0.56/10 万，均高于 1990—1994 年（除 1993 年）相同年龄组的发病率。这些数据进一步提示自开展疫苗接种后，近年来风疹发病成年人增加，年龄有后移趋势。

孕妇在孕早期感染 RV，可引起 CRS，胎儿致畸的危险与感染风疹的妊娠月份密切相关，即在怀孕的前 3 个月内感染风疹病毒，胎儿发生畸形的危险性最大。怀孕第 1 个月的发生率为 80%～100%，第 2 个月的发生率为 60%～80%，第 3 个月的发生率为 40%～60%。我国 1984 年报道了我国首例 CRS，1990 年的研究报告：在北京、辽宁、陕西、河南、江苏以及内蒙古 6 省（市）的 10 412 份妊娠早期妇女血清中检出风疹 IgM 阳性 48 份，总阳性率为

0.461%，其中9 126名门诊孕妇中29人阳性，阳性率为0.318%。20世纪90年代我国每年的新生儿出生数为2 500万左右，按怀孕早期风疹原发感染率为0.318%计算，每年有8万孕妇发生原发感染，按原发感染后50%胎儿发生畸形计算，每年将出生4万多名因风疹病毒宫内感染引起先天畸形的婴儿。

三、发病机制和病理

患者感染风疹后，RV首先在上呼吸道黏膜及颈淋巴结生长增殖，然后进入血循环，播散至全身淋巴组织引起淋巴结肿大。病毒侵犯皮肤等组织后病毒血症很快消退，而鼻咽部在出疹后可持续排毒6d。孕妇原发感染RV后，无论有无症状，病毒都会在病毒血症期感染胎盘，进而侵及胎儿。先天性风疹的发病机制还不太清楚，可能是病毒：①直接导致特异性细胞坏死、凋亡。②抑制细胞有丝分裂并使染色体断裂致器官组织分化发育障碍。③引起血管内皮受损导致胎儿供血不足。④特异性免疫复合物和自身抗体形成导致自身免疫性损伤。⑤持续性感染引起迟发性疾病。

本病病情较轻，病理发现不多。淋巴结可见水肿、滤泡细胞增生和结构特征消失；呼吸道见轻度炎症；皮疹处真皮上层毛细血管充血和轻微炎性渗出；并发脑炎时，可见弥漫性肿胀、非特异性变性、血管周围和脑膜单核细胞性渗出；并发关节炎时，滑膜可见散在脓性纤维蛋白渗出、滑膜细胞增生、淋巴细胞浸润和血管增生。先天性风疹患儿可发生脑、心血管、眼、耳、肺、肾、肝、脾、骨骼等脏器病理改变。

四、临床表现

风疹临床上可分为获得性风疹和CRS，前者最为常见。

1. 获得性风疹　潜伏期平均18d（14～21d）。

（1）前驱期：1～2d，婴幼儿患者前驱期症状常较轻微，或无前驱期症状；在青少年和成人患者则较显著，可持续5～6d。表现有低热或中度发热、头痛、食欲减退、疲倦、乏力及咳嗽、打喷嚏、流涕、咽痛、结膜充血等轻微上呼吸道症状，偶有呕吐、腹泻、鼻出血、齿龈肿胀等。部分患者咽部及软腭可见玫瑰色或出血性斑疹，但无颊黏膜粗糙、充血及黏膜斑。

（2）出疹期：通常于发热1～2d后出现皮疹，皮疹初见于面部，且迅速扩展至躯干四肢，1d内布满全身，但手掌、足底大都无疹。皮疹为细点状淡红色斑疹、斑丘疹或丘疹，直径2～3mm。四肢远端皮疹较稀疏，部分融合类似麻疹，躯干尤其背部皮疹密集，融合成片，又类似猩红热皮疹。皮疹一般持续3d（1～4d）消退，亦有人称为“三日麻疹”。面部有疹为风疹的特征。个别患者呈出血性皮疹，伴全身出血，主要由于血小板减少和毛细血管通透性增高所致。出疹期常有低热、轻度上呼吸道炎、脾肿大及全身浅表淋巴结肿大，尤以耳后、枕部、颈后淋巴结肿大最为明显。肿大淋巴结有轻度压痛，不融合，不化脓。有时风疹患者脾脏及淋巴结可在出疹前4～10d已发生肿大，消退较慢，常持续3～4周。疹退不留色素，无脱屑。仅少数重症患者可有细小糠麸样脱屑，大块脱皮则极少见。疹退时体温下降，上呼吸道症状消退，肿大的淋巴结亦逐渐恢复，但完全恢复正常需数周以后。

2. CRS　母体在孕期前3个月感染RV可导致胎儿发生多系统的出生缺陷，即CRS，感染发生越早，对胎儿损伤越严重。胎儿被感染后，重者可导致死胎、流产、早产；轻者可导致胎儿发育迟缓，甚至累及全身各系统，出现多种畸形。新生儿先天畸形中15%由先天性风疹所致。多数先天性风疹患者于出生时即具有临床症状，也可于生后数月至数年才出现进行性症状和新的畸形（表14－2）。

表14－2

组织器官	临床表现
眼	白内障，色素沉着，视网膜病变，小眼睛，青光眼，眼角膜浑浊，黄斑变性，虹膜发育不良，斜视
心血管	动脉导管未闭，肺动脉瓣狭窄，房（室）间隔缺损
耳	神经性耳聋
中枢神经系统	小脑畸形，脑膜脑炎，神经运动性障碍，肌张力减退
内脏	肝脾肿大，肝炎，黄疸
血液系统	紫癜，贫血
肺	间质性肺炎
免疫系统	慢性风疹皮疹，胸腺发育不全，丙种球蛋白异常血症，免疫复合物病
骨骼	长骨疏松，骨畸形
迟发性损害	糖尿病，类似亚急性硬化性全脑炎

2. CRS临床表现

（1）出生低体重：出生时体格小和营养不良，身材、头围、胸围等均比正常新生儿低，此差距至1岁时往往还没能纠正。

（2）耳聋：常见双侧感觉神经耳聋或伴有传导继发性语言障碍，听力可在出生后第1年进行性变慢，也有突然发展为听力丧失，听觉脑干反应（ABR）、调节性定向反射（COR）听力检查异常。耳聋是耳蜗和corti器变性引起发育不良所致。

（3）眼损害：白内障发生率高达54.5%～66%，多为双侧，常与小眼球并发，晶体可呈球形，中心具有核样坏死。视网膜有灶性病变而影响视力。而先天性青光眼发生率较白内障少，表现为角膜增大和浑浊，前房增深，眼压增高，晚期可出现圆锥形角膜，角膜水肿。也有视网膜病，虹膜睫状体炎等，

（4）心血管畸形：在妊娠2个月患CRS的儿童中至少半数发生心脏损害，最常见为动脉导管未闭、房间隔缺损、肺动脉狭窄、法洛四联症等，也有高血压引起肾动脉和主动脉狭窄的晚期表现。

（5）中枢神经系统病变：CRS患儿和儿童可出现精神发育迟缓或孤僻症。严重的运动损害和典型的痉挛性双侧瘫痪均可见。风疹病毒于脑组织内持续存在达12年，常在10～30岁发病而引起进行性风疹全脑炎。

（6）代谢和内分泌疾病：晚期CRS最常见是糖尿病，发病多在10～30岁，患者都有耳聋和其他缺损。其发病机制为可能由风疹病毒在胰腺细胞中降低其生长速度和缩短B细胞寿命所致。此外晚期CRS也有表现甲状腺功能减退或亢进和甲状腺炎，这可能与畸形或慢性甲状腺炎或自身免疫有关。偶见生长激素缺乏症，可能因慢性和进行性下丘脑功能紊乱所致。

（7）其他：中耳炎、间质性肺炎、巨细胞肝炎、肝大、脾大、肾小球硬化、淋巴结肿

大，血小板减少性紫癜、溶血性贫血、再生障碍性贫血、脑炎、脑膜炎、小头畸形、智力障碍、骨损害等。

五、实验室检查

1. 外周血象　白细胞总数减少，淋巴细胞增多，并出现异型淋巴细胞和浆细胞。

2. 病毒分离　取患者鼻咽分泌物，胎儿风疹患者取尿、血液、骨髓等培养于 RK－13、Vero 或 SIRC 等传代细胞，可分离出风疹病毒，再用免疫荧光法或酶标法鉴定。

3. 血清抗体测定　如红细胞凝集试验、中和试验、补体结合试验和免疫荧光、双份血清抗体效价增高≥4 倍为阳性。血凝抑制试验最为适用，具有快速、简便、可靠的优点。可广泛应用，此抗体在出疹时即出现，1～2 周后迅速上升，4～12 个月后降至开始时水平，并可维持终身。双份血清（间隔 1～2 周采血）特异性 IgG≥4 倍升高有诊断意义。也可采用 ELISA 法检测血清及唾液的风疹特异性 IgM 抗体，于出疹后 5～14d 阳性率可达 100%，阳性者示近期感染，新生儿血清特异性 IgM 阳性，可诊断 CRS。

4. 斑点杂交法检测风疹病毒 RNA　检测 RV－RNA，灵敏度达 1～2pg 水平。但有少量假阳性。

5. 风疹病毒抗原检查　采用直接免疫荧光法查咽拭涂片剥脱细胞中风疹病毒抗原。但诊断价值尚待观察。

六、诊断和鉴别诊断

1. 诊断　典型风疹根据接触史、前驱期短、皮疹特点、枕后和耳后淋巴结肿大等表现易作出临床诊断，不典型病例常需借助病原学诊断手段。对 CRS，若已知孕母妊娠期有明确风疹病史时诊断并不困难，根据国家技术监督局、卫生部颁布的风疹诊断标准及处理原则，诊断 CRS 的标准如下。

（1）临床表现：①新生儿白内障（青光眼），先天性心脏病，听力缺损，色素性视网膜病，唇裂、腭裂，小头畸形，X 线骨质异常。②紫癜，脾肿大，黄疸，精神性弛缓，脑膜脑炎。实验室确诊患儿母亲在妊娠早期有风疹病毒感染史。

（2）实验室诊断：①婴儿血清风疹 IgM 抗体阳性。②婴儿风疹 IgG 抗体水平持续存在，并超过母体被动获得的抗体水平（≥4 倍）。③婴儿咽拭子，血、尿、脑脊液或脏器活检标本分离到风疹病毒或检测到风疹病毒 RNA。

病例分类：疑似病例具备临床表现①或②中任一条；临床诊断病例具备临床表现①中任一条或伴②任一条，同时伴实验室确诊患儿母亲在妊娠早期有风疹病毒感染史；确诊病例具备临床诊断病例加实验室诊断中任一条。

2. 鉴别诊断　风疹患者的皮疹形态介于麻疹与猩红热之间，因此，应着重对此三种常见发热出疹性疾病进行鉴别诊断。此外，应与幼儿急疹、药物疹、传染性单核细胞增多症、肠道病毒感染相鉴别。先天性风疹综合征还需与宫内感染的弓形虫病、巨细胞病毒感染、单纯疱疹病毒感染相鉴别，此三种宫内感染与 CRS 有相似的症状。

七、并发症

风疹一般症状多轻，并发症少，仅少数患者可并发中耳炎、咽炎、支气管炎、肺炎、胰腺炎、肝炎、消化道出血、血小板减少性紫癜、溶血性贫血、肾病综合征、急慢性肾炎等。较重者有下述几种。

1. 脑炎　少见，发病率为1/6 000，主要见于小儿，学龄期儿童发病者症状重，可能与大龄儿童感染风疹时毒力高有关。发病常在出疹后1~7d，有头痛、嗜睡、呕吐、复视、颈项强直、昏迷、惊厥、共济失调、肢体瘫痪等。脑脊液的改变与其他病毒性脑炎相似。病程较短，多于3~7d后自愈，少数留有后遗症。也可有慢性进行性全脑炎。

2. 心肌炎　患者诉胸闷、心悸、头晕、微软，心电图及心肌酶谱均有改变，多于1周或2周内恢复，可与脑炎等其他并发症同时存在。

3. 关节炎　多见于成人，尤为妇女患者，在儿童患者中也可发生。关节炎的发生机制尚未完全明确。多系病毒直接侵袭关节腔或免疫反应所致。

4. 出血倾向　少见。因血小板减少和毛细血管通透性增高所致。常在出疹3~4d后突然出血，皮肤黏膜出现瘀点、瘀斑，呕血、便血、血尿。多数在1~2周内自行缓解，少数患者颅内出血可引起死亡。有严重症状者给予相应处理：①有明显出血者可考虑静脉用免疫球蛋白，必要时输血。②肺炎、呼吸窘迫、黄疸、心脏畸形、视网膜病等处理原则同其他新生儿。③充血性心衰和青光眼者需积极处理，白内障治疗最好延至1岁以后。④早期和定期进行听觉脑干诱发电位检查，以早期诊断耳聋而及时干预。

八、预后

风疹预后良好。并发脑膜脑炎、血小板减少所致颅内出血可引起死亡，但仅属偶见。妊娠3个月内的孕妇患风疹，其胎儿可发生胎儿风疹，引起流产、死产、早产及各种先天畸形，预后严重，故必须重视孕妇的预防措施。

九、治疗

1. 一般对症治疗　风疹患者一般症状轻微，不需要特殊治疗，主要为对症治疗。症状较显著者，应卧床休息，流质或半流质饮食。对高热、头痛、咳嗽、结膜炎者给予对症处理。

2. 并发症治疗　有严重关节炎时，阿斯匹林治疗可缓解症状。风疹脑炎治疗同其他病毒性脑炎。血小板减少性紫癜若有出血可静脉用丙种球蛋白。

3. 胎儿风疹　无症状感染者无需特别处理，但应随访观察，以期及时发现迟发性缺陷。有严重症状者给予相应处理。

十、预防

预防重点是妊娠期妇女。

1. 隔离检疫　患者应隔离至出疹后5d。但本病症状轻微，隐性感染者多，故易被忽略，不易做到全部隔离。一般接触者可不进行检疫，但妊娠期，特别妊娠早期的孕妇在风疹流行期间应尽量避免接触风疹患者。

2. 主动免疫　接种风疹减毒活疫苗是目前预防风疹和CRS最有效的手段。风疹减毒活疫苗有单价和风疹-麻疹-腮腺炎三联疫苗2种。据WHO掌握的最新情况，截止2000年4月，214个WHO国家或地区中已有111个（52%）将风疹疫苗纳入常规免疫，但不同地区使用风疹疫苗的国家所占比例不同：非洲区2%，东南亚20%，东地中海区50%，西太平洋区57%，欧洲区68%，美洲区89%。美国甚至将完成2剂风疹疫苗作为入学条件。在一些重视风疹免疫预防，疫苗覆盖率高的国家，风疹及CRS的流行已得到有效控制。美国从1969年开始使用风疹疫苗，20年后风疹及CRS的发生数分别减少了99%和97.4%。1992—1996年平均每年只有183例风疹病例，而CRS从1985—1996年总共只有122例。疫苗接种后血清抗体阳转率一般在95%以上，已被不同的研究所证实。一般认为，初次免疫后所产生的抗体至少可持续10年以上。追踪一批国产疫苗初免成功者，10～11年后抗体阳性率为95.92%，几何平均滴度倒数为82.35±4，在一次风疹的流行中，初免成功但抗体已转阴的个体没有1例发生风疹，疫苗的保护率为100%。

我国已开始重视风疹免疫预防，但尚无统一接种方案。在免疫目标人群的选择上曾有两种方案：一种是针对女性的选择性免疫方案，如20世纪70年代英国采取的是对学龄期女孩免疫，澳大利亚采用的是学龄女孩和产后易感妇女接种方法。该方案直接保护风疹预防的重点人群，节约可行，但不能完全阻断风疹在全人群中的传播和流行。另一种是全人群的免疫方案，如美国对全部儿童和育龄妇女实行全面免疫。这种方案虽然花费较高，但如长期坚持，则有助于达到完全消灭风疹及CRS的目标。现越来越多的国家采用了后一种方案。不同的国家和地区处于风疹预防控制的不同阶段，可以根据具体情况采取不同方案，但为迅速减少CRS的发生，无论何种策略都应包括易感的育龄妇女。

欧美一些发达国家通过开展风疹疫苗接种，有效地控制了风疹及CRS的流行，这一成功的实践让我们看到了人类通过免疫预防最终消灭风疹的前景和希望。所以我们有理由相信风疹的免疫预防是人类消灭风疹的最有效手段。

（吉伟丽）

第十五章　传染性急症

第一节　传染性非典型性肺炎

严重急性呼吸综合征（severe acute respiratory syndromes，SARS），又称传染性非典型肺炎，简称SARS，是一种因感染SARS冠状病毒引起的新的呼吸系统传染性疾病。主要通过近距离空气飞沫传播，以发热、头痛、肌肉酸痛、乏力、干咳少痰等为主要临床表现，严重者可出现呼吸窘迫。本病具有较强的传染性，在家庭和医院有显著的聚集现象。首发病例，也是全球首例，于2002年11月出现在广东佛山，并迅速形成流行态势。2002年11月—2003年8月5日，29个国家报告临床诊断病例8 422例，死亡916例。报告病例的平均死亡率为9.3%。

一、病因

（一）流行病学

经典冠状病毒感染主要发生在冬春季节，广泛分布于世界各地。该病毒包括3个群，第一、二群主要为哺乳动物冠状病毒，第三群主要包括禽类冠状病毒。人冠状病毒有两个血清型，是人呼吸道感染的重要病原，人类20%的普通感冒由冠状病毒引起。冠状病毒也是成人慢性气管炎急性加重的重要病因之一。基因组学研究结果表明，SARS－CoV的基因与已知3个群经典冠状病毒均不相同，第一群病毒血清可与SARS－CoV反应，而SARS患者血清却不能与已知的冠状病毒反应。因此，作为一种新的冠状病毒，SARS－COV可被归为第四群。

（二）形态结构

SARS－CoV属冠状病毒科冠状病毒属，为有包膜病毒，直径多为60～120nm，包膜上有放射状排列的花瓣样或纤毛状突起，长约20nm或更长，基底窄，形似王冠，与经典冠状病毒相似。病毒的形态发生过程较长而复杂，成熟病毒呈圆球形、椭圆形，成熟的和未成熟的病毒体在大小和形态上都有很大差异，可以出现很多古怪的形态，如肾形、鼓槌形、马蹄形、铃铛形等，很容易与细胞器混淆。在大小上，病毒颗粒从开始的400nm减小到成熟后期的60～120nm。在患者尸体解剖标本切片中也可见到形态多样的病毒颗粒。

（三）生物学特性

病毒在细胞质内增殖，由RNA基因编码的多聚酶利用细胞材料进行RNA复制和蛋白合成，组装成新病毒并出芽分泌到细胞外。与以往发现的冠状病毒不同，利用Vero～E6或Vero（绿猴肾细胞）细胞很容易对SARS～CoV进行分离培养，病毒在37℃条件下生长良好，细胞感染24h即可出现病变，可用空斑进行病毒滴定，早期分离株的培养滴度一般可达

1×10^6pfu/mL 左右。在 RD（人横纹肌肿瘤细胞）、MDCK（狗肾细胞）、293（人胚肾细胞）、2BS（人胚肺细胞）等细胞系上也可以培养，但滴度较低。室温 24℃下病毒在尿液里至少可存活 10d，在腹泻患者的痰液和粪便里能存活 5d 以上，在血液中可存活 15d，在塑料、玻璃、马赛克、金属、布料、复印纸等多种物体表面均可存活 2～3d。病毒对温度敏感，随温度升高抵抗力下降，37℃可存活 4d，56℃加热 90min、75℃加热 30min 能够灭活病毒。紫外线照射 60min 可杀死病毒。病毒对有机溶剂敏感，乙醚 4℃条件下作用 24h 可完全灭活病毒，75% 乙醇作用 5min 可使病毒失去活力，含氯的消毒剂作用 5min 可以灭活病毒。

（四）分子生物学特点

病毒基因组为单股正链 RNA，由大约 30 000 个核苷酸组成，与经典冠状病毒仅有约 60% 同源性，但基因组的组织与其他冠状病毒相似。基因组从 5′到 3′端依次为：5′－多聚酶－S－E－M－N－3′。5′端有甲基化帽子结构，其后是 72 个核苷酸的引导序列。基因组 RNA 约 2/3 为开放框架（ORF）la/lb，编码 RNA 多聚酶（Kep），该蛋白直接从基因组 RNA 翻译，形成多蛋白前体，后者进一步被病毒主要蛋白酶 3CLpro 切割，主要负责病毒的转录和复制。Rep 的下游有 4 个 ORF，分别编码 S、E、M 和 N 四种结构蛋白，它们从亚基因组 mRNA 中翻译，亚基因组 mRNA 以不连续转录的机制合成，其转录由转录调控序列启始，后者的保守序列为 AAACGAAC。基因组 3′端有 polyA 尾。病毒包膜为双层脂膜，外膜蛋白包括糖蛋白 S、M 和小衣壳 E 蛋白。M 糖蛋白与其他冠状病毒糖蛋白不同，仅有短的氨基末端结构域暴露于病毒包膜的外面。长而弯曲的螺旋状核衣壳结构由单一分子的基因组 RNA、多分子的碱性 N 蛋白以及 M 蛋白的羧基末端组成。S 蛋白负责细胞的黏附、膜融合及诱导中和抗体，相对分子质量大约 150 000～180 000，包括胞外域、跨膜结构域以及短羧基末端的胞质结构域。在经典冠状病毒中，E 蛋白和 M 蛋白可能组成最小的装配单位，E 蛋白对病毒的组装发挥关键作用，M 蛋白对于病毒核心的稳定发挥重要作用。与其他冠状病毒不同的是，在 S 和 E 之间（X1～274aa，X2～154aa）以及 M 和 N（X3～63aa，X4～122aa，X5～84aa）之间有多于 50 个氨基酸的多肽潜在编码序列，M 和 N 之间还有少于 50 个氨基酸的多肽潜在编码序列。结果表明，这些潜在多肽与任何其他蛋白都没有序列的相似性。

二、临床表现

1. 早期　一般为病初的 1～7d。起病急，以发热为首发症状，体温一般 >38℃，半数以上的患者伴头痛、关节肌肉酸痛、乏力等症状，部分患者可有干咳、胸痛、腹泻等症状；但少有上呼吸道卡他症状，肺部体征多不明显，部分患者可闻及少许湿啰音。X 线胸片肺部阴影在发病第 2d 即可出现，平均在 4d 时出现，95% 以上的患者在病程 7d 内出现阳性改变。

2. 进展期　多发生在病程的 8～14d，个别患者可更长。在此期，发热及感染中毒症状持续存在，肺部病变进行性加重，表现为胸闷、气促、呼吸困难，尤其在活动后明显。X 线胸片检查肺部阴影发展迅速，且常为多叶病变。少数患者（10%～15%）出现 ARDS 而危及生命。

3. 恢复期　进展期过后，体温逐渐下降，临床症状缓解，肺部病变开始吸收，多数患者经 2 周左右的恢复，可达到出院标准，肺部阴影的吸收则需要较长的时间。少数重症患者可能在相当长的时间内遗留限制性通气功能障碍和肺弥散性功能下降，但大多可在出院后

2～3 个月内逐渐恢复。

三、诊断

（一）辅助检查

1. 实验室检查

（1）外周血白细胞计数一般不升高，或降低，常有淋巴细胞减少，可有血小板降低。

（2）部分患者血清转氨酶、乳酸脱氢酶等升高。

（3）病原诊断：早期可用鼻咽部冲洗/吸引物、血、尿、便等标本进行病毒分离和聚合酶链反应（PCR）。平行检测进展期和恢复期双份血清 SARS 病毒特异性 Im、Gig 抗体，抗体阳转或出现 4 倍及 4 倍以上升高，有助于诊断和鉴别诊断，常用免疫荧光抗体法（IFA）和酶联免疫吸附法（EIISA）检测。

2. 影像学检查

（1）胸部 X 线检查早期可无异常，一般 1 周内逐渐出现肺纹理粗乱的间质性改变、斑片状或片状渗出影，典型的改变为磨玻璃影及肺实变影。可在 2～3d 内波及一侧肺野或两肺，约半数波及双肺。病灶多在中下叶并呈外周分布。少数出现气胸和纵隔气肿。

（2）CT 可见小叶内间隔和小叶间隔增厚（碎石路样改变）、细支气管扩张和少量胸腔积液。病变后期部分患者肺部有纤维化改变。

（二）诊断依据

（1）有与 SARS 患者密切接触或传染给他人的病史。

（2）起病急、高热、有呼吸道和全身症状。

（3）血白细胞正常或降低。

（4）有胸部影像学变化。

（5）SARS 病原学检测阳性。

（6）排除其他表现类似的疾病，可以做出 SARS 的诊断。

（7）诊断：结合上述流行病学史、临床症状和体征、一般实验室检查、胸部 X 线影像学变化，配合 SARS 病原学检测阳性，排除其他表现类似的疾病，可以作出 SARS 的诊断。

四、治疗

（一）监测病情

多数病人在发病 2 周后进入进展期，应密切观察病情变化，检测症状、体温、呼吸频率、血氧分压、血象、胸片、心肝肾功能等。

（二）一般和对症治疗

卧床休息，避免劳累，注意保持水电解质平衡，咳嗽剧烈者给予镇咳处理。

（1）发热超过 38.5℃者，可给予物理降温，如冰敷、乙醇擦浴、降温毯等。儿童禁用水杨酸类解热镇痛药。

（2）出现气促或者 $PO_2 < 70mmHg$，或 $SpO_2 < 93\%$ 给予持续鼻导管或面罩吸氧。

（3）糖皮质激素的应用：有以下指证之一者即可应用。

1）有严重中毒症状，高烧 3d 不退。

2）48h 内肺部阴影进展超过 50%。

3）有急性肺损伤或出现 ARDS。

（三）重症患者的治疗

尽管大多数 SARS 患者的病情可以自然缓解，但仍有 30% 左右的患者属于重症病例，可能进展至急性肺损伤或 ARDS。对这部分病人必须严密动态观察，加强监护，及时给予呼吸支持，合理使用糖皮质激素，加强营养支持和器官功能保护。注意水电解质平衡，预防和治疗继发感染，及时处理并发症。有条件者，尽可能收入重症监护病房。

（四）使用无创正压机械通气（NPPV）

1. 应用指证

（1）呼吸频率 > 30 次/分。

（2）吸氧 5L/min 条件下，SpO_2 <93%。

2. 禁忌证

（1）有危及生命的情况下，应紧急气管插管。

（2）意识障碍。

（3）呕吐、上消化道出血。

（4）气道分泌物多和排痰障碍。

（5）不能配合 NPPV 治疗。

（6）血流动力学不稳定和有多器官功能损害。

模式使用持续气道正压通气（CPAP），压力水平一般为 4 ~ 10cmH_2O；吸入氧流量一般为 5 ~ 8L/min；维持血氧饱和度 >93%，或压力支持通气 + 呼气末正压（PSV + PEEP），PEEP 水平一般 4 ~ 10cmH_2O，吸气压力水平一般 10 ~ 20cmH_2O。NPPV 应持续应用，暂停时间不宜超过 30min，直到缓解为止。若病人不接受 NPPV 或氧饱和度改善不满意，应及时进行有创通气治疗。若病人出现休克或 MODS，给予相应支持治疗。在 MODS 中，肺、肾衰竭，消化道出血和 DIC 发生率较高。脏器损害愈多，病死率愈高，2 个或 2 个脏器以上衰竭的病死率约为 69% 早期防治、中断恶性循环，是提高治愈率的重要环节。

五、护理

（一）护理问题

1. 传染他人的可能　控制流行必须切断传染途径，做好消毒隔离工作，认真执行传染病的护理常规，与患者密切接触者要接受医学隔离观察，减少传染的机会。

2. 心理护理问题　由于特殊的管理手段，患者不能见到自己的亲人，陌生的环境、紧张的气氛、生疏的面孔给他们增加了精神压力，表现为焦虑、恐惧、忧郁、失望等。护士应积极做好心理护理工作，使患者精神愉快，情绪稳定，消除顾虑，从而增强机体的抗病能力，促进早日康复。

3. 饮食护理问题　SARS 病人有发热、全身酸痛等症状，对机体营养消耗较为严重，做好患者的饮食护理，在治疗中起到了重要作用。因此，合理营养可以增加机体的抵抗力，恢复体力，使患者早日恢复健康。

4. 休息的问题　安静舒适的环境和充分的休息，使患者精神和体力得到恢复；减少肺脏的呼吸次数，可以减少能量消耗，利于疾病的康复。

5. 生命体征的观察　SARS 患者的免疫反应低下，呼吸道症状与体征病变不一致，护士要观察体温及呼吸的变化，掌握患者的临床症状和其他检验结果，做到预见性护理，发现异常及时报告医生。

6. 基础护理问题　由于发热，患者代谢功能发生了变化，大量消耗能量，机体的水分和营养得不到补充，致使抵抗力下降，易引起口腔溃疡和皮肤感染，故应保持口腔和皮肤的清洁。

（二）护理措施

1. 严格执行呼吸道和接触隔离制度　患者 24h 戴 12 层以上的棉纱口罩，每 4 ~ 6h 更换 1 次，保持病室内的自然通风，空气新鲜，减少空气中病毒的含量。按严密隔离的要求禁止陪护和探视。及时、正确地对病人的分泌物和排泄物进行处理，防止病毒的污染和传播。医务人员与病人密切接触时，要做好个人防护，口罩每 4h 更换 1 次，病房内的空气和各种物体表面应按时给予各种消毒处理，血压计、听诊器、皮肤消毒盘应专室专用，体温计个人专用，每次用后均应及时消毒处理，避免出现交叉感染。

2. 护士应该满腔热忱地对待工作　要给予患者更多的耐心和爱心，做好解释工作，使患者对疾病有一个正确的认识，多与患者沟通，给予同情和安慰，尽量满足病人的生活要求，帮助他们克服心理障碍，消除患者的顾虑和恐惧。认真为患者讲解隔离防护的重要意义，取得患者的信赖与合作，鼓励病人保持良好的心态，正确树立战胜疾病的信心。

3. 维持机体的营养，消耗，为患者创造一个舒适的进食环境　营养均衡的饮食利于疾病的恢复，发热时机体代谢快，热量消耗大，食欲低下，宜给予高热量、高维生素、易消化的流食或半流食，鼓励患者多饮水，维持电解质平衡。

4. 保证有足够的休息和睡眠　由于 SARS 患者的体质低下，轻微的活动也可导致缺氧和气促，故应卧床休息，必要时给予氧气吸入，随着病情的好转患者可适当加大活动量，但不宜过于劳累，充足的休息和睡眠，对促进机体康复具有重要的作用。

5. 密切观察病情变化　发现异常及时报告医生，并同时做好紧急抢救的准备。护士要严密观察患者的咳嗽、咳痰、呼吸困难等症状，每 2 ~ 4h 测 1 次体温，高热时要随时监测体温的变化，并作好记录。微寒时要注意保暖，持续高热时可行冰敷等物理降温措施，对腹泻者应注意肛门外周的护理，保证肛周皮肤清洁干燥。

6. 保持皮肤黏膜的完整，预防感染的发生　做好基础护理，严格无菌操作规程，口腔护理每日 2 次，协助翻身拍背每 2h1 次，避免皮肤长期受压，保持床单清洁、平整、干燥，预防褥疮发生。

（袁　卫）

第二节　狂犬病

狂犬病又名恐水症，是由狂犬病毒所致的自然疫源性人畜共患急性传染病。其流行性广，病死率极高，几乎为 100%，对民众生命健康造成严重威胁。人狂犬病通常由病兽以咬伤的方式传给人体而受到感染。临床表现为特有的恐水、恐声、怕风、恐惧不安、咽肌痉挛、进行性瘫痪等。

一、病因

狂犬病主要是感染了狂犬病毒所致，狂犬病毒含5种主要蛋白，即糖蛋白（G）、核蛋白（N）、聚合酶（L）、磷蛋白（NS）及膜蛋白（M）等。糖蛋白能与乙酰胆碱结合，决定了狂犬病毒的噬神经性，能刺激抗体产生保护性免疫性反应。N蛋白导致的抗体不具中和力，可用检测浆内包涵体有助临床诊断。

二、临床表现

狂犬病的临床表现可分为4期。

1. 潜伏期　潜伏期长短不一，最短3d最长19年，一般平均约20～90d。在潜伏期中感染者没有任何症状。

2. 前驱期　感染者开始出现全身不适、低热、头疼、恶心、疲倦、继而恐惧不安，烦躁失眠，对声、光、风等刺激敏感而有喉头紧缩感。在愈合的伤口及其神经支配区有痒、痛、麻及蚁走感觉异常症状。本期持续2～4d。

3. 兴奋期　表现为高度兴奋，突出为极度的恐怖表情、恐水、怕风。体温升高(38℃～40℃)、恐水为本病的特征，但是不是每一例都有。典型患者虽极渴而不敢饮，见水、闻水声、饮水或仅提及饮水时也可以引起咽喉肌严重痉挛。外界刺激如风、光、声也可引起咽肌痉挛，可有声音嘶哑，说话吐词不清，呼吸肌痉挛可出现呼吸困难和发绀。交感神经功能亢进可表现为大量流涎、大汗淋漓，心率加快，血压升高。但病人神志多清楚，可有精神失常及幻觉出现等。本期1～3d。

4. 麻痹期　如果患者能够渡过兴奋期而侥幸活下来，就会进入昏迷期，本期患者深度昏迷，但狂犬病的各种症状均不再明显，大多数进入此期的患者最终衰竭而死。患者常常因为咽喉部的痉挛而窒息身亡。

三、诊断

（一）辅助检查

1. 血象和脑脊液　白细胞总数轻至中度升高，中心粒细胞占80%。脑脊液细胞数及蛋白质可稍增多，糖和氯化物正常。

2. 病原学检查　脑组织内基小体检验；病人口腔分泌物、脑脊液和脑组织接种鼠脑分离病毒，狂犬病毒核酸检测等。

3. 病毒抗体检测　荧光免疫方法检查抗体、血清学抗体检查。

（二）症状体征

在狂犬病的早期，病人多有低热、头痛倦怠、全身不适、恶心、烦躁失眠、恐惧不安等症状，病人对声音、光线或风之类的刺激变得异常敏感，稍受刺激立即感觉咽喉部发紧。在愈合的伤口周围及其神经支配区也有麻木、痒痛及蚁走的异常感觉，2～3d以后，病情进入兴奋期。病人高度兴奋，突出为极度的恐怖表情，恐水、怕风，遇到声音、光线、风等，都会出现咽喉部的肌肉严重痉挛。病人虽然口渴却不敢喝水，甚至听到流水的声音或者别人说到水，也会出现咽喉痉挛。严重的时候，病人还有全身疼痛性抽搐，导致呼吸困难。狂犬病的病人，大多数神志清醒；但是，也有部分病人出现精神失常。兴奋期约有两三天后，病人变得安静下来，但是，随之出现全身瘫痪，呼吸和血循环系统功能都会出现衰竭，迅速陷入昏迷，数个小时以后就会死亡。恐水是多数狂躁型狂犬病特有的症状之一。

四、治疗

（一）急救措施

（1）被病狗咬伤后，应立即冲洗伤口，关键是洗的方法。伤口较小，较表浅，无大活动性出血时，可自行先用自来水或肥皂水直接冲洗伤口，至少冲洗 30min，尽量把可能进入伤口的病毒冲洗掉，冲洗之后要用干净的纱布把伤口盖上。对于严重咬伤，应立即前往医院处理。

（2）被疯狗咬伤后，即使是再小的伤口，也有感染狂犬病的可能，同时可感染破伤风，伤口易化脓。患者应按照要求注射狂犬病疫苗和破伤风抗毒素预防针。

（3）及时正确处理伤口，及时全程预防接种是可以预防狂犬病和降低发病率。

（二）药物治疗

狂犬病发病后以对症综合治疗为主，没有特效的治疗方法。

（1）单室严格隔离病人，尽量保持病人安静，减少光、风、声的刺激，狂躁时用镇静剂。

（2）加强监护治疗，维持水电解质及酸碱平衡等生命支持，有脑水肿也以脱水治疗。

五、护理

（1）按传染病一般护理常规护理：医护人员如有皮肤破损，应戴乳胶手套。

（2）单间接触隔离：被患者唾液沾染的用品均应消毒。须防患者在痉挛发作中抓伤、咬伤。

（3）病室内保持绝对安静，防止音、光、水、风等刺激。作好监护工作。

（4）若可能给予流食或半流食，必要时咽部用 0.5% ~1% 丁卡因喷雾后鼻。

（袁　卫）

第三节　霍乱

霍乱（Cholera）是一种烈性肠道传染病，两种甲类传染病之一，由霍乱弧菌（Vibrio cholerae）污染水和食物而引起传播。临床上以起病急骤、剧烈泻吐、排泄大量米泔水样肠内容物、脱水、肌痉挛、少尿和无尿为特征。严重者可因休克、尿毒症或酸中毒而死亡。在医疗水平低下和治疗措施不力的情况下，病死率甚高。

一、病因

霍乱弧菌产生 3 种（Ⅰ ~ Ⅲ型）毒素。Ⅰ型毒素为内毒素，耐热，不能透析，系多糖体，存在菌体内部，能引起豚鼠、小白鼠死亡，对鸡胚及组织细胞具毒性，是制作菌苗引起抗菌免疫的主要成分。Ⅱ型毒素为外毒素，即霍乱肠毒素（enterotoxin）或称霍乱原（choleragen)。不耐热，56℃、30min 可灭活，不耐酸，有抗原性，可激发机体产生中和抗体，经甲醛作用后产生类毒素。霍乱肠毒素使机体水和电解质从肠腺大量分泌，形成霍乱腹泻症状，是霍乱弧菌在体内繁殖中的代谢产物。霍乱弧菌对温热干燥抵抗力不强。耐碱不耐酸，在正常胃酸中仅存活 4min，0.5% 石炭酸中数分钟可致死。每立升含 1mg 余氯的水中 15min 致死，对常用浓度的肠道传染病消毒剂均敏感，1% 漂白粉液内 10min 致死。对多西环素、链霉素、四环素、复方新诺明、诺氟沙星及氧氟沙星等药物均敏感。

二、临床表现

除少数病人有短暂（1～2d）的前驱症状表现为头昏、疲倦、腹胀和轻度腹泻外，为突然起病，病情轻重不一，轻型占有相当数量（埃托型约有 75% 的隐性感染者和 18% 的轻型病例）。

（一）潜伏期

潜伏期绝大多数为 1～2d，可短至数 h 或长达 5～6d。

（二）泻吐期

大多数病例突起剧烈腹泻，继而呕吐，个别病例先吐后泻。腹泻为无痛性，亦无里急后重。每日大便可自数次至十数次，甚至频频不可计数。大便性质初为色稀水便，量多，转而变为米泔水样。少数病例出现血水样便。呕吐为喷射状，次数不多，也渐呈米泔水样，部分病例伴有恶心。肛温可达 37.2～38.5℃。此期持续数小时，多不超过 2d。有 O139 弧菌侵入血流，引起菌血症/败血症的报道，尚未能排除是否偶然现象。

（三）脱水虚脱期

由于严重泻吐引起水及电解质丧失，可产生以下临床表现。

1. 一般表现　神态不安，表情恐慌或淡漠，眼窝深陷，声音嘶哑，口渴，唇舌极干，皮肤皱缩、湿冷且弹性消失，指纹皱瘪，腹下陷呈舟状，体表温度下降。

2. 循环衰竭　由于中度或重度脱水，血容量显著下降及血液极度浓缩，因而导致循环衰竭。患者极度软弱无力，神志不清，血压下降，脉搏细弱而速，心音弱且心率快，严重患者脉搏消失，血压不能测出，呼吸浅促，皮肤口唇黏膜发绀。血液检查可有红细胞、血红蛋白、血浆蛋白及血浆比重等的增高，血液黏稠度增加，由于脱水及循环衰竭，使肾血流量减少及肾小球滤过压下降，因而出现少尿或无尿，尿比重增高（1.020 以上）。如每日尿量少于 400mL，则体内有机酸及氮素产物排泄受到障碍，因而血液中尿素氮或非蛋白氮、肌酐增高，二氧化碳结合力下降，产生肾前性高氮质血症。

3. 电解质平衡紊乱及代谢性酸中毒　严重泻吐丢失大量水分及电解质后，可产生血液电解质的严重丧失。患者粪便中钠及氯离子的浓度稍低于血浆，而钾及碳酸氢根离子则高于血浆，但粪便中阳离子的总和及阴离子总和与血浆相等，故脱水性质属等渗性。在输液前，由于血液浓缩，测定患者血浆钠、钾、氯的离子浓度常表现正常或接近正常水平，钾离子甚至可以升高，但实际上患者体内缺钠、缺钾已很严重，如治疗中继续输入不含电解质的溶液，则可立即使血液稀释产生低血钠及低血钾症。缺钠可引起肌肉痉挛（以腓肠肌及腹直肌最常见）、低血压、脉压小、脉搏微弱。缺钾可引起低钾综合征，表现为全身肌肉张力减低，甚至肌肉麻痹，肌腱反射消失，鼓肠，心动过速，心音减弱，心律不齐，心电图异常

（Q－T 时限延长，T 波平坦或倒置，出现 U 波等），缺钾还可引起肾脏损害。由于碳酸氢根离子的大量丧失，产生代谢性酸中毒。尿少及循环衰竭又可使酸中毒加重。严重酸中毒时可出现神志不清，呼吸深长，血压下降。

（四）反应期及恢复期

脱水纠正后，大多数病人症状消失，逐渐恢复正常，病程平均 3～7d，少数可长达 10d 以上（多为老年患者或有严重合并症者）。部分患者可出现发热性反应，以儿童为多，这可能是由于循环改善后大量肠毒素吸收所致。体温可升高至 38～39℃，一般持续 1～3d 后自行消退。

三、诊断

（一）辅助检查

1. 血常规及生化检查　由于失水引起红细胞数、血红蛋白及红细胞压积增高，白细胞计数（10～20）$\times 10^9$/L 或更高，中性粒细胞及大单核细胞增多。血清钾、钠、氯化物和碳酸盐均降低，血 pH 下降，尿素氮、肌酐升高。治疗前由于细胞内钾离子外移，血清钾可在正常范围内，当酸中毒纠正后，钾离子移入细胞内而出现低钾血症。

2. 尿常规　可有蛋白、红白细胞及管型。尿比重为 1.010～1.025 之间。

3. 血清学检查　血清凝集试验。在发病第 1～3d 及第 10～15d 各取 1 份血清，若第 2 份血清的抗体效价比第 1 份增高 4 倍或 4 倍以上，有诊断参考价值。

4. 病原菌检查

（1）涂片染色：取粪便或早期培养物涂片作革兰染色镜检，可见革兰阴性稍弯曲的弧菌。

（2）悬滴检查：将新鲜粪便作悬滴或暗视野显微镜检，可见运动活泼呈穿梭状的弧菌。

（3）制动试验：取急性期病人的水样粪便或碱性胨水增菌培养 6h 左右的表层生长物，先作暗视野显微镜检，观察动力。如有穿梭样运动物时，则加入 O1 群多价血清一滴，若是 O1 群霍乱弧菌，由于抗原抗体作用，则凝集成块，弧菌运动即停止。如加 O1 群血清后，不能制止运动，应再用 O139 血清重作试验。

（4）增菌培养：所有怀疑霍乱患者粪便，除作显微镜检外，均应作增菌培养。留取使用抗菌药物之前粪便，尽快送到实验室培养。培养基一般用 pH8.4 的碱性蛋白胨水，36～37℃培养 6～8h 后表面能形成菌膜。此时应进一步作分离培养，并进行动力观察和制动试验，这将有助于提高检出率和早期诊断。

（5）分离培养：用庆大霉素琼脂平皿或碱性琼脂平板。前者为强选择性培养基，在 36～37℃条件下，培养 8～10h 霍乱弧菌即可长成小菌落。后者则需培养 10～20h。选择可疑或典型菌落，应用霍乱弧菌“O”抗原的抗血清作玻片凝集试验。

（6）核酸检测：通过 PCR 技术检测霍乱弧菌毒素基因亚单位 CtxA 和毒素协同菌毛基因（TcpA）来区别霍乱菌株和非霍乱弧菌。然后根据 TcpA 基因的不同 DNA 序列来区别古典生物型和埃尔托生物型霍乱弧菌。4h 内可获结果，可检出每 mL 碱性蛋白胨水中 10 条以下霍乱弧菌。

（二）诊断要点

依据患者的流行病学史、临床表现及实验室检测结果进行综合判断。

1. 流行病学史是指

（1）生活在霍乱流行区、或 5d 内到过霍乱流行区、或发病前 5d 内有饮用生水或进食海（水）产品或其他不洁食物和饮料史。

（2）与霍乱患者或带菌者有密切接触史或共同暴露史。

2. 带菌者　无霍乱临床表现，但粪便、呕吐物或肛拭子细菌培养分离到 O1 群和/或 O139 群霍乱弧菌。

3. 疑似病例

（1）与霍乱患者或带菌者有密切接触史或共同暴露史，并出现霍乱轻症病例临床表现者。

（2）具备霍乱轻症病例临床表现并且粪便、呕吐物或肛拭子标本霍乱毒素基因 PCR 检测阳性。

（3）具备霍乱轻症病例临床表现并且粪便、呕吐物或肛拭子标本霍乱弧菌快速辅助检测试验（胶体金快速检测）阳性。

（4）具备中毒型病例临床表现并且粪便、呕吐物或肛拭子标本霍乱毒素基因 PCR 检测阳性。

（5）具备中毒型病例临床表现并且粪便、呕吐物或肛拭子标本霍乱弧菌快速辅助检测试验（胶体金快速检测）阳性。

四、治疗

（一）一般治疗与护理

1. 按消化道传染病严密隔离　隔离至症状消失 6d 后，粪便弧菌连续 3 次阴性为止，方可解除隔离，病人用物及排泄物需严格消毒，可用加倍量的 20% 漂白粉乳剂或 2% ~3% 来苏儿，0.5% 氯胺，还可用“84”消毒液消毒，病区工作人员须严格遵守消毒隔离制度，以防交叉感染。

2. 休息　重型患者绝对卧床休息至症状好转。

3. 饮食　剧烈泻吐暂停饮食，待呕吐停止腹泻缓解可给流质饮食，在患者可耐受的情况下缓慢增加饮食。

4. 补充水分　为霍乱的基础治疗，轻型患者可口服补液，重型患者需静脉补液，待症状好转后改为口服补液。

5. 标本采集　患者入院后立即采集呕吐物的粪便标本，送常规检查及细菌培养，注意标本采集后要立即送检。

6. 密切观察病情变化　每 4h 测生命体征 1 次，准确纪录出入量，注明大小便次数、量和性状。

（二）输液的治疗与护理

1. 输液量　按脱水程度补液，一般入院后最初 2h 应快速输液以纠正低血容量休克及酸中毒，轻型补液要 3 000 ~4 000mL，小儿每千克体重 100 ~500mL，中型补液 4 000 ~8 000mL，小儿每千克体重 150 ~200mL，重型补液 8 000 ~12 000mL，小儿每千克200 ~250mL。

2. 输液内容　在开始纠正休克及酸中毒时，用生理盐水与 1/6mol/L 的乳酸钠或碳酸氢钠，待休克纠正后可增加葡萄糖注射液，有尿时即刻补钾。

3. 输液速度　所有低血容量休克患者入院30min应输入含钠液1 000～2 000mL，或30～60mL/min，入院最初的输液速度非常重要，如输液不及时可发生休克而死亡。或发生肾功能衰竭，休克纠正后将每日需要量均输完。

4. 输液的注意事项　为保证所需输量需用粗针头，选择易固定的较大血管，必要时建立两条静脉输液通道，输入液体应加温以免因大量输入低温液体引起不良反应，在整个输液过程中，密切观察患者有无心力衰竭、肺水肿等临床表现，一旦发生立即通知医生，减慢输液速度，给氧气吸入、强心剂治疗。

（三）对症治疗

（1）频繁呕吐可给阿托品。

（2）剧烈腹泻可酌情使用肾上腺皮质激素。

（3）肌肉痉挛可静脉缓注10%葡萄糖酸钙、热敷、按摩。

（4）周围循环衰竭者在大量补液纠正酸中毒后，血压仍不回升者，可用间羟胺或多巴胺药物。

（四）病因治疗

四环素有缩短疗程减轻腹泻及缩短粪便排菌时间，减少带菌现象，可静脉滴注，直至病情好转。也可用强力霉素、复方新诺明、吡哌酸等药治疗。

五、护理

（1）疑似或确诊患者入院后应立即分室严密隔离与消毒，并做好宣传教育工作，严格督促检查执行。还要消除病人紧张情绪，做到医护结合。及时送出传染病确诊、疑似或更正报告。

（2）新病人入院，立即严密观察病情，测血压、呼吸、脉搏及体温，如血压下降，脉搏细速，立即准备好输液用品，按医嘱即刻执行治疗。

（3）按病情及治疗需要，及时留取化验标本送至化验室（注意防止外环境污染）。

（4）入院后24h内，每4h测体温、脉搏、血压1次，第2～3d每日1或2次，特殊情况者按医嘱执行。

（5）正确记录出入液量，在入院后第1～3d，每个中、重型患者均需记录每日吐泻量、尿量及进水量。

（6）输液过程中应注意下列事项

1）严格无菌操作，经常巡视有无药液外溢、针头阻塞，输液速度是否适宜。

2）大量输液或快速输液的溶液应适当加温，在输液过程中，应经常观察脉搏及血压，并注意患者有无不安、胸闷、心悸、气促等情况，警惕急性肺水肿的发生。

3）四肢无力、鼓肠、脉搏不整者，应考虑有无低钾综合征，作补钾准备。

（7）做好病人保暖工作，保持病人皮肤及床铺清洁干燥。

（8）昏迷病人应定期翻身，注意口腔护理，安设护架、床栏，以防止意外及合并症发生（肺炎、褥疮等）。

（袁　卫）

第四节 疟疾

疟疾是疟原虫寄生于人体所引起的传染病。经疟蚊叮咬或输入疟原虫携带者的血液而感染。不同的疟原虫分别引起间日疟、三日疟、恶性疟及卵圆疟。本病主要表现为周期性规律发作，全身发冷、发热、多汗，长期多次发作后，可引起贫血和脾肿大。

一、病因

疟疾是由疟原虫经按蚊叮咬传播的寄生虫病。

疟原虫侵入人体后经血流侵入肝细胞内寄生、繁殖，成熟后又侵入红细胞内繁殖，使红细胞定时的、成批的破裂而发病。

二、临床表现

潜伏期：从人体感染疟原虫到发病（口腔温度超过37.8℃），称潜伏期。潜伏期包括整个红外期和红内期的第一个繁殖周期。一般间日疟、卵形疟14d，恶性疟12d，三日疟30d。感染原虫量、株的不一，人体免疫力的差异，感染方式的不同均可造成不同的潜伏期。温带地区有所谓长潜伏期虫株，可长达8～14个月。输血感染潜伏期7～10d。胎传疟疾，潜伏期就更短。有一定免疫力的人或服过预防药的人，潜伏期可延长。

1. 间日疟（tertian malaria） 多急起，复发者尤然。初次感染者常有前驱症状，如乏力、倦怠、打呵欠；头痛，四肢酸痛；食欲不振，腹部不适或腹泻；不规则低热。一般持续2～3d。

（1）发冷期：骤感畏寒，先为四肢末端发凉，迅觉背部、全身发冷。皮肤起鸡皮疙瘩，口唇、指甲发绀，颜面苍白，全身肌肉关节酸痛。进而全身发抖，牙齿打颤，有的人盖几床被子不能制止，持续约10min，乃至1h许，寒战自然停止，体温上升。此期患者常有重病感。

（2）发热期：冷感消失以后，面色转红，紫绀消失，体温迅速上升，通常发冷越显著，则体温就愈高，可达40℃以上。高热患者痛苦难忍，有的辗转不安，呻吟不止；有的谵妄，撮空，甚至抽搐或不省人事；有的剧烈头痛顽固呕吐。患者面赤气促，结膜充血，皮灼热而干燥，脉洪而速，尿短而色深。多诉说心悸，口渴，欲冷饮。持续2～6h，个别达10余小时。发作数次后唇鼻常见疱疹。

（3）出汗期：高热后期，颜面手心微汗，随后遍及全身，大汗淋漓，衣服湿透，约2～3h体温降低，常至35.5℃。患者感觉舒适，但十分困倦，常安然入睡。一觉醒来，精神轻快，食欲恢复，又可照常工作。此刻进入间歇期。整个发作过程约6～12h，典型者间歇48h又重复上述过程。一般发作5～10次，因体内产生免疫力而自然终止。多数病例早期发热不规律，可能系血内有几批先后发育成熟的疟原虫所致。部分病人在几次发作后，由于某些批疟原虫被自然淘汰而变得同步。数次发作以后患者常有体弱、贫血、肝脾肿大。发作次数愈多，脾大、贫血愈著。由于免疫力的差异或治疗的不彻底，有的病人可成慢性。

2. 三日疟（quartan malaria） 发作与间日疟相似，但为3日发作一次，发作多在早晨，持续4～6h。脾大、贫血较轻，但复发率高，且常有蛋白尿，尤其儿童感染，可形成疟疾肾病。三日疟易混合感染，此刻病情重很难自愈。

3. 卵形疟（ovale malaria） 与间日疟相似，我国仅云南及海南有个别报道。

4. 恶性疟（subtertian malaria） 起病缓急不一，临床表现多变，其特点：

（1）起病后多数仅有冷感而无寒战。

（2）体温高，热型不规则。初起常呈间歇发热，或不规则，后期持续高热，长达20余小时，甚至一次刚结束，接着另一次又发作，不能完全退热。

（3）退热出汗不明显或不出汗。

（4）脾大、贫血严重。

（5）可致凶险发作。

（6）前驱期血中即可检出疟原虫。

5. 凶险型疟疾 88.3% ~100%由恶性疟疾引起，偶可因间日疟或三日疟发生。在暴发流行时5岁以下的幼儿，外来无免疫力的人群发生率可成20倍的增长；即便当地人群，治疗不及时也可发生。临床上可观察患者原虫数量作为监测项目，若厚片每视野达300 ~500个原虫，就可能发生；如每视野600个以上则极易发生。

三、诊断

（一）症状

（1）流行病学资料：有在疟疾流行区生活或旅游史，近年有疟疾发作史或近期接受过输血。

（2）临床表现有典型的周期性寒热发作，伴有脾肿大和贫血。

（二）辅助检查

（1）血象：白细胞正常或减少，可有红细胞、血红蛋白及血小板减少。

（2）疟原虫检查：血涂片染色查疟原虫是确诊的最可靠方法。另外，可做骨髓穿刺涂片染色查疟原虫。

（3）疟原虫抗原快速检测：经近年的临床应用证实，该方法简单、快速、方便、准确。

（4）腹部B超检查可见肝、脾有不同程度的肿大。

四、治疗

（一）抗疟原虫治疗

1. 控制临床发作的药物 氯喹、青蒿素类（青蒿素、蒿甲醚、青蒿琥酯、双氢青蒿素）。蒿甲醚：适用于各型疟疾，主要用于抗氯喹恶性疟的治疗和凶险型恶性疟的急救。退热及原虫转阴速度均较氯喹为快，主要作用于疟原虫的红内期。肌肉注射后吸收完全，血药达峰时间为7h，半衰期为13h。本药在体内分布甚广，可透过血脑屏障，以脑组织分布最多，肝、肾次之。经胆汁和尿液排泄。本药不良反应轻微，个别患者有转氨酶轻度升高。妊娠妇女慎用。成人用量：肌内注射，首次160mg，后每12h一次，每次80mg，连用5次。如果血液中仍能够检查到疟原虫可改为每日80mg肌肉注射，2 ~3d，至血液中疟原虫检查为阴性。

儿童用量：肌内注射，首次按体重3.2mg/kg；第2 ~5d每次1.6mg/kg，每日1次。

2. 防止复发　常用药物伯氨喹啉，本品可杀灭各种疟原虫的组织期虫株，尤以间日疟为著，也可杀灭各种疟原虫的配子体，对恶性疟的作用尤强，使之不能在蚊体内发育，对红内期虫株的作用很弱。不良反应有头昏、恶心、腹痛等，少数病人可有药物热、粒细胞缺乏等，停药后即可恢复。葡萄糖－6－磷酸脱氢酶缺乏者服用本药可发生急性溶血性贫血，一旦发生应停药作对症治疗 Q 用法与用量：成人每次 13.2mg，每日 3 次，连服 7d。

磷酸哌喹：目前常用的剂型是与青蒿素的复方制剂（科泰复）。

（二）对症治疗

（1）体温过高者给予物理降温。

（2）保证液体入量。

（3）应用低分子右旋糖酐，防止血管内红细胞凝集，有利于 DIC 的治疗与预防。

（4）有脑水肿时，用 20% 甘露醇 250mL 快速滴注，每日 2～3 次。

（5）重症患者可适当应用肾上腺皮质激素。

（三）抗药疟疾

恶性疟原虫能在正常情况下，可在杀灭或抑制其繁殖的一般浓度的氯喹药液中，继续存活或繁殖，称为抗氯喹恶性疟原虫。它所引起的疟疾即抗氯喹恶性疟。疟疾患者，虽已接受常规剂量或所能耐受的最高剂的氯喹，并且已被吸收，但疟原虫仍不消失甚至反而增多，或虽无再感染，但暂时转阴而于 28d 内再出现者，均属于抗氯喹恶性疟病例。抗药疟疾理论上包括 4 种人疟和对各种药物均抗药。但实际上主要限于恶性疟，而且主要抗氯喹。近年来，虽然发现有抗其他抗疟药的其他种疟疾，但为数很少。抗氯喹的恶性疟于 1957 年最先在泰国查见，而于 1960 年首先由哥伦比亚报告。时至今日抗氯喹恶性疟已成为疟疾防治的严重问题，有的地区抗药性者甚至占恶性疟的 90%。

五、护理

1. 虫媒隔离　灭蚊。

2. 休息　应卧床休息，减少活动。

3. 饮食　发热期以易消化、清淡饮食为主。

4. 病情观察　注意观察病人精神、神志、尿量、尿色及呕吐物和大便的颜色（在出现消化道出血时，会呈现咖啡样呕吐物及黑便）。

5. 对症护理

（1）典型发作，寒战期应注意保暖；发热期给予降温；大汗期后给予温水擦浴，及时更换衣服、床单，同时应保证足够的液体入量。

（2）凶险发作，出现惊厥、昏迷时，应注意保持呼吸道通畅，并按惊厥、昏迷常规护理。如发生脑水肿及呼吸衰竭时，协助医生进行抢救并作好相应护理，防止病人突然死亡。

（3）黑尿热的护理：①严格卧床至急性症状消失。②保证每日液体入量 3 000～4 000mL，每日尿量不少于 1 500mL。发生急性肾功能衰竭时给予相应护理。③贫血严重者给予配血、输血。④准确记录出入量。

6. 药物治疗的护理

（1）使用氯喹者应特别注意观察循环系统的变化，因氯喹过量可引起心动过缓、心率失常及血压下降。

(2) 服用伯氨喹啉者应仔细询问有无蚕豆病史及其他溶血性贫血的病史及家族史等病史，并注意观察患者有无紫绀、胸闷等症状和有无溶血反应（如巩膜黄染、尿液呈红褐色及贫血表现等）。出现上述反应需及时通知医生并停药。

(3) 静脉应用抗疟药时，应严格掌握药物的浓度与滴速；抗疟药加入液体后应摇匀。静脉点滴氯喹及奎宁时应有专人看护，发生不良反应应立即停止滴注。因上述两种药物均可导致心律失常。

（袁　卫）

第五节　细菌性食物中毒

细菌性食物中毒（bacterialfoodpoisoning）系指由于进食被细菌或其细菌毒素所污染的食物而引起的急性中毒性疾病。其中前者亦称感染性食物中毒，病原体有沙门氏菌、副溶血性弧菌（嗜盐菌）、大肠杆菌、变形杆菌等；后者则称毒素性食物中毒，由进食含有葡萄球菌、产气荚膜杆菌及肉毒杆菌等细菌毒素的食物所致。临床上可分为胃肠型食物中毒与神经型食物中毒两大类。

一、病因

1. 生熟交叉污染　如熟食品被生的食品原料污染，或被与生的食品原料接触过的表面（如容器、手、操作台等）污染，或接触熟食品的容器、手、操作台等被生的食品原料污染。

2. 食品贮存不当　如熟食品在 10～60℃之间的温度条件下存放时间应小于 2h，长时间存放就容易引起变质。另外，把易腐原料、半成品食品在不适合的温度下长时间贮存也可能导致食物中毒。

3. 食品未烧熟煮透　如食品烧制时间不足、烹调前未彻底解冻等原因，使食品加工时中心部位的温度未达到 70℃。

4. 从业人员带菌污染食品　从业人员患有传染病或是带菌者，操作时通过手部接触等方式污染食品。

5. 经长时间贮存的食品食用前未彻底再加热，中心部位温度不到 70℃以上及进食未经加热处理的生食品也是细菌性食物中毒的常见原因。

二、临床表现

潜伏期短，超过 72h 的病例可基本排除食物中毒。金黄色葡萄球菌食物中毒由积蓄在食物中的肠毒素引起，潜伏期 1～6h。产气荚膜杆菌进入人体后产生不耐热肠毒素，潜伏期 8～16h。侵袭性细菌如沙门氏菌、副溶血弧菌、变形杆菌等引起的食物中毒，潜伏期一般为 16～48h。临床表现以急性胃肠炎为主，如恶心、呕吐、腹痛、腹泻等。葡萄球菌食物中毒呕吐较明显，呕吐物含胆汁，有时带血和黏液。腹痛以上腹部及脐周多见。腹泻频繁，多为黄色稀便和水样便。侵袭性细菌引起的食物中毒，可有发热、腹部阵发性绞痛和黏液脓血便。副溶血弧菌食物中毒的部分病例大便呈血水样。产气荚膜杆菌 a 型菌病情较轻，少数 c

型和 f 型可引起出血性坏死性肠炎。莫根变形杆菌还可发生颜面潮红、头痛、荨麻疹等过敏症状。腹泻严重者可导致脱水、酸中毒、甚至休克。

三、诊断

1. 流行病学资料　在夏秋季有进食可疑被污染食物史，如已变质的食品、海产品、腌制品、未加热处理的卤菜或病畜，如禽的肉或内脏等。

2. 临床表现　同食者在短期出现相似症状，如恶心、呕吐、腹痛、腹泻等。如出现明显神经系统症状要考虑肉毒杆菌食物中毒。

3. 实验室检查　对可疑食物、患者呕吐物及粪便作细菌培养，可获得相同的病原体。疑为葡萄球菌食物中毒可作动物实验，疑为肉毒杆菌食物中毒，立即将可疑食物浸出液作动物接种及食品检验。

四、治疗

1. 暴发流行时的处理　应做好思想工作和组织工作，将患者进行分类，轻者在原单位集中治疗，重症患者送往医院治疗，即时收集资料，进行流行病学调查及细菌学的检验工作，以明确病因。

2. 对症治疗　轻者，卧床休息，流食或半流食，宜清淡，多饮盐糖水，密切观察病情变化。对有高热、中毒症状重、吐泻不止、脱水、休克等重患者应进行抢救。

（1）静脉输入 5% ~10% 葡萄糖液和生理盐水，输液量依病情而定。血压下降者予升压药。注意酸碱平衡，及时纠正水与电解质紊乱及酸中毒，酌情补充 5% 碳酸氢钠液或 11.2% 乳酸钠等。有尿时补钾盐。

（2）口服、肌注或静滴喹诺酮类抗生素。也可选择头孢三代抗生素。

（3）高热者，可物理降温；烦躁不安者，可给水合氯醛 1g 或苯巴比妥 0.03 ~0.09g，口服；吐泻腹痛剧者暂禁食，给复方颠茄片口服或注射 654 –2，腹部放热水袋；精神紧张不安时应给镇静剂。

3. 抗菌药物的选择　通常不必应用抗菌药物，可以经对症疗法治愈。症状较重考虑为感染性食物中毒或侵袭性腹泻者，应及时选用抗菌药物，如诺氟沙星、左氧氟沙星、头孢曲松、头孢哌酮、呋喃唑酮、氯霉素、土霉素、依替米星、庆大霉素等，葡萄球菌的食物中毒可用苯唑青霉素等治疗。但抗菌药物不能缩短排菌期。

4. 肉毒杆菌食物中毒　早期应立即用水或 1 ∶ 4 000 高锰酸钾液洗胃，灌肠。安静卧床，注意保温。尽早使用多价抗毒血清，在起病后 24h 内或在发生肌肉瘫痪前静注或肌注 5 ~10 万单位，必要时 6h 后重复注射。有报道，盐酸胍乙啶有促进末梢神经释放乙酰胆碱的作用，可用以治疗肉毒杆菌中毒，半数患者症状好转，但对严重呼吸衰竭患者无效。

五、护理

（一）一般治疗与护理

（1）卧床休息，按消化道隔离（肉毒杆菌及金黄色葡萄球菌食物中毒例外）。呕吐停止后给予易消化的流质或半流质饮食。

（2）急性胃肠型的治疗，主要是补液和应用抗菌素。如沙门氏菌属食物中毒可用氯霉素；变形杆菌食物中毒可用卡那霉素或庆大霉素；嗜盐杆菌食物中毒可用氯霉素或四环素等。

（3）肉毒杆菌食物中毒应早期洗胃，24h内注射多价抗毒血清，并积极对症治疗。

（4）变形杆菌食物中毒的过敏型，可应用抗组织胺类药物。

（5）葡萄球菌食物中毒，以补液疗法和对症支持疗法为主。

（6）注意给患者保暖，做好口腔护理，防止肺部并发症。

（7）严密观察病情变化，及时测量体温、脉搏、呼吸、血压并记录，观察吞咽及呼吸情况，有无肌肉瘫痪，有无抗毒血清反应等，缺氧者给予氧气吸入。

（二）对症处理

（1）呕吐严重者，补充适量电解质溶液，同时可皮下注射阿托品，以缓解症状。呕吐后协助病人清水漱口，并记录呕吐物的量、颜色及性质，留取标本送检。

（2）腹泻可酌情使用颠茄制剂，记录大便性质、量及颜色，留取标本送检。

（3）脱水、休克及酸中毒者鼓励病人多饮水，同时按先快后慢、先多后少、先盐后糖、见尿补钾的输液原则补液，同时注意补充碱性药碳酸氢钠。

（袁　卫）

第六节　埃博拉病毒

埃博拉病毒是引起人类和灵长类动物发生埃博拉出血热的烈性病毒，其引起的埃博拉出血热（EBHF）是当今世界上最致命的病毒性出血热，感染者症状与同为纤维病毒科的马尔堡病毒极为相似，包括恶心、呕吐、腹泻、肤色改变、全身酸痛、体内出血、体外出血、发烧等。

一、结构形态

埃博拉病毒（EBHF）属丝状病毒科，长度为970nm，呈长丝状体，单股负链RNA病毒，有18 959个碱基，分子量为4.17×10^6。外有包膜，病毒颗粒直径大约80nm，大小100nm×（300～1 500）nm，感染能力较强的病毒一般长（665～805）nm，有分支形、U形、6形或环形，分支形较常见。有囊膜，表面有（8～10）nm长的纤突，纯病毒粒子由一个螺旋形核糖核壳复合体构成，含负链线性RNA分子和4个毒粒结构蛋白。较长的奇形怪状的病毒粒子相关结构可呈分支状或盘绕状，长达10um。来自刚果（金）、象牙海岸和苏丹的埃波拉毒株其抗原性和生物学特性不同。

“埃博拉”病毒的形状宛如中国古代的“如意”，利用电子显微镜对埃博拉病毒属成员的研究显示，其呈现一般纤维病毒的线形结构。病毒粒子也可能出现“U”字、“6”字形、缠绕、环状或分支形，不过实验室纯化技术也可能是造成这些形状产生的因素之一，例如离心机的高速运转可能使病毒粒子变形。病毒粒子一般直径约80nm，但长度可达1 400nm，典型的埃博拉病毒粒子平均长度则接近1 000nm。在病毒粒子中心结构的核壳蛋白由螺旋状缠绕之基因体RNA与核壳蛋白质以及蛋白质病毒蛋白VP35、VP30、L组成，病毒包含的糖蛋白从表面深入病毒粒子10nm长，另外10nm则向外突出在套膜表面，而这层套膜来自宿主的细胞膜，在套膜与核壳蛋白之间的区域，称为基质空间，由病毒蛋白VP40和VP24组成。EBHF在常温下较稳定，对热有中等度抵抗力，56℃不能完全灭活，60℃30min方能破坏其感染性；紫外线照射2min可使之完全灭活。对化学药品敏感，乙醚、去氧胆酸钠、β－丙内酯、福尔马林、次氯酸钠等消毒剂可以完全灭活病毒感染性；钴60照射、γ－射线也可使之灭活。EBHF在血液样本或病尸中可存活数周；4℃条件下存放5周其感染性保持不变，8周滴度降至一半。－70℃条件可长期保存。EBHF的自然宿主虽尚未最后确定，但已有多方证据表明猴子及猩猩等野生非人灵长类动物以及其他动物有EBHF感染现象。证据1：1976年、1996年、2002年的流行，源于人类接触野外死亡的猩猩；证据2：菲律宾出口的猴子多次查出EBHF，但没有发现发病；证据3：2003年8月刚果（布）卫生健康部的调查表明，野外黑猩猩、野猪体内可查到EBHF。

二、致病原理

第4个埃博拉毒株（Reston）能引起人以外的灵长目动物致命性的出血性疾病；文献报道有极少数人感染此病毒，临床上无症状。1976年在苏丹流行时，病死率为53.2%；在扎伊尔，高达88.8%。因此，世界卫生组织将其列为对人类危害最严重的病毒之一，即“第四级病毒”。有些患者在感染埃博拉病毒48h后便不治身亡，而且他们都“死得很难看”，病毒在体内迅速扩散、大量繁殖，袭击多个器官，使之发生变形、坏死，并慢慢被分解。病人先是内出血，继而七窍流血不止，并不断将体内器官的坏死组织从口中呕出，最后因广泛内出血、脑部受损等原因而死亡。照顾病人的医生护士或家庭成员，与病人密切接触后可被感染。有时感染率可以很高，如苏丹流行时，与病人同室接触和睡觉者的感染率为23%，护理病人者为81%。医院内实验人员感染和发病也有好几起。

埃博拉病毒主要是通过病人的血液、唾液、汗水和分泌物等途径传播。实验室检查常见淋巴细胞减少、血小板严重减少和转氨酶升高（AST > ALT），有时血淀粉酶也增高。诊断可用ELISA检测特异性IgG抗体（出现IgM抗体提示感染）；用ELISA检测血液、血清或组织匀浆中的抗原；用IFA通过单克隆抗体检测肝细胞中的病毒抗原；或者通过细胞培养或豚鼠接种分离病毒。用电子显微镜有时可在肝切片中观察到病毒。用IFA检测抗体常导致误判，特别是在进行既往感染的血清学调查时。实验室研究有很大的危险性，应该只在有防护措施防止工作人员和社区感染的地方开展（4级生物安全实验室）。

感染潜伏期为2～21d。感染者均是突然出现高烧、头痛、咽喉疼、虚弱和肌肉疼痛。然后是呕吐、腹痛、腹泻。发病后的两星期内，病毒外溢，导致人体内外出血、血液凝固、坏死的血液很快传及全身的各个器官，病人最终出现口腔、鼻腔和肛门出血等症状，患者可在24h内死亡。在大约1 500例确诊的埃博拉案例中，死亡率高达88%。埃博拉是人畜共患病毒，尽管世界卫生组织苦心研究，至今没有辨认出任何有能力在爆发时存活的动物宿主，认为果蝠是病毒可能的原宿主。因为埃博拉的致命力，加上目前尚未有任何疫苗被证实有效，埃博拉被列为生物安全第四级（Biosafety Level 4）病毒，也同时被视为是生物恐怖主义的工具之一。尽管医学家们绞尽脑汁，作过许多探索，但埃博拉病毒的真实“身份”，至今仍为不解之谜。没有人知道埃博拉病毒在每次大爆发后潜伏在何处，也没有人知道每一次埃博拉疫情大规模爆发时，第一个受害者是从哪里感染到这种病毒的。

“埃博拉”病毒是人类有史以来所知道的最可怕的病毒之一，病人一旦感染这种病毒，没有疫苗注射，也没有其他治疗方法，实际上几近自己给自己判了死刑。用一位医生的话来说，感染上“埃博拉”的人会在你面前“融化”掉。唯一的阻止病毒蔓延的方法就是把已经感染的病人完全隔离开来。

三、传播途径

绿猴肾细胞（Vero）、地鼠肾细胞（BHK）、人胚肺纤维母细胞等均可用培养EBHF。病毒感染细胞后7h，培养物中可检测到病毒RNA，18h达高峰，48h后可见到细胞病变。7～8d后细胞变圆、皱缩，染色后可见细胞内病毒包含体。

各种非人类灵长类动物普遍易感，经肠道、非胃肠道或鼻内途径均可造成感染，感染后2～5d出现高热，6～9d死亡。发病后1～4d直至死亡，血液都含有病毒。豚鼠、仓鼠、乳鼠较为敏感，腹腔、静脉、皮内或鼻内途径接种均可引起感染。成年小鼠和鸡胚不敏感。人群普遍易感，无论其年龄和性别。高危人群包括埃博拉出血热病人、感染动物密切接触的人员如医务人员、检验人员、在埃博拉流行现场的工作人员等。专家们在研究中发现，“埃博拉”病毒有一定的耐热性，但在60℃的条件下60min将被杀死。病毒主要存在于病人的体液、血液中，因此对病人使用过的注射器、针头、各种穿刺针、插管等，均应彻底消毒，最可靠的是使用高压蒸气消毒。埃博拉病毒还可能经过空气传播。实验人员将恒河猴的头部露出笼外，让其吸入直径1um左右含病毒的气雾，猴子4～5d后发病。每天与病猴密切接触的6个工作人员的血清发现该病毒抗体阳性，其中5人没有受过外伤，也无注射史，因此认为可通过飞沫传播。病毒可透过与患者体液直接接触，或与患者皮肤、黏膜等接触而传染。病毒潜伏期可达2～21d，但通常只有5～10d。虽然猴子间的空气传染在实验室中已被证实，但并不能证明人与人之间能够透过空气传播病毒。美茵嘉护士是空气传染的可能病例，研究人员并不确定她是如何接触到病毒。埃博拉病毒的流行大都是因为医院的环境，糟糕的公共卫生、随处弃置的针头、缺乏负压病房都对医护人员造成极大威胁。因为较好的设备及卫生，在现代化的医院中，埃博拉病毒几乎不可能爆发大规模流行。在疾病的早期阶段，埃博拉病毒可能不具有高度的传染性。在此期间接触病人甚至可能不会受感染。随着疾病的进展，病人的因腹泻、呕吐和出血所排出的体液将具有高度的生物危险性。由于缺乏适当的医疗设备和卫生训练，疫情的大规模流行往往发生在那些没有现代化医院和训练有素的医务人员的贫困地区。许多感染源存在的地区正好具有这些特征。在这样的环境下，控制疾病的仅有措施是：禁止共享针头，在严格消毒情况下也不能重复使用针头；隔离病人；在任何情况下都要依照严格的规程，使用一次性口罩、手套、护目镜和防护服。所有医护人员和访问工作者都应当严格执行这些措施。世界卫生组织2014年10月6日发布公报说，埃博拉病毒不通过空气传播，并且未有证据显示病毒出现变异。因此一些关于埃博拉病毒可能会变异成可通过空气传播的说法是没有根据的臆测。世界卫生组织强调说，研究显示此前所有埃博拉病例都由直接接触出现症状的患者所感染。埃博拉病毒的传播方式是与患者体液直接密切接触，其中患者的血液、排泄物、呕吐物感染性最强，在患者的乳汁、尿液、精液中也能发现病毒，唾液与眼泪有一定的传染风险，不过在患者汗液样本中从未检测出完整的活体病毒。

四、检查方法

埃博拉病毒是高度危险的病原体，必须在专门的实验设施内进行病毒的分离与鉴定。在非洲疫区主要通过检测埃博拉病毒的特异性 IgM 和 IgG 抗体以及检查病毒抗原或核酸等进行诊断。

（一）病毒特异性抗体的检查

病人血液中的病毒特异性 IgM 抗体在发病后 2～9d 出现，持续存在到发病后 1 个月；IgG 抗体在发病后 6～18d 出现，持续存在到发病后 2 年以上。用基因工程方法制备出的病毒核心蛋白羧基端多肽为抗原，建立的检测埃博拉病毒 IgG 抗体的 ELISA 方法，特异性和敏感性较高。但对于部分急性期血清中特异性抗体滴度很低的患者，应同时进行病毒抗原或核酸的检测。

（二）病毒特异性抗原和核酸的检查

已经证实，检测埃博拉病毒抗原与检测病毒核酸的一致性几乎达到 100%，敏感度很高。并且，用 Y－射线照射标本并灭活病毒后，再检测病毒抗原或 RNA 时，实验安全性增高，且实验结果也不受显著影响。

五、预防措施

（一）疫苗研制

预防致命性埃博拉病毒的疫苗已经通过了最初的人类安全检测，其令人充满希望的迹象表明，这种疫苗能使人类免受此病的感染。已经有 21 人接受了早期测试的试验性疫苗。不过纳贝尔提醒说，仍需进行更多的研究以证实这种疫苗是否成功。纳贝尔和研究中心的同事从含有 3 个埃博拉蛋白质的 DNA 中研发出疫苗。他们说，这种疫苗能令猴子对埃博拉有免疫力。疫苗不仅能抑制这种病的传播，还能保护医生、护士和动物饲养员，以防患于未然。2014 年 8 月 9 日，中国宣布已掌握埃博拉病毒抗体基因，同时具备对埃博拉病毒进行及时检测的诊断试剂研发能力，这让世界为之惊喜。于此同时，世界卫生组织高官也不断提醒各国重视中国在应对疫情方面的丰富经验。2014 年 9 月 8 日，研究人员目前正在研发一种针对埃博拉病毒的测试疫苗，并且计划 9 月开始在健康志愿者身上进行测试。一旦伦理申请获得通过就会开始进行试验。如果这种疫苗效果良好，这项研究将延伸到西非的冈比亚和马里。研究人员希望这种疫苗能够让这些国家的人们防止感染这种病毒，但是首先要在未感染的人群中对这种疫苗进行测试。这种埃博拉病毒已经被证实非常难以控制，目前只能够对药效和疫苗的效果进行评估。这种疫苗含有埃博拉病毒的一种蛋白质，一旦进入人体就会引发免疫系统反应。研究的第一阶段将在 60 位健康志愿者身上进行试用。如果证实这种疫苗安全而且有效，那么它就会被用于冈比亚和马里的 80 位志愿者。到 2015 年，这种疫苗有可能在这些病毒爆发的国家得到更广泛的使用。

2014 年 9 月 24 日，世界卫生组织称，年底前可能将有大规模疫苗，用于控制西非的埃博拉疫情蔓延。虽然科学家在对两种疫苗进行试验，但目前没有得到批准的疫苗。根据计划，到年底前生产的疫苗数量，将能够对疫情的控制产生一定的影响。据认为，目前埃博拉疫情已造成 5 个西非国家 5 800 多人感染。

（二）防范措施

1. 控制传播　控制“埃博拉”的扩散，首先要密切注意世界埃博拉病毒疫情动态，加强国境检疫，暂停进口主要限制来自疫区的猴子，到目前为止还没发现除灵长类动物以外的其他动物是埃博拉病毒的宿主。对有出血症状的可疑病人，应隔离观察。一旦确诊应及时报告卫生部门，对病人进行最严格的隔离，即使用带有空气滤过装置的隔离设备。医护人员、实验人员穿好隔离服，可能时需穿太空服进行检验操作，以防意外。对与病人密切接触者，也应进行密切观察。

2. 辅助性治疗　治疗首先是辅助性的，包括使病毒入侵最小化，平衡电解质，修复损失的血小板以便防止出血，保持血液中氧元素含量，以及对并发症的治疗。排除个别病例，埃博拉康复者的血清在治疗疾病中并没有什么作用。干扰素对埃博拉也是无效的。在猴子试验中，凝固干扰素似乎能起一些作用，使原本 100% 必死的感染猴中存活下 33%。USAMRI-ID 的科学家宣称，4 只感染埃博拉病毒的猕猴中有 3 只康复。对埃博拉病毒病尚无特效治疗方法，一些抗病毒药如干扰素和利巴韦林无效，主要是支持和对症治疗，包括注意水、电解质平衡，控制出血；肾衰竭时进行透析治疗等。

用恢复期患者的血浆治疗埃博拉病毒病患者尚存在争议。

六、治疗

现今唯一对抗方法为注射 NPC1 阻碍剂，埃博拉病毒需透过 NPC1 进入细胞核进行自身复制，NPC1 蛋白于细胞间进行运输胆固醇，即使阻碍剂会阻挡胆固醇的运输路线造成尼曼匹克症但那是可以容忍的。绝大多数的爆发都是短暂的时间。NPC1 阻碍剂也能对抗马堡病毒。

（袁　卫）

第三篇

外科急症急救

第十六章　普通外科

第一节　胸部损伤

胸部损伤（thoracic trauma）由车祸、挤压伤、摔伤和锐器伤所致的损伤，根据损伤性质不同，胸部损伤可分为钝性伤和穿透伤；根据损伤是否造成胸膜腔与外界沟通，可分为开放伤和闭合伤。

一、病因

胸部损伤（thoraclc trauma）由车祸、挤压伤、摔伤和锐器伤所致，包括胸壁挫伤、裂伤、肋骨及胸骨骨折、气胸、血胸、肺挫伤、气管及主支气管损伤、心脏损伤、膈肌损伤、创伤性窒息等，有时可合并腹部损伤。

二、临床表现

胸部损伤的主要症状是胸痛，常位于受伤处，并有压痛，呼吸时加剧，尤以肋骨骨折者为甚。其次是呼吸困难。疼痛可使胸廓活动受限，呼吸浅快。如气管、支气管有血液或分泌物堵塞，不能咳出，或肺挫伤后出血、瘀血或肺水肿，则更易导致和加重缺氧和二氧化碳滞留。如有多根、多处肋骨骨折，胸壁软化，影响正常呼吸运动，则呼吸更加困难，出现胸廓反常呼吸活动、气促、端坐呼吸、发绀、烦躁不安等。肺或支气管损伤者，痰中常带血或咯血；大支气管损伤者，咯血量较多，且出现较早。肺爆震伤后，多咯出泡沫样血痰，胸膜腔内大出血将引起血容量急剧下降。大量积气特别是张力性气胸，除影响肺功能外，尚可阻碍静脉血液回流。心包腔内出血则引起心脏压塞。这些都可使病人陷入休克状态。局部体征按损伤性质和伤情轻重而有所不同，可有胸壁挫裂伤、胸廓畸形、反常呼吸运动、皮下气肿、局部压痛、骨摩擦音和气管、心脏移位征象。胸部叩诊：积气呈鼓音，积血则呈浊音。听诊：呼吸音减低或消失，或可听到痰鸣音、啰音。

三、治疗

一般轻的胸部损伤，只需镇痛和固定胸廓。胸部伤口无严重污染，应清创缝合；在战伤情况下，一般多不缝合，而用敷料覆盖包扎，待4～7d后再作延期缝合。有气胸、血胸者需作胸膜腔引流术，并应用抗生素防治感染。重度胸部损伤，而有积气、积血者，应迅速抽出或引流胸膜腔内积气、积血。解除肺等器官受压，改善呼吸和循环功能，并输血、补液，防治休克。有胸壁软化，反常呼吸运动者，需局部加压包扎稳定胸廓。开放性气胸应及时封闭伤口。同时，必须清除口腔和上呼吸道分泌物，保证呼吸道通畅。呼吸困难者，经鼻孔或面罩供氧，必要时，可行气管内插管术或气管切开术，以利排痰和辅助呼吸。

下列情况，应及时剖胸探查：

（1）胸膜腔内进行性出血。

（2）经胸膜腔引流后，持续大量漏气，呼吸仍很困难，提示有较广泛肺裂伤或支气管断裂。

（3）心脏损伤。

（4）胸腹联合伤。

（5）胸内存留较大的异物。

四、护理

（1）如有肋骨骨折应给予多头胸带包扎固定，多根多处肋骨骨折，出现反常呼吸时应给予厚棉垫加压包扎固定，方法为由下向上，呈叠瓦式固定。

（2）观察病人胸痛、咳嗽、呼吸困难程度，及时通知医生采取相应的措施。

（3）观察病人的呼吸、脉搏、血压、血氧饱和度变化。

（4）根据病情给予吸氧2～4L/min，必要时应用人工呼吸机辅助呼吸。

（5）保持呼吸道通畅，及时清除呼吸道分泌物，痰液黏稠者给予雾化吸入，必要时行鼻导管吸痰。如为严重的胸外伤肺挫伤病人根据病情可给予气管切开。

（6）建立静脉通路，并保持通畅。

（7）根据病人的病情需要准备胸腔穿刺术或胸腔闭式引流术的物品、药品并配合医生进行有关处置。术后应观察创口有无出血、漏气、皮下气肿及胸痛的情况。

（8）病人疼痛严重时可根据医嘱给予口服或肌注止痛药物。

（9）需急诊手术的病人应作好术前准备。

（何光平）

第二节　腹部损伤

多数腹部损伤同时有严重的内脏损伤，如果伴有腹腔实质脏器或大血管损伤，可因大出血而导致死亡；空腔脏器受损伤破裂时，可因发生严重的腹腔感染而威胁生命。早期正确的诊断和及时合理的处理，是降低腹部创伤死亡的关键。

腹部损伤可分为开放性和闭合性两大类。在开放性损伤中，分为穿透伤（多伴内脏损伤）和非穿透伤（有时伴内脏损伤）。根据人口与出口的关系，分为贯通伤和盲管伤。根据致伤源的性质不同，也有将腹部损伤分为锐器伤和钝性伤。锐器伤引起的腹部损伤均为开放性的，钝性伤一般为闭合性损伤。

一、病因

（1）撞击伤、压砸伤、锐器刺伤、火器伤、跌打伤、吞食异物伤（金属类）等各种伤害。

（2）高处坠落拍击伤。

（3）剧烈爆炸引起的气浪或水浪的冲击伤。

（4）化学性损伤如腐蚀性的强酸、强碱或毒物等的损伤。

二、临床表现

（一）腹痛

怀疑腹部有损伤者，首先要检查腹部，有无压痛、反跳痛。

（二）休克

早期是由于疼痛和失血造成，晚期是感染中毒性休克。

（三）感染

病人可出现高烧、寒战、血中白细胞升高。

三、诊断

（一）一般检查

（1）腹部疼痛较重，且呈持续性疼痛，进行性加重的趋势，同时伴有恶心、呕吐等消化道症状者。

（2）早期出现明显的失血性休克性表现者。

（3）有明显的腹膜刺激征（腹部压痛、肌紧张和反跳痛）者。

（4）腹腔积有气体，肝浊音界缩小或消失者。

（5）腹部明显胀气，肠蠕动减弱或消失者。

（6）腹部出现移动性浊音者。

（7）有便血、呕血或尿血者，直肠指检发现前壁有压痛或波动感，或指套染血者。

（二）辅助检查

1. 实验室检查　腹内有实质性脏器破裂而出血时，红细胞、血红蛋白、血细胞比容等数值明显下降，白细胞计数可略有增高。空腔脏器破裂时，白细胞计数明显上升。胰腺损伤、胃或十二指肠损伤时，血、尿淀粉酶值多有升高。尿常规检查发现血尿、提示有泌尿器官的损伤。

2. B 型超声检查　B 超检查在腹部损伤的诊断中倍受重视。可发现直径 1 ~ 2cm 的实质内血肿，并可发现脏器包膜连续性中断和实质破裂等情况。超声检查对腹腔积液的发现率很高。并可根据 B 超检查估计出腹腔积液的量，即每 1cm 液平段，腹腔积液约有 500mL。由于气体对超声的反射强烈，其在声像图上表现为亮区。因此，B 超检查也可发现腹腔内的积气，有助于空腔脏器破裂或穿孔的诊断。

3. X 线检查　有选择的 X 线检查对腹部损伤的诊断是有价值的。常用的有胸片、平卧位及左侧卧位腹部平片。立位腹部平片虽然更有意义，但不适用于重伤员。根据需要拍骨盆正、侧位片。

4. CT 检查　CT 对软组织和实质性器官的分辨力较高。CT 能清晰地显示肝、脾、肾的包膜是否完整、大小及形态结构是否正常，对实质性脏器损伤的诊断有价值。

5. 诊断性腹腔穿刺术和腹腔灌洗术　抽到液体后观察其性质，推断受损器官种类；必要时行显微镜和涂片检查。禁忌：严重腹内胀气、大月份妊娠、腹腔内广泛粘连和躁动不能合作者。

四、治疗

已确定腹腔内脏器破裂者，应及时进行手术治疗。对于非手术治疗者，经观察仍不能排除腹内脏器损伤，或在观察期间出现以下情况时，应终止观察，进行剖腹探查手术。

（1）腹痛和腹膜刺激征有进行性加重或范围扩大者。

（2）肠蠕动音逐渐减少、消失或出现明显腹胀者。

（3）全身情况有恶化趋势，出现口渴、烦躁、脉率增快或体温及血白细胞计数上升者。

（4）膈下有游离气体表现者。

（5）红细胞计数进行性下降者。

（6）血压由稳定转为不稳定甚至休克者；或积极救治休克过程中，情况不见好转反而继续恶化者。

（7）胃肠出血不易控制者：可能会有少数伤者的探查结果为阴性，但腹内脏器损伤被漏诊，有导致死亡的可能。一旦决定手术，就应尽快完成手术前准备：建立通畅的输液通道、交叉配血、放置鼻胃管及尿管。如有休克，应快速输入平衡液补充血容量。

五、护理

（一）急救

应先抢救威胁生命的伤情，如呼吸、心跳骤停、窒息、开放性气胸、明显的外出血等应迅速予以处理。维持呼吸道通畅，应积极预防休克如保暖、保持病人安静，止痛（未明确诊断前，禁用吗啡等止痛剂）和补充液体，以尽快恢复血容量。

伤员应禁食、胃肠减压，及早应用抗生素、破伤风抗毒素。当发现腹部有伤口时，应立即予以包扎，对有内脏脱出者，一般不可回纳腹腔以免污染，可用消毒或清洁碗盖住脱出的内脏，防止受压，外面再加以包扎。如果脱出的肠管有绞窄的可能，则可将内脏送回腹腔。经急救处理后，在严密的观察下，尽快护送到医院。

（二）对疑有腹腔内脏损伤病人的护理

病人应绝对卧床，不随意搬动，尽量取半卧位，如需作离床检查，应有专人护送；做好常规腹部手术前准备，并做到“四禁”，即禁食禁饮、禁忌灌肠、禁用泻药、禁用吗啡等止痛药物；尽早输液和使用抗生素。严密观察生命体征，腹痛范围、程度及腹膜刺激症状，动态观察红细胞计数、血细胞比容和血红蛋白值。

在观察期间出现以下情况时，应及时进行手术探查。

（1）腹痛和腹膜刺激征有进行性加重或范围扩大者。

（2）肠鸣音逐渐减弱、消失或出现腹胀明显者。

（3）全身情况有恶化趋势，出现口渴、烦躁、脉率增快或体温及白细胞计数上升者。

（4）红细胞计数进行性下降者。

（5）血压由稳定转为不稳定甚至下降者。

（6）胃肠道出血者。

（7）经积极抗休克治疗情况不见好转反而继续恶化者。

（三）手术治疗病人的护理

1. 手术前护理　为抢救病人生命，应争取时间尽快地进行必要的术前准备，主要措施有：严密的病情观察，通知病人禁食禁饮，胃肠减压，建立静脉输液通道，遵医嘱输液输血，及早使用有效的抗生素，协助做好各项检查，备皮备血，药物过敏试验，心理护理，术前用药，必要时导尿等。

2. 手术后护理

（1）体位：先按麻醉要求安置体位，待全麻清醒或硬膜外麻醉平卧6h后，血压平稳者改为半卧位，以利于腹腔引流，减轻腹痛，改善呼吸循环功能。

（2）禁食、胃肠减压：术后禁食2～3d，并做好胃肠减压的护理。待肠蠕动恢复、肛门排气后停胃肠减压，若无腹胀不适可拔除胃管，从进少量流质饮食开始，根据病情逐渐恢复半流质饮食。

（3）静脉输液与用药：禁食期间静脉补液，维持水、电解质和酸碱平衡。必要时给予完全胃肠外营养，以满足机体高代谢和修复的需要，并提高机体抵抗力。术后继续使用有效的抗生素，控制腹腔内感染。

（4）观察病情变化：严密监测生命体征的变化，危重病人加强呼吸、循环和肾功能的监测和维护。注意腹部体征的变化，及早发现腹腔脓肿等并发症。

（5）手术切口护理：保持切口敷料干燥、不脱落，如有渗血、渗液时及时更换，观察切口愈合情况，及早发现切口感染的征象。缝合伤口拆线时间：头面颈部手术后4～5d，下腹部及会阴部6～7d，胸部、上腹部和背臀部7～9d，四肢10～12d，减张伤口14日。对于年老体弱、营养不良病人应适当延迟拆线时间。

（6）鼓励早期活动：手术后病人多翻身，及早下床活动，促进肠蠕动恢复，预防肠粘连。

（7）腹腔引流护理：腹腔引流是腹腔内放置乳胶引流管或烟卷引流条，将腹腔内的渗血、渗液或消化液引流到体外的一种外引流方法，达到排出腹腔内的渗血渗液、坏死组织和脓液，防止感染扩散，促进炎症早日消退的目的。

术后应正确连接引流装置，如有多根引流管时应贴上标签，并妥善固定。保持引流通畅，每日更换引流袋，遵守严格的无菌操作，引流管不能高于腹腔引流出口，以免引起逆行感染。观察并记录引流液的性质和量，如发现引流液突然减少，病人有腹胀伴发热，应及时检查管腔有无堵塞或引流管滑脱。

（何光平）

第三节 急性尿潴留

急性尿潴留是泌尿外科最常见的急症之一，发病急，病人痛苦，需要紧急诊断和及时处理，包括机械性梗阻和动力性梗阻。其中机械性梗阻包括尿道损伤或结石、异物的突然阻塞或前列腺增生、尿道狭窄等。动力性梗阻包括中枢和周围神经急性损伤、炎症、肿瘤水肿出血、各种松弛平滑肌药物如阿托品、普鲁本辛等。

一、病因

急性尿潴留的主要病因有：压迫性改变、尿道内机械性梗阻、膀胱内病变等机械性梗阻；麻醉、手术后尿潴留，特别是腰麻和肛管直肠手术后而引起的动力性梗阻；醛固酮症、腹泻、长期应用利尿药等其他因素。病理生理：梗阻继续加重超越了膀胱逼尿肌的代偿能力，则出现代偿不足最终表现为排尿不尽，产生残余尿，从而发生尿潴留。

二、临床表现

急性尿潴留表现为排尿困难，下腹部胀痛，患者尿意急切，辗转不安。查体可见下腹耻骨上膀胱区膨隆，按压有明显尿意，叩诊呈浊音。

三、诊断

（一）病史

病史中要注意原发病史、外伤史和用药史。女性患者应注意妊娠与分娩史。

（二）体格检查

除了解膀胱的充盈状态外，还要检查外阴及尿道口是否有狭窄、包茎、皮疹，小儿注意是否有异物，成年人注意是否存在结石和肿瘤等；直肠指诊，了解前列腺、盲肠和盆腔情况，同时检查肛门括约肌和会阴部感觉。

（三）辅助检查

检查外阴有无尿道口狭窄、包茎等，同时进行肛门检查，以了解前列腺、直肠及盆腔的情况，注意应检查肛门括约肌的张力及会阴部感觉。对疑有神经源性尿潴留者应行神经系统检查。另外还可检查肾功能、血电解质、尿常规、尿培养及药敏试验，必要时可进一步做泌尿系平片，B 型超声，尿道及膀胱造影检查。

四、治疗

急性尿潴留的治疗原则是解除病因、恢复排尿。但有时病因不明或梗阻一时难以解除，只能先作尿液引流，以后再作处理。具体方法如下。

（一）解除病因

病因明确者需对因治疗，包皮及尿道狭窄者可行局部切开，尿道结石者可行手术取石，如有神经或脊髓损伤者应针对病因给予治疗，尽早恢复排尿功能。

（二）导尿

导尿是急性尿潴留时最常用的方法。导尿即可作为诊断，如区别无尿与尿潴留等，也可用以引流尿液，解除梗阻。任何情况下，膀胱高度膨胀时应立即导尿，以免膀胱极度膨胀后成为无张力膀胱。导尿时应使尿液先慢慢排出300～400mL，然后以每小时200～300mL的速度引流，以防止膀胱内压迅速降低而引起膀胱内出血。若估计排尿功能一时难以恢复，应留置导尿管。正常人一次导尿引起菌尿症的几率为1%，若导尿2～7d，感染率增至8%～10%，可引起尿道炎、尿道周围炎、前列腺炎、附睾炎、甚至败血症，故非绝对需要，不要轻易地留置导尿管。导尿应遵守无菌操作，采用闭式引流，可保持引流管通畅，留置尿管期间应每日清洁尿道口，定期更换贮尿袋，有感染发烧者应积极地采用有效抗生素治疗。

（三）膀胱穿刺

如果不能插入导尿管，可在无菌操作下用注射器针头穿刺膀胱，抽出尿液，此种情况一般只在紧急情况下使用。或者转入上级医院行再次导尿或行膀胱造瘘术，目前经皮耻骨上膀胱穿刺造瘘术常用，其优点为：①方法简便，患者痛苦小；②避免了留置导尿管的不适感，并可避免尿道炎、附睾炎等并发症；③可随时了解排尿功能恢复情况；④膀胱以下梗阻也可适用。

（四）针灸治疗

腰麻或肛管直肠术后的尿潴留，可采用热敷下腹部、针灸治疗，常用穴位有中极、曲骨、阴陵泉、三阴交等。亦可选用穴位注射新斯的明0.25mg。

（五）耻骨上注射器抽尿

导尿管置入困难又不具备膀胱穿刺造瘘条件时，应用此法，可暂时缓解患者痛苦。

五、护理

（1）为避免急性尿潴留的发生，嘱病人吃粗纤维、易消化食物，以防便秘；忌饮酒及辛辣食物；鼓励病人多饮水，勤排尿。

（2）残余尿量多或有尿潴留致肾功能不良者，应留置导尿持续引流，改善膀胱逼尿肌和肾功能。

（3）耐心向病人及家属作好解释，协助病人作好各种检查及手术前的准备。

（何光平）

第四节　气胸

气胸是指气体进入胸膜腔，造成积气状态，称为气胸。多因肺部疾病或外力影响使肺组织和脏层胸膜破裂，或靠近肺表面的细微气肿泡破裂，肺和支气管内空气易入胸膜腔。多见于男性青壮年或患有慢支、肺气肿、肺结核者。本病属肺科急症之一，严重者可危及生命，及时处理可治愈。

一、病因

诱发气胸的因素为剧烈运动、咳嗽、提重物或上臂高举、举重运动、用力解大便和钝器伤等。当剧烈咳嗽或用力解大便时，肺泡内压力升高，致使原有病损或缺陷的肺组织破裂引起气胸。使用人工呼吸器，若送气压力太高，就可能发生气胸。

（一）原发性气胸

又称特发性气胸。它是指肺部常规 X 线检查未能发现明显病变的健康者所发生的气胸，好发于青年人，特别是男性瘦长者。

（二）继发性气胸

其产生机制是在其他肺部疾病的基础上，形成肺大疱或直接损伤胸膜所致。常为慢性阻塞性肺气肿或炎症后纤维病灶（如矽肺、慢性肺结核、弥漫性肺间质纤维化、囊性肺纤维化等）的基础上，细支气管炎症狭窄、扭曲，产生活瓣机制而形成肺大疱。肿大的气肿泡因营养、循环障碍而退行性变性。

（三）特殊类型的气胸

1. 月经性气胸　即与月经周期有关的反复发作的气胸。

2. 妊娠合并气胸　以生育期年轻女性为多。本病患者因每次妊娠而发生气胸。根据气胸出现的时间，可分为早期（妊娠 3 ~ 5 个月）和后期（妊娠 8 个月以上）两种。

3. 老年人自发性气胸　60 岁以上的人发生自发性气胸称为老年人自发性气胸。近年来，本病发病率有增高趋势。男性较女性多。大多数继发于慢性肺部疾患（约占 90% 以上），其中以慢性阻塞性肺部疾病占首位。

4. 创伤性气胸　多由于肺被肋骨骨折断端刺破，亦可由于暴力作用引起的支气管或肺组织挫裂伤，或因气道内压力急剧升高而引起的支气管或肺破裂。锐器伤或火器伤穿通胸壁，伤及肺、支气管和气管或食管，亦可引起气胸，且多为血气胸或脓气胸。偶尔在闭合性或穿透性膈肌破裂时伴有胃破裂而引起脓气胸。

二、临床表现

（一）气胸

症状的轻重取决于起病快慢、肺压缩程度和肺部原发疾病的情况。典型症状为突发性胸痛，继之有胸闷和呼吸困难，并可有刺激性咳嗽。这种胸痛常为针刺样或刀割样，持续时间很短暂。刺激性干咳因气体刺激胸膜所致。大多数起病急骤，气胸量大，或伴肺部原有病变者，则气促明显。部分患者在气胸发生前有剧烈咳嗽、用力屏气大便或提重物等的诱因，但不少患者在正常活动或安静休息时发病。年轻健康人的中等量气胸很少有不适，有时患者仅在体格检查或常规胸部透视时才被发现；而有肺气肿的老年人，即使肺压缩不到 10%，亦可产生明显的呼吸困难。

（二）张力性气胸

患者常表现精神高度紧张、恐惧、烦躁不安、气促、窒息感、发绀、出汗，并有脉搏细弱而快、血压下降、皮肤湿冷等休克状态，甚至出现意识不清、昏迷，若不及时抢救，往往引起死亡。气胸患者一般无发热，白细胞计数升高或血沉增快，若有这些表现，常提示原有的肺部感染（结核性或化脓性）活动或发生了并发症（如渗出性胸膜炎或脓胸）。

（三）双侧性气胸

双侧性气胸，以呼吸困难为突出表现，其次为胸痛和咳嗽。同时发现双侧异时性自发性气胸（即先发生一侧继之成为双侧性气胸）较双侧同时自发性气胸的发生率相对为高，达到83.9%。

（四）血气胸

患者伴有纵隔气肿，则呼吸困难更加严重，常有明显的发绀。更少见的情况是于气胸发生时胸膜粘连带或胸膜血管撕裂而产生血气胸，若出血量多，可表现为面色苍白、冷汗、脉搏细弱、血压下降等休克征象。但大多数患者仅为少量出血。

（五）哮喘并发气胸

患者呈哮喘持续状态时，若经积极治疗而病情继续恶化，应考虑是否并发了气胸；反之，气胸患者有时呈哮喘样表现，气急严重，甚至两肺布满哮鸣音，此种患者一经胸膜腔抽气减压，气急和哮鸣音即消失。

三、诊断

（一）辅助检查

1. 影像学检查　X线检查是诊断气胸的重要方法。胸片作为气胸诊断的常规手段，若临床高度怀疑气胸而后前位胸片正常时，应该进行侧位胸片或者侧卧位胸片检查。气胸胸片上大多有明确的气胸线，为萎缩肺组织与胸膜腔内气体交界线，呈外凸线条影，气胸线外为无肺纹理的透光区，线内为压缩的肺组织。大量气胸时可见纵隔、心脏向健侧移位。合并胸腔积液时可见气液面。局限性气胸在后前位X线检查时易漏诊，侧位胸片可协助诊断，X线透视下转动体位也可发现。若围绕心缘旁有透光带应考虑有纵隔气肿。胸片是最常应用于诊断气胸的检查方法，CT对于小量气胸、局限性气胸以及肺大疱与气胸的鉴别比X线胸片敏感和准确。气胸的基本CT表现为胸膜腔内出现极低密度的气体影，伴有肺组织不同程度的压缩萎陷改变。

2. 气胸的容量　就容积而言，很难从X线胸片精确估计。如果需要精确估计气胸的容量，CT扫描是最好的方法。另外，CT扫描还是气胸与某些疑难病例（例如肺压缩不明显而出现窒息的外科性肺气肿、复杂性囊性肺疾病有可疑性肺大疱等）相鉴别的唯一有效手段。

3. 胸内压测定　有助于气胸分型和治疗，可通过测定胸内压来明确气胸类型（闭合性、开放性、张力性）的诊断。

4. 血气分析和肺功能检查　多数气胸患者的动脉血气分析不正常，有超过75%的患者PaO_2低于80mmHg。16%的继发性气胸患者$PaO_2<55mmHg$、$PaCO_2>50mmHg$。肺功能检查对检测气胸发生或者容量的大小帮助不大，故不推荐采用。

5. 胸腔镜检查　可明确胸膜破裂口的部位以及基础病变，同时可以进行治疗。

（二）病史

根据临床症状、体征及X线表现，诊断本病并不困难。阻塞性肺气肿并发自发性气胸时，与其原有的症状和体征常易混淆，需借助X线检查作出诊断。

四、治疗

自发性气胸是临床常见急诊之一，若未及时处理往往影响工作和日常生活，尤其是持续性或复发性气胸患者诊疗不及时或不恰当，常损害肺功能，甚至威胁生命。因此积极治疗，预防复发是十分重要的。在确定治疗方案时应考虑症状、体征、X 线变化（肺压缩的程度、有无纵隔移位）、胸膜腔内压力、有无胸腔积液、气胸发生的速度及原有肺功能状态，首次发病抑或复发等因素。基本治疗原则包括卧床休息的一般治疗、排气疗法、防止复发措施、手术疗法及并发症防治等。

（一）一般治疗

气胸患者应绝对卧床休息，尽量少讲话，使肺活动减少，有利于气体吸收。适用于首次发作，肺萎陷在 20% 以下，不伴有呼吸困难者。

（二）排气疗法

排气疗法适用于呼吸困难明显、肺压缩程度较重的病人，尤其是张力型气胸需要紧急排气者。

（1）胸膜腔穿刺抽气法。

（2）胸腔闭式引流术。

（三）胸膜粘连术

由于自发性气胸复发率高，为了预防复发，用单纯理化剂、免疫赋活剂、纤维蛋白补充剂、医用黏合剂及生物刺激剂等引入胸膜腔，使脏层和壁层两层胸膜粘连，从而消灭胸膜腔间隙，使空气无处积存，即所谓“胸膜固定术”。

（四）肺或大疱破口闭合法

在诊断为肺气肿大疱破裂而无其他的肺实质性病变时，可在不开胸的情况下经内镜使用激光或黏合剂使裂口闭合。

（五）外科手术治疗

手术目的首先是控制肺漏气，其次是处理肺病变，第三是使脏层和壁层胸膜粘连以预防气胸复发。近年来由于胸腔外科的发展，主要是手术方式的改进及手术器械的完善，尤其是电视胸腔镜器械和技术的进步，手术处理自发性气胸已成为安全可靠的方法。外科手术可以消除肺的破口，又可以从根本上处理原发病灶，如肺大疱、支气管胸膜瘘、结核穿孔等，或通过手术确保胸膜固定。因此是治疗顽固性气胸的有效方法，也是预防复发的最有效措施。

五、护理

（一）专科护理

（1）观察患者胸痛、咳嗽、呼吸困难的程度，及时与医生联系采取相应措施。

（2）根据病情准备胸腔穿刺术、胸腔闭式引流术的物品及药物，并及时配合医生进行有关处理。

（3）观察患者呼吸、脉搏、血压及面色变化。

（4）胸腔闭式引流术后应观察创口有无出血、漏气、皮下气肿及胸痛情况。

（5）尽量避免咳嗽，必要时给止咳剂。

（6）减少活动，保持大便通畅，避免用力屏气，必要时采取相应的通便措施。

（7）胸痛剧烈患者，可给予相应的止痛剂。

（8）胸腔闭式引流时按胸腔引流护理常规。

（二）一般护理

（1）给予高蛋白，适量进粗纤维饮食。

（2）半卧位，给予吸氧，氧流量一般在 3L/min 以上。

（3）卧床休息。

（何光平）

第五节 尿道损伤

尿道是泌尿系统最容易损伤的部位。主要发生在男性青壮年时期。女性很少见，仅占3%。男性尿道由生殖膈分为前后两部分，前尿道即尿道海绵体部，尤以球部损伤较多，主要为骑跨伤所致；后尿道位于盆腔内，主要为骨盆骨折引起。病理上可分为挫伤、部分裂伤及大部或完全断裂。尿道损伤若不及时处理或处理不当，极易形成尿道狭窄，尿流不畅而造成严重后果。

一、病因

（一）尿道内损伤

绝大多数是在应用经尿道器械操作或排出异物（如结石）时发生损伤。少数性变态、酒醉或精神病人用发针、铁丝，玻璃之类异物插入尿道而引起损伤，误注某些化学药物如硝酸银、硫酸铜、石碳酸等可引起化学灼伤。经尿道行电切除术时可致尿道电灼伤。

（二）尿道外暴力损伤

这种损伤较尿道内损伤为多见，可为贯通伤或闭合伤。前者主要见于战场，尿道被火器或利器所穿破。受伤部位大多在球、膜部。海绵体部和前列腺部则少见。闭合性尿道损伤，在战时和平时均可见到。会阴部骑跨伤或踢伤时受损部位多见于球部和膜部尿道，而伴骨盆骨折，时常伴前列腺部尿道损伤。

1. 尿道闭合性损伤　主要由会阴骑跨伤和骨盆骨折所致。

（1）会阴骑跨伤：多因由高处跌下或摔倒时，会阴部骑跨于硬物上或会阴部被猛烈踢伤所致。受伤部位多位于球部尿道，少数可伤及球膜部尿道。因球部尿道位于耻骨联合下方比较固定，会阴部骑跨于硬物上，球部尿道被压榨于硬物与耻骨联合之间，因而易于致伤。这类损伤一般不合并发生骨盆骨折。

（2）骨盆骨折：最常见于交通事故、工伤事故或自然灾害时的骨盆骨折伤合并尿道损伤，部位几乎都发生在后尿道。骨盆骨折所致的后尿道损伤，多为骨折引起的尿道撕裂（断）伤，少数为骨折断端刺伤。由于耻骨前列腺韧带固定于耻骨联合后下方，膜部尿道穿过尿生殖膈并被其固定，当骨盆骨折导致骨盆环前后径增大、左右径变小，或前后径变小、左右径增大时，耻骨前列腺韧带受到急剧的牵拉连同前列腺突然移位，致使前列腺尿道与膜部尿道交界处撕裂或断裂；或因骨折致尿生殖膈撕裂，致使穿过其中的膜部尿道被撕裂或断裂。

2. 尿道开放性损伤　多见于利器伤或火器伤，偶见于牲畜咬伤及牛角刺伤等，常并发阴茎及会阴部的损伤或缺失，伤情复杂。

3. 医源性损伤　常因尿道器械操作不当所致。多发生在尿道外口、球部尿道、膜部尿道或前列腺部尿道，尿道有病变特别是有梗阻时，较易发生损伤。损伤程度和范围不一，可仅为黏膜挫伤，也可穿破尿道，甚至可穿入直肠。

根据损伤部位将尿道损伤分为：①前尿道损伤，多见于骑跨伤，损伤在尿道球部；②后尿道损伤，多见于骨盆骨折造成尿道断裂，可与膀胱同时损伤。

二、临床表现

（1）休克。
（2）尿道出血。
（3）下腹耻骨联合或会阴部疼痛。
（4）排尿困难或尿潴留。
（5）阴囊、会阴血肿及淤斑。
（6）尿液外渗。
（7）直肠指诊：前列腺浮动，直肠周围饱满。

三、诊断

1. 直肠指诊　凡疑有尿道损伤特别是骑跨伤和骨盆骨折，必须进行直肠指诊，不可忽略。直肠指诊前列腺向上移位，有浮动感，可向上推动者，提示后尿道断裂；指套染有血迹或有血性尿液溢出时，说明直肠也有损伤，或膀胱、尿道直肠间有贯通伤。

2. 诊断性导尿　在严格无菌操作下轻柔地试插导尿管。试插成功提示尿道损伤不重，可保留导尿管作为治疗措施，不要任意拔除。一次插入失败，应分析原因，如已有证据判断为尿道破裂或断裂，不得再换管或换人再插，更忌用金属导尿管。因导尿管插入不当有可能加重局部损伤程度，加重出血或带入感染。

3. X 线检查　疑有骨盆骨折时，应行骨盆正侧位平片检查。

导尿是检查尿道连续性是否完整的好方法。在无菌条件下，如能顺利插入一导尿管，则说明尿道的连续性完整。如导尿管顺利插入膀胱，且经检查膀胱壁完整但患者有尿外渗现象，应考虑有尿道损伤。但导尿必须在严格无菌条件和满意的麻醉下进行，最好能在手术室中进行。如一次插入困难，不应勉强反复试探，以免加重创伤和导致感染，应立即手术探查。急诊大剂量静脉造影待造影剂聚于膀胱后行排尿期膀胱尿道造影和经尿道作逆行尿道膀胱造影对确诊尿道损伤也有帮助。正常时，直肠指检可以在前列腺尖与肛括约肌之间触及尿道膜部，如直肠指检不能扪及该段尿道而直接触及耻骨后缘，则膜部尿道已完全断裂。在直肠内指检时将前列腺向上推动，如前列腺固定，说明后尿道尚未完全横断，反之可以向上推动或前列腺由于失去支撑，被外渗血尿推向上方悬浮于盆腔内，则说明尿道和耻骨前列腺韧带均已断裂。故诊断后尿道损伤时，肛指检查也很重要。

四、治疗

（1）尿道挫伤：多饮开水，口服抗生素预防感染。
（2）尿道部分裂伤：留置尿管一周或耻骨上膀胱穿刺造瘘。
（3）尿道大部或完全断裂：需恢复尿道的连续性，清除血肿、尿液，充分引流伤口，或先行膀胱造瘘，Ⅱ期行尿道修补。

（4）抗生素预防感染。

（5）定期尿道扩张，预防尿道狭窄。

五、护理

（一）心理护理

血尿是泌尿系损伤的常见症状，血尿的多少与损伤的程度密切相关。患者的焦虑、紧张亦随血尿的多少而变化，患者常对能否保住肾脏和是否出现性功能障碍而担忧。尿道损伤后病人情绪低落，尤其是合并骨盆骨折的病人，疼痛明显，活动受限，卧床时间长，情绪急躁，担心手术和预后的种种顾虑，食欲下降，不良情绪会影响治疗护理，护士要鼓励病人能面对现实，树立战胜疾病的信心。加强与病人沟通，以了解病人恐惧的原因和程度；给病人和家属解释出现各种症状如血尿、疼痛和尿外渗等的原因，治疗方法和效果，以消除病人和家属的顾虑，树立战胜疾病的信心；做好基础护理，让病人感到舒适，遵医嘱应用止痛剂；加强病房管理，创造整洁安静的休养环境；严密观察病人的情绪变化，及时给予指导和鼓励。多与病人交流，了解需要，满足病人的合理要求。鼓励病人积极配合治疗，战胜疾病。

（二）防止休克

密切观察病情变化，注意血压、脉搏、呼吸与腹痛情况，了解有无休克及其他合并症；对于有休克早期表现者，应及时补充血容量，维持水、电解质平衡，并根据情况给予输血、止痛药和止血药等；维持有足够的尿量，使病人顺利度过休克关。严密观察血尿的次数、量和颜色的变化等，如血尿不断加重，颜色加深，应及时通知医生，以便病人得到及时的处理。防止感染，密切观察患者体温和血白细胞计数的变化；在各项操作中应严格无菌；协助医生作好尿外渗部位的切开引流，并作好引流创口的护理；对于有感染征象者，可遵医嘱合理应用抗生素。

（三）皮肤护理

监测患者皮肤状况，包括有无发红、水肿、损伤，对于长期卧床患者防止受压部位发生压疮，建立翻身卡，指导和协助患者卧床时翻身，记录翻身的时间、皮肤情况，指导并协助患者进行关节活动，保持床单位的清洁平整、无渣屑，沐浴时动作轻柔，浴后保持皮肤干燥。

（四）合并骨盆骨折的病人

应卧硬板床保持平卧位，尿道损伤出现急性尿潴留，无法插入尿管，协助医生作好耻骨上穿刺的准备。注意腰部肿块与压痛范围是否扩大以及有无腹膜炎的表现，疑有内脏损伤时，应及时放置胃管进行胃肠减压。

（五）疼痛的护理

严密观察患者疼痛的部位、程度。受伤侧躯体或上腹部的疼痛，一般为钝痛，这是因为肾被膜张力增大或者软组织损伤所致。血尿通过输尿管时也经常发生绞痛。尿、血液渗透到腹腔或者同时合并有腹腔内脏损伤，可能出现腹部疼痛、触痛、压痛等腹膜刺激症状，如有必要可给予止痛镇静药物，如哌替啶。如果有尿外渗，组织水肿，需及时协助医师进行切开引流或伤后24h内冷敷，24h后热敷，抬高阴囊减轻水肿以减轻疼痛。

（六）术后护理

1. 感染的观察和护理措施　术后应在无菌操作下用生理盐水冲洗造瘘管，保持引流管通畅，同时避免引流管打折、阻塞。避免敷料潮湿，保持造瘘口周围皮肤干燥，负压引流管/烟卷引流条在术后2～3d拔除。暂时性的膀胱造瘘口，一般保留7～14d，如要拔除，必须先夹管，观察是否能自行排尿，只有在通畅的情况下才能拔除。如要长期保留，则要求在无菌的条件下，每隔2周更换造瘘管1次。腹膜外放置橡皮引流管时，应接负压引流瓶，持续或间断吸出膀胱周围残留的尿液与分泌物，一般于术后3～4d拔除。

2. 加强生活护理　术后3d内卧床休息，避免过度活动，3d后根据病情在床旁轻微活动，如出现血尿、心慌等应停止活动。肾挫伤避免突然翻身或更换卧位，应绝对卧床休息2～4周。术后与病人一起制定护理计划，在病情允许的情况下，鼓励病人下床活动，在护士的协助下做力所能及的事情，如进餐、洗脸、漱口等。协助病人床上大便，便后及时清洗肛周及会阴部，保持局部清洁、干燥。每天做好晨、晚间护理。将日常用品如口杯、痰盂、卫生纸等放在伸手可及的地方。教会病人使用床头传呼器，以便随时呼叫，给予帮助，及时满足病人的需求。合并骨盆骨折的泌尿系统损伤病人，术后需加强皮肤护理，防止褥疮的发生。

3. 尿道损伤的病人，术后坚持定期作尿道扩张时，防止尿道狭窄　对尿道断裂的患者，应定期清洁和消毒尿道外口，作好清创引流口的清洁护理。指导病人进行功能锻炼，防止肌肉萎缩。功能锻炼应根据患者的总体情况由被动运动过渡到主动运动，范围可由小到大、由浅到深、由单关节到多关节、由床上到床下，先易后难、循序渐进、逐步适应。骨牵引患者也应尽早开始局部按摩。功能锻炼是改善局部血液循环、促进愈合、促进功能康复的重要措施。早期在床上做上肢伸展运动、下肢肌肉收缩锻炼，如股四头肌收缩、踝关节背伸、足趾伸屈等活动，随着身体的康复逐渐进行髋、膝关节的活动，先被动，后主动，骨折愈合后可逐渐下床活动。

（何光平）

第六节　肠梗阻

任何原因引起的肠内容物通过障碍统称肠梗阻。它是常见的外科急腹症之一。有时急性肠梗阻诊断困难，病情发展快，常致患者死亡。目前的死亡率一般为5%～10%，有绞窄性肠梗阻者为10%～20%。水、电解质与酸碱平衡失调，以及患者年龄大合并心肺功能不全等常为死亡原因。

一、病因

按原因分类，肠梗阻按发生的基本原因可以分为3类：肠腔变狭小使肠内容物通过发生障碍而出现机械性肠梗阻、炎症、肿瘤、吻合手术及其他因素所致的狭窄的肠管本身的原因，由于肠系膜血管栓塞或瘤栓形成的血运性肠梗阻。

二、分类

对肠梗阻的分类是为了便于对病情的认识、指导治疗和对预后的估计，通常有下列几种分类方法。

（一）按病因分类

1. 机械性肠梗阻　临床上最常见，是由于肠内、肠壁和肠外各种不同机械性因素引起的肠内容通过障碍。

2. 动力性肠梗阻　是由于肠壁肌肉运动功能失调所致，并无肠腔狭窄，又可分为麻痹性和痉挛性两种。前者是因交感神经反射性兴奋或毒素刺激肠管而失去蠕动能力，以致肠内容物不能运行；后者系肠管副交感神经过度兴奋，肠壁肌肉过度收缩所致。有时麻痹性和痉挛性可在同一患者不同肠段中并存，称为混合型动力性肠梗阻。

3. 血运性肠梗阻　是由于肠系膜血管内血栓形成，血管栓塞，引起肠管血液循环障碍，导致肠蠕动功能丧失，使肠内容物停止运行。

（二）按肠壁血循环分类

1. 单纯性肠梗阻　有肠梗阻存在而无肠管血循环障碍。

2. 绞窄性肠梗阻　有肠梗阻存在同时发生肠壁血循环障碍，甚至肠管缺血坏死。

（三）按肠梗阻程度分类

按肠梗阻程度分类，可分为完全性和不完全性或部分性肠梗阻。

（四）按梗阻部位分类

按梗阻部位分类，可分为高位小肠梗阻、低位小肠梗阻和结肠梗阻。

（五）按发病轻重缓急分类

按发病轻重缓急分类，可分为急性肠梗阻和慢性肠梗阻。

（六）闭襻型肠梗阻

闭襻型肠梗阻是指一段肠襻两端均受压且不通畅者，此种类型的肠梗阻最容易发生肠壁坏死和穿孔。

肠梗阻的分类是从不同角度来考虑的，但并不是绝对孤立的。如肠扭转既是机械性、完全性，也是绞窄性、闭襻性。不同类型的肠梗阻在一定条件下可以转化，如单纯性肠梗阻治疗不及时，可发展为绞窄性肠梗阻。机械性肠梗阻近端肠管扩张，最后也可发展为麻痹性肠梗阻。不完全性肠梗阻时，由于炎症、水肿或治疗不及时，也可发展成完全性肠梗阻。

三、临床表现

（一）黏连性肠梗阻

1. 表现

（1）以往有慢性梗阻症状和多次反复急性发作的病史。

（2）多数病人有腹腔手术、创伤、出血、异物或炎性疾病史。

（3）临床症状为阵发性腹痛，伴恶心、呕吐、腹胀及停止排气排便等。

2. 体检

（1）全身情况：梗阻早期多无明显改变，晚期可出现体液丢失的体征。发生绞窄时可出现全身中毒症状及休克。

（2）腹部检查应注意如下情况：①有腹部手术史者可见腹壁切口瘢痕；②病人可有腹

胀，且腹胀多不对称；③多数可见肠型及蠕动波；④腹部压痛在早期多不明显，随病情发展可出现明显压痛；⑤梗阻肠襻较固定时可扪及压痛性包块；⑥腹腔液增多或肠绞窄者可有腹膜刺激征或移动性浊音；⑦肠梗阻发展至肠绞窄、肠麻痹前均表现肠鸣音亢进，并可闻及气过水声或金属音。

（二）绞窄性肠梗阻

（1）腹痛为持续性剧烈腹痛，频繁阵发性加剧，无完全休止间歇，呕吐不能使腹痛腹胀缓解。

（2）呕吐出现早而且较频繁。

（3）早期即出现全身性变化，如脉率增快，体温升高，白细胞计数增高，或早期即有休克倾向。

（4）腹胀：低位小肠梗阻腹胀明显，闭襻性小肠梗阻呈不对称腹胀，可触及孤立胀大肠襻，不排气排便。

（5）连续观察：可发现体温升高，脉搏加快，血压下降，意识障碍等感染性休克表现，肠鸣音从亢进转为减弱。

（6）明显的腹膜刺激征。

（7）呕吐物为血性或肛门排出血性液体。

（8）腹腔穿刺为血性液体。

四、诊断

（一）黏连性肠梗阻

1. 实验室检查　梗阻早期一般无异常发现，应常规检查白细胞计数，血红蛋白，血细胞比容，二氧化碳结合力，血清钾、钠、氯及尿便常规。

2. 辅助检查　X 线立位腹平片检查，梗阻发生后的 4～6d，腹平片上即可见胀气的肠袢及多数气液平面。如立位腹平片表现为一位置固定的咖啡豆样积气影，应警惕有肠绞窄的存在。

（二）绞窄性肠梗阻

1. 实验室检查

（1）白细胞计数增多，中性粒细胞核左移，血液浓缩。

（2）代谢性酸中毒及水电解质平衡紊乱。

（3）血清肌酸激酶升高。

2. 辅助检查 X 线立位腹平片　表现为固定孤立的肠襻，呈咖啡豆状，假肿瘤状及花瓣状，且肠间隙增宽。

五、治疗

（一）基础治疗

1. 纠正水、电解质紊乱和酸碱失衡　不论采用手术还是非手术治疗，纠正水、电解质紊乱和酸碱失衡是极重要的措施。最常用的方法是静脉输注葡萄糖液、等渗盐水；如梗阻已存在数日，也需补钾，对高位小肠梗阻以及呕吐频繁的患者尤为重要。但输液所需容量和种类需根据呕吐情况，缺水体征、血液浓缩程度、尿排出量和比重，并结合血清钾、钠、氯和二氧化碳结合力监测结果而定。对于呕吐量较大的患者，给予奥曲肽皮下注射（300～600μg）24h 以上，可以明显减少呕吐次数，减少体液损失。单纯性肠梗阻，特别是早期，上述生理紊乱较易纠正；而在单纯性肠梗阻晚期和绞窄性肠梗阻，尚需输入血浆、全血或血浆代用品，以补偿丧失至肠腔或腹腔内的血浆和血液。

2. 胃肠减压　是治疗肠梗阻的重要方法之一。通过胃肠减压，吸出胃肠道内的气体和液体，可以减轻腹胀、降低肠腔内压力，减少肠腔内的细菌和毒素，改善肠壁血循环，有利于改善局部病变和全身情况。

胃肠减压一般采用较短的单腔胃管，但对于低位肠梗阻，可应用较长的双腔 M－A 管，其下端带有可注气的薄膜囊，借肠蠕动推动气囊将导管带至梗阻部位，减压效果较好。

3. 防治感染和毒血症　应用抗生素对于防治细菌感染，从而减少毒素的产生，都有一定作用。一般单纯性肠梗阻可不应用，但对单纯性肠梗阻晚期，特别是绞窄性肠梗阻以及手术治疗的患者，应该使用。

4. 其他治疗　还可应用镇静剂、解痉剂等一般对症治疗。止痛剂的应用则遵循急腹症治疗的原则。

（二）解除梗阻

分为非手术治疗和手术治疗两大类。

1. 非手术治疗　是每个肠梗阻患者必须首先采用的方法，约 20% 的患者采用支持治疗（静脉补液、止痛和禁食等）可以在 3～9d 内缓解梗阻。除禁饮食、胃肠减压、纠正水、电解质紊乱及酸碱平衡失调外，还可采用中医中药辅助治疗。由化学敏感性较高的肿瘤（如淋巴瘤、小细胞癌或睾丸癌）引起的梗阻，需要进行化疗实验。而化疗存在一些潜在的危险因素，因此需要经验丰富的肿瘤科医师在治疗期间对患者进行密切监护。局部化疗或支架植入有助于治疗十二指肠梗阻患者。相比之下，化疗的最好效果不可能在 6 周之内出现，而支架植入的效果往往会先于此时间。用非手术疗法的过程中，需严密观察病情变化，以免丧失手术时机而影响预后。

2. 手术治疗　各种类型的绞窄性肠梗阻、肿瘤引起的肠梗阻以及非手术治疗无效的患者，应手术治疗。

六、护理

（一）非手术疗法的护理

1. 饮食　肠梗阻者应禁食，待梗阻缓解后 12h 方可进少量流食，但忌甜食和牛奶，以免引起肠胀气，48h 后可试进半流食。

2. 胃肠减压　以减轻腹痛、腹胀。保持减压通畅，做好减压期间相关护理。

3. 解痉、止痛　单纯性肠梗阻可应用阿托品类解痉药缓解疼痛，禁用吗啡类止痛药，以免掩盖病情而延误诊断。

4. 液体疗法的护理　保证输液通畅，记录 24h 出、入液体量，观察水、电解质失衡纠正情况等。

5. 防治感染和中毒　遵医嘱应用抗生素，以减少毒素吸收，减轻中毒症状。

6. 病情观察 严密观察病情变化，及时发现绞窄性肠梗阻的体征。出现下列情况时应考虑到有绞窄性肠梗阻的可能，应及早采取手术治疗。

（1）腹痛：发作急剧，起始即为持续性腹痛，或在阵发性加重之间仍有持续性腹痛。肠鸣音可不亢进。

（2）呕吐：早、剧烈而频繁。

（3）腹胀：不对称，腹部有局限性隆起或触及压痛性包块（胀大的肠袢）。

（4）有明显的腹膜刺激症，体温上升，脉率增快，白细胞计数增高。

（5）呕吐物、胃肠减压抽出液、肛门排出物为血性，或腹腔穿刺抽出血性液体。

（6）腹部X线检查：见到孤立、固定的肠袢，且不受体位、时间的影响。

（7）经积极的非手术治疗无效而症状无明显改善者。

（二）手术疗法的护理

1. 术前准备 除上述非手术护理措施外，按腹部外科常规术前准备。

2. 术后护理

（1）卧位：病人回病房后根据麻醉给予适当的卧位。麻醉清醒后，血压、脉搏平稳给予半卧位。

（2）饮食：禁食、胃肠减压，待肛门排气，拔出胃管后当日每1～2h饮20～30mL水，第2d喝米汤，第3d流食，1周后改半流食，2周后软饭。忌生冷、油炸及刺激性食物。

（3）活动：鼓励病人早期活动，以利于肠功能恢复，防止肠黏连。

（4）防治感染：遵医嘱应用抗生素。

（5）病情观察：观察生命体征、伤口敷料及引流情况，及时发现术后并发症。

（何光平）

第七节 睑腺炎

睑腺炎又称麦粒肿，是一种常见的眼睑腺体及睫毛毛囊的急性化脓性炎症，青少年多发。该病容易反复，严重时可破溃，遗留眼睑瘢痕，故应到正规医院，及时使用抗生素眼药滴眼或行手术治疗。

一、病因

外睑腺炎，俗称“针眼”，又称“睑缘疖”，为睫毛毛囊根部皮脂腺（Zeis腺）及睑缘腺体（Moll腺）的急性化脓性炎症。内睑腺炎为睑板腺（Meibomian腺）急性化脓性炎症或睑板腺囊肿继发感染。病原体多为葡萄球菌，多经睑腺在睑缘的开口处进入腺体，引起炎症。

二、临床表现

（一）外睑腺炎

外睑腺炎初起时痒感逐渐加剧，睑局部水肿、充血，有胀痛或眨眼时疼痛，伴压痛，近睑缘处可摸到硬结，发生在外眦部者疼痛特别显著，外侧球结膜也发生水肿。炎症严重时可上睑或下睑弥漫性红肿。轻者经治疗或未治疗可自行消退，或3～5d后硬结逐渐软化，在睫毛根部有黄色脓头，积脓一旦穿破皮肤，向外排出，则红肿迅速消退，疼痛也随之消失；重者常伴耳前或颌下淋巴结肿大并有压痛，致病菌毒力强者或全身抵抗力弱者，炎症可由一个腺体扩展到其他腺体，形成多个脓点，可发展为睑蜂窝组织炎，伴畏寒、发热等全身症状。

（二）内睑腺炎

内睑腺炎眼睑红肿、疼痛，主要因为发炎的睑板腺被致密的睑板纤维组织包绕。红肿一般较外睑腺炎轻，但疼痛却较之为重。在脓肿尚未穿破之前，相应的睑结膜面充血，常隐见黄色脓头，可自行穿破。少数情况下，脓液可从睑板腺的管道向外排出，但较为常见的是脓液突破睑板和结膜的屏障，而流入结膜囊内，脓液排出后，红肿即消退。如果致病菌毒性强烈，则在脓液未向外穿破前，炎症已扩散，侵犯整个睑板而形成眼睑脓肿。

三、诊断

根据典型病史及查体见眼睑隆起，红肿，有时可伴球结膜水肿。触诊可及硬结，边界清，伴压痛，即可基本诊断。

四、治疗

1. 早期　局部热敷，促使浸润、硬结吸收，或促进化脓。局部滴抗生素眼药水及涂眼药膏，一般常用广谱抗生素如喹诺酮类或氧佛沙星类滴眼。应用上述措施2周左右，仍残留硬结者，可行手术切除。外睑腺炎手术开口位于皮肤面，与睑缘平行，且需缝合。脓腔大未能排净脓液者，应放入引流条，每日换药，至引流条无脓时取去，1～2d后伤口即可愈合；内睑腺炎手术切口位于结膜面，垂直于睑缘，通常不需缝合。内睑腺炎脓肿向外生长，表面皮肤过于菲薄极易破裂者，亦可于皮肤面做平行睑缘切口。不能配合手术的儿童宜麻醉辅助下行手术。局部炎症重者或伴淋巴结肿大者，可全身应用抗生素，口服或肌肉注射，必要时静脉输液。

2. 顽固反复发作者　可做脓液培养，结合药敏结果选用合适的抗生素，或作转移因子注射，每次2mg，每周2次，5周为一疗程，可调节免疫功能。注意：睑腺炎未成熟或已破溃出脓切忌挤压，以免感染扩散，引起蜂窝组织炎，海绵窦脓栓等严重并发症。

五、护理

（1）观察疼痛反应，听取主诉，解释原因，给与支持安慰，指导放松。

（2）指导病人热敷。

（3）指导正确使用抗生素眼药水或涂用眼膏的方法。

（4）掌握脓肿切开指征

1）外睑腺炎皮肤面切开，切口与睑缘平行；

2）内睑腺炎结膜面切开，切口与睑缘垂直。

（5）体温、血常规、脓液或血液标本培养及药敏。

（6）有全身炎症反应或反复发作，全身使用抗生素。

（7）合并糖尿病，积极控制血糖，按糖尿病常规护理。

（伍志琴）

第八节 急性泪囊炎

急性泪囊炎多由慢性泪囊炎转变而来，但也有开始即为急性原发细菌感染者。常见致病微生物有肺炎双球菌、金黄色葡萄球菌、β－溶血性链球菌、流感病毒等。

一、病因

急性泪囊炎可以在无泪道阻塞的基础上突然发生，也可由于鼻泪管阻塞的同时尚有泪小管的阻塞，使脓性分泌物不能排出，或在慢性泪囊炎的基础上发生，继发性感染所致。

二、临床表现

（1）常有慢性泪囊炎史。

（2）泪囊高度红、肿、热、痛，重者同侧面部鼻部红肿，耳前及颌下淋巴结肿大、压痛，伴体温升高、全身不适。

（3）脓肿穿破皮肤可形成泪囊瘘。

三、诊断

应与睑脓肿、睑蜂窝织炎、麦粒肿、泪囊部的血管神经水肿等相鉴别。而泪囊冲洗可通畅无阻，且其他各种疾病又有其主要特征，故一般诊断并不困难。

四、治疗

（1）局部热敷或涂鱼石脂软膏，如若脓肿成熟可切开排脓，并放置引流条。炎症消退后，按慢性泪囊炎处理。

（2）给予磺胺类、抗生素等药物治疗。

（王　阳）

第九节 角膜异物

角膜异物是指灰沫、小昆虫、金属碎块及木屑等异物意外进入眼内角膜所致的一种眼科急症。

一、病因

（1）空气的灰尘、小昆虫落入眼内。

（2）谷物中的碎壳。

（3）工矿意外爆炸或战时的爆炸碎屑溅入眼内。

（4）磨砂轮抛出的金属小块飞入眼内。

二、临床表现

临床表现异物感、畏光及流泪很突出，异物进入瞳孔区者可以引起视力障碍。

三、诊断

（1）有异物进入眼内病史。

（2）异物感、畏光及流泪等临床表现，异物进入瞳孔区者可引起视力障碍。

（3）体检时角膜缘有深充血，不感染者见异物周围角膜有灰白色浸润环。

（4）角膜内可发现异物，异物与角膜的深度不能确定时，可用裂隙灯显微镜检查。

四、治疗

（1）患眼滴1%丁卡因（或4%可卡因）液2~3次后，用异物剔除针（亦可用消毒注射针头）将角膜异物剔除；若角膜异物细小，可借助放大镜或裂隙灯显微镜将其剔除；若系角膜深层异物，可借助电磁铁将其取出。剔除异物后涂0.5%红霉素眼膏（或0.5%金霉素眼膏），外敷纱布包扎。

（2）必要时可在球结膜下注射庆大霉素2万U。角膜异物剔除术后，用0.5%庆大霉素（或其他抗生素）滴眼液滴眼，每1~2h1次，并于翌日复诊。由异物或其他原因导致的角膜擦伤，治疗方法同异物剔除术后。

五、护理

（1）角膜异物取出后，涂红霉素眼膏于患眼下穹窿部，无菌纱布包眼2~4h。

（2）嘱患者勿用手搓眼、揉眼，以免刺激、污染伤口。

（3）瞩患者勿弄湿包眼的沙布，眼内勿进水，以免造成伤口感染。

（4）告知患者麻药过后会有疼痛感，属正常现象，如有疼痛加剧等异常情况，应随时就诊。

（5）嘱患者术后1~2d内尽量闭眼休息，勿看电脑、电视等有辐射的屏幕，以利于伤口修复和减轻疼痛。

（6）避免烟酒及进食辛辣、油炸等刺激性食物。

（7）教会患者打开纱布后滴眼药水、上眼药膏的方法及注意事项。

（王　阳）

第十节　眼球穿孔伤

锐器或异物使眼球壁穿孔，均称为眼球穿孔伤。根据穿孔的部位不同，可分为角膜穿孔伤、巩膜穿孔伤及跨越角巩膜缘的角巩膜穿孔伤。因角膜暴露在前，临床上角膜穿孔伤最常见。眼球穿孔伤可分为两类：一为单纯穿孔，伤口小于3mm，伤口内无眼内组织嵌顿；另一类则伤口大于3mm，伤口内有眼内组织嵌顿。

一、病因

眼球穿孔伤以敲击金属飞溅出的碎屑击入眼内最常见，伤者多是青壮年工人；刀、针、剪刺伤眼球亦常发生，多见于儿童和生活事件。战时或训练中可因爆炸的碎小弹片致伤。

二、临床表现

1. 视力　由于穿孔部位的不同，视力减退的程度也有不同。如在角膜周边部的单纯穿孔，伤口细小，视力可以无影响。

2. 前房　如穿孔在角膜或角巩膜，房水不断地外溢，前方则变浅，伤口较大者，虹膜组织可脱出嵌顿于伤口中，瞳孔变形；如穿孔在巩膜，眼内容向伤口脱出，前房深度可无变化或变深。应双眼对照，仔细分辨。

3. 眼压　由于眼球壁穿孔，房水外溢，眼内容脱出，眼压明显降低。注意，检查眼压时需慎重，以免加重眼内容物的脱出。

三、诊断

根据临床表现即可确诊。

四、治疗

关闭伤口，预防感染。对于单纯穿孔伤，如伤口清洁，则局部及全身给予抗生素，单眼绷带轻压包扎，常于1～2d后，伤口闭合，前房形成。如伤口大于3mm，均应缝合。如伤口内有完整虹膜组织嵌顿，受伤时间在数小时之内，局部清洁，则可抗生素溶液清洁冲洗后仔细还纳入眼内，关闭伤口（一般采用10～0号尼龙线）。否则则应清除伤口内眼内组织后缝合。角巩膜缘7mm的巩膜穿孔伤，在缝合后还应在伤口两侧作巩膜冷凝或电凝，预防视网膜脱离。伤口处理后，局部及全身应用抗生素及皮质类固醇、破伤风抗毒素。

（王　阳）

第十一节　眼热烧伤

眼热烧伤是眼外伤中较严重的一种创伤。各种高温液体、固体、气体所引起的眼部损伤称为热烧伤。以热铁、熔化的铁水最多。沸水、沸油、高压锅蒸汽所引起的眼热烧伤也较常见，眼部烧伤往往伴全身烧伤。决定眼烧伤程度的因素与热物体的大小、温度及接触的时间等因素有关。严重的眼热烧伤，可导致血管性角膜白斑、眼睑畸形，甚至眼球及眼睑萎缩。

一、临床表现

1. 轻度烧伤　皮肤潮红，结膜轻度充血，角膜透明或浅层混浊，荧光素染色阴性或阳性。

2. 严重烧伤　皮肤烧焦或形成灰黑痂皮，结膜贫血苍白、角膜呈灰白色混浊，眼内看不清。

3. 可同时有全身皮肤烧伤。

二、诊断

（1）有热物质接触眼部病史。

（2）轻度烧伤：睑皮肤潮红、水肿、结膜水肿和充血、角膜轻度雾样混浊，荧光素染色阳性。

（3）严重烧伤：睑皮肤有大小不等的水泡、糜烂、坏死，结膜贫血苍白、坏死，角膜混浊、糜烂、甚至溶解。

三、治疗

（1）受伤现场可急用大量冷开水冲洗伤眼或冰袋敷眼，加促降温，减轻眼内组织损伤，注意清除致伤物。

（2）促进组织修复。

（3）控制炎症反应，防治感染。

（4）防治并发症。

（王　阳）

第十二节　手术虹膜切除术

一、适应证

原发性闭角型青光眼临床前期的患者，或原发性闭角型青光眼慢性期、继发性闭角型青光眼患者的前房角功能性小梁开放范围≥1/2 周时，可以周边虹膜切除术治疗。目前激光虹膜切除术的疗效和安全性可与手术虹膜切除术媲美，而且更为方便，因此对于大部分需做虹膜切除术的患者来说，激光手术可代替手术虹膜切除术。但下列情况下仍需做手术虹膜切除术。

（1）因全身情况等原因，患者不能安坐在激光器前或不合作行激光虹膜切除术时。

（2）因角膜混浊不能看清虹膜时。

（3）激光虹膜切除术未能将虹膜穿通时。

（4）因慢性炎症等原因，激光虹膜切除孔反复关闭时。

二、禁忌证

（1）非瞳孔阻滞因素引起的青光眼。

（2）前房角广泛性粘连关闭者不宜单纯做虹膜周边切除。

（3）眼前节有急性或严重炎症不宜内眼手术者。

三、术前准备

（1）滴用抗生素眼药水。

（2）瞳孔较大时可以滴用 1% 或 2 % 毛果芸香碱滴眼液缩瞳。

（3）检查前房角，证实前房角未关闭或关闭范围不超过 1/2 周。

（4）测量眼压。

四、麻醉

（1）表面麻醉。

（2）球结膜下麻醉。

五、操作方法及程序

（1）置开睑器分开上下睑。

（2）做结膜瓣：颞上或鼻上方角膜缘后 3～4mm 做长约 5mm 的以角膜缘为基底的结膜瓣，沿巩膜面将其向角膜侧分离，直至角膜缘，或者直接剪开角膜缘结膜 3～5mm，向后分离暴露角膜缘灰蓝色半月区。

（3）做角巩膜缘切口：用尖刀在角膜缘灰蓝色半月区的前 1/3 垂直全层切入前房。切口应与角膜缘平行。切口长 2～3mm，内外口的长度必须一致。

（4）切除虹膜：用显微手术镊或虹膜恢复器突然、短暂地轻压切口后唇，周边部虹膜会自动脱出于切口之外。用虹膜镊垂直于角膜缘切线方向将脱出的虹膜轻轻夹起，将微型虹膜剪或 Vannas 剪平行于角膜缘、紧贴角膜缘切口平面将脱出的周边部虹膜剪去。

（5）恢复虹膜：用虹膜恢复器头部将嵌于切口内的虹膜组织轻轻送入前房，用虹膜恢复器或斜视钩的膝部自切口沿角膜表面向角膜中心方向往复性按摩。使上移的虹膜退回，瞳孔恢复圆形并达到正中的位置，并能看到周边部虹膜缺损处。

（6）缝合伤口：角膜缘切口一般无需缝合。也可用 10－0 尼龙线缝合一针。用 10－0 尼龙线或 5－0 丝线间断或连续缝合球结膜伤口。

（7）术毕时，球结膜下注射妥布霉素 2 万 U，地塞米松 2～5mg。滴用抗生素眼膏。

六、术后处理

（1）术后一天检查眼部，注意前房深度、眼前节炎症反应、虹膜切口是否通畅等。

（2）常规滴用抗生素滴眼液和糖皮质激素滴眼液，每日 3～4 次，持续 1～2 周。

（3）前节炎症明显时，为活动瞳孔，可临时滴用 0.5% 托吡卡胺眼药水。

（4）如用丝线缝合结膜伤口，术后 5～7d 拆除之。

七、注意事项

（1）手术最好在手术显微镜下进行。

（2）术前不宜过分滴用毛果芸香碱缩瞳，以避免术中脱出虹膜困难。

（3）角巩膜缘切口不宜过分靠前，内外口长度应一致，否则脱出虹膜困难＝可将刀尖伸入切口向上反挑，既可方便地扩大切口，又可避免损伤晶状体。

（4）如果眼压过低、前房过浅，术中脱出虹膜将会很困难。

（5）术中尽量避免将器械伸入前房，以免损伤晶状体等眼内组织。

（6）术后如发现虹膜切除处未全层穿通，可行激光虹膜切除术。

（7）术后如有浅前房、眼压升高，但虹膜切口通畅时，应怀疑是否发生恶性青光眼。

（8）术后如有角巩膜缘切口对合不良，房水外渗，则前房会变浅，并有滤过泡，可先加压包扎，如无效时应尽早缝合。

（伍志琴）

第十三节 小梁切除术

一、适应证

（1）应用最大耐受量药物和激光治疗后，仍不能阻止进行性视神经损伤和视野缺损的各类青光眼患者。

（2）对药物治疗的效果不佳、不能耐受、依从性差或有严重不良反应的患者。

（3）由于患者的视神经损伤和视野缺损，应用药物和激光治疗所维持的眼压水平仍有可能使视神经发生严重损伤的危险时。

二、禁忌证

（1）眼睑或球结膜有急性炎症者。

（2）眼前节有严重炎症者。

（3）球结膜大量瘢痕者。

三、术前准备

（1）调整术前应用的降眼压药物。

（2）术前滴用抗生素眼药水。

四、麻醉

（1）表面麻醉。

（2）球后阻滞麻醉。

（3）球结膜下麻醉。

五、操作方法及程序

（1）置开睑器，以及上直肌牵引线或角膜缘牵引线。

（2）做角膜缘侧切口，前房穿刺。

（3）做以角膜缘或以穹隆部为基底的球结膜瓣。球结膜瓣的位置一般选择于上方，或稍偏鼻侧。根据需要，也可选择于其他象限。对于球筋膜较厚的患者，可以切除球筋膜。

（4）做以角膜缘为基底的巩膜瓣，向前剥离，直至清亮的角膜缘内 1mm。巩膜瓣形状可为四边形或三角形等。巩膜瓣厚度约为 1/2 或 1/3 巩膜厚度。

（5）对于具有滤过泡失败因素的患者，如年龄小于 40 岁、人工晶状体或无晶状体者、以前的滤过手术失败者、活动性葡萄膜炎、新生血管性青光眼、先天性青光眼、穿通性角膜移植术者，以及接受过巩膜环扎术的患者，在完成巩膜瓣之后，可应用 0.1～0.5mg/mL 的丝裂霉素 C 棉片贴敷巩膜瓣和结膜瓣下组织 1～5min，然后用至少 30mL 平衡盐水冲洗伤口。

（6）切除角巩膜深层组织：于巩膜床前端清亮的角膜区用锐刀尖切穿前房，于此切除或用咬切器咬除角巩膜组织 1.5mm×1mm 或 2mm×1.5mm。

（7）周边部虹膜切除：用镊子夹住角巩膜切口中暴露的虹膜组织，做周边部虹膜切除。

然后用虹膜恢复器恢复虹膜。

(8) 缝合巩膜瓣将巩膜瓣复位：于其两游离角各用 10－0 尼龙线间断缝合一针，打结。然后将平衡盐水经角膜穿刺处注入前房，观察巩膜瓣侧边液体外渗情况。如果外渗过多，应加巩膜瓣缝线。如果外渗过少，表明巩膜瓣缝线太紧，应予调整。如考虑术后方便地拆除巩膜瓣缝线，可按可拆除缝线方式缝合。

(9) 缝合球结膜伤口：如果是以角膜缘为基底的球结膜瓣，用 10－0 尼龙线间断或连续褥式缝合伤口。如果是以穹隆部为基底的球结膜瓣，于球结膜切口的两端角巩膜处各缝一针，或以平行于角膜缘的褥式缝线间断缝合球结膜伤口。

(10) 恢复前房缝合球结膜伤口后，经角膜穿刺处向前房内注入平衡盐水，以便恢复前房和了解结膜伤口渗漏情况。如果发现渗漏，应加缝线。

(11) 术毕时，球结膜下注射妥布霉素 2 万 U 或者阿米卡星 2mg，地塞米松 2.5mg。滴用抗生素眼膏和 1% 阿托品眼膏。

六、术后处理

(1) 术后 1d 开始滴用抗生素眼药水，每日 3～4 次，持续 1 个月。滴用 1% 泼尼松龙滴眼液，每日 4～6 次，持续两个月，以后逐渐减量。滴用 1% 阿托品眼药水或 0.5% 托吡卡胺眼药水，每日 2～3 次，并根据眼部情况逐渐减量，一般持续 2～3 周。

(2) 对于具有滤过泡失败因素的患者，不论术中是否用过丝裂霉素 C，可于术后 1～2d 给予 5mg 氟尿嘧啶球结膜下注射。注射部位应在滤过泡对侧结膜下。一般每日注射 1 次，每次 5mg，持续 1 周。以后隔日 1 次，持续 1 周，总注射剂量一般为 50mg。

(3) 氩激光松解巩膜瓣缝线：如发现巩膜瓣缝线过紧，房水经巩膜瓣外渗不畅，可用氩激光松解巩膜瓣缝线。

(4) 指压眼球是眼外滤过术后重要的辅助治疗，可促使房水经角巩膜切口处外渗，形成一个有功能的滤过泡。如果眼压超过 12mmHg，前房已经形成，就可以开始指压眼球，每日 2～3 次。开始时应由医师在裂隙灯下进行。指压部位应位于滤过泡的对侧，例如滤过泡位于上方时，应将指头放于下睑，向眼球中心加压。持续 10s，松开 5s，连续 3～5min。注意不能过度指压眼球，防止前房消失、前房积血和伤口裂开。

七、注意事项

(1) 手术须在手术显微镜下进行。

(2) 术后有可能发生滤过泡瘢痕化，因此术中或术后可加用抗代谢药物。

(伍志琴)

第十四节　房水引流物置入术

对于难治性青光眼，虽然采用滤过手术联合应用抗代谢药物及调整缝线等，手术成功率仍较低。有些患者仍保留一定的视力，但不具备作滤过性手术的条件，如采用睫状体破坏性手术，有发生眼球萎缩的危险。一些学者设计了另一类的抗青光眼手术，即通过房水引流物将房水引流到结膜－眼球筋膜下，以期获得持久的房水外引流通道。

20世纪50年代初期已开始设计此类手术，如用马毛、丝线、铂丝等排液线或用金属、玻璃、胶原、自体软骨等所制成的外植物等。但是常由于眼内炎症和异物反应而致引流道阻塞及较多的并发症，使这些方法未能被广泛采用。经过半个多世纪的研究发展，随着房水引流物制作材料、工艺及手术方法的改进，现代房水引流物置入术的手术成功率明显提高，手术并发症减少，为难治性青光眼提供了一种较为有效的手术方法。

一、房水引流物的降眼压机制及类型

现代房水引流物的材料为医用高分子化合物，如聚丙烯、硅橡胶、聚甲基丙烯酸甲酯等，这些材料对眼组织刺激性小，生物相容性好，引流盘周围炎症反应轻。

现代房水引流物的引流盘置入位置，由早期手术的眼球赤道部之前改为赤道部之后，即距角膜缘8～10mm处，此部位的球结膜和筋膜间隙较大，易于扩张，便于引流盘的置入和存留，可在引流盘周围形成一个与引流盘表面积相同的疏松纤维性囊腔和较大的后滤过泡。后部球结膜和筋膜对房水的渗透性较前部强，使房水更有效地被动扩散和渗透到眼眶组织间隙而被毛细血管和淋巴管吸收。

为防止术后早期引流过畅，在现代房水引流物内设置了单向压力敏感活瓣，限制在一定压力下房水单向性外引流。根据是否有限制房水流动的压力敏感阀，现代房水引流物分为两类，一类是非限制性房水引流物，如Molteno，Schocket，Baerveldt，国产HAD房水引流物；另一类是限制性房水引流物，如Krupin，Ahmed，Joseph，Whites，OptiMed房水引流物。有些非限制性者利用阻塞芯线放入引流管内，在引流盘周围纤维囊腔间隙形成之前起到暂时阻塞作用，防止术后早期引流过畅，待纤维囊腔形成后再撤出。

1. 现代房水引流物的降眼压机制　各类房水引流物均由前房引流管及引流盘组成，引流盘的面积应不小于135mm^2。房水引流物置入后，在引流盘周围形成纤维性储液囊腔，即后部滤过泡，房水经滤过泡的疏松纤维性囊壁，并通过压力依赖性的扩散或渗漏进入眼眶组织间隙，由毛细血管或淋巴管吸收而起降低眼压的作用。眼压控制水平取决于囊壁对房水扩散的阻力和囊腔表面积的大小，囊壁越薄，囊腔越大则降眼压效果越好。引流盘周围的纤维囊腔形成至少需要数周，囊腔内表面是一开放性胶原网状结构，没有连续的细胞层衬里，并不是真正的囊，该囊不与引流盘形成牢固的粘连。

2. 常用的现代房水引流物　目前临床上应用的各类房水引流物都是在Molteno设计的前房引流物的基础上改良设计的，而且是属于一类后方长管引流置入物。

（1）Molteno房水引流物：1969年开始应用于临床，经典的Molteno引流物为长引流管单盘型，引流管为硅胶管，外径0.63mm，内径0.3mm；长21mm，可置于前房或玻璃体腔内。引流盘为丙烯酸甲酯制成，为圆形，直径为13mm，表面积为135mm^2。用于儿童者直径8mm。引流盘底面为凹形，其弧度与眼球表面一致，盘的前缘两侧各有一个小孔，经此孔将引流盘缝在巩膜表面。朝向巩膜面的盘的边缘较厚且隆起，它使盘的下方与巩膜表面之间形成腔隙。此引流物没有活瓣装置，所以房水流动是双向性的。1981年Molteno将原设计的16mm长的引流管改为长管，并用10mm长的硅胶管将2～4个引流盘连接成双盘或4盘装置，以增加引流面积，双盘装置比较常用。后来又有人在引流盘的前部设计压力嵴，使之成为双房单盘引流物，房水先进入前部小房，然后再缓慢流向后部大房，试图在术后早期不阻塞引流管的情况下，减少低眼压的发生。近来有将Molteno引流管与引流管内阻塞芯线或胶原栓子联合应用者。

（2）Baerveldt 房水引流物：为无阀门的硅橡胶引流管，外径 0.64mm，内径 0.3mm，及与之相连的含钡硅胶引流盘，为弯曲的长片状，常用的大小有三种规格：$250mm^2$、$350mm^2$、$426mm^2$。含钡的引流盘可用 X 线来检查辨别引流盘的位置。也可用超声波检查确定盘的位置及滤过泡的情况。盘中有数个贯通小孔，可控制滤过泡高度与容量。盘厚度为 0.84mm，较 Molteno 盘（厚 2.16mm）及 Krupin 盘（厚 2.54mm）薄些。可通过一个象限的结膜切口将一个较大的盘置于两条直肌下方，但复视的发生率较高。

（3）Schocket 装置（1982）：又名前房引流管分流入环扎带装置，将外径 0.64mm，内径 0.3mm，长 30mm，硅胶管末端连于环绕眼球赤道部 360°的 20 号槽状硅胶带内面的沟槽内。其后经过改良，改用 31 号硅胶带加用巩膜条保护硅胶引流管，硅胶带环绕赤道部 90°而不是 360°，使手术简化，同样可取得满意的降眼压效果。

（4）HAD 房水引流物（1992）：为湖南医科大学二附院蒋幼芹、段宣初教授设计的一种国产房水引流物称 HAD 房水引流物（Hunan Aqueous Drainage Implant，HAD）。为无阀门引流管，外径 0.63mm，内径 0.3mm，引流盘为硅胶制成呈扇形，表面积 $180mm^2$，引流盘前方有三角形压力嵴，将引流管末端围绕在约 $18mm^2$ 区域内，对房水流出起一定的阻挡作用，以减少术后早期引流的房水量。引流盘上有多个贯通孔，可限制后滤过泡的高度和容量。盘的两侧各有一个侧孔，如手术失败，再次手术时可连接另一个或多个引流盘而避免再度进入前房。

（5）Krupin 前房引流物（1990）：改良的 Krupin 房水引流物是一种具有单向敏感阀门的长管引流物，管的外径为 0.58mm，内径为 0.38mm，管长约 20mm，末端有水平和垂直裂隙的单向压力敏感阀门，开放压力为 10～12mmHg，关闭压力为 8～10mmHg。与引流管相连的椭圆形硅胶盘表面积为 $184mm^2$，其长宽为 18mm 及 13mm，边缘高 1.75mm，弧度与眼球壁一致，盘前缘有供缝合固定的孔。

（6）Ahmed 活瓣式房水引流物（1994）：硅胶引流管长约 25mm，外径 0.64mm，内径 0.3mm，引流盘为梨形聚丙烯盘，表面积为 $184mm^2$，厚约 1.9mm，在引流盘的前部设计有一个具有物理学缩嘴作用的房水控制室，该室出口处有用弹性硅胶制成的压力敏感活瓣，活瓣在前房压力超过 8～12mmHg 时开放，房水以 2～3μl/min 的速度缓慢排向引流盘。

此外尚有 Joseph 装置（1987），OptiMed 眼压调节器，Whites 青光眼房水分流泵等，此处不作详细叙述。

二、手术适应证

房水引流物置入术需要特殊的手术技巧，且可能发生严重的术中及术后并发症，故此手术仅适用于对常规滤过性手术效果较差的难治性青光眼，葡萄膜炎性继发性青光眼，角膜移植术后青光眼，虹膜角膜内皮综合征，多次滤过性手术失败的青光眼，多次小梁切开术后失败的先天性青光眼，视网膜或玻璃体手术后青光眼等。上述大多数患者应首先考虑选择联合应用抗瘢痕化药物的小梁切除术，而以下情况可首选作房水引流物置入术：新生血管性青光眼，角膜缘周围结膜有广泛瘢痕形成的青光眼，广泛虹膜周边前粘连的闭角型青光眼，因为这种前位粘连会妨碍小梁切除口与前房沟通而致手术失败。

三、术前准备

因为难治性青光眼患者可能存在较复杂的眼部及全身情况，故术前应作详细检查及相应的处理，如控制血糖、血压，新生血管性青光眼应尽可能术前先作全视网膜光凝，控制活动性葡萄膜炎及高眼压。如虹膜膨隆明显，可先用 Nd：YAG 激光作虹膜打孔沟通前后房，加深前房。

根据患者病情，术后拟得到的靶眼压水平，眼部条件包括可利用的结膜范围，前房深度，是否需行视网膜脱离复位手术或玻璃体切除手术及引流物的特点，选择合适的房水引流物，确定手术部位和适当的联合手术。

如术后拟得到较低的眼压，可选择表面积较大的双盘 Molteno 引流物或大面积的 Baerveldt 引流物，但需有较大的可利用手术区域。但是对于伴有房水生成减少或曾作过睫状体破坏性手术的患者，应使用小的引流物。对于术后有可能发生浅前房的病例和有晶状体眼最好选择限制性房水引流物，如 Ahmed 或 Krupin 引流物。无晶状体眼可选择非限制性房水引流物，如 Molteno、baerveldt 或 HAD 引流物。Schocket 由于引流管和环行硅胶带相连，手术范围大，可用于同时需作视网膜复位或玻璃体手术者。Whites 房水引流泵由于在术后有人工控制眼压的特点，适用于有高度纤维增生的病例。OptiMed 眼压调节器置入的远期效果差，目前已很少应用。

（1）手术部位的选择：根据球结膜状况，前房深度，房角是否有新生血管，考虑引流物置入的位置最好选择颞上象限，操作空间大，离视神经最远，其次是鼻上和颞下象限，尽量避开以前手术结膜结瘢处。

（2）手术方式的选择：对于一些难治性青光眼，不能单靠一次手术就能治愈，而要根据眼部不同情况设计不同的手术方案。对于新生血管性青光眼及年轻患者，术中加用丝裂霉素 C，在完成结膜瓣后，充分暴露两条直肌间的巩膜至赤道后，将浸泡于 0.4mg/mL 的 MMC 棉片或海绵片放置于引流盘位置的巩膜表面 1～5 分钟，然后用氯化钠溶液 50 毫升冲洗。无晶状体眼囊膜缺损者，应行玻璃体切除联合房水引流物置入术。对于严重眼外伤眼部损害严重或葡萄膜炎而致瞳孔膜闭合并白内障者，应作玻璃体切除或晶状体玻璃体切除联合房水引流物置入术。对于活动性新生血管性青光眼，应考虑行玻璃体切除联合眼内氩激光光凝及房水引流物置入术。

四、手术方法

（一）限制性房水引流物置入方法

以 Ahmed 引流物为例。

（1）作结膜瓣：于两条直肌之间作以穹隆为基底或角膜缘为基底的结膜瓣达 90°，分离筋膜与巩膜达赤道部后方。作以穹隆为基底的结膜瓣，结膜切口两侧作放射状切开；作以角膜缘为基底的结膜瓣，切口离角膜缘 6～8mm。

（2）固定引流盘：先用装有平衡盐液的 1mL 注射器针头插入引流管，注液冲洗，排出引流管腔内空气并检查引流管是否通畅，通畅者从引流盘前部小孔中有液体射出，如不通畅则不能用于手术。

将引流盘放入结膜筋膜瓣下并向后推送，使其前缘距角膜缘约 8～10mm。用 5－0 聚丙烯线经引流盘前端两个固定孔缝合固定在巩膜浅层。

(3) 修剪引流管：将引流管放在角膜表面，从角膜缘观察确定引流管置入前房内所需的长度，一般在角膜缘内约2mm处用直剪将引流管斜向剪断，所产生斜面向上。

(4) 角膜缘处穿刺：选择恰当的部位，使引流管处于舒展自然的位置，在该处作为引流管进入眼内的穿刺口，此前先在距此较远处作透明角膜的前房穿刺口，以备注射黏弹剂加深前房时用。先将23号针头在距针尖约1cm处作90°弯曲，针的斜面向上，这样便于操作。进入前房的穿刺通道是手术的关键步骤，因其位置方向将决定引流管在眼内的位置及方向，即是否不与角膜内皮或虹膜接触。于角膜缘后缘稍后处进针，使针平行于虹膜进入眼内，而且要使针的斜面及其后小段无斜面部分进入前房，这样所造成的通道宽度恰好适于引流管通过而又不发生管周围房水渗漏并防止管的移动。迅速撤出针头，可能有少量房水流出，前房变浅，可从前房穿刺口注入少量黏弹剂，以加深前房。如穿刺失败，可在其附近再作穿刺。引流管在前房内的长度应为2.5～3mm，儿童稍长一些约3～4mm。若引流管进入太长，需重新修剪；太短则需将引流盘稍向前移动重新固定。

(5) 置入引流管：用结线镊夹住引流管前端从角膜缘穿刺通道将其插入前房内，在维持适当的前房深度情况下，观察引流管的位置，使其位于角膜与虹膜之间与二者均不接触。如位置不当与虹膜或角膜接触，则应重新穿刺，不可凑合，否则术后将产生并发症。在巩膜表面的引流管作1～2针8字缝合固定在巩膜上，以防其移动或后退。

(6) 异体巩膜瓣遮盖引流管：将6mm×8mm巩膜瓣覆盖在引流管行程上，前端需达角膜缘，遮盖穿刺口。用10－0尼龙线在其4角缝合固定于浅层巩膜。

(7) 缝合结膜：其前端应遮盖巩膜瓣，必要时在前部加一针褥式缝合，将结膜瓣缝在透明角膜上。结膜下注射氟美松2.5mg，庆大霉素2万单位，结膜囊涂抗菌素眼膏盖术眼。

(二) 非限制性房水引流物置入术

以HAD引流物为例。

手术方法与前述Ahmed引流物置入术基本相同，只是在引流管固定后，为防止术后早期引流过畅先作引流管结扎。在引流管与引流盘连接处稍靠前的引流管旁放置长20mm的5－0聚丙烯线，用6－0Vicryl可吸收缝线，将引流管后端与聚丙烯缝线一起结扎，使引流管腔完全阻断，聚丙烯线两端分别置于结膜下。如术后早期眼压升高，药物不能控制，可在表面麻醉下将聚丙烯线拔除，使引流管腔部分通畅，眼压降低。

对非限制性房水引流物，除结扎引流管外，还可采用其他缝线技术，包括引流管周围的结扎线、放在管腔内可以去除的缝线，以限制术后早期的房水引流量，减少术后早期浅前房和低眼压的发生。

另外有采用分两期完成手术者。第一期将引流盘固定在浅层巩膜上，不将引流管放入前房，但常在其他部位作小梁切除术；第二期，2～6周后，将引流管置入前房，此时引流盘周围已有纤维囊膜形成，对房水排出产生阻力作用，避免术后浅前房的发生。分期手术用于术后有高度危险发生脉络膜上腔出血和浅前房的眼睛。

五、术后处理

局部滴抗菌素眼液2周，滴糖皮质激素眼液6～8周。随访观察引流管在前房内的位置及管口情况。观察眼压，必要时加用抗青光眼药物。术后早期出现药物治疗下不能控制的高眼压，则可随时在表面麻醉下去除引流管的调节线。

六、并发症

房水引流管置入术的并发症中许多与滤过性手术者相同，另外尚有一些与引流管有关的并发症。

1. 术中并发症　角膜缘处穿刺位置偏后，可能发生前房出血、睫状体出血、玻璃体脱出。如穿刺通道不与虹膜面平行，引流管可能弯曲、与角膜内皮、虹膜或晶状体接触。如角膜缘穿刺口过大，则术后可能发生引流管周围渗漏。

2. 术后并发症

（1）引流管近端及眼前节的并发症：管口阻塞，引流管与角膜内皮或虹膜接触，引流管从前房内退出，浅前房，低眼压，前房积血，脉络膜脱离，瞳孔阻滞，慢性葡萄膜炎，角膜失代偿等。

（2）沿引流管部位的并发症：结膜糜烂，引流管外露，缝线结扎过紧阻塞管腔。

（3）引流管远端开口处纤维膜形成的阻塞。

（4）后部滤过泡过度纤维化形成包囊型滤过泡。

3. 几种有关并发症的原因及处理

（1）浅前房、低眼压：为房水引流物置入术后常见的并发症，发生原因为引流管周围渗漏、脉络膜脱离、拆除结扎线后引流过畅等。先用药物治疗如糖皮质激素、阿托品等，如脉络膜脱离明显引流管与虹膜、角膜接触，应作脉络膜下腔积液引流及黏弹剂前房成形术。

（2）引流管口及管腔内阻塞：引流管前房内开口阻塞可能因引流管置入位置偏后或术后浅前房持续时间较长，引流管口被虹膜阻塞，或被前房积血的血凝块阻塞；或被无晶状体眼的玻璃体或硅油阻塞；或术后葡萄膜炎反应重被炎性渗出质或炎症碎屑堵塞。处理为积极控制葡萄膜炎，及时重建前房，促进前房出血吸收，必要时用 Nd：YAG 激光去除阻塞物，或作玻璃体切除术使引流管口重新开放。或用装有平衡盐液的注射器及 27 号针头，经前房穿刺进入前房，并由引流管口伸入管腔内，轻推液体冲洗管腔使其通畅。如受阻发生在引流管远端，需于术后 2 周于引流管中部作管腔纵行小切口用小钩清除管腔内阻塞物。

（3）眼压升高：先用降眼压药物，拆除引流管结扎缝线及调节缝线。

（4）后部滤过泡瘢痕化：发生在术后数周，早期加用抗代谢药物，拨离滤过泡，如无效则作纤维化囊壁切除。

（5）引流管外露或引流盘脱出：如术中应用异体巩膜片自角膜缘到引流盘前端将引流管全部遮盖，一般很少发生引流管外露。如果引流盘固定位置离角膜缘太近，无厚实的眼球筋膜或巩膜瓣覆盖，或引流盘固定缝线刺激结膜致结膜糜烂，引流管外露或引流盘脱出。引流管外露应修补，以免引起眼内感染，可用异体巩膜片遮盖和结膜修补术。引流盘脱出需将其取出，另选位置置入新的房水引流物。

（6）角膜内皮失代偿：由于前房延缓形成或消失，引流管与角膜内皮接触等引起。主要是预防，避免上述情况发生。

（7）眼外肌功能障碍：多见于双盘 Molteno 或 Baerveldt 装置，因引流盘面积大可影响眼外肌运动而出现复视、斜视和眼球运动受限。轻者可用三棱镜矫正，重者需将引流物取出。

（陈　艳）

第十五节　睫状体剥离术

一、适应证

经最大耐受量药物、激光和其他类型的青光眼手术治疗后仍不能控制眼压、年龄为 60 岁以上、视力为 0.1 以上的开角型或闭角型青光眼。可与白内障囊内摘除术，或白内障囊外摘除和后房型人工晶状体植入术联合进行。

二、禁忌证

新生血管性青光眼。

三、术前准备

（1）必须用裂隙灯显微镜检查是否有巩膜变薄区或巩膜葡萄肿。如有，则避免在这些区域行睫状体剥离术。

（2）仔细进行前房角镜检查，确定前房角无新生血管和周边虹膜前粘连。

（3）至少术前 1 周停用阿托品滴眼液。术前 1d 滴用毛果芸香碱滴眼液。

四、麻醉

（1）表面麻醉。

（2）球后阻滞麻醉。

（3）球结膜下麻醉。

（4）儿童可采用基础麻醉。

五、操作方法及程序

（1）开睑器分开眼睑：如果患眼已植入后房型人工晶状体，而其袢位于睫状体沟时，应避开袢的部位进行睫状体剥离术。根据选定的手术部位，置上直肌或下直肌牵引线。

（2）角巩膜缘内约 1mm 处做前房穿刺，并用冲洗针头向前房内注入平衡盐水。

（3）做放射状球结膜切口，长约 5mm，其中央部在角膜缘后 4 ~5mm。沿球结膜切口稍作球结膜下分离。烧灼止血。

（4）于球结膜切口内用锐刀片做巩膜放射状半切开，然后夹住巩膜切口一侧，用较钝的 15 号刀片加深切口，直至暴露脉络膜。巩膜切口的外口长度约为 3.5mm，内口长约 3mm，远端距角膜缘不能超过 8.5mm。

（5）放松上直肌牵引线：将睫状体剥离器经巩膜切口伸入脉络膜上腔，紧贴巩膜内面，左右摆动进入睫状体上腔。

（6）缓慢移动睫状体剥离器头部，直至偏离巩膜切口位 1 ~2 钟点角巩膜缘，并能在前房内看到剥离器头部。固定剥离器弯曲处不动，头部向前房内移动，并保持剥离器紧贴巩膜内壁，直至其头部到达巩膜切口的角巩膜缘。

（7）保持睫状体剥离器头部紧贴巩膜内壁，将其撤回脉络膜上腔。然后以相同的方法进行另侧睫状体剥离。

（8）将睫状体剥离器从已完成的睫状体裂隙的一侧移向另一侧，分离可能仍与巩膜相连的细丝状组织。撤出睫状体剥离器。

（9）此时出血可能进入前房，或从巩膜切口流出，前房变浅。术者应立即经角膜穿刺处向前房内注入消毒空气泡或平衡盐水，升高眼压，阻塞可能的出血。如有血液持续进入前房，可将睫状体剥离器再次伸入脉络膜上腔，分离脉络膜和巩膜突，使血液从前房经睫状体裂隙进入脉络膜上腔，尽量避免大量血液潴留于前房内。

（10）用 10－0 尼龙线间断缝合巩膜切口，褥式缝合球结膜伤口。

（11）术毕时，球结膜下注射妥布霉素 2 万 U，地塞米松 2.5mg。滴用抗生素眼膏。

六、术后处理

（1）术后几小时，给予最大耐受量的降眼压药物，包括 0.5% 噻吗洛尔，每日两次；碳酸酐酶抑制剂（乙酰唑胺或甲醋唑胺）；以及 5% ~10% 去氧肾上腺素（新福林），每日 2 ~ 3 次。开始滴用 1% 泼尼松龙，每日 4 次；抗生素眼水，每日 4 次；缩瞳剂，每日 4 次。

（2）保持切口位于正上方的体位，防止出血阻塞睫状体分离裂隙。

（3）术后 48h 内应卧床休息，限制活动。

（4）术后 2 ~3d 应测量眼压，并根据眼压水平，逐渐减少降眼压药物。一般先撤碳酸酐酶抑制剂，然后 β 肾上腺素受体阻滞剂，最后拟交感药物。滴用的肾上腺皮质激素也逐渐减量，术后 4 ~6 周时停药。缩瞳剂应长期滴用。以便保持睫状体分离裂隙的开放。如果停用其他所有降眼压药后，术眼仍处于低眼压状态，则应减少缩瞳剂滴药次数至每日 1 次。

七、注意事项

（1）需在手术显微镜下进行手术。

（2）巩膜切口应避开 3，6，9，12 点钟有睫状前动脉的部位，以免出血。

（3）术后给予缩瞳剂和去氧肾上腺素的目的是让其共同作用，有助于睫状体剥离裂隙的开放。

（4）可向巩膜切口内注入透明质酸钠代替睫状体剥离器进行睫状体剥离术。

（陈 艳）

第十七章　骨科急症

第一节　骨折总论

一、骨折的定义、成因、分类与骨折段的移位

（一）定义

骨的完整性和连续性发生中断称为骨折。

（二）成因

1. 直接暴力　骨折发生在暴力直接作用的部位，如打伤、撞伤及火器伤等，软组织损伤常较重。

2. 间接暴力　骨折距暴力接触点较远，暴力通过传导、杠杆、旋转和肌肉收缩使肢体发生骨折，大多为闭合性，软组织损伤较轻。例如走路不慎滑倒时，以手掌撑地，根据跌倒时上肢与地面所成角度不同，可发生桡骨远端骨折、肱骨髁上骨折或锁骨骨折等。

（1）传导作用：身体自高处跌下，与地面接触，如足部着地，暴力集中作用于脊柱或跟骨等，可发生脊柱及跟骨骨折。

（2）杠杆作用：跌倒时手掌着地，通过杠杆作用，依不同角度及各部承受力量的大小，可发生不同的上肢骨折，如桡骨远端及肱骨髁上骨折等。

（3）旋转作用：如肢体一端被固定，另一端被强力扭转，可发生骨折。如踝关节扭伤时，在踝部形成扭转力量，引起踝部骨折。

（4）肌肉收缩：肌肉强力收缩，在肌腱附着处发生骨折。如骤然跪倒时，股四头肌猛烈收缩，可发生髌骨骨折（图 17－1）。

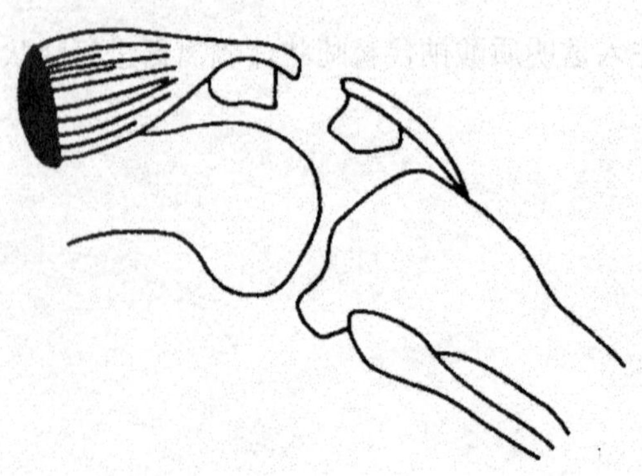

图 17－1　肌肉收缩引起髌骨骨折

3. 积累性劳损　长期、反复的直接或间接暴力（如长途行走），可集中在骨骼的某一点而发生骨折，如第 2、3 跖骨、胫骨或腓骨干下 1/3 的疲劳骨折，骨折无移位，但愈合慢。

4. 病理性骨折　全身及局部的疾病，可使骨结构变脆弱，较小的外力即可诱发骨折，称之为病理性骨折。

（1）全身性疾病：如软骨病、维生素 C 缺乏（坏血病）、脆骨症、骨软化症、甲状旁腺功能亢进症等。

（2）局部骨质病变：如骨髓炎、骨囊肿、骨肿瘤等。

（三）分类

骨折分类的目的在于分析骨折的性质，指导临床选择合适的治疗方法。

1. 依据骨折是否和外界相通分类

（1）闭合性骨折：骨折处皮肤或黏膜完整，不与外界相通。

（2）开放性骨折：骨折附近的皮肤或黏膜破裂，骨折处与外界相通。耻骨骨折引起的膀胱或尿道破裂，尾骨骨折引起的直肠破裂，均为开放性骨折（图 17－2）。

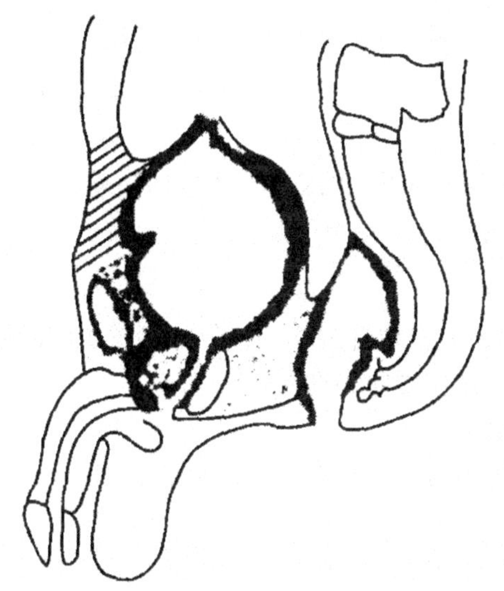

图 17－2　开放性骨折耻骨骨折伴有后尿道破裂，尾骨骨折可引起直肠破裂

2. 依据骨折的程度和形态分类

（1）完全性骨折：骨的完整性或连续性全部中断，骨折后形成 2 个或 2 个以上的骨折段。

1）横形骨折：骨折线与骨干纵轴接近垂直。

2）斜形骨折：骨折线与骨干纵轴呈一定角度。

3）螺旋形骨折：骨折线呈螺旋状。

4）粉碎性骨折：骨质碎裂成 2 块以上，称粉碎性骨折。骨折线呈“T”形或“Y”形时又称“T”形骨折或“Y”形骨折。

5）压缩骨折：松质骨因压缩而变形，常见于脊椎和跟骨。

6）凹陷骨折：如颅骨因外力使之发生部分凹陷。

7）嵌插骨折：发生于干骺端皮质骨和松质骨交界处。骨折后，皮质骨嵌插入松质骨内，常见于股骨颈和肱骨外科颈等处。

8）骨骺分离：见于儿童骨折，骨折线通过骨骺，骨骺的断面可带有数量不等的骨组织。

（2）不完全性骨折：骨的完整性或连续性仅有部分中断，如颅骨、肩胛骨及长骨的裂纹骨折，如长骨干或颅骨伤后可有骨折线，但未通过全部骨质。

1）青枝骨折：发生在儿童，骨质和骨膜部分断裂，可有成角畸形。

2）裂缝骨折：骨质发生裂隙，无移位，多见于颅骨和肩胛骨。

3. 依据骨折稳定程度分类

（1）稳定性骨折：骨折不易移位或复位后不易发生再移位者称稳定性骨折，如裂缝骨折、青枝骨折、嵌插骨折、横形骨折等。

（2）不稳定性骨折：骨折易移位或复位后易于发生再移位者称不稳定性骨折，如斜形骨折、螺旋骨折、粉碎性骨折等。

4. 依据骨折后的时间分类

（1）新鲜骨折：2 ~3 周以内的骨折，新发生的骨折端尚未有充分的纤维连接，还可能进行复位。

（2）陈旧性骨折：伤后 3 周以上的骨折，3 周的时限并非恒定，例如儿童肘部骨折，超过 10d 就很难整复。

（四）骨折段的移位

（1）骨折段移位的原因大多数骨折均有移位，其发生的因素有：

1）外界暴力的大小、作用方向和性质。

2）肢体远侧段的重量。

3）肌肉牵拉力，此种力量经常存在，可因疼痛肌肉发生痉挛而增强。

4）搬运及治疗不当。

（2）骨折段移位的类型一般有 5 种不同的移位，临床上常合并存在（图 17 -3）。

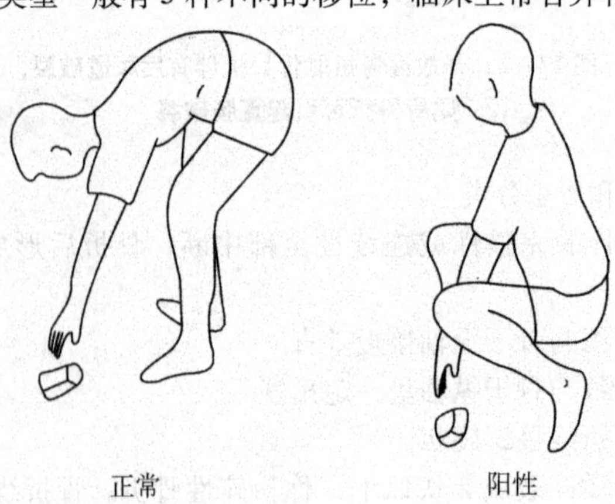

图 17 -3　骨折端侧方、成角、旋转、短缩、分离移位

1）侧方移位：远侧骨折端移向侧方。一般以近端为基准，以远段的移位方向称为向前、向后、向内或向外侧方移位。

2）成角移位：两骨折段之轴线交叉成角，以顶角的方向称为向前、向后、向内或向外成角。

3）旋转移位：骨折段围绕骨的纵轴而旋转。

4）短缩移位：骨折段互相重叠或嵌插，骨长度因而缩短。

5）分离移位：骨折段在同一纵轴上互相分离。

二、骨折的临床表现及诊断

准确的诊断是正确处理的基础，骨折患者肢体畸形往往明显，如果医生只根据一两处畸形就下结论，或只凭借 X 线片就作出诊断，就很可能漏诊、误诊。首先要判断有无骨折存在，再进一步明确骨折的部位、类型和移位情况。在诊断骨折的同时，必须及时发现多发伤与合并伤，从而作出全面的诊断与切合实际的处理。诊断骨折主要是根据病史、症状、体征和 X 线片检查，进行细致的分析和判断。

（一）外伤史

询问病史涉及的方面虽然很多，但为了能及时作出诊断，应主要抓住 3 个方面的问题：①受伤情况（时间、地点、部位、姿势、暴力的性质、方向和大小）。②疼痛（什么部位疼痛）。③功能障碍（运动障碍、感觉障碍、大小便障碍等）。

（二）症状和体征

1. 全身表现

（1）休克：多见于多发性骨折、股骨骨折、骨盆骨折、脊柱骨折和严重的开放性骨折。患者常因广泛的软组织损伤、大量出血、剧烈疼痛或并发内脏损伤等引起休克。

（2）发热：一般骨折后体温正常，只有在严重损伤，如股骨骨折、骨盆骨折有大量内出血，血肿吸收时，体温略有升高，通常不超过 38℃。开放性骨折患者伤后 3～5d 体温升高时，应考虑感染。

2. 局部表现

（1）骨折的专有体征

1）畸形：长骨骨折，骨折段移位后，受伤体部的形状改变，并可出现特有畸形，如 Colles 骨折的“餐叉”畸形。

2）反常活动：在肢体非关节部位，骨折后出现不正常的活动。

3）骨擦音或骨擦感：骨折端接触及互相摩擦时，可听到骨擦音或触到骨擦感。

以上 3 种体征只要发现其中之一即可确诊。但无此 3 种体征时，也可能有骨折，如青枝骨折、嵌插骨折、裂缝骨折。骨折断端间有软组织嵌入时，可以没有骨擦音或骨擦感。反常活动、骨擦音或骨擦感两项体征只能在检查时加以注意，不可故意摇动患肢使之发生，以免增加患者的痛苦，或使锐利的骨折端损伤血管、神经及其他软组织，或使嵌插骨折移位。

（2）骨折的其他体征

1）疼痛与压痛：骨折处均感疼痛，在移动肢体时疼痛加剧，骨折处有直接压痛及间接叩击痛。

2）肿胀及瘀斑：因骨折发生后局部有出血、创伤性炎症和水肿改变，受伤一两天后肿胀更为明显，皮肤可发亮，产生张力性水疱。浅表的骨折及骨盆骨折皮下可见淤血、瘀斑。

3）功能障碍：由于失去了骨骼的支架和杠杆作用，肢体活动受限。

以上3项见于新鲜骨折，也可见于脱位、软组织损伤和炎症。有些骨折，如嵌插、不完全骨折，可仅有这些临床表现，此时需行X线检查才能确诊。

（三）骨折的X线检查

骨折主要依据病史、体征和影像学检查进行诊断。X线片常用来为骨折诊断提供依据，并了解骨折类型和移位情况，有些骨折必须摄X线片才能确诊。对于骨折一般要求摄正、侧位X线片，同时包括一个临近的关节，有些骨折还需加拍特殊的投照位置，如腕舟骨的45°角位拍片。

三、骨折的急救

骨折急救的目的在于用简单而有效的方法抢救生命，保护肢体，预防感染和防止增加损伤，能安全而迅速地转送伤员，以便进行确定性治疗。

急救的一般原则是就地包扎、止血和固定，然后迅速转运。但无论平时和战时，首先应判断伤员有无紧急情况，如心跳骤停、窒息、大出血、休克及开放性气胸等，应有针对性地进行急救，待伤员情况平稳后再进行骨折的处理。

（一）整体观念

首先要有整体观念，不能只顾及骨折局部及软组织伤口，而忽视可能合并的重要脏器损伤。因此，首先应尽快对伤员进行全面检查，注意可能合并的颅脑、胸腹腔内脏及盆腔损伤。对神志不清的伤员，更应提高警惕，以免漏诊误诊，优先处理致命伤，遇有休克要及时防治。

（二）止血

如有伤口出血，应迅速判明出血性质及出血点，选择有效的暂时止血方法，较常用的为加压包扎。一般开放伤口可用无菌棉垫或干洁的布单局部加压包扎止血，又可防止伤口再被污染。如有大血管活动性出血时，可用止血带止血，但必须严格按照要求正确使用，否则将给伤员带来危害，上止血带时一定要记录时间，一般不超过1h，超过1h者应每0.5～1h松解1～2min，同时在伤口加压止血，以免肢体坏死。止血带松紧要适中，过松时静脉血被阻断，而动脉血未被阻断，不但起不到止血作用反而增加出血。

（三）包扎伤口

用无菌敷料包扎，如现场无法获得无菌敷料，亦可用干洁的布单包扎。如骨断端外露，应在其原位用无菌敷料包扎，不应立即将其复位，以免被污染的骨折端再污染深部组织，待清创后再将骨折端还纳。急救处理时，伤口内不要涂放任何药膏或药粉，以免给观察伤口和清创带来困难，不应在清创前缝合伤口，以免增加感染机会。

（四）临时固定

为减小伤员痛苦，防止骨折断端活动增加周围软组织、血管、神经损伤及诱发休克，患肢需给予有效的临时固定。一般可使用夹板等固定，固定范围应超过骨折部位上、下各一个关节，若无制式器材，应就地取材，如木板、树枝、枪支，上肢可贴胸固定，下肢可和健侧下肢固定在一起。

（五）转运

经上述必要处理后，应及时转运，转运力求迅速、舒适、安全，转运途中应继续注意伤员全身情况，必要时可行静脉输液，并适当应用抗生素。

四、骨折的治疗原则

骨折治疗有三大原则：复位、固定、功能锻炼。复位是将移位的骨折端恢复正常或接近正常的解剖关系，重建骨骼的支架作用。但骨折愈合需要一定的时间，因此，还需用固定的方法将骨折维持于复位后的位置，待其坚固愈合。功能锻炼的目的是在不影响复位和愈合的前提下，尽快恢复患肢肌肉、肌腱、韧带、关节囊的舒缩活动，防止发生肌肉萎缩、骨质疏松、肌腱挛缩、关节僵硬等并发症。

（一）骨折的复位

1. 复位的时间　骨折整复越早越好，早整复比较容易，也易获得正确对位。患者有休克、昏迷、内脏及中枢神经系统损伤时，需等全身情况稳定后，才能整复骨折。如肢体明显肿胀，或已出现水疱，应将水疱在无菌技术下刺破，放空疱液，临时用石膏托或夹板固定，抬高患侧，密切观察末梢循环，待肿胀消退后再考虑复位。

2. 复位标准　骨骼是人体的支架，骨折后骨折端发生移位，肢体失去骨骼的支架作用，不能正常活动。因此，复位就是把移位的骨折重新对位，以恢复骨骼的支架作用。复位分为解剖复位和功能复位。

解剖复位是指骨折端恢复正常的解剖关系，但在实际工作中往往达不到解剖复位，若强求解剖复位常需多次手法复位或手术才能达到，其结果造成创伤大，合并症多，功能恢复并不一定满意。功能复位是经复位后，两骨折端虽未恢复至正常的解剖关系，但骨折愈合后对肢体功能无明显影响者。

每一部位功能复位的要求均不一样，一般认为：骨折端的旋转移位、分离移位必须完全矫正；下肢骨折缩短移位在成人不超过1cm，儿童无骨骺损伤不超过2cm；长管骨横形骨折，在骨干端对位达到1/3，干骺端对位达到3/4以上；下肢骨折，向前或向后$<10°$成角移位，日后可自行矫正，向侧方成角与关节活动方向垂直，日后不能自行矫正，必须完全复位，否则关节内外两侧在负重时所受压力不均，可继发创伤性关节炎，引起疼痛及关节畸形；上肢骨折部位不同要求不同，肱骨干的轻度畸形，对功能影响不多，前臂双骨折要求对位对线良好，否则将影响前臂旋转功能；关节内的骨折要求解剖复位，防止继发的创伤性关节炎。

3. 复位的方法　主要有两类：手法闭合复位、手术开放复位。可根据不同的骨折选用合适的治疗方法。

（1）手法复位：凡能用手法达到功能复位和用外固定保持的，都应采用手法复位。如胫腓骨横形骨折，桡骨远端骨折，肱骨髁上骨折，指骨骨折等，具体方法如下：

1）麻醉：麻醉可以消除疼痛，解除肌肉的痉挛。可用局部麻醉（血肿内麻醉）或神经阻滞麻醉，儿童也可采用全身麻醉。待麻醉完善后，将患肢各关节置于松弛的位置，以减少肌肉对骨折段的牵拉力，有利于复位。

2）手法：用牵引和反牵引克服肌肉收缩，对准方向，原则上是将远侧骨折端对准近侧骨折端，必要时采用以下辅助手法。

A. 拔伸牵引：即加以适当的牵引力及对抗牵引力，在患肢远侧端，沿其纵轴以各种方法施行牵引，矫正骨折移位，成角移位和旋转移位。

B. 手摸心会：在拔伸牵引后，术者两手触摸骨折部，参考 X 线所显示移位，确切掌握局部情况，便于下一步的复位手法。

C. 反折、回旋：横形骨折具有较长的尖齿时，单靠手力牵引不易完全矫正短缩移位，可用反折的手法。术者两拇指压于突出的骨折端，其余两手四指重叠环抱下陷的另一骨折端，先加大原有成角，两拇指再用力向下挤压突出的骨折端，待两拇指感到两断端已在同一平面时，即可反折伸直，使端端对正。

D. 回旋手法：用于有背侧移位，须先判定发生背向移位的旋转途径，然后施行回旋手法，循原路回旋回去。施行回旋手法时不可用力过猛，以免伤及血管和神经。

E. 端提、捺正：短缩、成角及旋转移位矫正后，还要矫正侧方移位。上、下（前、后侧或背、掌侧）侧方移位可用端提手法，操作时在持续手力牵引下，术者两手拇指压住突出的远端，其余四指挡住近侧骨端，向上端提。内、外（左、右侧或桡、尺侧）侧方移位，可用捺正手法。操作时在持续牵引下，用拇指分别挤压移位的两骨端做捺正手法，使陷者复起，突者复平。

F. 分骨、扳正：尺、桡骨、掌骨、跖骨骨折时，骨折段因成角移位及侧方移位而相互靠拢时，术者可用两手拇指及示、中、无名指，分别挤压捏骨折处侧及掌侧骨间隙，矫正成角移位及侧方移位，使靠拢的骨折端分开。青枝骨折仅有成角移位时，可用两手拇指压住角顶，其余四指分别扳折远近的两骨折端，即可矫正。

复位后需检查复位情况，观察肢体外形，抚摸骨折处的轮廓，与健侧对比，并测量患肢的长度，即可了解复位后的大概情况。目前，在 C 臂机 X 线透视下复位，可以方便地观察复位情况，及时调整，提高了复位的准确性和效率。

（2）手术切开复位：切开复位及内固定的指征包括 5 个方面。

1）骨折端间有肌肉、骨膜或肌腱等软组织嵌入。

2）关节内骨折手法复位后对位不好，将影响关节功能者。

3）手法复位与外固定未能达到功能复位的标准而将严重影响功能者。

4）骨折并发主要的血管损伤，在处理血管时，宜同时行开放复位与内固定手术。

5）多处骨折为了便于护理及治疗，防止并发症，可选择适当的部位切开复位和内固定。

切开复位最大的优点是使手法不能整复的骨折达到解剖复位，有效的内固定可使患者早期进行功能锻炼，方便护理。

切开复位也有不少的缺点，应引起重视。

1）切开复位必须分离一定的软组织和骨外膜，可影响骨折的血液供应，导致骨折延迟愈合，甚至不愈合。

2）骨折周围的软组织受暴力作用后已有严重损伤，切开复位将增加软组织的损伤，致使局部抵抗力降低，若无菌技术操作不严，易发生感染，引起化脓性骨髓炎。

3）内固定器材规格选择要求较严，如选择不当，可在术中发生困难，或影响固定效果。骨折愈合后，内固定需去除，还要再做一次手术。

切开复位因有上述优缺点，故应严格掌握指征。

（二）骨折的固定

固定的目的是维持骨折已整复的位置，是骨折愈合的必要条件。固定包括内固定和外固定两大类，常用的外固定包括石膏固定、小夹板固定和持续牵引固定，常用的内固定包括钢板、螺钉、髓内钉等，外固定支架兼有内固定和外固定的特点，分别介绍如下：

1. 石膏外固定　石膏固定的优点是有良好的塑形，与肢体接触面积大，造成皮肤压疮的机会少，干固后比较坚固，不易变形折断。石膏固定分为石膏托、石膏夹板和石膏管型，固定时应包括骨折处上下关节，固定作用可靠。缺点是石膏管型坚硬，容易影响肢体的血液循环，肢体肿胀消退后使骨折再移位；上下关节长期固定，易有肌肉萎缩及关节僵硬，骨折愈合较慢。

治疗骨折的目的是恢复肢体的功能，因此固定骨折时，如果不影响骨折的对位，都应将有关的关节固定在功能位上，所谓功能位就是保持肢体功能最好的位置。尤其是骨关节损伤或感染，估计关节不能恢复正常活动时，更要保持功能位。在选择时，应考虑年龄、性别、职业，该关节的主要功能及其他关节的活动情况。

2. 小夹板固定　中西医结合治疗四肢闭合性骨折，复位后采用不同材料如柳木、杉树皮、塑料、纸板等制成适用于各种部位的夹板作固定物。这种夹板不超过骨折上、下关节，并用三个纸垫衬于夹板与皮肤间，用带子固定夹板，通过纸垫的压力、夹板的弹性和布带约束力，对骨折形成三点挤压的杠杆作用，保持骨折对位。尺桡骨骨折加用分骨垫，股骨骨折需同时用持续牵引，保持整复后的位置，这种固定称小夹板固定。小夹板固定能有效地防止骨折端再发生移位，并能在骨折固定期内及时进行关节功能锻炼。小夹板固定并不妨碍肌肉收缩，从而挤压骨折端，利于骨折愈合。因此，小夹板固定具有固定确实、骨折愈合快、功能恢复好的优点。但必须正确掌握应用，否则可因绑扎太松或衬垫不当而失去固定作用，或绑扎太紧而产生压迫性溃疡、缺血性肌肉挛缩，甚至肢体坏疽等不良后果。

3. 牵引固定法　持续牵引即可用于复位，也可用来固定。应用牵引时，必须注意按患者年龄、性别、肌肉发达程度及软组织损伤的情况，随时调整牵引的重量，既要达到复位和固定的目的，又要防止过牵和畸形愈合。

4. 内固定手术　暴露骨折部位，在直视下复位，同时做内固定，常用的内固定器械包括克氏针、钢板、螺钉、髓内钉等。目前的内固定器械发展迅速，根据不同骨折的特点设计了许多新型内固定物，内固定具有固定牢固、可以早期功能锻炼的优点，但也存在一些缺点：手术创伤大、有感染风险、多需要二次手术取出。

5. 外固定支架　外固定支架兼有内固定和外固定的一些优点，适用于开放性骨折、骨折合并感染、骨折不愈合、截骨矫形等（图 17－4），目前常用的外固定支架类型有：单边型、双边型、半环型、环型、组合型、Ilizarov 型等。

（三）功能锻炼

骨折或关节损伤后，肢体在相当一段时间内暂时丧失了功能。随着损伤的痊愈，肢体的功能日渐恢复。但功能的恢复必须通过患者的自主锻炼才能获得，任何治疗都无法代替。此外，通过功能锻炼，也有利于损伤后所出现的一系列病理反应的消退。

1. 骨折早期　伤后 1～2 周内，患肢局部肿胀、疼痛，且容易再发生移位，此期功能锻炼的主要形式是使患肢肌肉做舒缩活动。例如前臂骨折时，可做轻微的握拳及手指伸屈活动，上臂仅做肌肉舒缩活动，而腕、肘关节不活动。股骨骨折可做股四头肌舒缩活动等。原则上，骨折端上、下关节暂不活动，而身体其他各部关节均应进行功能锻炼。此期锻炼的目的，在于促进患肢血液循环，有利于消肿，防止肌肉萎缩，避免关节僵硬。

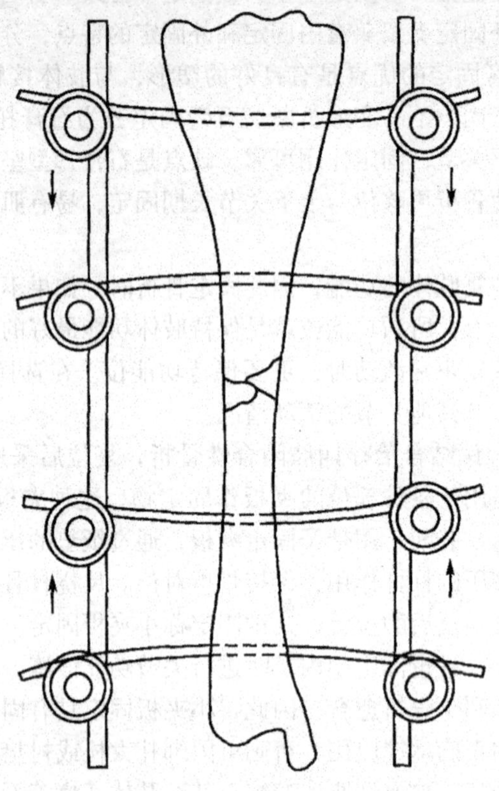

图 17－4　双边型外固定支架

2. 骨折中期　2 周以后患肢肿胀消退，局部疼痛逐渐消失，骨折端已纤维连接，并正在逐渐形成骨痂，骨折端日趋稳定。除继续进行患肢肌肉的舒缩活动外，应在健肢或医护人员的帮助下逐步活动上、下关节，动作应缓慢，活动范围应由小到大，接近临床愈合时应增加活动次数，加大运动幅度和力量。例如股骨骨折，在小夹板固定及持续牵引的情况下，可进行撑臂、抬臀、伸屈髋、膝等活动。

3. 骨折后期　骨折临床愈合后，功能锻炼主要是加强患肢关节的主动活动锻炼，使各关节能迅速恢复正常活动范围。

五、开放性骨折的治疗

（一）概述

开放性骨折指覆盖骨部位的皮肤或黏膜破裂，骨折处与外界相通。开放性骨折病理变化更加复杂，治疗更为困难。开放性骨折和闭合骨折的根本区别就在于骨折处与外界相通，给骨折带来了感染的危险，开放性骨折的治疗必须建立在防止感染这一基础上。防止开放性骨折发生感染最根本的措施是清创术，在此基础上采取简单有效的手段固定骨折端、闭合伤口或消灭创面。开放性骨折的治疗既要保证骨折的愈合，又要避免伤口的感染，还要尽快地恢复肢体的功能，这一直是创伤骨科的难题。早期治疗的正确与否对预后有重要影响。这类损伤若早期处理不当，会给日后的治疗带来很多困难，甚至会造成肢体严重残废。

（二）诊断思路

1. 病史要点　详细询问病史，了解创伤的经过、受伤的时间和性质、急救处理的情况等。

2. 查体要点

（1）注意合并伤：要有整体观念，不能只顾骨折局部及软组织伤口，而忽视身体其他部位可能合并发生的脏器损伤。因此应首先尽快地对伤员进行全面检查，监测生命体征的变化，以免漏诊误诊，优先处理致命伤，遇有休克要及时防治。

（2）确认开放骨折的伤口情况：要全面认识局部损伤的特点、程度和污染状况；既要看到开放伤口的大小，又要看到皮肤闭合部分损伤的范围；既要弄清伤口的形状，也要弄清损伤的性质（如擦伤、穿破伤、撕脱伤、碾挫伤等）；既要明确皮肤本身的情况，也要明确骨折和伤口的关系；既要认识到开放伤口形成后的表现，还要推溯形成开放骨折的实际过程（骨折穿破皮肤的通路，外力造成开放骨折时对皮肤的影响等）。

（3）肢体的血管和神经损伤情况：查看伤口局部后，不能忘记还要对受伤部位远侧肢体的血供和神经支配状况进行详细检查。桡动脉、尺动脉、足背和胫后动脉等的搏动减弱或消失提示主要动脉的损伤。肢体末端的感觉消失和关节运动乏力则提示重要神经的损伤。充分了解肢体的血管和神经损伤情况有助于治疗计划的制定。

3. 辅助检查

（1）常规检查：常规摄 X 线片，了解骨折的详细情况，同时做好术前的常规检查，如血常规、凝血二项（PT、APTT）和常规心电图检查。

（2）特殊检查：年龄 60 岁以上的患者可以选做血糖、肝肾功能、电解质检查。对于怀疑血管损伤的患者可以行患肢的血管多普勒检查。有条件的医院，清创前后采样进行细菌培养及药敏试验，以指导抗生素的使用。

4. 分类

（1）Anderson – Gustilo 的分类法是国际上最常用的方法之一。依据软组织损伤的程度将开放性骨折分为 3 型（图 17 – 5）。

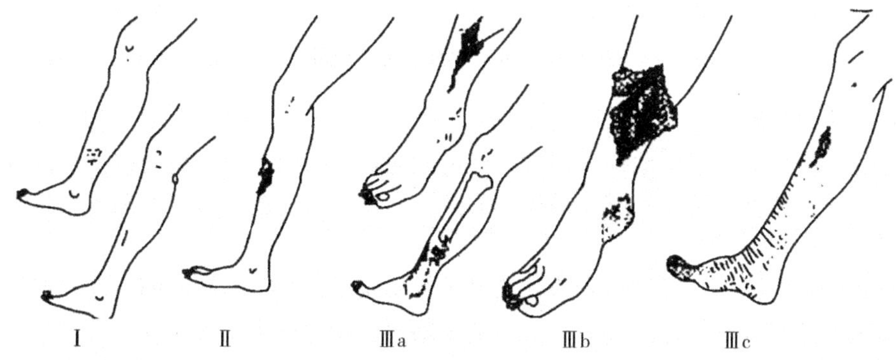

图 17 – 5　开放性骨折 Anderson – Gustilo 的分类法

Ⅰ型：伤口不超过1cm，伤缘清洁。

Ⅱ型：撕裂伤长度超过1cm，但无广泛软组织损伤或皮肤撕脱。

Ⅲ型：有广泛软组织损伤包括皮肤或皮瓣的撕裂伤，多段骨折，创伤性截肢以及任何需要修复血管的损伤。Ⅲ型分为3个亚型：Ⅲa，骨折处仍有充分的软组织覆盖，骨折为多段或粉碎性；Ⅲb，软组织广泛缺损，骨膜剥脱，骨折严重粉碎，广泛感染；Ⅲc，包括并发的动脉损伤或关节开放脱位。

（2）三度分型法

一度：皮肤被自内向外的骨折端刺破，软组织损伤轻。

二度：皮肤被割裂或压碎，皮下组织与肌肉有中等程度损伤。

三度：广泛的皮肤、皮下组织与肌肉严重损伤，常合并神经血管损伤。

5. 诊断标准

（1）疼痛：外伤后骨折处明显疼痛、拒动。

（2）畸形：外伤后肢体有明显畸形。

（3）出血：开放性创口内出血，常见骨折处与外界相通。

（4）骨擦音、骨擦感：骨折端相互摩擦时，可听到骨擦音或感到骨擦感。但此项检查应慎重，以免加重神经血管的损伤。

（5）X线片：可发现和了解骨折的类型和移位情况，必要时可行CT和MRI检查，以指导治疗。

6. 诊断流程（图17－6）

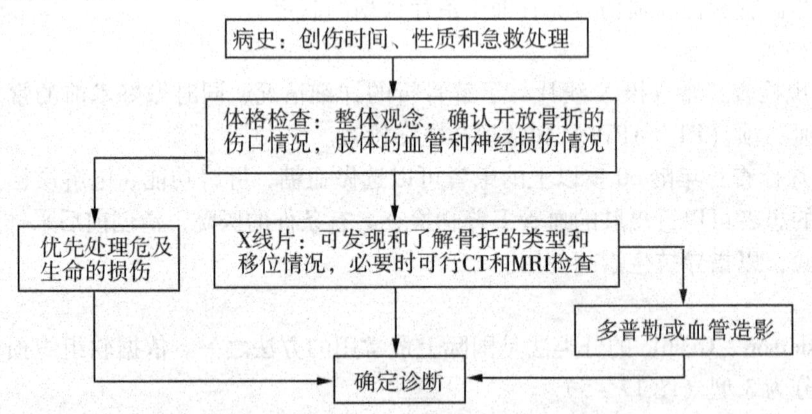

图17－6　开放性骨折诊断流程

（三）治疗措施

开放性骨折需要及时正确地处理创口，尽可能地防止感染，力争将开放性骨折转化为闭合性骨折。防止开放性骨折发生感染最根本的措施是清创术，在此基础上采取可靠的手段固定骨折端，闭合伤口。

开放骨折的治疗原则：①正确辨认开放性骨折皮肤损伤。②彻底清创。③采取可靠的手段固定骨折端。④采取有效方法闭合伤口，消灭创面。⑤合理应用抗生素。

这些原则彼此关系十分密切，尤其是彻底清创与闭合伤口，固定骨折端与闭合伤口之间，更是相互影响。因此，必须辩证地识别其间的主次关系及彼此联系，以指导具体的治疗。

1. 手术治疗　开放性骨折的手术包括：清创、骨折固定、血管吻合、神经和肌腱修复及伤口闭合等几个主要方面。

（1）彻底清创：清创是治疗开放性骨折的基础，彻底清创是预防感染的关键。关于清创术的时限问题，在6～8h以内的新鲜伤口经过彻底清创闭合术后，绝大多数可以一期闭合；在8～10h以后，感染的可能性增大，但仍可做清创术，早期是否闭合创口应根据情况而定；超过24h的创口通常不宜做清创术，可敞开创口换药，清除明显坏死组织和异物，使引流通畅，严密观察，二期闭合创口。

对开放性骨折的清创是重要的治疗措施，需要强调的是抗生素的应用不能代替清创术，清创术必须从严要求，绝不可存侥幸心理。清创时选择适当的麻醉，以纱布盖好伤口，乙醚或汽油清除皮肤的污垢及油泥。戴上手套，以软毛刷子蘸消毒肥皂水及3%的双氧水（过氧化氢）刷洗伤口周围及手术野的全部皮肤，剃毛，并用生理盐水冲洗，去除伤口敷料，再清洗伤口边缘及伤口，去除伤口异物、泥砂，最后用生理盐水洗净。用无菌纱布将皮肤擦干，以碘伏常规消毒，铺盖手术巾，显露手术野，一般清创争取在伤后6～8h内进行。清除污染，去除异物，切除一切无活力的组织，使一个污染伤口变成一个外科伤口，清创时，由外而内，由浅及深，逐层将原来的污染的创面、挫灭而无活力的组织彻底清除，仔细止血，清创时可用止血带。

伤口内有多数小金属异物的处理：如弹片、雷管碎片等，仅在主要伤口内清创，对于异物不必一一去除，以免造成更多的创伤和感染的扩散。

现代清创术特别强调应用喷射生理盐水或喷射脉冲冲洗法冲洗创面，它可使异物和污染物松动，容易清除，清创效果要比其他方法高出数倍。冲洗后创口还应先后使用双氧水、0.25%的稀碘伏浸泡，以利进一步杀灭致病菌。预防性深筋膜纵行切开，也是现代清创术要求之一，它可以防止术后可能发生的骨筋膜室综合征。

（2）骨折的处理：骨折固定是治疗开放性骨折的中心环节，骨折固定除具有维持骨折复位、保障骨折愈合、实现肢体早期锻炼、促进功能恢复的一般目的外，对开放性骨折来说更具有消除骨折端对皮肤的威胁，减少污染扩散，便于重要软组织（血管、神经、肌腱）修复，利于伤口闭合的特殊意义。

治疗开放性骨折不同于闭合性骨折，它容易发生感染和坏死，因此处理开放性骨折要求迅速，尽量减少对组织的再损伤。对较大的游离骨块和有软组织联系的骨块，都不应去除，以免造成骨不连，可用骨凿或咬骨钳去除骨端被污染的部位，尽量少剥离骨膜，将骨折复位，骨折的固定方法应以简单、迅速、有效为原则。

骨折固定方法的选择，应根据患者全身情况，伤口能否安全闭合及骨折类型来判断：Ⅰ型和Ⅱ型骨折可考虑Ⅰ期闭合伤口和骨折内固定；Ⅲ型骨折根据皮肤情况选择内固定或外固定，多数情况需要选用外固定支架，后者具有方法简便，创伤小，并兼有骨折固定和便于观察处理伤口的优点。

（3）血管吻合：四肢动脉损伤的修复，不论完全或大部分断裂，或挫伤后栓塞，均以切除损伤部分、进行端对端吻合的效果为最好；若挫伤的血管内有血栓形成，宜行取栓术，并适当应用溶栓和抗凝药物；如缺损过大，不能做端对端吻合时，应做自体静脉移植修复，修复的血管必须用健康的组织覆盖。

（4）神经、肌腱的修复：已污染和受挫压的肌腱和神经，因其不易观察损伤范围，仔细切到出现正常组织时即止；神经应尽量保留。估计清创后感染可能性小的伤口，如锐器伤，可一期修复断裂的肌腱和神经，否则做二期修复。

（5）伤口的处理：将伤口闭合，争取一期愈合，使开放性骨折转化为闭合性骨折是清创术的主要目的。伤口一期处理是否得当，与感染的发生有着密切关系。经过彻底清创后的伤口原则上应一期闭合。伤口的闭合也应以最简单有效的方法为基础：直接缝合、减张缝合、游离皮片移植、转移皮瓣等都是常用的伤口闭合方法。对脱套伤及潜在剥离的皮肤，不可直接原位缝合，应将其切下作“反取皮”处理后再植。应该强调指出的是一期闭合伤口必须在无张力下进行，绝对不可勉强直接缝合，否则创口内部张力增大，血液供应受阻造成皮肤边缘及深部组织缺血坏死，使发生感染的危险增加。大多数伤口内需放置引流管或引流条，24～48h后去除。对来院较晚，污染严重的病例，清创后用邻近组织覆盖裸露的血管、神经、肌腱及骨骼，敞开伤口以无菌湿敷料覆盖创面，严密观察，必要时2天后在严格无菌条件下再次清创，1周内如无坏死感染发生，则以游离植皮、转移邻近带蒂皮瓣、筋膜皮瓣、肌皮瓣等闭合伤口。

2. 药物治疗

（1）抗生素的使用：在开放性骨折的治疗中，预防感染的关键是早期及时彻底的清创以及清创术中的严格无菌操作。但即便如此，仍会有一定数量的细菌生长，因此抗生素的应用仍属必要。特别是对那些来院较晚，损伤污染严重，估计清创不可能彻底的病例，抗生素的应用意义更大。预防性抗生素的应用效果与用药时机、用药途径、创口局部抗生素浓度及细菌对抗生素的敏感程度等因素有关。研究证实，用药时机以术前2h内及术中用药的效果优于术后用药。

（2）破伤风抗毒素的使用：对所有开放性骨折患者，应常规使用破伤风抗毒素isoou预防注射。

3. 治疗流程（图17－7）

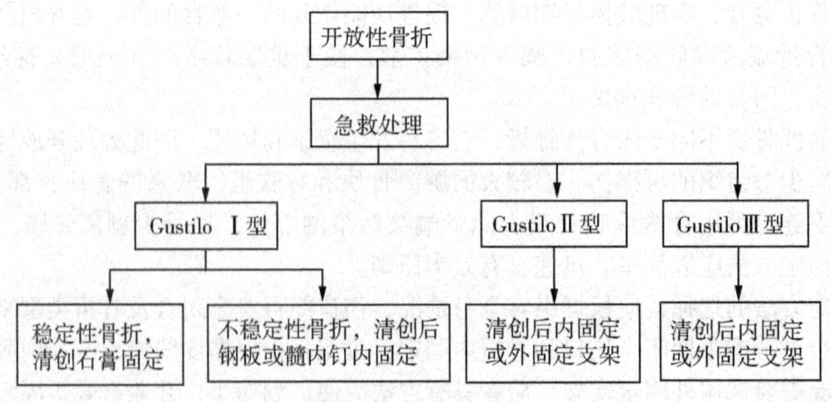

图17－7 开放性骨折治疗流程

（四）预后评价

严重开放性骨折，并发症的发生率较高。合并感染的有1.5%～67%，骨髓炎0～41%，骨折延迟愈合或不愈合0～77%，截肢率4%～33%。

（五）最新进展

为准确选用抗生素，现代清创术要求清创前后必须采样进行细菌培养及药敏试验，这对预防和治疗感染有着重要意义。脉冲冲洗器的使用对减少伤口内细菌的污染作用肯定，但由于经济原因目前只能在少数大型医院使用。近年来，国内外学者均提倡在清创术后，创口内各层中放置抗生素缓释剂，如庆大霉素珠链、庆大霉素胶原海绵，作为常规用药，实践证明它对预防和治疗局部感染安全有效。另外现代显微外科的发展，大大丰富了闭合伤口的手段，复杂的复合肌皮瓣甚至超长复合肌皮瓣的应用，使得既往因肢体的创面无法修复而截肢的患者重新见到了希望。但由于开放性骨折创口周围组织都有不同程度的创伤反应，软组织缺损时吻合血管的游离组织瓣移植易于失败，且复合肌皮瓣甚至超长复合肌皮瓣手术操作复杂、手术耗时长，因此条件不具备的医院不宜选用。

六、开放性关节损伤的治疗

开放性关节创伤的处理与开放性骨折基本相同，其治疗的主要目的是防止关节感染和恢复关节功能。一般损伤的程度不同，处理方法和效果也不一样，可分为三度：

一度：锐器刺破关节囊，伤口较小，关节软骨和骨骼无损伤时无须切开关节。伤口行清创缝合后，在关节腔内注入抗生素，并固定伤肢。

二度：软组织损伤较广泛，关节软骨或骨骼部分破坏，伤口内有异物。应扩大关节囊切口，充分冲洗，彻底清创缝合后，大骨折片应复位及固定。关节囊和韧带保留并修复。必要时关节腔内放置引流管持续引流，24h 后拆除。

三度：软组织损伤广泛，韧带断裂，关节软骨、骨骼严重损伤，异物存留，或合并关节脱位、血管、神经损伤等。经彻底清创后，可敞开伤口，用灭菌敷料湿敷，约 3～5d 后可行延期缝合。如有大面积软组织缺损亦可行皮瓣或肌皮瓣移植修复创面，关节损伤破坏严重，关节功能无恢复可能时，可行一期融合术。

开放性关节创伤的处理除遵守一般创伤处理原则外，还应注意以下几点：

（1）若创口仅打开一部分关节囊，则冲洗时应在创口的正常皮肤处，将粗针头穿过软组织插入关节囊，快速注入无菌生理盐水，使冲洗液自关节囊内向外流出，待清创后，仍可用大量生理盐水自外向内冲洗。

（2）切除失去活力的组织时，要爱惜关节囊，清创完毕时，应缝合关节囊或滑膜。若关节囊丧失过多而不够缝合时，利用邻近的软组织拼凑缝合，应千方百计设法闭合关节腔，引流物放在关节囊之外。

（3）全身和局部应用抗生素。

（4）术后用持续牵引或石膏作外固定。

（5）术后若发现关节腔内有较多积液，可经正常的软组织穿刺抽液，并注入抗生素。

（何光平）

第二节 肩部及上臂的骨折

一、锁骨骨折

（一）概述

锁骨骨折是最常见的骨折之一，约占全身骨折的5.98%。多见于青壮年及儿童。

病因及发病机制：锁骨位置表浅，易发生骨折。间接暴力造成骨折多见。跌倒时手或肘着地，外力自前臂或肘部沿上肢向近心端冲击；肩部着地更多见，撞击锁骨外端造成骨折。多发生于儿童及青壮年。

间接暴力造成骨折多为斜形或横形，其部位多见于中段；直接暴力造成骨折因着力点不同而异，多为粉碎或横形。幼儿多为青枝骨折。

骨折好发于锁骨中段。因肌肉牵拉和肢体重力骨折断端重叠移位。近段受胸锁乳突肌牵拉向上、向后移位，远段因上肢重量及胸大肌牵拉向下、向前及向内移位。

（二）诊断

锁骨位置表浅，骨折后肿胀，压痛或有畸形，可能摸到骨折断端。伤肩下沉并向前内倾斜，上臂贴胸不敢活动，健手托扶患侧肘部，以减轻上肢重量牵拉引起的疼痛。

幼儿多为青枝骨折，皮下脂肪丰满，畸形不明显，因不能自述疼痛位置，只有啼哭表现，但患儿头多向患侧偏斜，颌部转向健侧，此为临床诊断特点之一。

（三）治疗

（1）幼儿青枝骨折用三角巾悬吊即可，有移位骨折用“8”字绷带固定1~2周。

（2）少年或成年人有移位骨折，手法复位后用“8”字石膏固定。

手法复位可在局麻下进行。患者坐在木凳上，双手插腰，肩部外旋后伸挺胸，医生位于背后，一脚踏在凳上，顶在患者肩胛间区，双手握住两肩向后、向外、向上牵拉纠正移位。复位后纱布棉垫保护腋窝，用绷带缠绕两肩在背后交叉呈“8”字形，然后用石膏绷带同样固定，使两肩固定在高度后伸、外旋和轻度外展位置。

固定后即可练习握拳，伸屈肘关节及双手插腰后伸，卧于木板床休息，肩胛区可稍垫高，保持肩部后伸。3~4周拆除。锁骨骨折复位并不难，但不易保持位置，愈合后上肢功能无影响，所以临床不强求解剖复位。

（3）手术治疗：患者肩部垫高，局部麻醉后沿锁骨骨折断端为中心横行切口，长约6cm。切开皮肤、皮下组织，暴露两侧骨折端，从远侧骨折端逆行穿入1枚克氏针，使之穿出皮肤外，骨折端复位后再将克氏针自外端穿入骨折内侧端，剪除过长的克氏针外端部分，并将外端折弯埋于皮下，防止克氏针移位或进入胸腔。也可将克氏针尾部留于皮外便于拔除。

亦可用小钢板螺丝钉做骨折内固定。对锁骨外端近肩锁关节骨折可用肩锁钩钢板（hook plate）固定。内固定术后一般用三角巾悬吊6周。也可用微型外固定支架治疗，具有固定牢、损伤小等特点。骨折愈合后去除内固定物。如果切除锁骨外端，应保留大部分喙锁韧带的完整，并将斜方肌、三角肌修复缝合，以包住锁骨断端，填充无效腔。

二、肩胛骨骨折

（一）概述

肩胛骨骨折相对少见。据统计，肩胛骨骨折占肩部骨折的3% ~5%，占全身骨折的0.5% ~1%。

病因：直接和间接的肩带损伤可造成肩胛骨不同部位的骨折。

（二）诊断

（1）肩胛骨体部骨折：常表现为肩胛部疼痛、肿胀、活动障碍、不能充分外展。由于骨折部位较深，因此压痛范围广泛。由于血肿的刺激引起肌肉痉挛和疼痛，肩部的主动外展活动常有明显受限。因此有假性肩袖损伤的体征。根据外伤史临床表现及肩胛骨前后位和切线位X线片，诊断并不困难。

（2）肩胛颈骨折、肩胛盂骨折：肩胛颈骨折或肩胛盂骨折外观多无明显畸形，易于漏诊。肩部或胸部有肿胀、压痛及活动障碍，X线片检查可帮助确定骨折。

（3）肩峰骨折：患侧肩部肿胀、压痛和活动障碍。外展上臂时疼痛明显加重，根据外伤史及X线片可以明确诊断。

（4）喙突骨折：局部疼痛、压痛因骨折部位较深；不易触到骨折的异常活动。X线片及CT断层扫描有助于明确诊断。

（三）治疗

1. 保守治疗

（1）肩胛骨体部骨折：肩胛骨体部骨折一般不需复位，可用三角巾将患肢悬吊4周，骨折即可愈合。解除制动后应积极进行肩关节功能锻炼。

（2）肩胛颈骨折、肩胛盂骨折：对无移位或轻度移位者不需复位，仅用三角巾悬吊患肢4周，早期开始进行肩关节功能锻炼。对严重移位的肩胛颈骨折，在局麻下手法复位，用外展架固定4周；或使伤员卧床牵引3 ~4周后，改用三角巾悬吊患肢并进行功能锻炼。肩胛盂骨折并发移位的，如不能复位，应考虑进行手术切开复位内固定。对肩胛盂粉碎骨折，可采用与肩胛颈骨折相同的牵引治疗。

（3）肩峰骨折：对无移位或轻度移位骨折，可采用三角巾悬吊患肢。如不能复位或不能维持复位时，应切开复位，以克氏针内固定。

（4）喙突骨折：一般无须手术治疗，患肢悬吊三角巾4周即可。

2. 手术治疗　手术指征概括如表17 -1所示。

表17 -1　肩胛骨骨折手术指征

骨折类型	移位程度
肩峰骨折	>5mm，下陷畸形，妨碍肩峰下方关节活动
肩胛冈骨折	>5mm，影响冈上、下肌正常滑动
喙突骨折	明显分离移位或压迫神经血管束
肩胛颈骨折	在横断面或冠状面上成角畸形 >40°C，骨折移位 >10mm，经牵引治疗无效；合并SSSC损伤或FSI

续 表

骨折类型	移位程度
肩胛骨体部骨折	肩胛骨体部外缘骨折刺入盂肱关节
盂缘骨折	合并肱骨头脱位，复位后仍有肩关节不稳定，骨折移位 >10mm，累及盂窝前部 1/4 或后部 1/3
盂窝骨折	关节面台阶移位在 3~5mm 上或伴有 SSSC 损伤
混合骨折	有上述骨折移位特征，合并肩袖损伤或肩胛上神经损伤

三、肱骨近端骨折

（一）概述

很多移位骨折和骨折 - 脱位的分类法是根据损伤机制或移位而分型的。现常用的是 Neer 四部分骨折分类法和 AO 分类法（图 17 - 8）。

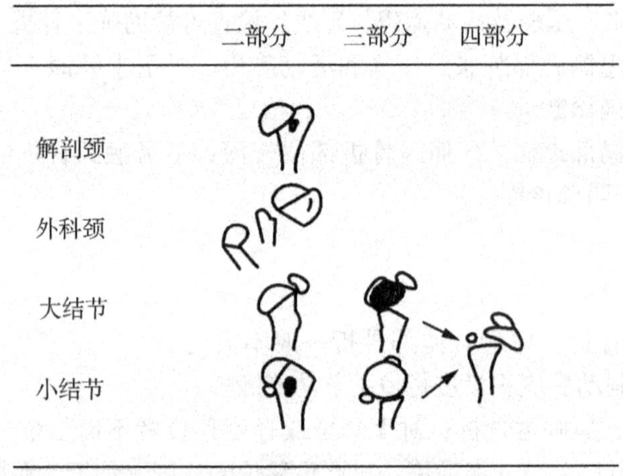

图 17 - 8　肱骨近端骨折 Neer 分型

Neer 是按照移位骨块的数目（移位 >1cm 或成角 >45°）而不是骨折线的数目分类的。他观察到肱骨上端骨折可出现 1 个或 4 个主要骨折块：①关节部或解剖颈。②大结节。③小结节。④骨干或外科颈。这些骨折块中有 3 个与其在肱骨近端的骨化中心一致（1 个在肱骨头，大、小结节各有 1 个）。这些骨化中心在结合部的融合形成易于骨折的薄弱部位。

在各种类型损伤中，肱骨近端的血供及其破坏是预测肱骨头存活可能性的关键。旋肱前动脉是肱骨头的主要供血动脉，其进入骨内的分支称为弓形动脉，为整个肱骨头供血。旋肱后动脉只供应关节面后下方的一小部分。通过肩袖附着点进入肱骨头的血管同样重要。

（二）诊断

理解和使用 Neer 的四部分分类法需要良好的原始 X 线片和关于作用在各个骨块上肌力的知识。为了准确判断和进行分类，需要拍摄 2 个（最好为 3 个）位置的肱骨近端 X 线片，一般来说，拍这些 X 线片给患者带来的不适很少。

肱骨近端的内旋和外旋 X 线片观察是不够的，易使肩关节脱位漏诊，必须拍摄腋窝侧位或真正的肩胛骨侧位 X 线片。用 X 线平片来确定 Neer 分类时，观察者之间的可靠性和重复性均较低。计算机断层摄片（CT）检查有助于评价这些损伤，尤其是在用 X 线平片不能确定骨折类型时更为有用。

（三）治疗

（1）无移位骨折：不管骨折线的数量或所损伤的解剖结构如何，无移位骨折本质上属于一部分（one part）骨折，可采用吊带悬吊和逐步的功能锻炼治疗。合并肩关节脱位的肱骨解剖颈无移位骨折在整复脱位之前，应该给予预防性固定，以防止解剖颈骨折医源性移位。

（2）二部分骨折：伤及肱骨结节的有移位的二部分骨折可按治疗撕脱骨折方法处理。二部分骨折伤及解剖颈时，可使关节面骨块血供丧失，从而可能需做假体置换术。如果能够使骨折复位并愈合，应暂缓置入假体，因为许多患者的症状并非严重到必须做假体置换。对二部分骨折伤及外科颈通常可采用吊带悬吊、上臂悬垂石膏或其他保守疗法。手术疗法的适应证为开放性骨折、闭合整复失败、伴有腋动脉损伤和有选择的多发性创伤。若骨折能复位但不稳定，可采用经皮穿斯氏针固定和吊带悬吊制动 3 ~4 周。如果需要切开复位，可采用髓内钉结合张力带或近端带锁髓内钉做内固定，这样固定允许肢体进行早期被动活动。带锁定螺钉的肱骨近端钢板（LPHP）钢板，以其角稳定性，尤其适用于骨质疏松的患者。这些骨折切开复位和内固定的手术途径与移位的三部分骨折手术途径是一样的。

（3）三部分骨折：三部分骨折最好采用切开复位和内固定治疗。在三部分骨折中，有一个结节还与肱骨头关节面骨折块相连，因而仍有血管供血。采取准确复位、固定和强化的康复训练，可以获得良好的结果。内固定方法与二部分骨折的内固定方法相似。螺丝钉、粗缝合线或钢丝张力带与一些髓内固定物或钢板联合应用于骨质疏松的患者可提供稳定的固定。

（4）四部分骨折：在四部分骨折中肱骨头部已经失去血供，如果患者愿意手术并要求保持良好的肩部功能，假体置换术可取得最佳效果。在开放性骨折和骨折伴有表面皮肤严重损伤的情况下，也可采用经皮整复和外固定治疗移位的肱骨近端骨折。

四、肱骨干骨折

（一）概述

肱骨干骨折（fracture of the shaft of the humerus）可由直接暴力或间接暴力引起。直接暴力常由外侧打击肱骨干中段，致横形或粉碎性骨折。

间接暴力常由于手部、肘部着地，力向上传导，加上身体倾倒所产生的剪式应力，导致中下 1/3 骨折。有时因投掷运动或“掰腕”，也可导致中下 1/3 骨折，多为斜形或螺旋形骨折。骨折端的移位取决于外力作用的大小、方向，骨折的部位和肌肉牵拉方向等。无论骨折发生在哪一段，体弱患者由于肢体的重力作用或不恰当的外固定物的重量，可引起骨折端分离移位或旋转畸形。肱骨干下 1/3 骨折的移位方向与暴力作用方向、前臂和肘关节所处的位置有关，大多数有成角、短缩及旋转畸形。

（二）诊断

受伤后，上臂出现疼痛、肿胀、畸形、皮下瘀斑和上肢活动障碍。检查可发现假关节活动、骨摩擦感、骨传导音减弱或消失。X 线拍片可确定骨折的类型、移位方向。

若合并桡神经损伤，可出现垂腕，各手指掌指关节不能背伸，拇指不能伸直，前臂旋后障碍，手背桡侧皮肤感觉减退或消失。

（三）治疗

对大多数肱骨干横形或短斜形骨折可采用非手术方法治疗。

1. 保守治疗

（1）悬垂石膏固定：手法复位后不稳定，可采用上肢悬垂石膏固定，适用于肱骨干骨折移位并短缩或斜形和螺旋形骨折，但有可能因重量太大，导致骨折端分离，宜采用轻质石膏，并在固定期间严密观察骨折对位对线情况。

（2）U 形石膏：对复位后比较稳定的骨折，可用 U 形石膏固定。石膏绷带从腋窝处开始，向下绕过肘部外侧再向上至三角肌以上，有益于腕、手及肩的锻炼。对于横形或短斜形骨折易产生断端分离。

（3）夹板固定：小夹板固定治疗应用也很普遍，用 4 块合适长度的小夹板分别置于上臂前、内、外、后侧捆扎固定。在屈肘 90°位用三角巾悬吊。成人固定 6～8 周，儿童固定 4～6 周。若复位后移位、内外成角不明显者，可考虑采用二点直接加压方法。对侧方移位多、成角大者，常可用三点纸垫挤压原理，以使骨折达到复位。对中 1/3 部位骨折患者效果更为理想。1 块放在成角处，另 2 块放在相对侧的近、远端，形成三点挤压力，在垫外捆扎小夹板固定。应用此法要注意捆扎不宜过紧，以免加垫压迫皮肤坏死，甚至引起神经血管压迫缺血，应慎用并在近期内随诊患者。

（4）其他治疗方法：用肩人字石膏、尺骨鹰嘴牵引及颈腕吊带等，但一般情况下临床很少应用。

2. 手术治疗　手术治疗通常采用钢板内固定。适应证包括：

（1）成角畸形无法维持 <15°。

（2）患者无法忍受非手术治疗的长期固定。

（3）肱动脉损伤。

（4）合并其他损伤需要长期卧床，无法利用对抗牵引复位。

（5）合并其他骨折需早期固定。

（6）骨折端有软组织嵌入，对位对线不良。

（7）同侧臂丛损伤。如果合并臂丛损伤，上肢肌肉失去稳定性，难以对抗重力，骨折端分离，无法维持骨折的复位。

（8）多节段骨折，病理性骨折，开放性骨折或者两侧肱骨干骨折。

（何光平）

第三节　肘部及前臂的骨折

一、肱骨髁间骨折

（一）概述

肱骨髁间骨折是肘部严重损伤之一，常见于成年人，骨质疏松的高龄患者也时有发生。这种骨折常呈粉碎型，复位较难且不易固定，易发生再移位及关节粘连，常遗留关节僵硬。无论采用闭合手法复位，还是手术开放复位，其最终效果都不尽满意。

发病机制与类型：直接及间接暴力均可以引起肱骨髁间骨折。根据受伤机制及骨折端移位方向，分为伸展型和屈曲型。①伸展型：当跌倒时，肘关节处于伸展位，地面经手掌向上的反作用力，经尺骨近端向上撞击肱骨髁，造成肱骨髁上骨折，以及肱骨内、外髁分裂成2块或多块，并向后移位。骨折近端向前移位。②屈曲型：跌倒时肘关节在屈曲位直接受地面撞击或经尺骨鹰嘴像楔子样撞击内、外髁间的滑车沟，致两髁分裂并向前移位，而骨折近端向后移位。由于暴力作用于肘部多合并内翻应力，故临床所见骨折常合并远端内倾或向尺侧移位，据此分为伸展内翻和屈曲内翻2类。

肱骨髁间骨折按骨折线方向又可分为“T”形和“Y”型，有时肱骨髁部可分裂成3块以上，即属粉碎性骨折。

Riseborough根据骨折移位程度将其分为4度：Ⅰ度：骨折无移位或轻度移位，关节面保持平整。Ⅱ度：骨折块有移位，但两髁无分离及旋转，关节面也基本平整。Ⅲ度：骨折块有分离并有旋转移位，关节面被破坏。Ⅳ度：肱骨髁部粉碎成3块，关节面被破坏严重。有时移位严重并可穿破皮肤，成为开放性骨折。

（二）诊断

肘关节外伤后有剧烈疼痛，广泛压痛，肿胀明显，可伴有皮下淤血。骨折移位严重者可有肱骨下端横径变宽；重叠移位重者可有上臂短缩畸形。肘关节呈半屈曲位，伸展、屈曲和旋转受限，前臂多处于旋前位，可触及骨折块活动及骨擦感，肘后三角形骨性标志紊乱。有时可合并神经、血管损伤，检查时应予以注意。肘部正侧位X线片可以显示骨折类型和移位程度，并有助于了解关节腔内有否小骨块嵌入。

（三）治疗

肱骨髁间骨折为关节内骨折，常伴有关节囊和周围软组织广泛撕裂，对骨折的整复既要达到解剖或接近解剖复位，保持关节面的平整，又要能早期进行功能锻炼，减轻关节周围的瘢痕形成，使肘关节功能得到良好的恢复治疗肱骨髁间骨折患者应及时就诊，以便确定治疗方案。

（1）无移位骨折：此类骨折为稳定型骨折，可应用长臂后侧夹板外固定，前臂保持在中立位，患肢悬吊并抬高，冰敷还可减轻水肿。2～3周开始主动活动练习。

（2）无移位性、旋转型或粉碎性骨折：此类骨折虽然较少见，但治疗却较困难，应及早就诊，可先应用夹板固定和冰敷。

过去认为手术治疗的风险性较大，现在的观点认为手术是有效的方法。对存在手术禁忌证的患者，可应用鹰嘴牵引等方法。总之，对治疗方式的选择，取决于骨折的类型、患者的运动强度以及医生的建议。手术切开复位内固定和骨牵引是最常用的两种方法。对老年重度粉碎性骨折，可实施肘关节置换。

二、肱骨外髁及外上髁骨折

（一）概述

肱骨外髁及外上髁骨折是儿童肘部常见损伤，其发生率仅次于肱骨髁上骨折，多见于学龄前男性儿童，男女之比约为3∶1。肱骨外髁骨折块包括肱骨小头、滑车桡侧壁、肱骨下端桡侧干骺端及肱骨外上髁骨骺。外髁表面骨质被肌群撕脱时，则称为肱骨外上髁骨折。

发病机制与分类：

除外上髁骨折多因前臂伸肌群突然猛烈收缩所致外，大部分病例多由间接暴力造成，摔倒时手掌着地，前臂旋前，肘关节稍屈，暴力经桡骨头撞击肱骨外髁而发生骨折，如尺骨冠状突也参加撞击，则骨折块可包含部分滑车。由于肘关节在致伤瞬间所处的位置不同，是否合并肘内或外翻应力，骨折块移位的方向和大小有明显不同，移位严重程度与外力和肌肉牵拉作用的关系也十分密切。按骨折移位的程度分为以下3度。

Ⅰ度：无移位的裂纹骨折。

Ⅱ度：骨折块向外后侧移位，或骨块伴有向下翻转变位，但一般不超过30°。

Ⅲ度：骨块在侧方移位的基础上出现明显的旋转移位。沿纵轴向外翻转时，多超过90°，个别病例可达180°，并可伴有向后方向的翻转。

（二）诊断

1. 临床表现　伤后肘部疼痛肿胀，肘关节呈半屈曲位。因其损伤主要位于肱骨外髁或外上髁，自觉痛及压痛均以此处最为剧烈、明显并最早出现，有移位者可触及骨折块或有骨擦感；合并关节脱位者有较重畸形。肘后三角随着骨折块的变位而变形。

2. 诊断　主要依据外伤史、临床症状及X线平片所见，并应注意观察有无肘部其他伴发伤。少数诊断困难者可摄双侧肘部正位及侧位平片进行对比观察。成人X线片可清楚显示骨折线及类型，对移位的判断也较有帮助。但儿童因骨骺骨化不全，特别是2岁以下的幼儿，应注意与肱骨下端全骺分离及肱骨小头骨骺分离相鉴别。

（1）肱骨下端全骺分离：表现为肘关节普遍肿胀及周围性压痛，外形类似肱骨髁上骨折或肘关节后脱位，肘后三角关系正常；而伴脱位的肱骨外髁骨折三角关系失常。肱骨下端全骺分离者，X线片显示其干骺端有薄条状骨折片或肱骨下端内侧有一三角骨片，肱骨外髁骨骺随同尺、桡骨向内、后方移位，肱骨小头与桡骨小头的对应关系正常。

（2）肱骨小头骨骺分离伴移位或旋转：其肱骨小头与桡骨头对应关系失常。进一步鉴别应做关节内造影，造影剂局限在肘关节腔内者为肱骨下端全骺分离。

（三）治疗

主要根据骨片的移位程度酌情处理。

1. 手法复位　Ⅰ度骨折患者将伤肘屈曲90°，前臂取略旋后位，用石膏托或超关节小夹板固定4周，以后除去外固定，做肘部功能锻炼；Ⅱ、Ⅲ度骨折宜首选手法复位，局麻下或无麻醉下，两助手分别把持伤肢上臂与前臂，取肘关节伸直内翻位使肘关节外侧间隙增大，前臂旋后位腕关节背伸使伸肌群松弛，无翻转移位者不需牵引，以防骨折块翻转。对向后外移位者，术者用拇指将骨折块向内或内前方推挤，向前外侧移位者则应向内后方推挤复位。对有翻转移位者应结合X线片摸清骨折块，患者前臂伸直旋后，患肘置于内翻位，先用拇指矫正旋转移位，然后推入关节内复位。摄片证实复位情况后，可用长臂石膏托或夹板固定4～6周。依据骨折复位后的稳定情况，于伸肘或屈肘位固定。伴肘关节侧方或后方脱位者应同时复位。本组绝大多数可获理想复位，需开放复位及内固定者仅属个别病例。若骨块难以固定或多次复位失败时，仍应及时改行手术治疗。

2. 手术治疗

（1）手术适应证

1）严重Ⅲ度骨折移位或翻转移位。

2）移位骨折，局部明显肿胀，影响手法复位或手法复位失败者。

3）某些陈旧性移位骨折。

（2）手术方法：臂丛麻醉或全麻，取肘外侧切口，由肱三头肌和肱桡肌及桡侧腕长伸肌之间暴露骨折端，清除关节内血肿，认清骨折块各个方位，与外髁骨质缺损部位形状是否相符。对单纯外上髁撕脱用10号线缝合1针即可。但应注意切勿使骨片碎裂，否则影响固定的牢度。对外髁骨折可将肘关节屈曲，用巾钳夹住骨折块，使其准确复位，用螺丝钉或2枚细克氏针交叉固定。克氏针应避开骨骺线，更不可进入关节腔。另外，也可用缝线固定。先用巾钳在肱骨下端桡侧缘与骨折块外侧各钳出一骨孔，以短粗针贯穿10号丝线或1号可吸收线，收缩结扎线时，要保持骨折块对位稳定，并用手指抵紧。结扎固定后轻轻伸屈肘关节，了解其稳定情况。如不满意，可在该缝合部的前、后各加强固定1针。术后用石膏托固定4周，其后进行肘部功能锻炼。

三、肱骨内髁及内上髁骨折

（一）概述

肱骨内上髁及内髁骨折均多发于少年和儿童。肱骨内上髁骨折是肘部常见的损伤之一，约占儿童全部肘关节骨折的10%，仅次于肱骨髁上骨折和肱骨外髁骨折。肱骨内髁骨折虽不多见，但其损伤范围波及整个肱骨滑车，对肘关节功能影响较大。前者属于关节外骨骺（内上骺）骨折，而后者是关节内骨骺骨折。肱骨内髁骨折块包括肱骨滑车，通常占肱骨下端尺侧关节面的2/3，有时骨折块为单纯滑车而不含内上髁。

发病机制与分类：肱骨内上髁主要有肘内侧副韧带及在其上方的前臂屈肌群起点附着。肘内侧副韧带分为2束，前束斜向止于冠状突，维持肘关节的稳定；后束呈扇形止于尺骨鹰嘴内侧。肱骨内上髁骨折常见于平地跌倒或投掷等运动性损伤。当肘关节处于伸直位以手掌撑地摔倒时，上肢处于外展位，体重以及肘关节正常的携带角，造成肘关节的外翻应力。在骨骺未闭合前，骺板是潜在的弱点，再加上处于紧张状态的前臂屈肌群的骤然收缩，导致内上髁骨折，内上髁被牵拉向前下并可旋转移位。此时如暴力持续增加，可出现一过性肘关节侧后方脱位，内侧关节间隙加宽而将撕脱的内上髁嵌夹于关节内，以致造成复位困难。

肱骨内髁骨折不但可因前臂屈肌群猛烈收缩引起撕脱性骨折，相反地，亦可由于从手掌向上传导的暴力偏向尺侧，以致肘关节趋向内翻状，致使尺骨鹰嘴撞击肱骨滑车而引起肱骨内髁骨折。

此组骨折的分度主要取决于骨块的移位程度。Ⅰ度指骨折块无明显移位者；Ⅱ度指骨折块仅有侧向移位，如系肱骨内上髁撕脱骨折，可伴有旋转移位但角度 $<30°$；Ⅲ度则指移位超过Ⅱ度以上者，包括肱骨内上髁嵌入关节内及因肱骨滑车变位所引起的肘关节半脱位等。

（二）诊断

1. 临床表现　伤后患侧肘关节出现剧烈疼痛及以内侧为主的肿胀，肘内侧压痛，可伴有瘀斑。在肘关节内侧可触及活动的骨折块或有骨擦感。由于前臂屈肌群受累，除肘关节一般功能障碍外，多同时伴有屈腕、屈指及前臂旋前等功能障碍。该处有尺神经绕过尺神经沟，多伴有尺神经损伤的症状，尤以肱骨内上髁撕脱者为多发。此外，肱骨内上髁嵌入关节内，则发生关节交锁症状，肘呈被迫体位，此时疼痛更为剧烈。

2. 诊断　根据外伤史、临床症状特点及X线平片所见，以及伴或不伴有尺神经症状等，一般诊断多无困难。X线正位片可显示骨折线方向、骨折块大小和移位的程度，侧位片能提示骨折块向前方或后方移位。对小儿骨骺发育期，X线平片上显示不清者，可拍双侧X线片对比观察。但对于经验丰富的临床医师，根据详细的临床检查完全可以判定。

（三）治疗

对无移位的骨折无需复位，仅用长臂石膏托或超关节小夹板固定3～5周，拆除石膏或夹板后进行功能锻炼；对Ⅱ度以上骨折宜首选手法复位，失败者再考虑手术。

1. 手法复位　局麻、臂丛麻醉或无麻醉下，对Ⅱ度骨折应将肘关节置于屈曲90°～100°，前臂旋前，使前臂屈肌放松。术者用拇指推开血肿，将骨折片自下向上推按，使其复位。复位后再用鱼际肌抵住肘内侧，相当肱骨内髁部，并向桡侧上方推按加压保持复位，上肢用石膏加压塑形，以增强骨折复位后的稳定性，4～5周后拆除外固定进行功能锻炼。如肱骨内上髁骨折块嵌入关节内，可先由助手将前臂外展、旋后，使肘关节外翻，使之将内侧间隙张开，然后伸腕、伸指，再过伸肘关节，即所谓“三伸”复位法，迅速将前臂屈肌拉紧，将骨折片拉出关节间隙之外，变成Ⅱ度骨折后，再按Ⅱ度骨折处理。除非有软组织嵌顿及伴有尺神经损伤症状需手术探查者，一般无须开放复位及做内固定术。

2. 经皮撬拨复位固定　如骨折片有旋转，手法难以复位或手法复位失败，可在X线机电视荧屏监视下，采用经皮钢针撬拨复位，用1枚克氏针从骨片的内上方经皮插入，针尖抵住骨片，纠正旋转移位及侧方移位，推骨片向外方直至解剖复位，并用1～2枚克氏针做内固定，将针尾折弯剪断埋入皮下或留于皮外，术后用石膏托或超关节小夹板外固定3～5周。此法失败者立即施行切开复位内固定。

四、桡骨头骨折

（一）概述

桡骨头骨折是临床上比较常见的肘部创伤之一，成人多见，青少年少见。桡骨颈骨折则儿童多见，属骨骺分离损伤。据统计资料显示桡骨头骨折约占全部肘部创伤的11%、全身骨折的0.8%，约1/3合并肘部其他部位的损伤。由于桡骨头切除后存在比较多的并发症，包括肘、腕部疼痛，肘及前臂活动范围受限，肘关节外翻不稳定，提携角增加，肌力及握力下降，下尺桡关节半脱位，异位骨化等。既往对桡骨头骨折大多进行简单的单纯桡骨头切除术，现在已经受到了严格限制。随着对肘关节功能解剖研究的进一步深入以及患者对肘部功能的要求越来越高，现在临床上更加重视维持肱桡关节的完整性，即尽最大努力恢复桡骨头的原始解剖形态，以维持肘部稳定性。

桡骨头位于尺骨近端的“C”形切迹中，在前臂旋转活动中始终保持与尺骨接触。在肘关节屈伸、前臂旋转的任何角度都有应力传导，完全伸直位桡骨头传导的应力最大，前臂旋前也增加了肱桡关节的接触和应力传导。桡骨头属关节内结构，参与肘关节屈伸、前臂旋转活动。与多数关节内骨折一样，切开复位内固定（ORIF）是其治疗原则。

病因及发病机制：桡骨头骨折常常发生在平地跌倒或体育运动伤，常因纵向传导的暴力引起。跌倒时上肢外展，肘关节伸直手掌着地，使肘关节置于强度的外翻位，由于提携角的影响使肘关节处于强大的外翻应力作用下，致使肱骨头撞击桡骨头而致其骨折。有时，这种类似暴力可能导致肱骨小头骨折或肘关节内侧损伤，如肱骨内上髁撕脱骨折。此外，任何可引起肘关节脱位的暴力均可引起桡骨头骨折。

分型：分型的主要目的是指导骨折治疗和客观评价愈后。目前临床上较为流行的分类方法是 Mason 分型。为了克服 Mason 分型对骨折的大小、移位的程度、合并伤认识的不足，诞生了改良的 Mason 分型法。

Ⅰ型：桡骨头或颈骨折，无或微小移位。①前臂旋转功能仅因急性期的疼痛和肿胀而受限。②骨折关节内移位 <2mm。

Ⅱ型：桡骨头或颈骨折，移位 >2mm。①机械性因素引起的运动受限及不协调。②骨折经切开复位内固定可修复。③骨折累及桡骨头关节边缘 2 处以上。

Ⅲ型：桡骨头和桡骨颈严重的粉碎性骨折。①骨折不可修复。②为恢复运动需行桡骨头切除术。

Ⅳ型：伴发肘关节脱位及前臂骨间膜损伤的 MasonⅢ型骨折称为 Mason－JohnstonⅣ型。

（二）诊断

通常桡骨头骨折伤员均有明确的外伤史，主要临床表现是肘外侧局限性肿胀和压痛及肘关节功能障碍。尤其前臂旋后功能受限明显。拍摄肘关节前后位和侧位 X 线片和 CT（三维重建）可以诊断并能确定骨折类型。必要时可进行双肘对比摄片，以资鉴别。

临床上根据外伤史、局部症状体征、影像学改变即可明确诊断。

（三）治疗

1. 保守治疗　多用于 MasonⅠ型骨折的治疗。现多数学者已放弃早期石膏管型固定、制动 2～4 周的做法，而是采取早期活动（制动 3～5d），相信早期活动可以帮助塑形和调整轻度的运动不协调，而不会引发较大的骨折移位。急性期抽出关节内积血并注射局麻药物可减轻疼痛、辅助早期活动。多数 MasonⅠ型骨折患者经 2～3 个月的功能锻炼愈后良好。伸肘轻度受限较为常见，部分患者偶有疼痛。但确有少数患者虽然骨折对位对线良好，却愈后较差，此种情况可能由关节软骨游离碎片嵌顿引起可能性大。

2. 切开复位内固定术（ORIF）　对于手术治疗适应证的掌握，各家的主张不同。一般认为下列几种情况应列为手术指征：①桡骨头颈部的粉碎骨折。②超过 1/3 关节面的边缘骨折，特别是累及尺桡关节的骨折。③骨折块嵌入肘关节间隙。④桡骨颈骨折有成角，影响前臂旋转功能者。切开复位内固定术多用于 MasonⅡ型和 MasonⅢ型移位骨折的治疗。手术在臂丛麻醉下，通常取后外侧入路，根据骨折情况选用交叉克氏针、微型螺钉、Herbert 螺钉或微型“T”或“L”型钢板固定。但既不影响近侧尺桡关节活动又要达到坚强的内固定却较困难。典型的Ⅱ型骨折 Herbert 螺钉固定可取得极佳的临床效果，手术可采用前侧、后侧或后外侧切口，固定螺钉的尾部及钢板应置于桡骨头的前外 1/3 安全区，以免在前臂旋转时撞击尺骨关节面致关节疼痛及旋转受限，当然有条件者亦可选用可吸收螺钉。术中应注意不要过分暴露桡骨颈远侧或过度牵拉旋后肌，以免损伤骨间背侧神经。切开复位内固定术禁用于老年患者及潜在骨性关节炎和肱骨小头损伤者。

3. 桡骨头切除术　对于不能够复位的严重粉碎MasonⅢ型骨折，多采用桡骨头切除术，以增加前臂的旋转和肘关节的伸屈功能以及减轻肘部的疼痛。但是现在对是否将其切除一直存在争议，因为桡骨头切除后必然影响肘关节的生物力学基础，临床上会出现多种远期并发症，如肘、腕关节疼痛、下尺桡关节脱位、肘外翻角增大。当桡骨头骨折不能达到稳定的骨性连接，而又无长期随访结果支持桡骨头假体置换时，应行桡骨头切除术。

4. 桡骨头切除假体置换术　多用于MasonⅣ型桡骨头骨折的治疗，即伴有肘关节不稳定因素的Ⅲ型骨折的治疗。许多Ⅲ型骨折稳定固定很难达到，为恢复肱桡接触，减少桡骨头切除术后远期并发症的发生，桡骨头假体置换应用于临床。但是假体置换本身也有其不能克服的缺陷。应用的硅假体效果不理想，有材料失效、假体脱位、微粒性滑膜炎等并发症。生物力学试验证明，硅假体在维持外翻应力、防止桡骨移位方面效果不佳，部分患者桡骨可继续移位。所以，对桡骨头粉碎骨折后，将桡骨头切除后是否行假体置换术一直存在争议。金属假体置换后虽可有轻度肘、腕关节功能障碍，但其远期效果良好。Harrington建议不可重建的桡骨头骨折合并肘关节脱位、内侧副韧带损伤、尺骨近端骨折、冠状突骨折是金属假体置换的适应证。现临床上多用Judet假体，干长5.5cm，颈干角为15°，头壳有35°的转动弧，这样在肘关节活动时可以和肱骨小头和尺骨桡切迹更好地吻合，它的合理性在于假体头的自由转动，可以减少集中在假体和骨界面的应力，从而减少假体的松动和磨损。

五、尺、桡骨干双骨折

（一）概述

尺、桡骨干双骨折较为多见，占全身骨的6%左右，青少年和老年人占多数。由于解剖功能的复杂关系，两骨干完全骨折后，骨折可发生侧方、重叠、成角及旋转移位，复位要求较高，手法复位外固定治疗时，必须纠正骨折端各种移位，并保持骨折端整复后的对位，进行外固定直至骨折愈合。

病因：

1. 直接暴力　尺、桡骨干双骨折多为暴力或重物打击，两骨多在同一平面的横形骨折。枪弹伤致骨折为开放性碎性骨折，直接暴力所致骨折的局部软组织损伤较严重。由于此时的骨折为不稳定骨折，愈合和预后不良。

2. 间接暴力　跌倒时手掌着地，地面反作用力沿着腕－腕桡关节－桡骨下段向上传导，除桡骨中下段横形或者斜形骨折之外，暴力通过骨间膜传导到尺骨而出现尺、桡骨干双骨折。此类骨折软组织损伤一般不严重，儿童可发生青枝骨折，尺、桡骨干骨折端向掌侧成角移位，且有远侧骨折端的旋后移位。

3. 扭转暴力　运转的机器的转轮或皮带或向后跌倒，尺、桡骨相互扭转而产生骨折，两骨折成角相反，如桡骨向背侧成角，尺骨向掌侧成角，即两骨折方向不一致，使手法整复困难。

（二）诊断

患者均有外伤史，前臂伤后疼痛、肿胀及功能障碍，特别是前臂不能旋转活动，肢体骨折部位的压痛明显，且有肢体环形压痛，局部有明显变形，有时可听到骨擦音，即可诊断前臂骨折。通过X线片检查可以确诊，又可明确骨折类型、移位方向等，有助于手法复位外固定治疗；注意摄 X 线片应包括上、下尺桡关节，以免遗漏关节脱位。

（三）治疗

1. 手法复位外固定

（1）麻醉：臂丛神经阻滞麻醉，即可使患者完全无痛、前臂肌肉放松，便于手法整复骨折的移位。

（2）体位：患者仰卧位或背靠坐位，肩关节外展、肘关节屈曲，在对抗牵引下，纠正骨折端重叠、成角及旋转移位，再用手法整复侧方移位。

（3）牵引：将患者的体位和患肢以适中位放置后，用一条宽布带将肘关节固定，作为对抗牵引。助手一手握住伤肢拇指，另一手握住 2 ~ 4 指进行持续牵引。在持续牵引情况下，将前臂放在远侧骨折端对向近侧骨端所指的方向。若尺、桡骨在上 1/3 骨折，远侧骨折端应放在旋后位，因为旋后肌使桡骨近端旋后；若尺、桡骨在中 1/3 骨折，骨折线在旋前圆肌下方，桡骨近段处于中间位；应将远侧骨折端置于中间位后再以手法复位整复侧方移位。

（4）手法复位

1）牵引加压复位手法：术者立于患者伤侧，在持续牵引情况下，先用两手拇指及其他手指纠正两侧骨折端靠拢移位，再用两手掌对压两侧骨折端的侧方移位，即可使之复位。骨折移位整复后，在术者未放松加压复位力时，助手即放松一些牵引力，使骨折端相互抵紧，以防再移位，有利于外固定处理，此法适用于尺桡骨中 1/3 或下 1/3 部位的骨折移位的整复。

2）牵引成角复位手法：术者用两手拇指沿导致骨折的暴力的方向推顶骨折端，使得重叠移位的骨折两侧接触而纠正重叠移位，之后两拇指将两侧骨折端推顶平整，即将两侧骨折端迅速拉直即可使之复位，助手稍放松牵引力，使骨折端相互抵紧，以利于外固定处理。

（5）外固定方法

1）前臂夹板固定：在牵引情况下，前臂包薄棉垫，于尺、桡骨折部位的掌侧及背侧分别放 2 骨垫并用 2 条胶布固定，在上 1/3 和中 1/3 骨折时，于前臂背侧上下端各置放一纸压垫，掌侧骨折部位放置 1 块纸压垫，施行三点挤压维持尺桡骨干背弓的生理弧度，再将掌侧、背侧、尺侧及桡侧 4 块夹板放妥并用布带捆扎 3 道，使布带松紧适当。肘关节屈曲 90°于中立位，并用三角巾将患肢吊于胸前，时时观察，以防捆扎过紧产生缺血性肌肉坏死或者骨筋膜室间综合征。如前臂肿胀严重、皮肤条件不佳，可将患肢用石膏托固定，等肿胀消退，控制感染；及时复位，更换为前臂夹板固定。骨折复位后不论用何种外固定，均必须严密观察手的血运，注意手皮肤温度、颜色、感觉及手指活动情况等，如伤肢或手疼痛剧烈，肿胀严重，手皮肤青紫或苍白，手指麻木、不能活动和无脉搏，这是骨筋膜间室综合征的先兆，应立即放松外固定，必要时手术探查或切开减压处理。

2）上肢石膏：上石膏的同时，要在尺、桡骨前后塑型，使尺、桡骨向两侧撑开，以免骨折端发生再移位。石膏固定应注意避免发生血循环障碍。术后抬高伤肢，及早开始全身及伤肢功能锻炼。

（6）功能锻炼：骨折复位外固定后，早期及时锻炼可以防止关节活动障碍并可促进骨折愈合。全身及伤肢进行功能锻炼时要充分做手指的伸屈活动及肩关节的活动，并逐渐增加功能锻炼次数及活动量。尺、桡骨双骨折经手法复位加上肢石膏或者前臂夹板固定及功能练习，一般都可以达到满意疗效。

2. 手术切开复位内固定

（1）适应证：①开放性骨折伤后在8h以内，或软组织损伤严重者。②多发骨折，特别是一个肢体多处骨折者。③多段骨折或不稳定性骨折手法复位不满意或不能维持整复骨折端的对位者。④尺、桡骨上1/3骨折手法复位失败，或难以外固定者。⑤对位不良的陈旧性骨折。⑥火器性骨折，伤口愈合，骨折端移位未复位者。

（2）手术步骤（尺桡骨中1/3骨折为例）：①臂丛麻醉下，患者取仰卧位，上臂扎气囊止血带，伤肢放于胸前，肘关节屈曲，常规消毒，铺无菌巾。②先做尺骨骨折端开放复位固定，在尺骨的背侧面的尺侧做切口，切开皮肤、皮下组织和深筋膜，从尺侧腕屈肌和尺侧腕伸肌之间分开，显露尺骨两骨折端，将选好的髓内钉近侧骨折端逆行打入，从尺骨鹰嘴突顶部穿出皮肤之外，并在钉尖穿出处的皮肤做一小切口，继续使髓内钉打入，仅露出骨折近端1cm，将骨折端复位并维持对位，检查尺骨骨折是否解剖对位，将髓内钉从近侧端倒打入远侧骨折端，使髓内钉在鹰嘴突顶点外仅留0.3cm，剪除多余部分。③再做前臂桡侧的背侧切口，切开皮肤、皮下组织和深筋膜，分开桡侧腕短伸肌和指总伸肌，显露旋后肌，切开部分旋后肌，显露桡骨骨折端，将骨折端复位，注意切勿损伤从旋后肌中穿出的桡神经深支。再在桡骨远端背侧做斜切口，向两侧牵开肌腱，显露桡骨远端背侧，在距关节1.5cm处起一纵行狭长的倾斜骨槽，将选好的髓内钉打进骨槽内，并沿桡骨纵轴方向打进远侧桡骨骨折端的髓腔中，使前臂于中间位，将骨折端复位，使髓内钉通过两骨折端，继续打进近侧骨折端内，直到桡骨颈部为止，髓内钉尾留在骨外0.3cm，剪除多余部分，注意骨折端复位对位不要发生旋转，检查骨折对位及髓内钉固定情况。④逐层缝合伤口，术后用上肢石膏将肘关节固定于功能位，抬高伤肢，活动手指，10～14d拆除缝线，加强上肢功能锻炼。术后8～12周拆除石膏；摄X线片，了解骨折愈合情况。骨痂过少者，还要继续固定牢固；骨折愈合后半年，可拔除髓内钉。

（何光平）

第四节　膝部及小腿骨折

一、股骨髁部骨折

（一）概述

股骨髁部骨折是关节内骨折，其对膝关节的影响为：

（1）关节面不平滑可导致创伤性关节炎。

（2）内外髁不均衡导致膝内翻或膝外翻，使下肢轴线失去正常。

发病机制：高处坠落膝内、外翻位着地，偏向单侧的剪力可造成单髁骨折。如剪力向后可造成髁后方的冠状面骨折，骨折片多游离。双髁骨折又称髁间骨折，病因常为高处坠下足底着地，身体重力经股骨干向下传达，而地面反作用力经胫骨向上传达。股骨髁部遭受胫骨髁间脊部向上反力，如一楔子致股骨内外髁骨折并向两侧分离。亦可由股骨干插入两髁之间，股骨髁被分成左右两半，形成“T”形、“Y”形髁间骨折。股骨髁部粉碎性骨折则多由直接外力引起。

分类：

1. 单髁骨折　包括：①内髁骨折。②外髁骨折。③髁后部冠状面骨折（称为 Hoffa 骨折）——单髁的后部可以为单独骨折，多发生于外髁后方，髁的后部骨片成为一块游离骨块向上移位。

2. 双髁骨折　包括：①“T”形骨折。②“Y”形骨折。③粉碎性骨折。

（二）诊断

伤后膝部肿胀，疼痛，关节内积血，活动受限。依其骨折类型出现不同的畸形。膝关节增宽，有骨擦音。根据 X 线摄片可确诊其及类型。

并发症有半月板或韧带损伤，尤应注意有无腘动、静脉及神经损伤。为确定腘动脉的通畅情况，可使用多普勒超声诊断或更精确的血管造影技术。

（三）治疗

此骨折为关节内骨折，如复位部满意可引起外伤性关节炎或膝关节僵硬。处理原则是解剖复位、内固定、早期活动、防止关节粘连僵硬。

1. 目的

（1）关节面解剖复位。

（2）纠正旋转移位，恢复力线。

（3）将股骨髁稳定在股骨干上。

（4）早期康复。

2. 手术治疗的方法

（1）无移位骨折：可在吸出关节腔内积血后加压包扎，然后采用牵引治疗或石膏固定治疗。行牵引治疗者，将患肢置于托马架上，采用胫骨结节骨牵引，在牵引中活动膝关节。行石膏长腿固定治疗者，固定时间一般不长于 4 周，或在初期固定 3～4 周后改用下肢腿铰链石膏，以便早期进行膝关节功能操练。

（2）移位的单髁骨折：如手法复位失败应及时切开复位，用松质骨螺钉固定。最好用 2 枚螺钉，以防骨片旋转，拉力螺钉之螺纹必须跨过骨折线，否则不能形成加压。对髁后部冠状面骨折，切口后端应向后转，显露骨折块后直视下复位，以松质骨螺钉固定。对单髁长斜形骨折可应用加压钢板。

（3）移位的髁间骨折：一般手法复位固定比较困难，常需切开复位。手术时应暴露关节面以便其准确复位，并清除所有在关节腔内细小碎骨片。髁间骨折的固定，需要兼顾两髁以及髁与骨干之间的关系，可用髁钢板、“L”型钢板及动力髁螺钉接骨板（DCS）作为固定物，必要时再加拉力螺钉。

3. 术后处理　术后常需要负压吸引防止关节内积血。为防止关节内或关节周围粘连，应在术后早期开始练习骨四头肌收缩及关节活动。在骨折愈合后方可负重（髁间骨折需 3 个月左右）。

二、髌骨骨折

（一）概述

髌骨是人体最大的籽骨。髌骨后面是完整的关节面，其内、外侧分别与股骨内、外髁前面形成髌股关节。髌骨是伸膝装置的中间结构，下肢行走运动需伸膝装置通过髌股关节的作用来完成。髌骨能起到保护膝关节、增强股四头肌力、伸直膝关节最后10°~15°的滑车作用。髌骨骨折的最大影响是膝关节伸直装置失去连续性和髌股关节的动作不协调。

1. 发病机制　髌骨骨折常见，可由直接暴力和间接暴力所致。

直接暴力多因外力直接打击在髌骨上，如撞伤、踢伤等。髌前部皮肤有时有损伤，甚至形成开放性骨折。骨折多为粉碎性，髌两侧腱膜和关节束可保持完好，骨折移位较小。间接暴力多由于股四头肌猛力收缩形成的牵拉性损伤，如突然滑倒时膝关节半屈曲位，股四头肌骤然收缩牵髌骨而上，髌韧带固定髌骨下部，而股骨髁部向前顶压髌骨形成支点3种力量同时作用造成。多为髌骨横形骨折，移位大，髌前筋膜及两侧扩张部撕裂重。

2. 分类

（1）依骨折类型分类

1）髌骨横形骨折。

2）髌骨粉碎性骨折。

3）髌骨纵形骨折。

4）髌骨上（下）及撕脱骨折。

（2）依有无移位分类

1）无移位的髌骨骨折。

2）有移位的髌骨骨折。

（二）诊断

通过外伤病史、体格检查及X线片检查，诊断多无困难。髌骨骨折大多数为关节内骨折，骨折后关节内积血，髌前皮下淤血，肿胀，髌骨漂浮，移位的骨折可触及骨折线间的空隙，膝关节不能自主伸直。髌骨正侧位X线片可证实。对可疑髌骨纵行或边缘形骨折须加摄髌骨轴侧位片证实。

应注意排除髌韧带撕裂、髌骨脱位和发育异常（副髌骨）。对单纯股四头肌或髌韧带撕裂主要通过临床检查排除，侧位片也可以提示髌骨位置的异常。髌骨脱位通常发生向外侧方移位，可以导致髌骨内侧缘骨软骨撕脱骨折。副髌骨多发生在髌骨外上角，骨块边缘整齐、光滑，多对称存在。临床上局部无压痛，以此鉴别。

（三）治疗

治疗髌骨骨折的根本目标是恢复其正常传导股四头肌作用力和维护膝关节稳定的功能。

新鲜髌骨骨折的治疗原则力求达到最大限度的复位，恢复髌骨关节面的平滑，给予较强的内固定，早期活动膝关节恢复其功能，防止外伤性关节炎的发生。

治疗方案依据骨折类型主要有4种选择：①非手术方法用于闭合的、伸膝装置完整的、无明显移位的骨折。②对于骨折断端间有间隙，关节面有台阶的骨折可在关节镜监视下行经皮螺钉固定。③绝大多数骨折需行切开复位内固定术。④对于不能整复的严重粉碎性骨折，髌骨切除或部分切除仍是一种手术方法。

1. 非手术治疗　Bostron认为骨片分离3~4mm，关节面不一致少于2mm的患者可接受非手术治疗。可抽出关节内积血，包扎。用长腿石膏托或管型固定患肢于伸直位，在此期间练习股四头肌收缩，去除石膏托后，开始逐步进行膝关节的屈伸活动。

2. 手术治疗　常用的方法有钢丝环绕缝合、拉力螺钉固定、张力带钢丝固定、AO 克氏针张力带钢丝固定及聚髌器固定等。

3. 内固定方法的选择

（1）钢丝环绕缝合临床上内固定后常仍需外固定保护，现已较少单用。

（2）拉力螺钉可固定粉碎骨块。

（3）当膝关节伸屈活动时，股骨髁形成髌骨运动的支点，其髌骨的前侧有分离力的张力侧，钢丝固定应经髌骨前方，前方进行张力带固定可消除运动时的分离趋势，维持复位。

（4）AO 克氏针张力带钢丝固定作用比前者显著增强，有 2 根克氏针穿入髌骨之中，分担了应力，保持髌骨稳定。AO 方法原型为 1 根钢丝围绕 2 根克氏针做“O”或“8”型环包扎。现常改良为 2 根克氏针各用 1 根张力带钢丝固定，更稳定。

（5）镍钛聚髌器固定是目前另一常用的方法，镍钛材料具有形态记忆功能，并以其爪支位于髌骨前表面，符合张力带的原则。

（6）对严重粉碎性髌骨骨折手术的困难在于可供选择穿针骨块有限，位置不一定理想。近来有人用数根克氏针从各方向串接，组合张力带或附加环扎钢丝固定来治疗。

4. 术后处理　切开复位内固定患者，术后第 2d 练习股四头肌收缩。关于练习屈膝时间，横行骨折患者在术后 3 ~ 5d，粉碎性骨折患者在术后 1 ~ 2 周。

三、胫骨平台骨折

（一）概述

胫骨平台骨折又被称为胫骨髁骨折，是较为常见的骨折，在全身骨折中约占 0.3%，男性多于女性，好发于青壮年。胫骨髁部为海绵骨构成，其外髁皮质不如内髁皮质坚硬，因受损伤时多为膝外翻位，故胫骨外髁的骨折多发生于内髁骨折。

病因包括：①直接暴力：如车祸所致直接碰撞、压轧引起的高能损伤。②间接暴力：为外翻、垂直应力、内翻应力所致。以间接暴力多见。

胫骨平台骨折的部位与受伤时膝关节所处的状态有关。膝关节处于伸直位时，多造成整个单髁骨折。膝关节处于屈曲位时，骨折多局限于平台中部或后部。膝关节处于屈曲且小腿外旋位，外翻应力致伤时可造成胫骨外髁前部骨折。膝关节处于屈曲且小腿内旋位，内翻应力致伤时可造成胫骨内髁前部骨折。

（二）诊断

1. 临床表现　伤后患膝剧烈疼痛、明显肿胀、纵轴叩击痛、功能障碍，局部瘀斑明显，可有膝内、外翻畸形。膝部有明显压痛、骨擦音及异常活动。侧副韧带断裂时，侧向试验阳性。若交叉韧带损伤时则抽屉试验阳性。若腓总神经损伤时可出现小腿前外侧感觉迟钝或消失、肌群张力减弱或消失。

2. 辅助检查

（1）影像学检查

1）X 线：怀疑有胫骨平台骨折，应摄包括股骨下 1/3 到胫骨上 1/3 的膝正侧位 X 线片或 40°内、外斜位 X 线片。

2）电子计算机体层摄影（CT）检查：医师能从躯干横断面图像观察关节较复杂的解剖

部位和病变；能发现平片中很难辨认的小碎骨片。CT 还有一定的软组织分辨能力。膝关节病变对半月板破裂、前后交叉韧带损伤的诊断有一定的价值。

3）磁共振成像术（MRI，又称 MR）检查：其图像质量在许多方面已超过 X 线、CT。具有无辐射损害，成像参数多，软组织分辨能力高（明显优于 X 线、CT，且无骨性伪影，血液或其他体液的流动情况亦可观察到，可以不用对比剂），可随意取得横断面、冠状面或矢状面断层图像等独特优点。它对膝关节前后交叉韧带、侧副韧带的完全断裂可以显示，但对无显著移位的撕脱伤和不完全断裂者难以辨认，对半月板的显示也欠佳。此外，具有对骨骼系统的病灶和钙化灶的显示不如 X 线、CT，空间分辨能力仍低于 X 线、CT，扫描时间长，体内带有磁性金属者不宜做等缺点。主要用于 X 线、CT、B 超难确诊的关节内病变。怀疑合并膝关节韧带损伤时，应行 MRI 检查。

（2）超声波检查：多普勒（doppler）又称彩超检查，能实时、动态地显示大血管中的血流和组织内的细小流，能帮助医师判断血流的方向和测定血流速度。常用于检查血管有无断裂、狭窄，准确性很高。怀疑合并血管损伤时，应行彩色多普勒检查。

（3）神经电生理检查：肌电图是通过特定电子装置测定神经肌肉的生物电活动，以帮助医师了解神经肌肉的功能状况，从而间接判断其病理形态学改变。对神经病变有重要诊断价值。怀疑有神经损伤时应及早行肌电图检查。

（4）关节镜检查：能帮助医师对胫骨平台骨折关节面塌陷的部位、程度及是否合并半月板、交叉韧带损伤的部位、程度做出准确判断并能行治疗。

3. 诊断、鉴别诊断　根据外伤史、症状、体征及辅助检查可以做出诊断。有并发症时需引起高度重视。本病易与其他骨折相鉴别，怀疑有韧带与血管损伤时最好行 CT、MRI 检查。怀疑有韧带、半月板损伤时行关节镜检查。对于胫骨平台隐性骨折宜用 MRI 检查。戴平丰等认为 MRI 不但可以诊断膝部软组织创伤，而且还能清楚地显示 X 线检查不能发现的隐性骨折，且较螺旋 CT 三维重建省时、价廉、信息更丰富。

（三）治疗

胫骨平台骨折的治疗原则是恢复稳定、对线良好、功能良好及无痛的膝关节，减少膝骨性关节炎的发生。治疗目的是使塌陷及劈裂的骨折块复位，恢复膝关节面的平整，纠正膝内、外翻畸形，减少创伤性关节炎的发生。正常胫骨平台负重时，内外侧平台受力基本相同。当胫骨平台表面发生塌陷或力学轴线改变时导致局部单位面积上的压力增加，此压力超过关节软骨再生能力时，即产生创伤性关节炎。当关节面塌陷超过 1.5mm 时，关节内压力发生明显改变；当超过 3mm 时，局部压力明显增高；当塌陷、关节内外翻畸形导致膝关节不稳定时，其预后更差。对关节软骨准确复位及坚强的固定有助于软骨愈合。根据以上生物力学特点，胫骨平台骨折的关节面达到解剖复位、坚强内固定和塌陷骨折复位后的植骨被认为是胫骨平台骨折复位令人满意的 3 个要素。

1. 非手术治疗　手法复位与健侧肢体相比较可以接受的临床标准是成人内外成角小于 7°与健侧肢体相比较，从伸直位到屈曲 90°位，这个运动小夹板固定弧上的任何一点，内翻不应大于 5°，外翻不应大于 10°。

2. 手术治疗　胫骨平台骨折一般骨性愈合期较长，长时间的外固定对膝功能必将造成一定的影响，同时由于废用性肌肉萎缩和患肢负重等，固定期可发生再次移位。对有移位、塌陷大于 2mm 的骨折患者，骨折合并韧带、半月板、神经、血管等并发症的患者都应及早手术治疗。手术入路的选取应视患者的具体病情而定，常有外侧弧形切口、内侧弧形切口、正中切口及联合切口，尽量不用“之”字形放射状切口，以免交叉处发生皮肤坏死。

（1）外固定支架固定：外固定架基本分为穿针固定器、环形固定器、组合固定器3种类型。其主要适用于开放性骨折、不稳定的粉碎性骨折、软组织损伤严重的骨折。笔者常用盂和外固定架、Bastian单侧单平面半针固定架治疗小腿部骨折。

对胫骨平台骨折伴有软组织严重损伤的患者，外侧显露、钢板内固定可能带来灾难性的后果，应考虑行外固定治疗。

SchatzkeiⅥ型多为严重的粉碎骨折，单纯钢板固定有时不牢固，此时可结合超膝关节外固定架固定。

（2）螺钉、钢板固定：螺钉对劈裂骨折、骨折块的固定可起到良好的固定作用。钢板固定的主要缺点是骨外膜常剥离过多。近年来的钢板已逐渐被加压钢板（compression plate）、AO学派的微创稳定系统（less invasive stability system，LISS）、高尔夫钢板、林可解剖钢板主导。因其各有优缺点，术前的选取要根据具体情况而定。

3. 膝关节镜　膝关节镜是微创手术，胫骨平台骨折关节镜下的手术指征是伴有关节内结构损伤的各种类型胫骨平台骨折，特别是有关节面不平整者。手术时间以创伤后2～10d为最佳。关节镜下可确定骨折镜下类型以及膝关节韧带半月板损伤、关节面的情况，还可监视内固定过程，防止内固定侵及关节面，并能对合并伤进行处理。

4. 开放性骨折治疗　治疗原则是尽可能将开放的胫骨平台骨折变为闭合性骨折。首先，进行基本清创；其次，固定骨折端且最大限度保留损伤部位的血运，为软组织的修复提供稳定环境；预防性抗菌治疗，降低残留细菌的存活度；4～7d内应行各种软组织覆盖术；重建防止细菌污染的软组织屏障。如果骨折需行内固定，也可在内固定后用健康肌肉软组织覆盖骨折端，令皮肤创口开放，待炎症消退后，再行延迟一期闭合创面或二期处理，最好选用外固定架治疗。

四、胫骨上段骨折

（一）概述

胫骨上段骨折为常见骨折，如果处理不当，有可能出现骨折迟缓愈合或不愈合或膝关节强直等并发症。

1. 病因　病因常有直接暴力、间接暴力2种。

直接暴力以车祸、重物打击、踢伤、撞击伤、碾轧伤、压砸伤等高能量损伤多见。软组织常挫伤严重，甚至发生皮肤坏死、骨外露。

间接暴力多为高处坠下、旋转暴力、扭伤、跌倒等由传达暴力所致骨折。常有不同程度的断端成角、移位。

2. 分类　根据胫骨上段骨折的部位、损伤时膝关节的体位及损伤程度，将胫骨上段骨折分为伸直型骨折、屈曲型骨折、粉碎型骨折3型。

（1）伸直型骨折：膝关节处于伸直位，从高处坠落或遭受膝前上方的暴力冲击所致，多为斜形骨折。骨折线由前上方至后下方，骨折远端向前短缩移位，骨折近端向后短缩移位。

（2）屈曲型骨折：膝关节处于屈曲位，遭受外力所致，骨折移位程度较伸直型为轻，可为嵌插骨折、长斜形骨折，骨折线由前下方至后上方，骨折远端向后短缩移位，骨折近端向前短缩移位。有时波及胫骨平台关节面，形成“T”形、“Y”形骨折。易合并腘血管损伤。

(3) 粉碎型骨折：骨折块3块以上，多为膝关节遭受高能量损伤所致，常位于有严重的软组织损伤处。

（二）诊断

1. 临床表现　伤后小腿上段明显肿胀、疼痛、功能障碍、局部有瘀斑。小腿上段有明显压痛、纵轴叩击痛、骨擦音、异常活动，有移位时出现肢体成角、短缩畸形。若腓总神经损伤时可出现小腿前外侧、肌群张力减弱或消失。损伤严重者在小腿前、外、后侧间隙单独或同时出现极度肿胀，扪之硬实，肌肉紧张而无力，有压痛、冲击痛、麻痛、牵拉痛，胫后或腓总神经分布区有的感觉迟钝，甚至消失，可能发生筋膜间隙综合征，应仔细对各间隙肌肉做被动牵拉试验，应做间隙压力测定以便早诊治。

2. 辅助检查

（1）影像学检查：怀疑有胫骨上段骨折时，应摄从膝到胫骨中上段的正侧位X线片。怀疑有膝关节胫骨平台关节面损伤、半月板破裂、前后交叉韧带损伤时可行CT或MRI检查，以便及时对并发症进行确诊。

（2）超声波检查：多普勒（doppler）又称彩超检查，能实时、动态地显示大血管中的血流和组织内的细小流，能判断血流的方向和测定血流速度。常用于检查血管有无断裂、狭窄，准确性很高。怀疑合并血管损伤时，应行彩色多普勒检查。

（3）神经电生理检查：肌电图通过特定电子装置测定神经肌肉的生物电活动，了解神经肌肉的功能状况，从而间接判断其病理形态学改变。怀疑有神经损伤时应及早行肌电图检查。

（4）实验室检查：怀疑有挤压综合征时应及早行血中肌酸磷酸激酶、尿肌红蛋白检查。

3. 诊断、鉴别诊断　根据外伤史、症状、体征及辅助检查可以做出诊断。有并发症时需引起高度重视。本病易与其他骨折相鉴别，怀疑有并发症时行CT或MRI、多普勒等检查以便早诊治。

（三）治疗

胫骨上段骨折为近关节部位骨折，有时累及胫骨平台关节面。治疗原则是骨折复位、坚强固定，有利于早期进行膝关节功能锻炼。固定的方法应是既要能克服骨折断端剪力与张应力，又能有利于患肢尽早功能锻炼。

治疗方法的选择应根据骨折情况和软组织损伤程度而决定，有非手术治疗与手术治疗两大类。

1. 非手术治疗

（1）手法复位、小夹板固定

1）伸直型复位法：患者取仰卧位，第一助手站于患者大腿外上方，抱住患大腿中段；第二助手站于患肢小腿外侧，双手握小腿中下部，沿胫骨长轴对抗牵引，矫正重叠与成角畸形，如果远端有外旋，应先纠正旋转移位，使小腿内旋。如果近端向前内移位，术者两手四指端拇指放在远端前侧，其余四指环抱小腿后侧骨折近端，在维持牵引下，术者两手拇指将远端向后推挤，术者两手四指端提拉近端向前，使之复位，如果仍有左右侧方移位，可同时推近端向外，拉远端向内，多可复位。然后在维持牵引下，术者两手握住骨折处，嘱助手慢慢摇摆骨折远端，即可使骨折端紧密相插，最后再以拇指和示指沿胫骨嵴及胫骨内侧面来回触摸骨折端，检查骨折的对位对线情况。

2）屈曲型复位法：患者取仰卧位，第一助手站于患者大腿外上方，抱住患大腿中段；第二助手站于患肢小腿外侧，双手握小腿中下部，沿胫骨长轴对抗牵引，矫正重叠与成角畸形，如果远端有旋外，应先纠正旋转移位，使小腿内旋后或旋前。术者两手拇指放在近端前侧，其余四指环抱小腿后侧骨折远端，在维持牵引下，术者两手拇指将近端向后推挤，术者两手四指端提拉远端向前，使之复位，如果仍有左右侧方移位，可同时推近端向外，拉远端向内，多可复位。然后在维持牵引下，术者两手握住骨折处，嘱助手慢慢摇摆骨折远端，即可使骨折端紧密相插，后再以拇指和示指沿胫骨嵴及胫骨内侧面来回触摸骨折端，检查骨折的对位对线情况。

3）小夹板固定：通常胫骨上段骨折用5块小夹板固定，前侧板2块，后、外、内侧板各1块，要根椐骨折端复位前骨折的移位情况而放置适当的固定垫。

4）石膏固定：复位后使用大腿、小腿前后石膏托固定4～6周，或用管形石膏固定约4周后去除石膏练习膝关节屈伸活动。常选用前后双面石膏托固定，便于观察与调整。固定注意事项大体上同小夹板固定。

（2）牵引、小夹板固定：胫骨上段骨折跟骨牵引主要适用于螺旋形、严重粉碎等不稳定性骨折，特别适用于小腿上段肿胀严重和（或）有水泡形成、皮肤挫伤严重、开放性伤口等软组织损伤严重的骨折患者。软组织损伤病情好转后同时行小夹板固定。跟骨牵引重量为6～8kg，牵引后48h内行X线摄片检查骨折对位情况。牵引时间一般为6～8周。对合并骨筋膜间隙综合征者禁行牵引治疗。

2. 手术治疗　胫骨上段骨折长时间的外固定对膝关节功能必将造成一定的影响，同时由于废用性肌肉萎缩和患肢负重等，外固定期可发生再次移位。为了便于骨折复位，坚强固定，有利于早期进行膝关节功能锻炼，目前多主张手术治疗，行钢板内固定，髓内钉内固定不适合。

钢板固定适用于胫骨上段各型骨折。近年来的钢板已逐渐被加压钢板、AO学派的微创稳定系统（LISS）、高尔夫钢板、林可解剖钢板所占主导。因其各有优缺点，术前的选取，要根据具体而定。手术切口的选取需根据骨折情况与软组织损伤程度而定。Muellier等认为微创稳定系统（LISS）较支撑钢板抗旋转移位的效果要好。

3. 开放性骨折治疗　治疗原则是尽可能使开放性骨折变为闭合性骨折。先进行基本清创；固定骨折端；最大限度保留损伤部位的血运；预防性抗菌治疗，降低残留细菌的存活度；7d内应行各种软组织覆盖、重建术。Gopal等认为开放性骨折内固定较外固定疗效要好。

4. 功能锻炼

（1）非手术治疗患者：早期可行距小腿关节、跖趾关节屈伸活动并行股四头肌舒缩活动，解除外固定后在床上膝关节屈伸活动或扶拐不负重步行锻炼，10周后经检查骨折牢固愈合后才能下地练习负重。

（2）手术治疗患者：胫骨上段骨折复位固定后，即行跖趾、距小腿关节屈伸活动及股四头肌的舒缩活动。术后早期 CPM 锻炼可消除关节积液，减少关节内间质成分沉积，促进吸收，减少膝关节的粘连。术后第 1d 行股四头肌肌力锻炼，防止出现股四头肌萎缩。1 周后行 CPM 锻炼，要求在伸膝位至屈膝 60°缓慢活动，逐渐加大活动范围，主要行膝关节屈伸运动，避免膝关节僵直。术后 10 周行膝关节负重锻炼，此时膝关节屈伸功能基本恢复，骨折多已达影像学愈合，可逐步由部分负重锻炼过渡到完全负重锻炼。

（何光平）

第五节　股骨转子下骨折

一、病因及发病机制

股骨转子下骨折是转子周围骨折的一个特殊类型，大多数学者将这一骨折定义为发生于小转子至股骨干峡部之间的骨折，约占所有髋部骨折的 10% ~30%。患者年龄呈双峰分布、损伤机制不同。老年患者大多由低速损伤引起，而年轻患者多因车祸等高能创伤所致。

二、分类

股骨转子下骨折有多种分型系统。

Seinsheimer 根据骨折块的数量、位置及骨折线的形态提出了下面的分型系统。

Ⅰ型：骨折无移位的或移位小于 2mm。

Ⅱ型：二分骨折。

Ⅱa 型：横行骨折。

Ⅱb 型：螺旋形骨折，小转子位于近端骨折块。

Ⅱc 型：螺旋形骨折，小转子位于远端骨折块。

Ⅲ型：三分骨折。

Ⅲa 型：三分螺旋形骨折，小转子是第三个骨折块的一部分。

Ⅲb 型：三分螺旋形骨折，第三个骨折块为蝶形骨折块。

Ⅳ型：具有 4 个或 4 个以上骨折块的粉碎性骨折。

Ⅴ型：转子下—转子间骨折。

Johnson 在 1988 年提出按区域分型概念，并建议根据骨折的部位选择适当的治疗方案。

Russell 和 Taylor 根据影响骨折治疗的 2 个主要因素，即小转子的连续性、骨折线向后方在大转子上的延伸是否累及梨状窝，提出了一种分型系统（图 17 –9）。

Ⅰ型：骨折其骨折线未延伸至梨状窝。

ⅠA 型：骨折小转子完整。

ⅠB 型：骨小转子发生骨折。

Ⅱ型：骨折累及梨状窝。

ⅡA 型：骨折自小转子经股骨峡部延伸至梨状窝，但小转子无显著的粉碎或较大的骨折块。

ⅡB 型：骨折，骨折线延伸至梨状窝，同时股骨内侧皮质有明显的粉碎，小转子的连续性丧失。

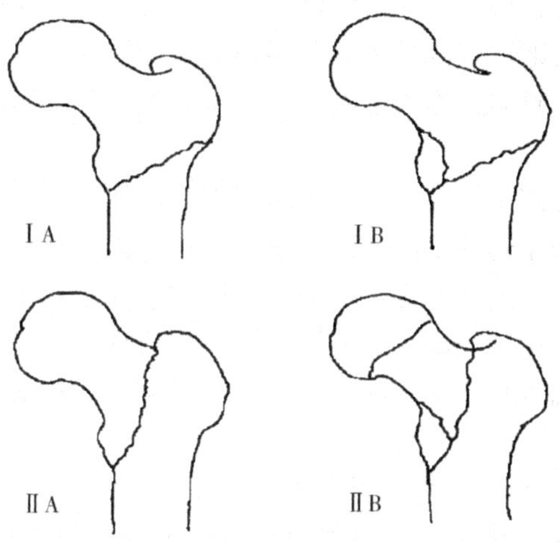

图 17－9　Russell－Taylor 分型

三、临床表现

股骨转子下骨折患者多有明显的外伤史，老年患者往往只是一个轻微的外伤史，比如摔倒，年轻人常合并伤，需仔细排除。患肢肿胀明显伴有剧烈疼痛，股骨上段有反常活动，可闻及骨擦音，不能行走，患肢短缩畸形。

四、诊断

患者多有明显的外伤史，大腿上段剧烈疼痛，活动受限，不能负重行走或站立。患肢短缩畸形，多伴有下肢的外旋畸形。体检时可见大腿上段反常活动，局部肿胀明显，可见瘀斑，局部压痛明显，纵向叩击患肢大腿上段疼痛明显。拍片可见股骨转子下骨折线，可以根据 X 线片分型。

五、治疗

1. 非手术治疗　非手术治疗，包括骨牵引、夹板固定、石膏固定等，适用于一些转子下不全骨折，或无法耐受手术者。非手术治疗者，患肢需长期制动，会出现患肢肌肉萎缩、髋膝关节僵硬、褥疮、尿路感染等并发症；若骨折复位不佳，会出现畸形愈合，下肢短缩或外旋畸形。

2. 手术治疗　由于非手术治疗治疗效果不佳，并发症多，对于完全性转子下骨折患肢，只要条件允许，均主张手术内固定治疗。手术内固定现包括 2 大类：钢板系统和髓内钉系统。钢板固定属于偏心固定，应力分布于一侧，失败率较高。但钢板内固定具有操作简便，可以对骨折端加压的优点，然而有创伤大，手术出血多，骨折端血供破坏多的缺点。而髓内系统的优点在于保留了骨折块的血运、减少手术失血、对骨折处周围组织破坏小。且髓内钉在股骨髓腔内应力均匀分布，对骨折端很少产生应力遮挡，可以促进骨折愈合。若对于一些合并有梨状窝严重粉碎骨折患者，髓内钉固定失败率也不低。

钢板系统包括：动力髋螺钉，解剖钢板，角钢板等。动力髋螺钉适于治疗合并股骨内侧皮质能稳定的转子下骨折，但骨折线向远端不能延伸过长。这样，动力髋螺钉系统可以提供坚强内固定。若动力髋螺钉用于合并有内侧不稳及逆转子骨折的转子下骨折，会出现髋内翻畸形，进而导致内固定失败。解剖钢板和角钢板都属于侧方固定，对于不合并转子间骨折患者都可以提供坚强固定，具有操作简便的优点，对骨折块可以加压。但不适宜用于合并有严重转子间骨折的患者。

现代的重建钉大大提高了疗效、简化了转子下骨折的治疗。手术指征也从以前的位置较高的转子下骨折以及延伸至转子下区域的转子间骨折，扩展到了低位转子下骨折或股骨近端骨折。这些系统的一个潜在的并发症是晚期在内固定器的尾端发生股骨骨折，但当髓内钉的远端已达到股骨远侧干骺端则可减少此问题出现。梨状窝是该系统的入口处，即使受累也不是手术的禁忌证，但给植入加大了难度。转子下区的病理性骨折患者最好使用 Gamma 钉或 PFN、PFNA，它能保证整个股骨的稳定。

3. 外固定支架固定　对于一些内固定术后感染的，或有严重污染的开放性骨折可选择外固定支架固定。Ilizarov 外固定支架可以提供一定的骨折端的稳定，并可以很好地控制颈干角，防止髋内翻畸形。长期外固定支架固定会出现钉道感染、松动等并发症，需加强护理。

总之，股骨转子下骨折治疗方案的选择是基于梨状窝是否受累。当大、小转子均完整时，可选用常规的交锁髓内钉。当骨折累及小转子时，可以使用闭合穿钉、Gamma 钉及或 PFN、PFNA（一些老年骨质疏松的患者选用 PFNA）固定。从股骨远端 1/5 至小转子稍远处的大多数股骨骨折可用常规交锁髓内钉固定，骨折延伸至小转子时，可选用 Gamma 钉或 PFN、PFNA 的加长型。在伴有大转子粉碎的转子下骨折中，带锁定套筒的加压髋螺钉可有效地控制股骨头旋转，但不应通过钢板再拧入螺钉固定近端骨折块，否则顶端的螺钉仅起中立位钢板的作用。钢板螺丝钉内固定可能最适用于股骨近端存在畸形、有内固定（如髋关节融合或髋关节置换术后的患者）骨折患者。对于一些内固定术后感染的，或有严重污染的开放性骨折可选择外固定支架固定。

4. PFNA 手术方法　术前对健侧股骨摄 X 线片，以估计合适的髓内钉直径、和所需髓内钉的长度。PFNA 的直径为 9 ~ 12mm，颈干角 125°和 130°2 种，PFNA 标准型长度 240mm，PFNA 小型 200mm，PFNA 超小型 170mm，PFNA 长型有 340mm、380mm、420mm 3 种型号。髓内针的长度应满足近端与大转子平齐或位于其下方 1cm 以内、远端超过骨折线 10cm 以上。通常采用全身麻醉，必要时亦可行腰麻或硬膜外麻醉。

患者取仰卧位，健肢外展，躯干和患肢内收，患髋屈曲 15°，保持“脚跟对脚尖”样姿势，通过骨牵引针或特殊的足固定器牵引。旋转患肢足部，恢复正常旋转对线，此时在影像增强 C 臂机透视下应可见髋部前倾角恢复正常，常规方法铺单及准备影像增强 C 臂机。手术步骤如下：

（1）患者体位：将患者仰卧于牵引床或透光手术台，未受伤的腿固定在支架上，并且尽可能远离，以方便术中检查，患肢与躯干保持 10° ~ 15°内收并固定，以暴露髓腔。

（2）测量颈干角：术前健康肢体摄正位片，用模板测量颈干角。

（3）骨折复位：在摄片帮助下，闭合复位，如果效果不满意则切开复位，切口常采用股骨上段外侧切口。

注意：准确解剖复位及将患者安全固定在手术台上能使复位操作简便且效果理想。

（4）测量所需 PFNA 的直径：术前将模板在正位 X 光下，在 C 型臂机帮助下选择合适长度的髓内钉，将标尺上的方框置于峡部。如果髓腔过于狭窄，可以选择小一个型号的 PFNA，或者通过扩髓，使髓腔至少比所选用的大 1mm。

注意：如果选用的 PFNA 型号太大，则可能导致复位丢失或医源性骨折。

（5）手术入路：在大转子顶端以上约 5～10cm 做一个 5cm 切口，平行切开筋膜，钝性按肌纤维方向分离臀中肌。如果使用 PFN 插入把手，则需要适当向远端延长切口。

（6）选择 PFNA 进钉点并插入导引钢针：在前后位上，PFNA 进钉点通常位于大转子顶点或稍外侧，插入导引钢针。主钉 6°外偏角的设计可以很好匹配髓腔的构型。这也意味着要将 3.2mm 导针插入后向髓腔延伸时也需要保持 6°的外偏。在侧位片上，明确导针是否位于髓腔中央并且没有发生弯曲。

经皮微创技术：在插入点安放 20.0/17.0mm 保护套筒及 17.0/3.2mm 钻头套筒。经保护套筒及钻头套筒插入导针。移除钻头套筒。

注意：正确的插入点及角度，对于手术效果非常关键。

（7）打开股骨皮质：沿导针通过 20.0/17.0mm 保护套筒插入 17.0mm 空心钻头。使用带 T 型手柄的通用接口钻至保护套筒上的限深处，移除保护套筒及导针。

注意：建议使用动力工具高速打开股骨皮质，为了避免骨折块的移位，不要过分轴向加压和外偏。

（8）安装 PFNA 工具并插入 PFNA：将连接螺丝通过插入手柄拧入合适直径的 PFNA 尾端，用六角形扳手拧紧。在 X 光设备辅助下，插下 PFNA，轻微摆动手柄可以更好插入。可以用锤子轻轻击打插入手柄上的保护片，帮助插入 PFNA。透视下预计 PFNA 螺旋刀片可以插入股骨颈的下半部分时，PFNA 插入的深度就足够了。否则会导致 PFNA 螺旋刀片位置不正确。

注意：确认连接螺丝，插入手柄及 PFNA 三者紧固一体，避免在 PFNA 螺旋刀片插入时分离。暂不要安装瞄准臂。

（9）插入导针：安装 130°瞄准臂，将其和插入手柄牢固连接。用电钻钻入导针，如果是非常不稳定的骨折，可以再插入一个导针防止旋转。使用 C 臂机可更好控制在股骨头内插入的 3.2mm 导针的位置。将金色 16.0/11.0mm 支持螺母牢固安装在 PFNA 螺旋刀片保护套筒上。准备插入时先将支持螺母旋至标记处，将金色 11.0/3.2mm 钻头套筒经保护套筒插入。如果在股骨头内需要再插入防旋针，步骤相同。

注意：轴向观察，防旋针只能接近螺旋刀片尖端但不能接触。防旋针仅临时固定股骨头，在插入螺旋刀片后需移除。

（10）测量所需 PFNA 螺旋刀片长度：测量前应正侧位确定导针的位置，将 3.2mm 导针测量器沿导针插至保护套筒，并且选择所需要的螺旋刀片长度。测量装置所显示的是导针在骨内的准确长度，确保 PFNA 螺旋刀片和导针尾端平齐。PFNA 螺旋刀片的正确放置位置是关节面下 5～10mm，保证 PFNA 螺旋刀片位置正确。

（11）钻孔：小心移除金色 11.0/3.2mm 钻头套筒，但不要改变导针的位置。沿 3.2mm 导针推动 11.0mm 空心钻头。钻至限深处，此时就打开了外侧皮质。

（12）安装 PFNA 螺旋刀片（插入 PFNA 螺旋片刀）：PFNA 螺旋刀片是锁定状态下包装的。可以逆时针轻轻旋转将插入器插入选定的 PFNA 螺旋刀片，确认固定牢靠。这一过程同时也解锁了 PFNA 螺旋刀片，现在刀片可以自由旋转，使 PFNA 螺旋刀片处于插入的准备状态。沿3.2mm导针将螺旋刀片及插入器一起经保护套筒插入。由于PFNA螺旋刀片的特殊设计只能由特定方向通过保护套筒（见保护套筒上的标记）。同时按动保护套筒上的按钮。握住插入器的金色把手，沿导针尽可能深的将螺旋刀片插入股骨头。然后用锤子轻轻敲击插入器底部直至限深处。用C臂机检查PFNA螺旋刀片的位置。

注意：将螺旋刀片插入至限深处很重要。当插入器和保护套筒卡住发出咔声后即可，插入时不应使用过大的力。

（13）锁定PFNA螺旋刀片：顺时针旋转插入器（按<lock>标记方向）。现在PFNA螺旋刀片处于锁定状态。确认PFNA螺旋刀片术中已被锁定。当间隙都关闭时PFNA螺旋刀片即被锁定。如果PFNA螺旋刀片不能锁定，可将其移出用一个新的PFNA螺旋刀片代替。按动保护套筒上的按钮，移出插入器。移出并且妥善处理导针。

注意：需保证PFNA螺旋刀片表面光滑。

（14）远端锁定：在远端皮肤刺一小口。插入预装好的远端锁定钻头套筒，包括绿色11.0/8.0mm保护套筒、绿色8.0/4.0mm钻头套筒及绿色8.0mm套管针，经瞄准臂上标记为<static>的孔插至骨皮质。移除绿色套管针，使用4.0mm钻头钻穿两层皮质。钻头尖端应突出2~4mm，以及保护套筒应该和骨直接接触。根据钻头上的读数直接选择所需要的交锁钉长度。拧入锁定螺钉。

注意：始终确保术中进行远端锁定时没有出现皮质分离。否则会导致延期愈合。始终需确保PFNA、插入手柄及瞄准臂三者连接牢靠，否则远端交锁钉钻孔时会损坏PFNA。

（15）插入尾帽：如果主钉尾端已经位于大转子顶部则可选择0mm延长尾帽。将带钩导针穿过选定的尾帽，经导针在尾帽上插入4/11mm六角形改锥杆。尾帽和改锥杆为自持式。将空心尾帽安放在主钉尾端。使用11mm扳手旋紧尾帽，将尾帽完全置入主钉内。最后几圈旋紧时阻力增大，继续旋紧直至尾帽上的限深装置接触到主钉的尾端。这样可以防止尾帽松脱。移除六角改锥杆，扳手及导针。

六、并发症

转子下骨折早期并发症主要有股动脉损伤、坐骨神经损伤或并发其他部位的骨折。转子下局部血运丰富，大腿又有丰富的肌肉，在遭受较大暴力后所致的骨折，常出血量较大，闭合骨折出血在1 000~1 500ml，开放骨折更多，故有创伤性休克可能。骨折后髓腔开放，股骨周围的静脉破裂，髓内脂肪有进入静脉可能，早期应注意脂肪栓塞综合征可能。

在治疗过程中，不同的术式并发症不尽相同。动力髋螺钉固定系统治疗股骨转子下骨时，当植入物放置的位置不当时可导致固定失败并发生髋内翻。在骨质疏松的患者中由于对植入物不能旋转而存在失败的危险。若患者过早的负重活动，可由于转子下的应力高度集中而导致内固定的断裂。与技术有关的最常见并发症是骨折内翻对线不良，股骨颈穿透以及肢体外旋和短缩畸形。有报道骨不连率高达16%。而采用髓内钉固定的方法并发症主要有骨折复位不良，近端交锁螺丝钉放置错误，内固定物断裂，以及髓内钉远端股骨骨折可能，骨不连和感染发生率都较钢板固定发生率低。转子下骨折后伴发的髌骨和膝关节旁骨折，以及软组织损伤可以导致膝关节功能丧失，而髋关节周围的异位骨化则会导致髋关节活动功能的丢失。

转子下骨折晚期并发症主要有股骨延迟愈合和骨不连，再骨折。股骨转子下骨折延迟愈合通常与骨折未能得到稳定的固定和创伤或手术造成的局部血运障碍有关。治疗时必须改善固定方式，以维持骨折端的稳定，并鼓励患者做肌肉收缩活动来改善局部血液循环。若有骨缺损，则需植骨。

转子下骨折治疗中，并发感染患者也会出现。对于具有窦道的感染，使用敏感抗生素的同时，进行局部扩创，并予以持续灌洗是必要的，有时感染严重需拆除内固定，改为外固定支架固定。引流管需放置时间尽量延长，一般确信感染骨创面不再有新的脓液生成，一般引流量在每天 10ml 以下时，可考虑拔除引流管。若培养细菌为金黄色葡萄球菌时，可以在不关闭窦道的情况下，暂不拆除内固定，等骨痂明显生长后再拆除内固定，并行局部扩创加持续灌洗。

（杨　力）

第六节　股骨干骨折

股骨干骨折是临床上常见骨折之一，约占全身骨折 6%，男多于女，呈 2.8 ∶ 1。多发生于 20～40 岁的青壮年，其次为 10 岁以下的儿童。股骨是体内最长、最大的骨骼，且是下肢主要负重骨之一，如果治疗不当，骨折可引起长期的功能障碍及严重的残疾。股骨骨折治疗必须遵循恢复肢体的力线及长度，无旋转，尽量保护骨折局部血运，促进愈合；采用生物学固定方法及早期进行康复的原则。目前有多种治疗股骨干骨折的方法，骨科医师必须了解每一种方法的优缺点及适应证，为每位患者选择恰当的治疗。骨折的部位和类型、骨折粉碎的程度、患者的年龄、患者的社会和经济要求以及其他因素均可影响治疗方法的选择。

股骨干骨折应包括小转子下 5cm 的转子下骨折，骨干骨折及股骨髁上部位的骨折，此 3 个组成部分的解剖及生物力学特点各有不同，诊断治疗前，应考虑到各个部位的解剖特点。股骨是人体中最长的管状骨。骨干由骨皮质构成，表面光滑，后方有一股骨粗线，是骨折切开复位对位的标志。股骨干呈轻度向前外侧突的弧形弯曲，其髓腔略呈圆形，上、中 1/3 的内径大体一致，以中上 1/3 交界处最窄。股骨干为三组肌肉所包围，其中伸肌群最大，由股神经支配；屈肌群次之，由坐骨神经支配；内收肌群最小，由闭孔神经支配。由于大腿的肌肉发达，股骨干直径相对较小，故除不完全性骨折外，骨折后多有错位及重叠。股骨干周围的外展肌群，与其他肌群相比其肌力稍弱，外展肌群位于臀部附着在大转子上，由于内收肌的作用，骨折远端常有向内收移位的倾向，已对位的骨折，常有向外弓的倾向，这种移位和成角倾向，在骨折治疗中应注意纠正和防止。否则内固定的髓内钉、钢板可以被折弯、折断，螺丝钉可以被拔出。股动、静脉在股骨上、中 1/3 骨折时，由于有肌肉相隔不易被损伤。而在其下 1/3 骨折时，由于血管位于骨折的后方，而且骨折断端常向后成角，故易刺伤该处的动、静脉。

一、发病机制

股骨干骨折多为高能创伤所致，如撞击、挤压、高处跌落。另一部分骨折由间接暴力所致，如杠杆作用、扭转作用等。前者多引起横断或粉碎性骨折，常合并多系统损伤，后者多引起斜面或螺旋形骨折。儿童的股骨干骨折可能为不全或青枝骨折。

股骨干上 1/3 骨折时，骨折近段因受髂腰肌，臀中、小肌及外旋肌的作用，而产生屈曲、外展及外旋移位；远骨折段则向后上、内移位。

股骨干下1/3骨折时，由于膝后方关节囊及腓肠肌的牵拉，骨折远端多向后倾斜，有压迫或损伤动、静脉和胫、腓总神经的危险，而骨折近端内收向前移位。

二、分类

根据骨折的形状可分为：

Ⅰ型：横行骨折，大多数由直接暴力引起，骨折线为横行。

Ⅱ型：斜形骨折，多由间接暴力所引起，骨折线呈斜行。

Ⅲ型：螺旋形骨折，多由强大的旋转暴力所致，骨折线呈螺旋状。

Ⅳ型：粉碎性骨折，骨折片在3块以上者（包括蝶形的）。

Ⅴ型：青枝骨折，断端没有完全断离，多见于儿童。因骨膜厚，骨质韧性较大，伤时未全断。

Winquist将粉碎性骨折按骨折粉碎的程度分为4型：

Ⅰ型：小蝶形骨片，对骨折稳定性无影响。

Ⅱ型：较大碎骨片，但骨折的近、远端仍保持50%以上皮质接触。

Ⅲ型：较大碎骨片，骨折的近、远端少于50%接触。

Ⅳ型：节段性粉碎骨折，骨折的近、远端无接触。

最严重的粉碎或节段型骨折也可分为3种类型：①为单一中间节段骨折。②短的粉碎节段骨折。③为长节段多骨折块的粉碎骨折。节段骨折意味着节段骨折块区有中度缺血，为不稳定骨折，内固定治疗更为复杂。

从治疗观点来看，分类上最有意义的是骨折的部位。在中段骨折，骨的直径相对一致，容易用髓内钉固定，同样也适合于牵引治疗。由于有肌肉包绕及软组织合页的作用易于维持骨折甚至粉碎骨折的稳定。而股骨远近端较宽，皮质结构较差，并有可造成畸形的肌肉附着即造成内固定和牵引维持位置的困难。

三、临床表现及诊断

一般有受伤史，受伤肢体剧痛，活动障碍，局部畸形肿胀压痛，有异常活动。结合X线片一般诊断并不困难。特别要注意以下几点：①股骨骨折常出血量较大。闭合性骨折据估计约在1 000～1 500ml，开放性骨折则更多，由于失血量较大及骨折后的剧烈疼痛，须注意发生创伤性休克的可能。②股骨干骨折患者局部往往形成较大血肿，且髓腔开放，周围静脉破裂。在搬运过程中常又未能很好制动，髓内脂肪很易进入破裂的静脉，因而在股骨干骨折的患者，应注意脂肪栓塞综合征的发生。③由交通伤等强大暴力导致股骨干骨折的患者，在做出股骨干骨折诊断之后，应注意有无其他部位的损伤，尤其是在髋关节部位，须排除髋关节骨折脱位，股骨颈及转子间骨折。因在有股骨干骨折情况下，髋部损伤常失去典型畸形。X线应包括上下髋膝关节。④常规的远端血运及运动检查排除神经血管的损伤。在股骨髁上骨折时应注意股动脉损伤的可能。有时骨折本身并没有引起神经损伤，但如伤后肢体处于外旋位，腓骨头最易受压，常可发生腓总神经麻痹。⑤由挤压伤所致股骨干骨折，有引起挤压综合征的可能性。

四、治疗

（一）石膏固定

成人股骨干骨折很少能够手法复位并用石膏固定。股骨干周围有强大的肌群包绕，能在骨折块部位产生成角应力。因而，成人股骨骨折早期石膏固定后，常导致移位、成角及不能接受的位置；这与其在较小儿童中的应用不同。

Connolly 等、Sarmieto、Mooney 等和其他学者推广了股骨干骨折的股骨管型支具治疗。该方法的确消除了石膏固定的许多缺点，可更早地活动、减少了并发症；获得较好的功能结果及较高的愈合率；但仍存在肢体短缩和成角畸形等问题。

Scudese 介绍穿针石膏技术治疗股骨骨折，53 例股骨干骨折采用经皮螺纹针联合管型石膏固定治疗，患者早期负重（图 17－10）。全部骨折均获得愈合，并保留了较好的膝关节功能。由于现在有更好的内、外固定方法可以利用，这种固定方式很少得到运用。当一些老年患者不能进行内固定或不能耐受骨牵引时。穿针石膏技术可以是一个选择。

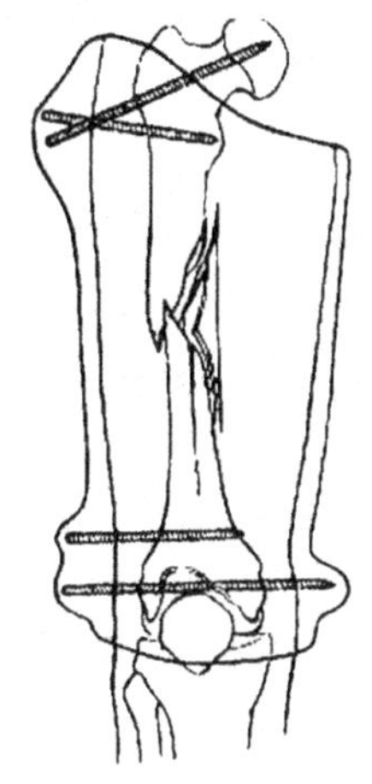

图 17－10 穿针石膏技术

（二）骨牵引疗法

骨牵引方法常用于股骨干骨折其他终极治疗的前期阶段，单独牵引治疗由于需长期卧床，住院时间长，并发症多，目前已逐渐少用。

牵引的要求与注意事项：①将患肢放置于带副架的托马架上或波朗架上，以利膝关节活动及控制远端旋转。②经常测量下肢长度及骨折的轴线。③复位要求无重叠，无成角，横行移位不大于 1/2 直径，无旋转移位。治疗期间功能锻炼：从第 2 天开始练习股四头肌收缩及踝关节背伸活动；第 2 周开始练习抬臀；第 3 周两手吊杆，健足踩在床上，收腹，抬臀，使身体大、小腿成一直线，加大髋膝活动范围；从第 4 周开始可扶双拐行走，直至 X 线片检查骨折愈合为止。

（三）外固定器固定

大部分开放性股骨干骨折，特别是对于大面积污染的骨折，采用外固定器是确实有效的治疗方法。伤口覆盖后，早期（2 周内）将外固定器换成髓内固定可减少感染的发生率。另外在一些骨折不稳定的、严重多发伤的患者，特别是存在失血性休克的患者，外固定器固定可以迅速地临时固定。外固定可一直维持到骨折愈合，但这与髓内钉比较常导致膝关节活动范围减少。常用6针单平面单侧或多平面单侧外固定架，均放在大腿外侧。若单用外固定治疗，每隔3~4周摄X线片，一般在3~6个月内可达到骨折愈合，如发生迟缓愈合，可暂时去除骨外固定器的连接杆行植骨术。外固定架的最常见并发症是钉道感染，轻度感染可加强局部护理和口服抗生素，严重感染时，针可在骨内松动，须取出后重新在附近部位穿针固定。

（四）手术治疗

近年来，由于内固定器械的改进，手术技术的提高以及人们对骨折治疗观念的改变，股骨干骨折现多趋于手术治疗。成人长骨干骨折的治疗，包括股骨的治疗，在20世纪90年代，治疗理论从AO坚强内固定，向BO生物学接骨术转变，虽然对生物学接骨术的内容还无统一认识，但原则是尽量使骨折愈合按照骨折后生物自然愈合过程来进行，骨外膜和软组织在骨折愈合过程中起主要作用，骨髓内血供也是重要因素，因此生物学接骨术的涵义应当包括不剥离或尽少剥离骨外膜，不扩髓，尽量采用髓内固定，以容许骨折上下关节早日活动，提高骨折愈合率。

1. 钢板螺丝钉固定　对于股骨干粉碎性骨折，骨折块间加压及钢板螺钉固定可获得非常精确的复位。这种治疗允许早期活动，并可获得较好的功能。这种手术不需要骨科手术床及X线影像增强器。对于儿童股骨骨折由于髓内钉固定会影响骨骺而应采用钢板固定，其他不适应髓内固定患者均可使用钢板螺丝钉固定。

自60年代以来，瑞士AO学组的外科医生一直在使用钢板内固定治疗股骨干骨折。他们的方法具有很多的支持者。但是股骨骨折是否适合钢板内固定仍有一定争议。Ruedi和Luscher（1979年）对123例患者的131侧股骨粉碎性骨折采用AO钢板内固定。他们报告其中92%功能结果良好或非常好。Magerl等（1979年）报告63例67侧股骨干骨折钢板固定的治疗结果，出现过多的并发症，这包括7例钢板折弯和折断，2例再骨折，2例深部感染。Cheng等对32例股骨干骨折进行了3年随访，其中6%为Gustilo Ⅰ级开放性骨折，结果发现植入物失败率为6%，再骨折率为3%，骨折不愈合率为3%。Ruedi和lascher建议常规在内侧植骨，他们注意到如果未能达到坚强的内固定和骨折块间加压等手术目的，其并发症就很多；如果成功地达到了上述目的，则并发症很少。在最近的钢板治疗股骨干骨折的临床研究中，Thompson等报告了77例骨折3年的随访结果，其中12%为Gustilo Ⅰ级开放性骨折。植入物失败率为7%，8%需再手术，8%需继续管型石膏固定或牵引。对小于60岁的股骨干骨折患者，他们认为钢板固定是最佳治疗方法，并建议如未能达到坚强的内固定则应植骨。Mast和其他学者建议在钢板固定粉碎性股骨干骨折时，对中间骨折块采用间接复位，保留软组织在骨的附着，特别是内侧的附着，最后进行加压。他们在钢板固定股骨干粉碎性骨折时，保留了内侧软组织的附着，虽未行内侧植骨，仍获得了极佳的治疗效果。钢板固定治疗股骨干骨折需要经验和判断，这种方法的滥用将会产生比其他方法更差的结果。

钢板固定应遵循AO技术原则，选择动力加压钢板，以不同角度拧入螺钉，在有蝶形骨块情况下，应以拉力螺钉方式固定。钢板应放置在张力侧，也即在股骨的外后侧。每一个主要骨折块须固定8~10个皮质，以达到足够的稳定。在钢板对侧有骨缺损，必须植骨。伤口内应放置引流。术后4周，足趾着地，部分负重，根据耐受情况逐步增加负重，直至完全负重，钢板不应在18个月以前取出；取出钢板后3～4个月避免过度负重，4～6个月不参加体育活动。

目前AO固定原则，四肢长骨干治疗中不再强调骨折解剖复位和绝对坚强内固定，目前比较重视生物学的接骨板固定方法，如LOP（锁定加压接骨板），手术方法也逐渐改进。钢板固定保留了骨内膜的血供，但钢板下的骨皮质则失去生机。AO学组发明了新型低接触型动力加压钢板，这种钢板有一个弧形的内面，能更多地保留骨膜的血供，这些钢板的临床经验仍仅是初步的。

2. 髓内钉固定　髓内钉的发展从梅花髓内钉、扩髓髓内钉，到不扩髓髓内钉，现在的髓内扩张自锁钉，内固定的设计要求更符合生物学接骨术的原则。

梅花型髓内钉为20世纪40年代出现的，亦有称之Kuntcher髓内钉，由于其固定作用来自髓内钉与髓内腔壁紧相嵌所产生摩擦力，从而控制骨折端旋转和剪力，因此对于髓腔峡部的横折、短斜行或短螺旋形骨折最为适合，而峡部的粉碎性、长斜行及长螺旋形骨折，以及髓腔较宽的远1/3骨折，则非梅花钉所胜任的。

现在这些类型的骨折已采用改良的髓内器械－交锁髓内钉治疗。交锁髓内钉具有一定弧度，以适应股骨干前弓结构，远近端都有锁孔。配套器械为打入器及锁钉导向器，用于髓内钉打入，并确保锁钉能顺利通过锁孔。交锁髓内钉固定骨折处于骨干的中轴线上，通过横穿的锁钉使之与长骨形成一个整体，力臂从骨折延伸到骨干两端，具有很大稳定性，可闭合穿钉对骨折部位干扰小。交锁髓内钉取出手术也较钢板的损伤小，同时交锁髓内钉亦克服普通髓内钉手术适用证窄，扩大到粉碎性骨折、多段骨折、骨缺损等。

交锁髓内钉面世以来经过了数代的改良：标准带孔髓内钉通过横行和（或）斜行贯穿拧入锁钉螺钉以控制近端和远端的主要骨折段。改良的第一代交锁钉，如Grosse－Kempf钉，近端有一个管状部分用以增进和近端螺钉交锁。Russell－Taylor交锁髓内钉属于第二代交锁钉，其型号标准与精细的三叶状横切面密切相关。较小直径的髓内钉（三角钉），随着直径减小而壁的厚度逐渐增加，在锁孔平面横切面改变为圆三角形可达到最大的切面模量，这样增加了内植物的抗疲劳寿命。不仅如此，每个孔最终都经过了冷膨胀处理，这大约可使张力强度增加35%。由于交锁髓内钉在功能上属于均分负荷型器械，这些改良在增加强度和疲劳极限方面非常重要。最新设计的第三代股骨髓内钉是由钛合金制造，包括空心AM（Ace Medical）股骨钉和实心AO不扩髓股骨钉。制造股骨髓内钉的材料究竟是不锈钢还是钛合金更好，对此仍有不同观点。

交锁髓内钉远、近端的锁钉具有防治短缩和旋转作用，这种固定方式亦称之为静力固定，对于横形及短斜形股骨骨折只固定远端或近端，另一端不固定，骨折端可以沿髓内钉产生微动及纵向压力，形成嵌插和利于骨折愈合，从而形成动力固定。有些骨折的早期需静力固定，但骨折愈合到一定程度后，可先拔出一端锁钉，改为动力固定。

交锁髓内钉治疗股骨骨折，已广泛用于临床并取得满意的效果，由于其结构特点，仍存在应力集中，近4%患者发生锁钉或髓钉断裂，另外术中需要X线透视机等设备，为克服以上不足，李健民设计髓内扩张自锁钉，使股骨骨折治疗变坚强内固定为生物学固定，简化了治疗。髓内扩张自锁钉结构特点：由外钉及内钉两部分组成，外钉为一直径9mm不锈钢钉，钉的两侧为“燕尾”形“轨道”，下端两侧为15°～20°坡形滑道，以便髓内钉插入后，其下端两翼向两侧张开。钉体前后有浅槽，具有股骨平均解剖弯曲的弧度。其横截面为卷翼

"工"字梁形。内钉截面为等腰三角形，其上端沿三角形高的方向增宽成宽刃状，其下端制扁平1.6mm之矩形截面，形成向两侧扩张之两翼，该结构构成两对称，其上端连接有供打入、拔出螺纹。内钉插入外钉后，其上端为嵌于股骨上端松质骨之宽刃（约3mm），中部内钉侧刃凸出外钉约1mm、1.5mm、2mm不等，以适应不同的髓腔宽度，并嵌于髓腔狭窄部及股骨上下端的松质骨内，其下端扁平两翼沿外钉坡道伸出，插入股骨髁中，主要是控制骨折部位的旋转移位，并将扭矩分散，避免应力集中。髓内扩张自锁钉固定机制及生物力测试结果：髓内扩张自锁钉是一个多钉固定系统，其中外钉有较强的刚度，内钉韧性好，含有侧刃，外钉直径较小，靠与侧刃宽度不等的内钉组合来适不同髓腔宽度，并与髓腔内壁相嵌，并切入管状骨端松质骨中，与内钉下部分分开的双翼共同抵抗扭转，与带锁钉的横钉相比，扭矩分散，无应用集中现象。内、外钉体组合一起，其抗弯强度与较粗髓内钉相当，靠主钉顶部防短缩螺帽与内钉下部分开的交叉翼结合，有良好的防短缩功能。髓内扩张自锁钉临床应用，骨折愈合率90.9%，内固定失败率2.1%，肢体功能恢复率97.7%。此方法优点：骨外膜损伤小，闭合穿钉则不切骨外膜或开放复位少破坏骨外膜；不扩髓：骨髓腔有较长范围的接触固定：无骨端锁钉，应力不集中，内外钉之间有一定弹性，抗折弯，抗扭转应力大，有中等抗短缩能力，还符合骨折端的生理压力，比较符合生物学固定。

髓内扩张自锁钉仍有待大量临床验证。目前临床运用的主流仍是交锁髓内钉，收到了较好的临床结果，但是仍有一些未定论的问题。

（1）闭合和开放穿钉的问题：闭合穿钉有利于减少感染和提高愈合率，有关报告中闭合性股骨骨折切开穿钉的感染率接近10%，但闭合性骨折闭合穿钉的感染率则不超过1%；开放性股骨骨折采用闭合扩髓穿钉的感染率为2%～5%。缺点是闭合穿钉要求技术较高，手术者接触X线较大，当闭合穿钉有困难时，可做小切口，尽量少剥离软组织，用骨膜起子撬拔复位，顺入导钉，不少报道认为，这种小切口复位方法，结果与闭合髓内钉效果相仿。

（2）扩髓和不扩髓的问题：应用髓腔挫扩大髓腔，有利于使用较粗的髓内钉，可增加钉与髓腔壁的接触面，从而加强骨折稳定性，避免髓内钉疲劳断裂，有利于早期锻炼负重。但是Pratt等的研究结果显示：成人股骨扩髓后，当髓腔扩大至12mm时，其抗扭转强度将减少37%，而当髓腔扩大至15mm，抗扭转强度将减少63%。髓腔扩大至12mm抗旋转强度如此大幅度的降低，难以用去除这样少量的骨质来解释；他们推测可能是扩髓过程中骨质产生了微小损害。他们注意到当峡部扩髓至股骨直径的48%时，其强度明显减少（65%），同时也认为扩髓延长了手术时间、增加了失血量、加重骨折的粉碎和蔓延效应。在对骨愈合的影响方面，支持扩髓的学者认为扩髓时破坏的髓内血供能迅速地重建，扩髓挫下的骨屑可以促进骨愈合，临床也能看到扩髓后的骨折端骨痂更丰富。不支持扩髓的学者则认为扩髓破坏的髓内血供，增加感染机会，特别是开放固定时，挫下的骨屑也会丢失，不利骨折愈合。一些研究认为扩大髓腔可增加脂肪栓塞的风险，Wenda等发现在扩髓的时候，可在右心房见到"暴风雪样"栓子，尽管如此，多年来，一直认为扩髓髓内钉是一种安全的手术，这些骨髓栓子的临床意义尚不清楚。

由于扩髓可能产生不利影响，不扩髓髓内钉逐渐受到重视。支持不扩髓髓内钉的医生称不扩髓可以保留髓内血供，减少骨不愈合机会，并能减少感染机会。但由于不扩髓，使用的髓内钉直径相对较小，可能导致增加内固定折断风险及骨折固定不够稳定的问题。目前为止，临床研究显示不扩髓髓内钉只是取得和扩髓髓内钉相似的临床疗效，尚没有足够证据显示不扩髓髓内钉优于扩髓髓内钉。

（3）是否动力化的问题：骨干骨折除非有很好的稳定性，一般均使用交锁髓内钉为好。不稳定性骨折用动力性或无锁髓内钉固定后的并发症包括肢体短缩（平均2cm）和旋转对线不良，常需再手术。为了证实静态交锁钉固定的愈合情况，防止非交锁钉固定不稳定性骨折的并发症，Brumback 等对 100 例股骨骨折前瞻性地全都采用静态交锁的 Russel - Taylor 钉治疗，并不考虑骨折粉碎程度。所有骨折都愈合，仅 2 例需动力化以促进骨折愈合。随后，Brumback 等继续报告指出：去除静态交锁钉及螺钉后没有发生再骨折；静态交锁只会产生很小的应力遮挡，经过干骺端的残余螺钉孔并没有明显的应力增加。

（4）开放性和闭合性骨折手术的最佳时机问题：关于髓内钉治疗开放性及闭合性骨折的最佳时机仍有争论。争论主要集中在骨愈合和感染率上。根据 Lam 的观点，股骨干骨折延迟至伤后 1 ~2 周再行切开复位内固定，骨折不愈合率明显减低。这是因为：①术前骨折部位的血肿已经机化。②皮肤和软组织的损伤已愈合。③手术创伤之前骨折部位的血运已增加。然而，Bone、Behrman、Fabian、Kudsk 和 Taylor 等证明股骨骨折 24h 内固定比延迟至 48h 之后可明显降低并发症的发生率；多发伤患者并发症的发生率差异尤为明显。以往认为必须延迟插钉以防止感染，但最近的有关报告指出，开放性股骨骨折即刻插钉并不明显增加感染的危险性。目前资料支持对大部分股骨骨折应早期（伤后 24h 之内）采用髓内钉治疗。

（5）髓内钉粗细的选择：Bogu 等最近回顾比较了小直径髓内钉（10 ~ 11mm）和大直径髓内钉（超过 11mm）治疗 99 例股骨骨折的结果。两组之间在骨折愈合时间、允许完全负重时间、需第二次手术的机会、肺部并发症等方面没有明显的差异，无 1 例发生髓内钉折断。作者认为小直径髓内钉可以安全地用于股骨骨折的固定。

（6）顺行和逆行穿钉的选择：对于病态性肥胖者、同侧股骨颈和股骨干骨折、同侧股骨和胫骨骨折（浮膝损伤）、多发性创伤等，最近提倡采用逆行髓内钉固定治疗。Sanders 和 Gregory 等均报告了通过股骨内髁入口插入股骨钉在技术上存在问题。目前建议采用髁间切迹入口插钉。Moed 和 Watson 报告 22 例股骨骨折应用不扩髓的逆行髓内钉固定，无感染或内固定物折断的情况发生，但有 3 例骨折不愈合（13.6%）和 1 例旋转对线不良（4.5%），除 1 例并发膝关节脱位外，其余膝关节活动范围均达到正常。Herscovici 和 Whiteman 报告逆行股骨钉治疗 45 例股骨骨折，无感染发生，2 例骨折不愈合（2.2%），2 例旋转对线不良（4.4%），1 例膝部皮肤缺损，膝关节平均屈曲范围为 129°。近来，Ricci 等对 293 例股骨干骨折用顺行和逆行股骨钉治疗进行比较，两组的愈合率、延迟愈合率和畸形愈合率接近，顺行组出现髋痛者较多，占 9%，而逆行插钉组出现膝前痛者较多，占 36%。

（五）并发症

1. 钢板疲劳弯曲折断及松动　若骨折的类型是粉碎或有骨缺损时，在骨折粉碎或缺损区必须早期植骨，以获得因骨愈合而得到骨性支撑，防止钢板应力集中而发生疲劳弯曲和折断。Rozbtuch 1998 年报道钢板治疗股骨干骨折，内固定失败率（钢板或螺丝钉断裂、弯曲）为 11%，内固定物松弛（螺钉失去术后原位置及发生松动）约为 5%，失败原因及预防措施如下：

（1）适应证选择不当：首先是患者本身情况，在骨折部骨质疏松情况下，不应选用普通钢板内固定，可选用锁定钢板。其次考虑到目前常用 AO 技术的局限性，在高能量损伤导致骨折，AO的核心技术——板块间加压固定却难以达到预期作用。应从既往较单一生物力学着眼，转变为生物学为主，更加强调保护局部血运，应用锁定钢板进行桥接固定，尽量微创，不损伤骨板端血运。对具体骨折缺乏分析，不考虑条件，例如对蝶形骨折，仍以加压钢板固定。其实此类骨折应按支撑固定原则，选用中和（平衡）钢板进行非加压固定。另外严重粉碎骨折，严重开放骨折也往往没有条件或不宜采用加压钢板固定。

（2）方法错误：违反钢板技术的应用原则。

钢板张力侧固定原则：从生物力学角度分析，肢体于负重时或承受载荷时，骨干某一侧承受的应力为张应力，是张力侧。如承受肢的股骨干，因在单肢负重时，身体重力必将落于该肢的内侧，因此股骨干的外侧（严格地说，因股骨颈有前倾角，应为后外侧），股骨干骨折用钢板固定时应置于外侧，错置于前侧者钢板极易失败。

钢板对侧骨结构的解剖学稳定原则：钢板固定既来自钢板本身性能和固定技术，同时也必须恢复骨折部骨骼稳定性，即“骨骼连续性和力学的完整性”，因此每当钢板固定之对侧存在缺损时，如粉碎骨折片，或因内固定而出现的过大间隙，都需要给予消除，植骨是其重要手段，否则，即会因不断重复的弯曲应力，致使钢板产生疲劳断裂，这是钢板固定失败常见原因。如蒋协远报道102例钢板治疗股骨干骨折失败原因中，有84例原手术复位固定后骨折端有超过2mm间隙或骨折部位内侧有骨缺损，且未植骨，结果招致内固定失败。另外，植骨后，于6周左右能形成连续两骨折端骨痂，产生一个生物接骨板效应，于6~10周即可发挥作用，从而减少钢板所承受的应用，减少钢板失效。

钢板固定原则：各种内固定物应用均有其固定方法与步骤，如果对方法不熟悉，图省事无故简化，或设备不全勉强使用，都可以使固定物的固定作用失效。例如：AO螺钉固定时，与普通钢板根本不同是具有充足的把持力。AO加压螺钉之所以能使骨折块之间形成加压，是依靠宽螺纹对远侧折块的把持力和借助螺钉在近侧折块钻孔内的滑移作用获得。皮质骨螺钉为非自攻式螺钉，其螺钉与螺纹径的差距较大（常用的皮质骨螺钉4.5mm，螺径仅为3mm），必须在钻孔（钻头3.2mm）后，选用丝锥攻丝，再顺势徐徐旋入螺钉，否则势必将钻孔挤压形成无数微骨折，从而使螺钉把持力大大削弱，实践中，此类错误仍不少见。动力性（DCP－Plate）固定是依靠球形螺帽沿钢板钉孔之固定轨道旋转滚动下移，带动加压侧之骨块向骨折部移动，以产生折块间加压。加压侧之加压螺钉入骨的位置必须准确。因此，在钻孔时需用专门的偏心导钻。如果凭肉眼瞄准，很难不差分毫，如此则易造成螺钉无法滚动下滑直达底部。螺帽卡在钉孔边缘，不能完成加压。

（3）术后未能正确功能锻炼和过早完全负重：蒋协远等报道102例钢板固定失效者，其中56例（54.9%）钢板固定后不稳定，术后加用外固定或骨牵引，导致膝关节屈伸活动受限，在功能锻炼时增加了骨折端应力，造成钢板固定失效。开始功能锻炼的时间以及锻炼的方法决定于患者体重，术前膝关节活动情况和术中内固定稳定程度等因素。绝不能因钢板本身材料强度高，而骨折端未获加压就过早、过多地活动，反之，邻近关节处于正常活动范围，可以减少骨折端应力，起到间接保护钢板的作用。另外患者在术后3个月内完全负重，也是导致钢板失效原因。文献报道：股骨新鲜骨折的平均愈合时间为14~15周，近4个月。所以3个月内避免负重。另外，指导患者部分负重逐步过渡到完全负重。主要依据骨折愈合进展情况，只有在临床和X线都证实骨折已愈合时，才能完全负重。

2. 髓内钉固定失败　髓内钉固定术是本世纪治疗骨折取得的最大进展之一，而带锁内钉是近 30 年来，由于生物力学发展，X 线影像增强设备的改进及推广，手术器械更新及骨科手术技术的完善，给这个古老方法注入活力成为目前治疗股骨骨折主要方法之一，但内固定松动或失效率仍高达 8% ~10%。主要原因如下：

（1）适应证选择不当：带锁髓内钉治疗股骨干骨折较普通髓内钉使用范围明显扩大，适用于小转子以下，距膝关节间隙 9cm 以上各种类型的股骨干骨折。但在适应证选择上，必须考虑锁钉的位置，由于近端锁钉通过大小转子，因此大小转子必须完整，否则近端锁钉起不到固定作用。同时，骨折线不能太靠近股骨远端，否则远端锁钉控制旋转及短缩能力减弱。尤其靠近骨折远近端的裂纹骨折，普通 X 线片显示不清，有可能造成内固定失效。因此，对此类患者，术前可做 CT 检查，确定骨折范围，以免适应证选择不当，造成手术失败。

（2）术中内固定置入错误

1）近端锁钉放置失败：近端锁钉的植入因有定位器及其相适应的器械，一般无困难，但当瞄准器松动或反复应用瞄准器变形，锁钉也有可能从主钉锁孔的前方或后方穿过，不能起到固定作用。Shifflett 等报道，84 例股骨干骨折中有 2 例近端锁钉未穿过锁钉孔，预防方法：放置近端锁钉前一定要拧紧主钉与定位器的连接杆，以免松动造成定位器不准；在放置锁钉前，正位透视下主钉近端的锁孔内、外缘应各有一半月形切迹，若锁钉穿过主钉的锁孔，半月形切迹消失。侧位透视，锁钉与主钉应完整重叠，见不到锁孔。

2）远端锁钉放置失败：因目前尚无理想的远端锁钉的定位器，故远端锁钉的放置是手术中较困难的一步。Wiss 等报道了 112 例粉碎性骨折干骨折中有 1 例远端锁钉未通过锁钉孔；同一作者报道 95 例股骨转子下骨折，用 G - K 钉固定亦有 3 例远端锁钉未通过锁钉孔。预防方法：主钉在打入髓腔过程中，钉体可能会发生轻微的扭曲、变形，造成锁钉孔相应发生改变。在正常情况下，用 C 型臂机、X 型机侧位观察远端锁钉孔，钉孔呈正圆时，髓钉放置比较容易，否则应适当调整 C 型臂机，X 型机与股骨远端的角度，或改变肢体的位置，以使钉孔在荧光屏上呈现正圆时为止，经验少的医生应特别注意。目前文献报道放置远端锁钉方法比较多，均可参考使用，作者认为应以徒手尖锥法较实用，即 C 型臂机 X 线机监视下，当锥尖放到圆的中心时，垂直敲，这时助手固定位患肢，以免因肢体晃动造成锥尖移位。

3）术后主钉的断裂及锁钉的退出或断裂

主钉断裂：髓内钉是通过股骨中轴线固定，应力分布比较均匀，应力遮挡作用小，主钉断裂的机会相对比较少，股骨发生骨折后，其外侧为张应力，内侧为压应力，带锁髓内钉虽然通过股骨中轴线固定，但在骨折端，钉受到向内弯曲应力的影响，尤其粉碎性骨折者，钉体受到应力较大，另外受钉的质量影响及术后过早负重均易造成主钉断裂。预防方法：手术时尽量减少对骨折端血循环的破坏；若为萎缩性骨折不愈合应植骨；用普通髓内钉固定失败后改用带锁髓内钉内固定时应选较前者粗 1mm 髓内钉；对于粉碎骨折或第二次手术的骨折应适当延长不负重时间，应在骨折端出现桥形骨痂后逐渐增加负重；选择动力型或静力型固定一定要适当。

髓钉的退出及断裂：近端锁钉是通过大、小转子固定的，和肢体承重方向有一定夹角，虽退出可能性不大，但有可能发生断裂。发生螺钉断裂和退出原因：过早负重，螺纹和主钉锁孔缘卡住，负重时锁钉易发生断裂，锁钉退出均发生在远端锁钉，其原因是安放远端锁钉时遇到困难，反复钻孔，造成骨孔过大，锁钉松动。预防方法：无论动力型或静力型固定，没有达到骨性愈合前，患肢不能完全负重，以防锁钉断裂；主钉要有足够长度，应在股骨远端安置远端锁钉。

3. 感染

（1）原因：较复杂，术后发生深部感染都是严重的并发症。内固定的感染率闭合骨折约为0.5%，开放骨折术后的感染率为2%～3%。在开放损伤时，由于治疗时间过晚，或清创不彻底往往发生局部感染。闭合骨折感染的原因虽多为医源性，如手术过程中及使用器械或敷料消毒不严密，手术时间及创伤严重，都可成为感染因素，但确定比较困难。

（2）临床表现

急性期：是指内固定术后2周内出现感染。疼痛和发热是常见症状。血沉和C反应蛋白升高，X线片没有明显变化。

亚急性期：2周后临床症状消失，患者诉含糊的深部搏动疼痛，可局限在骨折部位。可存在2种形式：手术切口处发热和剧痛，炎症的症状很少或仅有轻度疼痛。实验室检查血常规、血沉和C反应蛋白异常。X线片在内固定的螺钉周围有明显透亮区，骨折端经常可以看到骨质吸收，皮质骨溶解等骨髓炎的早期征象。

慢性期骨不连：感染性不愈合可持续数月甚至数年，伤口慢性流脓、骨折端疼痛、内固定失效。X线片表现典型的不愈合征象，骨折端分离，髓内固定物明显松动。

慢性期骨愈合：骨折已愈合但感染仍存在。

（3）辅助检查

1）实验室检查：急性反应期如血沉及C反应蛋白升高，若感染长期存在则可出现白细胞计数升高并出现贫血。在张力最大或炎症部位穿刺培养可明确诊断。

2）放射学检查：在X片上看到髓腔的变化最早也需要几周时间。开始是在骨折部位皮质密度轻微减低，随着感染的发展，在内固定物和锁定螺丝周围可看到透亮区，以后在骨折部位可出现皮质骨内膜呈扇形溶解，骨膜反应可延伸到骨折端的一定距离，常与骨痂或骨膜新生骨相混淆，更严重的骨吸收提示深部感染。

（4）治疗：股骨干骨折术后感染的外科治疗原则如下：①所有骨和软组织炎性组织必须清除。②稳定的固定是控制感染和骨愈合关键。③内固定容易被多糖蛋白复合物所覆盖，这种复合物中可隐藏细菌并促进生长，因此取出内固定可看成是去除感染源。④如果是髓内钉固定，整个髓内钉在髓腔的位置及锁定螺钉周围皆属于感染灶，因此取钉后用小的髓腔挫行髓腔清创是有效的。⑤使用足量的细菌培养敏感的抗生素。股骨干骨折术后感染的外科治疗分阶段进行，具体方法如下：

急性期：积极的治疗可保证骨的存活和固定物的稳定。手术切口或炎症最重要的部位的引流是第一步，同时静脉使用抗生素。髓内钉感染可考虑使用髓腔减压，在骨折端或其他部位切开清创，如果脓性分泌物多可进行灌洗，取出远端的1枚锁定螺钉，使液体从骨折端和钉孔流出来，之后螺丝钉重新置入。实心髓内钉应在钉周围冲洗。所有伤口均应敞开二期愈合。松动的髓内钉及螺钉必须更换以提供足够的稳定性，因为骨折部位稳定性对愈合和控制感染是重要的。若髓腔感染仍无法控制则可考虑拆除髓内钉改用外固定支架等固定。静脉给予敏感的抗生素，直到感染得到控制，通常需2～4周，之后再口服抗生素1个月。

亚急性期：在亚急性期主要问题是早期骨髓炎及骨愈合不完全。一些患者临床和放射学征象少，单独应用静脉抗生素就有效，但大部分患者需要进一步治疗。固定牢固的骨折应清创，静脉应用抗生素 2～4 周或直到临床症状消失，继续口服抗生素一段时间。固定不牢固、有明显放射学变化的骨折通常有明确感染，应行清创，取出固定物，留置冲洗引流管。髓内感染要全长扩髓，通常扩大直径 1～2mm 或在髓腔挫的沟槽中可看到正常的骨屑，然后重新置入髓内钉和锁定螺钉，骨折断端的切口应开放延迟闭合。也可以在扩髓后用外固定架，对于严重扩散的髓腔感染和需对骨广泛清创的骨折来说，外固定架比髓内钉更佳，并同时局部应用抗生素。静脉抗生素持续 6 周后改口服。

慢性期骨不连：治疗的基本原则是：骨与软组织彻底清创，固定骨折，促进愈合，根治感染。

慢性期骨愈合：小块骨感染仅需取内固定物、简单的髓腔冲洗，不必长期应用静脉抗生素；广泛的髓腔感染则应取出内固定物、冲洗和静脉抗生素。

4. 延迟愈合和不愈合　延迟愈合和不愈合是高能量的骨干骨折后常见的并发症。近来越来越多的报道以不扩髓髓内钉来治疗高能量的骨干骨折，它可提供足够的机械稳定性，对软组织和骨内血供损伤最小。但一部分文献指出常需再次手术植骨促进愈合。

（1）原因：延迟愈合和不愈合是骨折治疗中常见的并发症，其原因可分为两方面：①局部创伤因素：软组织损伤严重，骨血供受损，如三段或粉碎性骨折等。②医疗因素：主要的为内固定物的松动、弯曲和断裂，原因有内固定物选择不当、手术技术不合要求、内固定物质量差、强度不够、缺乏合理功能锻炼。

（2）临床表现：延迟愈合和不愈合的临床表现，肢体局部水肿持久存在，压痛长期不消失，甚至在一个时期反而突然加重。X 线片上可显示软骨成骨的骨痂出现晚而且少，并长期不能连续，骨折端的吸收更为明显，间隙增宽，边缘因吸收而模糊。在骨膜断裂的一侧，骨端变圆。至于不愈合，除临床上有骨折端之间的异常活动，X 线片上显示：骨端硬化，髓腔封闭；骨端萎缩疏松，中间存在较大间隙；骨端硬化，相互成杵臼状假关节。

（3）治疗：延迟愈合通常与骨折未能得到稳定的固定和创伤或手术造成的局部血运障碍有关。治疗时必须改善固定方式，以维持骨折端的稳定，并鼓励患者做肌肉收缩活动来改善局部血液循环。若钢板对侧有骨缺损，则必须植骨。股骨的不愈合治疗则取决于它的病理特点。肥大型的骨折不愈合，表明骨折区有良好的血运和成骨能力，骨折不愈合是由于固定不良造成，改善固定条件是绝对必要，往往可采用加压内固定的方式使骨折达到稳定的固定骨折即可愈合。萎缩型骨折不愈合，常由于感染所致，局部血运和成骨能力极差，除须牢固的固定外，植骨是绝对必要的。对于具有窦道的感染性骨折不愈合，通常采用先闭合伤口的方法，待感染稳定半年后再重新内固定和植骨。目前由于抗菌技术的进展，也可采用更为积极的治疗方法，在扩创的同时局部植入直径小于 5mm 的松质骨块或骨条。骨折常用外固定架固定，能闭合伤口者，可用灌洗的方法来控制感染，不能闭合伤口者可开放换药，直至伤口闭合，骨折常在 3～6 个月愈合，有文献报告 20 余例均取得成功。在有大块骨缺损的情况下，可采用大块植骨加松质骨植骨，或可采用 Ilizallov 骨节段移位和延长方法，文献报告有较多成功病例，值得推荐。

5. 畸形愈合　股骨畸形愈合很常见，通常是由于不对称肌力的牵拉，重力作用造成的成角畸形，最常见的是向前外成角，形成向内翻的弧度，其原因是由于外展肌和屈髋肌的牵拉接近骨折端向前外移位，内收肌的牵拉将远骨折端向内移位所造成。骨折畸形愈合常见于用石膏或牵引治疗的方法，尤其再骨折牢固愈合前负重极易发生。一般骨折有向前 15°成角尚可接受，可由髋膝活动来代偿，而向外弧度则不能接受，膝关节将承受过度的不正常的负荷。成角畸形在骨折尚未牢固愈合前可用石膏楔形切除或折骨术来纠正，过大的畸形则须手术来纠正和内固定。下肢短缩不应超过2cm，否则步行将出现明显的跛行。

6. 膝关节功能障碍　股骨干骨折后的膝关节功能障碍是常见的并发症，其发生的主要病理改变是由于创伤或手术所致的四头肌损伤，又未能早期进行四头肌及膝关节的功能锻炼，膝关节长期处于伸直位，以至在四头肌和骨折端间形成牢固的纤维性粘连。术中可见股中间肌瘢痕化，且与股骨间形成牢固的粘连。粘连之股中间肌纤维在膝关节伸直位时处于松弛状态，屈曲时呈现明显紧张。其他病理改变有膝关节长期处伸直位固定而造成四头肌扩张部的挛缩。关节内的粘连则常由于长期制动造成浆液纤维素性渗出所致，粘连主要位于髁间窝和髌上囊部位，有时甚至是膝关节功能障碍的主要原因。治疗主要通过伸膝装置粘连松解。伸膝装置松解术适应证：股骨干骨折后膝关节僵直1年，非手术无效者，如超过2年以上者效果较差，注意患者对膝关节屈曲活动能满足维持正常步态，但从坐位至直立位双膝必须有110°屈曲功能。伸膝装置松解术，主要是解除关节内、外粘连及解决股四头肌特别是股中间肌底挛缩，达到功能恢复的目的。

手术中和手术后应注意以下几点：

1）切口选择：髌前直切口位，易发生术后切口裂开，可以改用髌前S形延长切口，或髌骨内外侧切口，减少张力，同时间断采用粗丝线缝合。

2）彻底松解粘连：对关节外粘连，除非股直肌确实短缩和严重影响屈膝，不要轻易延长，但对挛缩的股中间肌可以采用髌骨止点切断或多段切开，挛缩严重的可切除；对股内、外侧肌挛缩，可以从髌骨止点切断，后移缝在股直肌上；不切断股内外侧肌止点，术后伸膝力恢复较好，可保持屈膝90°，扩张部呈横行切开至胫腓侧副韧带为止，术后翻转部分肥厚扩张部，封闭关节腔。对关节内粘连主要采用手法松解，徐徐松解至最大限度，最好达到140°，最低达到90°~100°，这样术后一般能保留85°左右。

3）止血、防止再粘连：有的作者主张尽可能不用止血带，避免术中遗留小出血点，引起术后血肿。作者采用气囊止血带控制下，无血操作，锐性解剖，移除止血带后，彻底电凝止血，术后加压包扎，负压引流48h。

4）改善关节功能：术中股骨前部注意保留一层纤维或骨膜，必要时可置入生物膜衬垫，将创伤组织隔开，避免粘连，以改善术后关节功能，医用生物膜是一种稳定无生活力的高分子聚合物组织材料，其光滑面与组织不相粘连，粗糙面与组织愈合良好，防止粘连已取得满意结果，另外注意扩张部应尽可能在屈曲位缝合。

5）功能锻炼：术后采用持续被动活动（CPM），强调缓慢持续而逐渐增大膝关节的屈曲度，使膝关节修复后的新生组织逐渐松弛，符合弹性延伸的生物力学原则，也可以使纤维化的组织在持续的张应力下逐渐松弛，从而防治手术创面形成新粘连和再挛缩，克服术后膝关节回缩现象。CPM使用每日至少4~8h，可分2次或3次进行，一般前3天控制在40°~70°，第4天后逐渐增加至最大范围，持续1周左右。1周后应该开始主动运动锻炼，进行主动肌肉收缩及膝屈伸活动锻炼，以防肌肉萎缩及最大限度恢复关节屈伸活动。

7. 再骨折　文献报告约在9%~15%，防止再骨折的有效措施是逐渐增加骨折部位的应力，使骨小梁结构能按所受应力方向排列，得到良好塑性。在骨折牢固内固定后，由于应力遮挡或钢板下血运障碍所致的骨质疏松，该部位骨的修复往往须较长时间，根据临床和实验观察表明，内植物取出通常须在18个月以上，取出钢板处骨组织再按所受应力塑性。为防止钢板取出后再骨折应有 2 ~ 3 个月的保护，避免激烈运动，以防再骨折。再骨折的治疗：Carr 报告 6% 是闭合方法，1% 用开放方法治疗，由于它是一种应力骨折，用负重石膏支具或单纯内固定维持对线即可，无须植骨。

（六）儿童股骨干骨折的治疗

儿童股骨干骨折由于愈合迅速，自行塑性能力较强，牵引和外固定治疗常不易引起关节僵硬。因而儿童骨折应行保守治疗。儿童股骨干骨折后的塑性能力，年龄越小，骨折部位越近于干骺端，其畸形方向与关节轴活动一致，塑性能力为最强，而旋转畸形难以塑性，应尽量避免。儿童股骨干骨折的另一个重要特点是，常因骨折的刺激可引起肢体生长过速，其可能的原因是由于在骨折后邻近骨骺的血液供应增加之故。至伤后 2 年，骨折愈合，骨痂重新吸收，血管刺激停止，生长即恢复正常。在手术内固定后，尤为髓内钉固定患肢生长也可加速，因此在骨骺发育终止前，应尽可能避免内固定。

Shapiro 观察 74 例 13 岁以下儿童股骨干骨折，从伤后 3 个月骨愈合时至骨发育成熟节段做了临床及 X 线测量，作者发现股骨平均过度生长是 0.92cm（0.4 ~ 2.7cm），82% 的患儿有胫骨过度生长，平均是 0.29cm（0.1 ~ 0.5cm）。78% 患儿过度生长发生在伤后 18 个月，85% 的患儿在 3 年 6 个月终止，但仍有 9% 过度生长可持续至骨生长期终止，一般在骨折 18 个月后，过度生长较为缓慢。根据以上儿童股骨干骨折的特点，骨折在维持对线情况下，短缩不超过 2cm，无旋转畸形，均可被认为达到功能要求，避免采用手术治疗。手术适应证严格限制在下列范围：①有明显移位和软组织损伤的开放骨折。②合并同侧股骨颈骨折或髋关节脱位。③骨折端间有软组织嵌入。④伴有周身其他疾病，如痉挛性偏瘫或全身性骨疾病。⑤多发性损伤，为便于护理。儿童股骨干骨折的治疗方式，应根据其他年龄、骨折部位和类型，采用不同的治疗方式。

1. 小夹板固定法　对无移位或移位较少的新生儿产伤骨折，将患肢用小夹板或圆形纸板固定 2 ~ 3 周。对移位较多或成角较大的骨折，可稍行牵引，再行固定。因新生儿骨折愈合快，自行矫正能力强，有些移位、成角均可自行矫正。

2. 悬吊皮牵引法　适用于 3 ~ 4 岁以下患儿，将患儿的两下肢用皮肤牵引，两腿同时垂直向上悬吊，其重量以患儿臀部稍稍离床为度。患肢大腿绑夹板固定。为防止骨折向外成角，可使患儿面向健侧躺卧。牵引 3 ~ 4 周后，根据 X 线片显示骨愈合情况，去掉牵引。儿童股骨横行骨折，常不能完全牵开而呈重叠愈合。开始虽然患肢短缩，但因骨折愈合期，血运活跃，患骨生长加快，约年余下肢可等长。

3. 水平皮牵引法　适用于 5 ~ 8 岁的患儿，用胶布贴于患肢内、外两侧，再用螺旋绷带包扎。患肢放于枕上小型托马夹板上，牵引重量为 2 ~ 3kg。如骨折重叠未能牵开，可行两层螺旋绷带中间夹一层胶布的缠包方法，再加大牵引重量。对股骨上 1/3 骨折，应屈髋、外展、外旋位，使骨折远端对近端。对下 1/3 骨折，需尽量屈膝，以使膝后关节囊、腓肠肌松弛，减少骨折远端向后移位的倾向。注意调整牵引针方向、重量及肢体位置，以防成角畸形。4 ~ 6 周可去牵引，X 线片复查骨愈合情况。

4. 骨牵引法　适用于 8 ~ 12 岁的患者。因胫骨结节骨骺未闭，为避免损伤，可在胫骨结节下 2 ~ 3 横指处的骨皮质上，穿牵引针，牵引重量为 3 ~ 4kg，同时用小夹板固定，注意保持双下肢股骨等长，外观无成角畸形即可，患肢位置与皮肤牵引时相同。

（杨　力）

第七节　股骨髁上骨折

一、发病机制

股骨髁上骨折是指发生在腓肠肌起点 2 ~ 4cm 范围内的骨折，在 75 岁以上的女性和 15 ~ 24 岁男性发生率最高。随着交通运输业及工农业的发展，由高能量损伤造成的此类损伤正不断地增多，而且并发症多，伤残率高，是难治的骨折之一。直接暴力或间接暴力均可造成股骨髁上骨折，膝关节僵直而骨质疏松者，由于膝部杠杆作用增加，也易发生此骨折。

二、分类

股骨髁上骨折根据受伤时的暴力方向及膝关节所处的位置可分为屈曲型和伸直型，而屈曲型较多见。屈曲型骨折的骨折线呈横行或短斜面形，骨折线从前下斜向后上，其骨折远端因受腓肠肌牵拉及关节囊紧缩，向后移位。有刺伤腘动脉的可能。骨折近端向前上可刺伤髌上囊及前面的皮肤。伸直型骨折也分为横断及斜行 2 种，其斜面骨折线与屈曲型者相反，从后下至前上，骨折远端在前，骨折近端在后重叠移位。此种骨折患者，如腘窝有血肿和足背动脉搏动减弱或消失，应考虑有腘动脉损伤。

股骨髁上骨折 AO 组织分型中属于股骨远端骨折的 A 型，可分为：A1，单纯的股骨髁上骨折；A2，单纯的股骨髁上骨折，仅伴有 1 个游离的骨折块；A3，单纯的股骨髁上骨折，伴有 1 个以上的骨折块。

三、临床表现及诊断

一般患者都有外伤史，伤后大腿下段剧烈疼痛，膝关节活动障碍，局部肿胀压痛明显，有反常活动，患肢短缩畸形。有时伴有患肢足背动脉减弱或消失，足趾活动感觉障碍，需排除腘动脉或坐骨神经损伤。X 线片检查可明确诊断股骨髁上骨折，并可以根据骨折线分型。血管 B 超检查有助于判断有无腘动脉损伤，若怀疑有腘动脉损伤，应加强观察肢端血循，也可动态行小腿血管 B 超检查，必要时行 DSA（数字减影血管造影）检查。

四、治疗

股骨髁上及髁间骨折的治疗历来较为困难，这些骨折常是不稳定的和粉碎性的，且多发生于老年人或多发伤的患者。由于这些骨折靠近膝关节，可能难以完全恢复膝关节的活动度和功能。在许多报告中，畸形愈合、不愈合及感染的发生率相对较高。对已行膝关节成形术的老年患者，其治疗可能更为复杂。

（一）非手术治疗

1. 石膏外固定　适用于无移位骨折及儿童青枝骨折。用长腿石膏管型屈膝 20°，固定 6 周开始锻炼膝关节活动功能。

2. 骨牵引整复、超关节夹板固定法　适用于有移位的股骨髁上骨折、屈曲型骨折，可用股骨髁冰钳或克氏针牵引法；伸直型骨折，采用胫骨结节牵引，只要牵引恰当，加以手法，可以复位。

（二）手术治疗

手术的目的主要是恢复骨折端的稳定性和股骨的力线。股骨髁上骨折手术治疗主要有钢板内固定和髓内钉两大类。钢板类髓外固定主要有动力髁螺丝钉（DCS）、“L”形髁钢板、桥式接骨板、解剖钢板、LISS锁定钢板等，虽可以提供骨折段的解剖复位，但钢板固定力线上属于偏心固定，钢板螺钉受弯曲应力大，不够牢固，无法进行有效的膝关节早期功能锻炼，更无法早期负重。采用双钢板固定虽然可以提供相对坚强的固定，但手术创伤增大，感染机会增多。髓内钉类有国产股骨髁上交锁钉、AO的股骨远端髓内钉（DFN）。传统股骨髓内钉，中下段有向前8°的弧度，适合从股骨近端向远端固定，若从远端逆行打入，不符合股骨的生理曲度，且股骨远端不易加锁，易造成骨折端的移位或骨折的畸形愈合。而AO股骨远端髓内钉DFN，钉尾较粗，在保证足够的强度下，主钉符合股骨的生理曲度，特别是远端锁钉的螺旋刀片设计，有利于骨折端复位后的稳定。

1. 钢板螺钉固定　瑞士的AO学组设计的角钢板，是用于治疗股骨远端骨折并得到广泛接受的最早的钢板螺钉内固定器械之一。虽然它对大部分骨折提供了牢固的固定，但此固定方法在技术要求较高，并且存在包括感染在内的早期问题以及对骨质疏松者难以达到充分固定、钢板去除后再骨折等情况。

最近，间接复位技术、最少的软组织剥离及轻柔牵引等更符合生物学的钢板固定技术受到提倡。采用股骨撑开器或外固定架以恢复骨折部位的长度及对线，对于干骺端粉碎性骨折，可将其保持在原来的位置，不必试图将骨折碎块解剖复位。由于软组织相对未受干扰，故很少需要植骨。Bolhofner报告了57例股骨髁上和髁间骨折的前瞻性研究，绝大多数用角钢板固定及生物学复位技术治疗，结果优良率为84%，均无须植骨治疗，也没有1例发生骨折不愈合，而仅发生1例深部感染及1例畸形愈合。

2. 动力性髁螺钉固定　比角钢板技术要求相对要低的是髁部动力性螺钉。插入角钢板需要在三个平面同时准确定位，髁部动力螺钉在屈、伸平面不受限制。该螺钉固定成功的条件是：自髁间窝以上至少4cm的股骨髁未粉碎。动力螺钉固定的主要缺点是在插钉时需去除的骨量较大，将使可能进行的翻修手术变得困难。

Ostrum和Geel对30例股骨远端骨折，采用间接复位技术及动力性髁螺钉固定治疗，未行植骨。87%的患者获得了极好的或满意的结果；发生1例骨折不愈合，1例骨折固定失败。结果较差者均发生在伴有关节内粉碎性骨折的老年骨质疏松患者中，因此，作者认为该方法不适用于骨质疏松患者。

Harder等比较动力性髁螺钉和髁钢板的生物力学特性，无内侧缺损时两种固定装置轴向负荷的力学特性相似。然而，当存在内侧缺损时，用髁钢板固定的骨折块间移动度较用动力性髁螺钉固定者大。其结论为：髁间窝以上4cm的股骨髁骨折选择髁上固定时，可选择动力性髁螺钉。

3. LISS锁定钢板　在采用LISS钢板时，采用股骨撑开器或者外固定架以恢复骨折部位的长度及对线，对于干骺端粉碎性骨折，可将其保持在原来的位置，不必试图将骨折碎块解剖复位。再将钢板置于股骨的一侧，起到一个内置的外固定支架作用，这样可以最大限度的保护骨折块的血循，可以有效地降低骨不连的发生率。LISS钢板优势在于螺钉和钢板锁定为一体，且螺钉有瞄准器可经皮打入。

角钢板及髁部动力螺钉不适于膝关节上3～4cm内的股骨髁骨折，及合并关节内大量粉碎的骨折。对于这些骨折，髁部支撑钢板（如 LINK 解剖钢板）是最常用的内固定物，此类钢板的远端有多个钉孔，允许多枚螺钉直接拧入粉碎的骨折块。然而，髁部支撑钢板不能提供如角钢板或髁部动力螺钉那样的坚强固定；伴有内侧支撑部位粉碎的骨折，或节段性的骨缺损、或极低位的经髁骨折，使用支撑钢板固定后，钢板螺钉在其接触界面间的活动可以引起骨折的内翻成角。锁定钢板可以将螺钉锁在钢板上，这可以增加内固定结构的稳定性。异丁烯酸甲酯（Methylmethacrylate）也可用于增加螺钉对周围疏松骨质的固定。如果外侧应用支撑钢板后出现内侧不稳，则建议加用内侧支撑钢板。Jazrawi 等介绍了一种带锁的双钢板技术，较单纯的双钢板技术提供了更强的稳定。然而，双钢板的应用使人们注意到骨和伤口愈合的问题，因此，Bolhofner 等提倡经皮固定钢板。他们治疗了 57 例股骨髁上骨折，通过开放复位，间接方法固定钢板，骨折均愈合，用 Schatzker 评分方法，他们报告结果优良为 84%，并承认术者的手术技巧是一个影响因素，作者认为这是一个连接严重粉碎性骨折的好的技术，它可从股骨的内侧或外侧操作。

最近，带有可锁在钢板上的特殊螺钉的髁钢板正在应用。这些钢板提供了类似髁钢板螺钉的稳定性，且避免股骨内髁缺损引起的内翻成角。此固定可以不用内侧股骨钢板，其有效性正待临床证实。此方法的初步经验一直在推广应用。

4. 髓内钉　最近髓内钉治疗股骨远端骨折逐渐受到重视。这种内固定器械比钢板获得更接近“生物学”的固定，因为它是均分负荷型而不是遮挡负荷型内固定物，且软组织保护更好，很少需要植骨。生物力学测试证明，髓内钉固定治疗股骨远端骨折的主要缺点是固定稳定性不如钢板。顺行髓内钉固定治疗股骨髁上骨折稳定性不足，会导致骨折的畸形愈合、内固定断裂等并发症。经髁间窝逆行插入股骨髓内钉已成为治疗股骨髁上骨折的常用方法。像顺行髓内钉一样，这些“髁上”和“膝部”髓内钉具有理论上的优点：均分负荷型内固定器械、所需软组织剥离较少、不常需要植骨。带髋关节假体的股骨远端骨折，或髁间窝开放设计的全膝假体上方骨折，也可以有效地用逆行髓内钉固定。逆行穿钉也可用于远端股骨骨折合并同侧髋部骨折的固定，允许髋部骨折另用器械固定。

逆行髁上髓内钉的设计也有潜在的缺点，关节内入口有可能引起膝关节僵硬和髌股关节问题，以及如果骨折部位感染则可导致化脓性膝关节炎。髓内钉的近端钉尖一般位于股骨干的中部或远端，会在这个区域产生应力梯度，如果近端锁钉时钻了废孔，将使应力集中的问题加重。较短设计的髓内钉不允许用于固定延伸至远端股骨干的骨折。在对 GSH 髁上髓内钉（孟菲斯市 Smith&Nephew 公司生产）的最初设计进行的早期研究中，报告了相对较高的内固定物折断率。此后，锁钉的直径由 6.4mm 减至 5.0mm，并减小了螺钉孔的直径，从而大大减少了这种并发症。最近 AO 的 DFN 在股骨髁部采用螺旋刀片来锁定，及相对粗大的钉尾，进一步减少了骨折端的不稳定及断钉等问题。目前逆行钉的主要并发症是畸形愈合和钉对膝关节的影响。

通过模拟单腿站立进行力学测试，Frankle 等对有骨性接触和没有骨性接触的股骨干骨折用顺行和逆行髓内钉固定并进行比较。他们发现对稳定骨折，两种方法无差别；但对于不稳定性骨折，钉的大小决定稳定性，并非与插入的方法有关。David 等检查了髁上钉和 95° 动力加压螺钉的稳定性，他们发现：带有多向固定模式的动力加压螺钉具有更大扭矩强度，在轴向负重时吸收更多的能量。Ito 等也比较了髁上钉与髁角钢板，结论是：除了扭矩负荷更大外，髁上钉提供的稳定性与钢板相类似。生物力学试验显示逆行髁上髓内钉不能提供如

95°动力性髁螺钉与侧方钢板那样坚强的固定。Firoozbakhsh 等在一个合成骨的截骨术模型中发现，95°钢板在外翻弯曲及扭转时更坚固，但在内翻弯曲和屈曲时两者无明显差异。Koval 等应用经药物防腐处理的股骨标本，将 95°髁螺钉侧钢板复合器械与逆行 GSH 钉及顺行 Russell – Taylor 钉进行了比较，他们发现 95°钢板在扭转、内外侧弯曲以及前后侧弯曲时最为坚固。Russell – Taylor 钉和 95°钢板的断裂载荷高于 GSH 髁上钉。这些生物力学研究的临床实际意义尚不清楚。

逆行髁上髓内钉的初步报告显示了可接受的结果。在数篇报告中，骨折愈合率为90% ~ 100%，需植骨者为 0% ~44%，感染率为 0% ~4%，畸形愈合率为 0% ~8%，膝关节活动范围平均为 100° ~116°。Iannacone 等应用带 6. 4mm 锁孔螺钉的旧式髓内钉固定骨折，报告髓内钉折断率及骨折不愈合率为 9. 8%。Gellman 等报告应用带 5mm 锁孔螺钉的新式髓内钉固定治疗 24 例骨折，无髓内钉折断发生；有 0% ~8% 的患者在髓内钉的顶部发生新骨折，但只要骨折无移位，均可采取非手术治疗。髓内钉撞击髌骨的发生率为 0% ~12%，骨折愈合后常需将髓内钉拔除。术中将髓内钉适当地向下凿进些许可避免此并发症，这在开放手术比经皮入路更容易施行。

5. 外固定　严重开放性股骨远端骨折，特别是合并血管损伤者，外固定可作为暂时性或终极性固定治疗。如果骨折有严重的髁间结构损伤，外固定架应跨膝关节固定。由于存在针道感染及关节僵硬的潜在危险，这种方法只用于最严重的开放性骨折。为使多发伤患者活动，使用此方法以提供局部牵引。此方法也可使股骨远端骨折更好地进行 CT 检查。转换成内固定的手术必须在针道感染前的 14 天内完成。如果患者已行撑开外固定架固定，在安全时间段内不允许用髓内钉固定时，可将固定架换成小的钢丝固定或混合固定。Hutson 和 Zych 报告 16 例广泛软组织损伤伴开放性股骨骨折的治疗结果。所有骨折均愈合，但有 2 例需延迟植骨，1 例形成化脓性关节炎，1 例形成骨髓炎，5 例患者膝关节活动小于 90°。Ali、Saleh 和 Ara – Z1 等和 Mohr 等在各自的研究中发现类似的结果，用 Ilizarov（环和小钢丝固定）外固定方法。此方法仍作为严重创伤的一种治疗方法。其感染率为 1% ~10%，并有明显的膝关节僵硬，这些均为损伤性质决定，并非固定方法所致。

6. LISS 锁定钢板手术方法

（1）术前内植入物的选择：使用国际内固定研究学会 AO/ASIF 术前计划模板来决定 LISS 接骨板的长度和螺钉的位置。注意所有的模板图像均按平均放射像成像率放大 10%。当然，图像可以根据需要有所改变，术前必须对拉力螺丝钉的放置有所计划。

（2）患者的体位：患者仰卧于可透 X 线的手术台上，患肢必须可以自由移动。对侧肢体可以固定于手术床的腿支架上。膝关节置于手术床铰链的略微远端，这样能在手术中屈曲膝关节，避免完全伸直膝关节和产生过强的牵拉力量，由于腓肠肌的作用力会引起股骨远端骨折块向腹侧旋转，这样会对骨折复位造成困难，也会威胁腘动静脉。当远端骨折块较短时，推荐小腿屈曲大约 60°，这样可以减轻腓肠肌的牵拉力量。

（3）复位：在关节内骨折，首先应复位重建并固定整个关节。图中显示股骨髁部可以打入拉力螺丝钉的位置。注意必须确保这些拉力螺丝钉不会阻碍以后从 LISS 钢板螺钉的拧入。使用暂时的跨膝关节的外固定支架或牵开器对骨折进行复位。手术中应使用 X 线摄片或 X 线影像增强仪检查骨折复位的情况。内外向打入的斯氏钉对于股骨远端的手法复位非常有帮助。

(4) 手术入路：对于关节外和关节内骨折推荐的手术入路有所不同。在关节外骨折，从 Gerdy 结节向近侧做一长度约 80mm 的皮肤切口，沿纤维走向分开髂胫束，打开骨膜和股外侧肌之间的间隙。在远端，股外侧肌主要附着于股骨嵴，在骨与外侧骨膜没有肌肉的附着点。内固定器可以沿骨膜和肌肉间隙插入。

在关节内骨折，前外侧关节切口可以为复位提供良好的显露。通过该切口能够插入内固定器，并能从内侧拧入了拉力螺丝钉。

(5) LISS 接骨板的插入：使用装配好的插入导向手柄在骨膜和股外侧肌之间插入 LISS 接骨板，并应确保接骨板近端与骨始终接触。接骨板的远端贴伏于股骨外髁。可以向近侧和远侧移动、调整 LISS 接骨板的位置，直至接骨板能够很好地贴附与股骨髁。有时插入导向手柄的近侧端及软组织可能影响接骨板的插入，这时可以取下透光手柄的近侧部分。由于重量作用，插入导向手柄容易向背侧倾斜。如果患者处于仰卧位，插入导向手柄的方向与地面平行，那么内固定器会处于外旋位置，接骨板与股骨外髁无法平整地贴附。固定螺栓的方向必须与髌骨关节方向平行。因此插入导向手柄应该处于内旋 10°的位置。在 X 线影像增强仪后前位 AP 相上可以看到该影像。内固定器必须与股骨髁完全贴附以确保其与骨面的理想接触。一旦 LISS 接骨板与骨面有良好的贴附，从 B 孔取下钻套和锁定螺栓。在接骨板最近端的孔通过钻套插入穿刺器做一微小的刺切口，将钻套和穿刺器推至 LISS 接骨板。可以使用克氏针或直接通过触诊来检查 LISS 接骨板在骨面上的位置是否正确。通过插入导向手柄的外侧螺丝拧紧钻套，用固定螺栓来替换穿刺器。将固定螺栓拧入 LISS 接骨板来闭合固定框架。由于软组织的限制，所以固定螺栓一旦被拧入，再调整改变接骨板或手柄的位置将非常困难。

(6) LISS 接骨板的初步固定：通过固定螺栓和锁定螺栓使用 2.0mm 的克氏针对内固定器进行初步固定。仔细检查 LISS 接骨板的位置和患肢恢复后的长度。也可以使用克氏针瞄准装置在内固定的背侧和腹侧打入克氏针。一旦骨折复位成功完成，LISS 接骨板位于正确位置，就可以拧入 LISS 锁定螺丝钉。

五、并发症

股骨髁上骨折的早期并发症主要有腘动脉、腓总神经、胫后神经损伤和肺栓塞，股骨髁上骨折失血量在 800～1 200ml 左右，而且多发于老年人或合并其他部位损伤，故常常并发失血性休克。术前骨牵引中会并发钉道感染，若护理不当会出现褥疮、尿路感染、坠积性肺炎等并发症。若采用钢板固定可能出现感染，畸形愈合，骨不连，内固定松动、断裂，膝关节活动障碍；而采用髓内钉固定并发症主要有感染、肢体断缩、畸形愈合、骨不连、创伤性关节炎、膝关节活动障碍，及由于顶尖应力集中所致的股骨中段骨折等。因此，股骨髁上骨折术后，应该及时的指导患者行膝关节活动功能锻炼，以尽量恢复膝关节的屈伸活动功能。

（杨　力）

第八节 股骨髁间骨折

一、发病机制

股骨髁间骨折是关节内骨折，其骨折机制多系沿股骨纵轴的垂直暴力，向下压股骨髁部，遭受胫骨髁间脊的向上反力，如一楔子致股骨内外块骨折并向两侧分离。股骨髁间骨折多由高能损伤所致，骨折块多粉碎。有时骨折块向后移位损及腘动脉、腓总神经、胫神经，伤后应注意观察肢端感觉血循，以便及时发现血管神经损伤。

二、分类

股骨髁间按骨折线的形状可以分为“Y”形和“T”形，亦可为粉碎性。AO分类（图17－11）中属于股骨下段骨折中的C型：C1，完全关节内骨折，关节及干骺端简单骨折；C2，完全关节内骨折，关节内简单骨折，干骺端粉碎骨折；C3，关节内粉碎骨折。

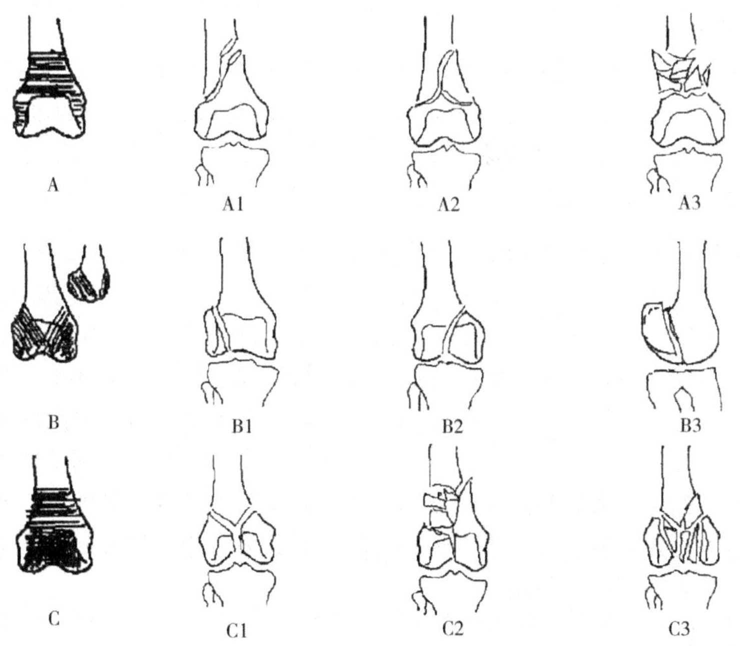

图17－11 股骨髁间骨折AO分型

三、临床表现及诊断

伤后膝部肿胀疼痛，不能活动，关节内积血。X线检查可显示髁部骨折移位情况，如单髁骨折多向后移位，双髁“Y”形骨折，髁向两侧分离，股骨干如一楔子，插入两髁之间。CT平扫及三维重建可明确骨折块形态及移位情况。如伴有腘动脉损伤，膝关节肿胀严重，并伴有剧烈疼痛，足背动脉搏动减弱或消失，行血管B超检查可以明确动脉血循。仔细检查肢端感觉可以早期发现有无神经损伤。

四、治疗

髁间骨折属于关节内骨折，若治疗效果不佳，会导致膝关节功能障碍。主要原因如下：

（1）行牵引治疗或闭合复位者，较难以达到解剖复位，从而遗留发生创伤性关节炎的解剖基础。

（2）骨折移位及出血，发生在膝关节髌上囊或股四头肌与股骨之间的滑动装置，经牵引或石膏固定治疗者，易发生关节内外的粘连，导致膝关节活动功能障碍。

（3）行切开复位者，如无坚强内固定，则仍需外固定，不能得到早期锻炼活动膝关节，而发生膝关节粘连。

（4）长期外固定后，会发生膝关节软骨退变，而发生膝关节疼痛、功能障碍。

由此可见，关节面的未解剖复位与关节内外粘连是股骨髁间骨折疗效不佳的主要原因。因此，股骨髁间骨折的治疗要求是，早期手术予以关节面的解剖复位，清除关节内积血及碎骨块，适当坚强内固定，恢复完整的关节面及正常的关节关系。术后负压引流，防止关节内积血。术后镇痛，以利早期膝关节屈伸活动功能锻炼，防止关节粘连及僵直。

（一）非手术治疗

非手术治疗包括石膏托外固定、骨牵引等，仅适用于无明显移位（关节面移位小于2mm）的，且稳定的股骨髁间骨折，或无法耐受手术的患者。但长期的牵引或外固定会导致膝关节粘连、膝关节活动功能障碍。没有解剖复位的关节面会导致创伤性关节炎的发生。

（二）外固定支架治疗

外固定支架是一种介于手术与非手术治疗之间的半侵入固定方法，由于它具有操作简便，创伤小，并且可牵引、复位、固定、调整骨折端紧密度、便于早期功能活动等优点而受到青睐。特别是近年来，众多学者在增加灵活性和稳定性方面对外固定进行了改进后，应用于高能损伤或火器损伤所致的股骨髁间开放粉碎骨折，加上抗生素的使用，感染率有了明显的下降。然而，股骨髁间粉碎骨折使用外固定支架其膝关节内骨折难以解剖复位，往往需要固定膝关节，加上股骨髁间穿针不便且易松动、针道感染率较高等限制了外固定支架广泛的应用。因此，现代创伤学者更趋向于积极的手术内固定，除非合并其他部位或脏器的严重损伤需以抢救生命为首要目的或战伤骨折的早期救治时，方考虑采用外固定支架临时固定、暂时治疗或与有限的内固定结合使用。

（三）手术治疗

股骨髁间骨折手术治疗的目的是关节面的解剖结构的重建、旋转和轴线的恢复、将髁部稳定的固定到股骨干上，以及术后的早期功能活动锻炼。现在的手术治疗技术已转变为微创接骨术（minimal invasive osteosynthesis，MIO），MIO包括：①治疗关节内骨折的经关节的关节重建和逆行钢板接骨术（TARPO），这项技术获得了更好的手术显露、关节内碎骨块的妥善处理、骨折的加速愈合和更好的功能恢复结果；②治疗关节外骨折的微创经皮钢板接骨术（LISS），骨折部位不予广泛暴露，只需皮肤的小切口。

随着内固定器材的发展和完善，AO角钢板、动力髋螺钉（DCS）、锁定钢板、AO股骨髁上髓内钉（DFN）的相继出现，并得到广泛的应用，股骨髁间骨折的疗效有了较大的提高。

1. 经关节的关节重建和逆行钢板接骨术 TARPO 技术由 Krettek 等于 1996 年首先提出，在治疗股骨髁间骨折时，该技术着力解决了两个问题：①完全的关节面显露（和复位、固定）的困难；②因大手术切口所致的干骺端失活，以及感染、植骨需要和潜在的骨不连等问题。TARPO 技术采用髌旁侧方入路，将髌骨半脱位或外翻，便可完全显露整个股骨远端关节面，直视下对关节面的骨折进行解剖重建，常采用松质骨拉力螺钉固定，也可用小的皮质骨螺钉按“拉力”模式固定；对骨干或干骺端的骨折块进行闭合复位，通过改进的肌肉下钢板植入进行固定，保存骨折周围的软组织，无须骨折部位的广泛显露。

2. 双钢板固定 对股骨髁间严重粉碎骨折，为了获得旋转和轴线的恢复，一般不推荐 DCS、角钢板固定（单一钢板固定易引起内翻塌陷），而采用双钢板固定。双钢板一般不推荐 CP、DCP，可采用外侧解剖钢板加内侧的支撑钢板固定，若采用双侧锁定钢板固定效果更佳。Jazeawi 等采用锁定双钢板（用多枚 4.5mm 皮质骨螺钉横行连接两钢板并用螺帽在钢板外侧套入螺钉以锁定）加植骨治疗 C3 型股骨髁间骨折，获得了满意疗效。并在股骨远端关节内骨折模型上进行了实验研究，在循环加载前、后生物力学测试中，锁定钢板结构比常规的双钢板结构能显著增加固定的稳定性。因此，这项技术特别适用于螺钉抓持力不足的股骨远端粉碎骨折和骨质疏松性骨折。它提供了增强固定稳定性的一个简单选择，避免了骨水泥的潜在应用。

此手术常采用内外侧入路，先采用 TARPO 技术，髌旁外侧切口显露完全显露整个股骨远端关节面，直视下对关节面的骨折进行解剖重建，常采用松质骨拉力螺钉固定，在外侧放置股骨外侧解剖钢板固定；再在膝内侧切一辅助切口，从肌肉下插入一支撑钢板固定。术中对骨折块可以采用间接复位技术，尽量保护骨折块的血循。术后关节内放置负压引流，术后应用镇痛泵，术后第一天就开始进行膝关节屈伸活动功能锻炼。

3. AO 角钢板、DCS 一些 C1、C2 型股骨髁间骨折可以采用 AO 角钢板、DCS 固定，但 AO 角钢板、DCS 固定需注意控制股骨髁间骨折的旋转和轴线。这两类钢板的手术方法在上文已有详细描述。此类内固定术后第一天即可进行膝关节的活动功能锻炼。

4. 股骨髁上髓内钉（DFN） 近年，随着髓内钉的改进，特别是 DFN 应用于一些股骨髁间骨折 C1 和 C2 型骨折的治疗，取得了满意的结果。特别是关节镜技术的成熟，关节镜辅助下 AO 股骨远端髓内钉 DFN 治疗股骨下段骨折，具有膝关节创伤小、感染率低、内固定坚强可靠、骨折愈合率高、允许膝关节早期功能锻炼和负重的优点，并且符合 21 世纪外科治疗微创化的优点，是治疗股骨下段骨折的理想选择。

（1）手术方法：术前患者应拍带标尺的股骨全长片，以便选择合适的 DFN 髓内钉；手术可采取连续硬膜外麻醉或全身麻醉，患侧大腿下方垫枕成屈膝 45°位，大腿上段上气囊止血带；关节镜从标准的前内外侧入路进入，切口长约 0.5cm，常规探查内外侧半月板、交叉韧带、髁间突有无骨折，清理关节内血肿，在克氏针辅助下采用间接复位技术，予以骨折复位，以克氏针临时固定（注意避开 DFN 钉道），并在膝关节外侧切一 3cm 切口，用 1 ~ 2 枚拉力松质骨螺钉固定（注意螺钉应适当偏后，以免影响髓内钉的进入），再从髌韧带正中切一约 3cm 创口，在关节镜引导下，在股骨髁间后交叉韧带止点前方约 0.5 ~ 1cm 处，钻入导针 10 ~ 15cm，髌韧带套筒保护下，直径 13.0mm 钻头扩髓至 3 ~ 4cm，去除保护套、导针，不再使用导针，清除骨和软骨碎屑，彻底冲洗关节腔，插入髓内钉，再在髓内钉远近端装上锁钉，拔出克氏针。所有患者术后第一天开始进行膝关伸屈活动功能锻炼，术后 2 周内屈膝可达90°以上。

（2）注意问题：术前膝关节应该垫高45°位，以利骨折复位及膝关节处进入髓内钉；术中股骨髁扩髓之前，应常规探查膝关节以了解有无股骨下段骨折合并交叉韧带、关节软骨、半月板损伤；交锁髓内钉进针点应在髁间窝后交叉韧带止点前方约1cm两髁中点，以防造成膝内外翻畸形，偏后则容易造成股骨髁间劈裂骨折；扩髓和进钉时应注意保护髌骨，膝关节清理时应注意保留一定的髌前脂肪垫，以减少术后膝前疼痛的发生率；术中应时刻记住微创的原则，尽量保留骨膜，不强求骨折端的完全解剖复位，以减少碎骨块对血液循环的破坏，促进骨折的愈合；术中钉尾需埋入软骨面下1～3mm，过浅则易导致屈膝时与髌骨相撞击，导致膝关节疼痛，过深则不易拆除；DFN安装完毕应常规再次清理关节腔，以免术后关节内异物形成；对一些年龄大的骨质疏松的患者，髓内钉远端应选用螺旋刀片锁定。

五、并发症

股骨髁间骨折属于关节内骨折，由于血肿的刺激，及血肿机化导致膝关节内外粘连，关节面的不平整会导致创伤性关节炎。骨折有时会并发膝关节内韧带或半月板的损伤，膝关节外韧带的损伤，有时因为外伤后膝关节肿胀严重，容易漏诊而导致膝关节功能障碍；有时虽然早期发现，但担心修复的韧带再次断裂而膝关节长期制动，导致膝关节僵直。故在和患者充分沟通下，术后应早期进行功能活动锻炼，但在4周内膝关节活动度应控制在0°～90°。另外，由于一些内固定方式选择的不当，可出现膝关节内翻畸形，会导致膝关节退变的早期出现。选用非锁定钢板治疗一些骨质疏松严重的患者，会出现螺钉的松动，进而导致内固定的失败。不论是何种手术方式，都存在感染的可能，一旦出现感染将是灾难性的，会导致膝关节功能的完全丧失。

（杨　力）

第九节　足踝部骨折

一、踝部骨折

（一）概述

距小腿关节（踝关节）骨折（fracture of the ankle）为骨科常见损伤，呈逐渐增长趋势，内、外踝孤立骨折占66%，双踝骨折占25%，三踝骨折占距小腿关节骨折总数的7%，开放性骨折占2%。

（二）诊断

尽快进行X线检查，位置包括：踝穴位、正位、侧位。

踝穴位为患者小腿内旋15°拍片。CT可以更好地显示骨折形态，特别是对Pilon骨折。

正常距小腿关节的X线征象：外踝长度是距小腿关节骨折复位的一个重要标志，平滑连续的软骨下骨线自胫骨远端延续到腓骨内侧。这条线在腓骨处延续性中断表示腓骨有缩短、旋转、移位。距小腿角：正常为8°～15°，超过2°～3°为异常。内侧关节间隙：正常为踝穴位拍片，内侧关节间隙≤4mm。

（三）治疗

骨折治疗可分为 A、B、C 3 种类型。

A 型骨折：

1）非手术治疗：外踝骨折无移位或轻度移位，且不伴有内踝骨折，可石膏外固定 6～8 周。

2）手术治疗：外踝骨折移位，不稳定；外踝骨折闭合复位失败；伴内踝垂直骨折，胫骨后踝内侧部骨折或距小腿关节内侧关节面嵌压骨折。

B 型骨折：

1）非手术治疗：稳定型 B 型骨折。外展外翻应力下检查距小腿关节，外踝骨折移位很少；腓骨骨折移位很少或无移位，且距小腿关节内侧或后侧无损伤证据，此骨折稳定性与腓骨骨折位置无关。

2）手术治疗：对不稳定性 B 型骨折，尤其应注意。如无内踝骨折，常规探查关节内侧部并非必要，除非有证据表明韧带嵌于关节内，影响距骨复位，腓骨骨折移位或短缩大于 2mm，踝穴所承受压力会明显增加。

C 型骨折：为旋前一外旋暴力所致，故首先发生内踝横断骨折或三角韧带撕裂。C 型骨折属于不稳定骨折，均应手术治疗。距小腿关节损伤不仅是骨性结构紊乱，也是韧带和软组织的复合伤，距小腿关节骨折复位后的 X 线摄片要达到以下要求：①必须恢复踝穴的正常关系。②距小腿关节负重线必须和小腿纵轴垂直。③对关节面轮廓应尽可能使其光滑。最好是解剖复位。方法是手法整复或手术切开复位内固定。大多数骨折通过切开复位内固定均能取得解剖复位，并均能获得愈合。医师必须熟练掌握骨折分型与损伤机制，手法复位固定骨折时，应当与造成骨折的力学机制相反过程进行整复之。如骨折是旋后外翻力所致，则可用旋后内翻或内旋的手法整复。

外踝除了作为踝穴的外侧壁外，还是一个负重结构。通过研究，步态姿势中 20% 的向上力量由外踝吸收。故对这个结构通常要进行坚强的内固定。外踝位置如出现小的改变并有倾斜和缩短，则可明显影响胫距负重面，可使距小腿关节迅速出现退行性变。如要保持距小腿关节的完整，踝穴必须有一定宽度，即使是胫腓关节外侧部的很小的不良位置，也会造成不正常的磨损。为了使踝穴有良好的功能，腓骨必须有正常长度，在胫骨沟内位置正常，通过胫腓下韧带有效地固定于胫骨。

对双踝骨折（pott 骨折）可试行闭合复位，由于肿胀往往不易保持解剖位置。内踝骨折中常有 20% 同时存在距骨关节面损伤，常被忽略。一般严重者可选择切开复位。有移位的双踝骨折注意腓骨下关节的整复。行距小腿关节前外侧纵行切口，显露腓骨远端及外踝，保护隐神经。如骨折线呈斜形，可用 1～2 枚拉力螺丝钉由前向后打入骨折部位，使骨折片间产生压缩力。

螺丝钉长度必须能钉穿后侧皮质，但不宜过长。如为外踝横形骨折或骨折片较小，可自外踝尖端打入长螺丝钉或 Deurle 钉，手术必须解剖复位，并保持腓骨长度。内踝骨折处做一长约 10cm 之弧形切口，内踝骨折常嵌入骨膜，应予剥开，先用克氏针或巾钳固定复位，然后打入 5cm 螺丝钉，再去除钢针。如内踝骨折片较小可用几枚克氏针固定。然后，将小腿用石膏固定制动 4～6 周，此后开始功能锻炼。行走时使用手杖直至牢固愈合。

对三踝骨折（cotton 骨折）均需手术复位内固定，其原则同双踝骨折。后踝（胫骨后唇）用内侧或外侧切口，先行整复至解剖复位，打入螺丝钉。再将内、外踝作解剖复位及内固定。缝合切口前应作X线检查所有骨片位置。

对急性距小腿关节韧带扭伤，临床上分为三型：

Ⅰ型：轻微损伤。

Ⅱ型：韧带不完全损伤。

Ⅲ型：韧带完全性破裂。

足外翻和外展可引起三角韧带破裂，而内翻应力可引起踝部外侧韧带损伤。

诊断为三角韧带、胫腓下韧带或外侧韧带完全破裂的病例少见。常见症状为距小腿关节处肿胀和疼痛。大多数Ⅰ型及Ⅱ型扭伤或韧带损伤多用外固定治疗。如内翻及外翻应力试验证实距骨有外移现象，提示距小腿关节不稳定，如发现有急性三角韧带损伤，下胫腓关节韧带破裂（通常伴有内踝骨折）时，则需手术治疗。下胫腓韧带破裂可于腓骨远端前缘切口约5cm，将腓骨推入胫骨之腓骨槽沟中，使之进入正常位置，踝背屈30°位，螺钉横穿腓骨进入胫骨，离距小腿关节面约1～1.5cm。术后小腿石膏固定3周，行走支架4周，8周后去除螺丝钉。若腓距前韧带及腓跟韧带同时破裂，则需手术缝合。术后小腿石膏固定4～6周。三角韧带损伤可造成距骨向外移位，距小腿关节前关节囊亦有撕裂。可行距小腿关节前内侧弧形切口，略向远侧，其余手术步骤与内踝内固定术相似，术后对长腿以石膏固定8周。

二、距骨骨折

距骨骨折（fracture of the talus）占全部骨折总数的1%以下，往往合并严重并发症。距骨骨折包括距骨顶部软骨折、距骨体骨折和距骨颈骨折。

分类：HowkinⅠ型容易退行性变，即使无移位亦可发生不良后果；Ⅱ型中50%发生缺血性坏死，47%治疗结果不满意；Ⅲ型52%治疗结果不满意。距骨表面大部分为关节软骨覆盖，故骨折易损伤关节面。距骨上面负重大于距骨其他部位，故必须完全复位，否则均能影响负重及活动。距骨骨折主要影响距骨血供，故手术切口宜选择经腓骨外侧切口，将腓骨远端锯断向后外翻转，可将距骨完全显露，对局部血运影响较小。距骨头嵌入骨折伴有舟状骨压缩、无移位距骨颈远端骨折或不完全骨折均可采用非手术疗法治疗。

（一）距骨颈骨折

距骨颈骨折由高强度外力引起距骨背屈，撞击胫骨前缘所致，占距骨骨折的50%，该骨折常发生缺血性坏死。

伤后足部疼痛、肿胀、压痛及畸形。Canale和Kelly描述跖屈内翻斜位拍片，可以更好地显示距骨的头和颈，有时需要CT检查，以便进一步明确诊断。

用Hawkin分类法，可分为4型。

Ⅰ型：骨折无移位，只撕裂了通过距骨颈进入的血管，必要时做CT检查除外轻度移位。若距下关节确实没有移位或小碎片，可采用保守治疗，可用小腿石膏固定6～8周。当骨小梁穿过骨折线后，更换行走石膏开始负重。原则上Ⅰ型骨折不发生缺血性坏死，骨折全部愈合。

Ⅱ型：骨折移位，距下关节半脱位或脱位，撕裂距骨窦和距骨管血管。需手术内固定，从距骨头外侧从后向前植入螺丝钉。固定骨折可采用后外侧途径、后内侧途径或前内侧途径。

术后处理：小腿石膏固定6～8周后，拍X线片，有骨折愈合的早期征象后，更换石膏管型，允许负重行走，3个月后去除石膏固定。绝大多数患者愈合，但有40%左右发生缺血性坏死。

Ⅲ型：骨折移位，距下关节及距小腿关节均脱位，距骨体经常向后内侧移位，压迫神经血管，所有3组血管均撕裂。

Ⅳ型：是Ⅲ型加距舟关节脱位，需急症处理，以保护三角动脉。手术方法及术后处理同Ⅱ型。Ⅳ型有20%不愈合，95%发生缺血性坏死。

（二）距骨体骨折

1. 概述　占全部距骨骨折的10%～25%，由高强度暴力所致，与距骨颈受伤机制相似，但愈后更差。

分类：距骨体骨折分为5型。

Ⅰ型：距骨顶软骨骨折。

Ⅱ型：剪切骨折。

Ⅲ型：距骨后结节骨折。

Ⅳ型：距骨外侧突骨折。

Ⅴ型：粉碎性骨折。

2. 治疗

（1）非手术治疗：剪切和粉碎骨折移位≤2mm时宜保守治疗。短腿石膏固定6～8周，直至骨折愈合。

（2）手术治疗：距骨体骨折片移位>2mm，有大块粉碎的骨折需行内固定治疗。冠状面距骨剪切骨折与距骨颈骨折处理相同。矢状面距骨体剪切骨折用前内或前外侧途径螺钉固定。钉头埋于关节面下。严重粉碎骨折不适于内固定的，可做Blair融合术，可以维持足的高度，保留足内侧纵弓，可有一定的距小腿关节活动。

三、跟骨骨折

（一）概述

跟骨骨折占足部骨折的60%，占全身骨折的2%。男性常见，70%为关节内骨折。15%为双侧骨折。尚无理想的分类和治疗方法。近来随CT技术、术中透视技术、内固定技术的应用，对跟骨关节内骨折有了进一步的认识，取得较大进展，可以基本上达到解剖复位、坚强内固定、早期功能锻炼的目的。骨折不波及距下关节者，仅为1/4。由于跟骨为松质而且血供丰富，故发生缺血性坏死并不多见。

（二）诊断

1. 临床特征　疼痛，不能负重，后足部畸形肿胀。足弓内侧血肿。如疼痛剧烈，足感觉障碍，被动伸趾引起剧烈疼痛时，应注意足筋膜综合征的可能。亦应注意全身其他合并损伤，如：脊柱、脊髓损伤、骨盆骨折、胫骨平台骨折等。

2. X线检查　足前后位可见骨折是否波及跟骰关节。侧位可显示跟骨结节角（bohler氏角）和交叉角（gissane角）变化，跟骨高度降低。跟骨轴位可显示跟骨宽度变化及跟骨内、外翻。斜位可发现前突骨折。Broden位是一常用之特殊斜位，可在术前、术中了解距下关节面损伤及复位后情况。投照时，伤足内旋40°，X线球管对准外踝并向头侧分别倾斜10°、20°、30°、40°。

（三）治疗

跟骨骨折较其他跗骨损伤多见，可分不影响及影响距下关节两类，不累及距下关节的跟骨骨折仅占跟骨骨折总数的1/4，故X线检查正侧位即可确定。大多数（60% ~70%）跟骨骨折均波及距下关节。

1. 轴位固定法　让患者取俯卧位，在跟骨结节相当跟腱附着的外侧做一小切口，用一根粗斯氏针从纵形方向打入舌状骨片内并轻度偏向外侧。透视下，屈曲膝关节，将钢针撬拨骨片，整复骨折。前足保持中立位。

同时双手挤压跟骨两侧将增宽的跟骨整复。经X线拍片证实复位后，将石膏和钢针包于一起，4 ~6周后拆除固定，8 ~10周复查。

2. 手术复位（Essex – Lopresti法）　让患者取侧卧位，在外踝下方与跟骨上缘平行做一小切口，显露距骨窦及跟骨上缘，可见到距下关节面骨片下陷，距下关节面外侧关节囊撕裂，如需作较大显露时，可切开跟腓韧带。在跟骨结节处打一枚斯氏针，如跟距角消失，将钢针穿过跟骨结节部以矫正角度。同时双手挤压跟骨两侧以恢复其宽度。骨塌陷下方空隙可植入松质骨片。可用U形钉作内固定。

3. 手术复位　手术采用Me Reynold法，在足跟内侧中部与足底平行切口，切口长度5 ~7.5cm，最好将切口中间处位于跟骨塌陷处。对舌形骨折可作短切口，略偏后部，避免损伤垂直方向的血管神经束。分离跖方肌纤维至跟骨内侧壁，达到骨塌陷处，用骨撬插入骨折线，小心松动骨片内上部使之复位。双手挤压跟骨两侧使之宽度改变。然后用1 ~2枚U形钉固定。术后小腿石膏固定，6周后复查。

4. 关节融合术　早期行距下关节融合可有75%优良效果。术后2年功能不好，活动时有疼痛者，可做多关节融合术。

（杨鹏平）

第十八章　创伤急症

第一节　创伤的早期救治

创伤又称机械性损伤，创伤引起人体组织或器官的破坏。严重创伤还可能有致命的大出血、休克、窒息及意识障碍直至死亡。创伤是当今人类一大公害，约占全球病死率的7%。据统计，创伤是美国45周岁以下人群死亡的首要原因，是65岁以下人群死亡的第4位病因。目前，我国每年死于各类创伤的总人数已超过70万，在人口死因构成中占第4位，已经被纳入国家疾病控制计划。

一、创伤基本概念和分类

（一）按致伤原因分类

1. 刺伤　因锐器所致的组织损伤，如刺刀、剪刀、铁钉、竹片或钢丝等所致组织损伤。刺伤的特点是伤口小而深，可刺到深部体腔，而只有很小的皮肤损伤。刺伤内脏，可引起体腔内大量出血、穿孔；刺伤心脏，可立即致死。平时常见斗殴、歹徒行凶刺伤或自杀，战时多见于白刃战伤。刺伤一般污染轻，如不伤及重要血管和内脏，治愈较快。

2. 火器伤　由枪、炮、火箭等用火药做动力的武器发射投射物（枪弹丸、炮弹等）所致的损伤，包括弹丸伤和弹片伤。

（1）弹丸伤：弹丸伤亦称“枪弹伤”，是枪弹击中人体所产生的损伤。现代战伤中，炸伤发生率低，占战伤的20%～30%。按枪弹出入口情况，致伤形态分为4种。

1）贯通伤（pelforation wound）：亦称“穿通伤”。投射物击中人体后，产生既有入口又有出口的伤道。按出入口大小分3种情况：

A. 入口与出口同大，多见于高速、稳定的枪弹正位击中人体较薄弱的部位而又未破坏组织的回缩力时。在伤道较长、枪弹的功能已大部分消耗于伤道内的情况下，即使入口和出口都较小，组织的破坏亦会很严重。

B. 出口大于入口，见于多数枪弹伤。投射物击中人体后，因受阻而失去稳定性，甚至发生翻滚，增加了投射物与组织接触面积。如果投射物发生破碎或造成粉碎性骨折，则可能因继发性投射物产生很大冲击力，引起组织更严重的破坏，导致出口很大。

C. 入口大于出口，多发生在近距离射击时，枪弹的初起和撞击速度几乎完全一致，产生的冲击力很大，与破坏入口皮肤的回缩力，造成入口处的皮肤崩裂，从而形成较大入口。

2）盲管伤（blind wound）：投射物击中人体时，只有入口而无出口的伤道，多由射击距离较远、能量不大的投射物造成。由于投射物停留在体内，其能量也全部消耗在体内，因而造成的组织损伤有时较贯通伤更严重。

3）切线伤（tangential wound）：高速投射物从切线方向撞击人体表面组织所引起的沟槽

状损伤，其伤情取决于弹头或弹片等投射物侧击力的大小。如高能投射物在近距离内切线位击中体表，传给体内的能量很大，亦可造成深层组织或脏器损伤。故发生切线伤时，应注意观察深部组织的情况。

4）反跳伤（ricochet wound）：当高速投射物的动能已接近耗尽时击中人体某一坚硬部位，因无力穿入深层，而从入口处反跳弹出所形成的组织损伤。其入口与出口为同一点。被击中的部位常有轻微出血和组织撕裂，但偶可伤及深部。如头部反跳伤，在其相应部位的脑组织也能发生出血等损伤。

（2）弹片伤：炮弹、炸弹、手榴弹等爆炸后的弹片击中人体后引起的损伤，占现代战争中战伤的70% ~80%。大弹片致伤时，常呈“面杀伤”，伤口较小、较浅，但数量不多。

（3）高速小弹片（珠）伤（high - speed small fragment pellet injur）：初速 >762m/s、自重 <5g 的弹片或钢珠击中人体后所致的损伤。多为飞机投放的集束型子母弹致伤。一次投放爆炸后可飞散出数十万个钢珠或碎弹片，呈“面杀伤”，一人可同时被多个钢珠或碎弹片击中而发生多处伤。

（4）钢珠弹伤（steel pellet wound）：飞散的钢珠击中人体所造成的损伤，是高速小弹片（珠）伤的主要组成部分，其伤情特点和防治同高速小弹片（珠）伤。

（5）炸伤（explosive wound）：各种爆炸性武器，如航弹、炮弹、水雷、地雷、手榴弹等爆炸后对人体所产生的损伤，包括弹片伤及高压气浪所致的损伤。弹片可造成人体任何部位的外伤，重者可立即死亡。高压气浪可造成肢体缺损、断离或其他部位体表撕裂伤。在有些战伤统计中，把“炸伤”作为“弹片伤”的同义词。

（6）地雷伤（mine injury）：由地雷爆炸所致的人体损伤，是炸伤的一种。直接致伤因素是冲击波和弹片。

（7）冲击伤（blastlnjury）：冲击伤亦称“爆震伤”。核武器及炮弹等爆炸时产生的强冲击波作用于人体而引起的损伤。空气冲击波的致伤因素主要有超压和动压两种。超压可引起内脏出血、骨膜破裂和听小骨骨折等病变，其中以含气的肺组织损伤最重。

3. 挤压伤　人体肌肉丰富的肢体，受重物长时间挤压（一般 >1 ~6h）造成一种以肌肉为主的软组织创伤。受挤压的肌肉因缺血坏死，有的因肌肉坏死逐渐由结缔组织代替而发生挛缩。在受到严重挤压的伤员中，除局部病变外，还可发生挤压综合征，即以肌红蛋白尿和高血钾为体征的急性肾功能衰竭及休克。挤压伤和挤压综合征是同一种伤，严重程度不同而表现不同。

4. 玻璃碎片伤（glass fragment injury）　简称“玻片伤”。因飞散的碎玻璃击中人体而造成的损伤。核爆炸或大型炸弹爆炸时，在相当广阔的地域，建筑物上门窗玻璃会被冲击波击碎，并向四周飞散，击中人体后可造成切割伤，甚至可穿透体腔，形成穿透伤。其伤情和发生率与玻璃片质量、撞击速度和撞击部位有关。

5. 钝挫伤（contusion）　因钝性暴力作用而引起的软组织闭合性损伤。当钝器作用于体表的面积较大时，其力的强度不足以造成皮肤破裂，但却能使其下的皮下组织、肌肉和小血管甚至内脏损伤，表现为伤部肿胀、疼痛和皮下瘀血，严重者可发生肌纤维撕裂和深部血肿。如致伤暴力旋转方向，则引起捻挫伤，其损伤程度更重些。

（二）按创伤有无伤口分类

1. 闭合伤　皮肤保持完整性，表面并无伤口。其伤情并不一定很轻，其难点在于确定有无体腔脏器损伤。如腹部闭合伤，可能引起腹内空腔或实质性脏器伤。闭合性胸部伤，可引起胸内器官损伤，造成肺破裂、血胸、气胸。闭合性颅脑伤，可发生脑挫裂伤，颅内血肿。

2. 开放伤　皮肤完整性遭到破坏，甚至可引起深部器官损伤，有外出血，受伤时细菌侵入，感染机会增多，如刺伤、火器伤等。按有无穿透体腔分以下几种：

（1）非穿透伤（nonperforating wound）：投射物穿入体壁而未穿透体腔的损伤。多较表浅，伤情较轻。但在少数情况下，体腔虽未破坏，体腔内的组织也可因投射物通过体表时能量传向深部内脏而损伤。治疗时应确诊有无内脏损伤，如有应先处理内脏的损伤。

（2）穿透伤（perforating wound）：投射物穿透体腔（颅腔、胸腔、腹腔、盆腔、脊髓腔、关节腔等）而造成的脏器和组织损伤，多为重伤。发生穿透伤时，被穿透的体腔与外界直接相通，细菌易于侵入而发生严重感染。处理方法因致伤部位而异。

（三）按受伤部位分类

损伤的解剖部位可分为头部伤、颌面部伤、颈部伤、胸部伤、骨盆部（或泌尿生殖系）伤、上肢伤和下肢伤。

（四）按伤情轻重和需要紧急救治先后分类

1. 重伤　严重休克，内脏伤而有生命危险者。

2. 中等伤　四肢长骨骨折、广泛软组织损伤。

3. 轻伤　一般轻微的撕裂伤和扭伤，不影响生命，无须住院治疗者。

（五）创伤中常用的分类名词概念

1. 多发伤（multiple injury）　由单一因素所造成的多部位、多脏器严重损伤。常伴有大出血、休克和严重的生理功能紊乱，从而危及生命。诊断时必须做全面检查，以免漏诊。治疗上，首先是保全生命，其次是保全肢体。手术指征是收缩压在12.0kPa（90mmHg）以上、脉率在120次/min以下、手足转暖。如内出血无法控制时，可在积极抗休克的同时施行手术。如复苏效果不佳，需查明有无隐蔽的创伤。凡有危及生命的损伤应优先手术。当数处创伤均有优先手术指征时，可同时多组手术进行。

2. 多处伤　同一部位或同一脏器的多处损伤，包括腹部肝、脾损伤，小肠多处穿孔，上肢多处弹片伤，体表多处裂伤等。多处伤伤情不一，轻者不需特殊治疗（如体表多处擦伤），重者可致死（如肝脏多处挫裂伤）。战伤统计时，常将多发伤与多处伤合称为多处伤。此时主要指某伤员同时有两处以上部位受伤。

3. 多系统伤（multi - systemlc injuries）　多个重要生命系统（如神经、呼吸、循环、消化、泌尿、内分泌等）同时发生损伤。严重创伤，特别是多发伤，常表现为多系统伤，如严重肺损伤并发大血管伤，创伤分类统计时，一般不作为专门的分类词应用。

4. 并发伤（assoclated injuries）　两处以上损伤时，除主要较重损伤外的其他部位较轻损伤。如严重颅脑伤并发肋骨骨折，肋骨骨折为并发伤；肝破裂并发脾脏被膜下血肿，脾脏被膜下血肿为并发伤等。通常不作为分类词应用。

5. 复合伤（combined injuries）　两种以上致伤因素同时或相继作用于人体所造成的损伤。多见于核爆炸时，以及常规战争和意外爆炸时。

6. 混合性（mixed injuries）　由两种以上的致伤因素（如弹片、枪弹、刃器等）所引起的损伤。如某一伤员既有弹片伤，又有枪弹伤，则称此伤员发生混合伤。

7. 联合伤（united injuries） 指同一致伤因素所引起两个相邻部位的连续性损伤，常见的有胸腹联合伤、眶颅联合伤等。胸腹联合伤占全部伤员数的0.0299%，其死亡率约为13.3%。战时多由弹片及枪弹所致，但跳伞着地膝部猛烈屈曲挤压上腹亦可发生胸腹联合伤。诊断要注意伤道的位置、临床表现、伤口流出物性质和X线检查，如从胸、腹部X线检查看到有腹内脏器进入胸腹即可确诊。

（六）创伤的系统检查程序

对出诊的医生来说除了通过检查对创伤做出评估之外，对危重患者还需做创伤范围以外的系统检查，以明确是否存在威胁生命的伤情，并安排及时抢救治疗。因为创伤患者的伤情一般比较危重，要求检查快速、准确、不发生漏诊。通常按如下顺序检查：

1. 头面部 检查重点为判断有无颅脑损伤。

（1）意识状态。

（2）观察有无头皮裂伤、出血。触摸有无头皮血肿及颅骨凹陷。

（3）观察有无面部裂伤、出血。头皮和面部裂伤的出血量常常很大。面部肿胀者需除外上下颌骨骨折。

（4）观察有无眼球损伤，注意瞳孔大小及对光反应。眼窝周围皮下血肿（黑眼圈）提示可能有前颅凹骨折。

（5）鼻腔、外耳道出血及脑脊液外漏提示有颅底骨折。

（6）注意有无发绀，有无口腔内损伤及积血，昏迷者要防止误吸。

2. 颈部 检查重点为判断有无颈椎骨折及高位截瘫。

（1）观察颈部有无畸形及活动障碍，触摸颈椎棘突有无压痛及顺列改变。

（2）判断有无脊髓及臂丛神经损伤。

（3）注意气管位置是否正中。

3. 胸部 检查重点为判断有无肋骨骨折及其并发症。

（1）观察有无胸廓畸形及反向呼吸，注意呼吸次数、样式及胸廓起伏状态。

（2）检查有无胸廓挤压痛，叩诊浊音，呼吸音减弱或消失。检查心界大小、心律心音变化。怀疑肋骨骨折及其并发症存在者需拍摄胸部X线片，必要时需做血气分析及心电图。胸部外伤是较常见的，造成危重伤势的外伤，常常严重扰乱心肺功能，应特别重视。多段肋骨骨折可导致反向呼吸及肺挫伤，严重影响通气换气功能。少见的严重损伤如气管支气管断裂、纵隔损伤、心脏压塞等。一旦发现或怀疑，应立即呼请胸外科会诊，采取紧急处理。

4. 腹部 检查重点为判断有无肝脾等内脏破裂及内出血。

（1）腹壁若有损伤，常提示内脏也有损伤。

（2）注意有无腹部膨胀，肝浊音界消失或缩小，腹肌紧张、压痛、反跳痛，肠鸣音减弱或消失，有移动性浊音等。

（3）检查肝区、脾区、肾区有无肿胀、压痛、叩痛等。肝脾破裂常并发大量内出血，导致休克，威胁生命。肾损伤常伴尿外溢，局部反应常较严重。腹壁损伤肠管损伤也是常见的，常有内容物漏出，腹膜刺激明显。

5. 胸腰椎和骨盆 检查重点为判断有无骨折及其并发症。

（1）观察胸腰椎有无畸形、血肿，检查有无压痛、叩痛。

（2）判断有无脊髓或神经损伤。

（3）注意骨盆有无变形、肿胀（局部）、压痛及下肢拒动等。

（4）观察男性患者尿道外口有无滴血及排尿困难等。

6. 四肢　检查重点为有无骨折及严重并发症。在外伤中四肢外伤是发生率最高的，对院外医生来说诊断各种软组织损伤、骨折和关节脱位等是不难的，重要的是要估量这些损伤及其并发症带来的严重后果。以下情况需注意。

（1）在四肢骨折应特别重视有无并发血管、神经损伤，检查肢体远端的血循状况、感觉、运动等。

（2）开放骨折在检查后应予包扎，适当外固定，以减少出血和疼痛。

（3）断肢应视为重度创伤，应立即开放静脉输液、通知有条件医院手术室准备断肢再植术。

（4）对肢体肿胀严重，尤其是前臂和小腿者需警惕骨筋膜间隙综合征的可能性。注意有无5P表现：①由疼痛转为无痛（painless）；②苍白（pallor）或发绀、大理石花纹；③感觉异常（paresthesia）；④肌肉麻痹（paralysia）；⑤无脉（pulselessness）。一旦确诊应立即行筋膜切开减压术。

（5）股骨或多发骨折者，若伴有呼吸窘迫和颅脑症状需考虑脂肪栓塞综合征的可能性。体检中要特别注意肩颈和胸腋部皮肤有无出血点。

（6）伤口较深、软组织损伤严重、疼痛剧烈、伤部肿胀范围迅速扩大、加剧，并出现全身中毒症状者需警惕气性坏疽的可能。气性坏疽的潜伏期可短至6h，故凡怀疑其发生可能性时，必须尽快送到医院进行以下三项重要检查：①伤口周围有无捻发音；②伤口内渗出液涂片检查有无大量革兰阳性杆菌；③X线片观察肌内、肌间有无气体。

二、创伤的早期自救互救

据流行病学的统计资料表明，创伤患者的死亡呈现三个峰值分布。第一个峰值一般出现在伤后数秒至数分钟内，称为即刻死亡，约占创伤总死亡率的50%。死因多为严重的颅脑损伤，高位脊髓损伤，心脏、主动脉或其他大血管破裂，呼吸道阻塞等，这类患者基本都死于事故现场，只有其中的极少数患者可能被救活。第二个峰值一般出现在伤后2~3h内，称为早期死亡，约占创伤总死亡率的30%。死亡原因多为脑、胸或腹内血管或实质性脏器破裂，严重多发伤、严重骨折等引起大量失血。这类患者是创伤救治的重点对象，因此，这段时间又在临床上被称为“黄金时刻”。第三个峰值一般出现在伤后数周之内，称为后期死亡，约占创伤总死亡率的20%。死因多为严重感染、毒血症和多器官功能衰竭。由此可见，通过建立完善的创伤救治系统，争取在伤后早期按创伤救治程序对患者实施确定性的抢救是减少创伤死亡率的重要措施。现代创伤应急救援中自救与互救是两种重要形式。

（一）自救

自救指伤情发生后，专业医疗急救人员到达前，现场人员自身采取的保护防御措施，包括受伤者自己实施的救援行为，迅速远离危险地区，对伤口进行简单的压迫止血包扎处理等。自救行为主体是伤者本身，要求伤者熟悉受伤后可能发生的进一步的危险，而采取及时必要的自我保护和自我救治措施。

（二）互救

指伤情发生后，专业医疗急救人员到达前，现场受害人员之间相互的救护，以及其他人员（包括社会救援力量）实施的救援行动。重大伤害事故发生时，往往自身救援力量显得十分有限，所以互救在这时显得尤为重要。轻伤人员可以救助重伤者，在最短时间内给予必要的救助措施，减少更大危险的发生。同时争取他人救助和社会力量的救援也相当重要。

（三）一般应急救治原则

1. 重视和加强早期救治　创伤与失血性休克是创伤伤员常见而严重的并发症，如果不及时有效地治疗，将会导致一系列严重后果，如败血症、急性呼吸窘迫综合征、多脏器功能衰竭综合征，甚至死亡。重视和加强早期救治，对创伤与失血性休克的预后有重大影响。早期救治是以救命为主，采取先救治后诊断或边救治边检查诊断的方式进行抗休克治疗。

2. 科学的抢救程序是抢救成功的关键　外界各种暴力作用于机体时可引起组织器官的解剖结构破坏和不同程度的功能损害。当影响到心血管、呼吸或中枢神经等生命支持系统功能时，机体的生命就受到严重的威胁；而当创伤仅作用于体表、空腔脏器或肌肉骨骼时，虽然不会危及生命，但也可产生明显的伤残作用。临床上容易识别判断和处理机体主要的或明显的创伤，然而对于许多相对次要或隐匿的创伤则不易早期识别和处理。值得注意的是，这种创伤往往还是致命的。创伤对机体造成复杂和多方面的损害作用，增加了临床检查和处理的困难，甚至有时会产生各方面的矛盾。创伤救治程序是对创伤患者进行评估和优先处理的方案，在快速、简捷判断伤情的基础上，进行及时、合理、有效的确定性抢救。

创伤救治程序可分为三个不同阶段的优先方案，即第一优先、第二优先和第三优先。第一优先的目的是维持和（或）恢复患者生命支持系统的功能，包括一系列基本的创伤复苏措施和生命支持系统功能检查。重点是：①判断循环和呼吸系统的稳定性，并及时提供处理，以减轻组织器官的缺氧；②判断颅脑外伤的严重程度，并及时提供处理；③预防脊髓的进一步损伤。第二优先的目的是迅速明确并控制生命支持系统的一系列病理生理性改变，包括实施各种确定性的救治措施和有针对性的检查。第三优先的目的是及时确定并处理一些隐匿的病理生理性变化。

3. 有效的安全及急救教育是重要的预防措施　创伤所引起的社会问题已越来越受到人们的关注。和平时期，交通事故和各种工伤事故是创伤的主要原因。就交通事故而言，增强公民的广泛参与和防范意识对减少此类创伤发生具有重大的现实意义。而通过建立健全交通法规和管理体制，改善道路运输条件，以及提高行人、驾驶员和警察等道路使用者的素质等，可以最大限度地减少交通事故伤的发生。而在厂矿企业中，重视安全生产教育，严格各项规章制度，加强防范意识和安全措施等对于减少工伤事故的发生具有重要的作用。另外，全民急救知识的普及教育和院前急救技术的提高，对提高创伤早期急救复苏水平，减少创伤急救中的二次损伤作用（如在搬运患者时防止脊髓损伤等），有效预防创伤并发症等均具有重要作用。

创伤死亡有三个高峰。因多发创伤、骨折、脏器破裂、血管损伤引起的难以控制的大出血，多在伤后 1～2h 内死亡。掌握“黄金 1 小时”，这个阶段现场急救、途中转运和急诊救治直接决定着创伤患者的救治结果，目前临床创伤复苏主要集中在这个阶段，应做到迅速、准确、及时而有效。危重的多发伤、严重的创伤性和失血性休克患者的伤后“黄金 1 小时”

内，前10min又是决定性的时间，此被称为“白金10分钟”，比“黄金1小时”更宝贵。这段时间内如果伤员的出血被控制和处置，预防了窒息的发生，即可避免患者死亡。“白金10分钟”期间是以减少或避免心脏停跳发生为处置目标，为后续的抢救赢得时间。护理人员一定要明确将患者从致命危险中抢救出来，才能争分夺秒在“黄金时机”挽救患者的生命。故着眼于通过伤情评估–紧急救治–明确诊断–进一步救治才是科学的创伤患者抢救程序。因此，健全一整套较为科学的急诊抢救机制以及有效的抢救预案，努力提高院前急救能力是十分必要的。文献指出，如能在伤后5min内给予救命性措施，伤后30min内给予医疗急救，则18%～32%伤员的生命会因此而得到挽救或避免致残。特别是呼吸、心跳停止的伤员，如能及早进行正确的心肺复苏，存活率可达25%，每延长1min病死率增加3%。

4. 建立完备的创伤救治系统　现代创伤救治系统主要由三个部分构成：院前急救、院内救治和康复医疗，并通过通讯联络系统、患者转运系统和抢救治疗系统三个重要环节，相互密切地连接成为完整体系。现代创伤救治系统的建立是确保创伤患者早期接受确定性救治的关键因素。

三、创伤的现场处理程序

（一）应急实施程序

现场处理以保证和维持患者的生命为主要目的。

（1）迅速脱离致伤区，使伤员免受致伤因子的继续损害。

（2）保持呼吸道通畅，吸氧，必要时做环甲膜（气管）造口术或气管插管，人工呼吸。若心跳呼吸骤停，立即施行心肺复苏术。

（3）体腔开放伤口的处理：开放性气胸立即用大块棉垫填塞、包扎固定，并予闭式引流。颅脑开放伤脑膨出、腹部开放伤脏器脱出，外露的脏器不要回纳，用湿无菌纱布包扎。

（4）控制可见出血：采取伤口内填塞加压包扎，非重要血管可钳扎止血，四肢大血管出血上止血带，但要标明时间。

（5）疑有颈椎损伤者应予以颈托固定，胸腰椎损伤者可用胸腹带外固定或真空夹板固定，应用平板或铲式担架搬运，避免脊柱的任何扭曲。肢体骨折者需用夹板固定。

（6）建立静脉通道，有休克者予以适当液体复苏等处理。对疑有骨盆骨折或腹部损伤者应在上肢静脉置管。

（7）离断指（肢）体、耳郭等宜用干净敷料包裹，有条件者可外置冰袋降温。

（8）刺入性异物应固定后搬运，过长者应设法锯断，不能在现场拔出。

（9）严重多发伤应首先处理危及生命的损伤。

对于群体患者，具体应急程序应首先进行患者分类。就是说医护人员在有大量患者存在，而又无法及时全部处理的情况下，按照伤病情的轻重，将患者分别归类处理的方法，即以需要同类医疗救护和医疗转送措施为标准，将患者分成相应的组别。通过分类，能有计划地在短时间内很快地让患者得到救治，并可以迅速、及时地疏散大量患者。只有将患者疏散到各个不同的专科医院，或尽可能多的医院中去，才能挽救患者的生命。

医疗分类的前提：①由熟练的医师负责承担医疗分类任务；②为医疗分类准备相应的医药器材；③拥有医疗分类的职能单位和机构。医疗分类是在诊断及对损伤发展的预后估计基础上进行的，同时也应考虑必要的预防措施。

医疗分类内容可分成治疗分类和后送分类。治疗分类就是将患者分组，以便实施各种不同性质的医疗救护措施。后送分类是将患者按一定标准分组，以便继续后送治疗，后送分类必须决定：到哪里去，即医疗后送的目标；按什么顺序，即是第一批后送还是第二批后送；用什么运输工具；后送患者采取什么体位，即患者是坐位还是必须卧位。

医疗分类标准分为危害标准、治疗标准和后送标准。

医疗分类的首要任务就是将危害环境和他人的患者与其他患者分开。第二个任务就是分别将轻、中、重患者分开。第三个任务就是判定患者耐受能力和后送的紧急性。后送分类时误判或错判，都会导致患者的误诊，损害患者的健康，或在医疗后送的过程中耽误有效的医疗救护。

当患者数量剧增，以致投入所有的急诊医护力量仍不能满足要求时，即应采取批量患者分类法。鉴于所有批量患者的涌现都是突然的，而且，轻患者总是最先到达，所以只有组织严密，才能有条不紊地完成有目的的分类工作。要防止患者擅自进入抢救区，必须让他们集中在周围较宽阔的区域中，并在此分类。有时需纠察人员维持秩序。患者大批到达时，必须放弃一般原则，以便尽快和尽可能多地救护患者。不要在轻患者和长时间复苏或费时费事的手术上耗费时间。因此，不可避免地要用另一些分类标准，使用与一般情况下不同的另一些治疗原则。总体上讲还是应将患者分成四大组，即立即治疗组、可推迟治疗组、最简单治疗组和观望治疗组。

（二）应急处理注意事项

1. 保证急救物品的齐备　院前急救药品、物品要做到全面，准备到位，急救设备必须随时处于完好状态，由专人检查，专人管理，使用后及时补充，急救人员必须熟练掌握抢救药品的用法、用量、适应证和禁忌证。必须重视院前急救药品的齐全、急救设备的完好，避免因急救器材准备不足、药品不全及使用不当引发相关的法律问题。

2. 严格按照急救工作流程进行　参与急救的医务人员，应在规定时间出车到达患者家中或急救现场；应态度和蔼，仔细询问病史，认真进行体格检查，并做必需的辅助检查，根据病史及体格检查做出疾病诊断；依据诊断进行相应治疗，做到病史、体检、诊断、治疗四个相符合，且转运途中密切观察患者病情变化，并及时给予相应处理；到达医院后详细向接诊医生交代病情及用药情况，办理各种交接手续。

3. 提高院前急救质量　强化急救意识，提高急救业务技术水平，加强技术练兵和严格的组织管理是院前急救成功的关键。医护人员必须树立“时间就是生命”的急救意识，随时处于应急状态，具备较高急救水平，掌握全面的医疗护理知识，具有全科医生的知识水平。在具体技能上，每个急救医护人员必须熟练掌握各种急救仪器的规范操作，如心电监护仪、除颤仪、心电图机、呼吸机等的使用。掌握各种急救技术，如徒手心肺复苏（CPR），气管插管术，电除颤术，呼吸机呼吸支持治疗，止血、包扎，固定与搬运等，且在考核管理上也应将此作为重要内容来体现。

4. 注意全身和局部的关系　造成创伤的原因和伤势的情况有时十分复杂，如果在现场急救中只将注意力集中在处理局部损伤，而忽视了危及生命的并发伤或并发症，有时会导致无法挽回的失误。此失误的出现，主要是抢救者经验不足，在抢救患者时因慌乱和疏忽所致。主要表现在：①忽视询问必要的病史，如致伤原因、受伤时的体位、受伤时间、致伤物的性质及伤后的意识等。②忽视了是否存在创伤性休克及其他损伤，而只忙于处理骨折。忘记骨折本身往往不是致命的原因，而骨折并发症（如股骨干骨折、骨盆骨折往往失血在800mL以上，容易致失血性休克或大血管损伤），并发内脏损伤（如颅脑损伤，气胸，肝、脾、肾损伤等）也易造成休克。所以在抢救患者时，应首先了解生命体征是否平稳，有无其他损伤及并发症，在抢救患者生命的前提下，处理局部损伤。

5. 强化法律意识，加强自我保护　院前急救对象均为急、危、重症患者，或随时出现的各类灾害事故，成批伤员可造成紧张甚至恐怖的现场抢救环境，以及酗酒、吸毒、自杀、他杀等现场，抢救时本身带有的法律纠纷。目前，患者不仅对医疗护理质量、服务质量的要求高，而且对医疗消费和自我利益保护观念日益增强，这就要求管理者及院前急救人员增强法律意识，学习有关法律知识，如《中华人民共和国执业医师法》、《医疗事故处理条例》等法律法规，依法办事，将法制教育纳入继续教育的规范化培训中，加强工作的责任心，在工作中应用法律知识保护患者和自身的合法权益，提高遵照法律程序处理医患矛盾的能力。

6. 尊重患者及家属知情权，完善院前急救各项记录　院前急救记录要详细、完整、规范，使用医学术语，执行口头医嘱后及时补充医嘱记录，完善出诊登记和院前急救病情告知书及医嘱记录，详细记录院前急救过程。医护人员向家属交代病情，病情的严重性及可能发生的后果和治疗方案，并签字表示知情。对病情危重，拒绝救治，不配合检查、治疗者，应让其在病历中签字，拒绝签字者急救医生应在急救病历中注明，做到有据可查。急救病历的书写应认真、及时、规范、准确，字迹清楚，所有院前急救的各种记录均应装订交病案室归档保存。

（何光平）

第二节　颅脑外伤

一、脑挫裂伤

颅脑外伤的发生率约占全身各部损伤总数的20%，仅次于四肢损伤，而死亡率却居首位。由于脑是人体生命活动的中枢，严重的脑损伤常可危及生命。即使生存下来，亦有不同程度的脑功能损害。因此做好颅脑损伤的防治工作十分重要。

（一）致伤原因

脑挫裂伤是头部受损造成脑组织发生肉眼可见的器质性损害。这种损伤可发生在外力直接打击的部位，亦可出现于远离撞击点的对冲部位。在受损的脑组织内可见到部分神经细胞坏死和点状出血，周围脑组织水肿，从而出现神经系统损害的临床表现。由于软脑膜的小血管破损出血，血液可进入蛛网膜下腔或脑组织内。如脑损伤严重，在伤后5d左右，受损的脑组织可出现软化，损伤灶周围脑水肿加重，可导致颅内压进一步增高，甚至发生脑疝，危及生命。

（二）诊断要点

（1）头部外伤后出现较长时间的意识障碍，通常在半小时以上。

（2）伤后立即出现脑损害体征，如肢体瘫痪、失语、癫痫发作或精神障碍等。

（3）若病情允许，可做腰穿检查脑脊液。脑挫裂伤患者脑脊液常呈血性或淡红色，镜检可见较多的红血球，且红血球常呈皱缩状态。

（4）头部 CT 扫描可显示脑内有低密度或混杂密度影，对诊断有重要价值。

（三）处理

1. 院前处理　脑挫裂伤患者如存在意识障碍及气道不畅，应托起下颌或放置口咽通气道。如气道内痰液较多，应及时吸除，以保持气道通畅。头皮如有裂伤出血，应使用消毒纱布盖住伤口，加压包扎止血。对颅中凹骨折伴脑脊液耳漏者，应让患者卧向耳漏侧。可用消毒纱布或棉球掩住外耳道孔，以防污染。切忌加压堵塞或冲洗耳道，以免导致颅内感染。如伤员有肢体骨折应使用夹板做暂时固定。如出现脉搏细弱、血压下降，应及时输液或输血浆代用品。待伤员情况好转后即尽快将伤员转送至附近条件较好的医院进行救治。

2. 诊科处理　伤员被护送至急诊科后，应询问头部受伤情况和现场急救经过，并进行头部、神经系统、胸腹部及四肢检查。必要时可进行颅骨照片、头部 CT 或 MRI 检查，以便及时明确颅内损伤情况。凡具有以下情况的伤员，应及时住院治疗：

（1）头部外伤后出现原发性昏迷持续半小时以上者。

（2）头部外伤后出现头痛剧烈、多次呕吐、脉搏缓慢及血压增高等颅内压增高表现者。

（3）伤员于头伤后出现失语、肢体瘫痪、感觉障碍或局限性癫痫者。

（4）头部外伤后出现颈部强直者，常提示脑挫裂伤导致蛛网膜下腔出血者。

（5）头伤后即出现生命体征明显变化，且意识障碍较深，提示有原发性脑干损伤者。

二、颅底骨折

颅骨骨折较常见，其中以颅盖骨折较多，约为颅底骨折的 3 倍。颅盖骨折除少数凹陷骨折需做手术整复外，绝大多数患者均无须特殊处理。由于颅底骨折常伴硬脑膜撕裂和脑脊液耳漏或鼻漏，因此颅底骨折多具开放性，常称为“内开放性骨折”，有发生颅内感染的危险。一旦出现颅内感染，势必加重病情，甚至造成严重后果。因此凡存在颅底骨折脑脊液外漏的伤员，应使用抗生素治疗。

（一）致伤原因

当外力挤压头部致使颅骨发生普遍变形时，可导致颅底骨折。外力直接打击在颅底水平时亦容易引起颅底骨折。有时颅盖骨骨折向下延伸亦可能造成颅底骨折。另外，当外力经脊柱或上、下颌骨传导至颅底，亦可造成颅底骨折。由于颅底骨折容易造成硬脑膜撕裂并累及副鼻窦，使蛛网膜下腔与外界沟通，因此颅底骨折多属开放性，常称为“内开放性骨折”，有发生颅内感染的危险。

（二）诊断要点

颅底骨折的诊断主要依据症状和体征（表 18－1）。由于颅底结构复杂，进行 X 线摄片可相互重叠，致使骨折线难于辨认，因此一般很少依据 X 线摄片来诊断颅底骨折。

表 18－1　颅骨骨折的特点

骨折部位	软组织损伤	颅神经损伤	脑脊液漏	脑损伤
前颅窝	眼睑瘀斑、球结膜下瘀血	嗅神经损伤失嗅	鼻腔流血性脑脊液	额极底部损伤可出现精神症状

续　表

骨折部位	软组织损伤	颅神经损伤	脑脊液漏	脑损伤
中颅窝	颞肌瘀血、肿胀	面神经、听神经损伤	脑脊液耳漏	颞叶底部及颞尖损伤
后颅窝	乳突皮下瘀血、压痛	偶有第 9～12 颅神经损伤	血液和脑脊液可外溢至乳突附近皮下	小脑及脑干损伤，可出现额极、颞尖的对冲性脑损伤

（三）处理

1. 院前处理　在受伤的现场应了解受伤的经过，检查伤员的意识状况及脑脊液渗漏情况。可用消毒棉球或纱布轻轻遮盖住外耳道口，以避免污染。让伤员卧向患侧。如伤员有意识障碍应注意保持气道通畅，及时清除口腔内分泌物。如伤员脉搏和血压在正常范围，即可使用救护车将伤员转送到附近医疗技术和设备较好的医院进一步处理。

2. 急诊科处理　应询问头部外伤史及现场处理经过。然后进行头部、神经系统及胸腹部检查。如伤情允许，应做颅骨正侧位及汤氏位 X 线照片，以了解颅骨骨折情况。如有条件可进行 CT 扫描，以便进一步确定脑损伤情况或有无颅内血肿。如伤员尚存在胸、腹或四肢损伤，应请有关科室紧急会诊并协助处理。凡有颅底骨折的伤员应收住院进一步治疗。

三、硬脑膜外血肿

颅内血肿是颅脑损伤的一种严重继发性病变。在颅脑损伤中约占 8%。临床上常依据血肿部位的不同分为硬脑膜外血肿、硬脑膜下血肿和脑内血肿。还可按血肿症状出现的时间不同分为急性血肿（伤后 3d 内）、亚急性血肿（伤后 4～21d）和慢性血肿（伤后 22d 以上）。由于颅腔较固定，缺乏伸缩性，且代偿间隙小，仅为 8%～10%，因此一旦发生颅内血肿，常出现颅内压增高和脑压迫症状。如血肿不断增大，超过代偿限度，即可导致脑疝危及伤员生命。因此应做到早期诊断和及时手术治疗。

（一）致伤原因

硬脑膜外血肿是聚集于颅骨内板与硬脑膜之间的血肿。在颅脑损伤中硬脑膜外血肿约占 3%。绝大多数属急性血肿。可发生于任何年龄，而以青年人较多见。出血的来源主要是由于颅骨骨折造成脑膜中动脉破裂出血，其次为颅骨骨折损伤静脉窦或板障静脉所致。极少数硬脑膜外血肿并无颅骨骨折存在，其出血的原因多系受伤的瞬间，伤处颅骨发生内陷变形，虽未能造成骨折，但已引起硬脑膜与颅骨内板剥离，从而形成硬脑膜外血肿。

（二）诊断要点

（1）伤员在头部外伤后常出现典型的中间清醒期，即昏迷－清醒－再昏迷。

（2）伤后出现颅内压增高表现。常发生剧烈头痛、多次呕吐、躁动不安、脉搏缓慢、血压增高及呼吸深慢。

（3）颅骨照片常显示受伤侧有跨越脑膜中动脉沟或静脉窦的颅骨骨折。

（4）如病情继续加重，可发生颞叶沟回疝。即出现意识障碍，血肿侧瞳孔扩大，光反射消失，对侧肢体瘫痪及锥体束征。依据以上临床表现一般即可作出硬脑膜外血肿的诊断。

（5）如有CT设备，可急作CT检查。同侧侧脑室受压，中线结构向健侧移位。血肿越大，移位越明显。

（6）MRI对硬脑膜外血肿的显示较CT更优越，尤其是亚急性和慢性期血肿。

（三）处理

1. 院前处理

（1）凡继发颅内血肿的伤员常有一定程度的意识障碍，急救时需保持气道通畅。如气道不畅，应采取侧卧位或放置口咽通气道，并及时吸除口腔和气道内分泌物或误吸物。

（2）如伤员出现脉搏缓慢、血压升高及意识障碍加重，应快速静脉滴入20%甘露醇250～500mL以脱水降颅压。

（3）伤员如有头皮裂伤出血，应使用消毒纱布盖住伤口，做加压包扎止血。如为头皮动脉出血应结扎止血。

（4）向伤员家属交代伤情的危险性，取得理解后，即迅速将伤员转送到附近医疗技术和设备条件较好的医院进行进一步救治。

2. 急诊科处理

（1）当伤员被送到急诊科后，应扼要询问头部受伤史和现场急救经过，并对伤员的生命体征、意识状况、胸腹部及神经系统进行检查。

（2）如伤后发生频繁呕吐，意识再度障碍，即出现典型的中间清醒期，应考虑存在急性硬脑膜外血肿。为及时缓解颅内高压，需静脉快速滴注20%甘露醇250～500mL，以赢得救治时机。

（3）如伤员有头皮裂伤出血，应使用消毒纱布盖住伤口，做适当加压包扎，常可止住出血。

（4）有时头伤伤员送至急诊科时已处于昏迷状态，且出现一侧瞳孔散大及对侧肢体瘫痪，即已发生颞叶沟回疝。应快速静脉滴注甘露醇降低颅内压，立即剃头，联系神经外科值班医生，到手术室内做好一切开颅准备。急诊科派医生和护士尽快将伤员直接护送至住院部手术室，施行紧急开颅手术清除血肿，多能使伤员获得救治。

四、脑疝

脑疝是颅内压急剧增高引起的一种严重的紧急状态。颅内血肿或其他占位性病变在发展的过程中，可推压脑组织向颅内某些生理间隙或孔道移位，造成脑干嵌压，出现相应的临床表现。通常根据脑疝发生的部位和疝出的脑组织不同，可分为颞叶钩回疝和枕骨大孔疝。一旦发生脑疝，即出现意识障碍加深和脑功能障碍。同时由于小脑幕裂孔区被嵌入的脑组织堵塞，造成脑脊液循环通路受阻，促使颅内压进一步增高。如未及时处理，常可迅速危及患者生命。（图18－1）

（一）颞叶钩回疝（小脑幕裂孔疝）

1. 病因　颅内一侧幕上血肿常导致不均衡的颅内压增高，容易造成颞叶钩回疝入小脑幕裂孔内，致使中脑和同侧动眼神经受压。进而引起环池堵塞，脑脊液循环受阻，颅内压进一步增高，使疝入小脑幕裂隙内的脑组织发生水肿瘀血，从而加重脑干的嵌压，使病情恶化。表现为伤员的意识障碍加深，可出现一侧瞳孔散大，光反射消失，对侧肢体瘫痪及锥体束征。

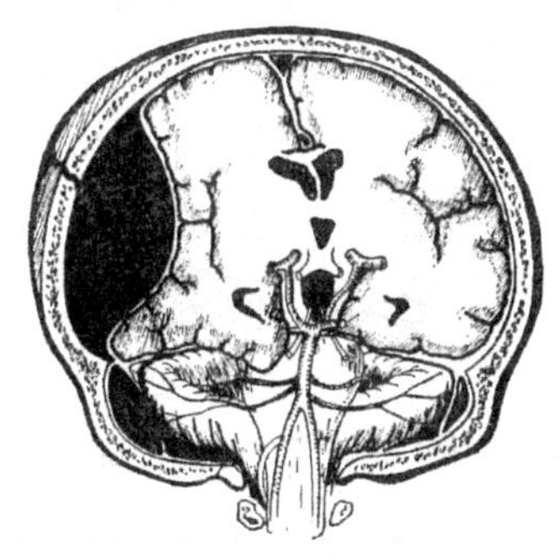

图 18－1 颅内血肿并发小脑幕裂孔疝

2. 诊断要点

（1）伤员出现明显的颅内压增高症状，如出现剧烈头痛、频繁呕吐和躁动不安。

（2）伤后逐渐出现意识障碍，由清醒或嗜睡发展至浅昏迷甚至昏迷。

（3）出现瞳孔变化，表现为双侧瞳孔不等大，散大侧瞳孔的直接和间接光反射消失。如伤情继续加重，可发生双侧瞳孔散大固定。

（4）瞳孔散大的对侧肢体常出现瘫痪及锥体束征。

（5）伤员的生命体征常出现明显变化。如出现脉搏缓慢、血压升高和呼吸深慢。

（6）头部 CT 扫描或 MRI 检查对颅脑损伤和继发颅内血肿的诊断有重要价值，可在短时内做出准确的诊断。

3. 处理

（1）院前处理：在头部受伤的现场如发现伤员出现剧烈头痛、呕吐频繁及意识障碍加深，并发现一侧瞳孔散大，光反射消失，瞳孔散大的对侧出现肢体瘫痪，且脉搏缓慢和血压升高，即应考虑急性颅内血肿的存在，且已继发颞叶沟回疝。应立即经静脉快速输入 20% 甘露醇 250～500mL，地塞米松 20～30mL 静脉滴入。同时向家属讲清伤情和危险，取得家属的同意后，迅速使用救护车将伤员转送到条件较好的医院进一步处理。

（2）急诊科处理：伤员送到医院急诊科后，立即检查伤员的意识情况、瞳孔大小及肢体瘫痪情况。如意识障碍加重，病情有发展，应经静脉快速再输入甘露醇 250mL。立即剃头，与神经外科病房联系，做好急诊手术准备，将伤员直接送入手术室抢救。向家属讲清手术的危险并获签字同意。

（二）枕大孔疝（小脑扁桃体疝）

1. 病因 颅后窝容量较小，顶部为坚韧的小脑幕，周围是颅骨壁，因此对颅内压增高的代偿力十分有限。一旦发生颅后窝血肿，容易导致小脑扁桃向下移入枕大孔内，形成枕大孔疝。严重者其小脑扁桃可被压至椎管内，不仅使延髓遭受压迫，而且还可造成脑脊液循环受阻，致使颅内压进一步增高，加重脑干的嵌压。出现呼吸不规则，脉搏增快，血压下降，意识障碍加深，甚至发生双侧瞳孔散大固定，四肢肌张力消失。如未能及时抢救，最终导致呼吸停止，继之心跳亦停止而死亡。（图 18－2）

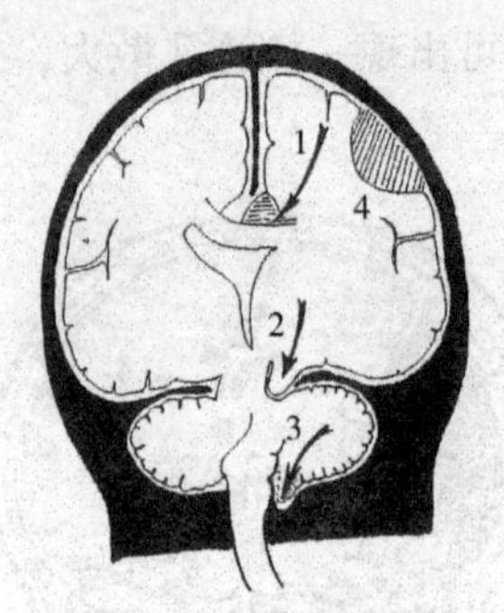

图 18－2　枕骨大孔疝

2. 判断要点

（1）发生急性枕大孔疝的患者，常表现为突然昏迷，双侧瞳孔先缩小，继之散大。

（2）较快发生呼吸功能衰竭。出现呼吸减慢，且不规则，口唇发绀，继之发生呼吸停止。而循环功能仍可维持一段时间，常称为呼吸循环分离现象。其原因可能为呼吸中枢位于延髓下段，容易遭受脑疝的压迫，或与心血管运动中枢比较呼吸中枢更脆弱有关。

（3）由于颅内压力增高导致小脑供血相对减少，或因延髓遭受急性压迫，常出现四肢迟缓性瘫痪。

（4）枕大孔疝常造成小脑扁桃下移，使上段颈神经根受压而出现颈强直。根据以上临床表现，常可迅速做出枕大孔疝的诊断。（图 18－3）

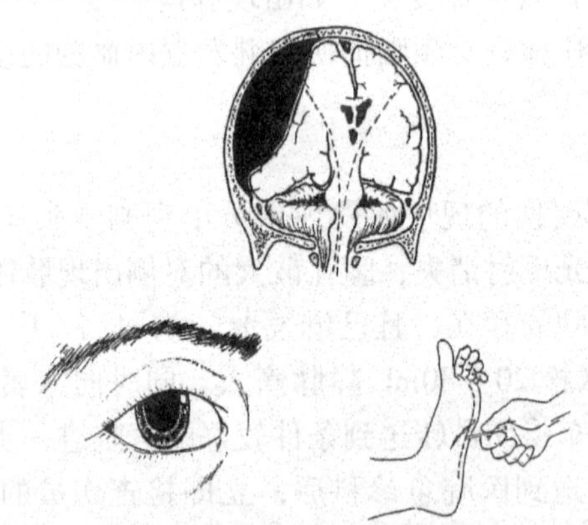

图 18－3　颅内血肿致脑疝形成，患侧瞳孔散大，对侧出现椎体束征

五、处理

1. 院前处理　在受伤现场如伤员的意识障碍较深，呼吸减慢或不规则，并出现四肢肌张力增加，甚至发生去大脑强直，应快速静脉滴入 20% 甘露醇 250～500mL，脱水降颅内压，以缓解脑疝。如气道不畅，可使用口咽通气道，必要时做气管切开，吸除痰液或误吸的呕吐物。给予持续吸氧，以改善缺氧状态。经急救后如伤员情况相对稳定或有好转，应征得家属同意后及时用救护车将伤员转送到条件较好的医院做进一步救治。

2. 急诊科处理　伤员被护送至急诊科后，在简要了解受伤情况及现场急救处理经过的同时，应进行重点的神经系统检查。根据伤员的伤情决定是否急做头部 CT 检查。如经过急救后病情相对稳定，最好做 CT 扫描，以便准确地了解颅内损伤情况及有无血肿继发，为进一步处理提供准确的依据。如伤员被护送至急诊科后意识状态恶化，或出现新的神经损害体征，常提示可能有继发颅内出血或脑水肿加重，应经静脉快速输入甘露醇 250mL，以缓解颅内压力，用最快的速度护送伤员入住脑外科病房治疗。

（何光平）

第三节　手部创伤与断肢（指）再植

手部的结构复杂而精细，因此手部损伤多为综合性损伤，常包括皮肤、肌腱、血管、神经及骨骼等多个部分损伤，严重者可能出现完全或不完全性断指、断掌及断腕等。手是人体日常活动中使用频率最高的器官之一，人的双手具有灵巧、复杂的功能，手外伤患者手术后，手的功能恢复情况是评价手术是否成功的重要标志。手外伤的急症处理是手外科处理的关键，手外伤的急诊处理目标是早期清创，控制感染，保留和修复重要组织，妥善固定骨折与脱位，肌腱、神经、血管争取一期愈合，为手的功能锻炼创造条件，尽最大限度恢复手部功能。

一、损伤原因

（一）刺伤

手部软组织被尖锐物体刺入所导致的损伤，如钉、针、竹尖、小木片或玻璃碎片等刺伤，特点是进口小，损伤深，可污染及伤及深部组织，易导致异物存留及深部组织感染。

（二）锐器切割伤

手被锐利物体切割所导致的损伤，常见原因有刀、玻璃、罐头盒、切纸机、电锯伤或木工刨刀等，特点是伤口整齐，污染较轻，深浅不一。常造成肌腱、神经、血管切断，严重者导致指端缺损、断指或断肢。

（三）挤压伤

手或手指被重物压榨或机械挤压所造成的损伤，如铁锤、石块或门窗缝等可对手掌造成挤压伤，机械滚轮、压型机、电扇、搅拌机、压面机及车辆等可对手造成重度挤压伤，严重者可能导致皮肤撕裂或撕脱性损伤，损伤严重，多并发骨骼和血管神经损伤。

（四）碾压伤及撕脱伤

手卷入机器的滚轴、绞片之间或车轮下时，由于外力的作用皮肤及皮下组织从深筋膜深面或浅面强行剥脱，同时伴有不同程度软组织碾挫伤。常发生手指、手掌、手背甚至全手皮肤脱套状撕脱。皮肤远端虽然可能仍与手指相连，但血供多已经破坏中断，皮肤本身也有碾压挫伤，撕脱皮肤大多已失去活力，常导致大片皮肤坏死或感染。多需各种皮瓣手术修复。

（五）咬伤

咬伤多带有毒力较强的细菌或特异性细菌感染，一般不能缝合伤口。包括人咬伤和动物咬伤。

（六）火器伤

子弹、炸药、爆竹等爆炸所致，多有严重的软组织损伤和粉碎性骨折，伤口内外有弹片、泥土等异物存留，污染严重。

二、检查与诊断

手部损伤大多数是复合性的，可能有手部皮肤、骨骼、肌腱、神经、血管及其他部位的损伤。需详细询问病史，包括受伤时间、原因、处理方式及出血量等，多数手外伤从受伤机制可以对损伤的程度及部位做出初步判断。一般手外伤很少引起严重的全身症状，但有时可能并发身体其他部位损伤，所以检查时应先检查患者的全身情况，特别应注意检查可能危及患者生命的重要部位或脏器的损伤。

（一）皮肤损伤的检查

皮肤的检查应注意伤口的大小、方向与部位，有无缺损，并判断皮肤或皮瓣的活力。根据伤口的部位和性质可以初步推断皮下各种组织如肌腱、血管神经损伤的可能性。根据皮肤缺损的部位和范围大小可以判断能否直接缝合，直接缝合后是否会影响伤口愈合。是否需要植皮，采用何种方法植皮等。

皮肤活力的判断方法损伤的性质是影响皮肤活力的重要因素。如切割伤皮肤活力较好，易于存活。碾压伤尤其是撕脱伤可导致皮肤与皮下组织潜行分离，皮肤下血管广泛断裂，皮肤表面结构可能完整，但皮肤血液循环已中断，严重影响皮肤存活。

1. 皮肤的颜色与温度　如与周围皮肤颜色、温度一致则活力正常。如损伤局部呈苍白、青紫或变黑，皮温冰凉，表示活力不良。

2. 毛细血管回流试验　按压皮肤时皮肤颜色变白，松开手指后皮色很快恢复红润者表示活力良好。松手后皮色恢复缓慢或者不恢复者代表活力不良或无活力。

3. 皮瓣的活力判断　皮瓣是指具有血液循环的皮肤及其皮下脂肪组织与基底部深筋膜或肌肉层分离所形成的结构。一般宽蒂舌状皮瓣和双蒂的桥状皮瓣活力良好。窄蒂舌状皮瓣、分叶状或多角状皮瓣其远端部分活力较差，易发生尖端坏死。一般蒂在肢体近侧的顺行皮瓣活力优于蒂在远端的逆行皮瓣。

4. 皮肤边缘的出血情况　修剪皮缘时有点状鲜血流出表示皮肤活力良好，如皮肤边缘不出血或流出少量暗紫色血液代表其血供不佳，活力差。

（二）肌腱损伤的检查

肌腱断裂主要表现为手的休息体位改变及手指活动受限。手处于休息体位时，如屈指肌腱断裂时手指伸直角度加大，伸指肌腱断裂则手指屈曲角度加大。肌腱断裂时，该手指的主动屈伸功能丧失，还会出现一些典型畸形。

1. 屈肌腱检查方法　检查2～5指深屈肌腱时，固定伤指中节指骨，让患者主动屈曲远侧指间关节，若不能屈曲则为指深屈肌腱断裂。固定伤指外其他手指，让患者主动屈指，若远侧、近侧指间关节均不能屈曲，该手指处于伸直状态则为指深、浅屈肌腱均断裂。检查拇长屈肌腱时固定拇指近节指骨，让患者主动屈曲拇指指间关节，拇长屈肌腱断裂时拇指指间关节不能屈曲。应注意蚓状肌和骨间肌也有屈掌指关节的作用，即使指深浅屈肌腱均断裂时，也不影响掌指关节屈曲。

2. 伸肌腱检查方法　手背的伸肌腱断裂，不能伸直掌指关节，近节指骨背侧指伸肌腱断裂，近侧指间关节屈曲畸形，中节指骨背侧指伸肌腱断裂，不能伸直远侧指间关节，呈“锤状指”畸形。拇长伸肌腱断裂，则不能伸直拇指指间关节。

（三）神经损伤的检查

手部的运动与感觉功能，分别来自臂丛神经发出的正中神经、桡神经及尺神经。支配手腕和手指活动的肌肉及其神经分布均位于前臂近端，所以手外伤所致的神经损伤主要表现在手部感觉功能异常及手固有肌功能障碍。

1. 正中神经　正中神经损伤主要表现在手外侧肌群功能障碍，对掌功能丧失及拇、食指捏物障碍。掌心及桡侧三个半手指掌面及其中远节指背皮肤感觉障碍。

2. 桡神经　腕部以下桡神经无运动支，桡神经损伤表现为手背桡侧及桡侧两个半手指近节背侧皮肤感觉障碍。虎口附近皮肤感觉仅由桡神经支配。

3. 尺神经　尺神经感觉支主要支配手掌及手背尺侧半及尺侧一个半指掌侧及背侧感觉。运动支主要支配骨间肌、小鱼际肌、拇收肌及尺侧两个蚓状肌。尺神经损伤主要表现为手指伸直位不能内收与外展，夹纸试验阳性，将一张纸放于两指之间，嘱患者用力夹紧，能轻易将纸抽出者为阳性。拇收肌无力，froment 试验阳性，让患者用拇指与食指伸直后对指夹紧，拇指指间关节屈曲，拇指远节不能伸直为阳性。骨间肌及蚓状肌麻痹导致不能同时屈掌指关节伸指间关节。

（四）血管损伤的检查

手部组织血供丰富，有桡动脉、尺动脉双重供血，桡尺动脉通过掌深弓、掌浅弓相互沟通，有丰富的侧支循环，所以桡动脉尺动脉单独损伤很少引起手部血液循环障碍。

Allen 试验可以检查尺动脉、桡动脉通畅及两者吻合情况。方法为让患者用力握拳，将血液驱至前臂，检查者用双手拇指用力按压腕部尺桡动脉，不让血液通过，让患者松开手指，此时手部苍白缺血。然后放开压迫的尺动脉，则全手迅速由尺侧向桡侧变红。重复上述实验然后放开压迫的桡动脉，全手迅速由桡侧向尺侧变红。若放开尺动脉或桡动脉后手部仍苍白，表示该段动脉断裂或栓塞。

（五）骨与关节损伤的检查

局部肿胀、疼痛、功能障碍者应怀疑有骨关节损伤。如手指明显短缩、旋转、成角、侧偏畸形或异常活动者可确诊为骨折或脱位。X 线片检查能明确诊断，一般需照正位及斜位片，必要时加照侧位片。

三、开放性手部损伤的处理

（一）现场急救

手外伤以开放性损伤居多，类型复杂，组织损伤重，现场急救目的是止血，减少伤口进一步污染，防止加重组织损伤和迅速转运。

1. 止血　局部加压包扎是手外伤时最简单有效的止血方法。即使尺桡动脉损伤，加压包扎一般也能达到止血的目的。一般不需使用止血带。

2. 包扎　用无菌敷料或清洁布类包扎伤口，防止创口进一步污染。创口内不要涂抹药水或撒敷消炎药粉。

3. 局部固定 转运过程中无论伤手是否骨折均应适当加以固定，以减轻疼痛，避免组织损伤进一步加重。固定范围应超过腕关节。

（二）初期外科处理原则

早期彻底清创，防止伤口感染，根据伤情及受伤时间尽量保留和修复损伤组织，最大限度的保留手的功能。

1. 早期彻底清创 清创的目的是清除异物，彻底切除被污染和遭受严重破坏失去活力的组织，使污染伤口变为清洁伤口，避免感染，争取达到一期愈合。清创要在伤后6～8h内进行，清创越早，感染机会越少，效果越好。清创应在良好的麻醉和气囊止血带控制下进行。单指外伤及手部较小伤口可用指根神经阻滞麻醉或局部浸润麻醉。损伤广泛、伤口较大，累及手掌手背或多指损伤时可做腕部神经阻滞或臂丛麻醉。清创时首先要做好伤口的清洗，是预防感染的第一步。遵循清创术的原则由外到里、由浅到深按解剖层次有计划的清创。创缘皮肤尤其手掌和手指处皮肤不宜修剪过多，避免缝合时张力过大。深部组织清创时，既要保证清创彻底，又要尽可能保留肌腱、神经及血管等重要组织。

2. 正确处理深部组织损伤 清创应尽可能恢复深部重要组织如肌腱、神经、血管及骨关节的连续性，以便尽早恢复手部功能。如创口污染严重，组织损伤广泛，伤后时间超过12h或缺乏必要的手术条件，可仅做清创后闭合创口，待创口愈合后二期修复。但骨折与脱位一般需立即复位固定，为软组织修复和功能恢复创造条件。影响手部血运的血管损伤也应立即修复。

（1）手部的骨折与脱位：治疗目的是保持和恢复关节活动功能。治疗原则是早期准确的复位和牢固的固定，闭合创口防止感染引起关节功能障碍，早期功能锻炼防止关节僵直。无论伤口情况和损伤的程度，骨折与关节脱位均应早期处理。关节脱位复位后应注意关节侧副韧带和关节囊的修复。掌骨及指骨骨折应立即手术复位，一般用克氏针交叉或斜形固定，克氏针固定时不能用单针超临近关节髓内固定，因可能损伤关节，不利于早期功能锻炼，且固定不良，可能引起旋转移位。末节指骨粗隆骨折，多系挤压伤或重物砸伤所致，一般对手指功能影响不大，无需进行固定。如伴有指甲下血肿或指甲甲床分离，可行指甲钻孔引流或拔甲术处理。

（2）肌腱损伤：肌腱是手部活动的传动装置，具有良好的滑动功能，肌腱损伤将导致手部严重的功能障碍，须尽量修复。肌腱损伤后一般争取一期修复，如果损伤超过24h，污染重或者已经感染，火器伤、咬伤及有较大缺损者不宜一期修复。一般可3～4周后延迟一期或二期修复。在鞘管区比较整齐的切割伤，修复肌腱时应争取同时修复腱鞘。修复后的肌腱应置于健康组织，不可置于瘢痕组织中或贴于骨面。肌腱表面应有良好的皮肤覆盖，不可在肌腱表面游离植皮。肌腱修复后应在无张力位外固定3～4周。肌腱愈合后要进行早期功能锻炼，防止肌腱粘连，改善手指功能。肌腱缝合方法很多，如双十字缝合法、Bunnel法、编制缝合法、钢丝抽出缝合法、Kessler缝合法、Kleinert缝合法、Beker缝合法及田岛缝合法等。缝合方法的选择主要根据肌腱损伤的情况及术者的习惯及熟练程度。显微外科缝合方法断端对合好，对肌腱供血影响小，有利于肌腱愈合剂减少粘连，治疗效果较好。当肌腱损伤修复后严重粘连影响手部活动，通过一段时间功能锻炼不能改善时，应考虑行肌腱松解术。一般在肌腱修复后4～6个月、肌腱移植后5～8个月为宜。松解前要求各关节被动活动基本正常，肌腱表面有良好的皮肤覆盖。术中松解要彻底，分离肌腱与周围软组织的粘连，切除肌腱床瘢痕组织。肌腱松解后不用外固定，次日开始进行主动或被动功能锻炼及物理治疗。

（3）神经损伤：神经损伤修复越早效果越好，应尽量清创时一期修复。一般需应用显微外科技术修复。如果创伤污染重，受伤时间长，神经缺损多或缺乏神经修复技术条件时，可将两断端外膜固定于周围软组织，防止神经退缩，记录神经损伤情况，待伤口愈合、患者一般情况稳定后二期修复。

（4）血管损伤：手部组织有桡动脉、尺动脉双重供血，二者通过掌深弓、掌浅弓相互吻合，形成丰富的侧支循环，所以单根手部血管损伤一般不会引起组织缺血坏死。

3. 术后处理

（1）手部开放性损伤术后常规注射破伤风抗毒素 1 500U，注射前须做皮肤过敏试验，阳性者脱敏注射或注射破伤风免疫球蛋白。伤口污染明显者应用抗生素预防感染。

（2）包扎伤口时各指指缝间需填塞敷料将手指分开，避免汗液或分泌物浸泡皮肤发生糜烂。术后患肢应高于心脏，促进静脉回流，减轻局部肿胀。

（3）并发血管、神经、肌腱及骨折脱位者，术后患肢须石膏制动于手的功能位，手的功能位是手能够保持和发挥最大功能的体位。表现为腕关节背身20°~25°，轻度尺偏，拇指处于对掌位，其他各指略微分开，掌指关节及近侧指间关节半屈曲，远侧指间关节微屈曲。在此位置固定伤愈，可以保持伤手最大的功能，如张手、握拳、对掌和捏物等。固定的时间，依受伤的严重程度及修复组织的性质而定；固定的位置，以修复组织无张力为原则。一般血管吻合固定2周，肌腱缝合固定3~4周，神经修复固定4~6周，关节脱位固定3周，骨折固定4~6周。

（4）术后10~14d拆线，组织愈合后尽早去除外固定，开始主动及被动功能锻炼，并辅助物理治疗，减少关节僵硬等并发症，促进功能早日恢复。

四、断肢（指）再植

外伤所致肢体从人体正常解剖部位离断，没有任何组织相连或虽有残留的损伤组织相连，清创时必须切除的称为完全性断肢。肢体骨折或脱位，伴有2/3以上软组织离断，主要血管断裂或栓塞，肢体远侧无血液循环或严重缺血，不修复血管远端肢体将发生坏死的称为不完全性断肢。

断肢再植的基础研究是从20世纪60年代初开始的。1963年1月，上海第六人民医院成功地完成了世界首例断肢再植术，在当时被称为人类医学史上的奇迹。20世纪60年代后期，技术操作更为精细的断指再植又获得成功。经过二十多年的努力，我国断肢、断指再植技术取得了一系列突破性进展，处于国际领先地位。目前的研究重点，是在继续提高再植成活率的同时，如何争取良好的功能恢复。在开展断肢、断指再植的基础上，显微外科技术得到不断发展，新手术、新技术不断涌现。1965年，国外采用拇趾游离移植术重建缺损拇指获得成功。次年，上海华山医院首创第二足趾游离移植重建拇指术，使显微外科进入重建外科阶段。各种类型的带血管的游离皮瓣、肌皮瓣移植、骨与骨皮瓣移植、关节移植、神经移植、显微淋巴吻合等手术方法也逐渐发展，并取得了良好的效果。近年来，在开展单组织移植的基础上，对一些复杂病例还开展了，在同一供区部位取多种组织的复合组织移植和在不同供区部位取多种组织的组合组织移植，以达到修复受区缺失的组织，重建功能与外形的目的。目前，显微外科技术已广泛应用于外科的各个领域。

（一）断肢的急救

1. 现场急救　包括止血、包扎、保存断肢及迅速转运。完全性断肢的近端可用敷料加压包扎止血，尽量不用止血带。如出血不能控制而必须使用止血带时则计时并每小时放松一次。不完全性断肢应注意将断肢与伤肢近端用木板、夹板或石膏固定在一起，防止运送时断端活动引起再次损伤。如果肢体仍在机器中，应将机器拆开，取出断肢，切不可强行拉出断肢或将机器倒转，以免加重组织损伤。

2. 离断肢体的保存　离断下的肢体断面用无菌敷料覆盖包扎，减少污染。如受伤地点距离医院较近，短时间内能够到达医院，断肢不做特殊处理，与患者一起迅速送往医院。如距离较远，短时间内无法到达医院，需将断肢及时以干燥冷藏的方法保持。断肢可用无菌敷料包好后放入塑料袋，再放入加盖的容器保存，容器外周加冰块冷藏，但不能让断肢与冰块直接接触，也不能用任何液体浸泡断肢。

3. 急诊科处理　到达医院后首先应迅速了解受伤史，监测生命体征及进行全身和受伤局部检查，了解有无休克、活动性出血等情况，常规注射破伤风抗毒素。然后取出并检查断肢，用无菌敷料包好，放入无菌盘中，置入4℃冰箱内冷藏保存。不能放入冷冻层内，以免肢体冻伤。若为多个手指离断，应分别予以标记，按手术程序逐个取出，以缩短热缺血时间。

（二）适应证

断肢（指）再植的影响因素很多，应根据病例的具体情况，因时因地因人而异。原则是利用一切有利因素，积极创造条件，使可以再植的肢体都能够得到再植，并恢复肢体功能。双侧上肢或下肢，或多个手指离断，可组织两组人员同时进行。原则是先再植较轻的肢体，如有必要可行异位移植。多个手指离断应优先再植拇指，其余手指按其重要性依次再植。

1. 全身情况　全身情况良好是断肢再植的必要条件。若有重要器官损伤应优先抢救，将断肢放于4℃冰箱中保存，全身情况稳定后再植。

2. 肢体的条件

（1）离断的肢体必须具有相对的完整性才有可能再植。与受伤的性质有关，如锐器离断伤，组织损伤仅限于断面，远端肢体完整性好，再植成活率高，再植指征强。

（2）辗压伤如冲床、车轮辗压，受伤部位损伤严重，但切除辗压部位后可使断面变得整齐，将肢体一定程度缩短后再植成功率仍较高。

（3）撕裂伤、撕脱伤组织损伤广泛且有血管神经肌腱从不同平面撕脱，离断的远端肢体伴严重的挤压伤，组织内血管床广泛毁损，再植的成功率较低，功能恢复差，则不宜再植。撕脱性损伤所造成的断肢，再植的指征取决于能否有效重建功能。

（4）离断肢体的处置方式也影响再植的指征，正确的保存方法是将其干燥冷藏。如将离断的肢体长时间浸泡在各种高渗、低渗甚至是凝固性消毒剂溶液中，引起血管内膜损伤与组织细胞变性，则不宜再植。

3. 再植时限　再植的时限与断肢的平面有明显的关系。肌肉丰富的高位断肢，常温下肢体缺血超过6～8h，组织将发生不可逆的变性坏死，肌肉组织变性后释放出钾离子、肌红蛋白、肽类等有毒物质，再植后可能引起严重的全身中毒反应或肾功能衰竭，不适宜再植。断掌、断指、断足由于肌肉组织少，再植时限可适当放宽。一般以 6～8h 为限，如伤后早期正确保存时限可适当延长。上臂和大腿离断时限宜严格控制，断指再植可延长至 12～24h。断肢缺血时间越长，再植成活率越低，因此，一旦有再植指征应争分夺秒尽早手术。

4. 离断平面　目前断指再植已无明显的平面限制，手指末节离断或断成两段的断指亦可再植。同一肢体离断水平不同，再植后的功能恢复及截肢后安装假肢对肢体的代偿程度均有不同，再植的指征也有所差异，需综合考虑。一般地说，离断平面越高，再植肢体功能恢复越差，再植的指征越弱。上肢离断后再植的指征远远高于下肢。断腕及断指再植后一般功能恢复良好，预后优于任何假肢，尽量争取再植。肘关节以上离断时并发症风险加大，而功能恢复的可能性下降，再植需慎重。下肢肌肉丰富，膝关节以下小腿离断后假肢功能代偿能够接近正常，对于受伤时间较长，肌肉损伤重的断肢，再植的必要性值得探讨。

5. 年龄　年轻人出于生活和工作的需要，对断肢（指）再植要求强烈，应尽量设法再植。小儿修复能力和适应能力强亦应争取再植。老年人对断肢（指）功能需求较年轻人低，且多并发慢性器质性疾病，应根据患者意愿及经济条件等综合因素决定是否再植。

6. 预期功能效果　断肢（指）再植的目的是重建肢体功能。如果再植后肢体仅仅能够成活而没有功能，再植手术就谈不上成功，其再植的必要性也值得商榷。

（三）禁忌证

断肢（指）损伤并发以下情况时不宜再植：①患全身性慢性疾病，不允许长时间手术或有出血倾向者。②断肢（指）多发性骨折或严重软组织挫伤，血管床破坏严重，血管、神经、肌腱高位撕脱者。③断肢经刺激性液体或其他消毒液长时间浸泡者。④高温季节离断时间过长，断肢未经冷藏保存者。⑤患者精神不正常，本人无再植要求且不能合作者。

（四）断肢再植的手术原则

断肢再植手术由清创、骨支架重建、修复肌腱和神经、吻合血管、关闭创面等几个步骤组成。手术操作的顺序可根据术者习惯及受伤具体情况加以调整。如离断时间较短，可先修复深层组织再吻合血管，减少修复其他组织时对吻合血管的刺激。如离断时间较长，则应在骨支架修复后尽快吻合血管，恢复血液循环，缩短组织缺血时间。

1. 彻底清创　清创的目的是清除异物，切除被污染和失去活力的组织，为创口愈合创造条件。清创既是手术的重要步骤，又是对离断肢体组织损伤进一步了解的过程。一般分两组对肢体近端、远端同时进行，清创过程中要仔细寻找需要修复的重要组织如血管、神经、肌腱予以标记。肢体血液循环恢复后需再次对无供血的组织进行彻底切除。

2. 重建骨的连续性及支架结构　修整与缩短骨骼，其缩短的长度以血管、神经能够在无张力下缝合、肌腱和肌肉在适当张力下缝合、皮肤和皮下组织能够覆盖为标准。对骨骼内固定的要求是简单迅速，剥离较少，确实稳固，愈合较快。可根据情况选用克氏针、螺丝钉、钢丝、髓内针或钢板内固定。

3. 缝合肌腱　重建骨支架结构后先缝合肌腱再吻合血管。缝合的肌腱和肌肉应以满足手和手指主要功能为准，不必将所有的离断肌腱均缝合。如前臂远端可缝合拇长屈肌、指深屈肌、屈腕肌和拇长伸肌、指总伸肌、拇长展肌、伸腕肌等，其余肌腱可不予修复。断指再植时仅需吻合伸指肌腱及指深屈肌腱。

4. 吻合血管，重建血液循环　将动静脉彻底清创至正常部位，在无张力下吻合，如有血管缺损应行血管移位或移植。一般主要血管均应吻合，如尺动脉、桡动脉、双侧手指固有动脉。吻合血管数目尽可能多，动静脉比例以1：2为宜。一般先吻合静脉，后吻合动脉。血管吻合最好在手术显微镜下进行。再植肢体血液循环恢复的征象为：吻合口远侧动脉可以看到和摸到搏动，吻合的静脉充盈，不断有血液回流；断肢近侧创面组织渗血；再植肢体皮肤红润，稳定逐渐回升。

5. 吻合神经　神经的修复是再植肢体功能恢复的基础。神经应尽可能一期缝合，并应保持无张力状态。可采用神经外膜或神经束膜缝合法。神经张力过高时不应勉强缝合，可以通过神经改道，游离远近两端或骨骼缩短等方法来降低张力。

6. 闭合创口　断肢（指）再植创面应尽可能一期完全闭合，不应遗留任何创面。这点在清创时应充分估计，以适当缩短骨骼来满足软组织修复的需要。关闭创面前应彻底止血，渗血多的部位放置引流，以免形成血肿压迫吻合的血管及神经。缝合时应避免在断面留下环形瘢痕，多采用Z成形术，使直线伤口变为曲线伤口。如果有皮肤缺损，可采用中厚或全厚皮肤覆盖植皮或局部皮瓣转移修复。

7. 包扎固定　温生理盐水洗去血迹，多层松软敷料包扎，指间分开，指端外露，便于观察血液循环。手、腕功能位石膏托固定。

（五）断肢（指）再植术后处理

1. 一般处理　病房应安静、舒适、空气新鲜，室温保持20～25℃，严防寒冷刺激，严禁吸烟及他人在室内吸烟，防止发生血管痉挛。一般术后48h后可拔除引流条，渗出比较多的病例应及时更换敷料；局部加温烤灯照射，应注意照射距离，避免灼伤。抬高患肢，促进静脉回流。患肢应尽早开始被动活动和主动锻炼，辅助适当的物理治疗，有助于防止关节粘连，促进功能恢复。术后2周伤口愈合后拆线。外固定去除的时间取决于骨骼的固定方式及愈合情况。若有肌腱神经等需二期修复者尽早修复。因神经修复需要的时间长，再植肢体缺乏保护性感觉，术后康复锻炼时要注意保护，防止皮肤烫伤、压伤或其他意外损伤。

2. 密切观察全身情况　监测患者生命体征及全身情况，尤其要注意观察有无休克征象，有无因肢体肌肉缺血坏死毒性物质吸收导致的全身中毒症状，有无氮质血症、肾功能衰竭及其他脏器功能不全表现等。如出现持续高热、烦躁、昏迷、心率加快、血压下降、尿量减少及血红蛋白尿或无尿时应及时处理，处理后无好转或继续加重需截肢保全患者生命。

3. 定时观察再植肢体血液循环，及时发现和处理血管危象　再植肢体血循环需要观察的指标有：皮肤颜色、皮温、毛细血管充盈试验、肿胀程度、指（趾）腹张力及指（趾）端侧方切开的出血情况等。再植肢体血液循环正常的表现有：指（趾）腹皮肤颜色红润，早期颜色可能比健侧红，皮温较对侧稍增高，毛细血管回流良好，充盈时间正常（2s左右），如果切开指（趾）腹侧方，1～2秒内有鲜红色血液流出。应该每1～2h反复观察上述各项指标，其中任何一项发生改变，都提示再植肢体血液循环障碍。一般术后48h内易发生血管危象，如未能及时发现将危及再植肢体的成活。血管危象是由于血管栓塞或痉挛所致，一旦发现应解开敷料，解除压迫因素，应用解痉、改善周围循环等药物。经短时间观察仍未见好转者多为血管栓塞，应立即手术探查，去除血栓，切除吻合口重新吻合，重新恢复断肢血液循环。

4. 防止血管痉挛，预防血栓形成　除保温、止痛和禁止吸烟等外，应使用镇痛药物，缓解疼痛，防止血管痉挛。适量应用抗凝解痉及抑制血小板聚集药物，如低分子右旋糖酐、妥拉苏林、肠溶阿司匹林片等，还可以适量应用复方丹参注射液、山莨菪碱等药物，一般不用肝素。

5. 其他　应常规应用抗生素预防感染。如有发热，首先应观察局部创口是否有感染。根据患者情况酌量应用白蛋白、复方氨基酸、能量合剂等加强全身营养支持，促进伤口早期愈合。吸氧能改善局部组织代谢，缓解断肢因缺血导致的局部缺氧及酸中毒等病变。如断肢缺血时间较长，重建血运后再植肢体肿胀明显，末梢循环差，可行高压氧治疗。

（何光平）

第四节　脊柱脊髓损伤

随着经济及科技进步，交通、建筑及矿工企业等事业发展，现代交通工具普及，地震等自然灾害和事故多发等原因，急性脊柱、脊髓损伤发病率逐年上升。脊柱骨折及脊髓损伤伤情严重复杂，低位脊髓损伤常致患者瘫痪，高位脊髓损伤可致患者立即死亡，故脊柱、脊髓损伤救治难度大、死亡率高，后遗症及伤残率居高不下。脊柱、脊髓损伤一直是急诊救治的棘手病症，并且早期急救处置是否得当，对后期治疗及康复影响巨大。

一、脊柱脊髓解剖

（一）脊柱解剖

脊柱是躯干的中轴，上接颅骨，下联骨盆，由 7 个颈椎、12 个胸椎、5 个腰椎、骶骨和尾骨构成。脊柱除保护脊髓外，参与构成胸廓及骨盆。脊柱可以在三维空间内完成前屈、后伸、侧屈及旋转等活动。典型的椎骨包括：椎体是前方主要承重结构，后方椎管椎由外侧的一对椎弓根和后侧的一对椎板构成，脊髓走行于其中。两侧椎板在后侧连接在一起形成棘突。椎弓的两侧各有一个横突和一对关节突，相邻椎体的关节突构成滑膜关节。椎体间由椎间盘隔开，前、后方分别由前纵韧带和后纵韧带相连。

相邻椎体及其间椎间盘及其后方的椎间关节构成一个运动节段。椎间盘由相邻椎体上下透明软骨板、四周纤维环及其中的髓核组成，依靠终板血管的特殊网络的弥散作用来获得营养，脊柱屈曲时髓核后移，伸展时前移。

正常脊柱的稳定性外由腹、腰、背部肌肉主动调节，内由骨关节、韧带进行控制，椎骨间韧带也参与限制脊柱的过度前屈、后伸及侧屈。脊柱内外稳定结构的损伤及其对脊柱功能恢复的影响是选择治疗方式的重要依据。

（二）脊髓解剖

脊髓在枕骨大孔水平从延髓发出，在成人的第一腰椎水平终止于脊髓圆锥，腰 - 椎椎体水平以下为马尾神经。脊髓有 3 层保护：脊膜、蛛网膜和硬膜。在其内部有上行的感觉神经纤维和下行的运动神经纤维，这些传导束在颈髓部分位于中央、在胸腰段逐渐位于外周。脊髓有 3 个传导束的体征较容易进行临床评估：①皮质脊髓束。②脊髓丘脑束。③脊髓后束。每条传导束都是左右各 1 条，故损伤可只发生在一侧或双侧均有。皮质脊髓束位于脊髓的后外侧段，控制身体同侧的运动功能，其功能是否正常可由随意肌的收缩和对疼痛刺激的非自主反应测知。脊髓丘脑束位于脊髓的前外侧，传导身体对侧的温痛觉，可用针刺和轻触来检查其功能。脊髓后束传导身体同侧的位置觉（本体感觉）、振动觉和一些轻触觉，其功能可由手指和脚趾的位置觉来检查，或用音叉的振动来检查其振动觉。脊柱与脊髓长度不一致，脊髓较脊柱短，故脊髓节段和脊柱节段的平面不符合。一般来说，颈脊髓第四至第八的脊髓节比相应序数的脊椎高出一个椎体，上段的胸脊髓节比相应序数脊椎高出两个椎体，下段胸脊髓节比相应序数脊椎高出三个椎体。

二、脊柱脊髓损伤的急救

（一）脊柱脊髓损伤的病情评估

脊柱脊髓损伤是指暴力直接或间接作用于脊柱造成脊柱骨折或伴脱位，伤及脊髓导致瘫痪，甚至危及生命的一种常见损伤。急救现场正确判断患者伤情是脊柱脊髓损伤早期治疗的关键，在临床上，患者在到达急诊室之后才发现神经损害症状或原有神经损害症状加重，多为脊髓进行性水肿和缺血所引起的，也可能是不恰当的固定、搬运所致。只有早期判断患者伤情并使患者的脊柱得到足够的保护，才能避免脊髓损伤或加重损伤。由于大约有 5% 的脑损伤患者并发脊柱损伤，同时约有 25% 的脊柱损伤患者有至少轻微程度的脑损伤。在清醒患者身上判断是否发生脊柱损伤比较容易。如果是单纯脊柱骨折或脱位的临床表现为伤后局部疼痛、肿胀，脊柱后凸或侧凸畸形，局部压痛明显，不能站立、翻身等功能障碍。伴有脊髓损伤临床表现为损伤平面以下感觉、运动减弱或消失，大小便障碍等。

对高能量损伤，如严重车祸、高处坠落伤、重物砸伤等，患者往往并发颅脑、胸腹腔脏器损伤，四肢骨折、活动性出血等伤情。患者由于昏迷，休克等不能自诉伤情。因此，现场急救人员一定要考虑到有脊柱损伤可能，在受伤现场就地检查。首先要判断是否有脊柱损伤及损伤部位，如果患者清醒，要询问受伤机制，疼痛部位，检查颈、胸、腰椎棘突及椎旁有无压痛、肿胀、后凸或侧凸畸形；昏迷患者，应按压脊柱是否有后凸变形。其次要判断是否脊髓损伤及损伤部位，颈脊髓损伤导致四肢瘫痪，胸腰脊髓及马尾神经损伤导致下肢瘫痪，如患者清醒应询问患者四肢有无无力、麻木，并让患者活动四肢，如有四肢骨折可让患者活动手指和脚趾，昏迷患者应检查四肢的肌张力和反射。现场不能排除有脊柱脊髓损伤患者都按脊柱脊髓损伤的方法进行搬运。

在临床上，低能量导致的脊柱脊髓损伤，尤其是颈脊髓损伤越来越多，多见于中老人。主要是颈椎原发病变的存在，如颈椎间盘退行性改变及颈椎管狭窄是构成颈椎失稳、脊髓损伤的重要病理解剖学基础，颈椎管狭窄是颈脊髓损伤和受压的易感因素。颈椎过伸时颈椎管有效空间缩小使脊髓受到挤压，因此在颈椎过伸性损伤时常发生颈脊髓损伤。如颈椎间盘突出，后纵韧带、黄韧带骨化等造成颈椎管狭窄，平时无脊髓受压的表现，当步行跌倒，骑车摔伤，坐车急刹车等情况，因面部受到撞击颈部过伸，颈脊髓受到前方的突出椎间盘、骨化韧带，后方受突入椎管内黄韧带挤压而导致颈脊髓损伤。这类患者无骨折脱位或骨折较轻，临床表现局部症状不明显，颈脊髓损伤表现为不完全性损伤，多见于上肢重于下肢，部分患者还能行走，所以未经过训练的急救人员误认为是年老体弱、多病引起，容易误诊。还有老年骨质疏松、有结核病史等或者可能因骨质疏松、脊柱肿瘤、结核等发生病理性骨折，对于该类患者均需谨慎对待，对于这些患者一旦有四肢无力、麻木，均按脊柱脊髓损伤的方法进行搬运。

（二）现场急救与安全转运

现场急救是指在损伤发生地进行紧急救治和处理，并向医院运送做准备。对于急性脊柱脊髓损伤的患者必须就地处置，避免不必要的搬动和检查，应按照原则优先保障呼吸循环、抢救生命。凡怀疑有脊柱脊髓损伤者，一般常规按照有损伤处理，迅速将伤员撤离可能再次发生意外的创伤现场，避免重复或加重创伤。如伤者被压在土方下或卡在车内时，不要硬拉暴露在外面的肢体，应立即将压在伤者身上的东西移走，不要任意翻身、扭曲，以防加重脊柱脊髓损伤。搬动病员时，严禁使用一人托抱式的搬运，或采取一人抬伤者的腋窝，一人抬伤者的下肢的“吊车式”的错误抢救的搬运方式。轻者这些方法都会增加受伤脊柱的弯曲、扭曲，使脊柱损伤区脊髓受到挤压、拉伸，可导致脊髓损伤或使脊髓损伤加重，使脊髓由不全性损伤变成完全性损伤，重者可因高位颈脊髓损伤导致呼吸衰竭而死亡。正确的搬运方法：先使伤员平卧，双下肢伸直，双上肢置于身体两侧，将硬质担架放在伤员身体一侧，无条件可用门板或木板，一人在伤员头部，双手抓握伤员双肩、前臂夹住头部使头与肩保持一致，另两人在伤员同侧水平托起，轻轻放在担架上。对于有颈椎损伤的伤员至少需要三个人，动作要轻、稳和准，并协调一致。头部和颈部必须与躯体纵轴成一条线，要平抬平放。然后用颈托固定。脊柱脊髓损伤一旦确诊，应立即将伤员就近转运到有条件的能救治的大型综合医院。转运途中要注意：要将伤员全身固定在担架上，有颈椎损伤的要用颈托固定，或颈两旁塞以砂袋或衣物等，使头部不能左右旋转；确保呼吸道通畅，必要时吸痰，防止窒息；密切观察伤员生命体征，保持静脉通道通畅；脊髓损伤患者对温度的台阶能力差，夏天要注意降温，冬天要注意保温。

（三）入院后的急救与治疗

脊柱脊髓损伤患者被送到急诊室后，首先确定有无休克、颅脑和其他重要脏器损伤；有无其他部位骨关节并发伤，凡存在危及生命的并发伤，必须先做处理，绝不可延误时机；制动脊柱，固定其他部位骨折；保持呼吸道通畅并吸氧，如因颈脊髓损伤伴有呼吸肌麻痹或通气功能障碍，在现场行气管插管，最好是经鼻插管，颈髓损伤者应尽量避免行气管切开，因部分患者需行前路手术，手术切口靠近气管切开位置；维持血循环和有效灌注，有条件时行中心静脉置管和肺动脉楔压置管，以利血压监测；受伤在 8h 内的静脉应用甲基强的松龙。全身情况稳定后，进行脊椎 X 片、CT、MRI 检查，对于重危伤员需要有医护人员护送陪同下实施。如果需要特殊位置的摄片，必须医师协助进行。脊柱脊髓损伤的诊断明确后，又无其他需要紧急处理的并发伤，患者可转入病房做进一步的处理。

三、脊柱脊髓损伤诊断和治疗

（一）颈椎损伤

颈椎是最灵活、活动范围最大的节段，在颈椎骨折脱位中，颈脊髓损伤的发生率可达 50%，因此对颈椎损伤必须予以高度重视。

1. 寰椎骨折

（1）临床表现和诊断：占颈椎损伤 2% ~4%。临床表现为枕下区域疼痛和颈部僵硬，头呈强迫前倾位，有时可出现咽后壁血肿。影像学检查：X 片包括张口位及侧位片，张口位显示寰椎侧块移位，测量侧块向外移位的距离，两侧块之和超过 6.9mm 表明寰椎横韧带断裂，导致寰枢椎不稳。侧位 X 片可见寰椎后弓双重影像。如果寰齿间隙大于 3mm，可能为寰椎骨折并发横韧带断裂。CT 常能显示寰椎骨折片分离状况，对确定其稳定程度有益。MRI 用于伴有脊髓症状者，并可判断有无横韧带断裂。

（2）治疗：①保守治疗：过伸复位，颅骨牵引 3～4 周，复位后进行头颈胸支具固定 3～5 月。②手术治疗：为了获得永久性的寰枢椎稳定，主张手术治疗即寰枢间融合或枕颈融合。

2. 寰枢关节脱位

（1）临床表现和诊断：患者头颈部有外伤史，双侧前脱位患者，其头前倾，张口受影响。颈部僵硬，颈椎各方向活动受限。侧位 X 片能显示齿状突与寰椎前弓之间的距离变化。在正常情况下成人寰齿间距小于 3mm，儿童小于 4mm。必要时做 CT 检查。本病需与齿状突骨折、寰枢椎先天畸形、寰枢椎结核及寰枢椎肿瘤鉴别。

（2）治疗：①非手术治疗：诊断明确应立即牵引治疗，通常采用颅骨牵引或枕带牵引，重量 1～3kg，牵引 3～4 周后予头颈胸支具固定 3 月。②手术治疗：诊断明确的横韧带断裂；对牵引复位不满意者。采用颈后路寰枢间融合。

3. 枢椎齿状突骨折

（1）枢椎齿状突骨折类型：临床上常采用 Anderson－Dalonzo 分类，将齿状突骨折分为Ⅰ，Ⅱ，Ⅲ型（图 18－4）。

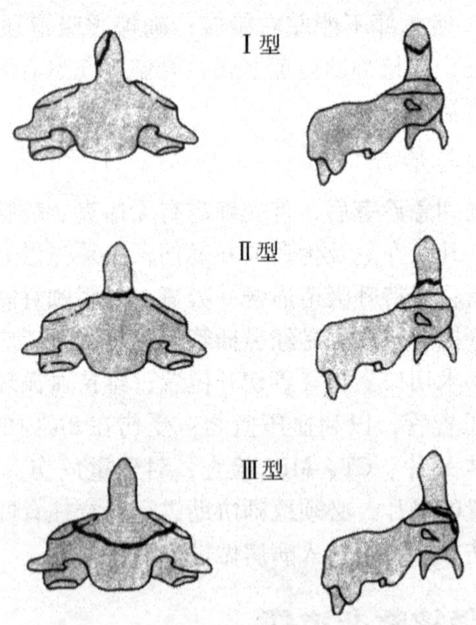

图 18－4　齿状突骨折的分型

Ⅰ型：又称齿状突尖骨折，为齿状突尖韧带和一侧的翼状韧带附着部的斜行骨折，约占 4%，为稳定型，并发症少，预后良好。

Ⅱ型：为齿状突与枢椎椎体间骨折，最为常见，约占 36%，骨折易移位，不稳定，且骨不连占 36%。

Ⅲ型：为枢椎体部骨折，骨折端下方有一大块松质骨基底，占 31%，骨折稳定，容易愈合，预后良好。

（2）临床表现和诊断：头颈部有外伤史，颈枕部疼痛，头部活动受限，早期神经症状多较轻，如未及时治疗或治疗不当，可出现进行性脊髓压迫症状。X 线和 CT 检查可明确诊断，MRI 检查可了解脊髓是否受压。

（3）治疗：对于Ⅰ型、Ⅲ型治疗意见比较统一，多数通过非手术治疗达到愈合，即牵引后外固定或 Halo - vest 支架固定。对于Ⅱ型齿状突骨折手术与非手术存在争议，认为手术优于 Halo - vest 支架保守治疗。Ⅱ型齿状突骨折无移位或牵引后复位者，可采用前路 1 ~ 2 枚中空螺钉固定，保寰枢关节的旋转运动，固定可靠，不需植骨等优点。Ⅱ型齿状突不愈合或并发寰枢关节不稳可经后路寰枢固定融合术。

4. 下颈椎（C_3 ~ C_7）损伤

（1）临床表现和诊断：①过伸性损伤：又称脊髓中央管综合征，临床特点：面部皮肤擦伤，颈部症状多不重，瘫痪症状上肢重于下肢，手重于臂部。X 或 CT 示椎前软组织阴影增宽，部分患者有后纵韧带或黄韧带骨化，MRI 可显示脊髓损伤程度、受压部位，为治疗方案提供依据。②椎体压缩性骨折：有外伤史，局部有压痛和运动受限，并发神经损伤者会出现相应的临床表现。X 片显示损伤椎体前部压缩，呈楔形变，有时可见小关节骨折。③爆裂性骨折：表现为颈部疼痛和运动功能丧失；神经根受压表现为肩臂部和手麻木、疼痛和感觉过敏；脊髓损伤表现为损伤平面以下感觉、运动和大小便部分或完全障碍。X 片显示椎体爆裂性骨折，正位片椎体压缩；CT 可显示椎体爆裂形态及分离情况；MRI 可显示脊髓损伤程度。④颈椎单侧或双侧小关节脱位：表现为颈部疼痛、颈肌痉挛，头颈部强迫体位。并发神经、脊髓损伤者出现相应的临床症状。X 片和 CT 均显示脱位的征象（图 18 -5）。

（2）治疗：下颈椎骨折伴或不伴脊髓损伤，首先选用颅骨牵引，牵引重量根据损伤部位、程度而不同。不伴脊髓损伤者，牵引 3 ~4 周复位、椎体高度和序列恢复满意，可改用头颈胸支具固定 3 ~4 个月。对于伴有脊髓损伤者通过牵引复位不满意，脊髓受压，颈椎不稳等，可选择前路或后手术恢复正常颈椎序列，解除脊髓压迫，重建颈椎稳定性。

（二）胸腰椎损伤

1. 临床表现与诊断　1983 年，Denis 将胸腰椎前、中、后三柱，前柱包括前纵韧带、椎体的前 1/2、椎间盘的前部，中柱包括后纵韧带、椎体的后 1/2、椎间盘后部，后柱包括椎弓、黄韧带、椎间小关节和棘间韧带。脊柱的稳定性有赖于中柱的完整，当前柱遭受压缩暴力，导致椎体前方压缩者为稳定性骨折；而爆裂性骨折、韧带损伤及脊柱骨折脱位，因其三柱损伤，属不稳定性骨折。

由于损伤部位、程度、范围和个体特征的不同，临床症状和体征也有较大的差异。有严重的外伤史，局部剧痛，不能起立和翻身，搬动时疼痛加重；骨折部位有明显压痛或叩痛；腰背部活动受限，肌肉痉挛；腹膜后血肿刺激腹腔神经丛，导致肠蠕动减慢，引起腹胀、腹痛、便秘等。伴有脊髓、神经损伤，可出现损伤平面以下感觉、运动及大小便障碍。X 片可显示骨折脱位的部位、程度等，CT 可显示骨折部位，有无骨折块移位，可了解中柱损伤情况及椎管有无占位（图 18 -6），MRI 检查能清楚显示骨折及脊髓损伤部位、程度。

2. 治疗

（1）保守治疗：对于胸腰单纯压缩性骨折，以卧床休息、镇痛，并加强腰背肌功能锻炼。对于屈曲压缩性骨折，中柱完整，又属稳定性骨折，但有脊柱的后凸畸形，需采用过伸方法复位，石膏外固定 6 ~8 周。

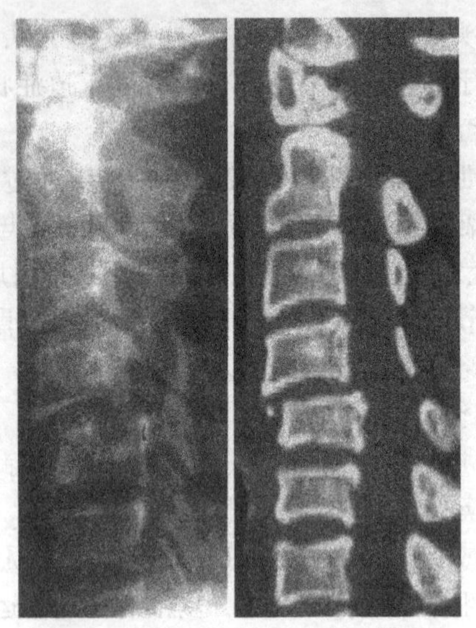

图 18－5　颈 4、5 椎体骨折脱位

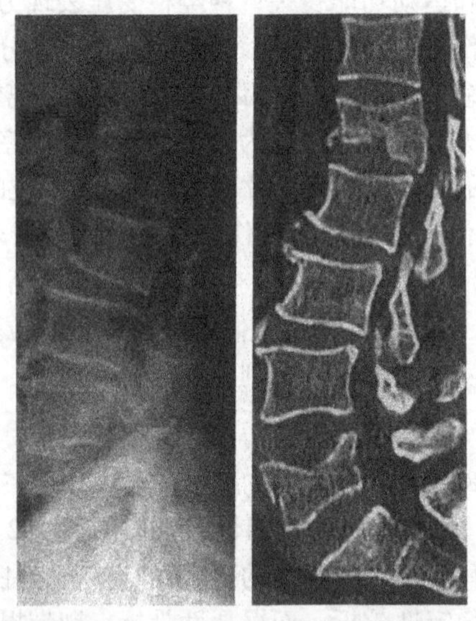

图 18－6　L1、L5 椎体爆裂性骨折

（2）手术治疗：手术主要目的是解除对脊髓的压迫和恢复脊柱的稳定性。手术指征：①脊柱骨折脱位有关节突交锁者。②脊柱骨折复位不满意，存在脊柱不稳者。③影像学检查显示有骨折碎块或椎间盘组织凸入椎管内压迫脊髓者。④开放性脊柱损伤并有异物存在者。⑤椎管内活动性出血，截瘫平面上升，症状加重者。

（三）脊髓损伤

直接暴力或间接暴力作用在正常脊柱和脊髓组织，均可造成脊髓损伤。房屋倒塌、矿井塌方、高处坠落、交通事故等属于间接暴力，可引起脊柱骨折脱位而致脊髓损伤。重物砸伤脊柱等直接暴力直接作用于脊柱使之发生棘突或椎板骨折，也可致脊髓损伤，上两种暴力所致脊髓损伤为闭合性脊髓损伤。火器或刀刃所致脊髓损伤则为开放性脊髓损伤。

1. 临床表现和诊断

（1）完全性脊髓损伤：损伤平面以下感觉、运动完全丧失，在脊髓休克期表现为脊髓损伤平面以下表现为弛缓性瘫痪，运动、反射及括约肌功能丧失。2～4 周脊髓休克期过后逐渐演变成痉挛性瘫痪，表现为肌张力增高，腱反射亢进，出现髌阵挛、踝阵挛等病理征象。

（2）不完全性脊髓损伤：依脊髓损伤节段水平和范围不同有很大的差别，损伤平面以下常有感觉减退，疼痛和感觉过敏等表现。重者可仅有某些运动，而这些运动不能使肢体出现有效功能，轻者可以步行或完成某些日常工作，运动功能在损伤早期即可开始恢复，其恢复出现越早，预后越好。临床上有以下几型：①脊髓前综合征：颈脊髓前方受损严重，有时引起脊髓前动脉闭塞，出现四肢瘫痪，下肢瘫痪重瘫痪，但下肢及会阴部的深感觉、位置觉存在。②脊髓中央性损伤（中央管综合征）：多见发生于颈椎过伸性损伤。表现为损伤平面以下四肢瘫痪，上肢重于下肢，无感觉分离。③脊髓半侧损伤综合征（Brown－Sequard Syndrome）：表现损伤平面以下的对侧肢体痛、温觉消失，同侧肢体的运动及深感觉丧失。④脊髓圆椎损伤：表现为鞍区皮肤感觉缺失，括约肌功能丧失致大小便不能控制及性功能障碍。双下肢感觉及运动正常。

2. 治疗

（1）合适的固定：防止损伤部位移位加重脊髓损伤。

（2）减轻脊髓水肿和继发性损害：①地塞米松 10～20mg，静脉滴注，连续应用 5～7d。②20% 甘露醇 250mL，静脉滴注，每日 2 次，连续 5～7d。③甲基强的松龙冲击治疗：大剂量甲基强的松龙 30mg/kg，15min 静脉滴注完毕，间隔 45min，再以每 5. 4mg/kg 维持 23h，在伤后 8h 内应用，可明显改善脊髓损伤患者神经恢复。④其他药物：有神经生长因子、神经节苷脂、氧化剂和氧自由基清除剂、阿片受体拮抗剂等。

3. 手术治疗　手术主要目的是解除对脊髓的压迫和恢复脊柱的稳定性，目前还无法使已损伤的脊髓功能恢复。目前脊柱内固定已得到普遍应用，手术的方式视骨折的类型和致压物的部位而定。手术时间一直无明确的标准，研究发现脊髓受压后神经功能恢复与压迫时间呈反相关性，多数学者倾向于早期减压，胸腰椎损伤应尽早进行，颈椎损伤根据病情 1 周内进行。

（何光平）

第五节　创伤后应激障碍综合征

创伤后应激障碍（posttraumatic stress disorder，PTSD）是指人体遭遇到威胁性、灾难性事件时出现的延迟和（或）持续存在的精神障碍。其特征性的症状为病理性重现创伤体验、持续性警觉增高、持续性回避、对创伤经历的选择性遗忘及对未来失去信心等。PTSD 最先由美国精神病协会于 1980 年在《精神障碍诊断与统计手册》第三版（DSM－111）进行首次定义。PTSD 患者无法摆脱精神创伤的痛苦记忆，严重影响了患者的心身健康，其发病率高达 20%，约 1/3 的患者终生不愈，1/2 以上的患者常伴有物质滥用和其他精神障碍，自杀率是普通健康群体的 6 倍。PTSD 以其发病率、患病率高，慢性病程，疗效差等特点严重影响创伤救治和社会稳定，已成为政府和科学界重点关注的科学前沿问题。

一、病因与发病机制

PTSD 的病因复杂，包括遗传、神经生化及内分泌、社会心理等因素，发病机制不清楚。

（一）病因

不同寻常的威胁性、灾难性的创伤性事件是引起 PTSD 的必备条件；创伤性事件包括经历战争、自然灾害（如地震、海啸、火山爆发）、重大事故、重大手术、目睹亲人惨死、身受酷刑、恐怖事件和社会暴力等，是 PTSD 的必备条件，但并不是有了创伤就一定发展为创伤后应激障碍。

（二）易感因素

1. 遗传易感倾向性　遗传因素对所有 PTSD 相关症状均有影响，在 PTSD 发病中有重要作用。

2. 病前精神状况　病前某些人格障碍，如依赖型人格障碍、边缘型人格障碍及反社会型人格障碍等，均可影响个体正确应对创伤应激；病前患有焦虑谱系障碍的人群对 PTSD 高度易感。

3. 社会和家庭因素　儿童时期受遗弃、受虐待、被歧视或性创伤，以及父母离异、家庭暴力等，均可使 PTSD 患病率增高。

4. 创伤后因素　在创伤应激后，即使是相对较轻微的创伤应激，如不能得到及时有效的家庭和社会支持、早期心理干预，则受害者更易患 PTSD。

（三）PTSD 的认知理论

目前有多种认知理论解释 PTSD 发病机制，主要包括社会认知理论、信息加工理论、双重表征理论等。各种认知理论都有一些相同的基本假设，即个体预存的关于世界的信念和模型会介入创伤经验中。但是，在解释 PTSD 的临床特征，阐明 PTSD 严重程度和预后相关的影响因素，鉴别 PTSD 与其他相关疾病等方面尚有一定的局限，有待进一步验证与完善。

（四）神经生物学机制

1. 下丘脑 - 垂体 - 肾上腺轴功能紊乱　促肾上腺皮质激素是调节哺乳动物应激所致内分泌、自分泌和精神行为反应最重要的神经调质之一，糖皮质激素系统在 HPA 轴调控中亦有重要作用，其中皮质醇可能有明显的“抗应激”效应；虽然有关 PTSD 患者血浆皮质醇水平的变化存在一定争议，但越来越多的研究显示 PTSD 患者可能存在持续性低皮质醇反应，可与其他临床资料一起作为预警应激障碍和判断疗效的参考指标。

2. 神经递质与相关受体功能改变　儿茶酚胺类递质、5 - 羟色胺、乙酰胆碱、多巴胺、兴奋性氨基酸及 N - 甲基 - D 天冬氨酸受体、γ - 氨基丁酸及其受体等均可能参与了 PTSD 的发病过程。儿茶酚胺是由肾上腺髓质和一些交感神经元嗜铬细胞分泌的一类非常重要的神经递质，也是重要的激素物质。在应激状态释放增多，能够帮助升高血压，加快心率，升高血糖，动员全身的储备物质，为机体与外界环境的抗争作好充分准备。儿茶酚胺一方面具有重要的代偿调节作用，但另一方面过多的儿茶酚胺特别是它的氧化产物，往往又成为对机体的有害产物。实验证明，大量的异丙肾上腺素、去甲肾上腺素、肾上腺素均能损伤细胞。在 PTSD 患者中经常发生并伴随多种的躯体生理反应，使患者感到痛苦的体验。

（五）脑组织结构的改变

PTSD 患者存在大脑形态结构（特别是海马结构、杏仁核等边缘系统）改变和脑功能发生异常，导致对创伤性记忆的抑制能力减弱，从而参与了 PTSD 的发病过程。

二、临床表现

创伤后应激障碍综合征多于创伤性事件后数日至6个月以内发病，病程多持续1个月以上，甚至数月或数年或终身不愈。其症状严重程度可有波动性，可出现应激性体验，部分可出现人格改变。

（一）再体验症状（病理性重现）

反复痛苦地回忆或梦及创伤事件，而不能控制，这种记忆的知觉体验类似于现实体验，与叙述故事间存在着本质的区别。

（二）回避与情感麻木

持续回避与刺激相似或有关的情境，如回避相关的活动、场所、地点、人物，部分出现选择性遗忘或对创伤期间发生的人和事有视旧如新感，同时伴情感麻木，患者表现淡然、冷漠，对周围环境反应性降低，爱好兴趣变窄，社会功能受损，甚至出现攻击、自伤或自杀行为。

（三）警觉性增高致易激惹症状

临床表现为难以入睡，易激惹或易发怒，难以集中注意力。在儿童、青少年中，特别是年纪较小的儿童，PTSD 的临床症状有别于成年人，害怕与父母分离，失去已掌握的技能，睡眠障碍和无法认知，强制性重复与创伤经历有关的情景，出现与创伤经历无关的恐怖、焦虑、疼痛、易激惹等症状。

（四）躯体反应症状

PTSD 常见的躯体反应症状有头痛、出汗、心悸、失眠、入睡困难、易惊醒、发抖、喉咙感觉梗死、恶心、反胃、腹泻、肌肉疼痛、月经失调等，严重者可伴有心绞痛、心肌梗死、心律失常、呼吸困难、血压增高和多种功能性消化不良症状。根据临床症状发生时间可将 PTSD 分为三型（表18－2）：

表18－2 PTSD 的临床分型

类型	发病情况
急性型	临床症状在3个月以内
慢性型	临床症状至少持续3个月以上
延迟型	创伤性事件发生至少6个月后，才出现临床症状

三、实验室和辅助检查

目前尚无确切的实验室和影像学检查用于 PTSD 的诊断。近年来，脑神经影像研究，功能神经影像技术（如功能磁共振成像，正电子发射断层扫描和单光子发射计算机体层扫描，）观察到创伤后应激障碍的功能脑区及神经环路的异常，创伤后 PTSD 患者双侧海马容积明显缩小，杏仁核边缘系统结构异常。

四、诊断与鉴别诊断

（一）PTSD 的诊断

PTSD 临床症状复杂，目前尚无单一有效的诊断方法。根据美国《精神障碍诊断与统计手册》（四版修订本，SM－IV－TR）、国际《疾病和有关健康问题的国际统计分类》（第 10 版修订本，CD－10－E）及《中国精神障碍分类与诊断标准》（第 3 版，CMD－3）的标准，提出创伤后应激障碍的 6 点标准：①暴露于某一创伤应激事件。②反复持续地重现创伤性体验。③回避及情感麻木的症状。④持续的警觉性增高。⑤症状持续时间至少 3 个月。⑥明显的痛苦或社会功能障碍。

（二）鉴别诊断

1. 应激适应障碍　部分患者在遭受重大创伤性事件后，有明显的精神症状和强烈的情感痛苦，但不完全符合 PTSD 的诊断标准；部分患者从症状、病程及严重度方面都符合 PTSD 的相应标准，但诱发事件属于一般应激性事件，如失恋或被解雇等。上述两种情况均不应诊断为 PTSD，而应考虑适应障碍的诊断。

2. 应激反应　应激反应均为严重创伤性事件后出现的异常反应，且二者的应激强度和性质相似。主要区别在于起病时间和病程不同，即急性应激反应在创伤性事件发生 4 周内，病程短于 4 周；临床特征不同，急性应激反应以精神运动性兴奋或抑制为主，而并没有特征性的 PTSD 综合征表现。

五、治疗

（一）心理干预

在经历创伤性事件后，越早发现症状，越早进行干预，效果会越好。早期干预的目标应针对不同的个体、社区、文化需要和特征而制定，主要包括：①供给食宿，有安全感等。②有助于对灾难的理解、减轻生理上的警觉和提供教育支持等心理上的援助。③监测援救和恢复的环境。④通过各种媒体传播关于创伤和康复的知识。⑤构建社区结构，加强家庭康复和社区安全。⑥通过集体干预或家庭干预帮助康复。⑦对幸存者进行评估，确定易感性、高风险个体及群体。⑧对是否还需要其他治疗进行评估，必要时通过认知疗法减轻症状、改善功能。

（二）心理治疗

最好的心理治疗是认知治疗并发行为治疗，而催眠治疗、精神动力学治疗、对焦虑的处理和集体治疗可使临床症状短期减轻。想象中的对创伤记忆的暴露和催眠技术更多影响 PTSD 的闯入症状，而认知和精神动力学方法对情感麻木和回避症状有良好作用。

1. 暴露治疗（prolong exposure，PE）　面对痛苦的记忆、感觉或情境，通过放松方法，让患者逐渐适应，及时疏导和缓解患者的痛苦。主要包括资料收集、呼吸训练、心理教育、视觉暴露及想象暴露 5 个步骤。

2. 认知加工治疗（cognitive processing therapy，CPT）　目的是让患者识别自己存在的不正确的认知，重建正确的认知系统；并通过认识的改变，以合理的理念代替消极观念，提高和恢复自信心，减轻症状，恢复社会功能。

3. 生物反馈治疗 通过传感器把所采集到的内脏器官活动信息（心率、血压、皮温、肌电等），及时转换成人们熟悉的视觉和听觉信号，并通过学习和训练，使患者学会在一定范围内对内脏器官活动的主动性控制，矫正偏离正常范围的内脏器官活动，恢复内环境的稳态，以达到防治疾病的目的。该疗法对 PTSD 躯体化症状疗效较好。

4. 神经动力学治疗 根据应激反应可分为初始、否认和闯入三个阶段而提出的一种治疗模型，主要针对患者的否认和闯入阶段，通过对创伤事件的重新解释，改变破坏性的归因方式并发展更现实的合理解释，以使不良应激反应的各阶段得到合理疏通。

5. 脱敏和再加工治疗 脱敏和再加工治疗是一种专门针对 PTSD 的心理治疗，其理论基础是创伤性事件破坏了大脑信息加工系统的平衡，干扰了信息加工系统原有的适应性处理功能，并把个体关于这一事件的感知“锁定”在神经系统中。而通过反复眼动，能活化大脑的自动信息处理系统，解除“锁定”，并通过再加工过程，产生认知重建，恢复大脑信息加工系统的平衡以达到治疗的效果。

（三）药物治疗

药物治疗是创伤后应激障碍的重要治疗手段之一，药物治疗能缓解某些症状，减少患者的痛苦体验，通常作为心理治疗的辅助措施。5－羟色胺再摄取抑制剂（SSRIs）作为一线药物，如帕罗西汀；三环类抗抑郁药多作为二线药物，如阿米替林、丙米嗪、氯丙米嗪；其他有单胺氧化酶抑制剂（monoamine oxidase inhibitors，MAOIs），如吗氯贝胺、苯乙肼，苯二氮䓬类（BZ），如阿普唑仑、艾司唑仑，非典型抗精神病药物，如奥氮平，以及抗惊厥药物（卡马西平、拉莫三嗪）和情感稳定剂类则可视病情及疗效变化而酌情选用，但服用药物会出现不同程度不良反应，需谨慎。

（何光平）

第十九章　理化因素所致急症

第一节　热相关性疾病与中暑

热相关性疾病（heat - related illness，简称热病）是最常见的环境性疾病之一，每年炎热季节发生热病者可达20/10万。5 ~44岁人群中，年热相关性人群死亡率达1/100万，而85岁以上人群死亡率达5/100万，美国1979—1999年的20年间共报告热相关性死亡者达8 015例，其中3 764例分析发现，4%是4岁以上儿童，75岁以上者占28%，另外，运动员在竞技中因热病致死者罕见，1961—1971年的10年间，46名美国足球运动员死于热射病。美国每年热相关性死亡约240 ~400例，据估计，热浪天气（32.2℃以上持续3天以上者称为热浪（heat wave））中人群热病死亡率可高达200/100万。热射病的死亡率约10% ~75%，有严重基础病者或发生严重热病症状超过2小时而未得到及时处理者死亡率会进一步升高。

一、识别

（一）病因

高温天气是热病的主要危险因素，某些特殊人群热病发生风险更高，主要包括：老年人（年龄>75岁），特别是有慢性病或服用干扰失热的药物者；年幼儿童（<4岁），尤其是有先天性神经系统疾病或腹泻者；活动受限人群；酗酒者；特殊用药者如服用抗精神病药，强安定药，α肾上腺素能药，苯异丙胺，抗胆碱能药，苯二氮䓬类药，抗帕金森病药，心血管药（G受体阻滞剂、钙通道阻滞剂和血管扩张剂），影响睡眠或兴奋性非处方药者如可卡因，利尿剂，缓泻药，神经安定药，酚噻嗪类药，甲状腺素，三环类抗抑郁药等。另外有过热射病史者再次发患者风险明显增加。其他危险因素包括肥胖者，脱水者，高温下强体力劳动且无保护措施者，食欲不振，心脏病，囊性纤维化，糖尿病尿崩症，发热，胃肠炎，低血钾，热适应差，缺乏睡眠，暴晒，汗腺功能障碍（如烧伤），未控制的糖尿病，未控制的高血压，上呼吸道感染等。少见情况如先天性汗腺缺乏者、进行性全身硬皮病者、甲状腺功能亢进症者、嗜铬细胞瘤者等，热损伤风险增加。

（二）病理生理

1. 热传递机制　机体调节热量通过4种机制：辐射、传导、对流和蒸发。环境温度低于体温时辐射是散热的主要机制，主要是红外散热，散热可达600kcal/h，约占机体散热量的60% ~65%；但当环境温度高于体温时，机体会接受热量，直接阳光照射可获热100 ~300kcal/h。传导是指热量从皮肤等热分子运动快的温热表面传向热分子运动慢的凉物质表面如固体、水或空气等，机体通过传导散热者不足总失热量的2% ~3%，但热经水传导比空气传导效率高25～32倍。对流带走的热量可达失热总量的15%左右，但当气温≥32.2℃(90°F)、湿度≥35%时，对流几乎不会带走热量，高温高湿环境中（电）风扇并不降低热射病的发生率。蒸发是高温环境中散热的主要途径，皮肤或呼吸蒸发带走热量约0.58～0.8 kcal/g水，即便没有显性出汗，皮肤和呼吸可蒸发水分约600ml/d，失热约12～16 kcal/h，冷环境中蒸发带走热量约占总失热量的25%，高温环境中蒸发是散热的唯一途径（100%），但高湿度环境中，蒸发明显受影响，散热受限。

2. 热反应　正常人反复暴露于热应激环境中可产生热适应（acclimatization），一般每天热暴露100min持续7～14天或更长时间可产生热适应，热适应者对热耐受力较非热适应者强，产生热病风险降低。通常机体可维持中心体温于36～38℃，但当中心体温低于35℃或高于40℃时，热量的自动调节机制丧失，不过短时间内中心体温在40～42℃时可无明显不良影响，中暑幸存者最高中心体温记录是46.5℃。人体对热应激的生理反应主要通过4条途径：血管扩张（特别是皮肤血管）、增加出汗、降低产热、行为调节。

（三）临床表现

热病通常分为两大类：轻度综合征（如中暑水肿、痱子、热昏厥、中暑痉挛、中暑衰竭）和重度综合征（如热射病）。

1. 中暑水肿　热带或亚热带地区非热适应者常有中暑水肿（heat edema，或热水肿），也可见于老年非热适应者如长时间坐汽车或飞机旅行，偶尔也发生于长时间坐位者，多见于冷环境到热气候地的健康旅行者。水肿是自限性的，表现为暴露于热环境几天内出现足、踝和手水肿，一般水肿较轻不会影响正常活动，极少数人会出现踝部凹陷性水肿，但热水肿不会进展到胫骨前区。原因主要是由于皮肤血管扩张和体位性原因产生的水肿，热应激时醛固酮和抗利尿激素分泌增加也会促进轻度水肿发生。病史和体格检查有助于排除全身性原因所致的水肿，急诊有时会将这种热相关性水肿的老年人误诊为充血性心衰或深静脉血栓形成。

2. 痱子（prickly heat）　痱子是衣服遮盖处出现红色瘙痒性斑丘疹，也称为热疹、红粟疹或热带苔藓疹，是汗腺管的急性炎症，主要是汗腺孔被汗液浸渍的角质层脱屑阻塞所致，产生汗腺管扩张甚至破裂，导致表皮生发层产生小囊泡，周围充血，此时瘙痒是主要表现。长时间或反应热暴露时，角质栓充填汗腺管，引起表皮生发层基底部阻塞，如汗腺管再次阻塞，小囊泡会侵入真皮层，此时小囊泡会刺激产生白色丘疹且不痒，这是痱子的严重阶段，称为深粟疹，这可能进展为慢性皮炎。此时常并发金黄色葡萄球菌感染。

3. 中暑痉挛（hear cramps）　中暑痉挛是骨骼肌不随意地痉挛性收缩，短暂、间歇而严重的痉挛性疼痛，多见于腓肠肌，也发生于大腿和肩膀的肌肉。主要见于大量出汗，仅用水或其他低渗溶液补充失液者。运动员、（房屋等的）盖顶工、钢铁厂工人、挖煤矿工、野外工作者、锅炉工等最易发生中暑痉挛，大多是在强烈运动后的休息时出现，可在劳动或运动期间发生。非热适应者暴露于热环境中劳动也是中暑痉挛的高危个体，一般在热环境中的前几天内易发。主要表现为体温升高，口渴，肌肉痉挛，出汗，心动过速等。中暑痉挛是自限性的，也不会引起严重并发症，多数人因疼痛而到急诊就诊，此种疼痛对鸦片类制剂反应不佳，疼痛一般持续时间短，通常不会影响大量肌肉而产生横纹肌溶解症。中暑痉挛主要是肌细胞钠、钾、水分相对不足，因为大量出汗会带走大量钠盐，导致细胞内低钠，从而引起钙依赖性肌肉松弛障碍产生肌肉痉挛，低血钾是促发因素。

4. 中暑抽搐（hear tetany）　中暑抽搐是强烈热应激后过度通气，主要是过度通气引起呼吸性碱中毒，导致肢体麻木、口周感觉异常和手足痉挛。与热痉挛的主要区别是不会产生痉挛性疼痛或极轻微的疼痛，麻木或感觉异常是主要表现，一般不与中暑痉挛同时发生。

5. 热昏厥（heat syncope） 热昏厥是体位性低血压的一种，主要由于热环境中相对容量不足、外周血管扩张和血管紧张度降低共同作用，导致一过性意识丧失，主要是习惯个体早期从事热环境工作引起，老年人易发生轻度的热病。可表现为眼前出现闪光暗点、管状视野或视野缩小、头晕、恶心、出汗和虚弱无力等。评估热昏厥时应排除代谢、心血管和神经功能障碍性晕厥。老年人更需认真评估。

6. 中暑衰竭（heat exhaustion） 中暑衰竭是一种急性热相关疾病，主要是热环境中血容量严重不足和（或）盐缺乏，伴或不伴体温升高。本病仅有非特异性症状如口渴、虚弱、不适、头晕、头痛、疲劳、头昏眼花、恶心、呕吐、前额疼痛、肌痛、视觉障碍。临床体检包括焦虑、皮肤潮红、体位性低血压、少尿、发热、窦性心动过速、呼吸急促、出汗、晕厥。中心体温 37 ~ 40℃。中暑衰竭者意识状态正常，无明显 CNS 受损表现。少数患者同时合并中暑痉挛和（或）横纹肌溶解症。生理学上主要是盐丢失和水分不足。实验室检查表现为血液浓缩，电解质异常，未用任何液体者可有高钠血症，部分脱水者血钠和氯可正常，血钾和血镁水平差异较大。中暑衰竭者有可能进展为热射病，传统认为两者区别在于热射病者无汗、中枢神经系统（CNS）功能障碍和中心体温超过 40℃，但这已受质疑，不过肝酶升高是客观有效的鉴别指标。

7. 热射病（heat stroke） 传统的热射病定义包括中心体温超过 40℃、CNS 功能障碍、无汗。事实上，由于种种原因，可能不一定无汗，因此，无汗不是诊断的绝对标准，单纯高热和 CNS 功能障碍者应考虑热射病，因为这是多器官系统受累的急症，死亡率高，需立即处理。热射病时 CNS 特别容易受损，症状有易怒、意识混乱、怪异行为、好斗、幻觉、惊厥或昏迷，小脑对热最敏感，共济失调可能是最早的神经系统表现。实际上，热射病时各种神经系统异常症状均可产生，如跖肌反应、去皮层和去大脑状态、偏瘫、癫痫持续状态和昏迷。热射病时惊厥很常见，有时冷水治疗时也会产生惊厥。脑水肿也常见，CNS 功能障碍多发生于体温超过 42℃时，但热射病无绝对的神经功能障碍的体温界限，神经损伤可以是体温最高时的表现，持续高热也会发生热射病，略低的发热长时间比高热短时间产生的损害更严重，有时体温可能是正常的。无汗是热射病与其他热病鉴别的传统指标之一，热射病早期可有大量出汗，但后期由于容量不足或汗腺功能障碍而无汗，相反，50% 的热射病者初始评估时有出汗，热射病是体温调节功能障碍，主要原因是内源性产热增加。热射病的诊断有时是排除性的，疑为热射病者，应首先行降温处理，无论在院前还是急诊室内均如此。延迟退热可能影响预后。

（四）辅助检查

轻度热相关性疾病除做电解质等简单检查外，不一定做其他检查，但严重疾病者应全面检查，包括血尿常规，电解质（包括钠、钾、氯、钙、镁、磷等），出凝血功能，肌酶特别是肌酸激酶，肌红蛋白，肝肾功能，动脉血气分析，ECG 和胸片等应作为常规检查。必要时行毒物监测和筛选。意识变化者应行腰穿和头颅 CT 检查以排除颅内实质性病变。

（五）诊断

根据高温环境或暴晒等热暴露史，有口渴、头晕、多汗或皮肤干热、体温升高、肌肉痉挛、意识障碍等症状，热相关疾病的诊断大多可以确立，由于无客观标准，有时需排除中风、中毒等类似疾病方可确立热病诊断。

1. 热痉挛诊断 主要包括：热暴露；劳累或工作肌痉挛；运动后发生；劳动时大量出汗；劳动时补充大量的低渗液；冷环境中无过度通气。

2. 热衰竭诊断 主要包括：热暴露；不适感，疲乏，头痛；中心体温正常或升高（<40℃）；神经功能正常；无昏迷或抽搐；心动过速，低位性低血压，脱水；排除其他严重疾病；如疑为热射病即应开始治疗。

3. 热射病诊断 主要包括：热暴露；严重 CNS 功能障碍（昏迷、抽搐、谵妄）；中心体温高于40℃，但可略低；皮肤干燥、灼热，可有出汗；肝转氨酶显著升高。表 19－1 为经典的热射病与劳累性热射病比较。

表 19－1 两种热射病比较

经典的热射病	有易感因素或用药史，老年人多见，坐式，发生热浪，无汗，血糖正常，轻度凝血功能障碍，轻度肌酸激酶（CPK）升高，少尿，轻度酸中毒，血钙正常
劳累性热射病	健康人，年轻人，运动诱发，散发，出汗，低血糖，DIC，横纹肌溶解症，急性肾功能衰竭，严重乳酸性酸中毒，低血钙

二、处置

（一）轻度热病治疗

（1）中暑水肿治疗：通常无须特殊处理，数天内会自然缓解，但也有长达 6 周者。如患者坚持要求治疗，可嘱其抬高双腿并用支撑长筒袜，有助于间质水肿消退，利尿剂多无用，反而可能引起容量不足、电解质紊乱或其他严重热病。

（2）痱子治疗：抗组胺药可有效控制症状。使用滑石粉或婴儿爽身粉无多大益处。急性期可使用氯己定（洗必泰）洗剂或乳膏治疗。并发金黄色葡萄球菌感染等者，需要用双氯西林或红霉菌素进行抗感染治疗，受累皮肤可用1%的水杨酸溶液外涂，每日 3 次。每日在空调房内 8～12 小时有助于促进恢复。穿戴清洁、宽松、轻薄浅色衣服可预防痱子发生。

（3）中暑痉挛治疗：包括清凉环境中休息，并以口或经静脉补充富含钠盐的水分，轻度或大量人群可用 0.1%～0.2% 的盐溶液口服，也可服用商业含盐饮料，且口感更好。严重病例，需快速静脉输注生理盐水，极少数弥漫性、长时间肌痉挛者会继发横纹肌溶解症。热痉挛的预防办法是及时补充富含钠盐的饮料。

（4）中暑抽搐治疗：主要是安置于清凉环境中，减慢呼吸频率即可。维持水分补充，必要时可给予补充钠、钙等电解质。

（5）热昏厥治疗：热昏厥是自限性的，治疗包括安置患者于清凉环境中，口服或静脉补充水分和休息，大多数热昏厥者补液后很快恢复，一般不必住院治疗。

（6）中暑衰竭治疗：主要是扩容、补充电解质、清凉环境中休息。轻度患者可口服电解质溶液或饮料。已有组织低灌注者应快速输入中等量液体（1 小时内输入生理盐水 1～2L），除非严重电解质紊乱或有充血性心衰者，一般不必住院治疗。

（二）热射病治疗

（1）初始治疗：主要是标准的复苏措施，如充分的气道开放，维持呼吸和氧合功能，维持循环和血流动力学稳定，高流量氧疗，持续心电血压和氧饱和度监测，建立静脉通道等。大多数患者开始应输注生理盐水或乳酸林格液250ml/h，同时监测血糖水平，排除劳累后低血糖。如患者有心血管病或是老年人，最好使用中心静脉导管或肺动脉导管监测心脏充盈状况以指导输液。留置导尿管有助于监测尿量变化，并在结肠放置体温监测探头连续监测中心体温变化，或用食管探头监测体温变化。

(2) 降温技术：降温治疗是热病治疗的基础，延迟降温明显增加病死率。快速降低中心体温至40℃以下是治疗的首要目标，而后逐渐降低体温直至正常水平。目前尚无可靠的降温药物可降低热射病的体温，解热镇痛药如阿司匹林和对乙酰氨基酚（扑热息痛）无法有效降温，反而可能因出汗导致脱水加重或恶化病情。物理降温是最常用、最有效的降温措施，应早期开始使用，物理降温主要采用蒸发和冷水浸泡。有条件者，可合并使用降温毯作为降温措施。必要时可给予氯丙嗪进行亚冬眠疗法，但需注意血压变化，切勿产生低血压。严重高热且其他降温方法处理效差者，可辅助使用肌松药如丹曲林（Dantrolene），但需在有通气支持的条件下使用，否则会导致呼吸停止。表19－2是各种常用物理降温方法优缺点对比。

表19－2　常用物理降温方法优缺点对比

降温技术	优点	缺点
蒸发降温	简单、易行、无创、易接受、相对有效，是野外最为有效的降温方法	寒战、监护电极不易维持
浸泡降温	无创、相对有效	寒战、操作烦琐、不易耐受、很难维持监护电极及体温探针
冰袋降温	无创、有效	寒战、不耐受
重要部位冰敷	无创、有效、可与其他技术共同使用	寒战、不耐受、效果中等
冷水洗胃	可行	有创、工作量大、有水中毒风险、需气道保护、使用经验有限
冷水腹腔冲洗	理论上有效	有创、使用经验有限

(3) 对症支持和并发症治疗：维持水、电解质平衡是热病治疗的主要方法，热射病的并发症主要包括早期和晚期并发症，有些早期主要是疾病相关性的并发症，后期可合并治疗不当相关性并发症。早期并发症主要有：低血压、体温下降过度致低体温、高热反弹、寒战、横纹肌溶解症、谵妄、惊厥、昏迷、心力衰竭、肺水肿、少尿、腹泻、低血钾、高血钠等。后期并发症主要有：脑水肿、急性呼吸窘迫综合征、肾功能衰竭、肝坏死、胃道黏膜出血、高血钾、低血钙、高尿酸血症、血小板减少症、弥漫性血管内凝血等。因此，治疗过程中，应充分注意识别并及时处理有关并发症。

（何光平）

第二节　淹溺

淹溺（drowning）是指人体浸没于液体中，并引起呼吸功能损害一个过程，也就是说，受害者呼吸道入口处有液/气界面，阻碍气体进入气道而导致受害人无法呼吸空气。淹溺者可能存活或死亡，但无论结果如何，他（她）均有淹溺过事件发生。根据 Utstein 研究会意见，已不再使用近乎溺死（neardrowning）、干/湿淹溺（dry/wet drowning）、主动/被动淹溺（active/passive drowning）、继发淹溺（secondary drowning）等名词。全球每年淹溺者多达成百上千万，其中溺死者至少 50 万人，发达国家溺亡者主要是 5 岁以下和 15～24 岁人群，某些国家溺亡是这两个人群的首位死亡原因，淹溺也是儿童和青少年心脏骤停的首位原因，婴儿、儿童和青少年淹溺的预防已引起人们的重视。全球人群淹溺的死亡率为 6.8/10 万，是继交通事故死亡后的第 2 位意外损伤致死的原因，其中绝大多数发生于中低收入国家。在美国，每年淹溺事件约 50 万起，其中溺亡者近 5 万人，荷兰淹溺死亡率已从 1900 年的 14.4/10 万降至 2000 年的 0.6/10 万，而非洲国家目前的淹溺死亡率仍高达 14.2/10 万。

一、识别

（一）病因

淹溺的病因主要是溺水，偶有跌入其他溶液中如跌入污水池、化学物质储存槽、甚至滑入粪坑等也可能发生淹溺，后者可能同时合并有害物质腐蚀皮肤或发生硫化氢等中毒不在本节介绍范围。意外落水、船舶失事、游泳、冰上活动时冰面破裂入水、跳水意外或洪水冲击等均可导致淹溺，极少数婴幼儿因父母看管不当可能在浴缸内戏水时发生淹溺。据芬兰的一组 9 279 例淹溺者分析，年淹溺发生率为 6.1/10 万，其中 29.8% 是划船所致，26.1% 是落水事件，25% 是游泳所致，12.4% 是冰上活动所致；值得注意的是，非划船相关性淹溺中，男性有 74.5%，女性有 67.4% 者血清乙醇浓度监测超过 50mg/dl，而划船相关性淹溺中血清乙醇超标者更高达为 78.1% 和 71.4%。

（二）病理生理

淹溺时受害者气道浸入水中时，因副交感保护作用而产生潜水反射（diving reflex）而自动屏气，并伴心动过缓、外周血管收缩和中央性分流，当水进入口咽或喉部时，溺水者会不随意地产生喉痉挛。在屏气和喉痉挛时，患者无法呼吸空气，很快肺内和血液中已有的氧气消耗和 CO_2 排出障碍，产生低氧血症、高碳酸血症和酸中毒。在此过程中，患者会吞入大量水分，但由于气道痉挛受阻无法进行气体交换，动脉血氧分压进行性下降，继之痉挛自动解除，水分吸入气道和肺内，吸入水量的多少各不相同。吸入肺的水分很快进入血循环，导致体液、血氧分压、电解质和酸碱平衡失调，但这种变化的程度取决于吸入的液体成分、数量和淹溺持续时间。由于水分进入肺内，肺泡表面活性物质受稀释或冲洗而减少，肺动脉压力增高以及肺内分流等进一步促进或加重低氧血症。其他生理学反应如跌入冰水中产生冷休克反应。当水温低于 10℃ 时，会产生显著的心血管效应如血压升高、异位心律失常等。淹溺者随时可能被救出，一旦救出水面，淹溺过程便会终止。及时的复苏可恢复，低氧血症、高碳酸血症、酸中毒可随抢救而改善。但如通气不足，或未得到救治，很快会发生心跳停止。此时如未复苏，便会因组织缺氧而发生多脏器功能障碍和死亡。脑和心脏是两个对缺氧最为敏感的器官。淹溺住院者最常见的死亡原因是低氧后脑病，伴或不伴脑水肿。

（三）临床表现

1. 病史　淹溺者及时抢救是对挽救生命极为重要，病史在往是后续补充性的，但有时病史询问对抢救成活后的正确治疗也甚为重要。如前病因所述，不少淹溺者可能有酗酒或饮酒史，是否服用其他药物，还是某种基础病导致意外落水，如癫痫发作或脑血管意外落水淹溺，或者是交通意外落水淹溺，或者跳水意外淹溺等，需要考虑淹溺以外的其他情况，如有无创伤、骨折、特别是颈椎损伤等。如为潜水者淹溺还应注意有无减压病或气体栓塞。有无咳嗽、呕吐或其他异物吸入等。淹溺时间长短，长时间淹溺者生存机会会降低，同样的淹溺时间，低温淹溺者存活机会更高。如污水淹溺，还应考虑有无中毒。以及既往有何病史和用药史等。

2. 体格检查　一般情况包括意识是否清醒，呼吸是否平稳，体温是否正常，发热还是低体温；脉搏快慢，是否规则，有无心律失常，何种心律失常；血压是否正常。肺部有无啰音，呼吸音是否对称。有无创伤特别是头颈部有无创伤或创面，有无骨折。有无病理反射，四肢肌力如何，肌张力正常或降低等。

（四）辅助检查

血尿常规，电解质，血糖，血气分析，肝肾功能，出凝血功能，胸片，ECG 等应作用常规检查。如疑有颈椎或脑损伤者，应行 CT 检查等。疑有中毒者应留取胃内容物和（或）血标本作毒物监测。

（五）诊断

根据淹溺史，便可确定淹溺诊断，是否合并其他病症如创伤、骨折、中毒等则有赖于病史的补充询问和体格检查，实验室检查有助于发现是否有电解质紊乱或酸碱失衡、出凝血功能障碍、溶血等。

二、处置

（一）心肺复苏

淹溺者常有呼吸和心跳停止，现场发现时便应立即展开心肺复苏治疗（包括现场复苏）。气道开放是最优先抢救措施，如口腔内有异物应先行取/钳出，但勿浪费过多时间去寻找口咽部的异物，由于吸入气道的水分快速吸收进入血液循环，水分不会成为气道阻塞物，因此，不必浪费时间去倒水，对淹溺者也不作常规的腹部冲击或 Heimlich 手法以企图清除气道内水分或异物。气道开放后应检查有无呼吸和心跳，如呼吸心跳停止，应立即开始心肺复苏术，包括人工呼吸和 100 次/min 钟的胸外按压，胸外按压与人工呼吸比为 30 ∶ 2，每 2min 左右评估一次等（参见“心肺复苏”），以维持氧合和恢复循环功能。对淹溺者第一位也是最重要的处理是立即提供通气支持，立即开始人工呼吸有助于增加存活的机会，当受害者在浅水中或移出水后应迅速开始人工呼吸。但未经严重训练切勿试图在深水中对患者做治疗。注意，所有经过现场进行任何形式复苏（包括只作人工呼吸）的淹溺者，即便他们当时看起来心肺功能很好且反应灵敏，均应送入医院作进一步的评估和监护，因为低氧会增加肺毛细血管的通透性，时间较长后会产生肺部并发症。海水淹溺和淡水淹溺理论上有差异，但实际抢救过程中没有多大意义，因为决定淹溺结果的最重要因素是淹溺时间和缺氧的严重程度。

（二）监护

生命体征、血氧饱和度、瞳孔、神经功能状况监护是淹溺监护的主要内容。同时应注意及时清除呕吐物或口鼻内的其他分泌物或血液等，因为 2/3 的接受人工呼吸者、86% 接受胸外按压和人工呼吸者均会出现呕吐。如果患者呕吐，应将其头转向一侧，用手指、衣服或吸引去除呕吐物，以保持呼吸道通畅。

（三）对症治疗

维持水、电解质和酸碱平衡，海水淹溺可能有高钠、高镁血症等，应及时给予纠正。发生抽搐者应立即给予地西泮或米唑安定 5～10mg 缓慢静脉注射，以控制症状。污水淹溺者或疑有感染者应给予抗感染治疗。对合并骨折或其他创伤者，应请外科会诊处理。

（四）原发病治疗

有基础病者如癫痫，应给予抗癫痫药；脑血管意外者或出现脑水肿者，应给予脱水治疗如 20% 甘露醇 125～250ml 静脉滴注等。

（五）其他治疗

淹溺者是否使用巴比妥类、激素、NO、自主循环恢复后低体温疗法或血管加压素尚有争议，但已证实治疗性低体温有助于改善神经预后。经过复苏后自主循环功能恢复仍昏迷的患者，控制中心体温于 33℃ 左右，持续 12 小时有助于改善神经预后。

（杨鹏平）

第三节 电击伤

电击（electric shock）是指电流通过机体任何部分或头部所产生的突然、强烈反应，由于电流引起的死亡称为电死（elecltroclltion），电流通过机体组织所引起的组织破坏作用称为电损伤（electricalinjury），电流通过皮肤导致表皮损伤和坏死称为电灼伤（electrical burns）。确切的电击事故发生率尚不清楚，不少人因电击而从高处坠落，发生致命性心律失常或发现时已经死亡，目击者和存活者的病史描述对诊断和治疗有重要帮助，据报道，美国每年电死者约 1 000 例。非致命性电损伤占烧伤住院者的 3% ～6.5%，确切发病率也不清楚，美国每年因电击引起的非致命性电损伤急诊者约 1.7 万人。

在美国报告每年有约 300 人闪电（lightning）致伤，估计未报告者多达数千人，1994 年总结 35 年闪电致死者总数为 3 239 人，平均每年约 100 人死亡，约 70% ～90% 的闪电伤者存活，即死亡者 10% 左右，但生存者中 3/4 者有不同程度的永久性后遗症，人群死亡率约 0.5～8.8/100 万。

一、识别

（一）病因

各种原因有意或无意触碰电源、漏电开关或电线，以及操作带电设备者均有可能产生电击，无论是从事电相关的工作人员，还是其他非电方面的人员意外接触电源，均可能遭受电击。野外电线断裂不甚接触也可引起电击，各种自然和人为灾害事件如火灾、地震、台风等导致电路破坏也可产生电击事故。引起电损伤的主要有三类人群，各占 20% ～25% 左右，第一类是初学走路的孩子接触家庭电插座等引起触电；第二类是青少年在电源附近搞危险性的游戏或玩要而遭电击；第三类是从事电相关的作业人员，电作业者发生电击事故者达万分之一左右。

（二）病理生理

1. 电流基本知识　电荷运动产生电流（I），用安培表示，电位差即电压用伏特（V）表示，电阻（R）用欧姆表示，电流、电压和电阻三者的关系为：$I=V/R$。根据电流运动方向分为直流电（DC）和交流电（AC），交流电每秒运动的频率为赫兹（Hz），美国家庭使用的AC频率为60Hz，我国、欧洲和澳大利亚等国家用的频率是50Hz。生物材料均有一定程度的电传导作用，含水和电解质越丰富的组织电阻越低，骨组织含水分极少，其电阻很高，干燥皮肤电阻也高，但湿皮肤或含汗液的皮肤电阻明显降低。同样电流的情况下，电阻越高，产热越多。一般说，人体的神经、血液、黏膜、肌肉电阻较低，干燥的皮肤电阻中等，肌腱、脂肪和骨的电阻最高。电压高到一定程度时，几乎任何物体均会导电，因此高压电下9m以外才是安全区域。

2. 电损害机制　电流可诱导肌肉产生持续性收缩或抽搐，其总效应强度与电流类型（AC或DC）、频率高低、电压高低、电流强度、触电时间、电流径路、组织电阻等有关。同样电压的AC造成的损害超过DC的3倍。如AC电流通过手臂时，手指和前臂屈肌收缩作用超过伸肌收缩能力，导致手抓物体姿势，如手指正好接触电线，可能引起整个手握住电线，手可被电“吸住”一样，如躯干和腿接触电源，可引起角弓反张姿势和腿部运动，这种不随意肌的强烈收缩，导致人体被“抛”离电源，会产生机械性损伤。高压AC和DC电源更易产生骨骼肌强烈收缩效应，导致人体被“抛”离电源。肌肉的骤然、强烈收缩会产生骨折和关节脱位，特别是肩关节更多见。电流会引起心电骤然变化，导致心脏骤停或心律失常，呼吸停止和抽搐。电流垂直通过人体如“从手到脚”或“从头到脚”，会产生心律失常和呼吸停止；电流水平通过人体时，如“从一侧手到另一侧手”时也会产生相同效应。另外，电流通过组织时，由于组织的电阻作用，瞬间产生大量热量，导致组织灼伤，损伤程度随组织电流高低而异，电阻越高的组织，产热量越大，热破坏作用越强，如骨和干燥皮肤可被烧焦甚至“炭化”，肌肉、脂肪和血液等电阻相对较低的组织，热损伤作用较轻。肌肉或肌腱受电损伤后会产生局部水肿，引起血管或神经受压，产生相应缺血或神经损伤的症状。电流经过血液时会产生血细胞破坏并诱发凝血功能障碍，引起即时或延迟性血栓，对血管本身会产生损害，可引起小血管闭塞，导致局部供血区缺血。电弧是指不同电位差的物体间少量电流，电弧产生的瞬间温度可达2 500℃，因此，电弧产生的组织热破坏作用极为严重。

3. 闪电伤　是高压直流电伤，闪电常覆盖全身体表引起闪火（flashover）现象，较少引起体内损伤或肌肉坏死，皮肤潮湿会减轻体内损伤，但有时闪电也会产生钝性体内损伤。闪电时间短，但产生强大的热辐射，甚至起火燃烧衣服，甚至引起周围空气冒火花，这种巨大的能力产生爆炸样或冲击波样损伤，可能引起鼓膜穿孔和体内器官挫伤。强光会损害视网膜或产生流泪。直流电引起心脏除极和持续心脏停跳，延髓呼吸中枢受抑产生呼吸停止，引起呼吸和心脏停止者有时无明显体表损伤表现。尽管心跳骤停会很快恢复，但伴随的呼吸停止可产生继发低氧血症导致心脏再次停止，呼吸停止的时间是预后的重要因素。

表19－3为闪电与电损伤对比要点。

表 19－3 闪电与电损伤对比

因素	闪电	高压交流电	低压交流电
电流持续时间	1～2ms	一般 1～2s，可更长	长
电压和电流	1 000 万～2 亿 V,2 万～20 万 A	600V～7 万 V，＜1 000A	＜600V，一般＜20～30A
电流特征	直流电（DC）	交流电（AC）	交流电（AC）
电流径路	皮肤击伤或闪火（flashover）	水平(手→手)或垂直(手→脚)	水平（手→手）或垂直（手→脚）
组织损害	表皮，轻	深部组织破坏	有时有深部组织破坏
心脏停跳的初始心律	心脏停搏	心脏停搏＞室颤	室颤
肾损伤	肌红蛋白尿少见，罕有肾衰	肌红蛋白尿和肾衰常见	肌红蛋白尿和肾衰偶见
筋膜切开术和截肢术	罕有必要	相对常见	有时需要
钝挫伤	突发爆炸性	抛离电源或跌倒	强直性收缩或跌倒
即时死亡的原因	呼吸停止时间长	呼吸停止	室颤

（三）临床表现

1. 一般损伤　电击伤主要包括三大类损伤：机械损伤、热损伤和电流损伤作用。机械损伤主要是骨骼肌强烈收缩引起的骨折和关节脱位，人体被“抛”出时引起的各种机械损伤作用如软组织挫裂伤或骨折，如被“抛”到水中可能引起淹溺。热损伤作用是电流经组织时产热作用所致，其破坏作用不仅是体表的皮肤烧灼伤，电流所经过的整个通路均会产生不同程度的损伤或破坏作用。触电点即电流进入人体时的损伤处为“入口”，必然有流出的“出口”即接地点，寻找入－出口对判断人体损害极为重要。有时电流经一侧手进入到另一侧手出来时，体表可能只会见到入口和出口轻微损伤，但体内电流所经过的线路可能有严重的灼伤，骨质严重破坏或“炭化”，继发骨折。电流损伤作用主要是对心电的影响，可产生各种类型的心律失常，最严重的是心脏骤停（包括心脏停搏、室颤、无脉电活动）和室速，另外，热损伤会直接破坏心肌，引起心肌功能障碍甚至心脏穿孔，如心肌供血的血管闭塞会产生心肌梗死；电流损伤作用也会引起神经电活动功能障碍如产生癫痫发作等。

电损伤的全身性表现包括神经系统受损产生意识障碍、癫痫发作，各种损害产生的组织、细胞产物引起肾功能障碍等。损伤后疼痛、恐惧、头痛、心悸等也是电击伤后的常见表现。由于电热作用产生的衣物燃烧会产生不同程度的烧伤等。

2. 特殊损伤

（1）心搏停止：心搏停止是电死的主要原因，致命性心律失常各不相同，低压交流电易产生室颤，高压 AC 或 DC 更易产生暂时性心室停搏，30% 的高压电击伤者出现心律失常如窦性心动过速、房性早搏、室性早搏、室上速、房颤，以及Ⅰ°或Ⅱ°房室传导阻滞，低于 220V 电击者室颤是主要心电表现。

（2）中枢神经系统损伤：头部是高压电损伤的最常见触电点，从而产生头部烧伤和神经损伤：闪电可产生强大的钝挫力导致颅骨骨折和颈椎损伤 50% 的高压电击伤者伴有神经功能损害，常发生暂时性意识丧失，而后出现激动、意识模糊、昏迷、抽搐、四肢瘫痪、半身不遂（偏瘫）、窒息和视觉障碍。

（3）脊髓损伤：椎骨骨折易致脊髓损伤，且多在初始评估时即可发现，部分患者出现多部位脊椎损伤。迟发性脊髓损伤多是电流本身引起，并且是上升性麻痹，完全或不完全性脊髓综合征，或横贯性脊髓炎。单纯性电损伤者，脊髓 MRI 结果与预后不完全成比例；高压电损伤者，意识状态变化或相关严重损伤可能影响脊髓损伤的诊断；少数电损伤后持续脊髓损伤患者的初始 MRI 可能是正常的。大多数机械伤后脊髓损伤且初始 MRI 正常者，神经功能可完全恢复。

（4）外周神经损伤：外周神经损伤常见于手接触电源者，感觉异常可能是触电后的即刻表现，也有在 2 年后延迟发作者感觉异常者，高压电损伤后延迟性损伤多与脊髓损伤有关。手掌触电者产生正中或尺神经病变多于桡神经损伤，也有臂丛损伤者。

（5）眼损伤：可引起角膜损害、眼葡萄膜炎、虹膜睫状体炎、眼前房出血、玻璃体出血、视神经萎缩、视网膜剥离和脉络膜视网膜炎等。因此，瞳孔散大或缩小并非死亡的可靠指征。

（四）辅助检查

电击伤特别是高压电击伤，可能引起血液、肌肉损害和血管损伤，因此血尿常规、电解质、出凝血功能、心肌酶谱和其他肌酶，BUN、Cr、肝功能、血和尿肌红蛋白等均须检查。ECG 可判定心电损伤类型，及时发现恶性心律失常和心肌梗死。X 线可发现骨折或骨损害等。

（五）诊断

根据明确的电击或闪电伤史，诊断电击伤不难确定，但电击伤者的全面诊断有赖于全面的体格检查和有关辅助检查，有时是电接触史不明确，目击者的描述可辅助确定电击伤诊断。

二、处置

电击伤的处置原则是安全情况下抢救生命和创伤治疗。

（一）现场抢救

电击伤的现场抢救一定要在安全地点进行，切断电源或远离高压电是首要的问题，一般应在高压线下 3m 以外处抢救，但 9m 以外才是真正的安全区域。电线入水者，应远离水源或切断电源后方可入水救人，即便要做心肺复苏也应在安全环境下进行。

闪电可同时引起多人击伤，猝死者应立即行心肺复苏，因为闪电伤后脏器器质性损伤少，理论上，复苏成活概率更大。

（二）心肺复苏

ABC 处理如开放气道，保护呼吸道通畅是第一优先的抢救措施，接着应维持呼吸和氧合功能，心脏停止者应立即开始胸外心脏按压，电击猝死者，大多是室颤，早期除颤对恢复自主心律是重要措施。

所有高压电击伤者、有神经肌肉或心脏症状者（意识丧失、健忘症、意识改变、抽搐、胸痛和心悸）、电流跨过胸部者均应持续心电监护，并至少持续监护 48 小时。所有闪电伤者均应进行心电监护，中重度损伤者应入院治疗。由于肌肉强直收缩、跌伤和其他继发性创伤会引起脊柱骨折，这类患者应行 X 线检查和（或）CT 等以排除脊髓损伤，在排除脊髓损伤前应充分固定脊椎，以防继发或加重脊髓损伤。建立静脉通道进行液体复苏是抢救的重要措施。同时给予氧疗等。

（三）液体复苏

严重电击伤者的液体复苏是抢救的关键措施之一，首选晶体液如生理盐水或乳酸 Ringer's 液，其液体复苏量较热烧伤者需量更大，因为其体表损伤远不及体内皮肤以下的部位损伤，大多数患者第 1 小时需输入 20～40ml/kg，而后根据临床和血流动力学评估确定输液量。如有横纹肌溶解症，液体负荷有助于预防肌红蛋白尿性肾功能衰竭，只要尿血红蛋白阳性而新鲜尿无红细胞，便可认为有肌红蛋白尿，可用呋塞米或甘露醇维持尿量在 1～1.5ml/(kg·h) 或 100～150ml/h，必要时可给予碳酸氢钠碱化尿液，至少维持动脉血 pH≥7.45（一般不超过 7.50），已发生急性肾功能衰竭者应适时进行血液净化如血液透析等治疗。电击所致的心跳停止者应进行充分的液体复苏，因为：①大多数伤者是年轻人且无心血管基础病，因此，其恢复和存活机会大。②通常很难根据年龄和电击诱发的心跳停止者初始心律预测液体复苏效果。

（四）创伤处理

根据损伤情况，及时进行清创，注射破伤风抗毒素（3 000u），骨折者给予固定或其他相关处理，严重电损伤导致肢体坏死者可能需要截肢，需有关专科协助处理。

（五）对症支持治疗

维持水、电解质和酸碱平衡，创伤者应酌情给予预防感染等。

（六）妊娠电损伤的处理

妊娠者电损伤后可能导致死胎或流产，胎儿损伤机制不明，妊娠电击者应同时行母体和胎儿监护：①妊娠 20～24 周以上者，应行胎心率和子宫内活动监护至少 4 小时。②孕妇意识丧失者应同时行母体心电、胎儿心率和宫内活动监护至少 24 小时，如有心电异常或母体有心血管病，应进行胎儿超声检查。除伤后即时监护之外，伤后 2 周还应做超声或胎心多普勒检查。

（杨　力）

第四节　毒蛇咬伤

毒蛇咬伤（snakebite）指由毒蛇咬伤后引起的蛇毒中毒。世界上已发现的蛇类近3 000种，其中约 15% 对人体可能产生致命性中毒，我国已发现的毒蛇有 50 余种，其中常见的约 10 种。全球每年超过 500 万人次被毒蛇咬伤，死亡者多于 12.5 万人，美国每年约有蛇咬伤约 7 000～8 000 人次（约 2 000 例是毒蛇咬伤），其中 5～6 例因蛇毒致死。我国每年近 10 万人次遭毒蛇咬伤，病死率达 5%～10%。毒蛇咬伤的死亡主要是老年人、儿童、未用抗蛇毒血清者、延迟使用抗蛇毒血清者或抗蛇毒血清剂量不足者，大多数毒蛇咬伤者为男性，然而，约有 20%～25% 左右的毒蛇咬伤是“干咬”，即毒蛇咬人时未排毒或仅排出微量毒素，不足以引起明显中毒症状。按种属毒蛇主要分为蝰蛇科（蝰亚科：东半球（欧、亚、非三洲）蝰蛇，响尾蛇亚科：亚洲颊窝毒蛇和各种响尾蛇）、眼镜蛇科（如眼镜蛇、珊瑚蛇和所有澳大利亚毒蛇）、海蛇科（海蛇）、游蛇科（泛指一大类蛇，大多数是无毒蛇，少数是致人于死地的毒蛇）。根据毒蛇所分泌毒液的性质，大致将毒蛇分为 3 类：神经毒为主的，如金环蛇，银环蛇，海蛇；血液毒为主的，如竹叶青，五步蛇，蝰蛇；混合毒的，如蝮蛇，眼镜蛇，眼镜王蛇。

一、识别

（一）病因和病理生理

蛇的毒腺位于其眼部后下方的上颌内，左右各一个，毒腺由排毒管与上颌的两个毒牙相连，咬人时腭肌收缩而挤压毒腺，蛇毒由排毒管经毒牙注入咬伤部位，经淋巴和血液循环扩散吸收，产生全身中毒表现。蛇毒无色透明或淡黄色黏稠液体，成分十分复杂，主要是蛋白质和多肽类，生物活性不稳定，遇酸、碱、热、氧化和还原剂等易破坏失活。按毒素作用机制分为神经毒、血循毒和混合毒。

1. 神经毒　主要影响神经肌肉传导作用，阻断神经肌肉生物电活动的传导，产生横纹肌弛缓性瘫痪，严重者导致呼吸肌麻痹。主要有三种作用过程：突触前阻断、突触后阻断和特殊作用。

突触前阻断是由 β 神经毒素阻断运动神经突触前膜神经冲动所致，银环蛇、蝮蛇、响尾蛇等咬伤中毒属此种作用。

突触后阻断是类箭毒样作用，由 α 神经毒素阻断运动神经末梢突触后膜，阻止乙酰胆碱的去极化作用。含这种蛇毒作用如眼镜蛇、眼镜王蛇、银环蛇、海蛇。

特殊作用如巴基斯坦蝰蛇的蛇毒可引起周围神经传导阻滞；印度环蛇、南美响尾蛇毒腺分泌的酸性毒蛋白，阻断神经肌肉突触后传导而不影响乙酰胆碱对受体的作用；作用于自主神经系统，抑制呼吸中枢和颈动脉窦化学感受器，导致呼吸衰竭；能兴奋肾上腺髓质中的神经受体，释放肾上腺素，使血压上升；先兴奋胃肠道平滑肌产生胃肠痉挛，继而又转向抑制，发生肠麻痹；抑制延髓血管运动中枢，产生外周血管扩张作用，使血压下降；产生破伤风样毒性作用致使张口困难、颈项强直症状。

2. 血循毒　成分复杂，主要作用于心血管和血液系统，产生多方面的毒性作用。

细胞毒素作用于细胞膜磷脂，产生膜结构变化，导致细胞内容物释放或直接溶解某些动物细胞，多见于蝰蛇或眼镜蛇蛇毒，表现为咬伤后产生肢体组织溶解、血尿，严重者可损坏肾小管。

（1）膜毒素：是一种强碱性蛋白质作用于心肌，毒性弱于神经毒，损害心肌细胞的结构和功能，多见于眼镜蛇科、海蛇的蛇毒，表现为咬伤后随着血循环中蛇毒浓度升高，先短暂兴奋，后抑制，心搏障碍物，心室颤动，甚至心肌坏死、心力衰竭。

（2）出血毒素：可引起局部水肿、出血和组织坏死，效应迅速，使组织细胞通透性升高，致使广泛的血液外渗，多个脏器出血。存在于蝰蛇、五步蛇、蝮蛇和竹叶青蛇。

（3）促凝组分和抗凝组分：二者常同时存在，见于蝰蛇亚科、蝮蛇亚科、眼镜蛇科中的某些蛇毒，如蝰蛇、五步蛇及眼镜王蛇蛇毒中均有这些成分。促凝组分有凝血酶样作用和X因子活化作用，引起播散性血管内凝血（DIC），广泛性出血，肝素可抑制这种作用。抗凝组分包括抗凝血活酶作用和纤维蛋白溶解作用，蝮蛇、尖吻蝮蛇具有这两种作用，眼镜王蛇中也含有抗凝血活酶作用的物质，因而出现抗凝性。酶类主要有蛋白水解酶、磷脂酶 A_2（PLA_2）、透明质酸酶。

（4）蛋白水解酶：蛇毒中含有一种或两种以上有活性的蛋白水解酶，损害血管壁引起严重出血，组织破坏，可深达骨骼，也会释放组胺，使血压剧降至休克水平，并可使神经细胞的通透性增加，影响神经功能。依地酸钠可抑制蛋白水解酶的活性，故蛇伤早期局部可用5%溶液冲洗伤口。

（5）磷脂酶 A_2（PLA_2）：有突前神经毒作用、肌溶作用、心脏毒性作用、溶血作用、促凝、抗凝作用，加温和抑制血小板聚集、降压和促水肿作用等。

（6）透明质酸酶：是溶解细胞与纤维间质的酸性黏多糖，破坏结缔组织完整性，促使蛇毒向周围组织扩散，局部炎症扩大，症状加重。多数蛇毒中均有，以蝰蛇科蛇毒含量为最。

3. 混合毒素　同时兼有上述神经毒素和血循毒素的毒性作用。

（二）常见毒蛇及咬伤识别

1. 海蛇及识别　栖于海中，尾扁似桨，其毒素为神经毒。咬伤后局部瞬时疼痛，既而麻木。局部无红肿，不出血，牙痕小，难辨认。症状多于伤后3～5小时出现，表现为与银环蛇咬伤相似的神经毒肌肉麻痹。其毒素也会损害骨骼肌，产生全身肌肉剧烈疼痛、僵硬和抽搐，破坏骨骼肌纤维释放肌红蛋白，出现深褐色肌红蛋白尿，重者急性肾功能衰竭。

2. 银环蛇及咬伤识别　又名过基峡、白节黑、金钱白花蛇、银甲带、银包铁等，全身体背有黑白相间的环状排列，黑环略宽于白环，其毒素为神经毒。银环蛇毒牙短小，咬伤后30min可见两个较浅的、如针尖大小的牙痕，伤口不痛不痒，仅有轻度麻木感。局部不肿、不红，也不出血，但全身中毒症状发展快。伤后1～4小时内出现头晕、眼花、视物模糊、困倦乏力、咽喉不适、张口及吞咽困难、不能进食、流涎、口齿不清，多伴腹痛、恶心、呕吐，继之出现上眼睑下垂、睁眼困难、牙关紧闭、呼吸困难、发绀，以及神志改变，常先烦躁后反应迟钝，重者昏迷、眼球固定、瞳孔散大、对光反应消失，表现为“脑死亡样症状”。

3. 金环蛇及咬伤识别　又名金甲带、铁包金、国公棍等，全身体背有黑黄环相间排列，其毒素为神经毒。伤口轻微疼痛或麻木感。伤口周围皮肤可起皱褶呈“荔枝皮样”，局部可有淋巴结肿痛。中毒症状与银环蛇咬伤类似，但症状发展比银环蛇咬伤更慢。

4. 蝰蛇及咬伤识别　又名圆斑蝰、金钱斑、百步金钱钓等，头呈三角形，体粗尾短，头背有三块圆斑，体背部有三纵行大圆斑，背脊一行圆斑与两侧交错排列，圆斑中央紫褐色，四周黑色，镶以黄白色边，性凶猛，其毒素为血循毒。牙痕深大，局部肿胀剧痛，重者伤口周围出现大水疱、血泡，出血不易自止，伤周伴瘀斑，局部淋巴结肿痛。症状多于伤后1～5小时内出现，表现全身性出血，早期即有出血，如皮下出血、呕血、血尿、便血、牙龈出血等；可出现溶血性黄疸、血压下降，甚至急性循环和肾功能衰竭。

5. 竹叶青蛇咬伤识别　又称青竹蛇、刁竹青、青竹标，头呈三角形，颈细眼红，体背草绿色，自颈以后形成左右各一条白色或红白色或黄色侧线，其毒素为血循毒。伤口持续性剧痛如刀割，局部肿胀，伤肢有瘀斑、水疱、血泡，常伴有淋巴管炎和淋巴结肿大。中毒症状与蝰蛇类似。

6. 五步蛇及咬伤识别　又名尖吻蝮蛇、百步蛇、翘鼻蛇等，头呈三角形，吻端突出且向上翘起，体背灰褐色，布有灰白色菱形方斑，腹面白色，有金个明显黑色圆斑，其毒素为血循毒。中毒症状与蝰蛇咬伤相似。

7. 烙铁头蛇及咬伤识别　又名龟壳花蛇、金钱斑等，头呈三角形，颈细吻窄，体背棕褐色，镶有浅黄色边的紫棕色斑块，毒素为血循毒。中毒症状与竹叶青蛇咬伤类似，但局部症状较轻。

8. 蝮蛇及咬伤识别　头略呈三角形，体粗短，短尾，全背呈暗褐色，体侧各有深褐色圆形斑纹一行，其毒素为血循毒。伤口肿胀剧痛，迅速蔓延整个伤肢，伤口渗血不易自止，少数伤口牙痕周围有水疱、血泡。症状于咬伤后1～4小时内出现，如畏寒、发热、头晕、视物模糊、眼睑下垂。重者张口困难、胸闷、呼吸困难、血压下降、少尿或无尿、酱油色尿。如治疗不及时，可死于休克、呼吸麻痹、急性肾功能衰竭。

9. 眼镜蛇及咬伤识别　又名饭产头、饭匙头、吹风蛇等，头椭圆，颈部背面可见白色眼镜状斑纹（泰国眼镜蛇只有单个圆圈），激怒时其前身1/3竖起，颈部膨扁，发出“呼呼声”，体背黑褐色，间有十多个黄白色横斑。其毒素为混合毒。伤口可见两个牙痕，牙痕周围起水疱、血泡并很快变黑坏死，伤口红肿痛，并迅速向近心端蔓延，如不及时治疗，伤口形成溃疡难愈合，需截肢、截指而致残。咬伤后2～6小时内出现全身不适，困倦、畏寒、发热、恶心、呕吐、胸闷、心悸，全身肌肉无力、言语不清等。重者心肌损害、心律失常、呼吸困难、昏迷及休克等。

10. 眼镜王蛇及咬伤识别　又称过山峰、大眼镜蛇，外形似眼镜蛇，颈部膨扁时可见白色倒“V”形斑，体背部有窄白色带斑纹40～50个，激怒时其前身1/2竖起，性凶猛，会主动攻击人畜。其毒素为血循毒。伤口可见两个牙痕，有剧烈肿痛感，一般不起水血泡。全身表现与眼镜蛇相似，但因排毒量更大，中毒严重，病情发展迅速。咬伤后30min内患者即出现头晕、头痛、全身无力、嗜睡、流涎、语言不清、吞咽困难，继而呼吸困难、呼吸不规则，心律失常、血压下降、休克、昏迷等。如不及时抢救治疗，常于30min～2小时因呼吸麻痹和急性循环衰竭而死亡。

（三）辅助检查

神经毒毒蛇咬伤做常规检查即可，血循毒和混合毒毒蛇咬伤者，主要监测出凝血及相关检查，注意肝肾功能，心肌损害检查如心肌酶谱、ECG等。

（四）诊断与鉴别诊断

多数有明确的毒蛇咬伤史，诊断不难，但夜间不明动物咬伤者确诊不易，此时主要根据伤口特点和全身中毒表现、当地常见的毒蛇活动情况等综合确定。

主要是毒蛇与无毒蛇咬伤鉴别。临床上，无毒蛇咬伤者没有全身中毒表现，局部仅有锯齿状的牙痕，伤口周围无肿痛，无出血坏死或少量出血且易自止；毒蛇咬伤后多可出现全身和局部表现；但一些被无蛇毒咬伤者，可能因受惊吓或心理恐惧作用，也可能出现心悸、肢体麻木等非特异性全身表现，毒蛇与无毒蛇的蛇形鉴别有一定意义（表19－4，图19－1）。其他如毒蜂、蜈蚣、蝎子、毒蜘蛛等，根据病史及伤口特点较易鉴别。

表19－4　有毒蛇与无毒蛇的蛇形鉴别要点

	头形	瞳孔	热感应坑	毒牙
毒蛇	三角形	椭圆形	眼鼻间小凹状热感应坑	上腭有一对粗大毒牙，牙痕呈“··”
无毒蛇	圆形	圆形	无	无毒牙，牙痕呈细弧线状“⋯⋯”

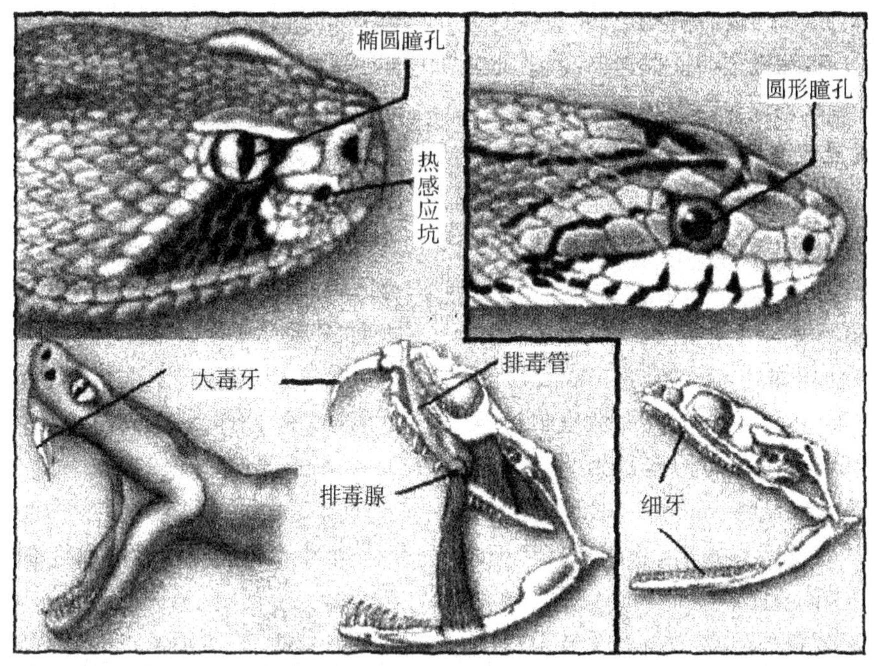

毒蛇特征　　无毒蛇特征

图 19－1　毒蛇与无毒蛇外形鉴别示意图

（五）毒蛇咬伤临床严重程度评分标准

中国中西医结合学会急救医学专业委员会蛇伤急救学组于2002年制定了毒蛇咬伤的临床分型及严重程度评分标准，见表19－5。

表 19－5　毒蛇咬伤临床严重程度评分标准

分型		轻型（评分1分）	重型（功能障碍期）（评分2分）	危重型（功能衰竭期）（评分2分）
局部伤口		伤口不肿或肿胀，或肿胀范围超过2个关节，无组织坏死；浅表淋巴结肿大，有小水疱，血泡或瘀斑	超过2个大关节，大面积皮下瘀斑，见血水疱，组织坏死，或伤口渗血不止，患肢高度肿胀，并导致功能障碍或损伤肌肉、肌腱而致残	
神经毒症状	神经	眼睑下垂，视物模糊，说话不清，肌肉酸痛	张口伸舌困难，吞咽困难，喉中痰鸣，四肢乏力	全身横纹肌进行性松弛性瘫痪，呼吸运动停止
	脑	兴奋及嗜睡，呼之能应；有定向障碍，但意识清	烦躁、谵妄、嗜睡，对疼痛刺激能睁眼，肢体有反应	深昏迷，对语言无反应，对疼痛刺激无反应
	肺	呼吸12～14次/min，$PaO_2$7.98～9.31kPa	呼吸困难，呼吸10～12次/min，紫绀，PaO_2 <8kPa，$PaCO_2$ <4.65kPa	自主呼吸停止，需用呼吸机人工通气支持，或呼吸>28次/min，PaO_2 < 6.6kPa，PaO_2 < 5.98kPa，胸片示肺泡实变>1/2肺野

续　表

分型		轻型（评分1分）	重型（功能障碍期）（评分2分）	危重型（功能衰竭期）（评分2分）
血循毒症状	心	BP正常或偏高，心率过快（较平时快15～20次/min），心肌酶正常	收缩压<10.6kPa，心率<55次/min或>130次/min，心律不齐，传导阻滞，血压偏低，心肌酶增高	心跳骤停，中毒性或感染性休克（收缩压<10.6kPa），长期需升压药维持，或室性心动过速，心室颤动
	肾	尿量正常（>40ml/h）或有少量蛋白、红细胞、血肌酐正常	血容量正常，血红蛋白尿，少尿（20～40ml/h），血肌酐<177μmol/L，利尿剂冲击后尿量可增多	血肌酐>177/μmol/L，少尿（<20ml/h持续6小时），利尿药无效或无尿或非少尿肾衰竭者，尿量>600ml/24h，血肌酐>177μmol/L，尿比重≤1.012
	胃肠	腹部胀气，肠鸣音减弱	高度胃肠胀气，肠鸣音近于消失，少量便血或呕血	麻痹性肠梗阻或应激性溃疡，消化道出血伴休克需输血者
	血液系统	纤维蛋白原正常，血小板计数正常或≥8万/ml，PT及TT正常	全身多处皮下瘀斑或紫癜，但内脏出血不明显，血小板计数<8万/ml但≥5万/ml，TT及PT比正常延长1～3s，纤维蛋白原正常，Hb<80g/L，优球蛋白溶解试验>2h	血小板计数<5万/ml，或DIC，纤维蛋白原<2g/L，PT及TT比正常延长3s以上，3P试验阳性，全身多发性内脏出血症，优球蛋白溶解试验<2h
	肝	ALT正常或增高>2倍正常值	ALT≥2倍正常值，血清总胆红素17.1～34.2/μmol/L	黄疸，血清胆红素>34.2/μmol/L，ALT>2倍正常值，肝昏迷
混合毒症状		兼有以上两类蛇毒对人体的器官损害表现，混合毒类的病情评估根据不同的蛇种，结合患者的实际临床表现综合评定		

注：毒蛇咬伤是一种急性生物毒性损伤，为了清楚表现病情严重程度，按病情轻重可分为轻、重、危重3型，参考多脏器功能衰竭诊断标准，按评分计算。若1个或1个以上脏器损害为1分，评为轻型，若1个或1个以上器官损害为2分，评为重型，若1个或1个以上器官损害评为3分则为危重型，每个脏器损害评分不相加，脏器损害评分不同者，以高分为评分标准。（PT=凝血酶原时间，TT=凝血酶时间，DIC=弥漫性血管内凝血，Hb=血红蛋白，ALT=谷丙转氨酶）。

二、处置

毒蛇咬伤的处置原则是快速阻断蛇毒吸收，及时清创排毒，挽救生命，尽快使用特异性抗蛇毒血清，防治并发症。积极生命体征、尿量、神志、血氧饱和度监测。无论毒蛇咬伤的症状如何，至少应留院观察24小时，对确定被“干咬”的患者至少应留观8小时，但少数患者在2周后仍有可能发生凝血功能障碍，应充分告知伤者，以便发现异常情况后及时回院处理。

（一）自救与现场急救

尽管难以做到，但毒蛇咬伤后应尽量避免慌乱、逃跑，否则加速毒素的吸收，尽快结扎肢体及排毒，方法是用清水冲洗伤口，或局部烧灼，灭活伤口及周围蛇毒。可于咬伤近心端

5~10cm 处结扎，结扎松紧度以阻断淋巴液与静脉血回流为度（相当于袖带压 40~70mmHg），可选用胶管、布带、草藤等作为结扎材料，在清创排毒约 30min 后，可除去结扎带。院前最重要的急救是尽快将伤者送到医疗机构并给予支持治疗（保持气道开放、维持呼吸与氧合功能、血流动力学稳定）和使用抗蛇毒血清；固定患肢减少出血和不适，如有可能，维持肢体接近心脏水平。目前的证据表明，多年来倡导的野外行机械吸引法无益，反而引起局部组织损害。早期伤肢应取下垂位，制动或减少活动，防止加快毒素吸收，伤口有效处理或数小时后，为减轻肿胀，应适当抬高伤肢，促进血液循环。禁止使用的措施包括伤口冷却、服用含酒精饮料和电击。WHO 毒蛇救治组的 Ian Simpson 博士提出最佳急救建议是“RIGHT”：使伤者镇定（reassure the victim）、肢体制动（immobilize the extremity）、送去医院（get tothe hospital）、给医生提供有关症状和体征信息（inform the physician of telltale symptoms andsigns）。

（二）清创排毒

伤口清创越快越好，这样有助于迅速排除未吸收的蛇毒。伤口如可见毒蛇牙痕者，连两牙痕作“一”字或以每个牙痕为中心作“十”字切开，一般切口长度 0.5~1.0cm 即可，切开至皮肤全层即可。同时注意有无毒牙断端，以利及时清理。对血循毒者切口宜小些。切开后，不宜挤压，可采用负压吸引，而后用 1‰高锰酸钾溶液或生理盐水冲洗伤口，再作局部封闭，方法是：2% 利多卡因 5~10ml + 特异抗蛇毒血清半支 + 甲泼尼龙 40mg（或地塞米松 5~10mg），混合溶液在距伤口近心端 5~10cm 或过一个关节后做环形封闭治疗。对伤口不在肢体者，可在伤口周围作环形封闭。为促进局部肿胀消退，可用高渗硫酸镁（33%~50%）湿纱布湿敷。有人认为用红外线照射，q4~6h，每次 20~30min，可加快消肿。对确认有局部组织坏死或有坏死性筋膜炎者，应积极作外科干预，以防感染加重病情；如局部形成脓肿者，也应尽早外科处理。

（三）容量复苏

各种原因导致患者出现不同程度的循环血容量减少，组织灌注不足等休克表现，或血红蛋白尿导致急性肾功能不全。早期低血压主要是由于血液淤于肺和脾血管床，后期则主要是由于溶血和血管内液渗透进入软组织。维持血容量，保证心脑肝肾等重要器官血液灌注，促进利尿，有利于保持肾功能，早期使尿量保持在不少于 100ml/h 即可。休克者宜使用生理盐水进行液体复苏，如在初始输入 20~40ml/kg 晶体液后休克症状仍无明显好转，可考虑给予 5% 白蛋白 10~20ml/kg。如对充分容量复苏和抗蛇毒血清治疗后仍休克者，可考虑给予缩血管药如多巴胺，开始时予 5μg/（kg·min），必要时每 10~30min 增量 2.5~5.0μg/(kg·min)，最大 20μg/（kg·min），有条件者应同时行血流动力学监测。

（四）特异性抗蛇毒血清治疗

毒蛇咬伤的关键是及时使用特异性抗蛇毒血清。抗蛇毒血清的作用是中和血液中的游离蛇毒，对已与血清蛋白结合成结合状态的蛇毒作用不大，因此，宜早期使用，2 小时内给药疗效最佳，原则是早期、足量使用。

1. 使用指征

（1）全身中毒表现，如全身性症状或体征、实验室结果异常。

（2）显著、进行性的局部表现，如软组织肿胀超过关节、或未使用结扎者的肿胀范围超过咬伤肢体的一半。

2. 用量　不同区域蛇毒有一定差异，我国现已生产的抗蛇毒血清均为单价抗蛇毒血清，共有6种（即抗眼镜蛇毒血清、抗银环蛇毒血清、抗金环蛇毒血清、抗蝰蛇蛇毒血清、抗蝮蛇毒血清、抗五步蛇毒血清），理论上每支抗蛇毒血清含足够对抗一条毒蛇的蛇毒剂量，但实际使用过程中，个体差异及蛇体大小不一，所需剂量需要1支或以上。如无特异抗蛇毒血清，应根据神经毒或血循毒的毒素类型，选用同类抗蛇毒血清。混合毒如眼镜王蛇咬伤，应选用神经毒和血循毒两种抗蛇毒血清，一般可用抗银环蛇毒血清及抗眼镜蛇毒血清联合使用；竹叶青蛇咬伤可用抗五步蛇毒血清与抗蝮蛇毒血清联合使用；烙铁头蛇咬伤用抗五步蛇毒血清或抗蝮蛇毒血任选一种；而海蛇咬伤则需用抗银环蛇毒血清＋抗眼镜蛇毒血清＋抗蝰蛇毒血清三种联合使用。临床上，常根据病情轻重决定抗蛇毒血清的用量。一般轻型患者1～2支，重型或危重型患者则先给2～3支，观察1～2小时，若症状反复，再追加1～2支，对病情严重者，起始剂量应足够中和血中游离毒素，特别是眼镜蛇、眼镜王蛇等体型较大的蛇种，排毒量多者，应酌情多次使用，可每隔6小时加用1～2支共2～3次。澳大利亚有学者总结10年35例严重中毒者发现，多数初始抗蛇毒血清剂量使用不足，建议此类毒蛇中毒者起始时即用10个剂量，以达最大效果。北美地区的颊窝毒蛇用量较大（轻度5支、中度10支、重度15～20支）。最近一组神经毒蛇伤者，发现低剂量与高剂量抗蛇毒血清疗效相当，但尚需确认。注意成人与小孩抗蛇毒血清的用量相同。

3. 给药方法　目前使用的抗蛇毒血清为马血清制剂，与其他血制品一样，需要皮试，皮试方法：取0.1ml抗蛇毒血清＋1.9ml生理盐水稀释，再取其中0.1ml做皮内注射；皮试阴性者，可将所需剂量抗蛇毒血清＋5% GS 500ml中2小时内滴入；皮试阳性者，仍应按脱敏法给药。美国已生产出使用羊抗蛇毒血清制备成的抗原结合片段（Fab）抗体，无需皮试即可直接注射，效价更高，所需稀释液更少。已有专家采用“双通道分段稀释法”给药，即开通两条静脉通路，一条静脉通路滴注抗蛇毒血清，把全剂量抗蛇毒血清（轻型病例给1～2支，中重型3～5支）加入5% GS 250ml中滴注，先慢后快，前20～30min慢滴，15～20滴/min，如无不良反应，将剩余量于1～2小时内滴完；另一条静脉通路先用甲泼尼龙（甲基强的松龙）125～250mg，iv，而后250～375mg甲泼尼龙加入抗蛇毒血清中静脉滴注（无甲泼尼龙者可用地塞米松10～20mg）；此法的优点是避免了皮试，缩短开始使用抗蛇毒血清的时间，对抢救生命可能有利；不足之处在于有潜在产生严重过敏反应的风险，且激素用量较大，其安全性尚需更大范围的临床验证。

4. 过敏预防　如有过敏反应风险，可静脉注射抗组胺药，如苯海拉明1mg/kg（最大100mg）和西咪替丁5～10mg/kg（最大300mg）；或予氯苯那敏（扑尔敏）4mg，po，q4～6h（最大24mg/d）；有此地方预防性给予皮下或肌内注射小剂量肾上腺素减少发生过敏反应的风险。

（五）激素

毒蛇咬伤导致蛇毒中毒患者是否使用激素尚有争议。通常认为激素可降低血管渗透性、抑制多形核白细胞移动、减少炎症因子或细胞因子释放，从而减轻炎症反应。普遍认可的是，激素对减轻或消除抗蛇毒血清的过敏反应有效。可选用甲泼尼龙125～250mg（儿童2mg/kg），iv，继之0.5～1mg/kg，iv，q6h，一般不超过5天；如无甲泼尼龙者，可用等效剂量的泼尼龙（强的松）或地塞米松。

（六）预防感染

考虑毒蛇口腔内可能有各种细菌，理论上应常规使用抗生素预防感染，一般 2 ~3 天便可，可选用 β－内酰胺类，过敏者可选用大环内酯类或氟喹诺酮类（儿童忌用）。最近研究发现不用抗生素作常规预防者，未增加感染率。无毒蛇咬伤者，伤口是否使用抗生素预防感染也颇有争议，但已有感染征象者，应尽早使用抗生素治疗。另外，有伤口破损者，一般常规使用破伤风抗毒素 1 500U 肌内注射（用前需做皮试）。

（七）其他处理

以对症支持为主，可酌情选用莨菪碱类药物以善微循环，改善肾血流量，协助利尿作用。注意电解质平衡及营养供给。对严重病例，特别是未用抗蛇毒血清者，可尝试作血浆置换或血液灌流，可能有助于清除循环中的蛇毒。危重患者应加强生命体征监测，神经毒蛇咬伤者尤其应注意呼吸变化，及时识别并酌情给予呼吸支持。

为改善突触后神经毒素所致的神经系统症状，如上睑下垂或上视困难者，可给予乙酰胆碱酯酶抑制剂如滕喜龙或新斯的明试验，方法是给予阿托品 0. 6mg iv（儿童 0. 02mg/kg，最小 0. 1mg），继之予滕喜龙 10mg iv（儿童 0. 25mg/kg）或新斯的明 1. 5 ~2. 0mg im（儿童 0. 025 ~0. 08mg/kg）；如 5min 后客观征象明显改善，必要时可 q30min 给予新斯的明 0. 5mg（儿童 0. 01mg/kg）阿托品 0. 6mg（儿童 0. 02mg/kg），q8h。

（八）中草药

中医学在蛇伤救治方面积累了丰富的经验，但特异性抗蛇毒血清应作为首选措施，在未得到抗蛇毒血清时，可考虑选用抗蛇毒的中成药，如南通蛇药、季得胜蛇药，其他还有各地的蛇药如新会蛇伤药酒、武夷山蛇药、熊山蛇药、梧州蛇药、青龙蛇药片、祁门蛇药片、泉州蛇药等，它们对轻症者可能有一定疗效。

（何光平）

第五节　电烧伤与化学烧伤

一、电烧伤

电烧伤因电引起的烧伤有两类，有电火花引起的烧伤其性质和处理类同火焰烧伤，本节着重介绍与电源直接接触所致的电烧伤。

1. 损害机制　电接触烧伤有较多特性。伤情取决于几种因素：接触时间、电流强度、电流性质、电流的径路等。因电流＝电压/电阻，电压越高，电流强度越大；电流导入人体后，因不同组织的电阻不同（依大小顺序为骨、脂肪、皮肤、肌腱、肌肉、血管和神经），局部损害程度有所不同。如骨骼的电阻大，局部产生的热能也大，所以在骨骼周围可出现“套袖式”坏死。体表的电阻又因皮肤的厚薄和干湿情况而异。如手掌、足掌因角质层厚，电阻也高；皮肤潮湿、出汗时，因电阻低，电流易通过，迅速沿电阻低的血管运行，全身性损害重；反之皮肤干燥者，局部因电阻高，损害也较重，但全身性损害相对减轻。“入口”处邻近的血管易受损害，血管进行性栓塞常引起相关组织的进行性坏死和继发性血管破裂出血。电流通过肢体时，可引发强烈挛缩，关节曲面常形成电流短路，所以在肘、腋、膝、股等处可出现“跳跃式”深度烧伤。此外，交流电对心脏损害较大，电流通过脑心等重要器官，后果较重。

2. 临床表现

（1）全身性损害：轻者有恶心、心悸、头晕或短暂的意识障碍；重者昏迷，呼吸、心跳骤停，但如及时抢救多可恢复。

（2）局部损害：电流通过人体有“入口”和“出口”，入口处较出口处重。入口处常炭化，形成裂口或洞穴，烧伤常深达肌肉、肌腱、骨周，损伤范围常外小内大；浅层组织尚可，但深部组织可夹心坏死，无明显的坏死层面；局部渗出较一般烧伤重，包括筋膜腔内水肿；由于邻近血管的损害，经常出现进行性坏死，伤后坏死范围可扩大数倍。在电流通过的途径中，肘、腋或膝、股等屈面可出现“跳跃式”伤口。

3. 治疗

（1）现场急救：立即切断电源，或用不导电的物体拨离电源；呼吸心跳骤停者，立即进行心肺复苏；复苏后还应注意心电监护。

（2）液体复苏：补液量不能根据其表面烧伤面积计算，对深部组织损伤应充分估计。由于肌肉和红细胞的广泛损害，必将释放大量的血红蛋白和肌红蛋白，在酸血症的情况下，很容易沉积于肾小管，导致急性肾衰。为此，早期补液量应高于一般烧伤；补充碳酸氢钠以碱化尿液；还可用甘露醇利尿，每小时尿量应高于一般烧伤的标准。

（3）清创时应特别注意切开减张，包括筋膜切开减压。尽管高压电烧伤早期坏死范围不易确定，仍应尽早作较彻底的探查，切除坏死组织，包括可疑的间生态组织（肌肉颜色改变，切割时收缩性减弱），当组织缺损多，肌腱、神经、血管、骨骼已暴露者，在彻底清创后，应用皮瓣修复。对坏死范围难以确定，可以异体皮或异种皮暂时覆盖，2～3 天后，再行探查，继续清创，创造条件植皮。在观察过程中，应密切注意继发性出血。床旁常备止血带与止血包，因这类患者可在静卧或熟睡时，血管悄然破裂，大量出血而致休克，遇此情况，应找到破裂血管，在其近心端高位健康血管处结扎。

（4）早期全身应用较大剂量的抗生素（可选青霉素）。因深部组织坏死，局部供血、供氧障碍，应特别注意厌氧菌感染，局部应暴露，过氧化氢溶液冲洗、湿敷。

二、化学烧伤

当前，可导致烧伤的化学物质不下数千种。化学烧伤的特点是某些化学物质在接触人体后，除立即损伤外，还可继续侵入或被吸收，导致进行性局部损害或全身性中毒。损害程度除与化学性质有关外，还取决于剂量、浓度和接触时间的长短。处理时应了解致伤物质的性质，方能采取相应的措施。本节介绍一般的处理原则与常见的酸、碱烧伤及磷烧伤。

1. 一般处理原则　立即解脱被化学物质浸渍的衣物，连续大量清水冲洗，时间应较长。应特别注意眼部与五官的冲洗，因损伤后可因而致盲或其他后果。急救时使用中和剂等并非上策，除耽误时间外，还可因匆忙中选择不当或中和反应中产热而加重损害。早期输液量可稍多，加用利尿剂以排出毒性物质。深度烧伤应及早切除坏死组织并植皮。已明确为化学毒物致伤者，应选用相应的解毒剂或对抗剂。

2. 酸烧伤　较常见的酸烧伤为强酸（硫酸、硝酸、盐酸）。其共同特点是使组织蛋白凝固而坏死，能使组织脱水；不形成水泡，皮革样成痂，一般不向深部侵蚀，但脱痂时间延缓。急救时用大量清水冲洗伤处，随后按一般烧伤处理。

此外，有些腐蚀性酸烧伤：如石炭酸，其脱水作用不如上述强酸，但可吸收进入血循环而损害肾。石炭酸不易溶解于水，清水冲洗后可以70%酒精清洗。又如氢氟酸，其穿透性很强，能溶解脂质，继续向周围和深处侵入，扩大与加深的损害作用明显。立即处理仍为大量清水冲洗，随后用5%～10%葡萄糖酸钙（0.5ml/cm^2）加入1%普鲁卡因创周浸润注射，使残存的氢氟酸化合成氟化钙，可停止其继续扩散与侵入。

3. 碱烧伤　强碱如氢氧化钠、氢氧化钾等也可使组织脱水，但与组织蛋白结合成复合物后，能皂化脂肪组织，皂化时可产生热，继续损伤组织，碱离子能向深处穿透。疼痛较剧，创面可扩大、加深，愈合慢。急救时应大量清水冲洗，冲洗时间更应延长。深度碱烧伤适合早期切痂与植皮。碱烧伤中的生石灰（氢氧化钠）和电石（C_2Ca）的烧伤必须在清水冲洗前，先除去伤处的颗粒或粉末，以免加水后产热。

4. 磷烧伤　具有特点的化学烧伤。磷与空气接触即自燃，在暗环境中可看到蓝绿色火焰。磷氧化后产生 P_2O_3 和 P_2O_5 有脱水夺氧作用。磷是细胞浆毒物，吸收后能引起肝、肾、心、肺等脏器损害。急救时应将伤处浸入水中，以隔绝氧气，切忌暴露在空气中，以免继续燃烧。应在水下移除磷粒，用1%硫酸铜涂布，可形成无毒性的磷化铜，便于识别和移除。但必须控制硫酸铜的浓度不超过1%，如浓度过高，反可招致铜中毒。忌用油质敷料，因磷易溶于油脂，而更易吸收。适用3%～5%碳酸氢钠湿敷包扎。深度创面尽早切除与植皮。磷烧伤应特别注意的是全身中毒问题。

（何光平）

第四篇

ICU 急诊监护

第二十章　常用重症监护操作技术

第一节　心电监护

一、概述

（一）心电监护的目的、适应证和禁忌证

1. 目的

（1）监测病人的生命体征、心电及血氧饱和度变化。

（2）为评估病人病情、治疗及护理效果。

2. 适应证　广泛适用各种需要密切观察病情的病人。

3. 禁忌证　无禁忌证。

（二）监护导联

心电监护本质上是动态阅读长时间记录的常规体表心电图。为操作简便，通常采用简化的心电图导联来代替体表心电图导联系统。

Goldberger 认为一个理想的监护导联应类似常规心电图中的某导联，并能清楚的显示 P－QRS－T 波群。但是，任何心电监护导联都不能取代常规及导联心电图。

1. 电导联连接及其选择　监护使用的心电图连接方式有使用 3 只电极、4 只电极及 5 只电极不等。每种监护设备，都标有电极放置示意图。

（1）模拟双极心电导联（三电极）：参见表 20－1。

2. 胸前导联放置需注意如下要点

（1）既往无器质性心脏病的应选择 P 波明显的导联，如Ⅱ导联、V_1 导联等。

（2）既往有或疑有心脏器质性损害者，应以全导联（12 导联）心电图为基础选择最佳监护导联。

（3）任何导联的 QRS 波振幅应足以触发心率计数。

（4）为了在需要时便于除颤电极放置，必须留有并暴露病人的心前区。

表 20-1　模拟双极心电导联

	正极	负极	无关电极	相当于 ECG 导联
CM_5	左腋前线与第五肋间	右锁骨下	V_5R	V_5 或Ⅱ导
CM_1	胸骨右缘第四肋间	左锁骨下	V_5R	V_1
CMF	左下腹	左锁骨下	V_5R	aVF

注：CM_1：p 波清晰有利于鉴别室上性和室性心律失常；CM_5：QRS 波形态变化显示清楚，有利于鉴别心律失常和观察。

（5）避免干扰造成的伪差，常见为病人活动时，可呈现与心室颤动相似的心电图畸形或粗直基线；若电极松脱则显示一条直线。

（6）电极应与皮肤紧密接触，出汗时电极易于脱开，应根据波形图像显示的清晰程度随时更换。

（7）心电监护只是为了监护心率、心律的变化。若需分析 ST 段异常及更详细的观察心电图变化，应做常规导联心电图。

二、方法与步骤

（一）操作程序

（1）准备用物：治疗盘、床旁监护仪（或中心监护仪发射器及电池，以病人情况而选择仪器种类）、电极（3 个）、登记卡、弯盘。

（2）核对床号、姓名，向病人做好解释，以取得合作。

（3）评估病人，选择导联及监护仪类型。

（4）备齐用物，携至病人床旁。

（5）核对床号姓名，再次取得病人合作。

（6）协助病人平卧位（由于病情限制取端座位或座位也可）。

（7）电极与导线连接。

（8）根据所选导联用电极上附带的小砂轮行相应部位皮肤去脂并贴电极。

（9）预置观察内容：心率、节律、调整波幅、报警预置、QRS 波音量及其他设置。

（10）观察心电监护图形 1～3min，如有异常，及时通知医生。

（11）填好登记卡：床号、姓名、诊断、开机时间。

（12）交代注意事项，整理床单元。

（13）询问病人需要。

（二）停用心电监护

（1）备齐用物（治疗盘、弯盘、纱布），携至病人床旁。

（2）向病人作好说明。

（3）关掉开关，撤去导联线及电极。

（4）擦净导电糊。

（5）填好登记卡、停机时间。

（6）整理病床单元，询问病人需要。

（7）清理用物。

（三）常见故障排除

（1）导线未连接好。

（2）电源不足。

（3）导电糊干涸（24h 更换电极）。

（4）预置范围不恰当，应根据病情预置范围。

（贺文静）

第二节　人工气道的护理

一、概述

各种 ICU 的病人，由于病情的特殊，如昏迷、麻醉恢复期、呼吸功能衰竭、心肺脑复苏等均需要插入人工气道，以保持呼吸道的通畅，吸除其内的分泌物或进行机械通气。人工气道分为上呼吸道人工气道与下呼吸道人工气道两种。因下呼吸道人工气道的护理工作远比上呼吸道者繁重，因此本节重点介绍下呼吸道人工气道的护理。

下呼吸道人工气道就是气管内插管，有经口或经鼻两种途径。其适应证及建立方法已在气管插管术中详述。此外，下呼吸道人工气道还包括气管切开的方法。建立下呼吸道人工气道者首先是病情多危重，其次是可能大手术后从手术室送到 ICU 的病人全身情况可能不稳定。因此护理工作对维护病人生命安全相当重要。

二、方法与步骤

（一）气管插管的护理

1. 插管固定　口腔插管在病人躁动时较易脱出，鼻插管数日后固定于一侧鼻翼容易导致压伤。固定胶布：口腔插管采用交叉固定，鼻插管则以宽胶布先固定于鼻，二条延长细胶布交叉固定管壁，此法牢固不易压伤，每日擦洗面部后更换胶布一次，防止脱落。

2. 保持口、鼻腔清洁　插管后病人禁食，胃肠营养仅以鼻胃管注入流食，由于口腔失去咀嚼运动，口干、异味加重。另外，口腔插管者，由于口内插管，牙垫填塞固定，不利口腔清洁。对此，应以双氧水加生理盐水冲洗，去除口腔异味，并能减少溃疡面发生。还应用温水棉签擦洗鼻腔，湿润鼻黏膜，保持清洁，石蜡油涂于口唇及鼻腔保护。

3. 配制生理盐水　气管插管本身增加了气道的长度和阻力，失去鼻黏膜的正常保护，宜经气道滴注适量的生理盐水，刺激病人咳嗽，防止黏稠的分泌物结痂。生理盐水配制：液内加入适量抗生素，每次吸痰前滴注气道 5 ~ 10ml。

（二）气管套管护理

1. 内套管　保证清洁后使用。术后内套管需每 4 ~ 6h 更换。取出的污染套管，毛刷刷洗内壁后放入床旁备好的消毒液内浸泡，消毒液每日更换一次，并随时抽检内套管标本送细菌学培养。

2. 外套管　最易污染，随时用乙醇棉签擦拭套管，外口保持清洁，无污垢干痂。

3. 气囊　有低压气囊和高压气囊两种，前者对局部损伤小。气囊要求 2 ~ 3h 放气一次，时间5~10min，以防止气道黏膜长时间受压而致局部糜烂、溃疡和坏死。每次充气不可过于饱满，以阻止气体漏出即可。气管插管的气囊开放同气囊管理。

4. 局部伤口护理 套管与皮肤之间用无菌纱布喉垫相隔，4~6h更换一次。对于分泌物多者随时调换。更换时切口局部先以75%乙醇棉签擦拭，观察有无红、肿、异味分泌物等。局部保持清洁干燥，潮湿的敷料可促使感染发生。

（三）开放气道的护理

人工气道便于定时吸痰，减少了解剖死腔和气道阻力，提高有效通气量。由于吸入气未经鼻咽腔，失去其生理保护作用，增加了肺部感染机会，护理中应注意保护其“利”，减少其“弊”。

1. 吸痰管的选择 常用的吸痰管有橡胶管、硅胶管，还有一次性吸痰管。气管插管管腔细而长，一次性吸痰管的长度较气管插管长，但质地较前两种硬。气管切开后吸痰以橡胶或硅胶管为好，质地柔软，对气道黏膜刺激小。

2. 定期及时吸痰 无论是气管切开或是气管插管，正确的吸痰方法是保证气道通畅最有效措施。如单人操作，要求操作者立于病人一侧，边吸引边观察监测仪上心率心律，若出现心率骤然下降或心律不齐，需暂停吸引，待缓解后重复操作，动作要求快而轻柔。如严重缺氧，心功能不全的病人，不能耐受较长时间脱机吸痰者，可采用双人协同吸痰法，即两人各立于病人左右侧，一人脱去呼吸机，一人随即吸痰，待病人喘息平静后，重复以上操作。对较危重病人，吸痰后应给予100%的氧气吸入，心功不全缺氧严重者，可在吸痰前给予100%氧气吸入1~2min后再行操作，更为安全。若一次吸引不充分，可待病人平静后再重复吸引。

（1）吸痰手法：提位旋转，是一较好的吸痰手法，操作者左手挟闭吸引管，右手持吸痰管，慢而较柔的动作下送吸痰管至深部，放开左手充分吸引，右手保持旋转，抖动吸痰管逐渐提位，整体操作不超过15s，导管留于气道时间太长，会引起憋气和缺氧，继发肺排空并加重对黏膜刺激。

（2）注意事项

1）每次吸痰时间不应超过15s，吸引压力<2.94Pa（30cmH_2O），以免压力过大引起肺泡萎陷，加重缺氧。

2）吸痰前后增加给氧浓度，30min后逐渐调回原吸入浓度。

3）对清醒者指导其深呼吸，配合排痰。

4）吸痰引起出血现象时，可见自套管喷射较多新鲜血液，此时不可停止吸引，以确保气道通畅，避免发生窒息，并报告医生处理。

5）使用呼吸机或插管病人，常有胃肠胀气，需观察腹胀情况，做好保留胃管的护理。

3. 湿化 开放气道转流了鼻咽部的正常湿化机制，气体湿化不充分，气道干燥，造成分泌物浓缩，可发生严重的气管支气管梗阻。湿化方法有以下几点。

（1）生理盐水+适量抗生素+地塞米松+糜蛋白酶配制雾化吸入液，面罩法吸入，每日4~6次，每次10~20min，昏迷者将面罩固定于口鼻部，清醒病人嘱其深呼吸，将气吸入气道。

（2）强化法：对于分泌物黏稠不易吸引者，以雾化-吸痰-雾化方法，效果更为好。患有老年肺部病变或心功不全病人，适当缩短每次吸入时间增加吸入次数，注意吸入气量不可过大过强，避免憋气和缺氧，甚至发生呼吸、心跳骤停。

（3）气道滴注：生理盐水内加入少量抗生素，吸痰前自套管内滴注 5 ~ 15ml 液体，软化痂状脓性分泌物，刺激病人咳嗽，有利吸引。

（4）湿化中注意观察分泌物吸引的量，色、味和黏度。若湿化不足，则分泌物浓缩而至黏稠，味臭，甚至脓性。而湿化过度，分泌物稀薄，量多。

（5）未接用呼吸机者，套管口覆盖单层湿纱布，湿化干燥气体，防止灰尘和异物坠入气道。注意地面洒水，喷雾，以保持室内空气湿化。

4. 口腔护理　气管切开手术后或插管病人，口腔内正常的咀嚼减少或停止，感染数日内即可发生。正确的口腔清洁冲洗每日不少于两次，用双氧水 + 生理盐水、1 ∶ 5 000 呋喃西林、4% 碳酸氢钠或洗必泰漱口液等，用纱球擦洗后注射器冲洗口腔，导管给予吸引。每日清晨口腔护理前采集分泌物标本，进行涂片和细菌培养检查，以指导临床护理及用药。

（贺文静）

第三节　血气分析

一、概述

血液气体（简称血气）是指物理溶解在血液中的氧和二氧化碳。血气分析结果能直接反映肺换气功能状态，是判断病人酸碱失衡的依据，其结果对医生的诊断、治疗起着直接的导向作用。目前常用全自动血气分析仪，将微量标本注入仪器，很快就可以分析打印出测定结果，具有自动清洗、自动校准、自动分析、自动显示、自动打印等多种功能。

不同型号的血气分析仪不尽相同，但在结构组成上基本一致，一般包括电极（pH 值、参比电极、PO_2、PCO_2），进样室，CO_2 空气混合器，放大器元件，数字运算显示器和打印机等部件。近年来，虽然无创血气监测如经皮氧分压（$PtcO_2$）和经皮二氧化碳分压（$PtcCO_2$）等应用广泛，但在某些情况如病人严重水肿、休克、末梢循环不良时，无创监测值不能准确反映病人病情变化，且不能反映血液代谢性酸碱变化，故无创血气监测并不能完全代替有创动脉血气分析。

二、方法与步骤

血样为动脉血或混合静脉血，采集时多选择体表较易扪及或较暴露部位动脉进行穿刺，股动脉、桡动脉、肱动脉和足背动脉均可作为选取对象，其中以股动脉和桡动脉最为常用；留置动脉置管的病人亦可从动脉留置套管内取血；如从桡动脉抽取血标本，具体操作方法：

（1）桡动脉穿刺时，手腕处垫一软枕垫，并嘱病人手腕背伸 50° ~ 60°；股动脉穿刺时协助病人将拟采血侧肢体弯曲。触摸动脉搏动最明显点，围绕中心向外旋转式消毒、待干。

（2）用肝素稀释液（50mg 肝素 + 100ml 生理盐水）湿润注射器后将液体弃之，放于治疗盘中待用或选用专用动脉血气针。

（3）消毒术者左手拇、示及中指。

（4）准备好棉签及橡皮塞待用。

（5）采用普通注射器时，在抽取动脉血样前针尖向上推出多余液体和注射器内残留气泡。左手示、中指按压穿刺部位搏动点，右手持注射器进针（桡动脉穿刺时从搏动点下0.5～1cm处进针，进针角度约为30°；股动脉穿刺时，从示指和中指之间垂直进针），刺破动脉后有落空感，动脉血自行涌出。采用专用动脉血气针时无需稀释抗凝与排气即可直接采血。

（6）留取2ml动脉血，拔出注射器，立即将针尖插入橡皮塞内，隔绝气体。同时，用棉签按压穿刺部位3～5min，防止或减少动脉出血。

（7）若注射器内有气泡，应尽快排出，将注射器轻轻转动。使血液与肝素充分混匀，防止凝血。抽出的血样立即送检。标本抽取后放置时间过长，可影响检验效果。

三、注意事项

护士是血气分析标本的采集者，正确留取和处置标本在减少或消除偶然误差、保证血气分析结果的可靠性方面起着不可忽视的作用。

（一）避免影响因素

动脉穿刺取血时病人的心理因素对血气分析结果有一定的影响。病人如果心理状态不稳定，在短时间内可以影响病人的呼吸状态，从而导致血中pH值、PCO_2、PO_2等不稳定参数的显著变化。如病人由于害怕取样，引起精神紧张、恐惧、不合作、呼吸急促等，均可使肺泡通气量增加，引起pH值、PO_2增加，PCO_2降低；反之，如病人瞬间屏气，可使肺泡通气量减少，导致pH值、PO_2下降，PCO_2增高。因此，在采血前，必须向病人做好解释，说明配合要领，稳定病人的情绪，力求穿刺准确，一针见血，必要时应用局麻药，减轻病人痛苦，使病人处于情绪稳定状态，保持平静呼吸，避免通气过度或不足，以期获得准确的血气分析结果，减少测量误差。

（二）注意采血时机

吸氧及吸氧浓度对PaO_2有直接的影响。采血前，应停止吸氧30min；因为使血气平衡需要20～25min，过早采血将得到错误的结果。如果病情不允许，采血时应记录给氧浓度。当改变吸氧浓度时，要经过15min以上的稳定时间再采血。同样，机械通气病人采血前30min呼吸机设置应保持不变。

临床用碱性药物、大剂量青霉素钠盐、氨苄青霉素等输入人体后短期内会引起酸碱平衡暂时变化，从而掩盖体内真实的酸碱紊乱，以致造成误诊，因此采血应在病人用药前30min进行。含脂肪乳剂的血标本会严重干扰血气电解质测定，还会影响仪器测定的准确性和损坏仪器。应尽量在输注乳剂之前取血，或在输注完脂肪乳剂12h后，血浆中已不存在乳糜后才能送检，而且血气申请单上必须注明病人使用脂肪乳剂及输注结束时间。

（三）使用的注射器内不得留有空气

血标本抽出后应立即将针头插入橡皮塞内使之与空气严密隔绝以减少误差。因空气中PO_2为159mmHg、PCO_2为0.23mmHg，如果空气进入血标本内，会使血中PaO_2明显上升、$PaCO_2$明显降低而出现误差，影响结果判断。

（四）血标本应及时送检

采集后的血标本应在30min内检测，如不能及时检测，应将血标本置于碎冰块中

(0℃) 或放入冰箱内贮藏，最长不宜超过 2h。在室温下延时过久，由于血细胞代谢会使血标本的 PaO_2 降低、$PaCO_2$ 升高、pH 值下降。根据检测，血细胞正常的血液在 38℃环境中存放 1h，$PaCO_2$ 会升高 5mmHg，pH 值会降低 0.06。

（五）注意体温

温度会影响 pH 值、$PaCO_2/PaO_2$ 的测定值。病人体温高于 37℃时，每增加 1℃，PaO_2 将增加 7.2%，$PaCO_2$ 增加 4.4%，pH 值降低 0.015；体温低于 37℃时，对 pH 值和 $PaCO_2$ 影响不明显，而对 PaO_2 影响较显著，体温每降低 1℃，PaO_2 将降低 7.2%。因此，必须在化验单上注明病人的实际体温，实验室测定时即可应用仪器中的“温度校正”按钮，校正到病人的实际温度，保证测定结果的准确性。

（王　冰）

第四节　呼吸机的应用

一、概述

呼吸机又称人工通气机或机械通气机，是对病人进行人工通气的电控、气动多功能仪器。随着科学技术的发展，微电脑技术在呼吸机领域中的应用，使呼吸机的种类和形式越来越多，但无论呼吸机的产品种类和型号如何改进，基本结构及工作原理大致相同。

（一）呼吸机的构成

呼吸机的基本结构包括控制、供气和呼气三部分。控制部分是呼吸机控制供气和呼气状态的主要结构，其各种参数均由人为设定；供气部分是给病人提供一定的吸气流量；呼气部分是让病人排出呼出气，呼气开始与结束及呼气末的压力均由控制部分控制。

1. 供气部分　主要作用是提供吸气压力，让病人吸入一定量的吸气潮气量，并提供不同吸入氧浓度的新鲜气体，是呼吸机最重要的组成部分。

2. 呼气部分　主要作用是配合呼吸机作呼吸动作。该部分在吸气时关闭，使呼吸机提供的气体能全部供给病人；在吸气末，呼气阀仍可以继续关闭，使之屏气；此部分只在呼气时才打开，使之呼气。

3. 控制部分　呼吸机的关键组成部分。根据控制原理的不同，分为气控、电控、微处理机或计算机控。控制部分可发出各种指令，使呼吸机产生所需要的动作。

（1）气控呼吸机：无需电源，在某种特定的环境很有必要，如急救呼吸机在担架上、矿井内等。

（2）电控呼吸机：是模拟电路和逻辑电路构成的控制电路来驱动和控制电动机、电磁阀等电子装置的呼吸机，其参数精度高，可实现各种通气方式。微处理机或计算机控制型仍属于电控型，目前由于计算机技术的迅速发展，已被独立成一种控制类型；这种控制型呼吸机已解决了抗干扰、断电后的数据储存等问题，是目前最常采用的方法。

4. 安全阀　呼吸机有两种安全阀：①呼气安全阀，其工作原理是将溢流阀与气道系统相连接，以保证病人气道压在一个安全范围之内；②旁路吸入阀，在呼吸机正常工作时，该阀门关闭，但一旦供气中断，随病人吸气造成的管道负压可推动阀门，使空气进入管道系统，保证病人供气，避免窒息。

5. 空氧混合器　现代呼吸机都配置有精密的空氧混合器，可向病人提供不同氧浓度的气体。其可调范围为 21% ~100% 。空氧混合器一般由平衡阀、配比阀、安全装置三部分构成。

（二）呼吸机的工作原理

正常生理状态下，机体的气体交换是通过吸气和呼气的节律性交替进行的。吸气时肋间肌收缩，膈肌下移，胸廓内容积增大，产生胸膜腔负压，使肺膨胀，形成肺泡内负压，外界气体被吸入肺泡内，进行气体交换；呼气时肺和胸廓的弹性回缩将肺内交换后的气体排出。由于这种通气是主动的负压吸气，被称为负压通气。呼吸机支持则是通过呼吸机将气体压入肺内以代替生理状态下的自然吸气过程，而呼气过程仍靠肺和胸廓的弹性回缩来完成，称为正压通气。

呼吸机气体控制的流程：空气和氧气通过空氧混合器按一定比例混合后进入恒压缓冲装置，以设定的通气模式和可在一定范围内调节的潮气量、分钟通气量、通气时序（通气频率、吸气时间、屏气时间）控制呼吸机的吸气阀，将混合气体送入吸气回路，经过接入吸气回路中的湿化器加温加湿后，经气管插管将气体送到病人肺内（气体交换），再通过控制呼吸阀将废气排出来，这样完成一个送气周期并不断地重复。

（三）呼吸机的类型

早期的呼吸机由简易人工气囊演变而来，为简单的机械装置，无自动调节和报警设置，通常根据驱动方式不同，分为气动型和电动型呼吸机。随着功能的增多和性能的不断完善，呼吸机的种类日趋多样，大致可分为定压型呼吸机、定容型呼吸机、多功能混合型呼吸机、高频呼吸机、负压呼吸机等。其中定压、定容和多功能混合型呼吸机又可归为正压呼吸机，是临床最常用的呼吸机。多功能混合型呼吸机集定压定容为一身，目前正朝智能化方向发展，是 ICU 的首选类型。

无论何种呼吸机，都应具备以下基本设置：空氧混合器，有效的吸入气加温加湿装置，较精确的潮气量、吸呼比、呼吸频率调节，可附加呼吸末正压或持续气道正压，药物雾化吸入装置和可靠的报警系统。

1. 定压型呼吸机　通过在呼吸道产生正压，使气流进入气道和肺内，肺泡膨胀。随着胸廓和肺被动性地扩张，呼吸道内压力不断升高，当达到预定压力值后，气流中断；呼气时，呼吸机打开呼气阀，胸廓和肺被动性地萎陷或有负压产生呼气；当气道内压力不断下降，达到另一预定值后，呼吸机再次通过正压产生气流，并引起吸气；如此周而复始，呼吸机不断产生或辅助呼吸动作。

2. 定容型呼吸机　定容型呼吸机同样是通过正压将预定的潮气量送入呼吸道或肺内，并将压力控制在一定范围内。当预定的潮气量达到后，呼吸机停止供气，气流中断，进入屏气或直接进入呼气状态；呼气时，呼吸机的呼气阀打开，肺和胸廓被动或主动性地回缩，气体排出，即产生呼气。这种由既定容量（潮气量或分钟通气量）控制或调节吸、呼气相切换方式的人工呼吸机称为定容型呼吸机。由于定容型呼吸机的潮气量或分钟通气量恒定，为保证供给设定的潮气量或分钟通气量，呼吸机可自动调节工作压力和气流速度，以克服由气道阻力增高、肺顺应性降低引起的通气量下降，目前临床应用范围相对较广。

3. 高频呼吸机　高频通气是一种违反生理常规的特殊通气方式，是借助高压气源向气道内有节律地、短促地喷气，并以较小的潮气量、较高的通气频率达到间歇正压通气的目的。高频通气具有高呼吸频率（>60 次/分）、低潮气量（≤解剖死腔）、低气道压力、循环干扰小且无需密闭气道，吸入氧浓度可以保证等特点。

（四）呼吸机治疗的适应证与禁忌证

1. 适应证　应用呼吸机的主要目的是预防、减轻或纠正由各种原因引起的缺氧与二氧化碳潴留，所以呼吸机治疗的主要适应证是缺氧和二氧化碳潴留。有时也可应用呼吸机作肺内的雾化吸入治疗。

其适应证主要为各种原因导致的呼吸衰竭的治疗性通气，包括以下几点。

（1）神经肌肉疾患。

（2）上呼吸道阻塞。

（3）急性呼吸窘迫综合征（ARDS）或其他原因的肺水肿、肺炎、支气管哮喘。

（4）因镇静药等应用过量导致昏迷、呼吸中枢抑制。

（5）心肌梗死或充血性心力衰竭合并呼吸衰竭。

（6）慢性阻塞性肺疾患病人呼吸衰竭急性恶化等。

呼吸机也可用于预防性通气治疗，即在开胸手术后、败血症、休克、严重外伤情况下，估计病人在短时间内有发生呼吸功能不全可能时，可预防性应用呼吸机治疗。

2. 禁忌证　呼吸机治疗没有绝对的禁忌证，相对禁忌证有以下几点。

（1）低血容量性休克。

（2）严重肺大疱和未经引流的气胸，尤其是张力性气胸，在未建立胸腔闭式引流时禁忌应用呼吸机治疗。

（3）肺组织无功能。

（4）大咯血在气道未通畅前，也禁忌呼吸机治疗。

（五）呼吸机常用模式的选择

呼吸机治疗的模式很多，选择时主要参照各种通气模式的特点和病人的具体病情考虑。

1. 机械控制通气机械控制通气（CMV）　也称间歇正压通气（IPPV）为目前治疗中最常用的通气方式。吸气时由呼吸机产生正压，将气流送入肺内；随吸气动作进行，压力上升至一定水平或吸入的容量达到一定水平，呼吸机即停止供气，呼气阀打开时，病人的胸廓回弹和肺动性地萎陷，产生呼气。主要适用于各种以通气功能障碍为主的呼吸衰竭病人。

2. 间歇正、负压通气（IPNPV）　是一种吸气相正压、呼气相转为负压的机械通气方式。呼吸机在吸气相产生正压，将气体压入肺内；呼气相转为负压，帮助呼气。应用 IPNPV 时，通气机在吸、呼气相均进行辅助呼吸。目前临床已很少使用。

3. 持续正压气道通气（CPAP）　是指在病人有自主呼吸条件下，整个呼吸周期内，均人为地施以一定程度的气道内正压（高于大气压）。主要用于有自主呼吸的病人，故也可以理解为自主呼吸状态下的呼气末正压。在 CPAP 通气方式时，呼吸机通过一定的吸气压力，在吸气相产生持续的正压气流；呼气相时，呼气的活瓣系统对呼出气也给予一定的阻力，以使吸、呼相的气道压均高于大气压。病人则是通过按需活瓣或伺服系统，借助持续的正压气流（正压气流 > 吸气气流）系统，进行自主呼吸。其主要优点是吸气时恒定的持续的正压气流 > 吸气气流，使潮气量增加，故病人感到吸气省力，呼气作功减少。此外，增加功能残气量，防止气道闭合和肺泡萎陷的作用可能较 PEEP 明显。

4. 间歇指令通气和同步间歇指令通气

（1）间歇指令通气（IMV）：是在自主呼吸基础上，给病人规律性地，间歇性地触发指令潮气量，将气体强制送入肺内，提供病人所需的通气量，以保持动脉血气正常。主要用于呼吸运动不稳定和通气量有变动者，使撤机过程更为安全。由于 IMV 与自主呼吸不同步可能出现人机对抗，故 IMV 已不常应用。

（2）同步间歇指令通气（SIMV）：为 IMV 的改良方式。指呼吸机在每分钟内，按预先设置的呼吸参数（频率、流速、容量、吸/呼比等），给予病人指令性呼吸。病人可以有自主呼吸，且自主呼吸的频率、流速、容量、吸/呼比等不受呼吸机的影响。应用 SIMV 时，呼吸机的供气则由病人的自主呼吸触发，即使是指令性通气，也与辅助性机械通气相同。

IMV/SIMV 主要用于脱机前的训练和过渡，也可用于一般的常规通气，如部分呼吸情况相当平稳或正常的情况下。应用脱机前准备时，可将 IMV/SIMV 的呼吸次数由正常水平逐渐减少，直至完全脱机。

5. 压力支持通气（PSV） 是一种辅助通气方式，即在有自主呼吸的前提下，每次吸气都接受一定水平的压力支持，以辅助和增强病人的吸气能力，增加病人的吸气深度和吸入气量。应用 PSV 时，需设定吸气压力或称支持压力，故这种支持压力是可以自行设置和任意调节的。吸气压力随病人的吸气动作开始，并随吸气流速减少到一定程度或病人有呼气努力而结束。应用此模式时事先只需设定吸气压力和触发敏感度，病人可独立控制吸、呼气时间，并与压力支持共同调节吸气流量和潮气量。该模式适用于自主呼吸能力不足，但神经调节无明显异常的病人。

6. 反比通气（IRV） 是一种特殊的通气方式。在应用 IRV 方式时，呼吸的吸气时间大于呼气时间，吸/呼比值改为 1 ∶ 1 ~ 4 ∶ 1。该模式的优点是由于吸气时间大于呼气时间，使吸气峰压降低，且呼气时间短，致使部分气体保留于肺内，增加了肺的功能残气量，使气道产生自发的 PEEP，改善气体的弥散。缺点是对于有自主呼吸病人，需用肌松剂抑制病人的自主呼吸，同时对心血管有抑制作用。IRV 总的效应是改善顺应性差的肺组织的通气，使部分肺泡复张；改善通气/灌流比例失调，降低肺内分流；改善低氧血症。IRV 的适应证是肺组织严重受损，伴严重低氧血症的 ARDS 病人。其不良反应：①平均气道压升高，加重对循环干扰；②病人通常不能耐受这种非生理性的通气方式，因此需用镇静剂及肌松剂完全打断病人的自主呼吸，进行完全控制的机械通气。

7. 双气道正压通气（BIPAP/Bi - Level） 为一种双水平 CPAP 的通气模式，自主呼吸在双相压力水平均可自由存在。高水平 CPAP 和低水平 CPAP 按一定频率进行切换，两者所占时间比例可调。设置指标：呼吸频率（RR），吸气时间，吸气压力（高压力，Phigh），呼气压力（低压力 Plow）。VT 决定于两压力差及病人肺组织的顺应性及阻力，BIPAP/正比 Bi - Level 最大特点是由于其特有的“开放通气系统”（open system），在整个机械通气过程中允许病人自主呼吸，从而减少“人 - 机对抗”，减少呼吸做功及镇静、肌松剂的应用；Bi - Level 更可保证吸呼同步，并在高压相进行压力支持；病人在这一通气模式下可完成从机械通气开始到撤机的全过程。

8. 自动化通气模式自动化通气模式的类型

(1) 压力调节容量控制（PRVC）。

(2) 容量支持（VS）。

(3) 适应性压力通气（APV）。

(4) 适应性支持通气（ASV）。

自动通气的特点是由计算机程序控制，对病人每一次呼吸时的肺力学功能（顺应性、阻力）进行持续监测，并根据监测结果自动调节下一次吸气时的压力值。这样，病人每一次的 VT 均在最低压力下（而不是固定压力）完成的，从而降低了机械通气可能造成的压力伤及容量伤。这种高度智能型自动化的通气模式将成为今后呼吸机的发展趋势。

（六）呼吸机的常用参数

1. 呼吸频率（f） 是指每分钟内机械通气的次数，是呼吸机治疗最常用的参数。呼吸频率设置合理，有利于减少呼吸肌作功，有助于自主呼吸和机械通气的协调。呼吸频率按健康人的频率调节：成人 14～20 次/分；儿童 16～25 次/分；婴儿 28～30 次/分。

2. 潮气量（VT） 是指平静呼吸时每次吸入或呼出的气量，正常人一般为 8～10ml/kg。在机械通气时，VT 是指病人通过呼吸机每一次吸入或呼出的气量。

3. 每分钟通气量（MV） 与 VT 的临床价值基本相同。每分钟通气量（MV）= 通气频率 × 潮气量。正常人为 8～7L/min。

4. 吸/呼时间比（I/E） 是指吸气与呼气时间各占呼吸周期中的比例，是重要的机械通气参数。正常情况一般 I/E 为 1 ∶ 1.5～1 ∶ 2.5（平均为 1 ∶ 2）。慢性阻塞性肺气肿及高碳酸血症病人的呼气时间宜长，I ∶ E = 1 ∶ 2.5～1 ∶ 4。限制性通气障碍及呼碱病人呼气时间宜短，吸气适当延长，I ∶ E = 1 ∶ 1。I ∶ E = 1.5 ∶ 1 为反比通气。

5. 吸气压力 呼吸机治疗均是应用正压吸气，以抵消胸、肺的弹性阻力使肺膨胀，一般以能达到满意 VT 的最低通气压力（15～20cmH_2O）为妥。影响通气压力的因素很多，其中呼吸机的工作压力、设置的潮气量、病人的气道阻力与通气压力成正比，一般主张通气压力应 <25cmH_2O。

6. 吸入氧浓度（FiO_2） 在呼吸机治疗初期，为迅速纠正低氧血症，可以应用较高浓度的 FiO_2（>60%），但持续时间应 <6h，避免氧中毒。FiO_2 设置的原则是能使病人 PaO_2 维持在 60mmHg 的最低 FiO_2 水平。

7. 呼吸末气道正压（PEEP） 自主呼吸或正压通气时呼气终末肺内气道压力等于大气压（0）。呼气末气道正压作用为增加功能残气量，防止肺泡萎陷，张开已萎陷的肺泡，改善通气/灌流比，减少分流量。其副作用是胸腔内压增加，回心血量减少，血压可能下降，降低肾脏、肝脏及内脏灌流；妨碍颅内静脉回流，增加颅内压。

使用呼吸机初，一般不主张立即应用或设置 PEEP。因为 PEEP 有加重心脏负担，减少回心血量及心排量，易引起肺气压伤等可能，在能不用的情况下，应该尽量避免。临床上根据病人情况选择“理想 PEEP”的标准。

(1) 吸入 $FiO_2 \leq 0.5$

(2) $PaO_2 \geq 60$mmHg。

(3) 足够的心输出量，常用范围为 5～19cmH_2O。

临床应用 PEEP 治疗应以 $2cmH_2O$ 的幅度增加或减少。

8. 吸气暂停时间（pause time） 一般为 0.6s，不超过 1s。

9. 触发灵敏度 指病人可以将呼吸机带起来的难易程度，触发系统的功能是使呼吸机同有自主呼吸的病人进行同步通气，一般设于敏感水平即容易触发状态。压力触发时通常为 $1\sim3cmH_2O$，流量触发则为 3～6L/min，具体应根据病人自主吸气力量大小调整。

10. 湿化器温度 为了提高吸入气体的温度和湿度，一般设置在 28～32℃。

11. 叹气（sigh） 是指一定的时间给 1～2 倍的潮气量，目的是使一般呼吸中没有通气的肺泡得到通气，时间和通气量由机器内定或医生设定。目前先进的呼吸机已不再设“sigh”装置，而用更符合生理的 PEEP 代替。

12. 报警 不同的呼吸机有不同的报警项目。

（1）气道压力报警：多数呼吸机有气道压力报警，提示气道有无堵塞或漏气。报警界限设置：正常人一般气道峰压为 $20\sim25cmH_2O$，高界设在峰压加 $20cmH_2O$，低界设在峰压减 $10CmH_2O$。

1）造成气道压突然升高的原因包括以下几点

A. 肺外因素：呼吸机管道梗阻（扭折、挤压），气管内插管扭曲、管道内分泌物梗阻、导管套囊嵌顿阻塞导管开口，气管导管滑入一侧支气管。

B. 肺内原因：气管、支气管痉挛，分泌物阻塞，张力性气胸，“人－机对抗”，肺顺应性降低。

2）造成气道压突然下降的原因包括以下几点

A. 各种管道连接松脱，整个通气系统内有漏气现象。

B. 人工气道气囊松气。

C. 呼吸机供气系统压力不足。

D. 呼吸机本身出现故障。

（2）容量监测：吸气 VT、呼气 VT/每分钟通气量；报警限定在每分钟通气量上下 20%。通气量不足报警见于以下几点。

1）呼吸机参数调节和设置不合理。

2）呼吸机故障：管道系统漏气，管道系统扭曲、堵塞，呼吸机工作压力过低，气源故障（氧气和压缩空气），呼吸机各种传感器失灵。

3）病人气道压过高。

4）辅助呼吸模式时，病人呼吸力量不足：容量报警的高水平限制不如低水平限制有价值，主要在于提醒人们重视和防止实际 VT 或 MV 高于所设置水平状况的出现，多见于病人自主呼吸增强的情况下。

（3）呼吸频率（RR）：自主呼吸病人应监测呼吸频率（RR），无特殊原因长时间 RR > 35 次/分，会导致呼吸衰竭。报警上下限一般定在正常范围。自主呼吸模式下应监测呼吸停止时间；病人呼吸停止时间 > 15s，呼吸机报警，并在 15～60s 内开始自动转入控制呼吸模式。

（4）吸入氧浓度（FiO_2）：由于呼吸机治疗中吸入氧浓度过高或过低均不尽人意，过高会引起氧中毒，过低不能满足病人纠正缺氧需要，所以，必须控制吸入氧浓度。FiO_2 报警水平可根据病情由操作者设定上下限，也可由呼吸机自动报警，其范围为所设定 FiO_2 的 ±

(4%～6%)。

(5) 吸入气体温度：先进呼吸机设有持续监测吸入气体温度的装置，是防止湿化器内温度过高或过低的保险装置。温度过高可能引起呼吸道灼伤，温度过低又妨碍对吸入气体的加温和湿化。湿化器温度一般设30～40℃。

(6) 气源供应故障：主要原因见于氧气或空气压力不足，应通知中心供氧室调整或更换氧气瓶以保证供气压力。

(7) 断电报警：主要见于停电或电源插头脱落等。

(8) 呼吸机机械故障：应及时更换呼吸机并通知工程师检修。

二、方法与步骤

(一) 呼吸机的使用

1. 呼吸机使用前的检查　呼吸机使用前一般要正确连接管路和模拟肺，检查并确认气源有足够压力后连接气源，打开气源阀门并调整输出压力；连接电源，通电试机，观察机器有无故障，呼吸回路有无漏气，参数能否根据需要设置，参数显示是否准确，并运行30min左右，检查设置参数和显示参数是否一致，是否稳定，有无漂移，以便决定机器是否可用。

(1) 气密性检查：连接呼吸机气源和外部管道，包括湿化器，设定强制通气方式，将吸气时间设为最大，压力设在工作压力以上，测试时用手堵住Y形管的出口，观察气道压力情况以确定呼吸机密闭性。

(2) 气源供气检查：将呼吸机管路接好，接上模拟肺，设定需要的分钟通气量/潮气量，然后用控制通气方式通气，观察呼吸机工作压力变化。

(3) 呼吸机设置参数检查：主要检查各种报警如压力上、下限报警，窒息报警和触发灵敏度等实际值与设置值是否一致。

2. 呼吸机的使用步骤

(1) 根据呼吸机的种类不同按照说明书安装，将湿化器安装在湿化器架上，倒无菌蒸馏水至所需刻度，呼吸机管道按照送气、呼气的顺序连接好并接好温度传感器和呼气末二氧化碳浓度探头。

(2) 连接好呼吸机主机、空气压缩泵、湿化器电源并开机。

(3) 连接好氧气及压缩空气（或开压缩机开关）

(4) 根据病情调节好呼吸机参数，确定各报警限。

(5) 调节湿化器温度值，试机并确认呼吸机工作状态。

(6) 将呼吸机与已经建立的人工气道连接，开始机械通气，随时监测病人心率、心律、血压、血氧饱和度、潮气量、分钟通气量、呼吸频率及气道压等变化。

(7) 听诊双肺呼吸音，检查通气效果，30min后行血气分析并根据结果作必要的通气参数调整。

3. 呼吸机使用期间的维护　呼吸机在使用过程中除了病人需要持续监测心率、心律、血压、血氧饱和度、潮气量、分钟通气量、呼吸频率及气道压等变化并做好各项常规护理外，呼吸机也需要做好维护。主要包括以下几点。

(1) 经常添加湿化罐内蒸馏水，使之保持在所需刻度处。

(2) 积水瓶应始终处于最低位，随时倾倒积水瓶内的冷凝水，避免水返流入机器或病入气道内。

（3）查看积水瓶是否接紧，管道是否漏气、有无打折。

（4）查看空气进气口端或空气压缩机出气端的气水分离器有无积水，机器的散热通风口有无堵塞现象，每日清洗压缩机通风口过滤网和进气口过滤海绵。

（5）呼吸机可自锁的轮子要锁住，防止机器移动。

（6）电源插头应插得牢固，不宜把过多插头插在一个插座板上。

（7）长时间使用呼吸机时应每周更换呼吸回路，使用一次性湿热交换器病人一般每24h应给予更换。

4. 呼吸机使用后的保养　呼吸机一次使用时间无论长短都要清洗、消毒、维护和保养。主要按照说明书要求定期更换易损件、调试或校正有关参数。内外管路按照各种呼吸机随机附带的说明书拆卸和安装需要清洁、消毒、保养和维护的各个部件。压力或流量传感器较为贵重，清洁时注意保护好测量部分和不允许接触水的部分。主机内部的清洁、吸尘、调试和保养要求由专业工程技术人员完成。机器外部应用500mg/L的含氯消毒液擦拭后再用清水擦拭，呼吸机面板用75%乙醇擦拭，每日至少一次。呼吸回路应一用一消毒，长期使用时每周更换并采取高水平消毒，建议使用一次性呼吸回路。

（二）呼吸机治疗期间的护理

1. 病情观察

（1）常规监测：在呼吸机治疗期间应注意观察病人的体温、脉搏、呼吸、血压、皮肤、神志变化及尿量等。体温升高通常是感染的一种表现，体温下降伴皮肤苍白湿冷，则是休克的表现，应找出原因，采取相应措施。由于呼吸机治疗时气道内压增高，回心血量减少，可引起血压下降，心率反射性增快。另外，呼吸机治疗可抑制病人吸气，尤其是潮气量大时，可导致自主呼吸停止。如病人通气不足，缺氧或二氧化碳潴留时，病人首先表现为意识状态的改变，可有烦躁、意识障碍、惊厥等症状。如果病人呼吸道通畅，呼吸机治疗得当，缺氧和二氧化碳潴留缓解，则病人发绀改善，神志会逐渐转为清醒。

注意采用视、触、叩、听等简单的检查监测手段取得直观的临床数据，肺部听诊以监测呼吸音变化和是否有异常呼吸音。呼吸机治疗时，两侧胸廓活动应对称，两侧肺呼吸音的强弱应一致；否则提示气管插管进入一侧气管或有肺不张、气胸等情况。

注意观察有无自主呼吸与呼吸机对抗。主要表现为自主呼吸激动，呼吸频率增快，与呼吸机不同步，结果导致呼吸困难、通气不足或气体交换不良。清醒病人可表现为猛烈地摇头，疯狂地敲打床边，甚至企图自行拔掉气管插管等。因呼吸机每次送气都与自主呼吸发生对抗，使气道压力过高而报警。

1）发生人机对抗的常见原因有以下几点

A. 呼吸机失灵或调节不当。

B. 呼吸道梗阻，如导管扭曲、分泌物堵塞导管等。

C. 自主呼吸过于急促。

D. 全身性疾病的影响，如败血症、高热等。

E. 精神因素：由于疼痛刺激、意识变化及长期应用呼吸机的痛苦，使病人精神极度紧张，总感到气短，导致呼吸激动。

2）人机对抗的处理：发现病人自主呼吸与机械通气对抗，应首先让病人暂时脱离呼吸机，并用简易呼吸器以纯氧进行人工呼吸。同时检查呼吸机性能，必要时应行动脉血气分析、胸部X线检查以确定气管导管位置，是否存在肺部病变等。主要针对原因进行处理。

A. 适当增加潮气量或呼吸频率，以过度通气来减弱病人的自主呼吸。

B. 采用控制通气者可改为IMV。

C. 适当应用镇静药、镇痛药或肌肉松弛药，以减弱自主呼吸。

（2）PaO_2、SaO_2 或 sPO_2 监测：$PaO_2 < 60mmHg$ 是判断病人是否存在低氧血症的标准，接受呼吸机治疗的病人，通常也以此作为低氧血症是否纠正的标准。当病人接受呼吸机治疗后，低氧血症已被纠正，即 $PaO_2 \geqslant 60mmHg$，说明所设置的有关纠正低氧血症的呼吸机参数基本合理；若低氧血症仍未得到满意地纠正时，应分析原因调整呼吸机参数。

持续 SaO_2 或 sPO_2 监测，是目前临床应用较多且极为普遍的监测方法。sPO_2 监测的优点是简便易行，除能替代持续 SaO_2 监测外，还能间接反映 PaO_2 的变化，能减少有创性动脉血气分析穿刺之苦。

（3）$PaCO_2$ 和 $P_{ET}CO_2$ 监测

1）$PaCO_2$ 是判断呼吸性酸、碱中毒的主要指标：呼吸性酸中毒预示通气不足，即高碳酸血症；呼吸性碱中毒预示通气过度，即低碳酸血症。虽然 $PaCO_2$ 的正常值是35～45mmHg，但应用呼吸机治疗时，一般以 $PaCO_2 < 35mmHg$ 作为过度通气的指标，以 $PaCO_2 > 50mmHg$ 作为判断通气不足的指标。

2）$P_{ET}CO_2$ 是呼吸末的 CO_2 分压，主要反映或代表 $PaCO_2$，$P_{ET}CO_2$ 正常值是38mmHg。持续监测 $P_{ET}CO_2$ 替代 $PaCO_2$ 监测能免去反复抽取动脉血气监测 $PaCO_2$，能指导合理调节呼吸机的某些参数，预防和纠正过度通气所致的呼吸性碱中毒。

（4）动脉血气分析监测：动脉血气分析是判断通气和氧合情况的主要依据，是呼吸机治疗的重要监测指标。通过血气分析可以：①判断血液的氧合状态，指导呼吸机的合理调节；②判断机体的酸碱平衡情况；③与呼吸监测结合起来判断肺气体交换情况。

一般在应用呼吸机治疗后30min应常规作动脉血气分析。以后每当呼吸机参数有较大的调整，均应在30min后再作一次动脉血气分析，直至达到所设置的呼吸机参数基本符合病人的需要或者原有的缺氧和酸碱失衡已得到纠正。

（5）胸部X线监测：是呼吸机治疗病人的常规监测项目之一。由于呼吸机治疗病人不能轻易搬动，胸部X线摄片监测只能在床边进行。胸部X线可帮助明确人工气道的位置、发现肺水肿及并发症（气胸、皮下气肿等）、发现肺部感染、肺不张等；同时也是决定病人是否接受呼吸机治疗或脱离呼吸机的重要指标之一。一般在呼吸机治疗前、治疗期间以及停止呼吸机治疗前均需行X线检查。

（6）呼吸力学监测：主要指呼吸道阻力和肺顺应性的动态监测。同一个病人，应用同样的机器，监测所得的呼吸道阻力和肺顺应性变化值，可用于病人的病情和肺部力学的判断。

（7）血流动力学监测：对接受呼吸机治疗的病人，进行血流动力学监测，其价值在于进一步了解呼吸机对病人血流动力学影响的情况，指导人们更加合理地应用各种不同的通气模式，有效地预防各种并发症，尤其是干扰血流动力学的并发症。

（8）尿液的监测：尿量、尿比重及渗透压的测定方法简单易行，且意义重大。呼吸机治疗可能合并有肾功能不全及血管升压素（抗利尿激素）分泌增多，使尿量发生变化。

（9）心电图监测：机械通气时易发生心律失常，所以应常规持续心电监护，并可根据心电图 ST 段的变化来判断心肌的供血情况。

（10）血液的生化检查：血经蛋白和血细胞比容的变化可以判断有无血液浓缩或消化道出血的发生；电解质的检查对于综合治疗有很大的益处；尿素氮对判断肾功能及血容量有价值；长期用呼吸机者应查肝功能。

（11）颅内压监测：对于脑外伤、颅脑手术后应用呼吸机者，若有条件可行颅内压监测，以观察呼吸机治疗对颅内压和脑灌注压的影响，并指导脑水肿治疗。

（12）气道温度监测：呼吸机多配有恒温湿化器，可将吸入气体加温到 32 ~38℃。若湿化器内的水耗干，气道温度可升高，所以一般要监测吸入气体温度，并设报警限，以防气道烧伤。

2. 气道管理　呼吸机需要通过人工气道与病人连接才能实施呼吸机治疗，因此加强人工气道管理，保持呼吸道通畅，对于呼吸机治疗来说至关重要。妥善固定气管插管/套管，合理按需吸痰，加强气道湿化，适当雾化，观察并注意测量气管插管外置部分长度，加强呼吸回路管理并注意及时清除管道中积水等是呼吸机治疗气道护理最基本的内容。

3. 基础护理　呼吸机治疗期间病人自理能力丧失，应加强基础护理。病人应安置在监护室或专门病房，室温保持 25℃左右，相对湿度 65% 左右，每日至少开窗通风两次，每次 30min 以上；有条件时将病人安置在洁净病房，减少医源性感染发生。无病情限制均应给予半卧位，床头至少抬高 30° ~45°以上，一般不宜侧卧，防止因体位改变使导管偏移，导致气道密闭不严，使通气量不足。置管期间一般宜禁食，防止食物误入气管。采用洗必泰行口腔护理，至少 6h 一次，观察口腔黏膜完整性，警惕真菌感染。昏迷者应注意保持肢体功能位置，给予被动功能锻炼，以促进血液循环、增加肌肉张力、预防静脉血栓、加强皮肤护理。眼睑不能闭合者可涂红霉素眼膏或盖凡士林纱布保护角膜。最后应注意保持静脉通道畅通，保证营养及电解质的补充，维持水、电解质及酸碱平衡。

（三）呼吸机的撤离

1. 撤离呼吸机的标准　呼吸机治疗后病人病情改善、呼吸功能逐渐恢复，需考虑停用呼吸机，符合下述标准者可停用。

（1）中枢神经功能正常、清醒、定向力好。

（2）所需呼吸机治疗的基础疾病或创伤已稳定或得到明显改善，能自主摄入一定的热量、营养状态和肌力良好。

（3）败血症已得到控制。

（4）循环功能基本稳定，心脏指数 >2L/（min · m^2）。

（5）呼吸功能明显改善，自主呼吸强，需呼吸机支持的通气量应 <180ml/（kg · min）。

（6）FiO_2 <40% 时，PaO_2 ≥60mmHg。

（7）PEEP≤10cmH_2O。

2. 撤离呼吸机的步骤　呼吸机撤离的难易程度主要取决于两个因素：①病人原先的肺功能状况，原有肺功能不全的病人，容易因呼吸机依赖而出现脱机困难；②原发病对肺功能损害的程度及是否有肺部并发症的影响，如肺部感染常常是脱机困难的主要原因。撤机一般在白天进行，晚上让病人充分休息，直到病人能完全依靠自主呼吸为主。如呼吸机撤离困难，呼吸机治疗超过 1 周的病人至少应维持自主呼吸 24 ~48h 方能拔除气管导管。

(1) 直接撤离：主要适用于原先肺功能状况良好，因为某种急性疾病或突发因素造成呼吸衰竭、需要应用呼吸机支持的病人。首先降低呼吸机辅助条件，如逐步降低 PEEP 和 PSV 水平，直至完全去除；同时逐渐降低 FiO_2 水平至 <40% 为宜。若呼吸机辅助条件降至上述水平后，病人的氧合仍能保持在较好的水平（PaO_2 >60mmHg、SaO_2 >90%），可以直接撤除呼吸机。

(2) 分次或间断撤离：主要是针对原有肺功能不全、因某种原发病对肺功能损害严重或者是并发肺部感染等的病人，撤离呼吸机的标准基本达到，但十分勉强时，可以采用分次或间断撤离呼吸机的方法。首先加强宣教与心理护理，解除其心理负担和顾虑，同时做好营养支持和肺功能锻炼等。对脱机困难或没有足够把握的病人，采用一定的通气模式作为撤离呼吸机的过渡。

1）SIMV：通过逐渐降低 SIMV 的呼吸次数，使自主呼吸次数逐渐增加。在呼吸机的协助下，增加病人呼吸肌肉活动，使病人在体力及精神上得到支持。待 SIMV 频率降至 5 次/分时，若病人呼吸平稳、血气大致正常、能较好地维持通气和氧合即可考虑脱机。

2）PSV：采用 PSV 作为过渡措施的通气模式，开始可逐渐增加 PSV 的压力支持水平，以利肺、胸廓的充分膨胀，做被动性的肺功能锻炼；以后可逐渐降低 PSV 的压力支持水平，一旦当压力支持水平下降至一定水平或完全撤除后，病人仍能维持较好地呼吸时，意味着脱机的条件成熟，可以试行脱机。

3）SIMV + PSV：对有呼吸肌衰竭的病人，可先采用 PSV 增加肺的膨胀度；然后在逐渐降低 PSV 压力的同时，应用 SIMV 的通气模式；待 PSV 完全撤除后，再逐渐降低 SIMV 的通气支持次数，直至达到可以脱机的次数（5 次/分）时，如果自主呼吸可以达到满意的氧合状态，即可以考虑脱机。

4）CPAP：可以单独应用，也可与 SIMV + PSV 合用。方法与 PSV 基本相同，压力逐渐降低，自主呼吸频率也要兼顾，过快时应寻找原因，并及时更换通气模式。

(3) 间断脱机：指将脱机的时间分开，先是逐小时，即每日分次脱机几小时；以后视情况逐渐增加脱机的次数或延长每次脱机的时间；最后还可以改成逐日或白天脱机、夜间上机等，直至完全停用。有些病人即使应用特殊的通气模式或功能，仍无法脱机时可采用间断脱机的方法。间断脱机的时间，依脱机的难易程度而异，有的仅需数天，有的却可能需要数周。

3. 拔管　有时因病人病情复杂，病情发展难以预料，在撤除呼吸机后可适当延长人工气道保留时间，通过气管插管或气管切开造口置管让病人吸氧，同时观察病人一般情况及血气结果以证实病人再次呼吸机治疗可能性极小时，即可考虑拔管。

(1) 拔除气管插管：拔管之前需对病人作适当解释。病人取半坐位，先用简易呼吸器给予人工呼吸，使病人吸氧同时肺部充分扩张。然后吸引气道、口腔内的分泌物，尤其要吸引导管外气囊周围的分泌物。在抽尽气囊内的气体后迅速拔管。拔管后立即让病人咳嗽、咳出气道内分泌物以确保呼吸道通畅。拔管一般应选择在上午进行，以便监护。有些病人拔管后可能出现喉头水肿，表现为吸气性呼吸困难，即病人吸气时胸骨上窝及气管和软组织发生回缩，伴吸气性哮鸣音。对于轻度水肿者，可立即经静脉注射皮质激素或雾化吸入肾上腺素；重症者，应立即选用较小的气管导管重新插管或紧急气管切开造口置管。

(2) 拔除气管切开造口置管：方法与气管插管拔除大致相似，拔除后需用无菌纱布覆盖造口，当病人咳嗽或说话时，应用手按压该部位，一般造口几日后可闭合。在拔管后的几小时内宜禁食，以后可先进流食，如无误吸再进普通饮食。

三、常见并发症及处理

呼吸机治疗并发症的发生常与呼吸参数的设置和调节不当、呼吸机故障和护理不善有关。

（一）呼吸系统并发症

1. 肺部感染　人工气道的建立，使上呼吸道正常防御功能丧失，医源性交叉感染和分泌物引流不畅均为促发肺部感染的因素，而广谱抗生素的长期应用，又为真菌感染创造了条件。接受呼吸机治疗病人肺部感染的临床表现与普通肺部感染病人相同，由于呼吸机支持期间病人不能说话，不会有咳嗽、咳痰等主诉，因此肺部感染主要是通过对呼吸道分泌物外观颜色、黏稠度等方面的观察，结合体温、血象、胸片及分泌物的病原学检查等判断。

呼吸机相关性肺炎（VAP）是呼吸机治疗最为常见并发症，是指无肺部感染的病人，在气管插管或气管切开行呼吸机治疗48h后所并发的肺部感染。中华医学会呼吸病分会所制定的《医院获得性肺炎诊断和治疗指南》将VAP定义为使用机械通气48h后X线胸片检查显示肺部有浸润阴影或出现新的浸润阴影，查体肺部可闻及湿啰音，同时具备：①白细胞$>10\times10^9/L$；②体温37.5℃以上；③呼吸道有脓性分泌物；④从支气管分泌物中分离出病原菌或新的病原菌之一者。

预防与处理措施包括：严格掌握气管插管或气管切开适应证；加强呼吸道管理，严格无菌操作；加强口腔护理，预防和减少胃内容物和定植菌的反流误吸；加强气道湿化，按需吸痰，维持气道通畅；合理镇静，有计划实施唤醒，评价治疗效果；定期做分泌物细菌培养，针对性应用抗生素；定期床旁胸部摄片，明确感染范围，配合体表定位理疗，必要时行纤维支气管镜下肺泡灌洗。对于长期应用呼吸机治疗和广谱抗生素的病人，警惕有无霉菌感染，及时治疗。加强教育，严格落实手卫生。

2. 肺不张　常见的原因有气管插管过深导管插入单侧支气管、分泌物引流不畅造成分泌物或痰栓的堵塞、氧中毒引起吸收性肺不张等。一侧肺不张时，体征明显。如气管向患侧移位，患侧肺的语颤音增强，呼吸音减低或消失。胸部X线显示气管和纵隔阴影均向患侧移位，肺不张的部位肺纹理增多、密集，水平裂上抬或下移等。一旦明确有肺不张，应立即采取必要的措施，除翻身、叩背、吸痰外，还应向气管内注水充分湿化，选择有一定弧度的吸痰管，按照气管解剖角度分别深入左、右支气管，耐心地多次抽吸，方有可能解除肺叶支气管的阻塞。倘若是导管位置不对，可以及时地调整，适当地将导管向外拔，直至两肺呼吸音相等。

3. 气压伤　是呼吸机治疗最严重的并发症之一。造成气压伤的直接原因是吸气压峰值异常升高和吸气平台压过高。气压伤多发生于ARDS、哮喘持续状态和肺炎病人以及原有慢性阻塞性肺疾患病人，主要表现为气胸、纵隔气肿、皮下气肿和气腹等。呼吸机治疗期间如病人出现烦躁不安，心率增快，血压下降，气管移位，颈胸部皮下气肿，患侧胸部叩诊呈鼓音，呼吸音消失，应考虑气压伤（气胸）可能。一旦气胸诊断明确，应立即进行排气减压。没有条件立即进行排气减压（即胸腔闭式引流），应即刻停止应用呼吸机，以免胸膜腔内压越来越高，肺组织受压加重。

4. 机器肺 指病人长期依赖呼吸机支持而无法撤机。原因有长期高 FiO_2、潮气量过大或吸气压力过高，肺泡表面活性物质减少致顽固性肺不张，肺组织纤维化以及肺透明膜形成等。处理是从接受机械通气的早期就应严格限制 FiO_2 在70%以下，并尽早逐步调低，$FiO_2>70\%$ 不应超过24h；病人病情稳定后，就应采用辅助通气模式，加强呼吸肌的功能锻炼，制定撤机方案，尽早撤机。

（二）循环系统并发症

呼吸机应用时对循环的不利影响，主要表现为回心血量减少、心输出量下降和血压下降，可同时伴有中心静脉压增高、心率增快和尿量减少，多见于持续正压通气病人。对循环功能紊乱严重的病人，应配合使用血管活性药物和补足血容量。预防和治疗的主要措施是去除容易产生低血压的原因，如机械通气前应尽可能地补足血容量，机械通气的压力选择在能达到治疗效果的最低水平。如果出现心律失常立即采取相应措施。

（三）消化系统并发症

呼吸机治疗能有效纠正低氧血症和二氧化碳潴留，对胃肠道功能无疑有保护作用。呼吸机治疗对胃肠道最大的不利影响是胃肠充气。

1. 腹胀 由胃肠道胀气引起。对症治疗措施：持续胃肠减压，服用胃肠动力药物，肛管排气等。

2. 肝淤血 机械通气可使肝静脉、门静脉压力升高，产生肝淤血和淤胆等改变，但多为可逆性，不需特殊处理。

3. 消化道出血 多为应激溃疡所致，通常用制酸剂可预防。一旦出现大出血征象，应立即置胃管定时用冰盐水灌洗，注入凝血酶粉等治疗。

（四）与人工气道有关的并发症

（1）导管套囊压力过高，长时间压迫气管造成局部缺血、黏膜糜烂溃疡、出血、气管软骨软化等，拔管后形成瘢痕狭窄，严重者形成气管－食管瘘。预防措施有以下几点。

1）选用高容量低压套囊导管，必要时采用双腔套囊管，轮换固定。

2）加强导管套囊内压力监测，用压力计测定套囊内压1/8h，保持压力为20～25mmHg，避免超过气管黏膜毛细血管静水压（25mmHg）。

（2）气管内导管插入过深，进入右支气管，造成左肺不张，形成肺内分流，低氧血症。预防措施：插管后应听诊双肺呼吸音，妥善固定导管，拍X线胸片，再根据导管的位置调整其深度。

（3）长时间经口插管的病人，可合并口腔压迫性溃疡。预防措施为口腔护理至少6h一次，保持口腔清洁，并改变导管在口腔内位置。

（4）经鼻腔插管应预防上颌窦炎。

附：无创正压通气

无创正压通气（Noninvasive posltlve pressure ventilation，NPPV）是指不经人工气道（气管插管或气管切开）进行的通气，是通过鼻面罩将呼吸机与病人相连，由呼吸机提供正压支持而完成通气辅助的人工通气方式。NPPV 原则上可以用于各种情况的呼吸衰竭如肺挫伤等所致的呼吸障碍、急性呼吸窘迫综合征早期及重症哮喘等多种疾病。无创正压通气与有创通气相比，NPPV 的好处是避免了气管插管或气管切开相关的并发症，可使病人感觉更舒适；可减少镇静剂的用量；保留上呼吸道的防御功能，允许咳嗽、咳痰；允许讲话和吞咽；使用方便灵活；而且 NPPV 也提供了建立或撤除机械通气的最大灵活性。由于 NPPV 的这些优势，目前临床应用越来越广泛。

一、应用无创正压通气的指征

（1）呼吸空气时 $sPO_2<90\%$，经动脉血气分析 PaO_2 证实 <60mmHg 存在呼吸衰竭。

（2）$PaCO_2/FiO_2$ 达到 ALI 和（或）ARDS 的标准，且胸片提示肺部状况恶化。

（3）吸氧 5L/min 时，$sPO_2<93\%$ 或 $PaO_2<70mmHg$；静息时出现严重呼吸窘迫且呼吸频率超过 30 次/分。

二、无创通气改有创通气的指征

（1）行 NPPV 后 2h 内呼吸困难症状无缓解。呼吸频率、心率、血气分析指标无改善或出现恶化。

（2）出现呕吐、严重上消化道出血。

（3）气道分泌物增多，排痰困难。

（4）出现低血压、严重心律失常等循环系统异常表现。

三、NPPV 使用期间护理

1. 一般护理　选用 NPPV 专用鼻面罩，且注意与病人面部大小合适。病人可取半卧位、坐位、仰卧位，保持头、颈、肩在同一水平，使气道通畅。餐后 2h 宜取半卧位以防止误吸。

2. 严密监测　密切观察体温、脉搏、呼吸、神志、尿量等变化，并根据血气结果及时调整呼吸机参数。加强监护，发现问题及时解决。

一看：看病人的精神状态、体位、鼻面罩对皮肤的压迫情况、氧流量、湿化效果、模式及参数的设置、人机同步性能等。

二试：用手试探鼻面罩的周围有无漏气、固定带的张力是否适宜（以伸进 2 个手指为宜）、脉率及节律等。

三听：听呼吸机工作的声音；漏气装置在不同压力相的漏气声音与病人呼吸动作是否相吻合。

四问：询问病人的感受及要求，可以让病人用简单的文字或手势来表达。

五检测：是指通过仪器检测，包括呼吸频率、心率、脉搏血氧饱和度（sPO_2）、血气分析等进行疗效判断。

3. 保持呼吸道通畅　在 NPPV 治疗前及治疗过程中协助病人翻身拍背，鼓励病人做有效咳嗽、咳痰，注意气道的湿化，也可根据病情间歇饮水。

4. 心理护理　向病人说明治疗目的、配合治疗的重要性，说明呼吸机的工作原理以及连接和拆除方法。指导病人有规律地放松呼吸，随机吸气、呼气，慢慢调节自己的呼吸与机器同步。

5. 并发症护理

（1）幽闭恐惧：与用无创通气前对病人的指导不够有关。在使用前，应向病人说明 NPPV 的重要性、大致原理、过程、可能的感受及配合要领，尤其强调在使用的第一时间必须有专人在病人床边对其进行指导；消除其恐惧心理，使病人能够配合和适应；及时调整鼻面罩及呼吸机参数；向病人讲明鼻面罩连接和拆除的方法，以备病人有呕吐或胃内容物反流时能及时摘掉面罩；病人氧合指数及血气指标改善应及时告诉病人，增强其信心，提高病人的依从性。

（2）胃肠胀气：与无创通气时气体流量大，气体在进入呼吸道的同时，也有部分气体进入了消化道有关。对策：嘱病人在呼吸时要缓慢均匀的呼吸；尽量不要张口呼吸；告病人呼吸机会随着病人的呼吸送气和放气；调整合适的吸气末正压值和呼气末正压值，尽量使吸气压不超过2.45kPa，必要时可行胃肠减压和加用胃动力药。

（3）湿化不良：与雾化不充分有关。对策：对NPPV病人，除使用呼吸机自带的湿化罐外，还要使用一次性的雾化装置；告诉病人尽量用鼻呼吸，要增加水的摄入；鼓励排痰，并以人工辅助排痰；雾化液中可遵医嘱加入稀疏痰液的药物，如沐舒坦、糜蛋白酶等。

（4）鼻面部压伤：与鼻面罩系带勒的过紧有关。对策：选择和配戴合适的鼻面罩；在使用无创鼻面罩时，不要固定过紧，周围应用纱布或棉垫保护；对于面部较瘦或颧骨突出的病人，鼻面罩周围有空隙时，将空隙处用棉垫填塞；使用中随时观察面罩移位情况，及时调整。

（阂　磊）

第五节　肠外营养

1968年，美国外科医师Dudrick与Wilmore等始创“静脉高营养”的治疗方法。在此后的30余年中，有关临床营养的概念及方法不断得到更新和发展，早年定义的“静脉高营养”已被更科学、合理的“肠外营养”一词所替代。

肠外营养（PN）系指通过静脉途径提供人体代谢所需的营养素。当病人被禁食，所需营养素均经静脉途径提供时，称之为全胃肠外营养（TPN）。

一、概述

（一）适应证

当外科病人出现下列病症而胃肠道不能充分利用时，可考虑提供肠外营养支持。

（1）营养不良。

（2）胃肠道功能障碍。

（3）因疾病或治疗限制不能经胃肠道摄食或摄入不足。

（4）高分解代谢状态，如严重感染、灼伤、创伤或大手术。

（5）抗肿瘤治疗期间。

必须注意的是，有些病人虽有PN指征，但当伴随严重水电解质、酸碱失衡、出凝血功能紊乱或休克时，应先予纠正，待内环境稳定后再考虑PN。

（二）营养素及肠外营养制剂

1. 葡萄糖　是肠外营养时主要的非蛋白质能源之一，成人的代谢能力为4～5g/（kg·d）。当供给过多或输入过快时，部分葡萄糖可转化为脂肪沉积于肝脏，导致脂肪肝；故每天葡萄糖的供给总量不宜超过300～400g，占总能量的50%～60%。为促进合成代谢和葡萄糖的利用，可按比例添加胰岛素。

2. 脂肪　20世纪60年代初，Wretlind等研制成功以大豆油为基础的脂肪乳剂，使临床结束了主要以葡萄糖为非蛋白质能源的静脉营养的历史，开创了真正意义的肠外营养的新纪元。

脂肪乳剂是一种水包油性乳剂，主要由植物油、乳化剂和等渗剂等组成。临床应用脂肪乳剂的意义在于提供能量和必需脂肪酸、维持细胞结构和人体脂肪组织的恒定。

临床常用的脂肪乳剂分两类。①100%为LCT构成；②50% MCT与50% LCT经物理混合而成（MCT/LCT）。LCT能提供必需脂肪酸；但需依赖肉毒碱进入线粒体代谢，MCT则不需依赖肉毒碱即可进入线粒体氧化，不易在肝脏蓄积，有利于肉毒碱缺乏的危重病人。MCT的不足之处在于不能提供必需脂肪酸。即将面世的结构脂肪乳剂是以化学混合为特点的新制剂，其代谢性能可能更优于物理混合的MCT/LCT制剂。

脂肪乳剂的供给量占总能量的20%～30%，成人1～2g/（kg·d）。当脂肪与葡萄糖共同构成非蛋白质能量时更符合生理，二者的比例为（1∶2）～（2∶3）。

3. 氨基酸　构成肠外营养配方中的氮源，用于合成人体蛋白质。复方结晶氨基酸溶液都按一定模式配比而成，可归纳为两类：平衡型与非平衡型。平衡型氨基酸溶液所含必需与非必需氨基酸的比例符合人体基本代谢所需，适用于多数营养不良病人；非平衡型氨基酸溶液的配方系针对某一疾病的代谢特点而设计，兼有营养支持和治疗的作用。

临床选择须以应用目的、病情、年龄等因素为依据。提供的氨基酸量1～1.5g/（kg·d）；占总能量的15%～20%。

近年来，个别氨基酸在代谢中的特殊意义已受到重视和强调，较具代表性的有谷氨酰胺（glutamlne，Gin）和精氨酸（arginine，Arg）。

（1）谷氨酰胺：属非必需氨基酸，在严重感染、手术、创伤等应激状态下，人体对Gin的需求远远超过内源性合成的能力，严重缺乏时可影响多脏器的代谢功能，故又将之称为“条件必需氨基酸”。

（2）精氨酸：则被认为具有免疫调变作用，有助增强免疫功能。

4. 维生素和矿物质　是参与调节和维持人体内环境稳定所必需的营养物质。维生素的种类较多，按其溶解性可分为水溶性和脂溶性两大类。前者包括维生素B族、维生素C和生物素等，后者包括维生素A、维生素D、维生素E、维生素K。水溶性维生素在体内无储备，不能正常饮食时将缺乏；脂溶性维生素在体内有一定储备，短期禁食者不致缺乏。长期TPN时常规提供多种维生素可预防其缺乏。在感染、手术等应激状态下，人体对部分水溶性维生素，如维生素C、维生素B等的需要增加，应适当增加供给量。

TPT，尤其在有大量引流、额外丧失时，需根据血电解质水平，调整和补充钠、钾、氯、钙、磷、镁等电解质。

对临床较具实际意义的微量元素包括锌、铜、铁、硒、铬、锰等。这些元素均参与酶的组成、三大营养物质的代谢、上皮生长、创伤愈合等生理过程。长期TPN时，须重视可能出现的微量元素缺乏问题。

二、输注方法

1. 全营养混合液（TNA）方式　即将每天所需的营养物质，在无菌条件下按次序混合入由聚合材料制成的输液袋或玻璃容器后再输注。TNA 又称“全合一”（allin one，AIO）营养液，强调所供营养物质的完全性和有效性。优点：①以较佳的热氮比和多种营养素同时进入体内，增加节氮效果；②简化输液过程，节省护理时间；③降低代谢性并发症的发生率；④减少污染机会。

2. 单瓶输注　在无条件以 TNA 方式输注时，可以单瓶方式输注。但由于各营养素非同步输入可造成某些营养素的浪费。此外，若单瓶输注葡萄糖或脂肪乳剂，可因单位时间内进入体内的葡萄糖或脂肪酸量较多而增加代谢负荷甚至并发与此相关的代谢性并发症。故单瓶输注时氨基酸与非蛋白质能量溶液应合理间隔输注。

3. 输注途径　包括周围静脉和中心静脉途径，其选择需视病情、营养液组成、输液量及护理条件等而定。当短期（<2 周）、部分营养支持或中心静脉置管和护理有困难时，可经周围静脉输注；但当长期、全量补充时以选择中心静脉途径为宜。

三、护理要点及注意事项

（一）肠内营养

1. 预防误吸

（1）选择合适的体位：根据喂养管位置及病情，置病人于合适的体位。伴有意识障碍、胃排空迟缓、经鼻胃管或胃造瘘管输注营养液者应取半卧位，以防反流、误吸。经鼻肠管或空肠造瘘管滴注者可取随意卧位。

（2）估计胃内残留量：在每次输注肠内营养液前及期间，每间隔 4h 抽吸并估计胃内残留量，若残留量 >100ml，应延迟或暂停输注，必要时加用胃动力药物，以防胃潴留引起反流而致误吸。

（3）病情观察：若病人突然出现呛咳、呼吸急促或咳出类似营养液的痰，应疑有喂养管移位并致误吸的可能，应鼓励和刺激病人咳嗽，以利排出吸入物和分泌物，必要时经气管镜清除误吸物。

2. 保护黏膜、皮肤　长期留置鼻胃（肠）管者，可因其压迫鼻咽部黏膜而产生溃疡，应每天用油膏涂拭润滑鼻腔黏膜。胃、空肠造瘘者应保持造瘘口周围皮肤干燥、清洁。

3. 减少胃肠道不适

（1）控制营养液的浓度和渗透压：营养液浓度和渗透压过高，可引起胃肠道不适、恶心、呕吐、肠痉挛和腹泻。因此，应从低浓度开始，再根据胃肠道适应程度逐步递增，如能量密度从 2. 09kJ/ml 起，渐增至 4. 18kJ/ml 或更高。

（2）控制输注量和速度：营养液宜从少量开始，250 ~ 500ml/d，在 5 ~ 7d 内逐渐达到全量。容量和浓度的交错递增将更有益于病人对肠内营养的耐受。输注速度以 20ml/h 起，视适应程度逐步加速并维持滴速为 100 ~ 120ml/h。以输液泵控制滴速为佳。

（3）调节营养液的温度；营养液的温度以接近体温为宜，过烫可能灼伤胃肠道黏膜，过冷则刺激胃肠道，引起肠痉挛、腹痛或腹泻。可在喂养管近端自管外加热营养液，但需防止烫伤病人。

（4）避免营养液污染、变质：营养液应现配现用；保持调配容器的清洁、无菌；悬挂的营养液在较凉快的室温下放置时间应 <6 ~ 8h，当营养液内含有牛奶及易腐败成分时，放置时间应更短；每天更换输液皮条。

（5）伴同药物的应用：某些药物，如含镁的抗酸剂、电解质等可致肠痉挛和渗透性腹泻，须经稀释后再经喂养管注入。

4. 保持喂养管在位、通畅

（1）妥善固定喂养管如置鼻胃管或鼻肠管，应将其妥善固定于面颊部；作胃或空肠造瘘时，应用缝线将之固定于腹壁；在喂养管进入鼻腔或腹壁处应做好标记，每4h检查一次，以识别喂养管有无移位。若病人突然出现腹痛、胃或空肠造瘘管周围有类似营养液渗出或腹腔引流管引流出类似营养液的液体，应怀疑造瘘管移位、营养液进入游离腹腔。除应立即停输营养液，除尽可能清除或引流出渗漏的营养液外，应用抗生素以避免继发性感染。

（2）避免喂养管扭曲、折叠、受压告知病人卧床、翻身时应避免挤压喂养管。

（3）定时冲洗喂养管输注营养液前、后、连续管饲过程中每间隔4h及特殊用药前后，都应用20～30ml温开水或生理盐水冲洗喂养管。药丸经研碎、溶解后直接注入喂养管，以免与营养液不相容而凝结成块粘附于管壁、堵塞管腔。

5. 及时发现并处理并发症　部分肠内营养剂中糖类或脂肪含量较高，有糖尿病或高血脂的病人可出现糖代谢和脂肪代谢异常，故应及时了解相关指标的检测结果，以便及时调整配方或输注方式。

（二）肠外营养

1. 心理护理　病人及家属因首次接触深静脉穿刺、置管和肠外营养支持，对之有疑虑或恐惧感。护士应耐心解释该项操作和治疗的必要性、安全性和临床意义；同时亦应告知肠外营养支持的费用及可能产生的临床效益和并发症，以得到病人及家属的理解、配合和支持。

2. 输液护理

（1）维持水电解质平衡：为适应人体代谢能力和使所输入的营养物质被充分利用，应慢速输注；但对已有缺水者，应先补充平衡盐溶液后再输注TNA液。已有电解质紊乱者，先予纠正，再予TNA液。

（2）控制输液速度：当葡萄糖、脂肪和氨基酸的输入速度超过人体的代谢能力时，病人可出现高血糖、高血脂、高热、心率加快或渗透性利尿。故葡萄糖的输入速度应<5mg/（kg·min）；20%的脂肪乳剂250ml需输注4～5h。加强临床观察，一旦发现病人尿量突然增多、神志改变，应疑有非酮性高渗性高血糖性昏迷；若病人脉搏加速、面色苍白及四肢湿冷，应疑及低血糖性休克，均应立即抽血送检血糖并协助医师积极处理。

3. 高热病人的护理　肠外营养液输注过程中出现的高热，与营养素产热有关，一般不经特殊处理可自行消退，部分病人可予物理降温或服用退热药，但应警惕感染所致发热。

4. TNA液的保存和输注　TNA液中所含成分达几十种。常温、长时间搁置或其内过多添加2价或3价阳离子可使某些成分降解、失稳定或产生颗粒沉淀。因此，TNA液配制后若暂时不输，应保存于4℃冰箱内，并在24h内输完。为避免降解，TNA液内不宜添加其他治疗用药，如抗生素等；水溶性维生素宜在输注时加入TNA液。

TNA液输注系统和输注过程应保持连续性，期间不宜中断，以防污染。

5. 导管护理

（1）局部消毒：每天消毒静脉穿刺部位、更换敷料；若用3M透明胶布贴封者，胶布表面应标明更换日期。观察、记录插管局部有无红、肿、痛、热等感染征象，一旦发生，应及时拔除导管。

（2）保持通畅：输液结束时，可用肝素稀释液封管，以防导管内血栓形成。翻身时避免导管受压、扭曲或滑脱。

四、常见并发症及处理

（一）与静脉穿刺置管有关的主要并发症

1. 气胸　当病人于静脉穿刺时或置管后出现胸闷、胸痛、呼吸困难、同侧呼吸音减弱时，应疑及气胸的发生；胸部X线检查可明确诊断。临床处理应视气胸的严重程度予以观察、胸腔抽气减压或胸腔闭式引流。依靠机械通气的病人，即使损伤很小，也可能引起张力性气胸，应予警惕。

2. 血管损伤　在同一部位反复穿刺易损伤血管，表现为出血或血肿形成等，应立即退针、局部压迫。

3. 胸导管损伤　多发生于左侧锁骨下静脉穿刺时。若见清亮的淋巴液渗出，应立即退针或拔除导管；偶可发生乳糜瘘。多数可自愈，少数需作引流或手术处理。

4. 空气栓塞　可发生于静脉穿刺置管过程中或因导管塞脱落所致。大量空气进入可致死。故锁骨下静脉穿刺时，置病人于平卧位，屏气；置管成功后及时、妥善连接输液管道。输液结束，应旋紧导管塞。一旦疑及空气栓塞，立即置病人于左侧卧位。

5. 导管错位或移位　锁骨下或头静脉穿刺置管时，导管可错入同侧颈内或颈外静脉，或因导管固定不佳而移位。临床表现为输液不畅或病人主诉颈部酸胀不适，X线透视可明确导管位置。导管移位所致液体渗漏，可使局部肿胀；若位于颈部，可压迫气管，出现呼吸困难，甚至并发感染等，应予停止输液，拔管和局部处理。

6. 血栓性浅静脉炎　多发生于经外周静脉营养支持时。主要原因：①输液的血管腔小，高渗营养液不能得到及时稀释，化学性损伤血管内皮；②置有导管的静脉跨越关节时，导管与静脉壁的碰触致静脉受到机械性损伤。输注部位可见静脉呈条索状变硬、红肿、触痛，少有发热现象。一般经局部湿热敷、更换输液部位或外涂可经皮吸收的具抗凝、消炎作用的软膏后可逐步消退。

（二）感染性并发症

感染性并发症主要是导管性和肠源性感染。随着护理水平的提高，导管性感染的发生率明显下降，但肠源性感染的临床意义已引起高度重视。

1. 穿刺部位感染　一般于置管数天或数周后出现，表现为穿刺部位红肿、压痛。若处理不当，可成为全身性感染的原发灶，关键在于加强局部护理。

2. 导管性感染或脓毒症　常见原因为病人免疫力低下，静脉穿刺置管、局部护理和营养液配制时无菌操作技术不严等。当临床出现难以解释的发热、寒战、反应淡漠或烦躁不安、甚至休克时，应疑有导管性感染或脓毒症。必须立即按无菌操作要求拔管，将导管尖端剪下二段并同时采取周围血，分别作细菌和真菌培养，细菌培养同时作抗生素敏感试验。拔管后立即建立周围通道，更换输液系统和营养液；根据病情，选用抗生素。观察12～24h后，可按需要更换部位重新穿刺置管。

3. 肠源性感染　TPN病人可因长期禁食，胃肠道黏膜缺乏食物刺激和代谢燃料致肠黏膜结构和屏障功能受损、通透性增加而导致肠内细菌易位和内毒素吸收，并发全身性感染。故提倡尽可能应用肠内营养或在 PN 时增加经口饮食机会。

（三）代谢性并发症

1. 非酮性高渗性高血糖性昏迷

（1）常见原因：①单位时间内输入过量葡萄糖；②胰岛素相对不足。临床主要表现为血糖升高（22.2～33.6mmol/L）、渗透性利尿（>1 000ml/h）、脱水、电解质紊乱、中枢神经系统功能受损，甚至昏迷。

（2）处理：①停输葡萄糖溶液或含有大量葡萄糖的营养液；②输入低渗或等渗氯化钠溶液，内加胰岛素，使血糖水平逐渐下降。但应注意避免血浆渗透压下降过快所致急性脑水肿。

2. 低血糖性休克　由于突然停输高渗葡萄糖溶液或营养液中胰岛素含量过多所致。临床表现为心率加快，面色苍白、四肢湿冷、乏力，严重者呈休克症状。一经证实，推注高渗葡萄糖或输注含糖溶液即可缓解。较理想的预防方法是应用全营养混合液方式输注。

3. 高脂血症或脂肪超载综合征　脂肪乳剂输入速度过快或总量过多，可发生高脂血症。当临床出现发热、急性消化道溃疡、血小板减少、溶血、肝脾肿大、骨骼肌肉疼痛等症状时，应疑为脂肪超载综合征并立即停输脂肪乳剂。对长期应用脂肪乳剂的病人，应定期作脂肪廓清试验以了解人体对脂肪的代谢、利用能力。

4. 肝胆系统损害　主要表现为肝脏酶谱异常、肝脂肪变性和瘀胆等，可能与长期 TPN（禁食）、配方不合适或胆碱缺乏有关。与 PN 相关的肝脏损害，一般经减少总能量摄入、调整葡萄糖与脂肪的比例、更换氨基酸制剂或停用 TPN1～2 周后即可得以逆转。

（贺文静）

第六节　输液泵及应用

一、概述

输液泵是用于连续静脉输液最为最为理想的先进的急救与治疗仪器。它的临床应用有效地提高了输液的安全性、可靠性和准确性，这是普通输液器所无法比拟的。尤其在危重病人的救治过程中，显示了它的优越性，因此是 ICU 常备的医疗仪器之一。

输液泵的用途是为病人及时、定时、定量地从静脉输入液体、血液和药物等。尤其对输入的液体和药物要求微量、精确、安全、长时间和流速均匀时，使用微量注射泵即能达到满意的效果。

（一）蠕动控制式输液泵

蠕动控制式输液泵的输液是以依靠重力，通过电子电路控制来调整输液量。应用过程中，输液速度会受到液体浓度、黏度和液体压力及针头内径大小的影响。一般来说，输液压力正比于液体瓶与被输液者心脏的高度差。增加或降低液体瓶的高度，就意味着压力会发生相应的变化。所以，一般要求液体瓶应高于输液泵 30cm，输液泵高于病人心脏 30cm，以确保输液效果。

1. 特点

（1）操作简单，使用安全可靠，输出压力稳定。

（2）仪器具有单通道、双速率旁路输液功能，根据需要可设两组参数，以不同的流速进行输液。

（3）具有保持静脉开放功能（KVO），一旦所设置的参数输完，仪器就自动转为 KVO PRIVTBI =0 状态，并在面板上给予显示，同时以声音报警提示。

2. 功能

（1）电路部分功能

1）中央数据处理系统：中央数据处理系统对整机进行功能控制、参数诊断和程序功能监视，如压力检测、气泡检测、电源检测和低电池提示等。

2）气泡检测系统：此系统由超声波发射、接收装置组成。接收装置可分为传感器、放大器、电平检测组成。当输液管内有气泡存在时，空气对超声波能量的吸收系数远大于液体，接收器检测到的超声能量大大减少，经中央数据处理系统识别，产生提示报警信号。利用超声波空气检测器的优点是在任何状态下，使用不同类型的液体均可准确无误地探测到液体中的气体，保证了输液的安全性。

3）压力检测器：压力检测器是在一固定的线圈中放置一个可移动的铁氧体磁芯。当输液管内由于某种因素使压力增大到某一数值时，铁氧体磁芯产生位移变化，改变了振荡器的振荡频率，从而产生阻塞报警信号并以声音提示。

4）步进式电机稳流电路：该电路可提供稳定的工作电流，限制步进式电机在低流速下的工作电流，减少电机的温升和机内电池的消耗，确保输液流速的稳定。

5）监视电路：监视电路可对输液泵的工作状态进行监视，以便在机器出现报警情况下仪器可自动停止工作。

6）面板锁定安全电路：此电路是为防止在输液过程中，非操作者随意改变输液状态而特设的一种安全装置。

7）低电池报警电路：是防止电池过度放电，为延长使用时间而特设的提示充电安全电路。

8）电源电路：电源电路可给电池再充电，并提供低流速下输液泵的工作电流。

3. 基本工作原理　蠕动式输液泵是利用微型计算机控制步进式电机，带动偏心凸轮去作用于中心测压、手指式蠕动排，使蠕动排以波动方式连续挤压充满液体的输液管，液体在重力作用下源源不断地输入病人体内。按照操作要求，把充满液体的专用输液管放入泵管槽中，关闭仓门，由面板控制设置输液参数，仪器就按设定的参数工作，并自动进行输液参数监测。

（二）定容控制活塞式输液泵

定容控制活塞式输液泵在应用过程中，只检测实际输入的液体量，其精确度表现在输入的液体量不受液体浓度、黏度的影响，液体瓶所处的高度也不影响输液压力。

1. 主要特点　通过活塞往复作用所产生的推力，使输液精度不受液体浓度、黏度和重力的影响。

2. 结构与功能

（1）结构：其中央数据处理系统、安全检测电路、电机驱动电路、功能显示电路、报警停机系统等电路结构与蠕动控制式输液泵相同。其机械部分设有活塞装置。

（2）功能：其电路功能同蠕动控制式输液泵。机械部分是活塞装置。

3. 活塞的工作过程　输液时，由微型计算机控制换向阀自动将进液管口关闭，步进电机驱动活塞推动杆向上运动。储液槽内的液体在活塞作用下经延伸管输入病人静脉内。在活塞到达上限位，换向阀顺转53°，将进液管口关闭。在计算机的控制下，电机驱动活塞向上运动。整个工作过程自动地交替进行往复运动，液体就源源不断地输入病人体内。

（三）针筒微量注射式输液泵

针筒微量注射式输液泵适用于长时间、微量给药，其流速均匀，精确度高，微量注射泵使用的针筒式注射器容量均在50ml以下，故不宜作为普通式输液泵来使用。

1. 特点　目前，进口的针筒微量注射式输液泵为便携式仪器，具有以下特点。

（1）体积小，重量轻，注射药物精确、微量，给药均匀可靠。所以在ICU中具有重要的应用意义。

（2）常用的注射器容量为50ml，有的注射泵具有多种注射器使用选择功能，应用时可根据工作需要进行选择。

（3）具有可靠的功能检测系统，可及时检测出应用中出现的非正常状态。

（4）具有外接电源接口，确保在机内电池失效时，仪器可继续使用。

2. 功能

1）注射泵：用以推动注射器内活塞向前推注液体。

2）数据显示窗：显示注射泵注射药液过程中的状态及各种工作状态显示等。

3）数据输入键：设定在单位时间内注入病人体内药量的一组数字键。其中C（Clear）为数据清除功能，用于注射泵在注射参数设定后需要修改时使用。

4）功能键：用于查看输入多少液体容积，报警声消除和启动、停止功能。

5）注射器安全支架：用于固定充满药液的注射器。

3. 工作原理　针筒微量注射式输液泵在微型计算机的控制下，步进电机通过减速器带动泵内丝杆缓慢、匀速地转动，丝杆上面的注射器后支架在丝杆匀速转动时，能实现匀速直线运动，推动注射器内活塞向前推注药液，实现匀速微量注射。

二、输液泵的应用及注意事项

鉴于输液泵型号繁多，对其操作步骤难以一一介绍。以下介绍使用输液泵的共同注意点及输液泵报警与处理。

（一）使用输液泵的注意点

1. 使用前

（1）初次使用任何类型的输液泵前，均应仔细阅读使用说明书，按规定掌握其操作程序和面板上各种标志及其意义。

（2）输液泵使用前，应依次检查各部分功能及报警系统，此应处于良好工作状态。若有功能性故障应与有关医学工程技术人员联系解决。

（3）按需设定输液参数，包括设定单位时间内流速比率（ml/h）和预设输入液体总量。设定输液参数前可使用清零键，使显示的数字在零状态。

（4）选择的输液泵管应是透明度等性能良好的专用泵管。输液泵管不宜存放时间过久，以保证其质量。

2. 使用中

（1）首先应接通输液泵面板电源，使其通过自检功能检验。

（2）随时查看工作状态指示灯，了解输液泵是处于正常工作状态抑或被迫停止工作的非正常状态，对于后者应及时处理。

（3）各类输液泵工作中由于每小时流速设置不同，仪器本身具有一定的压力，容易使病人穿刺部位注射针头和输液管接口处产生液体渗漏，使用中应注意观察并及时处理。

（4）正确掌握各功能键的启动。

（5）根据报警显示，查、除故障，消除警报后启动输液泵重新工作。

（6）务必保持输液泵在充电状态，充电指示灯为绿色时，即指示仪器正在充电。

（7）某些输液泵设有第2输液流速程序功能键，该键可于病人在救治中需要预设第2组参数，需以不同流速或转换为某种药物输入时启动。

3. 使用后　应及时清除输液泵表面的污迹与尘埃，充电备用。其功能有障碍时应送检维修。

（二）输液泵报警与处理

对输液泵工作中的报警，护士应能掌握其常见原因及处理方法，以便确保输液及抢救工作的顺利进行（表20-2）。

表20-2　输液泵报警与处理

报警项目	仪器工作状态	常见原因	处理方法
气泡报警（air in line）	仪器停止工作并显示 Air in Line	1. 管路中有气泡。 2. 溶液瓶或袋内液体已空	打开泵管仓门，取出泵管，排除气泡，重新启动 Start 键，输液泵即可工作
堵塞报警（occlusion）	仪器停止工作并显示 Occlusion	1. 液体流动控制夹未打开工作。 2. 管路扭曲，受压。 3. 针头或管路血块堵塞	打开液体流动控制夹；检查输液管路位置并保持其正确状态；清除血块
泵仓门报警（door open）	仪器停止工作并显示 Door Open	输液管放置不正确	按要求重新放置输液管
电池低电压报警（low battery）	1. 仪器不停止工作，但提示电池低压。 2. 仪器停止工作	1. 电池端电压降低。 2. 电池充电无效	1. 连续充电时间达16h。 2. 更换同类型电池
输液完成报警（infusion complete）	仪器自动转为 KVO 方式工作	设置的参数输完	按需进行下一步操作
故障代码报警	仪器显示编码代号且不能工作	1. 仪器内电路故障。 2. 记忆电池损坏	请有关工程技术人员或代理商协助解决

（闵　磊）

第七节 PICC技术

一、概述

经外周静脉置入中心静脉导管（PICC）技术是指由外周静脉（贵要静脉、肘正中静脉、头静脉等）穿刺，使导管尖端置入上腔静脉的方法。PICC较传统中心静脉置管具有操作简便、安全、成功率高、感染率低、留置时间长、并发症少且轻，可由护士单独操作，可以避免高渗及化疗药物外渗引起的静脉炎及组织坏死等优点。PICC作为一条较安全、较理想的无痛静脉通路，目前已广泛应用于临床。

（一）PICC置管的适应证

缺乏血管通道倾向，静脉输液治疗时间长（>7d），静脉使用刺激性药物（如化疗药）、高渗性药物（如TPN、脂肪乳剂），大面积烧伤或需反复输注血制品等病人。

（二）PICC置管的禁忌证

上腔静脉压迫综合征，穿刺部位不能完成穿刺或固定，拟插管部位有放疗、血栓形成史、血管外科手术史，乳腺癌根治术后患侧，怀疑或确诊为导管相关性感染和对导管材质过敏等病人。

二、方法和步骤

（一）置管血管的选择

PICC置管理想的血管应粗直、富有弹性、易触及、静脉瓣少、拟穿刺部位皮肤完整且易固定。临床首选右侧贵要静脉，次选肘正中静脉，不建议选用头静脉。因为贵要静脉是上臂最粗直的静脉；当上臂与躯干垂直时为最直和最直接的途径，经腋静脉、锁骨下静脉、无名静脉达上腔静脉，穿刺置管成功率高；静脉瓣少；在肌肉内穿行，置管后导管不会受肌肉收缩影响。肘正中静脉是肘窝部位最粗、最突出的静脉，易于穿刺和护理；但不同人之间解剖差异较大，可汇入头静脉或贵要静脉；由于静脉瓣较多，放置导管有一定难度。头静脉血管先粗后细易扭曲；汇入腋静脉时成一定的角度，可导致导管推送困难，且导管易反折易位进入腋静脉或颈静脉。

（二）导管尖端的位置

PICC尖端的位置应位于上腔静脉的下1/3，靠近上腔静脉与右心房处，而不进入右心房，且须经X线摄片确认。

（三）末端开口式PICC置管操作步骤

（1）评估病人PICC置管的必要性，如符合置管指征，则由医生下达PICC置管医嘱及胸部X线检查单。

（2）评估病人拟穿刺置管的静脉及全身状况。

（3）告知病人或家属留置PICC目的、风险、配合及注意事项，取得病人及家属的理解与配合，签署《PICC置管知情同意书》。

（4）洗手，戴口罩、帽子，备齐用物。

（5）查对、配药。

（6）给病人戴口罩，防止飞沫污染操作野。

（7）协助病人摆好穿刺体位，穿刺侧手臂外展与身体成90°。铺隔水单，避免消毒液弄脏床单。

（8）确定穿刺点，一般在肘窝上两横指处。

（9）测量置管长度和上臂围。置管长度的测量：从穿刺点起沿静脉走向至右胸锁关节内缘，向下反折至第3肋间隙；或从穿刺点起沿静脉走向至右胸锁关节再到对侧胸锁关节。上臂围的测量：测量上臂围要在固定的位置，如穿刺点上10cm或肘窝上10cm处均可测量，每次测量必须在同一位置以保证测量数据的可比性。

（10）开包、戴手套、消毒、铺单。以穿刺点为中心环形消毒（75%乙醇脱脂、待干、含碘消毒液消毒、待干）。消毒范围：穿刺点上下10～15cm整臂消毒，铺孔巾及治疗巾遮盖病人穿刺侧手臂、身体及头部。

（11）更换手套，穿无菌隔离衣。

（12）预充并修剪导管。生理盐水预充导管，撤导丝至所需长度后再撤导丝1cm，按置管长度剪去多余的导管。

（13）扎止血带，利多卡因局部麻醉。

（14）穿刺、置管。以20°～40°进行穿刺，见回血后，降低角度再进针0.5cm，固定针芯，送外套管，松止血带。右手撤针芯，左手示指和拇指固定套管针，小鱼际轻按套管针头端处血管，减少出血，均匀力度送置导管：当导管送入血管10～15cm时，将套管轻轻退出，撕裂套管，嘱病人头尽量偏向穿刺侧肩膀，以防导管误入颈内静脉，继续送管至预定刻度。抽回血，用生理盐水冲管，同时嘱病人头部恢复正常体位。

（15）缓慢撤除导丝，换肝素帽，冲封管，透明贴膜无张力固定导管，撤除孔巾。

（16）行胸部X线检查，确定导管尖端位于上腔静脉后方可使用。

（17）穿刺后记录包括穿刺导管的名称及批号，导管型号及长度、上臂围、所穿刺的静脉、穿刺过程描述、抽回血的情况、固定方法、穿刺日期、穿刺者姓名、胸部X线结果、病人的主诉等。

（18）观察并及时处理并发症。

（四）注意事项

（1）穿刺前应了解病人的静脉情况，必要时可借助B超评估穿刺血管，避免在瘢痕和静脉瓣处穿刺。

（2）穿刺前应做好解释工作，取得病人配合。

（3）穿刺时应建立最大无菌屏障，进针角度为20°～30°，在皮下滑行1～2cm再刺入血管，可避免或减少局部出血和导管在血管内直接进出，减少导管相关感染的发生。

（4）置入导管、撤除导丝时应均匀缓慢。

（5）避免穿刺过深损伤神经；避免误入动脉；避免损伤静脉内、外膜，以免发生机械性静脉炎、静脉血栓或渗漏。

（6）退出针芯前应先放松止血带，轻压导管尖端后再撤出针芯，以减少出血；有出血倾向的病人可使用明胶海绵或弹力绷带加压止血。

（五）置管后护理

1. 加强观察

（1）穿刺点的观察：至少每天观察有无红、肿、热、痛、液体渗出或硬结等。

（2）输液过程的观察：注意输液时是否出现局部疼痛、渗漏或其他不适。

（3）上臂围的观察：治疗期每天观察，休疗期维护时或出现局部不适时及时测量。

（4）全身情况的观察：警惕有无导管相关性感染的发生。

2. 加强维护　为保证穿刺部位皮肤清洁干燥、节省时间和便于观察，PICC 一般使用无菌透明贴膜固定。透明贴膜每周更换 1 ~ 2 次；有污染、潮湿、卷边等情况，立即更换。导管置入后第一个 24h 后应更换敷料；纱布敷料 48h 更换。更换敷料时应注意严格无菌操作并注意避免损伤导管。使用肝素帽时，应每周更换，肝素帽损坏时应立即更换，输血、输注 TPN 时每 24h 更换。静脉注射给药时，不能使用 <10ml 的注射器或高压注射泵推注，且速度不能过快。<5ml 的注射器可产生较大的压力，如遇导管阻塞可导致导管破裂，因此在测定导管压力前，严禁使用小规格注射器推注药物或封管。

3. 正确冲管与封管　正确的冲管和封管技术是导管通畅和完整性的保证，注意采取正压脉冲式冲管和正压封管。药物间有配伍禁忌、输注黏稠药液中和后都要采取脉冲冲管；输注停止或导管维护时同样采取脉冲冲管和正压封管。成人或不限制水盐的病人用 15 ~ 20ml 生理盐水正压脉冲冲管，儿童或限水盐病人可用 2 倍管腔加延长管容量的生理盐水正压脉冲冲管。

（1）封管液浓度：一般每毫升生理盐水中含肝素 50 ~ 100U。

1）10U/ml 肝素稀释液（一支 12 500U 肝素加入 1 250ml 生理盐水中），每 8h 冲管一次，多用于小儿。

2）50U ~ 100u/ml 肝素稀释液（一支 12 500U 肝素加入 125 ~ 250ml 生理盐水中），每 12h 冲管一次，多用于成人。

（2）SASH 冲管方式：即 S（生理盐水）－A（药物）－S（生理盐水）－H（肝素稀释液），SASH 就是在给予肝素、不相容药物/液体时，均使用生理盐水冲洗，以避免药物配伍禁忌产生不良反应或发生药物沉淀，最后用肝素溶液封管。最好的冲管方式是螺旋式冲管及正压脉冲式冲管方式（即冲－停－冲－停且压力持续）。

（3）正压封管方法；在封管时必须使用正压封管技术，以防止血液回流入导管，方法是在推注最后 0.5ml 左右封管液时，以边推注药液边退针的方法拔出注射器接头。

4. 导管拔除　PICC 置管的留置时间应根据病人病情和生产厂商的建议，在没有出现并发症征兆且在有效使用时间范围内使用。从穿刺点缓慢拔除导管后，立即按压局部 10min 止血，并用敷料局部覆盖 24h，弹力绷带加压包扎 30min 以上。拔出的导管应测量长度，并观察有无缺损、损坏或断裂。

（六）PICC 穿刺时并发症及处理

1. 导管推进困难

（1）原因：血管静脉瓣较多、血管痉挛、静脉屈曲，静脉分支，结构变异；血管管径过细等；因静脉置管、静脉手术或静脉损伤史导致的瘢痕或管腔缩窄；病人因疼痛、过度紧张导致静脉壁痉挛；静脉鞘脱出静脉、病人体位不当、置管前长度测量有误；已经存在的胸腔内或血管内留置器材的影响、肿瘤压迫等。

(2) 临床表现：置管过程中病人出现不适表现；导管无法推进到预定位置；导丝不易撤回或撤回后发现有打折或弯曲；不能抽到回血或不能冲洗导管；输注刺激性药物病人有疼痛、不适，冲洗导管时病人有发胀、发凉感觉。

(3) 预防和处理；插管前全面评估病人的血管情况并了解相关病史，尽量选用贵要静脉穿刺置管；穿刺期间协助病人正确摆好体位；穿刺时注意固定好穿刺鞘，使之不脱出血管；置管时注意边推进导管边冲管，推进时动作轻柔；推进过程中遇到阻力时可先后退少许，再向前推进导管，因导管可能进入侧支血管；耐心操作并注意安慰病人；必要时热敷穿刺肢体，或借用血管扩张器、超声、放射显影等方法置管。

2. 局部渗血

(1) 原因：穿刺损伤；病人有出血倾向或采取抗凝治疗；穿刺部位活动过度等。

(2) 处理：避免穿刺肢体过度、用力活动，局部使用止血药物如明胶海绵、凝血酶粉，并进行局部加压止血。

3. 导管异位

(1) 原因：病人体位不当；血管变异；在头静脉穿刺置管；导管置入过浅。置管后有3%～12%的病人可能自发易位，自发易位的原因：固定不佳、解剖因素、胸腔内压力增加、血管穿透伤等。

(2) 预防：置管时体位正确；加强导管固定；尽量减少可能导致胸腔内压力增加的动作；最初即推送导管到达最佳位置；注意观察有没有导管异位的临床症状，如输注刺激性药物会出现某个局部的疼痛等；监测体外部分导管的长度是否发生变化，注意每次测量时的起点要有效且固定；定期胸部X线检查。

(3) 处理：摆好病人的体位再进行穿刺，导管至肩部时，嘱病人头尽量偏向穿刺侧；一旦发生导管异位，可在导管室影像监测下将导管调整置入准确位置，但不能在无菌区已被破坏的情况下向病人体内推送导管；通过调整病人体位或活动、快速冲洗导管等方法，血流可能将导管冲击到正确位置，如导管异位入颈静脉，病人取坐位并用生理盐水冲管可帮助导管复位；避免在头静脉穿刺置管；拔除自发进出的导管；必要时拔管或换管。

4. 误穿动脉、损伤神经　因穿刺过深或在同一部位反复穿刺所致。应注意避免穿刺过深或在同一部位反复穿刺；穿刺到动脉时应立即拔针并局部加压10～15min止血，必要时加压包扎止血；损伤神经可给予神经营养药物并进行物理治疗。

5. 心律失常　引导管置入过深所致。注意准确测量置管长度，避免置管过深；使用带心电监测的导管，及时纠正置管过深；使用导管尖端显示装置，置管时准确定位导管尖端。如果出现导管置入过深的心律失常，根据X线结果拔出导管至上腔静脉与心房交界处。

(七) PICC置管后并发症及处理

静脉炎包括机械性静脉炎、化学性静脉炎、细菌性静脉炎、血栓性静脉炎。

1. 机械性静脉炎

(1) 临床表现：沿静脉走向的发红、肿胀、疼痛，有时可以表现成局限症状，可出现局部的硬结。

(2) 原因：选择导管过粗；送管速度过快；穿刺侧肢体过度活动；导管材料过硬；关节部位置管；原有血管损伤，如曾经使用化疗等刺激性药物。

（3）预防：选择并使用合适的血管通路器材，如需中长期化疗的病人及早留置 PICC；选择合适的导管，应选用材质及组织兼容性好的导管；选择合适的血管；置入导管时均匀缓慢送管。穿刺部位以上肢体热湿敷；沿血管走向涂厚层喜辽妥软膏或如意金黄散；抬高患肢，第 1 天应减少穿刺肢体活动，有利于穿刺点愈合，第 2 天鼓励病人活动（握拳松拳等），避免大幅度活动等。

（4）处理：静脉炎症状发生后，抬高患肢，减少活动，避免肘关节活动，适当增加手指的精细、灵巧活动。使用紫外线治疗仪缓解症状；涂厚层多磺酸黏多糖乳膏（喜辽妥）或如意金黄散湿敷。机械性静脉炎经处理 3d 不缓解者可考虑拔除导管。

2. 化学性静脉炎

（1）原因：导管尖端位置不在上腔静脉内，输注刺激性药物损伤血管内膜导致；滑石粉黏附在导管上带入血管内刺激所致。

（2）预防：保证导管尖端位置在上腔静脉中下段；置管前冲洗干净手套滑石粉或使用无粉手套。

3. 血栓性静脉炎

（1）原因：血液流动缓慢、血液高凝状态；导管材质过硬、管径过粗；病人自体免疫反应；导管头端异位；留置时间长；病人脱水等。

（2）临床表现：置管肢体肿胀、穿刺点渗液；形成侧支循环；不能抽血或冲管；输液速度慢；头颈部不适；患肢麻或刺痛感；心动过速等。

（3）预防：加强宣教，尽早使用适合的血管通道器材，以免化疗药物对深部血管造成损伤；选择材质较软的导管；送管时动作应轻柔，以免损伤血管内膜；穿刺前先以生理盐水冲洗无菌手套上的滑石粉，以免送管时将滑石粉颗粒带入血管而引起血栓；正确指导带管手臂的活动；确保导管头端在上腔静脉；使用小剂量抗凝药物预防等。

（4）处理：一旦发生不宜急于拔管，以免产生活动性栓子；卧床休息，抬高患肢超过心脏水平，局部热敷；遵医嘱使用抗凝药或溶栓剂；抬高患肢等。

4. 细菌性静脉炎和导管相关性感染　使用 PICC 的感染率为 0% ~5.2%。导管相关性感染的微生物主要有革兰阴性葡萄球菌、金黄色葡萄球菌、肠球菌、真菌等。

（1）原因：穿刺点污染；导管接头污染；静脉滴注药物被污染；血运扩散；导管的纤维包裹鞘或形成的血栓是良好的细菌培养基。

（2）识别导管相关性感染：提示导管相关性感染的临床表现，包括发热、寒战、发抖、低血压、休克、换气过度、呼吸衰竭、腹部疼痛、恶心、呕吐、突发性意识不清等。病人存在提示导管相关性感染的症状特点而没有明确的局部感染。穿刺点局部有炎性表现甚至化脓。冲洗导管后立即发热或寒战。常规抗生素较难控制感染。一旦导管拔除，症状显著改善。

（3）诊断：导管相关性血流感染（CRBSI）诊断：导管定量或半定量细菌培养和其他静脉抽取的血液培养分离得到相同病原体，并且病人有血流感染的临床表现如发热、寒战或低血压，无明显其他感染来源。导管尖端培养是诊断 CRBSI 的金标准。接种方法（半定量培养）：取导管尖端 5cm，在血平板表面往返滚动一次，培养 24h，细菌菌落数≥15cfu/平板即为阳性。也可从穿刺部位抽血定量培养，细菌菌落≥100cfu/ml 或细菌菌落相当于对侧同时取血培养的 4 ~10 倍；或对侧同时取血培养处同种细菌为阳性。

（4）预防：集束化管理是预防导管相关性感染的有效措施。包括严格落实手卫生和无菌操作原则；置管、维护及导管使用中最大限度地做好无菌防护；选择合适的导管，满足治疗需要的前提下，选择管腔少的导管；选择适宜置管部位；选用高通透性的透明敷料；做好导管固定；保持导管尖端适宜的位置；限制使用输注 TPN 的导管输注其他药物；必要时使用抗生素或拔管等。

（5）拔除感染导管的管理：有观点认为，白细胞升高和（或）发热，即使没有局部发红、肿胀、疼痛或分泌物也应拔管；抽血送血培养，外周取血和经由导管取血定量或半定量细菌培养，阳性者拔除导管；血培养阳性，且找不到其他感染源，而病人感染症状持续，拔除导管；虽无全身症状，但穿刺点有发红、变硬、疼痛、渗出物，经局部处理无效者拔除导管；有发生蜂窝织炎或菌血症的趋势，拔除导管。拔管后局部压迫止血 30min 并采用无菌敷料覆盖穿刺处 24h。

（6）导管相关感染率的计算：每 1 000 个病人导管留置日内感染率 =（感染导管数 ÷ 所有病人留置导管的总天数）×1 000。

（王　冰）

第八节　血液净化技术

一、血液透析

血液透析是一种在血液与透析液之间置以透析膜，利用弥散清除体内溶质或补给溶质的方法。是最常用的血液净化方法之一。透析膜是一张布满许多小孔的薄膜，膜的孔隙大小在一定范围内，使得两侧溶液中的水分子和小分子的溶质可以通过膜进行交换，但大分子溶质（如蛋白质）则不能通过。血液透析能部分替代肾功能，清除血液中的有害物质，清除多余水分，纠正体内电解质紊乱，维持酸碱平衡。

（一）血液透析的适应证与禁忌证

1. 适应证

（1）终末期肾病：透析指征：非糖尿病肾病 eGFR $<10ml/(min \cdot 1.73m^2)$；糖尿病肾病 eGFR $<15ml/(min \cdot 1.73m^2)$。当有下列情况时，可酌情提前开始透析治疗：严重并发症，经药物治疗等不能有效控制者，如容量过多包括急性心力衰竭，顽固性高血压，高钾血症，代谢性酸中毒，高磷血症，贫血，体重明显下降和营养状态恶化，尤其是伴有恶心、呕吐等。

（2）急性肾损伤。

（3）药物或毒物中毒。

（4）严重水、电解质和酸碱平衡紊乱。

（5）其他如严重高热、低体温等。

2. 禁忌证　无绝对禁忌证，但下列情况应慎用。

（1）颅内出血或颅内压增高。

（2）药物难以纠正的严重休克。

（3）严重心肌病变并有难治性心力衰竭。

（4）活动性出血。

（5）精神障碍不能配合血液透析治疗。

（二）血液透析设备

1. 透析器　是由内部的透析膜及外部的支撑结构组成，根据构造可分为蟠管型、平板型和空心纤维型，其中以空心纤维型最常用。根据膜材料可分为再生纤维素型、醋酸纤维素型、替代纤维素型、合成纤维素型，合成膜有较高的转运系数和超滤系数，生物相容性好，临床较为常用。透析膜为半透膜，将透析器分为透析液室和血室两部分，膜制成空心纤维或多层平板状，使两室交界面积增大。透析时，血液和透析液在膜的两侧反方向流动，水和溶质通过膜进行交换。透析器面积有 $0.3 \sim 2.5m^2$ 等多种规格，其中面积为 $1.0 \sim 1.4m^2$ 临床常用。透析器的性能主要反映在透析膜对水和溶质的通透性方面。透析器外壳由硬质聚氨酯材料制成透明的圆柱状，可观察血液情况。透析器有 4 个开口：2 个为血液出入口，2 个为透析液出入口。血液入口带有螺纹以便在与血液管路连接时旋紧，防止脱落；透析液接口为统一规格，能与所有的透析机透析液快速接头相连接。

2. 透析液　透析液一般是由透析液配置装置将浓缩透析液与透析用水按一定的比例混合而成。电导度范围为 13.5 ~ 14.5ms/cm，温度控制在 36.5 ~ 37.5℃，透析液的 pH 值受透析液成分影响，pH 值测定意义与电导度相同。不同厂家生产的透析机要求的透析液比例也不同。透析液应具备以下条件。

（1）能充分清除体内的代谢废物，如尿素、肌酐、尿酸和其他有毒物质。

（2）能维持机体电解质和酸碱平衡，如钾、钠、钙、镁、氯、碳酸盐。

（3）能保留机体所需要的物质，如葡萄糖、氨基酸等。

（4）能维持一定的渗透压，与血浆相等。

（5）透析液温度高于人体温度 1 ~ 2℃。

（6）使用、配置方便，各种成分之间不产生化学反应，不产生沉淀。血液透析液常用的碳酸氢盐透析液成分和浓度见表 20 - 3。

表 20 - 3　血液透析液常用的碳酸氢盐透析液成分和浓度

成分	浓度
Na^+	135 ~ 145mmol/L
K^+	0 ~ 4mmol/L
Ca^{++}	1.25 ~ 1.75mmol/L
Mg^{++}	0.5 ~ 1.0mmol/L
Cl^-	100 ~ 124mmol/L
Ac^-	0 ~ 4mmol/L
HCO_3	30 ~ 38mmol/L
葡萄糖	0 ~ 25g/L
pH 值	7.3 ~ 7.5
PCO_2	40 ~ 100mmHg

3. 水处理系统　透析用水要求清除所有对人体有害的物质、影响透析液电解质浓度的物质、对透析机造成损害的物质，包括不溶性颗粒、可溶性无机物、重金属和微量元素、细

菌和致热源。常用的方法：砂滤－除铁－软化－活性炭吸附－砂芯虑过－反渗机，配置水处理系统主要考虑两方面因素：①用水量大小，它决定水处理系统的规格和产水量；②当地水质，它决定采用哪几种方法组合水处理系统。

4. 透析机　血液透析机是一个较为复杂的电化设备，它由体外循环通路、透析液通路、微电脑监控系统组成，简单地说就是由血路、水路、电路三部分构成。在透析过程中透析机接受操作人员的指令，负责控制和监测各种参数，以保证整个透析系统过程安全、持续地进行。

（三）血管通路

血管通路被称之为尿毒症病人的生命线。慢性肾衰竭病人在进行血液透析时首先应建立一条血管通路。

1. 为血液透析病人建立的血管通路　应满足以下几点条件。

（1）容易重复建立血液循环。

（2）能保持血液净化时充分的血流量。

（3）能保持长期的功能，不必经常手术干预，能尽量减少创伤。

（4）没有明显的并发症。

（5）可减少和防止感染。

（6）手术难度小，安全系数高。

（7）不限制病人的活动。

2. 血管通路用途及使用寿命分类　可分为三大类：临时性血管通路（动脉直接穿刺、颈内静脉留置导管、锁骨下静脉留置导管、股静脉留置导管）；半永久性血管通路（带涤纶套深静脉留置导管）和永久性血管通路（自体动静脉内瘘、移植血管内瘘等）。临床上多数分为两大类：临时性血管通路和永久性血管通路。

（1）临时性血管通路：临时性血管通路主要适用于因各种原因导致的急性肾衰竭、慢性肾衰竭而又尚未建立永久性血管通路、腹膜透析、肾移植术后及急性中毒等因病情需要临时实施血液透析的病人。

（2）永久性血管通路：永久性血管通路即动静脉内瘘主要是为进行长期血液透析治疗而建立的血管通路，因此手术对象是拟行血液透析的慢性肾衰竭病人。

3. 内瘘部位的选择的一般原则

（1）先远端，后近端；先上肢，后下肢；最理想和首先选择的部位是前臂近腕部的桡动脉的头静脉，一般作端－端吻合。

（2）应选择非惯用侧上肢（一般人用左手）做瘘，以方便病人生活和工作。

（3）由于下肢的动静脉位置较深两者距离较远，吻合后静脉充盈不良，不便穿刺，且蹲坐时影响下肢循环，使血流受阻，易形成血栓，感染率较高，故应先选择上肢做内瘘。

（4）先选择自身血管后选择移植血管。动静脉内瘘的吻合方式包括端侧－吻合法、端－端吻合法、侧－侧吻合法。

4. 内瘘的围手术期护理　血液透析病人在建立血管通路及治疗血管通路的并发症上需要花费约 1/4 的住院时间，而血管条件差及老年重症者的花费更多，动－静脉内瘘的围手术期护理至关重要。

（1）术前护理：嘱病人保护好造瘘侧手臂，切勿在造瘘侧手臂进行动、静脉穿刺，注意造瘘侧手臂的清洁，切勿抓伤，碰破皮肤，以防术后感染；内瘘术前不宜使用肝素等抗凝剂，防止术中、术后出血；术前进行皮肤准备，用肥皂水彻底清洗造瘘侧手臂，同时剪短指甲。

（2）术后护理：动静脉内瘘成型后，术侧肢体抬高30°，以利于静脉回流，减少内瘘侧手臂的肿胀；术后24 h密切观察生命体征、内瘘侧手臂手指的末梢血供、吻合口有无血肿形成、内瘘血管是否通畅等等；更换敷料注意无菌操作，包扎不宜过紧，防止吻合口受压；禁止在内瘘侧手臂测血压、静脉注射、输液、抽血等操作，以免造成内瘘闭塞；加强术后宣教：告知病人保持内瘘侧手臂的清洁，并保持敷料的清洁、干燥，防止敷料潮湿，引起伤口感染。防止造瘘侧手臂受压，注意睡眠姿势，术侧肢体衣袖要宽松，不能持重物，不能佩戴首饰。教会病人每日触摸内瘘静脉处有无震颤，如有异常立即就诊。术后2周即可进行功能锻炼，以促进内瘘早日成熟；内瘘成熟前，不宜过早使用内瘘；内瘘的成熟早晚取决于病人的自身条件、手术情况、术后病人的配合情况，成熟时间至少需要1个月，最好在形成术后3～4个月后再使用。

（四）血液净化的抗凝治疗

血液净化的抗凝治疗是指在评估病人凝血状态的基础上，个体化选择合适的抗凝剂和剂量，定期监测、评估和调整，以维持血液在透析管路和透析器中的流动状态，保证血液净化的顺利实施；避免体外循环凝血而引起的血液丢失；预防因体外循环引起血液凝血活化所诱发的血栓栓塞性疾病；防止体外循环过程中血液活化所诱发的炎症反应，提高血液净化的生物相容性，保障血液净化的有效性和安全性。

1. 普通肝素

（1）血液透析、血液滤过或血液透析滤：一般首剂量0.3～0.5mg/kg，追加剂量5～10mg/h，间歇性静脉注射或持续性静脉输注（常用）；血液透析结束前30～60min停止追加。应依据病人的凝血状态个体化调整剂量。

（2）血液灌流、血浆吸附或血浆置换：一般首剂量0.5～1.0mg/kg，追加剂量10～20mg/h，间歇性静脉注射或持续性静脉输注（常用）；预期结束前30min停止追加。实施前给予4mg/dl的肝素生理盐水预冲、保留20min后，再给予生理盐水500ml冲洗，有助于增强抗凝效果。肝素剂量应依据病人的凝血状态个体化调整。

（3）持续性肾脏替代治疗（CRRT）：采用前稀释的病人，一般首剂量15～20mg，追加剂量5～10mg/h，静脉注射或持续性静脉输注（常用）；采用后稀释的病人，一般首剂量20～30mg，追加剂量8～15mg/h，静脉注射或持续性静脉输注（常用）；治疗结束前30～60min停止追加。抗凝药物的剂量依据病人的凝血状态个体化调整；治疗时间越长，给予的追加剂量应逐渐减少。

2. 低分子肝素　一般给予60～80U/kg静脉注射。血液透析、血液灌流、血浆吸附或血浆置换的病人无需追加剂量；CRRT病人可每4～6h给予30～40U/kg静脉注射，治疗时间越长，给予的追加剂量应逐渐减少。有条件的单位应监测血浆抗凝血因子Xa活性，根据测定结果调整剂量。

3. 枸橼酸钠　枸橼酸钠用于血液透析、血液滤过、血液透析滤过或CRRT病人。枸橼酸浓度为4%～46.7%，以临床常用的一般给予4%枸橼酸钠为例，4%枸橼酸钠180ml/h滤器前持续注入，控制滤器后的游离钙离子浓度0.25～0.35mmol/L；在静脉端给予

0.056mmol/L 氯化钙生理盐水（10%氯化钙 80ml 加入到 1 000ml 生理盐水中）40ml/h，控制病人体内游离钙离子浓度 1.0～1.35mmol/L；直至血液净化治疗结束。也可采用枸橼酸置换液实施。重要的是，临床应用局部枸橼酸抗凝时，需要考虑病人实际血流量、并应依据游离钙离子的检测相应调整枸橼酸钠（或枸橼酸置换液）和氯化钙生理盐水的输入速度。

4. 阿加曲班　血液透析、血液滤过、血液透析滤过或 CRRT 病人，一般首剂量 250μg/kg、追加剂量 2μg/（kg·min），或 2μg/（kg·min）持续滤器前输注；CRRT 病人给予 1～2μg/（kg·min）持续滤器前输注；血液净化治疗结束前 20～30min 停止追加。应依据病人血浆部分活化凝血酶原时间的监测来调整剂量。

5. 抗凝剂　血液透析、血液滤过、血液透析滤过或 CRRT 病人，血液净化实施前给予 4mg/dl 的肝素生理盐水预冲、保留 20min 后，再给予生理盐水 500ml 冲洗；血液净化治疗过程每 30～60min，给予 100～200ml 生理盐水冲洗管路和滤器。

（五）血液透析的护理

1. 维持透析病人护理　每次透析前均应进行症状和体征评估，观察有无出血，测量体重，评估血管通路，并定期进行血生化检查及透析充分性评估，以调整透析处方。

（1）干体重的设定：干体重是指透析后病人体内过多的液体全部或绝大部分被清除时的体重。由于病人营养状态等的变化会影响体重，故建议每 2 周评估一次干体重。

（2）超滤量的计算：每次透析前根据病人既往透析过程中血压和透析前血压情况、机体容量状况以及透前实际体重，计算需要超滤量。建议每次透析超滤总量不超过体重的 5%。存在严重水肿、急性肺水肿等情况时，超滤速度和总量可适当提高。

（3）透析治疗时间：依据透析治疗频率，设定透析治疗时间。建议每周 2 次透析者为每次 5.0～5.5h，每周 3 次者为每次 4.0～4.5h，每周透析时间至少 10h 以上。

（4）透析治疗频率：一般建议每周 3 次透析；对于残肾功能较好［Kru 2ml/（min·1.73m^2）以上］、每天尿量 200ml 以上且透析间期体重增长为 3%～5%、心功能较好者，可予每周 2 次透析，但不作为常规透析方案。

（5）血流速度：每次透析时，先给予 150ml/min 血流速度治疗 15min 左右，如无不适反应，调高血流速度至 200～400ml/min。要求每次透析时血流速度最低 200～250ml/min。但存在严重心律失常病人，可酌情减慢血流速度，并密切监测病人治疗中心律的变化。

（6）透析液设定

1）每次透析时要对透析液流速、透析液溶质浓度及温度进行设定。

2）透析液流速：一般设定为 500ml/min。如采用高通量透析，可适当提高透析液流速至 800ml/min。

3）透析液溶质浓度

A. 钠浓度：常为 135～140mmol/L，应根据血压情况选择。顽固高血压时可选用低钠透析液，但应注意肌肉抽搐、透析失衡综合征及透析中低血压或高血压的发生危险；反复透析中低血压可选用较高钠浓度透析液，或透析液钠浓度由高到低的序贯钠浓度透析，但易并发口渴、透析间期体重增长过多、顽固性高血压等。

B. 钾浓度：为 0～4.0mmol/L，常设定为 2.0mmol/L。对慢性透析病人，根据病人血钾水平、存在心律失常等合并症或并发症、输血治疗、透析模式（如每日透析者可适当选择较高钾浓度透析液）情况，选择合适钾浓度透析液。过低钾浓度透析液可引起血钾下降过快，并导致心律失常甚至心搏骤停。

C. 钙浓度：常用透析液钙浓度为1.25~1.75mmol/L。透析液钙浓度过高易引起高钙血症，并导致机体发生严重异位钙化等并发症，因此当前应用最多的是钙浓度为1.25mmol/L的透析液。当存在高钙血症、难以控制的继发性甲旁亢时，选用低钙透析液，但建议联合应用活性维生素D和磷结合剂治疗；血iPTH水平过低时也应选用相对低浓度钙的透析液；当透析中反复出现低钙抽搐、血钙较低、血管反应性差导致反复透析低血压时，可短期选用高钙透析液，但此时应密切监测血钙、血磷、血iPTH水平，并定期评估组织器官的钙化情况，防止出现严重骨盐代谢异常。

4）透析液温度：为35.5~36.5℃，常设定为36.5℃。透析中常不对透析液温度进行调整。但如反复发作透析低血压且与血管反应性有关，可适当调低透析液温度。对于高热病人，也可适当调低透析液温度，以达到降低体温作用。

2. 常见并发症的护理

（1）透析中低血压：是指透析中收缩压下降>20mmHg或平均动脉压降低10mmHg以上，并有低血压症状。其处理程序有以下几点。

1）紧急处理：对有症状的透析中低血压应立即采取措施处理。

A. 采取头低位。

B. 停止超滤。

C. 补充生理盐水100ml，或20%甘露醇或清蛋白溶液等。

D. 上述处理后，如血压好转，则逐步恢复超滤，期间仍应密切监测血压变化；如血压无好转，应再次予以补充生理盐水等扩容治疗，减慢血流速度，并立即寻找原因，对可纠正诱因进行干预。如上述处理后血压仍快速降低，则需应用升压药物治疗，并停止血透，必要时可以转换治疗模式，如单纯超滤、血液滤过或腹膜透析。其中最常采用的技术是单纯超滤与透析治疗结合的序贯治疗。如临床治疗中开始先进行单纯超滤，然后再透析，称为序贯超滤透析；如先行透析，然后再行单纯超滤，称为序贯透析超滤。

2）积极寻找透析中低血压原因，为紧急处理及以后预防提供依据。常见原因有以下几点。

A. 容量相关性因素：包括超滤速度过快［0.35ml/（kg·min）］、设定的干体重过低、透析机超滤故障或透析液钠浓度偏低等。

B. 血管收缩功能障碍：包括透析液温度较高、透前应用降压药物、透析中进食、中重度贫血、

自主神经功能障碍（如糖尿病神经病变病人）及采用醋酸盐透析者。

C. 心脏因素：如心脏舒张功能障碍、心律失常（如房颤）、心脏缺血、心脏压塞、心肌梗死等。

其他少见原因：如出血、溶血、空气栓塞、透析器反应、脓毒血症等。

（2）肌肉痉挛：肌肉痉挛多出现在每次透析的中后期。一旦出现应首先寻找诱因，然后根据原因采取处理措施，并在以后的透析中采取措施，预防再次发作。

1）寻找诱因：是处理的关键。透析中低血压、低血容量、超滤速度过快及应用低钠透析液治疗等导致肌肉血流灌注降低是引起透析中肌肉痉挛最常见的原因；血电解质紊乱和酸碱失衡也可引起肌肉痉挛，如低镁血症、低钙血症、低钾血症等。

2）治疗：根据诱发原因酌情采取措施，可快速输注生理盐水100ml（可酌情重复）、高渗葡萄糖溶液或甘露醇溶液，对痉挛肌肉进行外力挤压按摩也有一定疗效。

3）预防：针对可能的诱发因素，可采取的措施有以下几点。

A. 防止透析低血压发生及透析间期体重增长过多，每次透析间期体重增长不超过干体重的5%。

B. 适当提高透析液钠浓度，采用高钠透析或序贯钠浓度透析。但应注意病人血压及透析间期体重增长。

C. 积极纠正低镁血症、低钙血症和低钾血症等电解质紊乱。

D. 鼓励病人加强肌肉锻炼。

（3）恶心和呕吐

1）积极寻找原因：常见原因有透析低血压、透析失衡综合征、透析器反应、糖尿病导致的胃轻瘫、透析液受污染或电解质成分异常（如高钠、高钙）等。

2）处理

A. 对低血压导致者采取紧急处理措施（见“透析低血压”内容）。

B. 在病因处理基础上采取对症处理，如应用止吐药。

C. 加强对病人的观察及护理，避免发生误吸事件，尤其是神志欠清者。

3）预防：针对诱因采取相应预防措施是避免出现恶心呕吐的关键，如采取措施避免透析中低血压发生。

（4）失衡综合征：是指发生于透析中或透析后早期，以脑电图异常及全身和神经系统症状为特征的一组病症，轻者可表现为头痛、恶心、呕吐及躁动，重者出现抽搐、意识障碍甚至昏迷。

1）病因：发病机制是由于血液透析快速清除溶质，导致病人血液溶质浓度快速下降，血浆渗透压下降，血液和脑组织液渗透压差增大，水向脑组织转移，从而引起颅内压增高、颅内pH值改变。失衡综合征可以发生在任何一次透析过程中，但多见于首次透析、透前血肌酐和血尿素很高、快速清除毒素（如高效透析）等情况。

2）治疗

A. 轻者仅需减慢血流速度，以减少溶质清除，减轻血浆渗透压和pH值过度变化。对伴肌肉痉挛者可同时输注高张盐水或高渗葡萄糖，并予相应对症处理。如经上述处理仍无缓解，则提前终止透析。

B. 重者（出现抽搐、意识障碍和昏迷）建议立即终止透析，并作出鉴别诊断，排除脑血管意外，同时予输注甘露醇。之后根据治疗反应予其他相应处理。透析失衡综合征引起的昏迷一般于24h内好转。

3）预防：针对高危人群采取预防措施，是避免发生透析失衡综合征的关键。

A. 首次透析病人：避免短时间内快速清除大量溶质。首次透析血清尿素氮下降控制在30%～40%。建议采用低效透析方法，包括减慢血流速度、缩短每次透析时间（每次透析时间控制在2～3h内）、应用面积小的透析器等。

B. 维持性透析病人：采用钠浓度曲线透析液序贯透析可降低失衡综合征的发生率。另外，规律和充分透析，增加透析频率、缩短每次透析时间等对预防有益。

（5）透析器反应：既往又名“首次使用综合征”，但也见于透析器复用病人。临床分为

2 类：A 型反应（变态反应型）和 B 型反应。其防治程序分别如下。

1）A 型反应：主要发病机制为快速的变态反应，常于透析开始后 5min 内发生，少数迟至透析开始后 30min。发病率不到 5 次/10 000 透析例次。依据反应轻重可表现为皮肤瘙痒、荨麻疹、咳嗽、喷嚏、流清涕、腹痛、腹泻，甚至呼吸困难、休克、死亡等。一旦考虑 A 型透析器反应，应立即采取处理措施，并寻找原因，采取预防措施，避免以后再次发生。

A. 紧急处理：立即停止透析，夹闭血路管，丢弃管路和透析器中血液。予抗组胺药、激素或肾上腺素药物治疗。如出现呼吸循环障碍，立即予心脏呼吸支持治疗。

B. 明确病因：主要是病人对与血液接触的体外循环管路、透析膜等物质发生变态反应所致，可能的致病因素包括透析膜材料、管路和透析器的消毒剂（如环氧乙烷）、透析器复用的消毒液、透析液受污染、肝素过敏等。另外，有过敏病史及高嗜酸细胞血症、血管紧张素转换酶抑制药（ACEI）应用者，也易出现 A 型反应。

C. 预防措施：依据可能的诱因，采取相应措施。透析前充分冲洗透析器和管路。选用蒸汽或 γ 射线消毒透析器和管路。进行透析器复用。对于高危人群可于透前应用抗组胺药物，并停用 ACEI。

2）B 型反应：常于透析开始后 20 ~ 60min 出现，发病率为 3 ~ 5 次/100 透析例次。其发作程度常较轻，多表现为胸痛和背痛。其诊疗过程如下。

A. 明确病因：透析中出现胸痛和背痛，首先应排除心脏等器质性疾病，如心绞痛、心包炎等。如排除后考虑 B 型透析器反应，则应寻找可能的诱因。B 型反应多认为是补体激活所致，与应用新的透析器及生物相容性差的透析器有关。

B. 处理：B 型透析器反应多较轻，予鼻导管吸氧及对症处理即可，常不需终止透析。

C. 预防：采用透析器复用及选择生物相容性好的透析器可预防部分 B 型透析器反应。

3. 饮食护理要点

（1）摄入足够的蛋白质：血液透析可丢失一定量的蛋白质和氨基酸，同时有促进蛋白异化作用，造成负氮平衡。因此，血液透析病人应比保守疗法病人摄取更多的蛋白质。蛋白摄入量以 1. 2kg/d 较合适。注意蛋白质的优质化，80% 应给予高生物价优质蛋白，如蛋清、牛奶、瘦肉、鱼等动物蛋白，这样的优质蛋白比植物蛋白人体必需氨基酸的含量高，合成人体蛋白质的利用率高，产生代谢废物（如尿素）少。

（2）摄入适量的热卡：充足的热量能够抑制蛋白异化并维持理想的体重；若热量不足，食物中的蛋白质就会作为热量来源被消耗。由于蛋白分解代谢加快，糖原异生增加，可产生更多的代谢废物。对维持性血液透析病人，推荐热量摄入并应根据病人的营养状态、血脂浓度和劳动强度适当增减。热量主要由糖类和脂肪来提供，糖类摄入量一般为 5 ~ 6g/（kg · d），脂肪摄入量一般为 1. 3 ~ 1. 7g/（kg · d），应多摄取不饱和脂肪酸如植物油，可降低胆固醇、游离脂肪酸和三酰甘油，以免加重动脉硬化。

（3）维持水平衡，限制食盐摄入：大多数维持性血液透析病人少尿或无尿，严格控制水的摄入，饮食中尽量少吃水分多的食物。维持水平衡是预防并发症、提高存活率的重要环节。透析间期进水过多引起水潴留，严重者可因循环负荷过重而死亡。透析中超滤过多会引起低血压、心绞痛、心律失常和肌肉痉挛。原则上每日进水量 = 尿量 + 透析超滤水量/透析间隔天数 + 500ml。判断水分限制的最好指标是体重的变动，两次透析间期体重增加应控制在 1. 5kg 以内为宜。病人应每天在相同条件下、固定时间内记录体重和血压。喝热水比喝冷水解渴，水中加几滴柠檬汁或口含冰块均是控制饮水量的好方法。病人能否遵守液体限制规定，在很大程度上取决于钠的摄入量。临床上常见一些新病人常常感到口渴难忍，主要原因就是因为没有限制盐，因为钠能潴留水分，食盐易多产生口渴感，增加饮水量。如食物中适当地限制钠盐，可避免口渴，常可自动减少饮水量，可防止水潴留、高血压、充血性心力衰竭及透析中的并发症。所以对于维持性血液透析病人来说，限盐比限水更重要。食盐量通常为3～5g/d。

（4）限制钾、磷的摄入：血钾过高会引起心律不齐、心脏麻痹，避免使用高钾蔬菜，如菠菜、芥菜、苦瓜、干香菇、韭菜、高丽菜、冬笋、海带、金针、木耳、黄豆芽等；避免食用高钾水果，如香蕉、番石榴、哈密瓜、香瓜、葡萄、橙子、杨桃。需特别注意高汤、浓汤、生菜等含钾高，亦应少食。吃蔬菜应先切再洗，再将菜烫过，倒掉汤汁再煮，而水果1d只能吃两次，吃之前最好浸水1～2h再食用。其他如中药汤含钾量相当高应慎服。降低食物中的钾含量，可通过浸泡、煮沸、超低温冷藏等方法除去食物中的钾。及时监测血钾浓度，并根据尿量随时调整钾的摄入量，以避免血钾过高或过低。

肾性骨营养不良又称肾性骨病，是由于钙、磷及维生素D代谢障碍，继发甲状旁腺机能亢进，酸碱平衡紊乱等因素而引起的骨病。高磷血症是引起肾性骨病和继发性甲状旁腺功能亢进的重要因素，也是维持性血液透析病人的严重并发症，所以在饮食中限制磷的摄取就极为重要。低磷饮食是透析病人避免高磷血症的第一步措施。磷主要存在于奶制品、蛋黄、动物内脏（心、肝）、虾仁、花生、坚果类、豆制品等食物中，注意适当控制；菜汤中含有溶解的磷，应少喝为佳。

（5）增加钙的摄入，补充水溶性维生素：由于透析病人活性维生素D缺乏以及机体对活性维生素D作用抵抗，且饮食中限制磷的摄入，往往造成血钙浓度偏低。应在严密监测血清钙磷水平条件下，给病人补充足够的钙剂和维生素D。病人在透析中不可避免地丢失水溶性维生素，加上限制高钾、高磷食物等因素，减少了水溶性维生素的摄入，应及时给予补充，特别是叶酸和维生素B。

另外，微量元素在尿毒症血透病人的治疗过程中起着重要作用。如血清锌减低会影响尿毒症血透病人动静脉造瘘吻合口的愈合，合理地补锌可促进吻合口愈合，补充铁可改善病人的贫血状况。为了补充铁质，提高血红蛋白含量，血液透析病人可多食牛肉、羊肉、猪肉、肝脏、猪血等，限制饮食中铜的摄入量对预防动脉硬化有一定作用。通过加强对病人的饮食护理及对病人进行膳食指导，使病人能主动配合调整日常饮食，可有效地改善机体微量元素的含量。

二、血浆置换

血浆置换（PE）是一种用来清除血液中大分子物质的血液净化疗法。其基本过程是将病人血液经血泵引出，经过血浆分离器，分离血浆和细胞成分，去除致病血浆或选择性地去除血浆中的某些致病因子，然后将细胞成分、净化后血浆及所需补充的置换液输回体内。

血浆置换包括单重血浆置换、双重血浆置换（DFPP）。单重血浆置换是利用离心或膜分离技术分离并丢弃体内含有高浓度致病因子的血浆，同时补充同等体积的新鲜冰冻血浆或新鲜冰冻血浆加少量清蛋白溶液。双重血浆置换是使血浆分离器分离出来的血浆再通过膜孔径更小的血浆成分分离器，将病人血浆中相对分子质量远远大于清蛋白的致病因子，如免疫球蛋白、免疫复合物、脂蛋白等丢弃，将含有大量清蛋白的血浆成分回输至体内，它可以利用不同孔径的血浆成分分离器来控制血浆蛋白的除去范围。DFPP 能迅速清除病人血浆中的免疫复合物、抗体、抗原等致病因子，调节免疫系统，清除封闭性抗体，恢复细胞免疫功能及网状内皮细胞吞噬功能，使病情得到缓解。

（一）适应证和禁忌证

1. 适应证

（1）风湿免疫性疾病：系统性红斑狼疮（尤其是狼疮性脑病）、难治性类风湿关节炎、系统性硬化症、抗磷脂抗体综合征等。

（2）免疫性神经系统疾病：重症肌无力、急性炎症性脱髓鞘性多发性神经病（Guillain－Barre syndrome）、Lambert－Eaton 肌无力综合征、多发性硬化病、慢性炎症性脱髓鞘性多发性神经病等。

（3）消化系统疾病：重症肝炎、严重肝衰竭、肝性脑病、胆汁淤积性肝病、高胆红素血症等。

（4）血液系统疾病：多发性骨髓瘤、高 γ－球蛋白血症、冷球蛋白血症、高黏滞综合征（巨球蛋白血症）、血栓性微血管病血栓性血小板减少性紫癜/溶血性尿毒综合征、新生儿溶血性疾病、白血病、淋巴瘤、重度血型不合的妊娠、自身免疫性血友病甲等。

（5）肾脏疾病：抗肾小球基底膜病、急进性肾小球肾炎、难治性局灶节段性肾小球硬化症、系统性小血管炎、重症狼疮性肾炎等。

（6）器官移植：器官移植前去除抗体（ABO 血型不兼容移植、免疫高致敏受者移植等）、器官移植后排斥反应。

（7）自身免疫性皮肤疾病：大疱性皮肤病、天疱疮、类天疱疮、中毒性表皮坏死松解症、坏疽性脓皮病等。

（8）代谢性疾病：纯合子或半纯合子型家族性高胆固醇血症等。

（9）药物中毒：药物过量（如洋地黄中毒等）、与蛋白结合率高的毒物中毒。

（10）其他：浸润性突眼等自身免疫性甲状腺疾病、多脏器衰竭等。

2. 禁忌证　无绝对禁忌证，相对禁忌证包括以下几点。

（1）对血浆、人血清蛋白、肝素等有严重过敏史。

（2）药物难以纠正的全身循环衰竭。

（3）非稳定期的心、脑梗死。

（4）颅内出血或重度脑水肿伴有脑疝。

（5）存在精神障碍而不能很好配合治疗者。

（二）并发症及处理

1. 置换相关的并发症

（1）变态反应：系大量输入异体血浆所致，表现为皮疹、皮肤瘙痒、畏寒、高热，严重者出现过敏性休克。可在血浆输入前适量应用糖皮质激素预防；出现上述症状时减慢或停止血泵，停止输入可疑血浆或血浆成分，予以糖皮质激素、抗组胺类药物治疗，出现过敏性休克的按休克处理。

（2）低血压：与置换液补充量不足、血管活性药物清除或变态反应有关，根据不同的原因进行相应处理，考虑置换液补充量不足者，应正确计算需要补充的血浆量，治疗开始时，减慢放血速度，阶梯式增加，逐渐至目标流量，对于治疗前已经有严重低蛋白血症病人，根据病人情况可酌情使用人血清蛋白、血浆，以提高血浆胶体渗透压，增加有效血容量，管路用生理盐水预充。考虑血管活性药物清除所致者，必要时适量使用血管活性药物。考虑过敏者按过敏处理。

（3）溶血：查明原因，予以纠正，特别注意所输注血浆的血型，停止输注可疑血浆；应严密监测血钾，避免发生高血钾等。

（4）重症感染：在大量使用清蛋白置换液进行血浆置换时，导致体内免疫球蛋白和补体成分缺乏。高危病人可适量补充新鲜血浆或静脉注射大剂量免疫球蛋白。

（5）血行传播病毒感染：主要与输入血浆有关，病人有感染肝炎病毒和人免疫缺陷病毒的潜在危险。

（6）出血倾向：血浆置换过程中血小板破坏、抗凝药物过量或大量使用清蛋白置换液置换血浆导致凝血因子缺乏。对于高危病人及短期内多次、大量置换者，必须补充适量新鲜血浆。

三、腹膜透析

腹膜透析、血液透析和肾脏移植是目前治疗肾功能不全的主要有效方法。腹膜透析与血液透析相比各具优势。持续不卧床腹膜透析（CAPD）具有设备简单、操作易行，对中分子物质清除更为有效及对残余肾功能保护较好等特点。腹膜透析特别适合儿童、老年人和存在血液透析禁忌等人群，是特别符合我国国情需要的一种有效肾脏替代治疗手段，具有良好发展前景。

（一）适应证和禁忌证

1. 适应证

（1）急性肾衰竭或急性肾损伤（ARF 或 AKI）：如何选择腹膜透析的时机、方式及透析剂量，应根据病人的临床状态与生化指标综合考虑。

（2）终末期肾脏病（ESRD）

1）各种病因所致的 ESRD。

2）肌酐清除率（Ccr）或估算的肾小球滤过率（eGFR）$<10\sim15$ml/min；糖尿病病人 Ccr 或 eGFR$\leq$15ml/min。

3）尿毒症症状明显者，即使没有达到上述数值，也可考虑开始进行腹膜透析治疗。

4）如出现药物难以纠正的急性左心衰竭、代谢性酸中毒或严重电解质紊乱，应提早开始透析。

（3）急性药物与毒物中毒：适于腹膜能够清除的药物和毒物，或尽管毒理作用不明，而临床需要的各种中毒病人均可选择腹膜透析。尤其对口服中毒、消化道药物或毒物浓度高或存在肝肠循环的药物或毒物；或不能耐受体外循环的重症中毒病人，腹膜透析有其独特的治疗优势。

（4）水电解质和酸碱平衡失调：对内科无法纠正的水电解质和酸碱平衡失调时，可选择腹膜透析。

（5）其他：内科或药物治疗难以纠正的有下列几种情况。

1）充血性心力衰竭。

2）急性重症胰腺炎。

3）严重高胆红素血症。

4）高尿酸血症等。

2. 禁忌证

（1）绝对禁忌证

1）腹膜广泛粘连或纤维化。

2）腹部或腹膜后手术导致严重腹膜缺损。

3）外科无法修补的疝。

（2）相对禁忌证

1）腹部手术3d内，腹腔置有外科引流管。

2）腹腔有局限性炎性病灶。

3）肠梗阻。

4）腹部疝未修补。

5）严重炎症性或缺血性肠病。

6）晚期妊娠、腹内巨大肿瘤及巨大多囊肾。

7）严重肺功能不全。

8）严重腹部皮肤感染。

9）长期蛋白质及热量摄入不足所致严重营养不良者。

10）严重高分解代谢者。

11）硬化性腹膜炎。

12）不合作或精神病病人。

13）过度肥胖。

（二）腹膜透析导管的植入

常用腹膜透析导管植入方式分为3种，即手术法、穿刺法和腹腔镜法。其中最常用手术法植管。

（1）病人评估：了解病人有无腹膜透析禁忌证。

（2）凝血功能检查：检查血常规、凝血全套。如病人接受常规血液透析治疗，应在血液透析第2天后进行手术。

（3）肠道准备：病人应自行大便或灌肠，排空膀胱。

（4）术前用药：一般无需常规预防性使用抗生素。如有必要，可在术前当天和术后12h各使用一次抗生素。如临床病人情况需要，可术前30min肌内注射苯巴比妥（鲁米那）0.1g。

（5）定位：在腹膜透析导管植入前应先行正确定位。其目的是将腹膜透析导管末端置于腹腔最低处，建立通畅的腹膜透析通路。

大多数学者认为，腹膜透析导管植入点应以耻骨联合上缘为起点，根据不同的导管类型垂直向上9～13cm比较适宜；标准直管为9～10cm，卷曲管为11～13cm确定导管植入点位置时应综合考虑病人身高、体重、腹水量、术者的习惯，以保证腹膜透析通路顺畅。

（三）并发症及处理

1. 导管出口处及隧道感染（ESI/TI）　导管出口处感染是指导管出口处脓性分泌物和（或）红肿，病原微生物培养可阳性或阴性。皮下隧道感染是指皮下导管隧道出现红肿和疼痛，病原微生物培养可阳性或阴性。

（1）常见原因

1）导管出口方向未向下。

2）皮下隧道太短、涤纶套外露。

3）导管周围渗漏或血肿。

4）导管经常牵拉可减慢皮肤隧道口及隧道愈合过程。

5）污染或未注意局部卫生。

6）全身性因素，如营养不良、糖尿病、长期使用肾上腺糖皮质激素等。

（2）处理

1）局部处理：首先最好行局部涂片和病原菌培养，培养结果出来前应先行经验性治疗，给予口服抗生素治疗。待培养有结果后再根据培养的致病菌选用敏感的抗生素。

2）全身用药：感染严重时应静脉给予敏感抗生素。

3）经局部处理及全身用药 2 周，感染难以控制者，应考虑拔除导管或去除皮下袖套。

（3）预防

1）外涤纶套距皮肤出口处距离应在 2cm，出口处方向最好向下。

2）术后妥善固定导管，避免过多牵拉，加强导管维护。

3）定期清洗出口处皮肤，保持其清洁干燥。

4）隧道口愈合期及感染期避免盆浴及游泳。

5）如果病人鼻部携带有金黄色葡萄球菌，鼻腔涂用抗生素软膏。

2. 腹膜透析相关感染性腹膜炎

（1）常见原因

1）接触污染：包括透析液交换时污染、碘伏帽重复使用、透析液袋破损及透析管或连接导管破损或脱落。

2）皮肤出口处和隧道感染。

3）腹泻或接受肠镜检查。

4）其他原因：如牙科手术、静脉留置针、腹膜透析内导管生物膜形成、子宫手术等。

（2）危险因素：高龄、糖尿病、残余肾功能减退、低清蛋白血症及营养不良长期使用肾上腺糖皮质激素以及使用生物不相容性透析液等均为腹膜透析相关感染性腹膜炎的危险因素。

（3）病原菌：最常见病原微生物为凝固酶阴性葡萄糖球菌、金黄色葡萄球菌、链球菌，革兰阴性菌有逐渐增多的趋势。真菌性腹膜炎和分枝杆菌腹膜炎临床相对少见。不同感染途径病原菌不同。

（4）临床表现及诊断：腹膜透析病人如出现：①透出液浑浊伴或不伴腹痛；②透出液常规 WBC > 100 /μl；多核细胞 > 50%；③病原微生物阳性。其中 2 条或 2 条以上则可诊断。

（5）处理

1）早期诊断：一旦出现腹透液混浊，无论有无腹痛，应怀疑腹膜炎。及时留取第一袋浑浊透出液送检，包括细胞计数和分类、革兰染色和病原学培养。

2）一旦考虑为腹膜透析相关性腹膜炎，留取标本后即应开始经验性抗感染治疗。如腹水浑浊明显或疼痛剧烈，可采用数袋1.5%腹透液冲洗腹腔。

3）初始治疗可经验用药：应联合使用抗生素，选用覆盖革兰阴性菌和革兰阳性菌的抗生素。如有发热等全身症状，应局部用药和静脉用药同时进行，静脉用药应选择对残余肾功能影响较小的药物。一般病原菌抗生素疗程2周左右，金黄色葡萄糖球菌、铜绿假单胞菌及肠球菌等为3周。

4）腹水感染时为避免纤维蛋白凝块形成，可在腹透液中加入适量肝素。

5）一旦诊断为真菌性腹膜炎，则应拔除导管，使用抗真菌药物。

6）结核性腹膜炎一般采取四联疗法。局部和全身用药相结合。无效者拔除导管并继续抗结核治疗。

（6）预防

1）持续质量改进：教育病人采用正确的无菌技术、洗手、戴口罩、不可触碰无菌部位等；监督病人的操作技术并进行再培训：集中注意力、保持换液桌面的清洁、换液时光线要充足等；建立标准的规程，寻找腹膜炎发生的原因并进行相应改进。

2）预防出口处和隧道感染。

3）加强腹膜透析病人教育和培训：内容包括腹膜透析的环境要求、透析管的护理、卫生常识、检查腹透液的质量、无菌操作的训练、腹腔感染的观察与处理等。纠正营养不良。充分透析、加强营养、注意残余肾功能保护等。

（四）腹膜透析护理

（1）透析前房间以紫外线照射30min，每日2次；用2%来苏溶液擦拭病人的床、桌等用物、及墙壁、地面；更换病人床单、衣服、每日1次；还应注意房间通风换气，门前放置来苏水脚垫。

（2）配制透析液及透析操作时必须严格执行无菌操作技术；透析液注入管应采用密闭式每日换管一次。

（3）透析过程中密切观察透出液的颜色和澄清度，定期送检做细菌培养及药物敏感试验。

（4）观察病人体温变化，腹部有无压痛，如已有感染，按医嘱予抗生素治疗。

（5）有腹痛的病人可适当调整透析管的位置，透析液的温度、流速和酸碱度。腹胀者可能由于肠蠕动减少所致，可热敷或轻轻按摩腹部；鼓励病人多食富含纤维素的食品，必要时予以乳酶生、新斯的明等药缓解症状。

（6）做好保护性隔离，住单间，严格陪伴、探视制度，以防交叉感染。入室前洗手戴好口罩、帽子。

（7）做好监测工作。每日应测体重、脉搏、中心静脉压，准确记录24h出入量，危重病人做好护理记录，还应详细记录透析液每一次进出腹腔的时间、液量、停留时间、定期送引流液做各种电解质及糖的检查，透析过程中观察有无脱水或水潴留、高钠、高糖、低钾、高钾等并发症状，及时通知医师及时调整。

（8）饮食：补充高生物效价的蛋白质如牛奶、鲜蛋、牛肉等高热量饮食，每日摄入热量应超过35kcal/kg。应避免高磷饮食，对于体重迅速增加、水肿或高血压者，需限制水和钠的摄入。

(9) 加强基础护理：做好晨晚间护理及口腔、皮肤护理，对不能自理及活动不便的病人定时翻身，以防压疮及不必要的感染。

(10) 透析管的护理：每日透析前，需将导管及其皮肤出口处用络合碘溶液消毒，盖以敷料。并保持其清洁、干燥、如有潮湿，立即更换。平时应仔细观察透析管出口处有无渗血、漏液、红肿等，若有上述情况应做相应处理。病人如需淋浴，淋浴前可将透析管用塑料布包扎好，淋浴后将其周围皮肤轻轻拭干，再用络合碘消毒，重新包扎，但不宜盆浴，以免引起腹膜炎。

(闵　磊)

第二十一章　常见急危重症护理

第一节　院前急救的护理

一、现场评估

在对急危重症患者进行病情评估的过程中必须树立“挽救生命第一”的观点，应强调“边评估边救治”的原则。

1. 病情评估的方法　病情评估时尽量不移动患者的身体，尤其对不能确定的创伤和心肌梗死患者。病情评估包括询问病史、了解症状以及对患者进行体格检查。

（1）病史：通过询问患者、目击者或家属可以了解事情发生经过。病史的询问务求简单明确，并且询问针对患者病情最关键之点。可能的话，应该在现场寻找药瓶或血迹等以使情况更加明确。

（2）症状：症状是指患者的感觉与体会，包括疼痛、麻木、失去知觉、眩晕、恶心和颤抖、抽搐等。

（3）体格检查：应迅速进行常规检查，从头沿着躯体到小腿和足。对急危重症患者的检查务求简单扼要、突出重点。主要依靠视、触、叩、听等物理检查，尤其侧重对生命体征变化的观察及发现可用护理方法解决的问题，检查患者的呼吸与脉搏，观察是否有严重的出血或体液丢失，观察躯体是否存在肿胀或畸形、语言的表达能力以及患者对伤情或症状的耐受程度等，及时发现危及生命的主要问题。

2. 现场病情判断

（1）意识状态：呼唤轻拍推动，观察神志是否清醒，无反应则表明意识丧失，已陷入危险。

（2）气道通畅：梗阻者不能说话及咳嗽。

（3）呼吸：正常 12～18 次/分，危重者变快、变浅，不规则，表现为叹息样或停止。

（4）循环体征：看皮肤、黏膜颜色是否苍白或青紫；数脉搏，正常 60～100 次/分，以判断有无心脏危险信号。

（5）瞳孔大小及反应：判断有无颅脑损伤、脑疝、脑水肿或药物中毒。

（6）检查头、颈、胸、腹、骨盆、脊柱和四肢有无开放性损伤、骨折畸形、触痛肿胀和活动性出血；有无表情淡漠、冷汗、口渴等。

二、现场分类

根据检伤的结果如患者的生命体征、受伤部位、出血量多少来判断伤情的轻重，对患者进行简单分类，并分别标识不同的醒目颜色，伤病情识别卡别在患者的左胸部或其他明显部位，便于医疗救护人员辨认，以便按先后予以处置，并采取针对性的急救方法。伤病员伤情划分等级。

（1）红色标签：重伤，即危重症患者，在短时间内伤情可能危及生命，需立即采取急救措施，并在医护人员严密的监护下送往医院救治，应优先处置、转运。如严重头颅伤、大出血、昏迷、各类休克、严重挤压伤、内脏伤、张力性气胸、颌面部伤、颈部伤、呼吸道烧伤、大面积烧伤等。

（2）黄色标签：中度伤，即重症患者，伤情重但暂不危及生命，可在现场处理后由专人观察下送往医院救治，次优先处置、转运。如胸部伤、开放性骨折、小面积烧伤等。

（3）绿色标签：轻伤，即轻症患者，伤情较轻，能行走，经门诊或手术处理后可回家休养，可延期处置、转运。如软组织挫伤、轻度烧烫伤、远端肢体闭合性骨折等。

（4）黑色标签：死亡，即濒死或死亡者，一般由其他的辅助部门处理，可暂不做处置。

（5）蓝色标签：与上述颜色同时加用，表示患者已被污染，包括放射污染及传染病污染。

在分类检伤中还应该掌握几个原则：①边抢救边分类。分类工作是在特殊而紧急的情况下进行的，不能耽误抢救。②指定专人承担。一般由医生担任，要求头脑冷静、目光敏锐、视野开阔，应由经过训练、经验丰富、有组织能力的人员承担。③分类依次进行。分类应依先危后重，再一般的原则进行。④分类应快速、准确、无误。评估人员要不断地走动，不要在一个地方停留过长时间，以发现更多的患者。

三、现场救护

做出初步评估后，护理人员应遵医嘱，配合医生对患者实施救护措施。这些救护措施的实施可穿插在评估和体检过程中，有的可由护理人员独立完成，有的则需要医护人员合作完成。

1. 现场救护的原则

1）保持镇定、沉着大胆、细心负责、理智科学地进行判断。

2）评估现场，应确保伤者和自身的安全。

3）分清轻重缓急，先救命，后治伤，先危后重、先急后缓的原则进行，果断施救。

4）尽可能采取减轻患者痛苦的措施。

5）充分利用可支配的人力物力，协助救护。

2. 现场救护的基本措施

（1）判断意识和病情轻重：立即呼救。

（2）摆好救护体位，注意保暖根据病情的轻重与不同，原则上在不影响急救处理的情况下，采取相适应的体位。心跳骤停者采用 CPR 位，即平卧位；昏迷者或舌后坠伴呕吐者应采用平卧位头偏向一侧或屈膝侧俯卧位；休克患者可取头和躯干抬高 20°～30°、下肢抬高 15°～20°的中凹位；患者面部朝下，必须要移动时，应整体翻转，即头、肩、躯干同时转动，始终保持在同一个轴面上，避免躯干扭曲；对于猝死、创伤、烧伤等患者要适当脱去某些部位的衣服，以免进一步污染，便于抢救和治疗。

（3）维持呼吸系统功能：护理措施包括吸氧、清除痰液及分泌物、进行口对口人工呼吸或配合医生进行气管插管及呼吸兴奋剂的应用，以保持呼吸道通畅。

（4）维持循环系统功能：护理措施包括测量生命体征，对于高血压急症、心力衰竭、急性心肌梗死或各种休克进行心电监护，必要时配合医生进行电除颤及体外心脏按压。对心脏、呼吸骤停者，应立即行胸外心脏按压。

（5）维持中枢神经系统功能：强调在现场急救实施基础生命支持时，即开始注意脑复苏，及早头部降温，以提高脑细胞对缺氧的耐受性，保护血－脑屏障，减轻脑水肿，降低颅内压，减少脑细胞的损害等。

（6）及时开放静脉：尽量选用静脉留置套管针，选择较大静脉穿刺，固定牢靠，使患者在烦躁或搬运时，针头不易脱出血管外或刺破血管，保证液体快速而通畅地输入体内，尤其对抢救创伤出血、休克等危重患者在短时间内扩容极为有利。

（7）对症处理：协助医生进行止血、包扎、固定及搬运，应用药物或其他方法，进行降温、引流、解毒、止痉、止痛、止吐、止喘、止血等对症处理。

（8）心理护理：对清醒患者不要反复提问，避免在患者面前讨论病情，给予安慰性语言，应尽量使患者能安静休息，并减轻其心理压力。大多数院前急救患者病情复杂、症状严重，对于遭受突然的意外伤害，缺乏思想准备，因此常表现为惊慌、焦虑和恐惧，此时患者及家属视医护人员为“救星”。因此，医护人员要有良好的应急能力、敏锐的观察力，既要沉着冷静，又要迅速敏捷，忙而不乱、急而有序的态度，熟练精湛的技术，以运用非语言交流手段给予患者及家属安全感和信任感。

（9）脱去患者衣服的技巧：在院外现场中处理猝死、窒息、创伤、烧伤等患者，为便于急救，均需要适当地脱去患者的某些衣服、裤子、鞋、帽等。需要掌握一定的技巧，以免因操作不当加重病情。

1）脱上衣法：解开衣扣，将衣服尽量向肩部方向推，背部衣服向上平拉。如为一侧上肢受伤，可遵循先健侧后患侧的原则，提起一侧手臂，屈曲健侧手臂，将肘关节和前臂及手从腋窝拉出，并脱下其衣袖，将扣子等硬物包在里面，打成圈状，从颈后或腰部平推至患侧，拉起衣袖，脱下患侧衣袖即可。如患者生命垂危，情况紧急或肢体开放性损伤，或者患者穿着套头式衣服较难脱出时，为避免医患纠纷，应快速征得患者或其家属同意后，可直接使用剪刀剪开衣服，为抢救争取时间。

2）脱长裤法：患者呈平卧位，解开腰带和裤扣，将裤子由腰部退至髋下，注意保持双下肢平直，切勿随意抬高或屈曲，将长裤平拉脱下。如确认无下肢骨折者，可以屈腿抬高将裤子脱下。病情危急者，同样可以选择剪刀剪开法。

3）脱鞋袜法：托起并固定踝部，以减少震动和旋转，解开鞋带，先向下再向前顺脚趾头方向脱下鞋袜。

4）摘头盔法：头部受伤患者因其所戴头盔妨碍呼吸或出现呕吐时，应及时去除头盔。去除头盔的方法是用力将头盔的边向外侧扳开，解除夹头的压力，再将头盔向后上方托起，缓慢脱出。整个动作注意要稳妥，不能粗暴，尤其考虑有颈椎创伤者，要与医生合作处理，避免加重伤情。

（10）保存断离的肢体：及时妥善处理好离断肢。如手指或肢体被截断时，将断离面用生理盐水冲洗后，用无菌纱布包好放入塑料袋内，同时将碎冰放在塑料袋外面，带到医院以供再植。注意不可将断离肢体直接放入碎冰中，因可使断离的黏膜组织无法修复再植。

四、转运与后送途中护理

由于现场环境恶劣、条件限制，不允许就地抢救大量患者，必须将患者转送至后方医院，方能实施有效救治。因此，做好转送途中的护理处置工作，对确保转送途中患者的安全，减轻患者的痛苦，预防和最大限度地减少并发症，降低伤残率和死亡率都有十分重要的意义。

1. 转运前的要求

（1）根据不同伤情，转运前必须将患者进行大致分类，并对受伤部位做出鲜明的标志，以利途中观察与处置。

（2）注意发现危及生命的伤病情，如出血、内脏穿孔、发热抽搐、呼吸道阻塞、骨折等，都应在转送前做紧急处理，以防转送途中病情恶化导致死亡。

（3）对失血过多的患者，除止血包扎外，应给予静脉补液，或输注血浆代用品，纠正和预防失血性休克，以保证途中安全转运到目的地。

（4）对接触的每个患者应做必要的检查，发现伤处注意保护。

（5）在患者转送前应备齐医疗后送文件，如伤票、后送文件袋。

2. 运载工具的选择　运载工具的选择多数根据院前急救任务、患者的数量、性质、区域环境来确定。①一般个体或群发意外事故，现场急救多根据需要选择不同类型的救护车；②路途较远、现场环境较差等特殊情况可选择直升机和飞机；③沿海、岛屿等水域环境还可选择救护船艇；④距离医院较近的急性病患者，可选择方便的运送工具，如平板车、三轮车、担架、轮椅等，目的是为节省时间，将患者快速送到医院救治。

3. 搬运的要求

（1）担架搬运患者时：将患者头后脚前放置，利于后位担架员随时观察患者神志变化。长途搬运时，务必系好保险带，防止跌落摔伤。同时应该采取加垫、间接按摩等措施，防止出现局部压伤。担架员行进步调应一致，以减少颠簸。同时还要注意雨雪、雷电天气时，要做好遮雨、保暖和安全工作，避免人员遭受雷电袭击或淋雨挨冻等。

（2）救护车运送患者时：尽量选择近程路径、平整路面，少走弯路、减少颠簸，车辆行驶途中要避免急拐弯、急刹车等，以免增加患者不适、痛苦或加重病情。为保证患者安全，须妥善固定患者及车载担架，并酌情阶段缓行。

（3）火车运送患者时：一般比较平稳，多用于大批患者长距离转移。因此，患者分类标记务必清楚牢固，重伤患者应放置在下铺，容易观察治疗。长时间的运送，途中还需注意生活护理，要勤巡回、勤询问、勤查体、勤处理。

（4）船舶运送患者时：晕船容易引起恶心呕吐，可以造成患者窒息并严重污染船舱内环境。因此，提前用药防止晕船、及时发现呕吐者给予相应处理是非常重要的。呕吐物需及时清扫并适当通风换气，防止舱内污染和发生传染病。

（5）飞机运送患者时：同样存在晕机呕吐的现象，除此之外还要注意的是机舱内压力的变化可以影响患者的呼吸循环状态，导致颅、胸、腹及受伤肢体内压改变，引起一系列严重后果。所以尽量实行低空飞行，保持舱内压力恒定是非常重要的。使用高速喷气式飞机运送时，飞机的起飞降落时的加速运动和减速运动，可以直接影响患者的脑部血供。因此，应该尽量将患者垂直飞行方向放置或头后脚前位，防止飞机起飞时因惯性作用造成的患者一过性脑缺血引起晕机、恶心、呕吐等。

(6) 对特殊患者应采取适当的防护隔离措施：如传染病和一些特殊中毒患者。工作人员接触和运送患者时，也应该做好自身的防护工作。对于有特殊需要的患者，应在途中采取避光、避声等刺激或防震的措施。

4. 转运途中护理

(1) 体位：患者在途中的体位，应根据病情进行安置和调整。在不影响治疗、病情的前提下，应协助患者采取舒适、安全的体位，一般以患者舒适、利于治疗和观察为主。仰卧位是一般重症患者最常用的体位，颅脑损伤和呕吐患者头应偏向一侧，以免发生窒息。

(2) 严密观察病情变化：如神志、血压、脉搏、心率节律、呼吸及口唇黏膜的颜色等，必要时使用监护仪器进行持续监测，对气管插管患者要保持气道通畅。运送途中动态检查和观察损伤和治疗措施的效果，如创面出血有无改善、止血措施是否有效、肢体末梢循环情况等。

(3) 途中病情变化的处理：若呼吸、心跳突然出现危象或骤停，则应在救护车等环境中立即进行 CPR；如肢体包扎过紧，造成肢体缺血而使手指、足趾变凉发紫，则应立即调整包扎。远距离长时间转运患者，止血带需定时放松；患者频繁剧烈的抽搐、呕吐等，需立即作相应处理。

(4) 记录：客观、准确做好抢救记录，内容包括患者症状、体征，所做抢救措施、用药名称、剂量、用后效果等，以备医护人员交班查询。

（龚春城）

第二节 急腹症的急救护理

一、疾病介绍

急腹症（acute abdomen）是以急性腹痛为突出表现，需要早期诊断和紧急处理的急性腹部疾患的总称，包括内、外、妇、儿、神经、精神等多学科或各系统的疾病。外科急腹症具有起病急、变化多、进展快、病因复杂的特点，因此，及时、准确地对急腹症做出诊断和救护是非常重要的，一旦延误诊断，抢救不及时，就会给患者带来严重的危害，甚至危及生命。

1. 定义 急腹症（acute abdomen）是指腹腔内、盆腔和腹膜后组织和脏器发生了急剧的病理变化，从而产生以腹部的症状和体征为主，严重时伴有全身反应的腹部疾患的总称。

2. 病因

(1) 功能紊乱：是指神经－体液调节失常而出现的脏器功能紊乱，临床表现为急性腹痛，但往往查不到形态学的改变。

(2) 炎症病变：炎症是机体对于损伤的一种以防御保护为主的生物学反应，常有较明显的局部症状，全身则出现发热、白细胞计数增加以及随之而来的各系统功能变化。常见病包括：急性阑尾炎、急性腹膜炎、急性胆囊炎、输卵管炎、盆腔炎等。

(3) 梗阻性疾病：梗阻是指空腔脏器及管道系统的通过障碍。急腹症中，以梗阻为主要病理变化的疾病如肠梗阻、胆道梗阻、尿路梗阻等。

(4) 穿孔病变：穿孔是指空腔脏器穿破。常见的有急性胃十二指肠溃疡穿孔，肠穿孔、异物妊娠和卵巢破裂等。

(5) 出血性疾病：腹内各脏器破裂出血。其机制主要是血管破裂，或毛细血管损伤而发生的渗血等。

3. 发病机制　腹痛的主要发病机制包括腹内空腔脏器阻塞、腹膜刺激、血管功能不全、黏膜溃疡、胃肠蠕动改变、包膜牵张、代谢异常、神经损伤、腹壁损伤或腹外脏器病变等。按病理生理机制主要分为 3 大类：内脏性腹痛、躯体性腹痛、牵涉痛，前两者是腹痛的基本原因。

(1) 内脏性腹痛：大多由于空腔脏器或实质性脏器的包膜受牵张所致，其神经冲动由内脏传入纤维传入大脑中枢，产生痛感。内脏传入纤维为很细的无髓神经细胞纤维，传导速度慢，定位不准确，多为钝痛，伴反射性恶心、呕吐等特点。早期轻重不一，轻者可仅表现为含糊的不适感，重者可表现为剧痛或绞痛，可为持续性疼痛，也可为阵发性或间断性疼痛。如受累脏器与运动有关，疼痛多为间断性或阵发性、绞痛或痉挛性疼痛。为大多数内科疾病所致的急性腹痛的发病机理。

(2) 躯体性腹痛：是由壁层腹膜受到缺血、炎症或伸缩刺激产生的痛感。由有髓传入纤维传导疼痛刺激至同一脊神经节段，与体表分布区相一致。因此，躯体性腹痛多可定位疼痛刺激的部位，疼痛剧烈，主要是锐痛、刀割样痛、持续性疼痛，咳嗽或活动可能会引起疼痛加重，疼痛持续时间较长。躯体性原因引起的腹痛体检时可出现压痛或触痛、反跳痛、肌紧张。阑尾炎的典型表现涉及内脏和躯体痛，早期表现为脐周痛（内脏性疼痛），但当炎症扩展至腹膜（躯体性疼痛）时，疼痛可准确定位在右下腹部。

(3) 牵涉痛：又称放射痛或感应痛，是由于有些内脏传入纤维和躯体传入纤维共同使用同一神经元，使 2 个似乎不相干的部位同时感觉有疼痛。如胆道疾病（如胆囊炎）引起右肩背部牵涉痛；膈肌刺激（如脾破裂）产生肩痛；胸内疾病如急性下壁心肌梗死可伴上腹痛、恶心、呕吐等症状。

4. 临床表现

(1) 腹痛：是急腹症的主要临床症状，其临床表现、特点和程度随病因或诱因、发生时间、始发部位、性质、转归而不同。

1) 炎性腹痛：起病慢，腹痛由轻逐渐加重，以后呈持续性疼痛，有固定的压痛点，有的伴有全身症状，如体温升高，白细胞计数升高。主要是炎性物质渗出，刺激腹膜引起。此类多见于急性阑尾炎、急性胆囊炎和急性胆管炎、急性胰腺炎等疾病。

2) 穿孔性腹痛：起病急，腹痛突然加重，呈持续性疼痛。同时伴有压痛、反跳痛、腹肌紧张等腹膜刺激征，肠鸣音减弱。全身症状有体温升高，脉搏增快，白细胞升高。临床上以急性阑尾炎、胃十二直肠穿孔最重，肠穿孔中毒症状较重，而疼痛较轻，更要重视。

3) 腹腔内出血：常见于外伤性肝、脾及宫外孕破裂等病。特点是病情急而重，危急生命，以失血性休克为主，表现为头晕、烦躁、面色苍白、脉搏细速，血压下降甚至血细胞检查示急性贫血。若腹穿抽出不凝血，则为实质性脏器破裂出血，应该立即准备急诊手术。

4) 急性梗阻：呈阵发性腹痛，间歇期仍有隐痛，伴有频繁呕吐。腹部检查主诉明显，但体征不明显。早期体温、血象一般无变化。胆管梗阻伴有黄疸、发热，尿路梗阻伴有血尿，肠梗阻肛门停止排便、排气。

5）缺血性腹痛：内脏急性缺血可产生剧烈腹痛，一般为持续性绞痛，阵发性加剧，有明显的腹膜刺激征，有时还可以扪及腹部包块。缺血性腹痛的原因主要有2类：①血管栓塞，如肠系膜动脉急性栓塞；②内脏急性扭转造成缺血，多见于肠扭转、肠套叠、卵巢囊肿蒂扭转等。

（2）伴随症状

1）恶心、呕吐：早期为反射性，是内脏神经受刺激所致。如阑尾炎早期，胃、十二指肠溃疡穿孔等。由于胃肠道通过障碍导致呕吐，称为逆流性呕吐，一般表现较晚、较重，如晚期肠梗阻。也有因毒素吸收，刺激中枢所致，晚期出现呕吐。呕吐物的性质对诊断有重要参考价值。

2）大便情况：询问有无排气及大便，大便性状及颜色。如腹痛发作后停止排气、排便，多为机械性肠梗阻。反之，若出现腹泻或里急后重，可能是肠炎或痢疾。柏油样便常为上消化道出血，小儿果酱样便应考虑肠套叠。

3）其他：绞痛伴有尿频、尿急、尿痛或血尿，多考虑泌尿系统感染或结石；腹痛伴有胸闷、咳嗽、血痰或伴有心律失常，应考虑胸膜、肺部炎症或心绞痛等；伴寒战、高热，可见于急性化脓性胆管炎症、腹腔脏器脓肿、大叶性肺炎、化脓性心包炎等；伴黄疸，可见于急性肝、胆道疾病，胰腺疾病，急性溶血等；伴休克，常见于急性腹腔内出血、急性梗阻性化脓性胆管炎症、绞窄性肠梗阻、消化性溃疡急性穿孔、急性胰腺炎、急性心肌梗死等；伴肛门坠胀感、阴道不规则流血、停经等见于妇科急腹症。

（3）辅助检查：如超声波，胸腹X线检查，心电图，血、尿、便三大常规检查，将结果综合分析，做出鉴别，以达到分诊准确，同时为医生的进一步诊断奠定基础。

1）血、尿、便的常规检查有助于诊断：是每个腹痛病人皆需检查的项目。血白细胞总数及中性粒细胞增高提示炎症病变，尿中出现大量红细胞提示泌尿系统结石、肿瘤或外伤，有蛋白尿和白细胞则提示泌尿系统感染，脓血便提示肠道感染，血便提示狭窄性肠梗阻、肠系膜血栓栓塞、出血性肠炎等。

2）血液生化检查：血清淀粉酶增高提示为胰腺炎，是腹痛鉴别诊断中最常用的血生化检查。血糖与血酮的测定可用于排除糖尿病酮症酸中毒引起的腹痛。血清胆红素增高提示胆道疾病。肝、肾功能及电解质的检查对判断病情亦有帮助。

3）X线检查：腹部X线平片检查在腹痛的诊断中应用最广。膈下发现游离气体，胃肠道穿孔几乎可以确定。肠腔积气扩张、肠中多处液平面则可诊断肠梗阻。输尿管部位的钙化影可提示输尿管结石。腰大肌影模糊或消失的提示后腹膜炎症或出血。X线钡餐造影或钡灌肠检查可以发现胃、十二指肠溃疡，肿瘤等，但疑有肠梗阻时应禁忌钡餐造影。胆囊、胆管造影，内镜下的逆行胰胆管造影及经皮穿刺胆管造影对胆系及胰腺疾病的鉴别诊断甚有帮助。

4）B超检查：主要用于检查胆道和泌尿系结石、胆管扩张、胰腺及肝脾肿大等。对腹腔少量积液、腹内囊肿及炎性肿物也有较好的诊断价值。

5）内镜检查：可用于胃肠道疾病的鉴别诊断，在慢性腹痛的患者中常有此需要。

6）CT检查：CT对急腹症的诊断与B超相似，且不受肠内气体干扰，常应用于某些急腹症的诊断和鉴别诊断。

7）腹腔穿刺：腹痛诊断未明而发现腹腔积液时，可考虑做腹腔穿刺检查。穿刺所得液体应送常规及生化检查，必要时还需做细菌培养。

8）心电图：对年龄较大者，应做心电图检查，以了解心肌供血情况，排除心肌梗死和心绞痛。

5. 治疗要点　根据患者病情的轻重缓急而采取不同的救治方法。通过检查探明病因，标本兼治（表21－1）。

表21－1　各类急腹症临床特点及处理原则比较

疾病原因	临床特点	处理原则
血管堵塞、腹腔大出血、脏器穿孔、急性胰腺炎	突然发作的剧烈持续性疼痛、腹肌紧张迅速出现休克	积极液体复苏，支持治疗，纠正休克尽快手术（急性胰腺炎多采用非手术治疗）
梗阻类疾病（肠梗阻、胆道梗阻、尿路结石梗阻）	剧烈的阵发性疼痛，伴有胃肠道症状	积极配合诊断，可允许一定时间的观察治疗。但是梗阻如果血运受到影响，则很快发展到坏死、休克（绞窄性梗阻），需尽快手术胆道、尿路结石可先给予止痛剂、解痉剂等保守治疗，观察
腹腔各部位炎症	炎症变化从几小时至几天，没有治疗，腹痛会逐渐加剧，部位更加局限，并有发热白细胞计数升高，进一步发展出现腹膜炎	在诊断明确之前，或决定手术之前，不要给予止痛剂。积极抗炎治疗，根据病情发展情况决定是否手术
糖尿病酮症酸中毒、铅中毒等	有时会有腹痛	对症病因治疗而无需手术

（1）一般处理

1）体位：在无休克的情况下，急腹症患者宜采用半卧位或斜坡卧位，可使腹肌松弛，改善呼吸、循环，减轻腹胀，控制感染等。合并休克者需采用休克卧位。

2）饮食：未明确诊断的患者，应当禁食。对病情较轻，确定采用非手术治疗者，可给流质或易消化的半流质饮食，但需要严格控制进食量。对于胃肠穿孔，已出现肠麻痹等病情较重者，必须禁食。疑有空腔脏器穿孔、破裂或腹胀明显者，应禁食水并放置胃肠减压管。

3）纠正水、电解质紊乱和酸碱失衡：防止休克，建立静脉通路，补充血容量，并应用抗生素防治感染，为手术治疗创造条件。

4）观察期间应避免使用掩盖病情变化的药物和处置：严禁使用麻醉类镇痛药物。禁用泻药及做灌肠处理，以免刺激肠蠕动，使炎症扩散或诱发穿孔。必要时可用解痉剂来缓解疼痛。

5）对症治疗：根据不同病因、病情，采用相应的对症处理。

（2）非手术治疗适应证

1）急性腹痛好转或疼痛 >3d 而无恶化。

2）腹膜刺激征不明显或已局限。

3）有手术指征但患者不能耐受手术者，在积极采用非手术治疗的同时，尽量创造条件，争取尽早手术。

非手术治疗必须在严密观察病情及做好手术准备的情况下进行，若经短期非手术治疗后急腹症的症状、体征未见缓解反而加重者，应及时采用手术疗法。

（3）手术治疗的适应证

1）诊断明确，需立即处理者。如急性化脓性阑尾炎、异位妊娠破裂等。

2）诊断不明，但腹痛和腹膜炎体征加剧，全身中毒症状加剧者。

3）腹腔内脏器大出血。

4）急性肠梗阻疑有绞窄坏死者。

二、护理评估及观察要点

1. 护理评估

（1）病史

1）年龄与性别：儿童腹痛，常见的病因是蛔虫症、肠系膜淋巴结炎与肠套叠等。青壮年则多见溃疡病、肠胃炎、胰腺炎。中老年则多胆囊炎、胆结石，此外还需注意胃肠道疾病、肝癌与心肌梗塞的可能性。肾绞痛较多见于男性，而卵巢囊肿扭转、黄体囊肿破裂则是妇女急腹症的常见病因，如系育龄期妇女，则宫外孕应予以考虑。

2）既往史：有些急腹症与过去疾病密切相关。如胃、十二指肠溃疡穿孔史，腹部手术、外伤史，胆道疾病，泌尿道结石，阑尾炎，女性患者月经史、生育史等。

3）腹痛：询问过往有无腹痛的经历，此次腹痛有无前驱或伴随症状，如发热、呕吐等，起病的缓急、症状出现的先后；腹痛的最明显的部位有无转移和放射；腹痛的性质为持续性、阵发性或者持续疼痛伴有阵发性加重；疼痛的程度；诱发和缓解因素。

4）起病急剧而一般情况迅速恶化者，多见于实质性脏器破裂、空腔脏器穿孔或急性梗阻、急性出血坏死性胰腺炎、卵巢囊肿蒂扭转、宫外孕破裂等；开始腹痛较轻而后逐渐加剧者多为炎症病变，如阑尾炎、胆囊炎等。

（2）身体评估

1）全身状况：有无痛苦表情，生命体征是否平稳。

2）腹部检查：触诊时从不痛部位逐渐检查至疼痛部位，手法要轻柔（冬季手要温暖）以免引起腹肌紧张，而影响判断，同时了解腹部有无压痛、反跳痛、肌紧张及有无移动性浊音，肠鸣音等，观察患者面色，精神和意识的变化。

2. 观察要点

（1）生命体征的变化：定时测量体温、脉搏、呼吸、血压，观察神志变化。注意有无脱水、电解质失衡及休克表现。

（2）消化道功能状态：如饮食、呕吐、腹泻、排气、排便，以及腹痛的部位、性质和范围的变化。

（3）腹部体征的变化：如腹胀、肠蠕动、压痛、反跳痛、肌紧张、肝浊音界以及移动性浊音等。

（4）重要脏器：如心、肝、肺、肾、脑等功能的变化。

（5）加强病情的动态观察，注意新的症状和体征。

（6）保持输液管道及各导管的通畅，准确记录出入量。

三、急诊救治流程

急腹症急诊救治流程详见图 21－1。

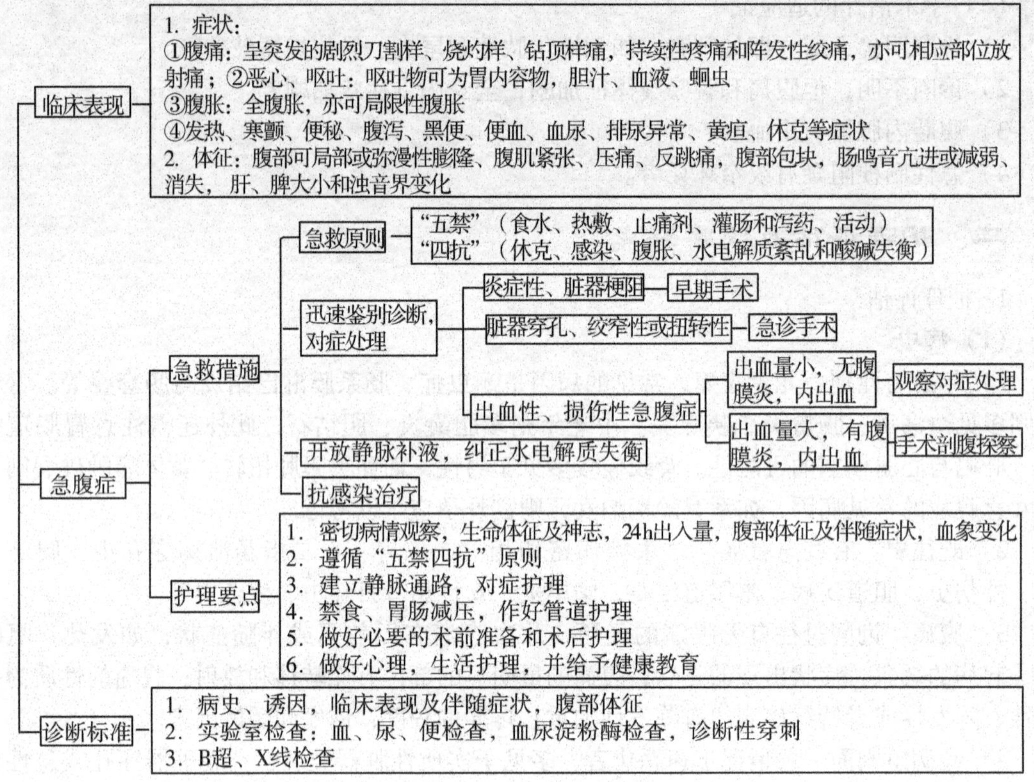

图 21－1　急腹症急诊救治流程图

（闵　磊）

第三节　急性心肌梗死的急救护理

一、疾病介绍

（一）定义

急性心肌梗死（acete myocardial infarction，AMI）是在冠状动脉粥样硬化的基础上，由持久的严重的急性心肌缺血所引起的部分心肌坏死。临床上有剧烈而较持久的胸骨后疼痛、发热、白细胞增多、血清酶活性增高及心电图系列演变等表现，可伴有心律失常、休克或心力衰竭。

本病在欧美常见，20 世纪 50 年代美国病死率＞300/10 万人口，20 世纪 70 年代以后降到 200/10 万人口以下。在我国本病远不如欧美多见，但有逐年增多的趋势。

（二）病因

1. 基本病因　本病是因冠状动脉粥样硬化（偶有冠状动脉痉挛、栓塞、炎症、先天畸形）、外伤、冠状动脉阻塞所致，造成管腔狭窄和心肌供血不足，而侧支循环尚未建立。在此基础上，若出现粥样斑块破裂、出血，血栓形成或持续痉挛，使管腔完全闭塞，即导致心肌梗死。休克、失血、脱水、严重心律失常、重体力活动、情绪激动或血压剧升也可促使心肌细胞急性缺血、缺氧，甚至坏死。一旦冠状动脉供血进一步急剧减少或中断 20～30min，使心肌严重而持久地急性缺血达半小时以上，即可发生心肌梗死。另外，心肌梗死发生严重心律失常、休克、心力衰竭，均可使冠状动脉血流量进一步下降，心肌坏死范围扩大。

2. 诱因　AMI 在春、冬季发病较多，与气候寒冷、气温变化大有关。发病时大多无明显诱因，常在安静或睡眠时发病。部分患者则发病于剧烈体力劳动、精神紧张或饱餐之后。此外，休克、出血、心动过速、用力大便亦可诱发。因此，护理人员应加强对冠心病患者的健康教育，减少或避免诱发的因素，有助于降低 AMI 的发病率。

（三）发病机制

绝大多数 AMI 的基本病因为冠状动脉粥样硬化。在冠状动脉粥样硬化的基础上，血小板聚集、血栓形成与冠状痉挛是 AMI 发病中最重要的因素。在 AMI 患者中，冠状动脉粥样斑块破溃发生率 >90%，并在破溃处有大量的血小板聚集，进而形成血栓，这些变化均能引起冠状动脉痉挛。粥样斑块破溃，血小板聚集及血栓形成，冠状动脉痉挛相互作用，造成管腔狭窄和心肌供血不足，而侧支循环尚未充分建立，导致心肌严重而持久地急性缺血，当心肌缺血持续 1h 以上时，即可发生 AMI。

（四）临床表现

临床表现与梗死面积大小、梗死部位、侧支循环情况密切相关。

1. 先兆　AMI 患者 15%～65% 有前驱症状。凡 40 岁以上，遇有下列情况应及早疑及 AMI，及时住院并按心肌梗死处理，同时动态观察心电图及血清酶变化：①首次心绞痛发作，持续 15～30min 或更久，硝酸甘油治疗效果不佳者。②原为稳定型劳累性心绞痛，近日疼痛次数、持续时间及程度均明显加重者。③疼痛伴有恶心呕吐、面色苍白、大汗、头晕、心悸者。④发作时伴有血压剧增或骤降，或伴有心律失常、左心功能不全者。⑤疼痛伴 ST 段明显抬高或压低，T 波高尖或冠状倒置者。发现上述梗死先兆，如及时处理，有可能使部分患者避免发生心肌梗死。

2. 症状

（1）疼痛为最早出现的症状：疼痛的特点包括：①诱因，无明显诱因，且常发作于安静时（体力劳动、情绪激动、饱餐和寒冷诱发）。②部位：典型的疼痛部位为胸骨体上段或中段的后方，也可在心前区，疼痛范围大小如手掌，常放射至左肩，沿左肩前内侧直至小指、无名指，也经颈部、下颌及咽部，至左肩胛区或上腹部，并伴有消化道症状。③性质：多为压迫、紧缩，有濒死感，疼痛程度可轻可重，表情焦虑，面色苍白，出汗，停止动作，直至症状缓解。④持续时间：程度较重，持续时间长，有长达数小时甚至数天。

（2）全身症状发热、心动过速、白细胞增高、红细胞沉降率增快，由坏死物质引起。一般在疼痛 24～48h 出现，程度与坏死范围呈正相关。

（3）胃肠道症状：疼痛可伴有恶心、呕吐、上腹胀痛，与迷走神经受坏死物质刺激和胃肠组织灌注不足有关。

（4）心律失常 24h 内出现最多，以室性心律失常最多。

（5）休克：20% 患者在数小时至 1 周内发生。主要原因：心肌受损，左心室输出量急剧下降；剧烈胸痛引起神经反射性血管扩张；因呕吐、大汗、摄入不足导致血容量不足。

（6）心力衰竭：主要是急性左心衰竭。

（五）治疗要点

1. 现场急救

1）就地平卧，绝对休息，用最短的时间检测患者的生命体征，包括血压、脉搏、呼吸，初步判断有无心律失常、心力衰竭或休克。

2）高流量吸氧。

3）切实迅速止痛，常用吗啡 5～10mg 皮下注射，或哌替啶（杜冷丁）50～100mg 肌内注射，必要时 2～4h 重复 1 次。

4）防治心律失常。如心率 >70 次/分，有室性早搏或短阵室速，则立即用利多卡因 50～100mg + 葡萄糖液 20ml 静脉注射，然后按 1～4mg/min 静脉滴注；如无室早，则一开始即按 1～4mg/min 静脉滴注，再护送入院。如心率 <50 次/分，且有低血压或室性早搏，可静脉或肌内注射阿托品 0.5～1.0mg，再护送入院。

5）低血压或休克者，给予多巴胺 5～10mg/（kg · min），静脉滴注。

6）如心脏骤停，则立即就地心肺复苏。措施得当，成功率很高。待心律、血压、呼吸稳定后再转送入院。

7）转送途中应连续心电监护，备好抢救药品及除颤装置，争取在发病后 1～3h 迅速送入急诊室、心脏监护室或心导管室，以便及早进行冠状动脉造影或溶栓治疗。

2. 入院后治疗

（1）一般监护及治疗

1）休息：卧床休息，保持安静，必要时给予镇静药。

2）吸氧：持续吸氧。

3）监测：在 CCU 进行生命体征的监测，监测血压、心率、心律，观察患者的胸痛状态和患者的呼吸状态。

4）疼痛：尽快止痛，可用强力止痛药。

（2）溶栓的治疗

1）溶栓药物：目前，早期溶栓重建血供是缩小梗死范围最有效的一种积极治疗方法。常用溶栓药物有尿激酶、链激酶、重组组织型纤溶酶原激活剂（rt－PA）等。

2）盐酸肾上腺素：心跳收缩力增加，增加冠脉、脑血管血供，可使细颤变为粗颤，易于电除颤。本药作为触电后心脏骤停心肺复苏时的首选药物。

3）利多卡因：为治疗室性异位心律的首选药物，室颤时首次用量为 1mg/kg，稀释后静脉缓慢注射。

4）溴卞胺：用于顽固性室颤，上述药物及胸外电除颤无效时可作为辅助电除颤。

5）胸外电除颤：胸外直流电除颤是室颤最有效的治疗方法。

（3）密切观察病情变化

1）出血倾向：出血是溶栓治疗最主要的并发症。在溶栓治疗期间，由于溶栓、抗凝、抗血小板药物的应用，抑制凝血功能，促进纤维蛋白溶解，可引起其他部位的出血。应注意观察有无皮肤、黏膜、消化道、泌尿道、呼吸道及颅内出血征象，监测凝血功能。溶栓次日应复查血小板、纤维蛋白原和凝血酶原时间，3d 内每天查尿常规、便隐血，用肝素者需监测凝血时间（试管法）、APTT。

2）低血压状态：溶栓治疗中出现低血压现象者占 7.7%～16%。出现低血压状态时，应暂停溶栓治疗。对一般状况好的患者，可采用抗休克体位，加快输液速度，情况严重者应使用血管活性药物，首选多巴胺。

3）再灌注性心律失常：为冠脉再通的间接征象之一。多表现为胸痛明显缓解后出现短暂的加速性自主心律，下壁心肌梗死出现一过性窦性心动过缓、窦房阻滞等，也可发生致死性室性心律失常。再灌注性心律失常出现突然，严重者可致猝死，故应加强监护，并做好电复律准备。

4）再通指标的观察和判定：冠脉再通的直接指标为冠脉造影显示冠脉远端血流达 TMI 的Ⅱ～Ⅲ级。临床主要观察其间接指标：①心电图抬高的 ST 段在输注溶栓剂开始后 2h 内，在抬高最显著的导联 ST 段迅速回降 >50%。②胸痛自输入溶栓剂开始后 2～3h 内基本消失。③输入溶栓剂 2～3h 内，出现加速性室性自主心律，房室或束支阻滞突然改善或消失，或者下壁梗死患者出现一过性窦性心动过缓、窦房阻滞伴有或不伴有低血压。④血清CK－MB 酶峰提前在发病 14h 以内或 CK 峰值在 16h 以内。具备上述 4 项中 2 项或以上者考虑再通，但②＋③不能判定为再通。对发病后 6～12h 溶栓者暂时应用上述间接指征，④不适用。

5）梗死后心绞痛的观察：发生梗死后心绞痛提示患者病情不稳定，有再次发生心肌梗死的可能。应注意观察记录患者再发心绞痛的时间、部位、性质以及心律失常和心电图表现等。

（4）经皮冠状动脉腔内成形术（PTCA）：PTCA 已经被公认为一种目前最安全有效的恢复心肌再灌注的手段。急诊 PTCA 及支架术是目前有条件医院治疗 AMI 的首选方法。

1）补救性 PTCA：经溶栓治疗，冠状动脉再通后又再堵塞，或再通后仍有重度狭窄者，如无出血禁忌，可紧急施行 PTCA，随后再安置支架。可预防再梗和再发心绞痛。

2）直接 PTCA：不进行溶栓治疗，直接进行 PTCA 作为冠状动脉再通的手段，其目的在于挽救心肌。

适应证：①对于有溶栓禁忌证或不适宜溶栓的患者，以及对升压药无反应的心源性休克患者，应首选直接 PTCA。②对有溶栓禁忌证的高危患者，如年龄 >70 岁、既往有 AMI 史、广泛前壁心肌梗死以及收缩压 <13.3kPa（100mmHg）、心率 <100 次/分或 Killip 分级 >Ⅰ级的患者，若有条件最好选择直接 PTCA。

（5）控制心律失常

1）室性期前收缩或室性心动过速：立即利多卡因 50～100mg 静脉推注，5～10min 重复一次，至期前收缩消失或总量已经达到 300mg，继续以 1～3mg/min 微泵维持，待情况稳定后改为美西律 150mg，每日 4 次口服。

2）发生心室颤动：尽快非同步直流电除颤。室性心动过速药物无效应，及早用同步直流电复律。

3）缓慢心律失常：阿托品 0.5～11mg 肌内注射或静脉推注。

4）有二度以上房室传导阻滞：用临时人工心脏起搏器，待传导阻滞消失后撤除。

5）室上性快速心律失常：可应用洋地黄制剂及维拉帕米，药物不能控制者，可考虑同步直流电复律。

（6）控制休克最好根据血流动力学监测结果用药

1）补充血容量：估计血容量不足，中心静脉压下降者，用低分子右旋糖酐、10% 葡萄糖 500ml 或 0.9% 生理盐水 500ml 静脉滴入。输液后中心静脉压 >1.76kPa（$18cmH_2O$），则停止补充血容量。

2）应用升压药：补充血容量后血压仍不升，而心输出量正常时，提示周围血管张力不足，此时可用升压药。多巴胺或间羟胺微泵静脉使用，两者亦可合用；亦可选用多巴酚丁胺。

3）应用血管扩张药：经上述处理后血压仍不升，周围血管收缩致四肢厥冷时可用硝酸甘油。

4）其他：纠正酸中毒，保护肾功能，避免脑缺血，必要时应用糖皮质激素和洋地黄制剂。

5）主动脉内球囊反搏术：上述治疗无效时可考虑应用，在主动脉内球囊反搏术辅助循环下行冠脉造影，随即进行 PTCA。

（7）加强急诊监护

1）心电监护：AMI 患者心律失常以发病的最初 24h 内发病率最高，以后则逐渐减少。故一般 AMI 患者在冠心病监护病房监测 3d。

2）血压监测：疼痛期中 AMI 患者常见血压下降，未必是休克，护士应注意分析判断。

3）血流动力学监测：通过血流动力学监测，以评估左、右心功能，并及时指导治疗。

4）心肌酶监测：AMI 时血清酶均成倍增高，峰值可高达正常的几十倍，其中肌酸磷酸激酶（CPK）的同工酶 CPK－MB 和乳酸脱氢酶（LDH）的同工酶 LDHI 诊断特异性最高，其增高程度能较准确地反映梗死的范围。

5）其他实验室检查：如电解质，肾功能，出、凝血时间，血糖，血脂，血气分析及血尿便常规等。

（8）其他治疗有助于挽救濒死心肌，防止梗死扩大，缩小缺血范围，根据患者具体情况选用。

1）β 受体阻滞药、钙通道阻滞药、ACE 抑制药的使用：改善心肌重构，防止梗死范围扩大，改善预后。

2）抗凝疗法：口服阿司匹林等药物。

3）极化液疗法：有利于心脏收缩，减少心律失常，有利于 ST 段的恢复。极化液具体配置方法：10% KCl 15ml + 胰岛素 8U +10% 葡萄糖 500ml。

4）促进心肌代谢药物：维生素 C、维生素 B_6、1，6－二磷酸果糖、辅酶 Q_{10} 等。

5）右旋糖酐 40 或淀粉代血浆：降低血黏度，改善微循环。

二、护理评估与观察要点

1. 护理评估

1）疼痛情况及伴随症状，是否有放射痛，服用硝酸甘油类药物是否缓解。

2）对有关疾病知识的了解程度。

3）血压、脉搏、心率、心律变化。

4）各项检查及实验室检查结果，如血常规、血清心肌酶、凝血功能、心电图 S－T 段变化。

5）药物治疗的效果及副作用，如溶栓治疗。

6）患者及家属对疾病的认知程度。

2. 观察要点

（1）现存问题观察：心肌梗死患者表现为胸骨后剧烈疼痛，伴有烦躁不安、出汗、恐惧或有濒死感。急性期嘱咐患者绝对卧床休息，严禁探视，避免精神紧张，一切活动包括翻身、进食、洗脸、大小便等均应在医护人员协助下进行。心肌梗死时由于持续的心肌缺血、缺氧，代谢物堆积或产生多肽类致痛物质等，刺激神经末梢，经神经传导至大脑产生痛觉，而疼痛使患者烦躁不安、情绪恶化，加重心肌缺氧，影响治疗效果。若胸闷、疼痛剧烈或症状不缓解、持续时间较长，氧流量可控制在 5～6L/min，待症状消失后改为 3～4L/min，一般不少于 72h，5d 后根据情况间断给氧。

观察患者的神志状态、脉搏、面色、皮肤色泽及尿量等，是否有心源性休克的发生。

（2）并发症的观察

1）栓塞：溶栓或抗凝治疗。

2）心脏破裂：乳头肌断裂、VSD 者手术治疗。

3）室壁瘤：影响心功能或引起严重心律失常者手术治疗。

4）心肌梗死后综合征：可用糖皮质激素、阿司匹林、吲哚美辛等。严重电击伤后，深部受损组织特别是坏死肌肉可释放大量毒性物质和异性蛋白（血红蛋白和肌红蛋白），可刺激肾血管引起痉挛，并在酸性环境下沉淀而阻塞肾小管，引起急性肾功能衰竭。严密观察尿量、尿色、性状、尿比重以及电解质、肌酐、尿素氮的变化。

5）心源性休克：与心肌梗死、心输出量减少有关；严密观察神志、意识、血压、脉搏、呼吸、尿量等情况，并做好记录；观察患者末梢循环情况，如皮肤温度、湿度、色泽；注意保暖；保持输液通畅，并根据心率、血压、呼吸及用药情况随时调整滴数。

6）心律失常：与心肌缺血、缺氧、电解质失衡有关；给予心电监护，监测患者心律、心率、血压、脉搏、呼吸及心电图改变，做好记录。嘱患者尽量避免诱发心律失常的因素，如情绪激动、烟酒、浓茶、咖啡等。向患者说明心律失常的临床表现及感受，若出现心悸、胸闷、胸痛、心前区不适等症状，应及时告诉医护人员。遵医嘱应用抗心律失常药物，并观察药物疗效及副作用。备好各种抢救药物和仪器，如除颤仪、起搏器、抗心律失常药及复苏药。

三、急诊救治流程

AMI 急诊救治流程图详见图 21－2。

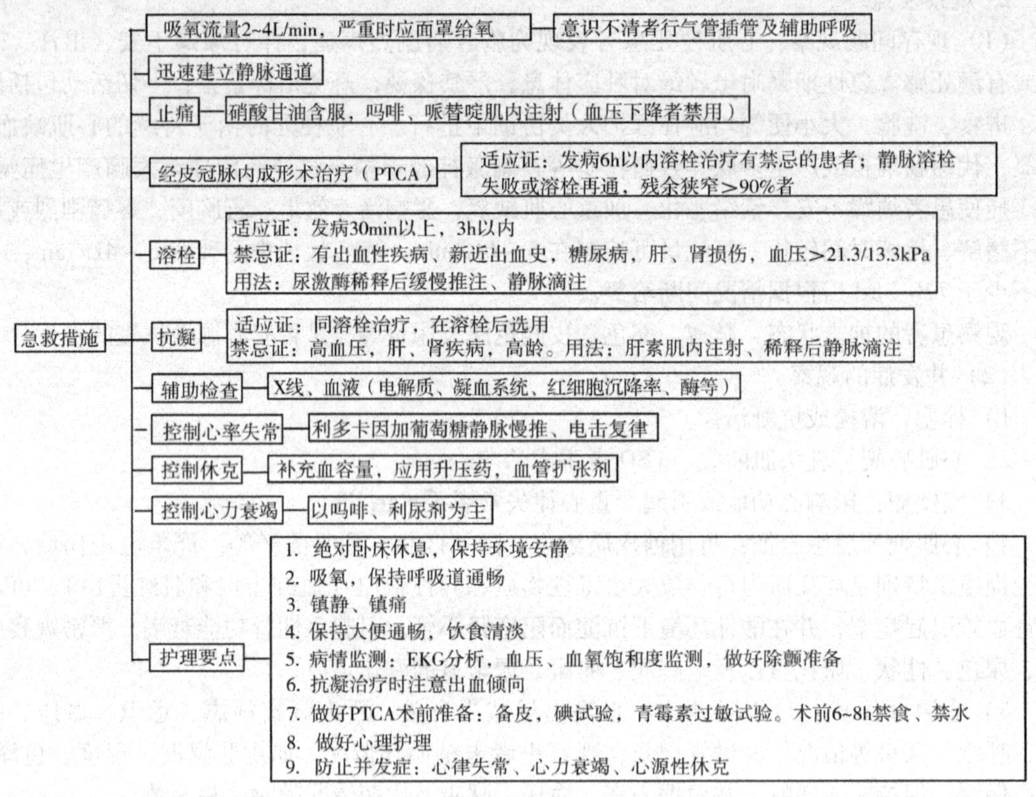

图 21-2　AMI 急诊救治流程图

（龚春城）

第四节　急性肾衰竭的急救护理

一、定义

急性肾衰竭是指肾脏功能急骤、进行性减退以致衰竭而出现的临床征候群。主要表现为肾小球滤过率明显降低所致的进行性氮质血症，以及肾小管重吸收和排泄功能低下所致的水、电解质紊乱和酸碱失衡。根据尿量减少与否分为少尿型（＜400ml/d）和非少尿型（＞400ml/d）。

二、病因与发病机制

1. 肾前性肾衰竭

（1）低血容量：由于严重的外伤、烧伤、挤压综合征、大出血、外科手术、脱水、呕吐、腹泻或大量使用利尿剂等所致。

（2）低血压：败血症、休克、应用血管扩张剂或麻醉药等所致。

（3）心力衰竭。

（4）肝功能衰竭。

2. 肾性急性肾衰竭

（1）急性肾小管坏死：长时间缺血，肾毒性物质，如重金属、氨基糖苷类抗生素及造影剂。

（2）小动脉损伤：如恶性高血压、血管炎、微血管病变（如血栓性血小板减少性紫癜、溶血尿毒综合征等）。

（3）急骤进展性或急性肾小球肾炎。

（4）急性间质性肾炎。

（5）尿酸盐在肾内沉积或骨髓瘤细胞在肾内浸润。

（6）胆固醇栓塞，尤其在动脉扩张术后。

3. 肾后性肾衰竭

（1）输尿管梗阻：如血凝块、结石、肿瘤、坏死的肾乳头及肾外压迫等。

（2）膀胱出口梗阻：如神经源性膀胱、前列腺肥大、癌症、结石、血凝块或尿道狭窄等。

三、临床表现

（1）少尿或无尿：少尿期一般持续 7 ~ 14d。少尿期愈短，预后愈好。

（2）水中毒：这是少尿期的一种严重并发症，其临床表现为全身软组织水肿、急性肺水肿和脑水肿。肺水肿时早期仅有肺底部啰音及呼吸音减低，严重时全肺满布水泡性呼吸音，并有呼吸困难，口唇青紫等。脑水肿时头痛、呕吐、神志不清和抽搐。因此，水中毒是急性肾衰竭的主要死亡原因之一。

（3）电解质紊乱：高钾血症、高磷血症、高镁血症、低钠血症、低钙血症、代谢性酸中毒、氮质血症。

（4）高血压、心力衰竭：急性肾衰竭患者中，约有 2/3 病例出现不同程度的高血压，其原因主要是肾脏缺血而产生过多的升压物质。心力衰竭是少尿期的主要并发症之一，常发生于肺水肿和高血压之后，应严加注意。

（5）出血倾向、贫血：急性肾衰竭时由于血小板的缺陷、毛细血管脆性增加，凝血酶原的生成受到抑制，可有明显的出血倾向，主要表现为鼻衄、皮下瘀斑、口腔齿龈及消化道出血。

四、急救配合与护理

（一）肾前性肾衰竭的处理

（1）血流动力学监测：定期检查血压、脉搏、皮肤皱褶和温度，以评价血容量状态，必要时采用中心静脉压或 Swan – Ganz 导管侵入性监测。

（2）补液试验：对容量不足、少尿患者，以 500 ~ 1 000ml 生理盐水在 30 ~ 60min 内快速静脉滴注，应使尿量增加。如无利尿反应，补液后用 100 ~ 400mg 速尿静脉注射，以促进利尿。如尿量增加，在容量补足的情况下，可重复使用速尿。为防止速尿引起的听力损害，可用 20% 甘露醇输入，速率 10 ~ 20ml/min，在甘露醇开始输入的 6h 之内，可产生利尿作用，如输注 12h 后无利尿作用，应停止使用。

（3）多巴胺：可扩张肾血管，利钠、利尿。以每分钟小于3μg/kg剂量持续静滴，在开始治疗的6～12h内，通常有利尿反应。仍然无尿，应停用。

（二）肾性急性肾衰竭的处理

1. 保守治疗

（1）一般处理：患者每天称体重，准确记录每天液体出入量，至少隔日检测一次血钾、钠、氯、钙、磷、镁、尿素氮和肌酐。

（2）液体摄入量：非透析患者每天液体摄入量等于非显性丢失（不出汗患者为500ml/d）加尿量和其他引流液丢失量，非少尿患者或透析患者液体量可适当放宽。

（3）营养：每日蛋白摄入应限制在0.6g/kg，总热量摄入应保证35～50kcal/kg，盐的摄入限制在2～4g，应避免摄入含镁化合物。

（4）血压：根据患者血容量，决定使用容量扩张或血管收缩物质，及时纠正低血压。积极处理高血压，不降低肾血流量的抗高血压药物（如可乐定、哌唑嗪）或钙通道阻滞剂为首选。高血压危象需静脉滴注硝普钠，剂量为每分钟0.25μg/kg。或用Labetalol静滴，剂量0.5～2.0mg/min。

（5）磷和钙：高血磷口服氢氧化铝凝胶每次15～30ml，一日3次，随三餐同服。当血磷降至正常时，可用碳酸钙口服每次0.5～1.0g，一日3～4次，随三餐同服。

（6）高尿酸血症：别嘌呤醇口服每次100mg，一日1次。

（7）高钾血症轻度（血钾<6mmol/L），采用饮食限制，降钾树脂口服每次15g，一日3次。有心电图和神经肌肉异常表现的高钾血症，需立即药物治疗，10%葡萄糖酸钙10ml，在2～5min内缓慢静脉注射，如无反应，5min后再给一次，剂量同前；44.6mmol碳酸氢钠（7.5% 50ml）缓慢静脉注射5min，如心电图未恢复，10～15min重复一次；10%葡萄糖溶液加普通胰岛素10U，在60min内静脉滴注，或在5min内静脉注射。药物不能纠正的高钾血症，可采用血液透析治疗。

（8）代谢性酸中毒：轻度酸中毒（血清碳酸氢浓度≥16mmol/L）不需要治疗；较重的酸中毒，使用碳酸氢钠口服每次0.5～1.0g，一日3次；严重失代偿酸中毒（血pH值<7.2）需要静脉滴注5%碳酸氢钠150～250ml；药物难以纠正的酸中毒应行血液透析治疗。静滴碳酸氢钠纠正酸中毒时，谨防容量负荷过重和低钙血症引起的肌痉挛。

（9）药物剂量调整：经肾脏排泄的药物需根据肾功能作相应剂量调整。

（10）感染：为急性肾衰竭死亡的主要原因之一。首选不经肾脏排泄的抗生素，如药物敏感试验结果需用肾毒性药物，特别氨基糖苷类时，应根据肾衰竭程度，延长给药时间或减少每次给药剂量。

（11）消化道出血：根据出血程度，给予适当处理。

（12）贫血：通常由于血容量扩张、红细胞产生减少和失血等因素所致。活动性出血或贫血症状明显的患者需输血治疗。

2. 透析治疗

（1）透析指征：①严重高钾血症、酸中毒、容量负荷过重等药物难以纠正者；②出现尿毒症心包炎、脑病者；③BUN>35.7mmol/L和（或）Scr>600μmol/L者；④高分解代谢者（每日血BUN升高>8.9mmol/L，肌酐升高>176.8μmol/L，血钾升高>1.0mmol/L，

HCO_3^- 下降 >2.0mmol/L)，需要高营养治疗者。

（2）透析方法的选择：病情危重，高分解型急性肾功能衰竭，血流动力学稳定，腹腔广泛粘连，肺功能不全、呼吸困难者，腹部脏器损伤或近期手术、腹部皮肤感染、无法置管者，进行血液透析；非高分解型，血流动力学不稳定，建立血管通路困难，有活动性出血，全身肝素化有禁忌，老年患者，宜选腹膜透析；血流动力学不稳定，毒素潴留不严重，但以容量负荷过重为主，宜选持续动静脉血液滤过。

（三）肾后性肾衰竭的处理

（1）临时性膀胱插管可评价和解除下尿路梗阻。

（2）肾脏超声检查评价有无上尿路梗阻。

（3）根据梗阻病因尽早解除梗阻。

（4）梗阻解除后，出现梗阻后利尿，引起血容量和电解质的不适当丢失。因此，需根据每天体重、尿量、血压、血清及尿电解质浓度变化，调节输液量和成分，以保证正常血容量及电解质平衡。

（四）恢复期的处理

（1）仔细监测血电解质、血容量状态、尿量和尿电解质。根据具体情况，给予适当处理。

（2）肾小球功能在短期内恢复，而肾小管功能需要几周，甚至几个月才能恢复。部分老年、糖尿病、严重高血压患者及少尿时间长者，肾功能可迁延不恢复，甚至转为慢性肾衰竭。

五、常见护理问题与措施

（1）排尿异常：与肾缺血继发于败血症、休克或严重的血容量不足等；肾毒素引起肾小管变性、坏死；溶血反应；肾血管损伤有关。

1）绝对卧床休息，可减少代谢产物生成。

2）准确记录24h 尿量，并观察尿的颜色，留置导尿管患者监测每小时尿量并监测尿比重。

3）指导患者正确留取尿标本。

4）遵医嘱使用利尿剂，并观察治疗效果及副作用。

（2）体液过多：与肾小球滤过率降低，摄入过多有关。

1）限制摄入。水：前1d 尿量再加500ml；钠：每日不超过3g；钾：尿少者严格限制钾的摄入。

2）监测体重每日2 次。

3）准确记录24h 出入水量。

4）遵医嘱使用利尿剂，并观察尿量变化及药物的副作用。

5）尽量避免肌内或皮下注射。

（3）潜在并发症：高钾血症与肾小球滤过率降低，酸中毒，摄入过多有关。

1）严密观察病情变化，测血压、脉搏、呼吸，每2h1 次，有条件者可行床旁心电监护。

2）提供低钾饮食。

3）不输库存血，及时纠正酸中毒。

4）发现患者有恶心、手麻木或脉搏慢等现象，应立即抽血监测血钾，如血清钾浓度在6.0mmol/L以上者，立即遵医嘱做处理：①静脉给钙剂或5%苏打；②静脉给高渗糖水加胰岛素；③联系血液透析。

（4）潜在并发症：急性肺水肿与体液过多，输液速度过快有关。

1）严格控制输液量和速度，有条件者可监测中心静脉压。

2）备齐急救药品及物品。

3）经常巡视病房，密切观察病情变化，如发现患者有呼吸急促等临床表现时，应立即通知医师，同时做好处理：①协助患者端坐位，双腿下垂于床沿，以减少静脉回心血量；②高浓度给氧；③给予心痛定10mg或硝酸甘油0.5mg舌下含服；④建立静脉通路，按医嘱正确使用扩血管剂，并根据病情调节滴速；⑤痰多者应吸痰，保持呼吸道通畅。

（龚春城）

第五节　多器官功能障碍综合征的急救护理

一、定义

多器官功能障碍综合征（multiple organ dysfunction syndrome，MODS）是指机体遭受严重创伤、休克、感染及外科大手术等机械损伤24h后，2个或2个以上的器官或系统同时或序贯发生功能障碍或衰竭，不能维持自身的生理功能，从而影响全身内环境稳定的临床综合征群。本综合征在概念上强调原发致病因素是急性的，器官功能不全是多发的、进行的、动态的，器官功能障碍是可逆的，可在其发展的任何阶段进行干预治疗，功能可望恢复。

二、病因与发病机制

1. 病因　任何可引起全身炎症反应的疾病均可发生MODS，如严重创伤、心脏骤停复苏后、严重急腹症、脓毒血症、妇科急症等。患者如患有冠心病、肝硬化、慢性肾衰竭、糖尿病、系统性红斑狼疮、营养不良等时，更易发生MODS；输血、输液、用药或呼吸机使用不当也是MODS的诱因。

（1）严重创伤：严重的创（烧、战）是诱发MODS的基本因素之一。严重创伤、大面积烧伤和侵袭性大手术、冻伤、挤压综合征导致的组织损伤常引起急性肺、心、肾、肝、消化道和凝血等脏器、系统功能衰竭。

（2）休克：各脏器常因血流不足而呈低灌流状态，组织缺血、缺氧、毒性物质蓄积等影响、损害各器官的功能，尤其是创伤大出血和严重感染引起的休克更易发生MODS。

（3）严重感染：败血症时菌群紊乱、细菌移位及局部感染病灶也是发生MODS的主要因素之一。

（4）大量输血、输液及药物使用不当：大量输血后微小凝集块可导致肺功能障碍，凝血因子的缺乏能造成出血倾向；输液过多可使左心负荷增加，严重时能引起急性左心功能衰竭、肺水肿；长期、大量使用抗生素能引起肝、肾功能损害、菌群紊乱；大量去甲肾上腺素等血管收缩药可引起血管的强烈收缩，造成组织灌注不良。

（5）心脏、呼吸骤停：造成各脏器缺血、缺氧，而复苏后又可引起“再灌注”损害，这样可发生 MODS。随着 CPR 技术的不断发展，心肺复苏的成功率日渐提高，自主循环恢复后常发生心血管功能和血流动力学的紊乱，表现为低血容量休克、心源性休克和全身炎症反应综合征（SIRS）。复苏后出现的 MODS 及复苏后多器官功能障碍综合症（post－resuscitationMODS，PR－MODS/PRM）在临床上也越发常见。

2. 发病机制

（1）炎症失控假说：炎症反应学说是 MODS 最基本的发病机制。MODS 是由于机体受到创伤和感染刺激而发生的炎症反应过于强烈以至促炎－抗炎失衡，从而损伤自身细胞的结果。MODS 发病过程中除感染或创伤引起的毒素释放和组织损伤外，主要通过内源性介质的释放引起全身炎症反应，目前把这些统称为 SIRS。

（2）缺血－再灌注损伤与自由基学说：缺血再灌注和自由基损伤是 MODS 的重要机制之一。近年来，人们在缺血－再灌注损伤学说中，又引入了内皮细胞与白细胞相互作用引起器官实质细胞损伤的观点，即血管内皮细胞（EC）能通过多种凝血因子和炎症介质，与多形核白细胞（PMN）相互作用，产生黏附连锁反应，导致器官微循环障碍和实质器官损伤。

（3）肠屏障功能损伤及肠道细菌移位：胃肠道是创伤、急腹症及大手术患者等危重患者并发脓毒血症的重要细菌和（或）内毒素来源，是 MODS 中始动器官之一。由于禁食、制酸剂、抗生素等的不合理应用，肠道菌群失调，肠道屏障功能破坏，通透性升高，动力丧失，细菌移位，均成为 MODS 患者菌血症来源。

（4）应激基因理论：应激基因反应是指一类由基因程序控制，能对环境应激刺激作出反应的过程，如热休克反应、氧化应激反应、紫外线反应、急性期反应等。应激基因反应能促进创伤、休克、感染、炎症等应激打击后细胞代谢所需的蛋白合成。应激基因引起的细胞功能改变的最终后果，是导致机体不再能对最初或以后的打击作出反应，而发生 MODS。

（5）两次打击和双击预激假说：最早的严重损伤可被视为第一次打击，在该次打击时，可使全身免疫系统处于预激状态，此后，如果病情平稳，则炎症反应逐渐消退，损伤的组织得以修复。当受到再次打击时，全身炎症反应将成倍扩增，可超大量地产生各种继发性炎症介质。

三、临床表现与诊断

1. 临床表现　主要临床表现为各系统器官的功能变化。肺脏是衰竭发生率最高、发生最早的器官。肠黏膜屏障功能在 MODS 发病过程中较早受损或衰竭，特别是在严重创伤合并休克和再灌流损伤时表现突出。由于胃肠道是人体内最大的细菌和内毒素库，肠屏障受损能引起肠道细菌移位和门静脉内毒素血症，从而激活肝脏单核－巨噬细胞系统，启动全身炎症反应。随着 MODS 的进展，常可出现肝肾衰竭及胃肠道出血，而心血管或血液系统通常是 MODS。

2. 诊断　MODS 的主要诊断依据包括：①存在诱发 MODS 的病史或病症；②存在全身炎症反应综合征和（或）代偿性抗炎反应综合征的临床表现，脓毒血症或免疫功能障碍的表现及相应的临床症状；③存在 2 个或 2 个以上系统或器官功能障碍。

四、救护原则

对于 MODS 目前尚缺有效治疗方法。一旦发生 MODS，病死率极高，处理 MODS 的关键是预防。因此应尽早识别 MODS 的高危因素，如原发疾病的严重性、严重创伤、脓毒症或严重感染等，进行动态观察和监测。对高危患者早期给予免疫治疗、抗炎药和其他支持疗法。MODS 发生后，应以维持内环境稳定、纠正低氧血症和低蛋白血症，提供充分营养代谢支持，予以救治。对 MODS 应积极寻找感染灶，选用高效广谱抗生素控制感染。

五、救护措施

（一）预防

目前对 MODS 的治疗主要是进行综合治疗和器官功能的支持。因对其病理过程缺乏有效的遏制手段，一旦发生 MODS，病死率极高，处理 MODS 的关键在于预防。预防 MODS 的基本要点主要包括以下几点。

（1）提高复苏质量，重视患者的循环和呼吸，尽可能及早纠正低血容量，组织低灌流和缺氧。现场急救和住院治疗过程中，应及时处理失血、失液、休克、气道阻塞、换气功能低下等。各项措施都要强调时间性，因为组织低灌流和缺氧的时间愈久，组织损害就愈重，缺血的再灌注损伤也更严重。

（2）防治感染是预防 MODS 极为重要的措施。明确的感染灶必须及时引流，彻底清除坏死组织。尽可能使感染病变局限化，减轻毒血症。应根据致病菌和药物敏感试验选用有效抗生素。

（3）尽可能改善全身情况，如体液、电解质和酸碱度的平衡、营养状态等，酸中毒可影响心血管和肺；碱中毒可影响脑；营养不良可降低免疫功能、消耗肌组织等。

（4）及早治疗任何一个首先继发的器官功能障碍，阻断病理的连锁反应，以免形成 MODS。临床经验证明，治疗单一器官功能障碍，胜过治疗 MODS。早期识别器官功能障碍，就可做到在出现明显的器官衰竭以前进行早期治疗干预。

（5）处理各种急症时应有整体观点，尽可能达到全面的诊断和治疗。诊断不但要明确主要的病变，还要了解主病以外其他重要器官的功能有无改变。治疗要根据具体病情的轻重缓急采取措施，首先是抢救患者生命。要全面考虑不能顾此失彼而诱发 MODS。

（二）治疗

1. 病因治疗，控制感染　积极治疗原发疾病，避免和消除诱发因素，清除病灶，彻底排脓，早期细致清创。如感染诱发者，根据感染部位、致病菌流行病学与培养、药敏试验结果选用广谱有效抗生素控制感染；腹腔脓肿者，积极引流和进行腹腔冲洗。

2. 对抗炎症介质　目前应用较广泛的有抗氧化药，如维生素 A、维生素 C、维生素 E、辅酶 Q10 和半胱氨酸等。还有肿瘤坏死因子 a 单克隆抗体、黄嘌呤氧化酶抑制药也已应用于临床，尚能改善 MODS 患者的预后。

3. 营养和代谢支持　MODS 患者的代谢特点是处于持续的高分解代谢状态、耗氧量增加，胰岛素阻抗，葡萄糖的利用受到限制，蛋白质的急性丢失使器官功能受损，严重的营养不良导致免疫功能低下。营养支持的目的是：①补充蛋白质及能量的过度消耗；

②维持或增强机体抗感染能力；③维持器官功能和创伤后期组织修复的需要。代谢支持治疗目标包括：①纠正代谢功能紊乱；②提供合理营养底物；③通过特殊营养物调节机体免疫反应。代谢支持的着眼点在于保持正氮平衡，而非普通热能平衡。合理的代谢支持，可提供足够的热量，减少氨基酸作为能量的消耗，减少肌肉蛋白质分解，促进蛋白质的合成。

4. 中和毒素　内毒素血症是 MODS 的主要始动因素，应积极清除，从而阻断疾病进展。常用的方法有控制感染、防止肠道细菌和内毒素易位等。

5. 器官功能支持　对于 MODS 由于缺乏特殊治疗，因此器官功能支持可以说是最基本的治疗，使受累的器官能度过危险期而趋向恢复，保护尚未受累的器官免受损害。

（1）心脏和循环的支持：维持有效循环血容量，保证重要器官灌注。必要时应用血流导向气囊导管（Swan - Ganz 导管）监测心输出量和肺毛细血管楔压，据此调整输液速度、种类和指导血管活性药（多巴胺、多巴酚丁胺和酚妥拉明）的应用。根据心律失常类型应用相应抗心律失常药物，有心功能不全者可使用正性肌力药物去乙酰毛花苷（西地兰）。

（2）肺的支持：肺是最敏感的器官。MODS 时肺是最早受累器官，表现为 ARDS。积极控制和治疗 ARDS 是治疗 MODS 的关键。维持呼吸道通畅，吸痰、雾化吸入，必要时气管切开吸痰。据情况给予面罩或鼻导管给氧；难治性低氧血症者行高频通气，必要时机械通气。但在吸氧治疗中必须注意防止氧中毒。

（3）肾的支持：保证和改善肾脏灌注，维持尿量在 30ml/h 以上。应用多巴胺和酚妥拉明保护肾脏，防止肾功能恶化，避免应用肾脏毒性药物。少尿者应用呋塞米。经适当补液和应用利尿药后仍持续少尿或无尿时，及时采取血液净化技术。伴有急性肾衰竭、严重高钾血症和代谢性酸中毒的 MODS 患者，首选血液透析。

（4）肝的支持：补充足够的热量及能量合剂（辅酶 A/ATP），维持正常血容量，纠正低蛋白血症。应用适量葡萄糖液，防止低血糖。并发肝性脑病者，应用支链氨基酸，纠正氨基酸代谢紊乱。适量补充新鲜血浆，加强单核 - 吞噬细胞功能。

（5）胃肠道的支持：应激性溃疡出血是 MODS 常见的胃肠功能衰竭症状。临床常规应用抗酸药（H_2 受体阻断药、胃黏膜质子泵抑制药）、胃黏膜保护药（硫糖铝、生长抑素）和止血药（凝血酶）。MODS 患者胃黏膜 pH 值升高，应用抗酸药可促使肠道细菌繁殖、黏膜屏障破坏、毒素吸收、细菌易位，加速 MODS 的发展。可选用中药大黄。

（6）血液系统支持：主要治疗 DIC。早期及时应用抗凝、溶栓治疗。抗凝药常选用肝素、双嘧达莫（潘生丁）、阿司匹林等；溶栓药有尿激酶、链激酶及重组组织型纤溶酶原激活剂（rt - PA）。纤溶期时，在肝素治疗基础上配合应用抗纤溶药，如 6 - 氨基乙酸和氨甲环酸等。根据病情输注血小板悬液、凝血酶原复合物和各种凝血因子。

（7）中枢神经系统支持：纠正低血压，改善脑血流。头部局部采用低温疗法，降低脑代谢率。选用甘露醇、呋塞米、地塞米松等防治脑水肿，可交替使用或联用。应用胞二磷胆碱、脑活素等促进脑代谢。

（三）监测

1. 血流动力学监测　监测血压、中心静脉压、肺毛细血管楔压和心输出量。

2. 呼吸功能监测　MODS 时肺脏常是最先受累的器官。监测呼吸功能有助于及时发现肺脏功能障碍。

（1）严密观察呼吸频率、节律和幅度：呼吸频率超过35次/分，伴有呼吸困难者，应考虑机械呼吸。

（2）呼吸机械力学监测：包括监测潮气量（V_A）、功能残气量、每分钟通气量（V_E）、肺泡通气量、气道压力、肺顺应性、呼吸功、肺泡通气血流之比（V_A/Q）等。肺顺应性低于50ml/kPa时必须使用呼吸机。

（3）动脉血气分析：包括动脉血氧分压（PaO_2）、动脉二氧化碳分压（$PaCO_2$）、pH值、BE等。吸入氧浓度为50%时，如PaO_2低于8.0kPa（60mmHg），应行机械通气支持。

（4）肺毛细血管嵌压监测：呼气末正压通气（PEEP）时监测肺毛细血管嵌压（PCMP）。

（5）胸部X线检查：显示肺野点状阴影，提示散在肺泡内渗出。

3. 肾功能监测

（1）尿液监测：包括尿量、尿比重、尿钠、尿渗透压、尿蛋白等。其中尿量是监测肾功能最简单和敏感的指标。应精确记录每天尿量。

（2）生化检查：尿素氮、肌酐、渗透清除量等。当血尿素氮>17.8mmol/L，血肌酐>177~381.2μmol/L，并有逐渐增高趋势时，或原有肾脏病史，血肌酐增加2倍以上者，考虑急性肾功能障碍，必要时进行血液透析治疗。

4. 肝功能监测　前清蛋白、视黄醇结合蛋白、胆红素的亚成分、吲哚花氰绿清除试验、苯丙氨酸以及酮体比例是肝功能的临床监测指标。

5. 凝血功能监测　主要包括血小板计数、凝血时间、纤维蛋白原、凝血因子Ⅶ、凝血因子Ⅴ、凝血酶原等，动态测定这些指标有利于早期发现和处理凝血功能障碍。

6. 中枢神经系统功能监测　包括神志、神经系统定位体征。重症患者可以有嗜睡甚至昏迷。

（四）护理重点

1. 了解MODS发生病因　尤其是了解严重多发伤、复合伤、休克、感染等是常见发病因素，做到掌握病程发展规律性并有预见性地护理。

2. 了解系统脏器衰竭的典型表现和非典型变化　如非少尿性肾衰竭、非心源性肺水肿、非颅脑疾病的意识障碍、非糖尿病性高血糖等。

3. 加强病情观察

（1）体温：MODS多伴各种感染，一般情况下血温、肛温、皮温间各差0.5~1.0℃。当严重感染合并浓毒血症休克时，体温可高达40℃以上，而当体温低于35℃以下，提示病情十分严重，常是危急或临终表现。

（2）脉搏：观察脉搏快慢、强弱、规则情况和血管充盈度及弹性，其常反映血容量和心脏、血管功能状态；注意交替脉、短绌脉、奇脉等表现，尤其要重视细速和缓慢脉象其提示心血管衰竭。

（3）呼吸：观察呼吸的快慢、深浅、规则情况等，观察是否伴有发绀、哮鸣音、“三凹”征（胸骨上窝、锁骨上窝、肋间隙）、强迫体位及胸腹式呼吸等，观察有否深大Kussmaul呼吸、深浅快慢变化的Cheyne-Stokes呼吸、周期性呼吸暂停的Biot呼吸、胸或腹壁出现矛盾活动的反常呼吸以及点头呼吸、鱼嘴呼吸等，这些均属垂危征象。

（4）血压：血压能反应器官的灌注情况，尤其血压低时注意重要器官的保护。MODS 时不但要了解收缩压，亦要注意舒张压和脉压，因其反映血液的微血管冲击力。重视测血压时听声音的强弱，此亦反映心脏与血管功能状况。

（5）意识：注意观察意识状况及昏迷程度。MODS 时，脑受损可出现嗜睡、朦胧、谵妄、昏迷等，观察瞳孔大小、对光和睫毛反射。注意识别中枢性与其他原因所造成的征象。

（6）心电监测：密切观察心率、心律和心电图（ECG）变化并及时处理。尤其心律失常的心电图表现。

（7）尿：注意尿量、色、比重、酸碱度和血尿素氮、肌酐的变化，警惕非少尿性肾衰竭。

（8）皮肤：注意皮肤颜色、湿度、弹性、皮疹、出血点、瘀斑等，观察有无缺氧、脱水、过敏、DIC 等现象。加强皮肤护理，防治压疮发生。

（9）药物反应：注意观察洋地黄中毒、利尿剂所致电解质紊乱，降压药所致晕厥，抗生素过敏等药物反应。

4. 特殊监测的护理　MODS 的患者多为危重患者，较一般普通患者有特殊监测手段，如动脉血压的监测、中心静脉压监测，在护理此类管道时严格无菌操作原则；保证压力传感器在零点；经常肝素化冲洗管路，保证其通畅；随时观察参数变化及时与医生取得联系。

5. 保证营养与热量的摄入　MODS 时机体处于高代谢状态，体内能量消耗很大，患者消瘦，免疫功能受损，代谢障碍，内环境紊乱，故想方设法保证营养至关重要。临床上常通过静脉营养和管饲或口服改善糖、脂肪、蛋白质、维生素、电解质等供应。长链脂肪乳剂热量高但不易分解代谢，对肺、肝有影响，晚期应用中长链脂肪乳剂可避免以上弊端。微量元素（镁、铁、锌、硒等）和各种维生素的补充亦应予以一定重视。

6. 预防感染　MODS 时机体免疫功能低下，抵抗力差，极易发生感染，尤其是肺部感染，应予高度警惕。压疮是发生感染的另一途径。为此，MODS 患者最好住单人房，严格执行床边隔离和无菌操作，防止交叉感染。注意呼吸道护理，定时翻身拍背，有利于呼吸道分泌物排出和 ARDS 的治疗，室内空气要经常流通，定时消毒，医护人员注意洗手，杜绝各种可能的污染机会。

7. 安全护理　MODS 患者病情危重，时有烦躁，再加上身上常带有许多管道，所以要注意保护好管道，防止管道脱落和患者意外受伤显得非常重要，尤其在 ICU，没有家属的陪伴，应根据病情给予患者适当的约束，注意各种管道的刻度和接头情况。

8. 人工气道和机械通气的护理　保持呼吸道通畅，及时吸取气道分泌物，掌握吸痰时机和技巧；注意呼吸道湿化，常用的方法有呼吸机雾化、气道内直接滴住、湿化器湿化等；机械通气时注意血气分析结果调整呼吸机参数。

9. 心理护理　心理护理强调多与患者交流，了解其心理状况和需求后给予相应的护理措施，建立良好的护患关系；护士要具备过硬的业务技术水平和高度的责任心，能获得患者的信任，使患者树立战胜疾病的信心，积极配合治疗和护理。

（龚春城）

第六节　烧伤现场急救护理

一、及时脱离致伤源

（一）及时脱离致伤源

1. 火焰烧伤（表21－2）

表21－2　火焰烧伤脱离致伤源

灭火	应尽快离开火区，扑灭身上的火焰
	迅速卧地滚动或用衣、被等覆盖灭火
	也可跳进附近水池或清河沟内灭火
煤气泄漏	应立即关闭煤气开关
	帮助伤者离开密闭和通风不良现场，避免或减轻吸入性损伤
	切忌打火、开灯及敲打玻璃，以防发生爆炸
汽油烧伤	凝固汽油烧伤应立即用湿布数层或湿被、湿衣物覆盖创面，使之与空气隔绝，时间要长，以免复燃
注意事项	火焰烧伤后切忌喊叫、站立奔跑、或用手扑打灭火，以防呼吸道和双手烧伤，创面冲洗后不要涂以中药、甲紫、香灰等有色物质，也不要涂抹牙膏、蛋清、泡菜水等，更不能涂以活血化瘀中药，以免诱发急性肾功能衰竭

2. 热液烫伤（表21－3）

表21－3　热液烫伤脱离致热源

脱离方法	首先帮助伤者迅速脱离致热源
	迅速跳入就近冷水池中或剪开被浸湿衣服
脱离方法	若为四肢小面积烧伤，可将患处浸泡在冷水中或用流动自来水冲洗，多需0.5～1小时，以减轻疼痛和局部损害
注意事项	不宜脱衣物，应小心剪开
	流动水冲洗时冲力不宜过大

3. 化学烧伤（表21－4）

表21－4　化学烧伤脱离致热源

生石灰烧伤	先用干布将生石灰粉末去除干净再用流动清水冲洗，以防生石灰遇水产热，使创面加深
沥青烧伤	用水降温后，可用汽油或松节油清洗
磷烧伤	应立即扑灭火焰，脱去污染的衣服，隔绝空气
	先用干布擦掉磷颗粒，可在夜间或暗室内用镊子将颗粒清除
	再用大量清水冲洗创面及其周围的正常皮肤
	浸入流水中洗刷更好
	冲洗至少要半小时以上
	冲洗后创面忌暴露和用油质敷料包扎，可用湿布覆盖创面
	四肢可用水浸泡，使磷与空气隔绝以防燃烧

续 表

石炭酸烧伤	因石炭酸不溶于水，所以应先用肥皂水冲洗后再用清水冲洗
硫酸烧伤	脱去被污染衣物 防止硫酸烧伤范围扩大 立即用大量流动清水冲洗
注意事项	迅速脱离现场，脱去被化学物质浸渍的衣服，注意保护未被烧伤的部位 无论何种化学物质烧伤均用大量流动清水冲洗2小时以上，禁用中和剂
注意事项	流动水冲洗强调大量、现场进行 头面部烧伤时，应首先注意眼，优先予以冲洗，还要注意耳、鼻、口的冲洗，冲洗要彻底，禁用手或手帕揉擦五官

4. 电烧伤（表21－5）

表21－5　电烧伤脱离致热源

电击伤	触电时应立即切断电源，使伤员脱离电源 为争取时间，可利用现场附近的绝缘物品挑开或分离电器、电线
注意事项	不可用手拉伤员或电器、电线，以免施救者触电 切断电源和灭火后，发现伤员出现昏迷休克、呼吸不规则、呼吸、心跳停止，应立即进行现场抢救 心跳、呼吸恢复后迅速将伤员转送到最近的医疗单位进行处理

5. 热压伤（表21－6）

表21－6　热压伤脱离致热源

脱离方法	切断运转机械电源 降温：可用大量流动冷水冲淋高温机械及受压部位 想办法尽快解除压力，必要时可拆卸或切割机器
注意事项	热压伤一般受伤时间长，应注意安抚患者情绪 切割机器会产热，应注意局部降温

二、急救护理措施

急救护理措施见表21－7。

表21－7　热压伤脱离致热源

判断伤情	首先检查危及伤员生命的合并伤：如大出血、窒息、开放性气胸、严重中毒、骨折、脑外伤等 初步估计烧伤面积和深度 询问受伤经历
脱离现场	一般伤员经灭火后，应及时脱离现场，转移至安全地带及就近的医疗单元
补液治疗	如急救现场不具备输液条件，烧伤后一般可口服烧伤饮料或淡盐水，也要少量多次，如出现腹胀或呕吐，立即停用，切忌大量饮用白开水、饮料、牛奶等不含盐的非电解质液 烧伤较重者，如条件允许应快速建立静脉通道，给予静脉补液，对于重度烧伤患者应开放两条静脉通道，确保液体按时足量输入

续 表

创面护理	烧伤急救时，创面仅清水冲洗，不宜涂敷药物、甲紫、蛋清、中药等 灭火后应开始注意防止创面污染，可用烧伤制式敷料或 其他急救包、三角巾等进行包扎，或身边干净床单、衣服等进行简单覆盖创面 寒冷季节应注意保暖
疼痛护理	评估患者疼痛情况 对轻度烧伤患者，可遵医嘱予以口服止痛片或肌内注射哌替啶 大面积烧伤患者，由于外周循环差和组织水肿，肌内注射不易吸收，可将哌替啶稀释后静脉缓慢推注 老人、婴幼儿、合并吸入性损伤或颅脑损伤者禁用哌替啶和吗啡 对所用的药物名称、剂量、给药途径和时间必须详细记录
心理护理	与患者及家属交谈，观察中，了解心理需求及心理反应 针对个体情况进行针对性的心理护理 介绍治疗疾病相关知识，消除患者不必要的担心 指导患者自我放松

三、转送护理措施

1. 现场转送

（1）经现场急救以后，应急送到就近的医院进行抗休克及创面处理。

（2）不要向较远的大医院或专科医院转送，以免耽误抢救时机。有临床资料显示，烧伤后是否能得到及时的液体复苏与休克的发生率息息相关，而病员是否平稳度过休克期与病员的死亡率呈正相关关系。原则上，在决定后送或转院时一定要病员的休克基本稳定，不能因为转送病员延误休克的救治。如果早期救治困难，可请上级医院会诊。

2. 经初步处理后转送上级医院（表21－8）

表21－8　转送护理

转送禁忌证	患者休克未得到纠正 呼吸道烧伤未得到适当处理 患者有合并伤或并发症，途中有发生危险的可能 转送距离超过150km，应特别慎重
转送时机	烧伤面积29%以下者，休克发生率低，与入院时间无明显关系，随时转送均可 烧伤面积30%～49%的患者，最好能在伤后8小时内送到指定的医院，否则最好在当地医院抗休克治疗后在转送，或在转送途中进行补液治疗 烧伤面积50%～69%的患者，最好能在伤后4小时内送到指定医院，或就地抗休克使患者情况相对稳定后24小时后再转送 烧伤面积在70%～100%的患者，在伤后1～2小时送到附近医院，否则应在原单位积极抗休克治疗，等休克控制后，于48小时后再转送 小孩、老年代偿能力差，休克发生早，面积不大也可发生休克，一般可参照成人转送时机增加一个档次 对每一位烧伤患者，最合适的转送时机应依具体情况（烧伤深度、烧伤面积、吸入性损伤、复合伤、中毒等）及转送条件等综合而定

续 表

转送前的护理	将伤员姓名、性别、年龄、受伤原因、受伤时间、烧伤面积以及病情、处理等基本情况，电话或书面告知接收医院，以便做好急救准备 建立静脉通道：烧伤面积较大的患者或转送路途较远者，应进行持续性静脉补液 创面处理：妥善包扎创面，敷料稍厚，吸水性强，短期不至于渗透 保持呼吸道通畅：头面颈部深度烧伤或伴有吸入性损伤者，估计在转送途中发生呼吸道梗阻的患者，应备氧气袋和气管切开包，亦可先行气管插管或气管切开 安置保留尿管：烧伤较严重的患者应留置尿管，以便观察尿量，了解休克情况及调整途中补液速度 处理复合伤：患者若有复合伤或骨折时，应给予提前处理 使用抗生素：一般轻患者遵医嘱口服抗生素，不能口服或估计口服吸收不良时，遵医嘱予以肌内注射或静脉滴入抗生素
转送途中护理	选择合适的工具：若汽车长途转送，车速不易太快，力求平稳减少颠簸。若飞机转送患者，起飞和降落时，使头部保持低平位。搬动患者上下楼梯应头部向下，以维持脑部的血液供应，在车厢中头部应在车头方向 严密观察病情变化：密切观察神志、脉搏、呼吸、尿量等，详细记录输液量、尿量和用药的剂量、时间等。头面颈部烧伤未作气管切开或插管的患者，特别应注意观察呼吸的变化。已有气管切开或插管的患者应保持气道通畅 有效补液：病情较轻的患者，可给少量多次口服烧伤饮料或含盐饮料。严重烧伤患者途中应按计划有效补液
转送途中护理	镇静、止痛：途中要有良好的镇静、镇痛，但应注意防止过量，头面颈烧伤未作气管切开的患者，转送途中禁用冬眠药物 转送途中注意防寒、防暑、防尘、防震，战时则应注意防空 有复合伤或中毒的伤员，应注意全身情况及局部和伤肢包扎固定等，上有止血带的患者，要按时进行松解与处理 达到终点时，陪同的医护人员应向接收单位医生、护士介绍患者病情及治疗经过，并送交各项治疗护理记录单

四、急诊科救治护理措施

1. 轻、中度烧伤患者的急诊救治护理措施（表 21 -9）。

表 21 -9 急诊救治护理措施

了解病史	简要询问患者或现场目击者，以了解受伤原因、受伤时间及环境，与烧伤因子接触的时间，现场处理措施
判断伤情	初步评估烧伤面积和深度，成人烧伤面积 15% 以上、小孩 5% ~10% 以上或伴有休克者，应建立静脉通道补液 检查有无复合伤或中毒，以便向医生汇报及做应急处理
饮食护理	视病情需要进食进水 给予静脉补液或口服烧伤饮料或含盐饮料 禁饮大量白开水等其他不含盐的非电解质饮料 无恶心、呕吐者，可酌情进食，先进流质，再半流质，再普食

续 表

药物的护理	评估患者疼痛情况 遵医嘱给予镇痛、镇静药物 破伤风抗毒素（TAT）皮试阴性者遵医嘱给予肌内注射，阳性者做脱敏注射或肌内注射破伤风免疫球蛋白
创面处理	生命体征平稳者，尽早协助医生行清创 根据患者创面情况清创后采取暴露或包扎疗法
办理入院	如需住院，协助办理好住院手续，并通知病房接收患者
未住院患者的健康指导	嘱患者回家后保持创面清洁干燥 可以用红外线仪、或其他辅助干燥设备促进创面干燥 肢体受伤患者应予以抬高患肢，减轻肢体肿胀 遵医嘱口服抗生素3~5日，预防和控制创面感染 嘱患者进食营养丰富清淡易消化的食物，禁辛辣刺激性食物 采取包扎疗法的患者，敷料如有浸湿，应及时到门诊换药，3~5日后来医院拆除外层包扎敷料，改为半暴露疗法 保持室内清洁，干燥，禁扫地 如有不适及时就诊，定期门诊随访

2. 严重烧伤患者的急诊救治护理措施（表21-10）。

表21-10　急诊救治护理措施

了解病史	简要询问患者或现场目击者，了解受伤原因、受伤时间及环境，与烧伤因子接触的时间 了解有无高坠伤、恶心、呕吐、昏迷 了解进饮进食量，呕吐物的量、性状、颜色 了解现场处理措施
判断伤情	初步评估烧伤面积和深度，以决定输液的量、速度，为抢救做好准备 检查有无复合伤或中毒 检查鼻毛、眉毛、睫毛、头发有无烧焦，有无声嘶等
迅速建立静脉通道补液	一般可先采取浅表静脉穿刺输液，宜选择粗大血管 对于全身大面积烧伤患者，静脉穿刺困难，可协助医生行静脉切开或深静脉置管
严密监护	重危患者必要时需行心电监护，中心静脉压监测 监测生命体征、电解质、酸碱度等 准确记录出入量、治疗措施、病情发展等 抽血进行电解质、血常规、凝血常规、血型等检查。有条件者进行血气分析 注意观察有无复合伤、中毒或吸入性损伤 声音嘶哑、呼吸困难患者应给予氧气吸入，及时吸痰，保持气道通畅，必要时配合医生行气管插管或气管切开术 四肢、躯干深度环形烧伤应配合医生行切开减压术
创面护理	保持创面清洁，避免污染 一般在休克控制后、全身情况改善，病情相对平稳后进行创面处理。

续 表

用药护理	评估患者疼痛情况 必要时在补足血容量的情况下，遵医嘱给予镇痛、镇静药物 对破伤风抗毒素（TAT）皮试阴性者，遵医嘱给予肌内注射，阳性者做脱敏注射或肌内注射破伤风免疫球蛋白 遵医嘱应用抗生素、激素、等药物
饮食护理	休克期患者在没有恶心、呕吐的情况下，可适当给予流质饮食 口渴者给予烧伤饮料或含盐液体
办理入院	协助办好入院手续 通知病房接收患者，将患者安置在烧伤重症监护室

五、特别关注

（1）脱离致热源的方法。

（2）危重患者的转送。

（3）危重患者的急救护理。

（龚春城）

第七节　静脉输液常见问题的处理

一、静脉输液肢体疼痛速效止痛法

患者在输液过程中，常因静脉输入刺激性较大或浓度较高的药物而引起输液肢体及局部胀痛、疲乏等，采用对侧穴位按压法，是解除患者疼痛的较好护理方法。

1. 方法　患者上肢静脉输液感到局部胀、疼痛、疲乏时，按压患者对侧上肢合谷或内关穴，以患者感到酸、麻、痛为止，可缓解患者静脉输液肢体局部的胀、痛、疲乏感。如患者下肢静脉输液出现此症状时，按压对侧足三里或三阴交穴，可收到同样效果。

2. 机制　依据针灸“同经相应交叉”取穴法，按压输液肢体对侧穴位，破坏了输液肢体因药物或输液刺激引起大脑皮层原兴奋灶而达到治疗效果。此方法简便易行，见效迅速，较减慢速度和局部热敷等方法止痛效果好。

二、静滴甘露醇外渗的处理方法

静滴甘露醇时发生血管外渗漏，是护理工作中比较棘手的问题。由于甘露醇为高渗溶液，一旦药物外漏进入皮下组织，不易被组织所吸收并损伤组织，同时提高了组织液的压力，造成渗透压梯度的反差，促使更多的液体渗透到组织中，加重了皮肤组织的损伤，而出现局部刺痛，皮下组织坏死等不良后果。

1. 烫伤膏外涂法　一旦发现甘露醇溶液外渗皮下组织，应立即停止输液，用烫伤膏外涂肿胀部位，用量多少取决于受损皮肤范围，以不干燥为宜。暴露局部，直至肿胀消退，皮肤恢复正常为止。应禁止局部热敷，因为热敷可使局部组织温度升高，促进组织坏死，同时血管扩张，水肿加重。另外，甘露醇外渗后应尽早用烫伤膏外涂局部。如果出现水疱、发绀，再涂用烫伤膏效果不佳。此方法适用于甘露醇液少量外渗，皮下肿胀较轻者。

2. 中药涂膜法

（1）药方配制：将丹参、紫荆皮、乳香、没药、降香、白芨、儿茶、大黄诸中药挑选洗净，烘干粉碎，以70%乙醇为溶剂。按酊剂浸渍法制备。首次浸渍20天；第二次浸渍14天，合并浸出液，过滤，回收乙醇。滤液加入冰片、甘油、阿佐恩、PVA－124，搅匀，调节pH，分装外用。

（2）方法：棉签浸取药液均匀涂擦于肿痛瘀血皮肤待干燥成膜。3～4次/天，肿痛瘀血严重者，可酌加涂药次数。

3. 刺皮减压法　在剧烈肿胀肢体的局部涂3%的碘酒消毒，75%酒精脱碘干燥后，用无菌注射器针头在肿胀中心部位（避开皮下静脉血管部位），均匀刺数针，刺破皮肤，然后用无菌大纱布3～5层加压包扎，使大量的皮下渗出液排出。如纱布被浸湿可再更换，从而使肿胀的肢体很快恢复正常。但注意消肿后刺破的皮肤局部应保持清洁干燥，避免感染发生。此方法仅限于严重肿胀的紧急情况下，机体免疫力低下和肢体局部感染者禁用。

三、静脉穿刺穿破血管后的补救方法

静脉输液是临床常用的重要治疗手段之一。在静脉穿刺时，如果血管扎穿后采用指压扎穿部位法止血，进行补救确保穿刺一次完成，以提高静脉穿刺成功率。

静脉穿刺后，自我感觉扎穿或穿刺后无回血，往外撤针头时才有回血，就判断为扎穿血管。此时，将针头缓慢往外撤，当有血时停止，立即用左手拇指或无名指按在扎穿的部位，同时打开止血带，用一条胶布固定针柄。先以指重压1秒左右，然后打开输液调节器，手指轻按以液体能缓慢通过为准（见墨非滴管有滴入），观察有无外渗，1分钟左右无外渗将手指抬起，用胶布将针头固定好，调节滴数60～70滴/分钟，如果需加快滴数，10～20分钟后即可放快。

此方法特别适用于婴幼儿、老年人和不好找血管的患者。

四、颈外静脉输液导管阻塞更换法

颈外静脉穿刺输液适应于长期输液，周围静脉不易穿刺者，周围循环衰竭的危重患者。颈外静脉穿刺输液导管阻塞多因护理不周所致，如导管折叠或经导管抽血、输血而未及时用0.9% NaCl冲洗以致形成血栓。导管阻塞后，传统的方法是拔除阻塞导管，采用更换导管法，无须穿刺，即免除疼痛，效果很好。

1. 操作方法

（1）患者去枕平卧，肩下可垫枕头、头偏向对侧。

（2）严格执行无菌操作。常规消毒导管周围皮肤，阻塞导管末端接5ml注射器，戴无菌手套，边抽吸边拔管，弃之于弯盘中。

（3）常规消毒穿刺口及周围皮肤，更换无菌手套，铺孔巾，用抽取了0.9% NaCl的注射器检查灭菌导管是否通畅。

（4）右手用镊子快速将无菌导管沿穿刺口插入至所需长度回抽注射器，见回血注入0.9% NaCl封管或接输液橡胶管输液。妥善固定导管、原穿刺口经用苯扎氯铵酊消毒后，覆盖无菌纱布。

2. 注意事项

（1）此方法适应于已行颈外静脉穿刺置管 10～14 天后发生导管阻塞的患者，且局部无可疑感染者。

（2）长期置管者，每周常规做穿刺口分泌物细菌培养 1 次，每天用苯扎氯铵酊消毒穿刺口及周围皮肤，禁用碘酒或酒精，以防导管脆化折断。

（3）输液过程中严格无菌操作，以防感染及并发症发生。

（4）不宜从导管内抽血，输血。若抢救患者急需输血时，待输血完毕即用 0.9% NaCl 将管腔冲洗干净，封管时加入适量肝素以防血栓形成。

（5）拔管时，导管末端接注射器，边抽吸边拔管，防止残留小血块进入血液，造成血栓。

五、长期静脉内置留置针、导管合并症及对策

（一）常见合并症

1. 凝血　静脉内留置各类导管，形成血管异物，因而局部易形成血液凝集块造成静脉闭塞而发生末梢水肿、静脉炎等症状。其预防主要手段是要选择不易致局部凝血的导管和留置针。随着医疗材料科学技术的发展，目前的聚氨甲酸乙酯等材料就具有不易血栓形成的特点。

2. 感染　在血管内留置导管易导致细菌感染，严重时可引起菌血症。造成这一并发症的主要原因是在导管插入或静脉穿刺操作过程中，特别是在连接输液管、三通等无菌操作不严格的情况下污染所致。

3. 导管栓塞　导管内腔形成血液凝血块造成输入液体不畅。

4. 固定脱落　长期插入导管患者，缝合固定线由于局部皮肤的坏死等原因而松动、脱落，失去对导管的固定力，易造成留置针和导管的自由拔出。

（二）合并症主要症状及对策

1. 导管所致感染、菌血症症状及对策

（1）症状：突然高热 39～40℃，寒战，恶寒。

（2）对策：①在操作中严格执行无菌操作原则。②长期置入导管，疑导管感染时，拔出导管用无菌剪刀剪下尖端部做细菌培养。③从末梢血管开始输液治疗。④头部、腋窝等部位冷敷，严密观察体温、脉搏、血压等全身状况。

2. 静脉血栓、静脉炎症状及对策

（1）症状：穿刺侧上、下肢水肿，沿静脉走行疼痛，局部发红、发热。

（2）对策：①预防手段是要选择合适的高质量的导管或留置针材料。②留置时间不可过长。③中心静脉导管插入时尽可能避免输入高渗液。④遵医嘱拔去导管。⑤拔管后抬高患肢，局部冷、湿敷。

3. 导管脱出或局部渗液症状及对策

（1）症状：液体从穿刺部漏出，穿刺部位出血，滴注速度缓慢；深静脉锁骨下静脉穿刺时，液体外漏纵隔内，出现呼吸困难、胸痛、血压低、脉频。

（2）对策：①打开穿刺部位，观察固定是否脱落。②遵医嘱拔管。③终止滴注，胸部

X线检查。

4. 导管误插入症状及对策

（1）症状：导管插入部开始疼痛，特别是静脉液体滴入时疼痛加剧。

（2）对策：①X线透视检查。②遵医嘱拔出导管，重新穿刺。

【附】静脉炎等级区分

0级：无任何症状；

Ⅰ级：触摸注射部位时有压痛感；

Ⅱ级：局部有红、压痛症状，发生范围在导管长度以内；

Ⅲ级：局部有红、肿、热、痛等症状，发生范围在导管长度以外；

Ⅳ级：局部有重度红、肿、热、痛、脓等症状，发生范围在导管长度以外；

Ⅴ级：局部有明显感染症状，其余同Ⅳ。

（文清云）

第二十二章　常见重症疾病康复

第一节　外伤性周围神经病的康复

一、临床表现

1. 腋神经损伤　多由于肩关节骨折脱位造成，肩后部的撞伤及腋拐使用不当也可以致腋神经损伤。主要表现为三角肌麻痹、萎缩，肩外展受限，三角肌皮肤中央部位可有直径2cm左右的感觉减退区。

2. 正中神经损伤　多发生在前臂，以切割伤多见，肱骨下段骨折也为常见的正中神经损伤原因，损伤若发生在肘关节以上时出现桡侧屈腕肌、掌长肌、旋前圆肌、旋前方肌、拇长屈肌、指浅屈肌及指深屈肌的桡侧一半的麻痹，手掌部拇指对掌肌、拇短展肌、拇短屈肌及第1、2蚓状肌均可麻痹，并有以上肌萎缩。表现为桡侧屈腕受限，拇指外展及第1~3指远端指间关节屈曲不能。同时桡侧3个半手指掌面感觉减退或消失。

3. 尺神经损伤　常见于前臂切割伤及肱骨内上髁骨折，引起尺侧腕屈肌、指深屈肌、小鱼际肌、拇短屈肌、骨间肌及第3、4蚓状肌麻痹。尺侧屈腕受限，骨间肌萎缩，第4、5指掌指关节，指间关节半屈曲状，第2、3指间关节不能完全伸展，拇指间关节半屈曲，呈“爪形手”，可能出现第4、5指感觉消失。

4. 桡神经损伤　肱骨干骨折、肘关节附近骨折脱位以及切割伤可引起桡神经损伤。致肱三头肌、肱桡肌、桡侧腕长伸肌、指总伸肌、尺侧腕伸肌、拇长伸肌、示指伸肌、拇长展肌、拇短屈肌麻痹。主要为垂腕，感觉障碍不明显，可能有第1骨间肌背面皮肤感觉减退区。

5. 臂丛损伤　臂丛由$C_{5\sim8}$、T_1组成，可由暴力、车祸、产伤各种原因外伤所致的臂丛受到牵拉而致损伤。上臂丛（$C_{5\sim7}$）损伤时三角肌、肱二头肌、肱肌、肩胛下肌、冈上下肌、大圆肌、肩胛提肌、大小菱形肌、桡侧腕屈肌、肱桡肌、旋前圆肌、旋后肌麻痹，表现为肩不能外展上举，肘关节不能屈曲而能伸展，上肢伸侧感觉大部分缺失。下臂丛（C_8、T_1）损伤时尺侧腕屈肌、指屈肌、大小鱼际肌、蚓状肌、骨间肌麻痹，手的功能几乎全部丧失，手小肌萎缩明显可呈爪形手或猿手，前臂及手的尺侧感觉缺失。

6. 下肢神经损伤　坐骨神经、胫后神经、腓总神经的损伤常见于牵拉、压迫、切割及火器伤，肌内注射部位不当也常致坐骨神经损伤。坐骨神经支配股屈侧肌群、小腿前侧肌群及外侧肌群以及足部肌肉，损伤时小腿不能屈曲，足与足趾运动丧失，足下垂，小腿外侧感觉缺失。胫神经支配小腿屈肌及足底肌，损伤时屈膝无力，足不能跖屈、内翻，小腿肌萎缩，小腿后侧及足外侧感觉障碍。腓总神经支配小腿伸肌，足背肌，损伤时足不能背屈及外翻，呈下垂内翻足。小腿前外侧及足背感觉缺失。

7. 面神经损伤　常见为Bell麻痹，多波及一侧颜面，为神经失用（neurapraxia），发病5～10d内EMG的检查多正常，18d内也少有自发纤颤电位的出现，对于完全麻痹者由于阻滞不能引出运动单元电位。若变性反应不严重，在茎乳突外侧刺激面神经可获得正常的动作电位潜伏期。

Wynn Parry（1977）做了大量Bell麻痹病人观察，凡能获得正常神经传导者，5d内均可完全恢复，部分病人10d后出现失神经支配，对这些病人至少做了3周的神经传导定性及定量的观察，确实显示了有变性反应。某些作者认为积极地做面神经减压术，在4周内多可有较好恢复，若继续保守治疗，预后很差，对于重症变性反应者，肌肉的电刺激于事无补。用支具将麻痹侧口角向上提起，为了美容可能有一定效果。

二、治疗原则

神经断伤后，病人情况允许，应争取一期手术，有神经缺损不能直接缝合时做神经移植术，神经远端缺损严重无法缝合可做神经植入术，非一期手术者必要时做神经松解术。手术时机及种类应由骨科或矫形外科医师决定。

支具是暂时或长期用于支持、矫正或辅助患肢以利于发挥功能，早期保持患肢功能位，防止关节挛缩或承担身体重量等作用，为周围神经损伤的重要治疗与康复原则。

三、康复治疗

1. 运动再学习　外伤后等待神经移植时期，应及早开始每日做关节的被动活动，如果没有疼痛，关节活动范围应在最大有效活动范围之内，休息时应辅以适当的生活支具，以保留其最大的功能。使用支具时要经常检查被支撑的关节的活动情况，避免使用支具不当造成新的麻烦。对于因神经变性所致的肌萎缩，即使每天做电刺激等也未见有何效果，可用肌容积描记的方法记录受伤当时的肌肉容积。某作者报道800例周围神经损伤，当神经移植术成功后，在病程中未曾经过电刺激，肌肉的力量和容积可以恢复至正常。当肌力开始恢复患者需做强化运动训练数月，肌力恢复至Ⅲ级时应尽快去除支具，选择适当作业恢复功能。如家务或患者有兴趣的作业，即编织、绘画、打字、缝纫、棋艺、手工艺等。游戏类作业更受欢迎，如肘球、体操活动、骑自行车、步行，甚或足球比赛，对下肢神经损伤者均为有效的运动功能再学习方法。

2. 感觉再训练　周围神经外伤后当即出现肌肉麻痹以及其支配区域内的麻木感，伤后邻近的正常神经组织向变性区域广泛生长，如当正中神经损伤时，拇指及示指桡侧的感觉由桡神经支配可见于临床。麻木区会出现神经营养障碍，尤其正中神经及坐骨神经损伤时为最，为了防止麻痹肢体被伤害应避免吸烟、使用炉灶时烫伤以及天冷外出、使用冰箱等时的冻伤，外出时戴手套或穿厚袜子。

从功能上讲正中神经是主要的感觉神经，它支配上肢的痛温觉、触觉、压觉等。Cnne（1962）提出以两点辨别觉恢复的情况为判断正中神经外伤后功能恢复的指标，称做感觉恢复指数。成年人正中神经断伤缝合后两点辨别觉可能极少＜20ram，而儿童两点辨别觉多可恢复正常（即＜20ram）；此点意味着正中神经损伤缝合后运动功能的恢复较好，而感觉恢复较差。对于一些从事技术性工作，尤其用手操作者应尽快开始对指端感觉的训练，用毛巾蒙住患者双眼，用薄布将具有不正常感觉的手指包起来，给患者出示各种形状的木块（如正方形、三角形、长方形等）令其触摸说明其形状，若不正确可睁眼观察其形状，而后再蒙上双眼反复训练直至能正确触摸。然后可对不同性质、不同形状的物体（木制、金属、橡胶、棉、丝等）混合放置反复进行触摸训练，均可取得良好效果，可每天训练数次，每次20min，一般3周可以完成作业，训练中应避免疲劳，触摸物体时由大到小。感觉过敏给实体觉恢复带来困难，对这些患者可以做支配神经近端的经皮电刺激，可达抑制感觉过敏从而利于实体觉的恢复。

3. 疼痛　周围神经损伤多有疼痛。包括神经瘤痛、灼性神经痛、残肢痛和神经丛性痛等。最佳的神经缝合技术也难以避免神经瘤的发生，瘤的早期症状可为沿缝合部位的疼痛或感觉过敏，压迫或触摸可使疼痛加重。对于轻症神经瘤痛，用腕部绷带将瘤的顶部包住可减轻症状，重症者自发性疼痛显著，可用受累神经近端经皮电刺激，自发痛多可抑制，可能阻断了后角的传入冲动。根据不同效果可调节电刺激面积的大小，电刺激每日2次，每次40min，但有少数患者终日需用刺激器维持使用数周。

据报道，65%病人有神经瘤性痛，痛性感觉异常为神经根的刺激症状，常见于坐骨神经损伤，疼痛分布范围与神经根功能支配相符合，疼痛给病人带来很大痛苦，经皮电刺激与神经传入阻滞可收到戏剧性效果。

灼性神经痛常见于正中神经与坐骨神经的部分性弹片伤，为手、足烧灼性疼痛，声音刺激、强光、震动、干燥均可使疼痛加重，病人多以湿毛巾包敷伤肢，步行时穿上厚靴减少外界刺激及震动。其发生机制为交感神经功能异常，伤后的侧支发芽对去甲肾上腺素敏感，发生伤害性冲动，这些冲动传入脊髓侧角细胞而产生各种交感神经症状。静脉注射胍乙啶及星状神经节封闭阻断交感神经，可收到满意效果，但容易复发。交感神经切断术可从根本上解除疼痛，但术前应反复多次做交感神经节阻断，观察效果能否持久而后再手术切断。此外经皮电刺激、针灸、强化康复训练均可收到一定效果。

神经根的撕脱通常引起疼痛，可立即发生，也可能在伤后2～3周，为烧灼痛、撕扯痛、紧缩痛，更常见者为皮肤的闪电样刺痛。可有2种以上形式的疼痛同时存在，少数为持续性，多数为发作性痛，每次数分钟或数秒钟，发作时由于灼痛必须中止活动或谈话而独处，甚者需用催眠术解除疼痛，一些患者用吗啡制剂缓解疼痛，多导致成瘾，不足为取。卡马西平（酰胺咪嗪）有临床应用价值，应从小剂量开始而逐渐加量。

鼓励患者参与社会，坚持工作，坚持交流，有业余爱好及参加体育活动多可减轻疼痛，对某些病人甚至是唯一的方法，反之完全休息或放松，会带来很多麻烦和心理问题。

经皮神经电刺激可使50%～52%根性痛患者减轻疼痛，因其调节了传入冲动，一位患者C_6～T_1完全性神经根撕脱，C_5经皮电刺激3个月后疼痛缓解并开始康复训练，一般治疗为每日2次，每次2小时，对缓解神经节后损害所致疼痛效果较佳。

完全性脊髓节段性传入阻滞可以缓解脊髓后角Ⅰ～Ⅴ层细胞的自发放电，适用于中枢性的疼痛。

经以上处理疼痛仍不能缓解，可考虑行后根进入脊髓水平的热凝固术（thermocoagulation），此手术在1979年经Nashold修改并推广普及。Thomas（1988）发现2/3患者术后可持续缓解疼痛，1/3手术后1年疼痛复现，约10%患者可出现持久的不良反应。

（龙　君）

第二节 脊柱骨折的康复

脊柱骨折是一种严重的损伤，不论在日常生活还是战争中都较为常见。如处理不当，将遗留畸形和腰背疼痛以至丧失劳动能力，重者可危及生命或致终身残疾。

一般脊柱骨折占全身骨折的6%，其中造成神经损伤的约占10%，脊柱骨折多发生于脊柱活动多的部位，如胸腰交界部及下部颈椎，且以前者为最多，约占脊柱骨折的70%，其致伤原因高处坠落致头部或双足及臂部着地，或因弯腰工作时重物自高处坠落于患者的头颈及肩背部，外力使脊柱过度前屈，或由高速运动物体直接撞击脊柱而成。

长期以来。西医治疗脊柱骨折的传统观念是“广泛固定，完全休息”，也就是早期快速过伸位整复，长时间石膏背心外固定；而长期固定将导致腰背肌肉萎缩，骨质疏松，往往解除固定后椎体会再次压缩并遗有慢性腰背痛。而这仅适用于稳定性单纯压缩性骨折。一些所谓不稳定性骨折、台并附件骨折或脊髓损伤者，仍需手术治疗。中医传统观念单纯强调非手术疗法。以上这些疗法都未能取得很好的效果。近十余年来，许多骨伤工作者在治疗脊柱骨折中逐步摸索出一套以辩证唯物论为指导的骨折的新康复疗法，提出了“及时整复，合理固定，动静结合，筋骨并重，身心兼治，全身统一，社会辅佐，医患合作”治疗骨折的原则，并从解剖学和生物学等理论基础上。摸索出一套行之有效的科学性和规律性较强的复位手法，辅以中医中药的内服外用、针灸磁疗、结合国外一些优良的复位和固定器械，如Harrington撑开捧、Lugue棒以及Edwards棒。

然而，真正的脊柱骨折的康复工作是一项极为艰巨复杂的任务，主要包括以下几个方面。

（1）综合性医疗：通过临床各专科诊疗过的患者（如进行手术治疗、药物治疗和护理），病情逐渐好转而治疗应侧重于运动疗法和物理疗法者。

（2）日常生活活动的锻炼：对截瘫和伤残者通过训练，动员其机体多种代偿功能和“自卫”力量，恢复其丧失的部分能力。

（3）职业训练：即就业前训练，使患者恢复适应原职业的工作能力或具备一定的他项工作能力。

（4）劳动能力鉴定及其障碍程度的评价：确定康复的目标、治疗方案，经过治疗后再对患者进行定期评价。

（5）设计各种装具：如支架、轮椅及其他生活用具。

（6）患者的预后和疾病的转归：患者的就业安排和社会福利待遇问题的建议等。

总之，脊柱骨折的康复不仅涉及到临床医学以及各基础学科，同时也涉及到社会科学如社会学（如社会学、经济学等），同时又与电子学、生物医学工程学、超声学等都有密切关系。在康复过程中的不同阶段，上述各学科有不同的侧重。下面就脊柱骨折的不同阶段进行分别论述。

一、早期（急性期）

1. 单纯脊柱骨折脱位的治疗与康复　单纯脊柱骨折脱位依受伤部位不同又分为颈椎骨折脱位及胸腰椎骨折脱位。

（1）颈椎骨折脱位：治疗该部位骨折脱位时常根据损伤的解剖部位、骨质及韧带软组织损伤的范围及对其稳定性的影响和有否脊髓损伤等一并考虑，不同类型损伤的具体治疗方法虽各不相同，但该区域内损伤的治疗目的，主要是复位、稳定脊柱并对损伤的脊髓做必要的减压，颅骨牵引常为首选方法；但如果牵引重量达 12～15kg 时仍未能复位，应考虑其有机械阻力，如关节突骨折交锁或软组织韧带嵌入而行手术治疗。手法复位可以用，但必须谨慎操作，以免加重损伤。

（2）胸腰椎骨折脱位：脊柱骨折的 70% 发病率在胸腰段，该段为脊柱生理弯曲相互交界处，活动度较大，是脊柱骨折脱位的好发部位。该段受伤机制种类繁多，治疗方法多样，现归纳如下：

1）卧硬板床。

2）骨折处垫枕：垫枕放置要以伤椎后突处为中心，开始厚度以患者舒适为度，一般厚为 5～10cm，以后渐增高，尽可能达到 15～20cm。垫枕高度不够，不足以使脊柱维持过伸位，垫枕的部位不准，不但影响疗效，且起反作用，造成伤椎屈曲，甚而加重神经损伤。

3）背伸四步法练功：

第一步（五点支撑法）：伤后第二天，疼痛减轻后，患者即可仰卧在硬板床上，用头部、双肘及足跟撑起全身，使背部尽力腾空后伸，每日练功 4～5 回，每回可 20～50 次，次数逐渐增多，幅度逐渐增大。

第二步（三点支撑法）：1 周后患者将双臂置于胸前，用头部及足跟撑在床上，而身腾空后伸。

第三步（四点支撑法，也就是拱桥支撑法）：4 周后，患者用双手及双足撑在床上，全身腾空呈一拱桥状。

第四步（燕子点水法）：2 周后，俯卧位抬头挺胸，双臂后伸，使胸部离开床面，两下肢过伸，向上翘起离开床面，呈燕子点水样，每天反复做 2～4 次，每次坚持 5～10min。

一般压缩椎体骨折，经过 3～4 周的上述步骤刻苦锻炼即达到大部复位。

2. 脊柱骨折脱位伴脊髓损伤的治疗与康复

（1）内固定手术的方法：长期以来，对已经完全损害的骨髓认为外科手术不能恢复其功能，一般急性脊柱脊髓损伤无外科手术适应证；但近十几年来，由于脊柱外科技术和脊柱、脊髓影像学、电生理学诊断技术的进展，使脊柱脊髓损伤的外科手术治疗再次受到重视，临床实践证明，正确及时的外科手术治疗可以达到下述目标：①解剖复位，是最好的椎管减压，纠正畸形，可防止晚发性脊髓功能损害。②有效椎管减压，可促进残存的脊神经功能恢复。③重建脊柱稳定性，可防止继发性脊髓损伤，促进早期活动和早期康复。因此，外科基本原则是应根据脊柱损伤类型、脊髓损伤程度来确定手术方式并早期手术，并根据骨折类型的生物力学特点选用术式和有效内固定器。已确定为，完全截瘫者或无神经损伤者一般不需椎管减压，避免进一步损伤脊柱稳定性和脊髓功能。

手术方式经十余年的发展，最终确认以 Armstrong 的手术选择切实可用，其方法如下。

1）爆裂骨折无神经功能损害者应用双哈氏撑开棒。

2）爆裂骨折合并神经损伤者应用侧前方减压术式加用 Casp 前路内固定，也可应用后外侧减压加用后路哈氏棒内固定。

3）骨折脱位则用哈氏撑开棒加棘突间钢丝固定或用 Dick 器械。新近已发明爱德华兹套棒，性能优于哈氏棒。

4）后位损伤如为单纯椎板骨折，行椎板减压术。

5）无神经功能损害者不做预防性椎管减压。

（2）伴脊髓损伤的手术

1）首先采用上述所及的手术方法早期切开减压。

2）低温疗法：脊髓损伤后，迅速发生灰质中央性进行性出血坏死并自溶，哪怕是浅而轻微的损伤也会发生坏死，故传统的椎板切除减压术不能停止坏死的进展。应用硬膜外或硬膜下低温盐水4°~6°持续灌注1~4h，可使伤髓肿胀消退，体积缩小。

3）肋间神经与腰骶神经吻合术：医学实验证明，周围神经损伤后可以修复，并且可以恢复部分肌肉的功能。但影响手术效果的因素很多，如损伤距手术的时间，手术适应证，游离神经的条件，神经吻合的技巧，肋间神经与吻合神经的粗细比例，等等。

3. 中西医结合药物治疗

（1）西医西药

1）脱水疗法：在损伤初期或手术后，立即使用药物进行脱水治疗，可减轻脊髓水肿，保护和恢复脊髓功能，常用药物有甘露醇、山梨醇、尿素及高渗葡萄糖，轻者可用利尿药。

2）肾上腺皮质激素：可预防或减轻脊髓水肿，保护细胞膜使之不受损害；保持血管完整性；防止溶酶体及其他酶释放作用；抑制损伤组织内儿茶酚胺的代谢与聚积；对脊髓白质有显著稳定作用，通常静脉用氢化可的松或地塞米松。

3）抗儿茶酚胺药物：该类药有抑制去甲肾上腺素合成，耗尽其贮存或阻断其受体作用，常用药物有利血平、左旋多巴等。

4）抗纤维蛋白溶解药物；急性损伤者，脊髓组织内继续出血是造成后来脊髓损害加重的一个重要原因，临床上应用6－氨基已酸，可对抗纤维蛋白酶的溶解；增强凝血块的稳定性。

5）低分子右旋糖酐：可改善组织微循环，减少缺血坏死，促进水肿消退，缩短治疗时间，有损于脊髓功能的恢复。

（2）中医中药

1）中药内服：脊柱骨折早期表现为气滞血瘀。治疗上活血、理气兼顾，调阴和阳并重，常用攻下逐气，行气消瘀，凉血止血及开窍通气法。根据“留者攻之”的原则，临床通用桃仁承气汤、大承气汤。又以“结之散之”的疗法，常用复元活血汤。方药：生地15g，桃仁12g，当归10g，赤芍10g，红花10g，大黄10g，田七粉2g，甘草6g，每日1剂，水煎分2次服。

2）中药外敷：以活血化瘀、消肿止痛类药物外敷，常用木瓜、红花、公英各60g，土鳖、乳香、没药各40g，栀子30g，黄柏100g，黄连30g，大黄150g，研末后用红花酒精和凡士林调膏。

在此，特介绍中国康复研究中心根据中医基本理论和临床实践，在中药汤剂的基础上，研制成的“截瘫康”冲剂，其组方原则为补肾阳、通督脉、活血通络。其组成为鹿茸、鹿角、杜仲、当归、银花、熟地、鸡血藤，每袋4g，每次服1袋，每日3次，温开水冲服。

3）针灸：对于外伤性截瘫，中医认为：其伤虽在脊柱，实乃损害其督脉。其经络属肾络脑，总督全身之阳，手足三阳之脉均交汇于此。督损则气乱血溢，手足三阳经气不通，气血瘀滞，筋经失养；其结果，阳气不能达于肌表，精血不能濡养五脏，以致肢体萎废不用，脏腑功能失调而出现截瘫等症。督脉针灸旨在疏通督脉、温肾壮阳、活血化瘀，使阳气通达全身，使精血荣养四末而恢复机体各部功能。具体方法如下：取穴法，在督脉上，分别取脊髓损伤部位上端上一椎及损伤部位下端下椎的椎间隙作为主穴，随症选配命门、腰阳关、八髎、环跳、委中、足三里、阳陵泉、三阴交、昆仑等穴。进针法：患者取俯卧位，位于胸椎处的穴位，采用由下向上的斜刺法；腰椎处的穴位则垂直进针，深度为1.5～2.5寸，因人而异，以患者有电击感及较强的酸胀麻和灼痛感为度。

4. 体育疗法

（1）被动运动：不是借助于患者的肌肉的主动收缩，而是由一位理疗者或家属来活动患者的关节，当肌肉极度无力或麻痹时，被动运动能保持肌肉和关节的活动性。当关节快强直时，被动运动可帮助关节恢复其活动性，这种运动对外伤性截瘫的早期患者是非常有用的。需要强调的是，截瘫患者如果不从早期开始并持续几周的被动运动，其关节很快就会僵硬。

（2）助力运动：患者肢体在理疗者的帮助下，主动地、积极地做肌肉收缩运动，这种锻炼对于截瘫患者的早期恢复，对于创伤或手术后因疼痛和无力所致的关节活动障碍者，都是有帮助的。

5. 物理疗法

（1）电疗法：目前广泛应用于临床的是一种功能性电刺激器。主要用于瘫痪肌肉的功能锻炼和辅助不完全性瘫痪肢体的运动。其他尚有直流电离子导入疗法、低频脉冲电流疗法及高频电疗法等。

（2）光疗法：常用紫外线、红外线及激光等。

（3）温热疗法：常用石蜡疗法。

（4）冷冻疗法。

（5）超声波疗法。

（6）磁疗法。

二、中期（愈合期）

1. 手术治疗　许多创伤后继发神经功能不全者，经过早期治疗，甚至早期手术，均可获得有意义的恢复，但随即停留在一定水平而不再进展。如不彻底解除脊髓前方由骨组织、椎间盘碎片造成的压迫，则神经功能难以得到根本的恢复，采用前路减压及用RF内植物系统，术后3～4d即可下床活动；如神经功能及肌力不足以行走，至少可允许患者坐立，所有患者均使用腰围以保护脊柱稳定，为期3个月。

2. 中西医结合疗法

（1）西医西药：脑活素、维生素B_{12}等营养神经药物。

（2）中医中药

1）中药内服：此期表现为瘀阻未尽，治以活血化瘀、和营生新，滋养筋骨。治疗上以和法，和营止痛、接骨续筋。常用和营止痛汤、七厘散、新伤续断汤等。

2）中药外敷：用舒筋活络类药物，以赤芍、红花、南星各40g，生蒲黄、旋覆花、苏木各60g，生木瓜、生半夏、生栀子、生川草乌、羌活、独活、路路通各80g，研末，以饴糖或蜜调膏。外敷患处。每日换药1次。

3. 体育疗法

（1）被动和主动站立：对大多数患者来讲，站立后行走是一个更现实的目标，站立给脊髓损伤患者带来许多好处，包括预防下肢挛缩，减少骨质疏松，刺激循环，减少痉挛和改善肾功能，还可预防泌尿系统感染及褥疮的发生、增强食欲。

（2）主动运动：悬吊练功二步法，即利用单杠或门框做攀悬动作及引体向上，时间长短视上肢耐力而定。以此锻炼上肢各肌肉及背阔肌。

4. 物理疗法　功能性电刺激仪仍起着重要作用。

5. 心理疗法　脊柱骨折特别是合并截瘫的患者，由于截瘫程度、大小便控制能力的不同，再加上诸如年龄、性别、婚姻状况、家庭、子女、职业、经济状况、单位的关心程度不同，其心理状态也不同。在这种情况下。最突出的表现为“四最”：最关心其伤残能否康复，最痛苦的是生活不能自理，最担忧的是婚姻和家庭问题，最缺乏的是耐心和毅力。截瘫患者的心理障碍严重影响肢体功能的康复。因此针对患者发生的一系列心理变化。适时地做好心理治疗，是全面康复的重要内容之一。具体表现为：增强医护人员的受伤观念，不仅要有同情心，而且要有强烈的责任感，帮助患者树立康复信心；教育患者正确对待伤残，稳定患者的情绪，创造良好的疗伤环境，必要时辅以镇静药物；争取家庭和社会的支持，向他们宣传截瘫患者康复治疗中单位、家庭做好配合工作的重要性。

三、后期（功能恢复期）

1. 中西医结合药物治疗

（1）中药内服：本期表现为筋骨未坚，功能未复，治法以补血养气、滋养脾胃及补肝益肾，助阳补火。温经通络。因外伤筋骨，内伤气血，长期卧床，引起气血双亏，筋骨痿软。可采用以补气为主的四君子汤，以补血为主的四物汤，气血双疗的八珍汤加十全大补丸，伤后正气汤；脾胃虚弱者常用补中益气汤；归脾丸、壮筋养血汤及养筋健骨汤。

（2）中药外用：应用活血祛瘀生肌药物，有龙骨、骨碎补、鹿角霜各180g，血竭、土鳖、豹骨各60g，自然铜、红花、肉桂、白芷各120g，没药、乳香各30g，续断、当归、紫荆皮各240g，鹿香2～4g，共研末，以蜜调膏。

2. 作业疗法　随着经济的不断发展，社会福利事业及康复医学亦进展迅速，其中应用作业疗法对截瘫患者进行康复已备受医学界重视。作业疗法主要以训练日常生活能力为中心，把具体的机能训练，如肌力提高、关节活动范围的扩大及平衡训练应用到日常生活中，其最大特点就是让患者从事有兴趣且有治疗意义的作业活动，把注意力放在怎样完成某一动作或某一活动上，而不是放在具体的哪一个关节的运动，哪些肌肉的训练上，这种训练效果很好，既有趣味性又有治疗意义。

作业治疗有两方法：一是根据生物力学原理，对高级中枢神经系统正常，而肌力、平衡能力、耐力等方面有障碍而进行的训练方法；二是康复治疗措施，是针对残留功能本身不再有改善的可能，但为了提高患者独立生活水平而进行有关器具、生活、工作环境的构造，提供必要的辅助器具和设备的方法。具体内容如下。

（1）提高肌力：采取逐渐增加运动负荷的方法来提高肌力，作业活动包括砂板磨、木工等活动。

（2）扩大或维持关节活动范围：作业活动包括木工、砂板磨、编织、球类等。

（3）改善平衡能力：双上肢上举保持长坐位或倚坐位，从各方向施加推力，作业活动包括抛球、编织、木工、手工艺等。

（4）提高转移能力：翻身、坐起动作训练；支撑动作训练，测量臀部抬起高度；上床到下床、上楼到下楼、室内到室外的训练；下肢瘫痪者尤要作从床上移动到轮椅，从轮椅移动到马桶上等等之训练。

（5）日常生活能力的训练：实际练习进食、更衣、入厕、洗漱、驱动轮椅、简单家务等活动，必要时提供辅助器具。

3. 社区康复　社区康复是指在各个层次上（即从社区残疾人生活的地方，到国家一级可提供专门服务的机构）采取的康复措施。它对一些从医院、康复中心出院回社区的患者，在其功能未恢复而又有潜力进一步恢复的条件下，在社区进行延伸性治疗。也就是说从原来比较重视简易的康复医疗或功能活动训练，扩展至更强调全面康复，尤其重视职业康复和社会方面的训练和康复，从原来只重视发挥残疾人个人及其家庭的作用，扩展到也重视残疾人群体和残疾人组织在社区康复方面的作用；从原来只重视以家庭为基地进行训练，扩展到也重视通过多种形式，充分利用社区康复网络和转诊以及咨询联系。

总之，社区康复概念内涵的扩展，反映了各地区社区康复实践中的经验和要求。对促进社区康复多样化及提高效益有积极意义。

（龙　君）

第三节　四肢骨折的康复

一、四肢骨折后的康复

四肢骨折是骨科临床上最常见的骨折之一。根据骨折的生物力学特点可知：拉张、挤压、弯曲、扭曲这四种负荷是产生嵌插型、横型、短斜型、长斜型、螺旋型、粉碎型骨折的主要原因。同时由于作用于人体骨组织的负荷及负荷速度和骨组织本身的材料性能及结构性能的不同，可产生不同的损伤，负荷量大，负荷速度快，骨组织本身的材料性能及结构性能差，损伤的程度将大；反之将小。因而，针对上述原因，在骨折的治疗中，必须遵循以下原则：①整复到稳定状态，消除不稳定因素；②固定保持稳定状态到骨折部连接；③恢复功能，尽可能早地进行功能锻炼。整复是骨科中常用的治疗手段，包括手法整复、牵引整复、机械整复、切开整复四种方法。整复工作完成以后，如何协调固定与运动之间的矛盾，并将矛盾转化为有利因素，便成为骨科中的重大课题。局部的严格固定是为了提高患肢的活动，而肌肉的活动则可促进骨折局部的血液循环。在骨端增加有利于骨折愈合的条件，因而可将此矛盾转化为促进愈合的因素。除了上述三项治疗措施外，对于骨折患者尚有药物治疗、物理治疗、作业治疗及 ADL 训练、心理治疗等康复措施，应用于四肢骨折的康复。

骨折的康复，大致经过三个阶段。

（一）炎症阶段

骨折发生后，骨折端与邻近软组织有损伤，出现血肿，在两断端间产生血液块，周围的软组织迅速发生创伤性炎性反应，出现血管扩张，血浆与血细胞渗出，局部很快出现多核白细胞、组织细胞和肥大细胞，并开始清查工作。伤后 8h，细胞分裂加剧，至 24h 达到高潮。部位由骨膜及软组织向周围组织扩散。几天后，这种活动下降，仅局限于骨折附近持续数周之久，在 2 ~ 3 周内完成。

（二）修复阶段

骨折断端及在一定长度骨内不参加这种骨的增殖活动，而是通过骨折断端较远处骺活骨上的骨细胞增殖架桥而实现的，这种修复主要来自于周围的软组织，而并非来自于骨组织本身，在 4 ~ 8 周内完成。

（三）重建阶段

骨折被新形成的骨跨越后，逐渐适应新的功能，使原始性骨痂向永久性骨痂恢复，在 8 ~ 12 周内完成。

四肢骨折的全身症状，轻者可无，重症可有发热，合并有休克及内脏损伤时，可有相应的症状，局部一般可有疼痛、肿胀及活动功能障碍。确定骨折的特征性体征为畸形、骨擦音、异常活动三项中的任何一项。应用 X 线可确定诊断。

根据四肢骨折的临床分期不同，四肢骨折早期临床康复措施分述如下：

四肢骨折后的炎性阶段为骨折的早期，病理改变以炎症及移位为其主要特征。此期的整复、固定，以及药物治疗、物理治疗、运动疗法都应属于康复治疗范畴。在整复及固定基础上应用其他治疗手段，这种综合性的康复措施应用，具有消除肿胀，加强血循环，促进愈合的良好治疗作用。具体措施为：

整复：是将移位的骨折段恢复正常或接近正常的解剖关系，重建骨骼的支架作用的过程。在全身情况允许的情况，整复越早越好。整复的方法有 2 种，其一为闭合性复位；其二为切开复位。闭合性复位分为手法复位和持续性牵引。

1. 手法复位　指的是应用手法使骨折复位。这个方法在中国中医的骨伤科中应用范围较广较多，它要求复位必须是及时，稳妥准确，轻巧而不增加损伤，力争一次手法成功。根据骨折的损伤程度，复位时可按解剖复位标准进行或功能复位标准进行。解剖复位指的是，骨折之畸形和特征完全纠正，恢复了骨的正常解剖关系，对位和对线完全良好。功能复位则指的是，骨折复位虽尽了最大努力。某种移位仍未完全纠正，但骨折在此位置愈合后，对肢体功能无明显妨碍者。功能复位必须达到以下标准：①对线：旋转移位必须完全纠正，成人 10°内，儿童 15°内；②对位：长骨干骨折，对位至少应达 1/3 以上，干骺端骨折对位至少应达 3/4 左右；③长度：儿童下肢缩短 2cm 以内，成人在 1cm 内。在进行复位前，应用 2% 普鲁卡因麻醉止痛，确定了骨折的情况后，应进行以下基本手法操作。

（1）拔伸：拔伸牵引时一般多用手法进行，但遇筋肉丰富，肌力强大的部位，如下肢骨折，亦可利用器械（如复位床、软绳）辅助，或以手法拔伸与器械配合进行。拔伸时术者和助手分别握住患肢和远段和近段，对抗用力牵引。手法开始时，按肢体原来的体位先顺势用力牵引，然后再沿肢体的纵轴对抗拔伸，借牵引力矫正患肢的缩短畸形。用力应由轻到重，稳定而持久，促使变位的骨折断端分开，常须持续数分钟之久。拔伸手法为下步手法创造条件，且在施行其他手法时仍需维持一定的拔伸牵引力，直至敷贴药膏及夹板夹缚妥善后方可停止。

（2）旋转：肢体有旋转畸形时，可由术者手握其远段在拔伸下，围绕肢体纵轴向内或向外旋转，以恢复肢体的正常生理曲线。

（3）折顶：横断或锯齿形骨折，单靠手力牵引不易完全矫正重叠移位时，可用折顶手法，术者两手拇指向下抵压突出的骨折端，其他 4 指重叠环抱于下陷的另一骨端，加大成角拔伸，至两断端同侧骨皮质相遇时，骤然将成角矫直，使断端对正。操作时，助手与术者动作应协调、稳妥、敏捷。该手法要慎用，操作要仔细，以免骨锋损伤重要的软组织。

（4）回旋：有背向移位的斜形骨折，单用拔伸手法难于复位，应根据受伤机理和参照原始 X 线照片判断发生背向移位的旋转途径，然后施行回旋手法，术者可一手固定近端，另一手握住远端。按移位途径的相反方向回旋复位。如操作中感到有软组织阻挡，即可能对移位途径判断错误，应改变回旋方向，使骨折端从背对背变成面对面。该手法不可用力过猛，以免伤及血管、神经；两骨折端间有软组织嵌入时。亦可用回旋手法解脱之。施行此手法时，应适当减少牵引力，使肌肉稍松弛，否则不易成功。

（5）端提、重叠：成角及旋转移位矫正后，还要矫正侧方移位，上、下侧方移位可用端提手法。操作时在持续用力牵引下，术者两手拇指压住突出的远端，其余 4 指捏住近侧骨近端，向上用力使“陷者复起，突者复平”。

（6）撩正：有侧方移位时，术者借助掌、指分别按压远端和近端，横向用力夹挤以矫之。

（7）分骨：尺、桡骨、掌骨、跖骨骨折时，骨折段因成角移位及侧方移位而互相靠拢时，术者可用两手拇指及食、中、无名指，分别挤捏骨折处背侧及掌侧骨间隙，矫正成角移位及侧方移位，使靠拢的骨折端分开。

（8）屈伸：术者一手固定关节的近段，另一手握住远段沿关节的冠轴摆动肢体，以整复骨折复位。

（9）纵压：在横形骨折复位过程中，为了检查复位效果，可由术者两手固定骨折部，让助手在维持牵引下稍稍向左、右、上、下摇摆远端，术者双手可感觉到骨折的对位情况，然后沿纵轴方向挤压。若骨折处不发生缩短移位则说明骨折对位良好。

2. 切开复位　切开骨折部软组织，在直视下将骨折断端复位。切开复位应在手法复位无效或骨折损伤较重的情况下进行。

3. 固定　复位后，固定起到主导性作用和决定性作用，已复位的骨折必须持久地固定在良好的位置，防止再移位，直至骨折愈合为止。固定的常用方法为外固定和内固定两类。外固定有夹板、石膏绷带和持续牵引等。

（1）夹板固定：夹板固定是从肢体的生理功能出发，通过扎带对夹板的约束力，固定垫对骨折断端防止或矫正成角畸形和侧方移位的效应力，充分利用肢体肌肉收缩活动时所产生的内在动力，使肢体内部动力因骨折所致的不平衡重新恢复到平衡。因此，夹板局部外固定是一种积极能动的固定，它是一种动力平衡，是以动制动。适应生理的要求，符合外固定的生物学原理。

夹板只固定骨折局部，一般不超过上、下关节，便于及时进行练功活动，又不妨碍肌肉的纵向收缩。当肌肉收缩时，肢体周径变粗，使夹板、扎带和固定垫的压力暂时增加，残余的骨折端侧方或成角移位得以进一步矫正，肌肉收缩还可使骨折断端互相纵向挤压，有利于骨折愈合。因此，夹板固定法具有固定可靠，骨折愈合快，功能恢复好，治疗费用低。患者痛苦少的优点，并可防止关节僵硬，肌肉萎缩，骨质疏松，骨折迟缓愈合和不愈合等并发症的发生。

1）夹板固定适用于四肢闭合性骨折；四肢开放性骨折，创面小或经处理后创口已愈合者及陈旧性骨折适合于手法复位者。

2）夹板固定的范围分为超关节固定和不超关节固定两种。常用杉树皮、柳木板、竹片、厚纸板、金属铝板、塑料板等有弹性韧性和可塑性，能被 X 线穿透的材料，夹板宽度应按肢体周径而定，绑扎后要求两夹板之间留有一定的空隙。夹板的厚度，应根据材料和长短而定。位于夹板和肢体之间的衬垫外套及固定垫，应根据临床需要的不同，进行相应调整，使之适应临床需要。应用夹板进行固定时，必须注意以下问题：

a. 适当抬高患肢，以利肢体肿胀消退，可用软枕垫高。

b. 密切观察患肢的血液循环情况，特别固定后 1 ~ 4d 内更应注意肢端动脉的搏动，以致温度、颜色、感觉、肿胀的程度、手指或足趾主动活动等。若发现有血液循环障碍，必须及时将扎带放松；如仍未好转，应拆开绷带，重新包扎。骨折引起的疼痛只限于骨折局部，一般骨折整复后疼痛逐渐减轻；若固定之后疼痛加重，被捆扎处远侧整段肢体出现搏动性疼痛，则为肢体血液循环障碍。对待患者的主诉要认真进行分析，做出正确的判断和及时的处理。

c. 若在夹板内固定垫处。夹板两端或骨骼隆突部出现固定的疼痛点时，应及时拆开夹板进行检查，以防发生压迫性溃疡。

d. 注意经常调整夹板的松紧度。患肢肿胀消退后，夹板也将松动，故应每天检查扎带的松紧度，及时予以调整。

e. 定期作 X 线透视或摄片检查，了解骨折是否再发生移位，特别在复位后 2 周内要勤于复查；若再发生移位。应再次进行复位。

f. 及时指导患者进行练习活动。

g. 解除夹板固定的日期：夹板固定时间的长短，主要是根据临床愈合的具体情况而定。

（2）石膏绷带：用熟石膏的细粉末撒布在特制的稀疏纱布绷带上，做成石膏绷带。熟石膏吸水结晶后，其晶体呈长条形，互相交织，十分坚固。将石膏绷带浸水后，缠绕在肢体上数层，使成管形或做成多层重叠的石膏托。用湿纱布绷带包在肢体上，凝固成坚固的硬壳，时骨折肢体起有效的固定作用，肢体关节必须固定在功能位置或所需要的特殊位置，其优点是能够根据肢体的形状而塑型，因而固定作用确实可靠。其缺点是无弹性，石膏固定后容易发生过紧或过松现象，又不能随时调整松紧度，也不适于使用田定垫，掌握不当则易影响肢体血运或造成压疮，固定范围较大，一般须超过骨折部的上、下关节，使这些关节在骨折固定期内无法进行活动锻炼。

（3）持续牵引：可以克服肌肉收缩力，矫正肢体挛缩和重叠移位。方法有；皮肤牵引、骨牵引。

1）皮肤牵引：利用粘膏粘于皮肤，其牵引力量直接加于皮肤，间接牵拉肌肉和骨骼。此法简单易行，对于肢体损伤较小，且无骨骼穿针孔发生感染的危险。多用于下肢骨关节损伤和疾患，如 12 岁以下的儿童股骨骨折。老人股骨转子间骨折，肱骨外科颈骨折有时亦可用上肢悬吊皮肤牵引。方法：剃除肢体的毛，涂上安息香酸酊，可增加黏性，减少胶布对皮肤的刺激，然后剪下所需长、宽度的粘胶条，贴在中央带孔的正方形木制扩张板中央，两端可各撕开 10 ~ 30cm，用少许棉花垫好骨突处，将胶布贴在患肢上，再以绷带包扎；最后将牵引绳拴在小方板中央，把患肢放在牵引架后，装上滑轮和牵引重量，抬高床的一端，借患者体重作对抗牵引。牵引重量以 1/6 体重为宜。皮肤创伤、静脉曲张、慢性溃疡、皮炎或对粘胶过敏者不适用。皮肤牵引时间一般不超过 4 ~6 周。牵引中胶布如有滑脱，应及时更换。

2）骨牵引：系利用钢针或牵引钳穿过骨质进行牵引，牵引力直接作用子骨骼。骨牵引可以承担较大重量，阻力较小，可缓解肌肉紧张，纠正骨折重叠或关节脱位所造成的畸形，牵引后便于检查患肢，牵引力可以适当加大。此皮肤牵引便于照顾，适用于需要较大力量才能整复的成人骨折、不稳定性骨折、开放性骨折及颈椎骨折脱位等。患肢皮肤有裂伤、溃疡、皮炎或静脉曲张不适宜作皮肤牵引。应用此法必须严格注意无菌技术操作，防止穿刺部位发生感染；操作时要从安全穿刺径路进针，谨防穿入关节囊或损伤附近的主要神经血管。可分为以下 3 种。

a. 股骨髁上或胫骨结节骨牵引：膝关节屈曲 40°置于牵引架上，消毒周围的皮肤，铺无菌巾，股骨髁上穿针处，自髌骨上缘引一横线，再由腓骨小头前缘向上述横线引一垂线，此两线之交点即是胫骨结节穿针处，在胫骨结节顶之下 2 横指。在该处两侧作局部麻醉，麻醉剂直达骨膜。自外侧水平位穿入骨圆针或细钢针直达骨骼，然后用手摇钻钻入，使其穿出对侧骨皮质，再穿出皮外，并使两侧皮外的两段钢针长度相等，加上牵引弓即可进行牵引。适用于股骨骨折、骨盆骨折致患肢缩短者。一般约用体重 1/7 ~1/8 的重量作牵引力。

b. 跟骨牵引：在小腿下方垫一沙袋使足跟抬高，消毒足跟周围皮肤，铺无菌巾，助手执患肢前足部，维持踝关节于中立位，在内踝上足踝顶连线之中点作为穿会点，局部麻醉后，用手摇钻将骨圆针自内侧旋转穿入。直达骨骼，骨圆针贯穿跟骨至对侧皮外，套上牵引弓即可。穿针时应注意穿针方向，胫腓骨骨干骨折时，针与踝关节面略呈倾斜 15°，即针的内侧进入处低，外侧出口处高，有利于恢复胫骨的正常生理弧度。骨圆针比细钢针固定稳妥。适用于胫腓骨骨折，牵引重量 3 ~5kg。

c. 尺骨鹰嘴骨牵引：患者仰卧，屈肘 90°，前臂中立位。在尺骨鹰嘴尖端下 2cm，尺骨嵴旁开 1 横指处，在无菌操作和局部麻醉下，将细钢针自内向外刺入，直到骨骼，注意保护尺神经切勿损伤，然后徐徐旋转手摇钻垂直钻入，使细钢针贯穿该处骨骼并穿出对侧皮外，装上牵引弓即可。儿童患者作尺骨鹰嘴牵引则更为简便，可用大号巾钳代替细钢针和牵引弓，按测定点骨嵴两侧钳入骨皮质内即可。适用于肱骨骨折，牵引重量 2 ~5kg。

内固定：某些骨关节损伤采用非手术治疗效果不佳，可应用手术治疗。如切开复位或某些开放性骨折，清创术后，为保持骨位稳定，常采用内固定方法。此方法适用于以下情况。

（1）手法复位与外固定未能达到功能复位的标准而严重影响功能者。

（2）骨折端间有肌肉、肌腱、骨膜或神经等软组织嵌入，手法复位失败者，如胫骨内踝骨折骨膜嵌入。

（3）关节内骨折手法复位不好，估计日后影响关节功能者。

（4）骨折并发主要的血管损伤，在处理血管时，宜同时作切开复位与内固定术。

（5）多处骨折，为了便于护理和治疗，防止发生并发症，可选择适当的部位施行切开复位与内固定术。

（6）骨折断端剪式伤力大，血液供应差，骨断端需要严格固定才能愈合者。

（7）骨折不愈合或发生畸形愈合，功能恢复不良者。

4. 物理治疗　骨折早期应用物理治疗，主要为了消炎止痛、消肿、加速血循环、促进骨折尽早愈合。在骨折进行整复及固定以后，可立即使用以下方法：

（1）超短波疗法：无热量，80mA 以下，10min，每日 2 次，15～25 次/疗程。

（2）紫外线疗法：患侧或健侧，1MED，隔日 1 次，15～25 次/疗程。

（3）直流电疗法：患侧，微剂量 1mA 以下，应用针状电极，15～20min。日 1 次，15～25 次/疗程。

（4）超声波电疗法：患侧，剂量为微剂量，10 分钟 1 次，日 1 次，15～25 次/疗程。

5. 运动疗法即功能锻炼　四肢骨折患者，早期除了应用上述三种措施进行治疗外，必须进行功能锻炼，即运动疗法、整复、固定及物理治疗。为骨折的愈合创造了有利条件。临床上骨折能否愈合，受伤的肢体能否恢复功能，关键在于功能锻炼。四肢骨折功能锻炼，其治疗作用是促进肿胀消退，减少肌肉萎缩，防止关节粘连、僵硬，促进骨折愈合过程的正常发展。因而，对骨组织生理、骨折愈合，以及骨折后血液循环和骨折的关节、骨折断端产生积极影响，使骨质代谢增强，骨折组织修复能力提高，使骨折周围组织、微循环备用系统开放，增加营养物质的输入及代谢产物的排出，使关节内滑膜滑液量增多，减少粘连，使骨折断端产生持续性生理压力，以促进骨组织的增生，加速骨组织的愈合。因而，功能锻炼在四肢骨折中起着不可替代的重要作用。在早期应用功能锻炼时，应以健肢带动患肢，次数由少到多，时间由短到长，活动幅度由小到大；以患部不痛为原则。锻炼必须保持上肢各关节的功能位，肩关节外展 50°，前屈 20°，内旋 25°，肘关节屈曲 90°，前臂旋转（旋前、旋后中立位），腕关节背伸 20°；下肢在运动范围内，踝关节 70°～110°，膝关节 50°～60°，髋关节轻度旋转。依据四肢骨折部位类型、骨折稳定程度和患者精神状态，建立起一整套的康复练功方法，具体为：

（1）自主运动：患肢肌肉收缩运动，上肢进行握拳，吊臂，提肩运动，全上肢均应用力，再放松；下肢锻炼踝关节背屈，股四头肌收缩，整个下肢用力，再放松。自主运动锻炼应在整复复位固定后 3d 进行。

（2）被动运动：在患者肌肉无力，尚不能自主活动时，可在医护人员帮助下进行辅助性活动，具体方法为：

1）按摩：主要适用于骨折部或骨折远端有肿胀的机体，以轻手法，患者能耐受为度。

2）舒筋活动：帮助患者活动关节，防止粘连。操作时动作要慢，活动范围由小逐渐增大，不能增加患者痛苦，不允许加重局部损伤或影响骨折愈合。

（3）肢体重力作用的运用：为扩大关节活动范围，应用顺重力运动；为增强肌力，应用逆重力运动。

进行功能锻炼时，必须注意以下问题：

1）在功能锻炼期间，医护人员与患者必须密切配合，并将功能锻炼的要求、作用、方法、预备治疗效果向患者交待清楚。

2）功能锻炼应在不影响骨折部位固定的条件下进行，根据骨折部位具体情况，利于骨折愈合的活动，鼓励患者坚持进行；不利于骨折愈合的活动，应坚决制止。

3）功能锻炼应以恢复肢体的固有生理功能为中心，上肢以增加手的握力为主；下肢以增加负重步行能力为主。

4）功能锻炼应循序渐进：随骨折部稳定程度增加活动，由小到大，次数由少到多，但以患者不感到疲劳为度，活动时不能在骨折处产生疼痛。

6. 药物治疗　中药以活血化瘀、消肿止痛类药膏为主，如消瘀止痛药膏，消炎退肿膏，双柏散等。

二、四肢骨折中期的康复措施

中期指的是修复期。骨折后的4～8周内，是骨折能否愈合的关键阶段，此期也是康复治疗的主要时期。康复治疗的正确与否，预示着患者的预后，同时亦是最易出现失误的时期，在如何确立运动与静止的关系上，每个医务工作者都有自己的独到见解。但是在不影响愈合发展的前提下的所有方法都可广泛应用于临床。因此，此期以中药治疗及物理治疗为主，以运动疗法、作业疗法为辅，一定可以改变临床治疗上的治疗效果不佳的状态，使患者得到最大程度的康复。具体方法为：

1. 药物治疗　以接骨续筋类药膏为主。临床方剂有：接骨续筋药膏、外敷接骨散、驳骨散、碎骨丹等。

2. 物理治疗　据资料介绍，低中频电流作用于骨折部可以使骨细胞生长速度加快，使骨折尽早愈合。因而可用物理治疗应用于此期，具体方法有：

（1）直流电阴极电疗法：骨折部阴极，微电流0.001mA/cm^2，并置法，日1次，25～30次/疗程。

（2）程控低频脉冲电疗法：患肢，感觉阈，并置法，日1次，每次20min，25～30次/疗程。

（3）超声波电疗法：患部，微剂量，日1次，每次10～15min，25～30次/疗程。

（4）紫外线疗法：患部1～5MED，日1次，10～15次/疗程。

（5）超短波电疗法：小剂量80mA以下，每次15min，15～20次/疗程。

3. 运动疗法　即功能锻炼疗法，此期为功能锻炼的关键时期，目的是加强去瘀生新、和营续骨能力，防止肌肉萎缩、关节僵硬及全身并发症，最大限度恢复关节活动范围和肌力，并在此基础上恢复日常生活能力和工作能力。使用的方法除了进行早期的活动外，应在医务人员帮助下，逐渐活动骨折部上下关节，动作应缓慢，活动范围应由小到大。接近临床愈合时，增加活动次数，加大运动幅度和力量，具体方法为：

（1）主动运动：受累关节各个方向的主动运动，以牵引挛缩粘连的组织运动时，以不引起明显疼痛为度，幅度逐渐增大。每一动作重复多遍，每日练习多次。

（2）助力运动与被动运动：由医师帮助，在开始除去固定的患者，先采用助力运动，随着关节活动范围增大而减少助力；对于挛缩粘连患者，应用助力与主动运动不能缓解者，应用被动运动，运动方向及范围应符合解剖功能，动作应平稳缓和，不应引起明显疼痛。

（3）关节功能牵引：将受累关节近端固定，远端按需要方向用适当重量进行牵引，每次牵引时间15min左右，每日可进行数次，重量以引起可耐受的酸痛而不产生肌肉痉挛为宜。

（4）夹板：石膏托及弹性支架的应用，关节挛缩严重，在运动与牵引的间歇期，用夹板、石膏及弹性支架固定患肢，减少纤维组织弹性回缩，加强牵引效果。

（5）按摩：手法宜重度，每日1次，目的为加强血液循环，松解粘连。

4. 作业治疗　上肢可捏泥塑，下肢可踏缝纫机等。

三、四肢骨折晚期的康复措施

在骨折的8～12周内，骨折已临床愈合，固定已解除，但筋骨未坚，肢体功能未完全恢复。此期应强调运动及功能的最大限度恢复程度。在不影响骨折部愈合的前提下，应尽量恢复其各项日常生活动作，使其早日重返社会。此期应以ADL训练及运动疗法、作业疗法、药物治疗为主，再配合其他治疗手段。具体方法为：

1. ADL训练　上肢日常生活的动作为：把握物品，保持机能，支撑物体与体重，维持身体平衡。下肢支持全身移动、直立步行及负重功能等。上肢可采用提、挟提手法进行训练；下肢可采用三步法、四步法进行训练。

2. 运动疗法　此期进行功能锻炼，即运动疗法。目的在于尽快恢复患肢关节功能和肌力，达到强壮筋骨，滑利关节的作用，使其日常生活动作、活动能力和工作能力，得到最大程度的恢复。患者常取坐位、立位，以加强患肢各关节的活动及加强肌力为重点。上肢着重于各种动作的练习，下肢着重于行走负重训练。加强患肢关节运动详见中期的运动疗法。除运动量加大、次数增多及尽快恢复关节活动度方面外，其余同上。在加强肌力方面可有以下方法：

（1）在肌力为0～Ⅰ级时，可应用助力运动、被动运动及水中运动。在做被动运动时，进行传递冲动练习。

（2）在肌力为Ⅱ～Ⅲ级时，以主动运动为主，亦可做助力运动、摆动运动及水中运动。做动力运动时，助力应小，防止被动运动代替助力运动。

（3）在肌力达Ⅳ级时，进行抗阻运动，争取肌力最大限度的恢复。应用渐进抗阻练习，亦可用等动练习仪进行锻炼。

3. 物理治疗　此期应用物理治疗在帮助解决肌痉挛，松解粘连，增加关节活动度，增加肌力方面有着重要作用。主要物理疗法有：

（1）程控低频脉冲电疗法：应用低频脉冲电流作用于患肢，增强肌力。方法为并置法，运动阈，15～20min/次，15～25次/疗程。

（2）音频电水浴疗法：松解粘连，解除肌痉挛，增加肌力，并置法，运动阈，15～20min 1次，15～25次/疗程。

（3）蜡疗法：蜡热法，患部，30min1次，25～30次/疗程。

（4）水疗法及水中运动法：在水中进行各种功能锻炼时，应用温热浴，20～30min为宜，15～30次/疗程。

（5）超短波疗法：热感，90～100mA，15～25min/次，日1次，15～30次/疗程。

（6）红外线及TDP，频谱疗法：温热感，30min，日1次，15～30次/疗程。

4. 肌训练　通过健身运动及健身训练活动来改善动作技巧，提高身体素质，恢复日常生活活动能力及工作能力。

5. 药物治疗　应用舒筋活络膏药，如跌打膏、损伤风湿膏、万应膏、伸筋散等；亦可内服壮筋骨、养气血、补肝肾之类的药物。

四肢骨折的康复是一个综合性的方法，在每个阶段应根据具体骨折的部位及种类不同，采用上述不同时期的不同方法，而不应拘泥于一个方法。不论是中医，还是西医，还是中西医结合的治疗方法，在强调运动和静止及如何解决这个矛盾的过程中，有着近乎一致的看法。因而为临床上提供了有效的治疗手段，应将这些新技术、新成果广泛应用于临床，造福于苍生。

（龙　君）

第四节　关节损伤的术后康复

关节损伤经过手术治疗之后，常发生关节活动障碍，尤以并发关节内骨折，且骨折愈合迟缓或形成骨不连，需长期固定者更为严重，甚者发生关节僵硬。其原因不外关节内粘连与关节外肌肉粘连与挛缩。对关节活动障碍的预防及治疗，莫过于早期进行康复锻炼。根据关节损伤的病理及治疗，康复治疗可分为3期。

一、早期康复

自伤后或手术后3周或6周之内，视关节损伤的严重程度及部位而异。此期主要病理生理为软组织肿胀及软组织愈合。因创伤疼痛引起反射性肌肉痉挛，致其回血“唧筒”作用消失，肢体肿胀，关节周围损伤的软组织未愈合，活动关节的杠杆不稳；外同定的限制，妨碍了受伤关节或伤肢关节的活动。康复措施如下：

（1）抬高患肢、消除肿胀。

（2）肢体末端的关节进行活动锻炼。上肢的手指、下肢的足趾多没有包括在外固定之内，每日应多次进行活动锻炼。

（3）固定肢体中的肌肉行等长收缩，每日进行多次，每次15～20min，做成百次的收缩。

此2种锻炼在早期康复中甚为重要，由于患肢肌肉收缩，既可促进肢体的静脉及淋巴回流、减少肌肉间的粘连、消除水肿，又可减慢肌肉萎缩、有利不愈合软组织修复。两者均有利于以后的功能恢复。

（4）损伤关节的活动需视治疗及固定方法的不同，而采用不同的锻炼方式。

（5）连续被动活动（CPM），可早期活动关节。

早期活动关节的有利条件是关节内与关节外软组织尚未形成粘连或有粘连尚未完全机化，此时锻炼的难度不大，可较快地恢复功能。但早期锻炼需以治疗原则为指导，锻炼活动时，要避免发生不利于损伤关节愈合的活动。因此，应在医师指导下进行锻炼。

二、中期康复

自伤后3～6周起至8～10周。软组织已愈合但发生粘连，经固定的关节其关节囊、韧带等粘连或挛缩，肢体肌肉明显萎缩、力量减弱但尚未挛缩。此期康复目的是恢复肌力及活动关节。

康复措施：

（1）关节损伤基本愈合除去固定者，逐渐增加肌力锻炼，肌力达3级以上后，逐步增加抗阻力锻炼。关节活动锻炼在肌力控制之下后，逐步增加活动范围。由于关节损伤初步愈合，用力屈曲关节或被动屈体关节应当慎重。

（2）尚带有外固定的患者，锻炼的方式同早期康复者，不过此时肢体肿胀消退，以练习肌肉力量与末端关节活动为主。

三、晚期康复

此期关节损伤已愈合并除去外固定，主要病理改变是关节内外软组织粘连、韧带挛缩、肌肉萎缩与挛缩。康复治疗的目标是增强肌力、克服挛缩与活动关节。

（一）肌力的锻炼

肌肉力量的增强有赖于持续地、渐进地锻炼。经过早、中期康复，肌力有了部分恢复。关节损伤愈合后，肌力达3级者，增强肌力的措施，主要是在抗阻力下进行锻炼：从最简单的上肢提重物、下肢缚沙袋等开始，到各种机械性物理治疗，如划船、蹬车等以及配有音乐的器械锻炼。既提高了患者锻炼的兴趣，又有客观的记录，便于评价。

（二）关节活动练习的3种形式

（1）主动锻炼关节活动：对不同的关节，练习活动的范围有所不同：髋关节以伸、屈为主，也要练内收、外展与内、外旋转，直到能盘腿坐；膝关节主要为伸屈活动，应先练伸直，以便能稳定站立；距小腿关节则以90°位为主，有足下垂首先练到此位，再练背屈与跖屈；上肢肩关节的活动范围大，练习的重点是外展与上举，其他范围练习也要进行；肘关节以伸屈为重点，但屈曲比伸直对日常生活更为重要；腕关节背屈为功能位，首先练习达到此位；前臂的旋转活动对各种生活、工作都是重要的，要采取多种锻炼方式来达到。应定期测量关节活动的范围，客观记录以资比较。

（2）被动活动：此处所指是自身控制的被动活动。例如，膝关节屈曲障碍，自身被动活动的方法有：坐于床上屈膝，患者双手合抱住小腿前面中下部，以双臂的拉力将膝关节被动屈曲；另一方法是站立于床头，双手握住床栏，屈膝下蹲，以自已躯干的重量向下压，以被动屈曲膝关节。每日上下午各锻炼1~2h。此种被动屈膝，当撕开粘连时疼痛。被动屈膝的力量及程度，患者本人可以控制，逐日渐进，慢慢发生效果。

上肢锻炼，如手握单杠，以身体重量下坠，被动使肩外展及上举。屈肘练习，可将前臂置于桌面或墙壁上，以身体上半的压力，向前向下压迫该臂，使肘关节被动屈曲。此种被动活动在任何简陋设备条件之下，均可实施，而且是有效的。

有各种物理治疗设施的，在主动锻炼时，通过其阻力亦有轻微被动活动的作用。

（3）主动控制下有节律地主动被动交替活动练习：此种方法主要用于膝关节屈曲与肘关节伸直。

1）屈膝锻炼：有人坐于椅子上或床边，腘下置小枕，以容许膝关节屈曲达90°以内。于小腿下端踝上置沙袋，患者主动伸膝至直，借助沙袋下压小腿及小腿重力，迅速屈膝，除主动屈膝力外，尚有沙袋下压被动屈膝力。如此反复伸膝、屈膝练习，并形成一定速度与节律，可协助屈膝活动的恢复。

2）伸肘练习：患者平躺床上，臂外展90°，前臂外旋，手心向上，用绳索系一重物，绳索握于掌中，先屈肘，然后放松伸肘，借重量向下垂，牵按肘伸直，如是有节律反复进行。

此种锻炼的先决条件是：肌力达4级以上，关节有一定活动度，有一定耐力，能控制不使重量被动加于关节以致创伤。重量由小开始，逐步加大。

还有一些现代的关节练习器，如配有音乐等，可提高患者锻炼的兴趣。

(三) 理疗

如电、热、超声等治疗，可缓解疼痛、促进血运，可作为自己锻炼的辅助。但实施切勿过度。

(四) 手法治疗

对于关节粘连与肌肉挛缩较重者，自己锻炼效果甚微者，可行手法治疗。但应有先决条件：①关节损伤或关节内骨折已愈合坚实，手法治疗时不致发生再骨折。②身体不能太虚弱，有主动锻炼能力。③肌力在3级以上。④能积极配合，术后能忍痛锻炼。

方法：以膝关节为例，于麻醉下行手法治疗，术者抱住小腿以双臂之力或加躯干力，使膝被动屈曲，当听到组织撕裂声并膝关节屈曲角度增加时，谓之奏效。

撕开关节内外粘连的方式有2种。一为分次断开，即第1次使膝屈曲接近到90°，术后经练习固定此活动度之后，第2次屈膝超过90°。此种方法的优点是，一次撕伤组织较少，术后疼痛肿胀不重，一般体质可以耐受，术后锻炼轻易。另一种方式是一次屈膝超过90°，在体质强壮者、术后能坚持活动者效果较好。如果术后不能坚持锻炼，则因出血肿胀、疼痛不能活动，又有粘连的危险。

(龙　君)

第五节　拇指与手指再造后功能康复

拇指与手指再造的目的不但要改善外形，更重要的是恢复功能。再造指功能和美观康复的优劣，关系到再造手指过程中的每一个环节。因此要使再造指恢复理想的功能和美观，必须在再造手术过程的每一个环节中，都应注意康复工程。

一、注意事项

(一) 骨关节修复注意事项

要注意长短适宜、位置恰当例如拇指长度以达示指近指节中间为宜，过长、过短均影响功能和美观。手指自然长度从长到短依次是中指、环指、示指和小指，如安排不当，不但影响外观，也影响功能。

(二) 血管神经修复

再造拇指、手指时应尽量多吻合血管与神经，有条件供吻合的均应吻合，以保证再造指血供丰富和感觉灵敏。虽然吻合1~2条主要血管也能成活，但再造指的颜色、温度以及指腹丰满程度都与吻合较多血管神经者不同，因而其功能恢复、尤其是灵巧度的恢复有明显差异。

(三) 肌腱修复

再造手术过程中肌腱两端要采用1-0~3-0锦纶线或尼龙线缝合，最好采用王成琪式双针单线“U”形腱内缝合，表面再用9-0连针尼龙线连续缝合，这种缝合法对合整齐，表面光滑，对肌腱微循环影响小，手术后黏连轻。另外，对伸末指（趾）节的蚓状肌腱能缝合也应缝合，以便恢复末节指节的伸直功能。

（四）合理有效清创

对急诊患者行复合组织再造拇指、手指时，必须行彻底而有效的清创术，既彻底切取污染无生机组织，要以毫米计珍惜保留有活力的组织。为此，最好在手术显微镜下进行清创切割、修剪，尤其是血管神经必须在显微镜下清创，才能辨清组织界限。彻底有效清创，不但是避免感染的重要环节，也是减轻组织炎症反应、水肿和黏连的有效措施。

（五）认真细致的微创操作

手术过程中应以当代细胞外科学的观点进行认真而细致的"微创"操作，解剖分离组织要用锐刀切割分离，不用钳、剪扩张式钝性分离，更不要乱钳夹、挤压及过度牵拉组织。切割分离过程，每一刀要准确到成一条线状，相当于一刀切割到底的准确程度，避免拉琴式或鸡吃米式乱切乱割；还应经常滴注生理盐水于创面，保持创面湿润。只有如此，才能使健康组织和细胞在手术操作过程中的损伤减少到最低限度，达到"微创"操作度。

二、适时的二期康复手术

拇指与手指再造手术，如果手术顺利，手术后未发生感染，创伤性炎症反应较轻，一般不需二期进行肌腱松解术，通过及时而有效的功能练习即可恢复较理想的功能。

不论受区的解剖分离，还是供区切取足趾都应坚持"微创"操作，重要的组织（血管、神经、肌腱等）必要时应在手术显微镜下进行手术操作。这样精细操作才能达到细胞外科要求的"微创"操作程度，手术后创伤性炎症反应、肌腱粘连程度都较轻，一般不需二期行肌腱松解术。由于创伤较重，手术操作达不到细胞外科要求的"微创"度，甚至发生感染等，手术后创伤性炎症反应、肌腱粘连、关节炎性反应等都较重，影响及早功能练习和日后功能康复。对这类患者应当适时（手术后 2 ~3 个月以内）进行肌腱和关节松解术。

三、及时进行再造手指的功能康复锻炼

及时进行再造手指的功能康复锻炼，尤其是在医生指导下的康复锻炼，是再造指恢复良好功能的重要环节。尽管再造手术做得很成功，但手术操作所引起的创伤反应，手术后较长时间的固定以及移植指（趾）在新部位上，新功能的重新训练，都需要在医生指导和辅助下及时进行康复锻炼，才能获得较理想的效果。

（一）适时拔除内固定

拇指和手指再造，我们都采用直径 1mm 克氏针行趾（指）伸直位贯穿固定，以维持移植趾（指）于功能位。内固定多长时间为佳，尚无统一标准。我们主张尽早拔除内固定，以便及早进行功能练习。我们对半关节移植，主张内固定 3 ~4 周即应拔除克氏针开始功能练习，可循序渐进地行主动伸、屈患指活动。如移植趾与骨断端相接，内固定可在术后 4 ~5 周拔除。此时虽然骨接部尚无骨痂形成，但周围软组织已愈合牢固，轻度自主性伸屈活动不影响骨接部愈合，如等待 X 线片显示已有明显的骨痂形成或骨性愈合后拔除内固定，就为时太晚。此时软组织已愈合固定，肌腱、关节囊已发生粘连挛缩，此时功能锻炼非常困难，而且效果甚差，必要时只有采取手术。

（二）及时进行主动伸屈关节活动锻炼

再造指拔除内固定后，医生即可开始教会患者自行主动伸屈掌指关节和指间关节的功能

锻炼。一般先伸屈指间关节，再掌指关节的锻炼，也可用健手拇、示指固定住掌指关节，伸屈指间关节，伸屈幅度由小到大，循环渐进，不可过于心急，以患者感到不太疼痛或稍有疼痛但可以忍受为宜。

（三）被动功能锻炼

再造指术后5～6周，即一般患者自行主动功能锻炼1～2周后，即可由医生尤其是功能康复医生，协助患者进行被动的掌指关节和指关节的伸屈活动功能练习，也是先活动指间关节，后掌指关节，由远侧到近侧活动每一关节，直至掌指关节。可用手固定近侧掌指关节和近侧端各指间关节，用另一手捏住患指的远侧指间关节，缓慢而轻柔的做伸屈活动，活动幅度亦由小到大，循序渐进，不可操之过急，更不可强搬硬屈，以患者能忍受为宜，1～2次/d。也可在被动活动后，患者休息几个小时，再行自主活动锻炼；或利用弹力橡皮支具及握橡皮球方法，持续进行功能锻炼。如能配合外敷活血化瘀、舒筋软疤、促进循环、加快愈合的中药制剂，康复效果更好，见（图22－1）。

只要患者理解功能锻炼的重要性，并能掌握其要领，循序渐进、日按毫米计进展，持之以恒坚持不间断地锻炼，用铁杵磨成针之毅力和耐心，功夫用到，定能成功。

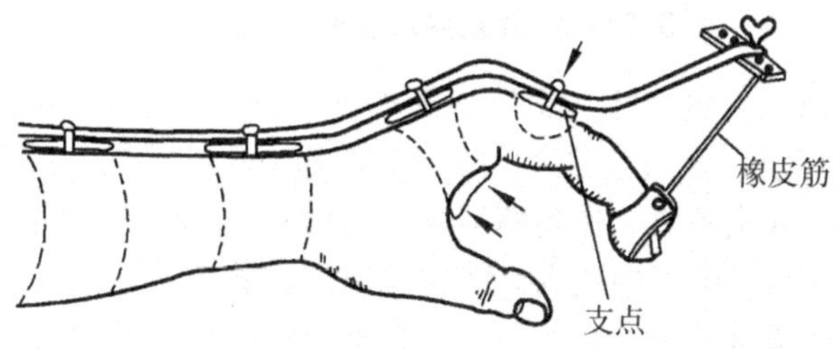

图22－1　利用支具锻炼再造示指功能

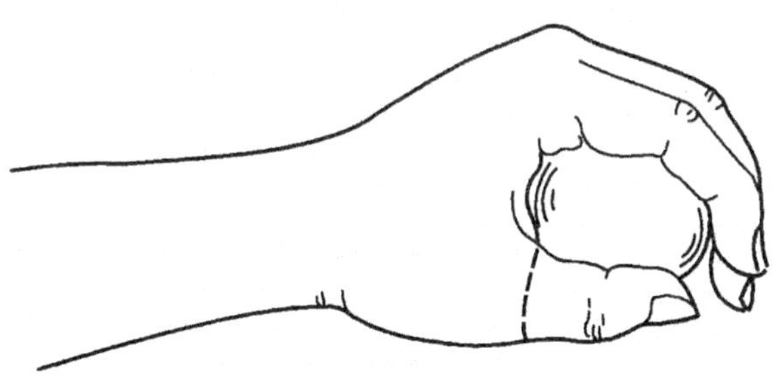

图22－2　握皮球练习手内肌肌力

（四）促进功能康复的其他辅助疗法

为促使再造指尽早恢复功能，除上述康复锻炼措施外，适当配合一些辅助疗法，可改善局部血液循环，软化瘢痕组织，松解粘连，增进肌力等促进康复之效果。

1. 中药温水浴　手术后4～5周，刀口已愈合，可将患手放入温热的中药水中泡洗，还可在水中行握皮球等功能练习，每次20～30min，2～3次/d，见（图22－2）。由于再造指神经尚未恢复，患指尚无感觉，因此，水温不可过高，以30～35℃为宜，即用健手测试不烫手为度。常用中药烫洗中药方如下，见（图22－3）。

（1）四肢洗方：桑枝、桂枝各9g，川牛膝12g，透骨草12g，淫羊藿12g，乳香、没药各9g，川红花6g，伸筋草9g，川木瓜6g，川当归9g，川羌活9g，补骨脂9g，煎水熏洗患手2~3次/d。

（2）舒筋活血洗方：伸筋草9g，秦艽9g，川红花6g，大独活9g，海桐皮9g，当归9g，乳香、没药各6g。煎水熏洗患手，2~3次/d。

（3）活血化瘀洗方：当归尾12g，地鳖虫9g，紫苏9g，丹参9g，乳香、没药各9g，苏木9g，刘寄奴12g，路路通9g，煎水洗患手2~3次/d。

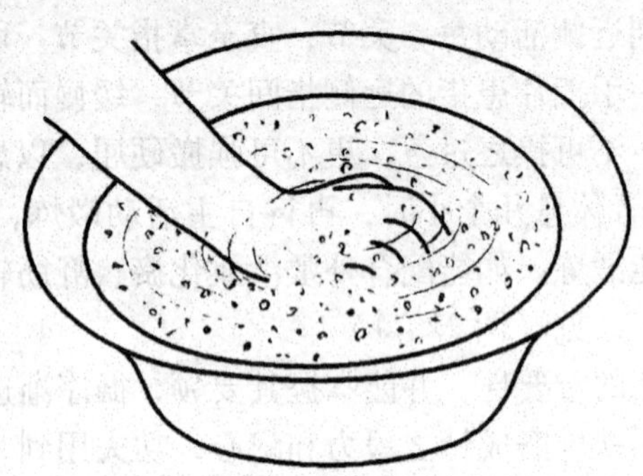

图22-3　中药温水泡洗患手示意图

2. "消灵仙"电磁中药包治疗　王成琪带领9位研究生，经过几年的连续研究，研制出"消灵仙"电磁中药包。该药包通过电疗、磁疗和中药的共同治疗效果，达到活血化瘀，舒筋壮骨，促进循环，软化瘢痕，提高酶活性，增强免疫力，有利于组织愈合和功能恢复。2~3次/d，每次1.5~2h。由于中药内有活血化瘀，舒筋壮骨，消炎软疤，促进循环，加快愈合的有效药物和多种微量元素，是中西医结合综合治疗较有效的方法。

（龙　君）

参考文献

[1] 吴在德，吴肇汉．外科学．北京：人民卫生出版社，2008.
[2] 赵世光，刘恩重．神经外科危重症诊断与治疗精要．北京：人民卫生出版社，2011.
[3] 胡大一，丛书．冠心病与并存疾病．北京：北京大学医学出版社，2009.
[4] 施桂英，栗占国．关节炎诊断与治疗．北京：人民卫生出版社，2009.
[5] 张七一．内科学．第8版．北京：人民出版社，2009.
[6] 陈孝平．外科学．北京：人民卫生出版社，2008.
[7] 赵继宗．神经外科学．北京：人民卫生出版社，2007.
[8] 毕清泉，张玲娟．重症监护学．上海：第二军医大学出版社，2014.
[9] 王丽云．临床急诊急救学．青岛：中国海洋大学出版社，2014.
[10] 孙永显．急救护理学．北京：人民卫生出版社，2010.
[11] 刘书祥．急重症护理学．上海：同济大学出版社，2012.
[12] 许铁，张劲松．急救医学．南京：东南大学出版社，2011.
[13] 孙刚，刘玉法，高美．院前急救概要．北京：军事医学科学出版社，2013.
[14] 杨丽丽，陈小杭．急重症护理学．北京：人民卫生出版社，2012.
[15] 陈灏珠．实用内科学．北京：人民卫生出版社，2013.
[16] 王忠诚．神经外科学．武汉：湖北科学技术出版社，2013.
[17] 楼滨城．急诊医学．北京：北京大学医学出版社，2012.
[18] 张之南，沈悌．血液病诊断及疗效标准．北京：科学技术出版社，2013.
[19] 刘大为．实用重症医学．北京：人民卫生出版社，2010.
[20] 赵详文．儿科急诊医学．第2版．北京：人民卫生出版社，2013.
[21] 李春盛．急诊医学高级教程．北京：人民军医出版社，2010.
[22] 罗成群，彭浩．危重烧伤救治．长沙：中南大学出版社，2011.
[23] 曹小平，曹钰．急诊医学．北京：科学出版社，2014.
[24] 左拥军．临床常见急危重症的救治大全．吉林：吉林大学出版社出版，2012.
[25] 盛卓人，王俊科．实用临床麻醉学．第4版．北京：科学出版社，2010.